CAMBRIDGE LIBRARY COLLECTION

Books of enduring scholarly v

Classics

From the Renaissance to the nineteenth century, I compulsory subjects in almost all European unive modern scholars published their research and conducted international correspondence in Latin. Latin had continued in use in Western Europe long after the fall of the Roman empire as the lingua franca of the educated classes and of law, diplomacy, religion and university teaching. The flight of Greek scholars to the West after the fall of Constantinople in 1453 gave impetus to the study of ancient Greek literature and the Greek New Testament. Eventually, just as nineteenth-century reforms of university curricula were beginning to erode this ascendancy, developments in textual criticism and linguistic analysis, and new ways of studying ancient societies, especially archaeology, led to renewed enthusiasm for the Classics. This collection offers works of criticism, interpretation and synthesis by the outstanding scholars of the nineteenth century.

Claudii Galeni Opera Omnia

Galen (Claudius Galenus, 129–c. 199 CE) is the most famous physician of the Greco-Roman world whose writings have survived. A Greek from a wealthy family, raised and educated in the Greek city of Pergamon, he acquired his medical education by travelling widely in the Roman world, visiting the famous medical centres and studying with leading doctors. His career took him to Rome, where he was appointed by the emperor Marcus Aurelius as his personal physician; he also served succeeding emperors in this role. A huge corpus of writings on medicine which bear Galen's name has survived. The task of editing and publishing such a corpus, and of identifying the authentic Galenic texts within it, is a hugely challenging one, and the 22-volume edition reissued here, edited by Karl Gottlob Kühn (1754–1840) and published in Leipzig between 1821 and 1833, has never yet been equalled.

Claudii Galeni Opera Omnia

VOLUME 2

EDITED BY KARL GOTTLOB KÜHN

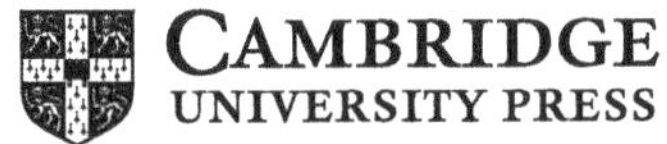

CAMBRIDGE UNIVERSITY PRESS

Cambridge, New York, Melbourne, Madrid, Cape Town,
Singapore, São Paolo, Delhi, Tokyo, Mexico City

Published in the United States of America by Cambridge University Press, New York

www.cambridge.org
Information on this title: www.cambridge.org/9781108028271

This edition first published 1821-3
This digitally printed version 2011

ISBN 978-1-108-02827-1 Paperback

MEDICORVM GRAECORVM
OPERA
QVAE EXSTANT.

EDITIONEM CVRAVIT

D. CAROLVS GOTTLOB KÜHN

PROFESSOR PHYSIOLOGIAE ET PATHOLOGIAE IN LITERARVM VNIVERSITATE LIPSIENSI PVBLICVS ORDINARIVS ETC.

VOLVMEN II.

CONTINENS

CLAVDII GALENI T. II.

LIPSIAE

PROSTAT IN OFFICINA LIBRARIA CAR. CNOBLOCHII

1821.

ΚΛΑΥΔΙΟΥ ΓΑΛΗΝΟΥ

ΑΠΑΝΤΑ.

CLAVDII GALENI

OPERA OMNIA.

EDITIONEM CVRAVIT

D. CAROLVS GOTTLOB KÜHN

PROFESSOR PHYSIOLOGIAE ET PATHOLOGIAE IN LITERARVM VNIVERSITATE LIPSIENSI PVBLICVS ORDINARIVS ETC.

TOMVS II.

LIPSIAE

PROSTAT IN OFFICINA LIBRARIA CAR. CNOBLOCHII

1821.

CONTENTA VOL. II.

ΓΑΛΗΝΟΥ ΠΕΡΙ ΔΥΝΑΜΕΩΝ ΦΥΣΙΚΩΝ ΒΙΒΛΙΟΝ ΠΡΩΤΟΝ.

Ed. Chart. to. V. [p. 8.] Ed. Baf. to. I. (p. 87.)

Κεφ. α'. Ἐπειδὴ τὸ μὲν αἰσθάνεσθαί τε καὶ κινεῖσθαι κατὰ προαίρεσιν ἴδια τῶν ζώων ἐστὶ, τὸ δ' αὐξάνεσθαί τε καὶ τρέφεσθαι κοινὰ καὶ τοῖς φυτοῖς, εἴη ἂν τὰ μὲν πρότερα τῆς ψυχῆς, τὰ δὲ δεύτερα τῆς φύσεως ἔργα. εἰ δέ τις καὶ τοῖς φυτοῖς ψυχῆς μεταδίδωσι, καὶ διαιρούμενος αὐτὰς, ὀνομάζει φυτικὴν μὲν ταύτην, αἰσθητικὴν δὲ τὴν ἑτέραν, λέγει μὲν οὐδ' οὗτος ἄλλα, τῇ λέξει δ' οὐ πάνυ τῇ συνήθει χρῆται. ἀλλ' ἡμεῖς γε μεγίστην λέξεως ἀρετὴν σαφήνειαν εἶναι πεπεισμένοι, καὶ ταύτην εἰδότες

GALENI DE NATVRALIBVS FACVLTATIBVS LIBER PRIMVS.

Cap. I. Quum et fentire quidem et moveri voluntarie propria animalium fint, augeri vero et nutriri plantis etiam communia: erunt utique priora quidem animae, pofteriora vero naturae ipfius opera. Quod fi quis plantis quoque animam impertiat, atque ipfas feparans, hanc vegetantem, illam fentientem appellet: neque hic quidem alia dicit, dictione tamen utitur non admodum confueta. Nos vero perfpicuitatem maximam effe dictionis virtutem perfuafi, atque cognofcentes, eam

ὑπ' οὐδενὸς οὕτως ὡς ὑπὸ τῶν ἀήθων ὀνομάτων διαφθειρομένην, ὡς τοῖς πολλοῖς ἔθος, οὕτως ὀνομάζοντες, ὑπὸ μὲν ψυχῆς τε ἅμα καὶ φύσεως τὰ ζῶα διοικεῖσθαί φαμεν, ὑπὸ δὲ φύσεως μόνης τὰ φυτά· καὶ τό γ' αὐξάνεσθαί τε καὶ τρέφεσθαι φύσεως ἔργα φαμὲν, οὐ ψυχῆς.

Κεφ. β'. [9] Καὶ ζητήσομεν κατὰ τόνδε τὸν λόγον, ὑπὸ τίνων γίνεται δυνάμεων αὐτά γε ταῦτα, καὶ εἰ δή τι ἄλλο φύσεως ἔργον ἐστίν. ἀλλὰ πρότερόν γε διελέσθαι τε χρὴ καὶ μηνῦσαι σαφῶς ἕκαστον τῶν ὀνομάτων, οἷς χρησόμεθα κατὰ τόνδε τὸν λόγον, καὶ ἐφ' ὅ τι φέρομεν πρᾶγμα. γενήσεται δὲ τοῦτο εὐθὺς ἔργων φυσικῶν διδασκαλία σὺν ταῖς τῶν ὀνομάτων ἐξηγήσεσιν. ὅταν οὖν τι σῶμα κατὰ μηδὲν ἐξαλλάττηται τῶν προϋπαρχόντων, ἡσυχάζειν αὐτό φαμεν· εἰ δ' ἐξίσταταί πη τοῦτο, κατ' ἐκεῖνο κινεῖσθαι. καὶ τοίνυν ἐπεὶ πολυειδῶς ἐξίσταται, πολυειδῶς κινηθήσεται. καὶ γὰρ εἰ λευκὸν ὑπάρχον μελαίνοιτο, καὶ εἰ μέλαν λευκαίνοιτο, κινεῖται κατὰ χρόαν. καὶ εἰ γλυκὺ τέως ὑπάρχον αὖθις

nulla perinde re atque inuſitatis nominibus corrumpi, prout vulgus hominum conſuevit, ita nominantes, animal quidem ab anima ſimul et natura gubernari dicimus, ſtirpes vero a ſola natura; tum auctionem ac nutritionem naturae eſſe opera, animae nequaquam.

Cap. II. Et in hoc quidem opere perquiremus, a quibus facultatibus illa ipſa, et ſi quid aliud naturae opus eſt, proveniant. Verum prius diſtinguere oportet et manifeſte ſingula, quibus in hoc opere uſuri ſumus, et ad cujus rei ſignificationem accipimus nomina declarare. Id autem quamprimum evadet naturalium operum doctrina cum ipſis nominum interpretationibus. Ergo quum corpus aliquod nihil in iis, quae prius ipſi affuerunt, immutatur, quieſcere id dicimus; quod ſi in aliquo ab iis receſſit, ſecundum illud id moveri. Itaque quum multis modis corpus a ſtatu, *in quo erat*, recedat, multis etiam modis movebitur. Nam ſi quid ex albo nigrum, aut ex nigro fiat album, id movetur in colore; et ſi quid prius dulce poſtea fiat auſterum, vel contra

αὐστηρὸν, ἢ ἔμπαλιν ἐξ αὐστηροῦ γλυκὺ γίνοιτο, καὶ τοῦτ᾽ ἂν κινεῖσθαι λέγοιτο κατὰ τὸν χυμόν. ἄμφω δὲ ταῦτά τε καὶ τὰ προειρημένα κατὰ ποιότητα κινεῖσθαι λεχθήσεται. καὶ οὐ μόνον γε τὰ κατὰ τὴν χρόαν καὶ τὸν χυμὸν ἐξαλλαττόμενα κινεῖσθαί φαμεν, ἀλλὰ καὶ τὸ θερμότερον ἐκ ψυχροτέρου γινόμενον ἢ ψυχρότερον ἐκ θερμοτέρου κινεῖσθαι καὶ τοῦτο λέγομεν, ὥσπερ γε καὶ εἴ τι ξηρὸν ἐξ ὑγροῦ ἢ ὑγρὸν ἐκ ξηροῦ γίνοιτο. κοινὸν δὲ κατὰ τούτων ἁπάντων ὄνομα φέρομεν τὴν ἀλλοίωσιν, ἕν τι τοῦτο γένος κινήσεως. ἕτερον δὲ γένος ἐπὶ τοῖς τὰς χώρας ἀμείβουσι σώμασι καὶ τόπον ἐκ τόπου μεταλλάττειν λεγομένοις. ὄνομα δὲ καὶ τούτῳ φορά. αὗται μὲν οὖν αἱ δύο κινήσεις ἁπλαῖ καὶ πρῶται. σύνθετοι δ᾽ ἐξ αὐτῶν αὔξησίς τε καὶ φθίσις, ὅταν ἐξ ἐλάττονός τι μεῖζον, ἢ ἐκ μείζονος ἔλαττον γίνηται, φυλάττον τὸ οἰκεῖον εἶδος. ἕτεραι δὲ δύο κινήσεις γένεσις καὶ φθορά. γένεσις μὲν ἡ εἰς οὐσίαν ἀγωγὴ, φθορὰ δὲ ἡ ἐναντία. πάσαις δὲ ταῖς κινήσεσι κοινὸν ἡ ἐξάλλαξις τοῦ

ex auſtero dulce, id quoque in ſapore moveri dicitur; ambo autem genera, tum haec, tum vero quae prius ſunt dicta, in qualitate moveri dicentur. Nec ea modo, quae in colore et ſapore mutantur, moveri dicimus; ſed etiam, ſi quid ex calidiore fit frigidius, aut ex frigidiore calidius, id quoque moveri affirmamus; non minus ſane et ſiquid ex ſicco fit humidum, aut ex humido ſiccum. Commune autem his omnibus nomen alteratio eſt, unum id quoque motus genus. Alterum genus in corporibus iis eſt, quae ſitum mutant, atque ex alio loco in alium cedere dicuntur; huic generi latio nomen eſt. Atque ii quidem duo motus ſimplices ac primi ſunt; auctio vero et diminutio ex iis compoſiti, illa, quum ex minori majus fit, haec, quum ex majori minus, propriam ſervans formam. Alii autem ab iis motus ſunt generatio et corruptio, generatio quidem ad ſubſtantiam mutatio, corruptio illi contraria. Omnibus iis motibus communis eſt prioris ſtatus immutatio;

προϋπάρχοντος· ὥσπερ οὖν καὶ ταῖς ἡσυχίαις ἡ φυλακὴ τῶν προϋπαρχόντων. ἀλλ᾽ ὅτι μὲν ἐξαλλάττεται καὶ πρὸς τὴν ὄψιν, καὶ πρὸς τὴν γεῦσιν, καὶ πρὸς τὴν ἁφὴν, αἷμα γινόμενα τὰ σιτία, συγχωροῦσιν· ὅτι δὲ καὶ κατ᾽ ἀλήθειαν, οὐκέτι τοῦθ᾽ ὁμολογοῦσιν οἱ σοφισταί. οἱ μὲν γάρ τινες αὐτῶν ἅπαντα τὰ τοιαῦτα τῶν ἡμετέρων αἰσθήσεων ἀπάτας τινὰς καὶ παραγωγὰς εἶναι νομίζουσιν, ἄλλοτε ἄλλως πασχουσῶν, τῆς ὑποκειμένης οὐσίας μηδὲν τούτων, οἷς ἐπονομάζεται, δεχομένης. οἱ δέ τινες εἶναι μὲν ἐν αὐτῇ βούλονται φύσει τὰς ποιότητας, ἀμεταβλήτους δὲ καὶ ἀτρέπτους ἐξ αἰῶνος εἰς αἰῶνα, καὶ τὰς φαινομένας ταύτας ἀλλοιώσεις ἐν αὐτῇ τῇ διακρίσει τε καὶ συγκρίσει γίνεσθαί φασιν, ὡς Ἀναξαγόρας. εἰ δὴ τούτους ἐκτραπόμενος ἐλέγχοιμι, μεῖζον ἄν μοι τὸ πάρεργον τοῦ ἔργου γένοιτο. εἰ μὲν γὰρ οὐκ ἴσασιν, ὅσα περὶ τῆς καθ᾽ ὅλην τὴν οὐσίαν ἀλλοιώσεως Ἀριστοτέλει τε καὶ μετὰ τοῦτον Χρυσίππῳ γέγραπται, παρακαλέσαι χρὴ τοῖς ἐκείνων αὐτοὺς ὁμιλῆσαι γράμμασιν· εἰ δὲ γινώσκοντες ἔπειθ᾽ ἑκόντες τὰ χείρω πρὸ τῶν βελτιόνων

ſicut e diverſo quieti prioris ſtatus conſervatio. Porro quod cibi in ſanguinem verſi ad viſus, guſtus tactusque judicium immutentur, id quidem concedunt, quod autem ita re vera ſit, non aſſentiuntur ſophiſtae. Quippe ſunt ex iis, qui omnia id genus noſtrorum ſenſuum, alias ſcilicet aliter affectorum, deceptiones eſſe ſeductionesque exiſtiment; nec ipſam, quae ſubjicitur, ſubſtantiam quicquam ex iis, quibus denominata eſt, admittere. Alii vero eſſe quidem in ipſa natura qualitates aſſentiuntur: caeterum immutabiles has eſſe inalterabilesque in omne aevum; quae autem alterationes in ea apparent, has ſecretione ac concretione accidere ajunt; quemadmodum Anaxagoras. Ergo ſi ad hos refellendos digrediar, plus operae in acceſſorio, quam in propoſito, ſumam. Etenim ſi ignorant, quae de ea alteratione, quae per totam fit ſubſtantiam, Ariſtoteli, ac poſt ipſum Chryſippo ſunt prodita, hortandi ſunt, ut eorum ſcripta revolvant; ſin ea noſcentes ſua ſponte pro melioribus deteriora ſe-

αἱροῦνται, μάταια δήπου καὶ τὰ ἡμέτερα νομιοῦσιν. ὅτι δὲ καὶ Ἱπποκράτης οὕτως ἐγίνωσκεν, Ἀριστοτέλους ὢν ἔτι πρότερος, ἐν ἑτέροις ἡμῖν ἐπιδέδεικται. πρῶτος γὰρ οὗτος ἁπάντων ὧν ἴσμεν ἰατρῶν τε καὶ φιλοσόφων ἀποδεικνύειν ἐπεχείρησε, τέτταρας [10] εἶναι τὰς πάσας δραστικὰς εἰς ἀλλήλας ποιότητας, ὑφ᾽ ὧν γίνεταί τε καὶ φθείρεται πάνθ᾽, ὅσα γένεσίν τε καὶ φθορὰν ἐπιδέχεται. καὶ μέντοι καὶ τὸ κεράννυσθαι δι᾽ ἀλλήλων ὅλας αὐτὰς δι᾽ ὅλων, Ἱπποκράτης ἁπάντων ὧν ἴσμεν πρῶτος ἔγνω. καὶ τὰς ἀρχὰς τῶν ἀποδείξεων, ὧν ὕστερον Ἀριστοτέλης μετεχειρίσατο, παρ᾽ ἐκείνῳ προτέρῳ γεγραμμένας ἐστὶν εὑρεῖν. εἰ δ᾽, ὥσπερ τὰς ποιότητας, οὕτω καὶ τὰς οὐσίας δι᾽ ὅλων κεράννυσθαι χρὴ νομίζειν, ὡς ὕστερον ἀπεφήνατο Ζήνων ὁ Κιττιεὺς, οὐχ ἡγοῦμαι δεῖν ἔτι περὶ τούτου κατὰ τόνδε τὸν λόγον ἐπεξιέναι· μόνην γὰρ εἰς τὰ παρόντα δέομαι γινώσκεσθαι τὴν δι᾽ ὅλης τῆς οὐσίας ἀλλοίωσιν, ἵνα μή τις ὀστοῦ, καὶ νεύρου, καὶ σαρκὸς, καὶ τῶν ἄλλων ἑκάστου μορίων οἷον ἐς μισγάγκειάν τινα τῷ ἄρτῳ νομίσῃ περιέχεσθαι, κἄπειτα ἐν

quuntur, noſtra plane inepta exiſtimabunt. Quod autem et Hippocrates, qui Ariſtotelem aetate praeceſſit, ita ſicut Ariſtoteles cenſuit, alibi oſtenſum eſt a nobis. Primus enim is omnium tum medicorum, tum vero philoſophorum, quos novimus, demonſtrare tentavit, quatuor eſſe omnes, quae mutuo in ſe agerent, qualitates; a quibus, quae ortum et interitum admittunt, omnia gignantur ac corrumpantur; quin etiam miſceri eas mutuo totas per totas primus omnium, quos novimus, Hippocrates agnovit; principiaque demonſtrationum, quas Ariſtoteles poſtea pertractavit, ſcripta apud eum priorem invenias. Utrum autem, ſicuti qualitates, ita etiam ſubſtantias ipſas totas per totas miſceri ſit putandum, veluti poſtea Zeno Cittieus aſſeruit, id quidem hoc libro diſquirendum non puto, quum ſolam alterationem, quae per totam ſit ſubſtantiam, ad ea, quae nunc mihi ſunt propoſita, non ignorari poſtulem; ne quis oſſis, nervi, carnis et reliquorum cujusque partes in pane contineri veluti in qui-

τῷ σώματι διακρινόμενον πρὸς τὸ ὁμόφυλον ἕκαστον ἰέναι. καίτοι πρό γε τῆς διακρίσεως αἷμα φαίνεται γινόμενος ὁ πᾶς ἄρτος. εἰ γοῦν παμπόλλῳ τις χρόνῳ μηδὲν ἄλλο εἴη σιτίον προσφερόμενος, οὐδὲν ἧττον ἐν ταῖς φλεψὶν αἷμα περιεχόμενον ἕξει. καὶ φανερῶς τοῦτο τὴν τῶν ἀμετάβλητα τὰ στοιχεῖα τιθεμένων ἐξελέγχει δόξαν· ὥσπερ γ', οἶμαι, καὶ τοὔλαιον εἰς τὴν τοῦ λύχνου φλόγα καταναλισκόμενον ἅπαν, καὶ τὰ ξύλα πῦρ μικρὸν ὕστερον γινόμενα. καίτοι τό γ' ἀντιλέγειν αὐτοῖς ἠρνησάμην, ἀλλ' ἐπεὶ τῆς ἰατρικῆς ὕλης ἦν τὸ παράδειγμα, καὶ χρήζω πρὸς τὸν παρόντα λόγον αὐτοῦ, διὰ τοῦτ' ἐμνημόνευσα. καταλιπόντες οὖν, ὡς ἔφην, τὴν πρὸς τούτους ἀντιλογίαν, τοῖς βουλομένοις τά τε παρὰ τῶν παλαιῶν ἐκμανθάνειν, κἀξ ὧν ἡμεῖς ἰδίᾳ περὶ αὐτῶν ἐπεσκέμμεθα τὸν ἑξῆς λόγον ἅπαντα ποιησόμεθα, ζητοῦντες, ὑπὲρ ὧν ἐξ ἀρχῆς προὐθέμεθα, πόσαι τε καὶ τίνες εἰσὶν αἱ τῆς φύσεως δυνάμεις, καὶ τί ποιεῖν ἔργον ἑκάστη πέφυκεν. ἔργον δὲ δηλονότι καλῶ τὸ γεγονὸς ἤδη καὶ συμπεπλη-

busdam diſſeminatis in eo vaſis autumet, ac poſtea in corpore ſeparatas ſingulas ſe ad ſibi ſimile conſerre *genus*. Quanquam certe videtur univerſus panis ante ſecretionem fieri ſanguis; quum, ſi quis multo tempore nullum alium cibum aſſumpſerit, nihilo ſecius ſanguinem in venis contentum habuerit. Atque hoc liquido eorum, qui immutabilia elementa ſtatuunt, opinionem refellit; quemadmodum, opinor, oleum, quod in lucernae flammam totum abſumitur, et ligna, quae paulo poſt fiunt ignis. Verum diſputare contra hos recuſaveram; ſed quia, quod propoſitum eſt exemplum, ad medicinae materiam ſpectat, quo etiam ad inſtitutam diſputationem eſt utendum, idcirco de eo hactenus egi. Ergo miſſa, ſicut promiſi, contra iſtos diſputatione, iis, qui ea diſcere expetent, quae veteres tradiderunt, idque ex iis, quae nos de illis ſeorſum meditati ſumus, omnem deinceps ſermonem faciemus, ea quae ab initio propoſuimus, quot et quae naturae ſint facultates, tum quod opus edere ſingulae earum ſint natae, inquirentes. Porro opus appello, quod

ρωμένον ὑπὸ τῆς ἐνεργείας αὐτῶν, οἷον τὸ αἷμα, τὴν σάρκα καὶ τὸ νεῦρον· ἐνέργειαν δὲ τὴν δραστικὴν ὀνομάζω κίνησιν, καὶ τὴν ταύτης αἰτίαν δύναμιν. ἐπεὶ γὰρ ἐν τῷ τὸ σιτίον αἷμα γίνεσθαι παθητικὴ μὲν ἡ τοῦ σιτίου, δραστικὴ δ' ἡ τῆς φλεβὸς γίνεται κίνησις, ὡσαύτως δὲ κἀν τῷ μεταφέρειν τὰ κῶλα κινεῖ μὲν ὁ μῦς, κινεῖται δὲ τὰ ὀστᾶ, τὴν μὲν τῆς φλεβὸς καὶ τῶν μυῶν κίνησιν ἐνέργειαν εἶναί φημι· τὴν (88) δὲ τῶν σιτίων καὶ τῶν ὀστῶν σύμπτωμά τε καὶ πάθημα. τὰ μὲν γὰρ ἀλλοιοῦται, τὰ δὲ φέρεται. τὴν μὲν οὖν ἐνέργειαν ἐγχωρεῖ καλεῖν καὶ ἔργον τι φύσεως, οἷον τὴν πέψιν, τὴν ἀνάδοσιν, τὴν αἱμάτωσιν, οὐ μὴν τό γ' ἔργον ἐξ ἅπαντος ἐνέργειαν. ἡ γόρ τοι σὰρξ ἔργον μέν ἐστι τῆς φύσεως, οὐ μὴν ἐνέργειά γε. δῆλον οὖν, ὡς θάτερον μὲν τῶν ὀνομάτων διχῶς λέγεται, θάτερον δ' οὔ.

Κεφ. γ'. Ἐμοὶ μὲν οὖν καὶ φλὲψ καὶ τῶν ἄλλων ἁπάντων ἕκαστον διὰ τὴν ἐκ τῶν τεττάρων ποιὰν κρᾶσιν ὡδί πως ἐνεργεῖν δοκεῖ. εἰσὶ δ' οὐκ ὀλίγοι τινὲς ἄνδρες,

iam factum atque completum per earum actionem eft, velut fanguinem, carnem, nervum: actionem vero ipfum activum motum; caufam vero, a qua haec procedit, facultatem. Nam quoniam, ubi cibus fanguis fit, paffivus quidem cibi, activus vero ipfius venae fit motus; itidem in transferendis artubus movet quidem mufculus, moventur autem offa: venarum et mufculorum motum actionem nomino; cibi vero et offium fy.nptoma five alterationem ac paffionem; illi enim alterantur, haec feruntur. Et actionem quidem licet opus quoddam naturae appelles, ceu concoctionem, diftributionem et fanguificationem; non tamen contra licet opus actionem omnino voces; fiquidem caro naturae opus eft, non tamen eft actio; patetque, alterum eorum nominum bifariam dici, alterum non item.

Cap. III. Ac mihi quidem tam vena, quam reliquarum partium fingulae ob certam quandam temperiem, quam ex quatuor qualitatibus funt nactae, hoc vel illo modo agere videntur. Sunt autem non pauci viri nec incele-

οὐδὲ ἄδοξοι, φιλόσοφοί τε καὶ ἰατροὶ, οἳ τῷ μὲν θερμῷ καὶ τῷ ψυχρῷ τὸ δρᾷν ἀναφέροντες, ὑποβάλλοντες δ᾽ αὐτοῖς παθητικὰ τό τε ξηρὸν καὶ τὸ ὑγρόν. καὶ πρῶτός γ᾽ Ἀριστοτέλης [11] τὰς τῶν κατὰ μέρος ἁπάντων αἰτίας εἰς ταύτας ἀνάγειν πειρᾶται τὰς ἀρχάς. ἠκολούθησε δ᾽ ὕστερον αὐτῷ καὶ ὁ ἀπὸ τῆς στοᾶς χορός. καίτοι τούτοις μὲν, ὡς ἂν καὶ αὐτῶν τῶν στοιχείων τὴν εἰς ἄλληλα μεταβολὴν χύσεσί τέ τισι καὶ πιλήσεσιν ἀναφέρουσιν, εὔλογον ἦν ἀρχὰς δραστικὰς ποιήσασθαι τὸ θερμὸν καὶ τὸ ψυχρόν. Ἀριστοτέλει δ᾽ οὐχ οὕτως, ἀλλὰ τέτταρσι ποιότησιν εἰς τὴν τῶν στοιχείων γένεσιν χρωμένῳ βέλτιον ἦν καὶ τὰς τῶν κατὰ μέρος ἁπάσας αἰτίας εἰς ταύτας ἀνάγειν. τί δήποτ᾽ οὖν ἐν μὲν τοῖς περὶ γενέσεως καὶ φθορᾶς ταῖς τέτταρσι χρῆται, ἐν δὲ τοῖς μετεωρολογικοῖς καὶ τοῖς προβλήμασι καὶ ἄλλοθι πολλαχόθι ταῖς δύο μόναις; εἰ μὲν γὰρ, ὡς ἐν ζώοις τε καὶ φυτοῖς, μᾶλλον μὲν δρᾷν τὸ θερμὸν καὶ τὸ ψυχρὸν, ἧττον δὲ τό θ᾽ ὑγρὸν καὶ τὸ ξηρὸν ἀποφαίνοιτό τις, ἴσως ἂν ἔχοι καὶ τὸν Ἱπποκράτην σύμψηφον. εἰ δ᾽ ὡσαύτως ἐν

bres, non philosophi modo, sed etiam medici, qui calido et frigido actionem tribuunt; siccum et humidum pro patientibus iis subjiciunt. Ac primus quidem Aristoteles partium omnium causas referre ad haec principia est aggressus; secutaque eum postmodum schola Stoicorum est. Quanquam his quidem, utpote qui elemen torum ipsorum mutuam mutationem ad fusionem et densationem referant, consentaneum erat calidum et frigidum activa principia statuere. Aristoteli non item: sed quum quatuor qualitatibus ad elementorum generationem sit usus, satius erat omnes partium causas in has reducere. Cur igitur in libris de generatione et corruptione quatuor utitur, in meteorologicis et problematis atque alibi tantum duabus? Nam si quis in animalibus et stirpibus calidum et frigidum magis agere, siccum vero et humidum minus dixerit, fortasse etiam Hippocratem subscriptorem habuerit. Sin pari

ἅπασιν, οὐκ ἔτ' οἶμαι συγχωρήσειν τοῦτο, μὴ ὅτι τὸν Ἱπποκράτην, ἀλλὰ μηδ' αὐτὸν τὸν Ἀριστοτέλην, μεμνῆσθαί γε βουλόμενον, ὧν ἐν τοῖς περὶ γενέσεως καὶ φθορᾶς οὐχ ἁπλῶς, ἀλλὰ μετ' ἀποδείξεως αὐτὸς ἡμᾶς ἐδίδαξεν. ἀλλὰ περὶ μὲν τούτων κἀν τοῖς περὶ κράσεων, εἰς ὅσον ἰατρῷ χρήσιμον, ἐπεσκεψάμεθα.

Κεφ. δ.' Ἡ δ' οὖν δύναμις ἡ ἐν ταῖς φλεψὶν, ἡ αἱματοποιητικὴ προσαγορευομένη, καὶ πᾶσα δ' ἄλλη δύναμις ἐν τῷ πρός τι νενόηται. πρώτη μὲν γὰρ ἡ δύναμις τῆς ἐνεργείας αἰτία· ἤδη δὲ καὶ τοῦ ἔργου κατά τι συμβεβηκός. ἀλλ' εἴπερ ἡ αἰτία πρός τι, τοῦ γὰρ ὑπ' αὐτῆς γιγνομένου μόνου, τῶν δ' ἄλλων οὐδενὸς, εὔδηλον, ὅτι καὶ ἡ δύναμις ἐν τῷ πρός τι. καὶ μέχρι γ' ἂν ἀγνοῶμεν τὴν οὐσίαν τῆς ἐνεργούσης αἰτίας, δύναμιν αὐτὴν ὀνομάζομεν, εἶναί τινα λέγοντες ἐν ταῖς φλεψὶν αἵματος ποιητικὴν δύναμιν. ὡσαύτως δὲ κἀν τῇ κοιλίᾳ πεπτικὴν, κἀν τῇ καρδίᾳ σφυγμικὴν, καὶ καθ' ἕκαστον τῶν ἄλλων ἰδίαν τινὰ τῆς

modo in omnibus, non, arbitror, id concedet non modo Hippocrates, fed nec Ariftoteles; modo eorum, quae in libris de generatione et corruptione non fimpliciter ac nude, fed cum demonftratione nos docuit, meminiffe velit. Verum de his etiam in opere de temperamentis, quantum medicis fit ex ufu, difquifivimus.

Cap. IV. Caeterum vis ea, quam in venis fanguificam appellant, atque etiam alia quaevis facultas in relatione ad aliquid intelligitur. Primum enim actionis ipfius facultas eft caufa; deinde etiam operis ex accidente quodam. At vero fi caufa ad aliquid (eft enim unius ejus, quod ab ea fit, reliquorum nullius), planum eft, facultatem quoque in relatione ad aliquid dici. At quoad agentis caufae effentiam ignoramus, facultatem eam appellamus, in venis quidem facultatem quandam fanguinis effectricem dicentes; fimiliter in ventriculo concoctricem; in corde pulfificam; ac in fingulis reliquarum partium propriam quandam ejus, quam edunt,

κατὰ τὸ μόριον ἐνεργείας. εἴπερ οὖν μεθόδῳ μέλλοιμεν ἐξευρήσειν, ὁπόσαι τε καὶ ὁποῖαί τινες [αἱ δυνάμεις εἰσὶν, ἀπὸ τῶν ἔργων ἡμῖν ἀρκτέον. ἕκαστον γὰρ αὐτῶν ὑπό τινος ἐνεργείας γίγνεται, καὶ τούτων ἑκάστης προηγεῖταί τις αἰτία.

Κεφ. ε΄. Ἔργα μὲν οὖν τῆς φύσεως, ἔτι μὲν κυουμένου τε καὶ διαπλαττομένου τοῦ ζώου, τὰ σύμπαντ᾽ ἐστὶ τοῦ σώματος μόρια· γεννηθέντος δὲ τούτου, κοινὸν ἐφ᾽ ἅπασιν ἔργον ἡ εἰς τὸ τέλειον ἑκάστῳ μέγεθος ἀγωγὴ, καὶ μετὰ ταῦτα ἡ μέχρι τοῦ δυνατοῦ διαμονή. ἐνέργειαι δ᾽ ἐπὶ τρισὶ τοῖς εἰρημένοις ἔργοις τρεῖς ἐξ ἀνάγκης, ἐφ᾽ ἑκάστῳ μία, γένεσίς τε καὶ αὔξησις καὶ θρέψις. ἀλλ᾽ ἡ μὲν γένεσις οὐχ ἁπλῆ τις ἐνέργεια τῆς φύσεως, ἀλλ᾽ ἐξ ἀλλοιώσεώς τε καὶ διαπλάσεώς ἐστι σύνθετος. ἵνα μὲν γὰρ ὀστοῦν γένηται, καὶ νεῦρον, καὶ φλὲψ, καὶ τῶν ἄλλων ἕκαστον, ἀλλοιοῦσθαι χρὴ τὴν ὑποβεβλημένην οὐσίαν, ἐξ ἧς γίγνεται τὸ ζῶον· ἵνα δὲ καὶ σχῆμα τὸ δέον, καὶ θέσιν, καὶ κοιλότητάς τινας, καὶ ἀποφύσεις, καὶ συμφύσεις, [12] καὶ τἄλλα

actionis. Itaque fi certa ratione et via, quot et quae facultates fint, inventuri fumus, incipiendum nobis ab ipfis operibus eft; unumquodque enim illorum ab aliqua procedit actione, et harum *actionum* unamquamque aliqua praecedit caufa.

Cap. V. Ergo naturae opera, dum adhuc in utero geftatur ac fingitur animal, omnes funt corporis partes: edito vero in lucem, commune in omnibus naturae opus eft earum ad perfectam magnitudinem perductio; poftea vero etiam, ut omnes, quantum fieri poteft, perdurent, molitio. Actiones, quae tribus his operibus refpondent, neceffario tres funt, una fcilicet cuique, generatio, auctio, nutritio; verum generatio fimplex quaedam actio naturae non eft, fed ex alteratione formationeque compofita. Ut enim os fiat, item nervus, vena et reliquarum partium quaelibet, alteratam effe oportet fubjectam, unde animal fit, fubftantiam; ut vero idoneam figuram, et fitum, et cavitates quasdam, et propagines, et coa-

τὰ τοιαῦτα κτήσηται, διαπλάττεσθαι χρὴ τὴν ἀλλοιουμένην οὐσίαν, ἣν δὴ καὶ ὕλην τοῦ ζώου καλῶν, ὡς τῆς νεὼς τὰ ξύλα καὶ τῆς εἰκόνος τὸν κηρὸν, οὐκ ἂν ἁμάρτοις. ἡ δὲ δὴ αὔξησις ἐπίδοσίς ἐστι καὶ διάστασις εἰς μῆκος καὶ βάθος καὶ πλάτος τῶν στερεῶν τοῦ ζώου μορίων, ὧνπερ καὶ ἡ διάπλασις ἦν. ἡ δὲ θρέψις πρόσθεσίς ἐστι τοῖς αὐτοῖς ἄνευ διαστάσεως.

Κεφ. ς'. Περὶ πρώτης οὖν τῆς γενέσεως εἴπωμεν, ἣν ἐξ ἀλλοιώσεώς τε καὶ διαπλάσεως ἐλέγομεν γίνεσθαι. καταβληθέντος δὴ τοῦ σπέρματος εἰς τὴν μήτραν, ἢ εἰς τὴν γῆν, οὐδὲν γὰρ διαφέρει, χρόνοις τισὶν ὡρισμένοις πάμπολλα συνίσταται μόρια τῆς γεννωμένης οὐσίας, ξηρότητι, καὶ ὑγρότητι, καὶ θερμότητι, καὶ ψυχρότητι, καὶ τοῖς ἄλλοις ἅπασιν, ὅσα τούτοις ἕπεται, διαφέροντα. τὰ δ' ἑπόμενα γινώσκεις, εἴπερ ὅλως ἐφιλοσόφησάς τι περὶ γενέσεως καὶ φθορᾶς. αἱ λοιπαὶ γὰρ τῶν ἁπτῶν ὀνομαζομένων διαφοραὶ ταῖς εἰρημέναις ἕπονται πρώτως καὶ μάλιστα· μετὰ δὲ ταύ-

litus, aliaque id genus habeat, effingi eam oportet, quae alteratur, materiam; quam utique animalis materiam appellans, veluti navis ligna et imaginis ceram, minime errabis. Auctio vero folidarum animalis partium, quarum effe formationem jam diximus, augmentum diductioque in longum, latum et profundum eft. Nutritio autem iisdem partibus appofitio quaedam eft, fed fine diftenfione.

Cap. VI. De prima igitur generatione agamus, quam ex alteratione et conformatione fieri diximus. Projecto in uterum femine, five etiam in terram (nihil enim refert), ftatis quibusdam temporibus multae conflantur partes ejus, quae gignitur, fubftantiae, humiditate, ficcitate, calore, frigore caeterisque omnibus, quae haec fequuntur, qualitatibus inter fe differentes. Quae autem fequantur, agnofcis, fi omnino quid de generatione et corruptione philofophatus es. Quippe primum et maxime jam dictas fequuntur reliquae differentiae earum, quae tactiles vocatae qualitates funt; poft

τας αἱ γευσταί τε καὶ ὀσφρηταὶ καὶ ὁραταί. σκληρότης μὲν οὖν, καὶ μαλακότης, καὶ γλισχρότης, καὶ κραυρότης, καὶ κουφότης, καὶ βαρύτης, καὶ πυκνότης, καὶ ἀραιότης, καὶ λειότης, καὶ τραχύτης, καὶ παχύτης, καὶ λεπτότης ἁπταὶ διαφοραὶ, καὶ εἴρηται περὶ πασῶν Ἀριστοτέλει καλῶς. οἶσθα δὲ δήπου καὶ τὰς ὀσφρητάς τε καὶ ὁρατὰς καὶ γευστὰς διαφοράς. ὥστ᾽, εἰ μὲν τὰς πρώτας τε καὶ στοιχειώδεις ἀλλοιωτικὰς δυνάμεις ζητοίης, ὑγρότης τ᾽ ἐστὶ, καὶ ξηρότης, καὶ θερμότης, καὶ ψυχρότης· εἰ δὲ τὰς ἐκ τῆς τούτων κράσεως γινομένας, τοσαῦται καθ᾽ ἕκαστον ἔσονται ζῶον, ὅσαπερ ἂν αὐτοῦ τὰ αἰσθητὰ στοιχεῖα ὑπάρχῃ. καλεῖται δ᾽ αἰσθητὰ στοιχεῖα τὰ ὁμοιομερῆ πάντα τοῦ σώματος μόρια. καὶ ταῦτ᾽ οὐκ ἐκ μεθόδου τινὸς, ἀλλ᾽ αὐτόπτην γενόμενον ἐκμαθεῖν χρὴ διὰ τῶν ἀνατομῶν. ὀστοῦν δὴ, καὶ χόνδρον, καὶ νεῦρον, καὶ ὑμένα, καὶ σύνδεσμον, καὶ φλέβα, καὶ πάνθ᾽ ὅσα τοιαῦτα, κατὰ τὴν πρώτην τοῦ ζώου γένεσιν ἡ φύσις ἀπεργάζεται, δυνάμει χρωμένη, καθόλου μὲν εἰπεῖν, τῇ γεννητικῇ τε καὶ ἀλλοιω-

has vero, quae guftus, odoratus et vifus funt propriae. Ac durities quidem, et mollities, et lentitia, et friabilitas, et levitas, et gravitas, et denfitas, et raritas, et afperitas, et lenitas, et craffities, et tenuitas, tactiles differentiae funt; de quibus omnibus Ariftoteles commodiffime differuit. Odoratus enim, vifus et guftus differentias ipfe profecto novifti: quocirca, fi primas et elementares alteratrices facultates requiris, hae funt humiditas, ficcitas, caliditas et frigiditas; fi vero eas, quae ex his inter fe mixtis nafcuntur, tot fane omni in animali erunt, quot fuerint in eo fenfibilia elementa. Porro fenfibilia appellantur elementa, quaecunque fimilares corporis funt partes. Has autem non methodo ulla, fed ex diffectionibus contemplatus, oculorum infpectione nofcas oportet. Ergo os, cartilaginem, nervum, membranam, ligamentum, venam, omnia denique id genus in prima generatione animalis natura perficit, ufa, ut generatim dicam, generatrice alteratriceque

τικῇ, κατὰ μέρος δὲ θερμαντικῇ τε καὶ ψυκτικῇ καὶ ὑγραντικῇ καὶ ξηραντικῇ, καὶ ταῖς ἐκ τῆς τούτων κράσεως γενομέναις, οἷον ὀστοποιητικῇ τε καὶ νευροποιητικῇ καὶ χονδροποιητικῇ· σαφηνείας γὰρ ἕνεκα καὶ τούτοις τοῖς ὀνόμασι χρηστέον. ἔστι μὲν οὖν καὶ ἡ ἴδιος σὰρξ τοῦ ἥπατος ἐκ ταύτου τοῦ γένους, καὶ ἡ τοῦ σπληνὸς, καὶ ἡ τῶν νεφρῶν, καὶ ἡ τοῦ πνεύμονος, καὶ ἡ τῆς καρδίας. οὕτω δὲ καὶ τοῦ ἐγκεφάλου τὸ ἴδιον σῶμα, καὶ τῆς γαστρὸς, καὶ τοῦ στομάχου, καὶ τῶν ἐντέρων, καὶ τῶν ὑστερῶν, αἰσθητὸν στοιχεῖόν ἐστιν ὁμοιομερές τε καὶ ἁπλοῦν καὶ ἀσύνθετον. ἂν γὰρ ἐξέλῃς ἑκάστου τῶν εἰρημένων τὰς ἀρτηρίας τε καὶ τὰς φλέβας καὶ τὰ νεῦρα, τὸ ὑπόλοιπον σῶμα τὸ καθ᾽ ἕκαστον ὄργανον ἁπλοῦν ἐστι καὶ στοιχειῶδες ὡς πρὸς αἴσθησιν. ὅσα δὲ τῶν τοιούτων ὀργάνων ἐκ δυοῖν σύγκειται χιτώνων, οὐχ ὁμοίων μὲν ἀλλήλοις, ἁπλοῦ δ᾽ ἑκατέρου, τούτων οἱ χιτῶνές εἰσι τὰ στοιχεῖα, καθάπερ τῆς τε γαστρὸς καὶ τοῦ στομάχου, καὶ τῶν ἐντέρων, καὶ τῶν ἀρτηριῶν. καὶ καθ᾽ ἑκάτερόν γε τῶν χιτώνων ἴδιος ἡ ἀλλοιωτικὴ δύναμις, ἡ ἐκ τοῦ παρὰ τῆς

facultate; fingillatim vero excalfactoria, refrigeratoria, humectatoria et ficcatoria; tum quae ex harum mixtura fiunt, veluti offifica, cartilaginifica, nervifica, membranifica, claritatis enim gratia his quoque nominibus utendum. Eft fane hujus generis et quae propria jecinoris eft caro; nec minus quae lienis, et renum, et pulmonis, et cordis. Ita cerebri ipfius proprium corpus, ventriculi, et gulae, et inteftinorum, et uteri, fenfibile elementum eft, praeterea fimilare fimplexque ac compofitionis expers. Si namque ex fingulis eorum inftrumentorum venas, nervos et arterias exemeris, reliquum corpus ad fenfum fimplex elementareque eft. Caeterum fi quae ejusmodi organorum ex geminis conftant tunicis fibi invicem diffimilibus, utraque tamen fimplici; horum ipfae tunicae elementa funt, veluti ventris, gulae, inteftinorum et arteriarum. Atque in utraque tunica fua quaedam alteratrix vis eft, quae ex

μητρὸς ἐπιμηνίου γεννήσασα τὸ μόριον. ὥστε τὰς κατὰ μέρος ἀλλοιωτικὰς δυνάμεις τοσαύτας εἶναι καθ᾿ ἕκαστον γένος ζώου, [13] ὅσα περ ἂν ἔχῃ τὰ στοιχειώδη μόρια. καὶ μέντοι καὶ τὰς ἐνεργείας (89) ἰδίας ἑκάστῳ τῶν κατὰ μέρος μορίων ἀναγκαῖον ὑπάρχειν, ὥσπερ καὶ τὰς χρείας, οἷον καὶ τῶν ἀπὸ τῶν νεφρῶν εἰς τὴν κύστιν διηκόντων πόρων, οἳ δὴ καὶ οὐρητῆρες καλοῦνται. οὗτοι γὰρ οὔτ᾿ ἀρτηρίαι εἰσὶν, ὅτι μήτε σφύζουσι, μήτ᾿ ἐκ δυοῖν χιτώνων συνεστήκασιν, οὔτε φλέβες, ὅτι μήθ᾿ αἷμα περιέχουσι, μήτ᾿ ἔοικεν αὐτῶν ὁ χιτὼν κατά τι τῷ τῆς φλεβός· ἀλλὰ καὶ νεύρων ἐπὶ πλέον ἀφεστήκασιν, ἢ τῶν εἰρημένων. τί ποτ᾿ οὖν εἰσιν; ἐρωτᾷ τις, ὥσπερ ἀναγκαῖον ὂν ἅπαν μόριον ἢ ἀρτηρίαν, ἢ φλέβα, ἢ νεῦρον ὑπάρχειν, ἢ ἐκ τούτων πεπλέχθαι, καὶ μὴ τοῦτ᾿ αὐτὸ τὸ νῦν λεγόμενον, ὡς ἴδιος ἑκάστῳ τῶν κατὰ μέρος ὀργάνων ἐστὶν ἡ οὐσία. καὶ γὰρ καὶ αἱ κύστεις ἑκάτεραι, ἥ τε τὸ οὖρον ὑποδεχομένη καὶ ἡ τὴν ξανθὴν χολὴν, οὐ μόνον τῶν ἄλλων ἁπάντων, ἀλλὰ καὶ ἀλλήλων διαφέρουσι, καὶ οἱ εἰς τὸ ἧπαρ ἀποφυόμενοι

menſtruo matris ſanguine eam particulam generavit. Itaque alteratrices facultates in omni animalis genere tot ſigillatim erunt, quot habet in ſe elementares particulas. Sed et actiones proprias cuique ſigillatim particulae neceſſe eſt eſſe, quemadmodum et uſus, veluti meatuum eorum, qui a renibus ad veſicam pertinent, qui ureteres nominantur. Hi namque nec arteriae ſunt, quia nec pulſant, nec ex duabus tunicis conſtant, nec venae, quia nec ſanguinem in ſe continent, nec ſimilem habent ei, quae venae eſt, tunicam; at a nervis quidem magis recedunt, quam a jam dictis. Quid igitur ſunt? dicat aliquis. Quaſi vero neceſſe ſit omnem corporis partem vel arteriam, vel venam, vel nervum eſſe, vel ex iis componi; non autem, ſicut modo dictum eſt, unicuique particulatim organo ſuam eſſe ſubſtantiam. Quippe tum ambae veſicae, tam ea quae urinam, quam quae flavam excipit bilem, non modo a caeteris omnibus, ſed etiam inter ſe differunt; tum meatus, qui tan-

πόροι, καθάπερ στόμαχοί τινες ἀπὸ τῆς χοληδόχου κύστεως, οὐδὲν οὔτ' ἀρτηρίαις, οὔτε φλεψὶν, οὔτε νεύροις ἐοίκασιν. ἀλλὰ περὶ μὲν τούτων ἐπὶ πλέον ἐν ἄλλοις τέ τισι κἀν τοῖς περὶ τῆς ἀνατομῆς Ἱπποκράτους εἴρηται. αἱ δὲ κατὰ μέρος ἅπασαι δυνάμεις τῆς φύσεως αἱ ἀλλοιωτικαὶ αὐτὴν μὲν τὴν οὐσίαν τῶν χιτώνων τῆς κοιλίας καὶ τῶν ἐντέρων καὶ τῶν ὑστερῶν ἀπετέλεσαν, οἵα πέρ ἐστι· τὴν δὲ σύνθεσιν αὐτῶν, καὶ τὴν τῶν ἐμφυομένων πλοκὴν, καὶ τὴν εἰς τὸ ἕτερον τῶν ἐντέρων ἔκφυσιν, καὶ τὴν τῆς ἔνδον κοιλότητος ἰδέαν, καὶ τἄλλα ὅσα τοιαῦτα, δύναμίς τις ἑτέρα διέπλασεν, ἣν διαπλαστικὴν ὀνομάζομεν. ἣν δὴ καὶ τεχνικὴν εἶναι λέγομεν, μᾶλλον δ' ἀρίστην καὶ ἄκραν τέχνην, καὶ πάντα τινὸς ἕνεκα ποιοῦσαν, ὡς ἂν μηδὲν ἀργὸν εἶναι, μήτε περιττὸν, μηδ' ὅλως οὕτως ἔχον, ὡς δύνασθαι βέλτιον ἑτέρως ἔχειν. ἀλλὰ τοῦτο μὲν ἐν τοῖς περὶ χρείας μορίων ἀποδείξομεν.

quam gulae quaedam a bilis vefica exorti in jecur inferuntur, omnino nec arteriis, nec venis, nec nervis funt fimiles. Verum de his plenius alibi, tum in iis, quae de diffectione fecundum Hippocratem funt fcripta, diximus. At alteratrices naturae facultates, quae particulares funt omnes, et tunicarum ventriculi, et inteftinorum, et uteri fubftantiam, qualis eft, effecerunt. Compagem vero harum ipfarum invicem et eorum, quae in has fe inferunt, plexum, et inteftinorum a fefe invicem exortum, et internae eorum cavitatis fpeciem, aliaque ejusmodi, altera facultas effinxit, quam conformatricem appellamus; eandemque artificiofam effe dicimus, imo verius optimam et fummam artem, quae omnia alicujus gratia moliatur fic, ut nihil aut otiofum fit, aut fupervacaneum, aut denique ita fe habens, ut poffit aliter melius fe habere. Verum hoc in opere de partium ufu evidenti demonftratione firmabimus.

Κεφ. ζ'. Ἐπὶ δὲ τὴν αὐξητικὴν ἤδη μεταβάντες δύναμιν, αὐτό γε τοῦθ' ὑπομνήσωμεν πρῶτον, ὡς ὑπάρχει μὲν καὶ αὕτη τοῖς κυουμένοις, ὥσπερ καὶ ἡ θρεπτική· ἀλλ' οἷον ὑπηρέτιδές τινές εἰσι τηνικαῦτα τῶν προειρημένων δυνάμεων, ἀλλοιώσεως καὶ διαπλάσεως, οὐκ ἐν ἑαυταῖς ἔχουσαι τὸ πᾶν κῦρος. ἐπειδὰν δὲ τὸ τέλειον ἀπολάβῃ μέγεθος τὸ ζῶον, ἐν τῷ μετὰ τὴν ἀποκύησιν χρόνῳ παντὶ μέχρι τῆς ἀκμῆς ἡ μὲν αὐξητικὴ τηνικαῦτα κρατεῖ· βοηθοὶ δ' αὐτῆς καὶ οἷον ὑπηρέτιδες ἥ τ' ἀλλοιωτικὴ δύναμίς ἐστι καὶ ἡ θρεπτική. τί οὖν τὸ ἴδιόν ἐστι τῆς αὐξητικῆς δυνάμεως; εἰς πᾶν μέρος ἐκτεῖναι τὰ πεφυκότα. καλεῖται δ' οὕτω τὰ στερεὰ μόρια τοῦ σώματος, ἀρτηρίαι, καὶ φλέβες, καὶ νεῦρα, καὶ ὀστᾶ, καὶ χόνδροι, καὶ ὑμένες, καὶ σύνδεσμοι, καὶ οἱ χιτῶνες ἅπαντες, οὓς στοιχειώδεις καὶ ὁμοιομερεῖς καὶ ἁπλοῦς ὀλίγον ἔμπροσθεν ἐκαλοῦμεν. ὅτῳ δὲ τρόπῳ τὴν εἰς πᾶν μέρος ἔκτασιν ἴσχουσιν, ἐγὼ φράσω, παράδειγμά τι πρότερον εἰπὼν ἕνεκα τοῦ σαφοῦς.

Cap. VII. Jam ad auctricem facultatem converſi, illud primum admonemus, quod non deſit ne haec quidem iis, quae in utero geſtantur, ſicuti neque facultas nutrix. Sunt tamen eo tempore praedictarum facultatum, alteratricis ac conformatricis, hae veluti miniſtrae, nec ſuſtinent ipſae primas partes. Ubi vero perfectam magnitudinem animal eſt adeptum, toto, poſtquam editum eſt, tempore usque ad aetatis vigorem auctrix facultas dominatur; auxiliatrices autem et veluti miniſtrae ejus ſunt alteratrix et nutrix. Quid igitur ipſius auctricis facultatis eſt proprium? nempe in omnem partem proferre, quae jam genita ſunt; vocantur autem ſic ſolidae corporis partes, arteriae, venae, nervi, oſſa, cartilagines, membranae, ligamenta, denique tunicae omnes, quas elementares, ſimilares et ſimplices paulo ſupra nominavimus. Ad quem autem modum omnes partes extendantur proferanturque, ipſe narrabo; ſed exemplo quodam claritatis gratia prius poſito.

τὰς κύστεις τῶν ὑῶν λαβόντες οἱ παῖδες, πληροῦσί τε πνεύματος καὶ τρίβουσιν ἐπὶ τῆς τέφρας πλησίον τοῦ πυρὸς, ὡς ἀλεαίνεσθαι μὲν, βλάπτεσθαι δὲ μηδέν. καὶ πολλή γε αὕτη ἡ παιδιὰ περί τε τὴν Ἰωνίαν καὶ ἐν ἄλλοις ἔθνεσιν οὐκ ὀλίγοις ἐστίν. ἐπιλέγουσι δὲ δή καί τινα ἔπη τρίβοντες ἔν μέτρῳ τέ τινι καὶ μέλει καὶ ῥυθμῷ· [14] καὶ ἔστι πάντα ταῦτα ῥήματα παρακέλευσις τῇ κύστει πρὸς τὴν αὔξησιν. ἐπειδὰν δ' ἱκανῶς αὐτοῖς διατετάσθαι δοκῇ, πάλιν ἐμφυσῶσί τε καὶ ἐπιδιατείνουσι, και αὖθις τρίβουσι, καὶ τοῦτο πλεονάκις ποιοῦσιν, ἄχρις ἂν αὐτοῖς ἡ κύστις ἱκανῶς ἔχειν δοκῇ τῆς αὐξήσεως. ἀλλ' ἐν τούτοις γε τοῖς ἔργοις τῶν παίδων ἐναργῶς, ὅσον εἰς μέγεθος ἐπιδίδωσιν ἡ ἐντὸς εὐρυχωρία τῆς κύστεως, τοσοῦτον ἀναγκαῖον εἰς λεπτότητα καθαιρεῖσθαι τὸ σῶμα. καὶ εἴγε τὴν λεπτότητα ταύτην ἀνατρέφειν οἱ παῖδες οἷοί τε ἦσαν, ὁμοίως ἂν τῇ φύσει τὴν κύστιν ἐκ μικρᾶς μεγάλην ἀπειργάζοντο. νυνὶ δὲ τοῦτ' αὐτοῖς ἐνδεῖ τὸ ἔργον, οὐδὲ καθ' ἕνα τρόπον εἰς μίμησιν ἐνδεχόμενον ἀχθῆναι, μὴ ὅτι τοῖς

Solent pueri acceptas suum vesicas spiritu implere, ac juxta ignem super cineres sic eas confricare, ut incalescant, nec tamen laedantur; estque is lusus in Ionia et in aliis gentibus non paucis perfrequens; accinunt vero inter fricandum versus quosdam numeroso et cantu et rhythmo, suntque ea omnia verba adhortatio vesicae ad incrementum. Ubi vero illis abunde videtur extensa, rursus inflant, ac magis distendunt, et iterum fricant, idque saepius faciunt, quoad ampliata vesica satis incrementi accepisse videatur. Caeterum in hoc puerorum opere, quantum interna vesicae capacita est adaucta, tantum necesse est corpus ejus in tenuius sit redactum. Quod si tenuitatem hanc sarcire pueri possent, utique perinde, ac natura, ex parva magnam vesicam efficerent; nunc vero id opus consequi iis non licet, nec duci id in imitationem ulli jam perfectorum hominum quoquo pacto fas est, nedum pueris, id enim

παισὶν, ἀλλ' οὐδ' ἄλλῳ τινὶ τῶν τελείων· μόνης γὰρ τῆς φύσεως ἴδιόν ἐστιν. ὥστ' ἤδη σοι δῆλον, ὡς ἀναγκαία τοῖς αὐξανομένοις ἡ θρέψις. εἰ γὰρ διατείνοιτο μὲν, ἀνατρέφοιτο δὲ μὴ, φαντασίαν ψευδῆ μᾶλλον, οὐκ αὔξησιν ἀληθῆ τὰ τοιαῦτα σώματα κτήσεται. καίτοι καὶ τὸ διατείνεσθαι πάντη μόνοις τοῖς ὑπὸ φύσεως αὐξανομένοις ὑπάρχει. τὰ γὰρ ὑφ' ἡμῶν διατεινόμενα σώματα, κατὰ μίαν τινὰ διάστασιν τοῦτο πάσχοντα, μειοῦται τοῖς λοιποῖς. οὐδὲ γάρ ἐστιν εὑρεῖν οὐδὲν, ὃ συνεχὲς ἔτι μένον καὶ ἀδιάσπαστον εἰς τὰς τρεῖς διαστάσεις ἐπεκτεῖναι δυνάμεθα. μόνης οὖν τῆς φύσεως τὸ πάντη διϊστάναι συνεχὲς ἑαυτῷ μένον ἔτι καὶ τὴν ἀρχαίαν ἅπασαν ἰδέαν φυλάττον τὸ σῶμα. καὶ τοῦτ' ἔστιν ἡ αὔξησις, ἄνευ τῆς ἐπιῤῥεούσης τε καὶ προςπλαττομένης τροφῆς μὴ δυναμένη γενέσθαι.

Κεφ. η'. Καὶ τοίνυν ὁ λόγος ἥκειν ἔοικεν ὁ περὶ θρέψεως, ὃς δὴ λοιπός ἐστι καὶ τρίτος ὢν γ' ἐξαρχῆς προὐθέμεθα. τοῦ γὰρ ἐπιῤῥέοντος ἐν εἴδει τροφῆς παντὶ

ſolius naturae proprium munus eſt; adeo ut tibi conſtet, iis, quae augentur, neceſſariam eſſe nutritionem; quippe, ſi extendantur ejusmodi corpora, non tamen reficiantur, ſpeciem quandam falſam augmenti praebuerint, verum augmentum adepta non fuerint. Quinimo diſtendi in omnem partem ea tantum poſſunt, quae per naturam ipſam ſunt adaucta; quae enim a nobis extenſa, ſicut una dimenſione id patiuntur, ita reliquis minuuntur; neque enim eſt invenire quicquam, quod, continuitate ſua ſervata minimeque ſoluta, extendi in tres dimenſiones poſſit. Solius igitur naturae opus eſt, corpus, quod continuitatem ſuam et ſpeciem, quam prius habuit, univerſam ſervet, in omnem partem extendere; atque ea res auctio eſt, quae ſine nutrimento affluente adhaerenteque fieri nequit.

Cap. VIII. Quo magis de ipſa nutritione, quae reliqua eſt et tertia propoſitorum ab initio, videtur agendi locus. Quod enim in nutrimenti affluit ſpecie,

μορίῳ τοῦ τρεφομένου σώματος προσπλαττομένου, θρέψις μὲν ἡ ἐνέργεια, θρεπτικὴ δὲ δύναμις ἡ αἰτία. ἀλλοίωσις μὲν δὴ κἀνταῦθα τὸ γένος τῆς ἐνεργείας, ἀλλ' ουχ οἵα περ ἐν τῇ γενέσει. ἐκεῖ μὲν γὰρ οὐκ ὂν ὀστοῦν πρότερον ὕστερον ἐγένετο· κατὰ δὲ τὴν θρέψιν τῷ ἤδη γεγονότι συνεξομοιοῦται τὸ ἐπιῤῥέον, καὶ διὰ τοῦτ' εὐλόγως ἐκείνην μὲν τὴν ἀλλοίωσιν γένεσιν, ταύτην δ' ἐξομοίωσίν τε καὶ ὁμοίωσιν ὀνομάζομεν.

Κεφ. θ'. Ἐπεὶ δὲ περὶ τῶν τριῶν δυνάμεων τῆς φύσεως αὐτάρκως εἴρηται, καὶ φαίνεται μηδὲ μιᾶς ἄλλης προσδεῖσθαι τὸ ζῶον, ἔχον γε καὶ ὅπως αὐξηθῇ, καὶ ὅπως τελειωθῇ, καὶ ὅπως ἕως πλείστου διαφυλαχθῇ, δόξειε μὲν ἂν ἴσως ἱκανῶς ἔχειν ὁ λόγος οὗτος ἤδη, καὶ πάσας ἐξηγεῖσθαι τὰς τῆς φύσεως δυνάμεις. ἀλλ' εἴ τις πάλιν ἐννοήσειεν, ὡς οὐδενὸς οὐδέπω τῶν τοῦ ζώου μορίων ἐφήψατο, κοιλίας λέγω, καὶ ἐντέρων, καὶ ἥπατος, καὶ τῶν ὁμοίων, οὐδ' ἐξηγήσατο τὰς ἐν αὐτοῖς δυνάμεις, αὖθις ἂν δόξειεν οἷον προοίμιόν τι μόνον εἰρῆσθαι τῆς χρησίμου διδασκαλίας.

cum id corporis ejus, quod nutritur, omni parti affigitur, actio ipfa nutritio eft; nutrix vero facultas caufa eft. Et alteratio quidem hic quoque ipfius actionis genus eft, non tamen talis, qualis erat in generatione. Ibi namque, quod os non erat, poftea factum eft; in nutritione vero ei, quod jam factum eft, id, quod affluit, efficitur fimile. Ita non immerito alterationem illam nominamus generationem, hanc affimilationem.

Cap. IX. Quoniam autem de tribus naturae facultatibus abunde diximus, videturque animal nullam aliam requirere, habens nimirum, quemadmodum et augeatur, et abfolvatur, et plurimum duret; videbitur abunde jam difputatio haec fuos numeros habere, omnesque naturae facultates explicaffe. Verum, fiquis rurfum reputet, nullam hanc animalis partium adhuc attigiffe, ventriculi dico, inteftinorum, jecinoris, et aliarum ejusmodi, nec harum facultates expofuiffe; rurfus veluti prooemium tantum utilioris doctrinae propofitum effe

τὸ γὰρ σύμπαν ὧδ' ἔχει. γένεσις καὶ αὔξησις καὶ θρέψις τὰ πρῶτα καὶ οἷον κεφάλαια τῶν ἔργων ἐστὶ τῆς φύσεως. ὥστε καὶ αἱ τούτων ἐργαστικαὶ δυνάμεις αἱ πρῶται τρεῖς εἰσι καὶ κυριώταται. δέονται δ' εἰς ὑπηρεσίαν, ὡς ἤδη λέλεκται, καὶ ἀλλήλων, καὶ ἄλλων. [15] τίνων μὲν οὖν ἡ γεννητική τε καὶ αὐξητικὴ δέονται, λέλεκται· τίνων δ' ἡ θρεπτικὴ, νῦν εἰρήσεται.

Κεφ. ι'. Δοκῶ γάρ μοι δείξειν τὰ περὶ τὴν φυσικὴν τῆς τροφῆς οἰκονομίαν ὄργανά τε καὶ τὰς δυνάμεις αὐτῶν διὰ ταύτην γεγονότα. ἐπειδὴ γὰρ ἡ ἐνέργεια ταύτης τῆς δυνάμεως ἐξομοίωσίς ἐστιν, ὁμοιοῦσθαι δὲ καὶ μεταβάλλειν εἰς ἄλληλα πᾶσι τοῖς οὖσίν ἐστιν ἀδύνατον, εἰ μή τινα ἔχει κοινωνίαν ἤδη καὶ συγγένειαν ἐν ταῖς ποιότησι, διὰ τοῦτο πρῶτον μὲν οὐκ ἐκ πάντων ἐδεσμάτων πᾶν ζῶον τρέφεσθαι πέφυκεν· ἔπειτα δ' οὐκ ἐξ ὧν οἷόν τ' ἐστὶν, οὐδ' ἐκ τούτων παραχρῆμα. καὶ διὰ ταύτην τὴν ἀνάγκην πλειόνων ὀργάνων ἀλλοιωτικῶν τῆς τροφῆς ἕκαστον

putabit. Quippe ſumma rei ſic habet. Generatio, auctio et nutritio prima naturae operum ac veluti capita ſunt; itaque etiam effectrices horum facultates primae principesque tres ſunt; deſiderant tamen (ut jam dictum eſt) tum ipſarum inter ſe, tum aliorum miniſterium. Ac quae quidem generatrix auctrixque deſiderent, dictum jam eſt; quae autem nutrix facultas requirat, nunc dicetur.

Cap. X. Videor enim monſtraturus, tum inſtrumenta ipſa, quae ad naturalem nutrimenti molitionem comparata ſunt, tum eorum facultates propter hanc eſſe conditas. Nam quum actio hujus facultatis aſſimilatio ſit, nec ſieri poſſit, ut aſſimilentur mutenturque inter ſe ulla, niſi ſocietatem aliquam cognationemque in qualitatibus habeant, idcirco primum quidem nec quodque animal quocunque cibo nutriri poteſt, nec ſtatim iis, quibus poteſt. Atque hujus neceſſitatis cauſa pluribus alterationis nutrimenti inſtrumentis cuique animali eſt

τῶν ζώων χρήζει. ἵνα μὲν γὰρ τὸ ξανθὸν ἐρυθρὸν γένηται, καὶ τὸ ἐρυθρὸν ξανθὸν, ἁπλῆς καὶ μιᾶς δεῖται τῆς ἀλλοιώσεως· (90) ἵνα δὲ τὸ λευκὸν μέλαν, ἢ τὸ μέλαν λευκὸν, ἁπασῶν τῶν μεταξύ. καὶ τοίνυν καὶ τὸ μαλακώτατον οὐκ ἂν ἀθρόως σκληρότατον γένοιτο, καὶ τὸ σκληρότατον οὐκ ἂν εὐθέως μαλακώτατον· ὥσπερ οὐδὲ τὸ δυσωδέστατον εὐωδέστατον, οὐδ' ἔμπαλιν τὸ εὐωδέστατον δυσωδέστατον ἐξαίφνης γένοιτο. πῶς οὖν ἐξ αἵματος ὀστοῦν ἄν ποτε γένοιτο, μὴ παχυνθέντος πρότερον ἐπὶ πλεῖστον αὐτοῦ καὶ λευκανθέντος; ἢ πῶς ἐξ ἄρτου τὸ αἷμα, μὴ καταβραχὺ μὲν ἀποθεμένου τὴν λευκότητα, καταβραχὺ δὲ λαβόντος τὴν ἐρυθρότητα; σάρκα μὲν γὰρ ἐξ αἵματος γενέσθαι ῥᾷστον. εἰ γὰρ ἐς τοσοῦτον αὐτὸ παχύνει ἡ φύσις, ὡς σύστασίν τινα σχεῖν, καὶ μηκέτ' εἶναι ῥυτὸν, ἡ πρώτη καὶ νεοπαγὴς οὕτως ἂν εἴη σάρξ. ὀστοῦν δ' ἵνα γένηται, πολλοῦ μὲν δεῖται χρόνου, πολλῆς δ' ἐργασίας καὶ μεταβολῆς τῷ αἵματι. ὅτι δὲ καὶ τῷ ἄρτῳ, καὶ πολλῷ μᾶλλον θριδα-

opus, fiquidem, ut flavum rubrum fiat, et rubrum flavum, una et fimplici alteratione eft opus; ut vero album nigrum reddatur, vel nigrum album, omnes, quae in medio horum funt, alterationes requiruntur. Ita, quod molliffimum eft, non poteft uno ftatim impetu duriffimum fieri; nec quod duriffimum, illico molliffimum; pari modo nec quod graviffime olet, odoratiffimum; nec contra quod odoratiffimum eft, graviffime fieri olens extemplo poteft. Quo pacto igitur ex fanguine os fiet, nifi is prius et craffefcat plurimum et dealbetur; aut quomodo ex pane gignetur fanguis, nifi et paulatim deponat alborem et fenfim accipiat ruborem? Quippe caro ex fanguine non magno negotio fit; fi enim eatenus naturae opera craffefcat, ut quandam confiftentiam habeat, nec etiam fit fluidus, prima et recens concreta caro jam exiftet; at vero, ut fanguis os fiat, longo huic tempore, multo etiam opere ac mutatione eft opus. Quod autem et pani, et multo

κίνῃ καὶ τεύτλῳ καὶ τοῖς ὁμοίοις παμπόλλης δεῖται τῆς ἀλλοιώσεως εἰς αἵματος γένεσιν, οὐδὲ τοῦτ᾽ ἄδηλον. ἓν μὲν δὴ τοῦτ᾽ αἴτιον τοῦ πολλὰ γενέσθαι τὰ περὶ τὴν τῆς τροφῆς ἀλλοίωσιν ὄργανα. Δεύτερον δὲ τῶν περιττωμάτων ἡ φύσις. ὡς γὰρ ὑπὸ βοτανῶν οὐδ᾽ ὅλως δυνάμεθα τρέφεσθαι, καίτοι τῶν βοσκημάτων τρεφομένων, οὕτως ὑπὸ ῥαφανίδων τρεφόμεθα μὲν, ἀλλ᾽ οὐχ ὡς ὑπὸ τῶν κρεῶν. τούτων μὲν γὰρ ὀλίγου δεῖν ὅλων ἡ φύσις ἡμῶν κρατεῖ, καὶ μεταβάλλει, καὶ ἀλλοιοῖ, καὶ χρηστὸν ἐξ αὐτῶν αἷμα συνίστησιν. ἐν δὲ τῇ ῥαφανίδι τὸ μὲν οἰκεῖόν τε καὶ μεταβληθῆναι δυνάμενον, μόλις δὲ τοῦτο καὶ σὺν πολλῇ τῇ κατεργασίᾳ, παντάπασιν ἐλάχιστον· ὅλη δ᾽ ὀλίγου δεῖν ἐστιν περιττωματικὴ, καὶ διεξέρχεται τὰ τῆς πέψεως ὄργανα, βραχέος ἐξ αὐτῆς εἰς τὰς φλέβας ἀναληφθέντος αἵματος, καὶ οὐδὲ τούτου τελέως χρηστοῦ. δευτέρας οὖν αὖθις ἐδέησε διακρίσεως τῇ φύσει τῶν ἐν ταῖς φλεψὶ περιττωμάτων. καὶ χρεία καὶ τούτοις ὁδῶν τέ τινων ἑτέρων ἐπὶ τὰς ἐκ-

magis lactucae, et betae, et fimilibus, quo fanguis ex iis fiat, permulta alteratio requiratur, haud eft obfcurum. Atque haec quidem una caufa eft, cur multa fint ad alterationem nutrimenti inftituta organa. Altera autem eft excrementorum natura. Sicut enim herbis nutriri plane non poffumus, tametfi pecudes iis nutriuntur, ita radicula quidem nutrimur, verum non ita, ut carne; hanc enim totam natura noftra propemodum vincit et mutat et alterat, ac fanguinem falubrem ex ea creat; in radicula vero, quod quidem conveniens eft, et transmutari poteft, quanquam aegre plane nec fine plurima concoctione, omnino id minimum eft: fed tota paulo minus excrementofa eft, et permeat concoctionis inftrumenta, exiguo ex ea in venas affumpto fanguine, eoque non in totum utili. Quare alteram rurfus fecretionem, eorum fcilicet, quae in venis funt, excrementorum, defideravit natura, quibus etiam aliis opus erat viis, per

κρίσεις αὐτὰ παραγουσῶν, ὡς μὴ λυμαίνοιτο τοῖς χρηστοῖς, ὑποδοχῶν τέ τινων, οἷον δεξαμενῶν, ἐν αἷς ὅταν ἱκανὸν ἀθροιζόμενον πλῆθος ἀφίκηται, τηνικαῦτ᾽ ἐκκριθήσεται. δεύτερον δή σοι καὶ τοῦτο γένος τῶν ἐν τῷ σώματι μορίων ἐξεύρηται, τοῖς περιττώμασι τῆς τροφῆς ἀνακείμενον. ἄλλο δὲ τρίτον, ὑπὲρ τοῦ πάντη φέρεσθαι, καθάπερ τινὲς ὁδοὶ πολλαὶ διὰ τοῦ σώματος ὅλου κατατετμημέναι· μία μὲν γὰρ εἴσοδος ἡ διὰ τοῦ στόματος ἅπασι τοῖς σιτίοις, οὐχ ἓν δὲ τὸ τρεφόμενον, [16] ἀλλὰ πάμπολλά τε καὶ πάμπολυ διεστῶτα. μὴ τοίνυν θαύμαζε τὸ πλῆθος τῶν ὀργάνων, ὅσα θρέψεως ἕνεκεν ἡ φύσις ἐδημιούργησε. τὰ μὲν γὰρ ἀλλοιοῦντα προπαρασκευάζει τὴν ἐπιτήδειον ἑκάστῳ μορίῳ τροφὴν, τὰ δὲ διακρίνει τὰ περιττώματα, τὰ δὲ παραπέμπει, τὰ δ᾽ ὑποδέχεται, τὰ δ᾽ ἐκκρίνει, τὰ δ᾽ ὁδοὶ τῆς πάντη φορᾶς εἰσι τῶν χρηστῶν χυμῶν. ὥστ᾽, εἴπερ βούλει τὰς δυνάμεις ἁπάσας τῆς φύσεως ἐκμαθεῖν, ὑπὲρ ἑκάστου τούτων ἂν εἴη σοὶ τῶν ὀργάνων ἐπισκεπτέον. ἀρχὴ δ᾽ αὐτῶν τῆς διδασκαλίας, ὅσα

quas ducerentur ad exitum, quo fcilicet falubribus fuccis minime officerent; praeterea, quibus exciperentur, veluti receptaculis quibusdam, in quibus poftquam fatis magna collecta vis effet, mox excernerentur. Ergo hoc fecundum partium corporis genus tibi inventum eft, quod nutrimenti excrementis fit deftinatum. Eft autem aliud tertium *genus*, quo undequaque ferantur, eftque id veluti viae quaedam multae, per totum corpus fectae: unus namque omnibus cibis introitus per os eft, at non unum eft, quod nutritur, fed plurima, ac plurimum inter fe diftantia. Ergo admirationi effe cuiquam non debebit inftrumentorum numerus, quae nutritionis gratia natura condidit. Alia namque idoneum cuique parti alimentum alterando praeparant, alia fecernunt excrementa, alia amandant, alia fufcipiunt, alia excernunt, alia falubrium humorum in omnem partem ferendorum funt viae. Quare, fi univerfas naturae facultates intelligere velis, fingula jam dictorum organorum tibi funt confideranda. Principium vero doctrinae eorum tum ea

Ed. Chart. V. [16.] Ed. Baf. I. (90.)

τε τοῦ τέλους ἐγγὺς ἔργα τε τῆς φύσεώς ἐστι καὶ μόρια, καὶ δυνάμεις αὐτῶν.

Κεφ. ια'. Αὐτοῦ δὲ δὴ πάλιν ἀναμνηστέον ἡμῖν τοῦ τέλους, οὗπερ ἕνεκα τοσαῦτά τε καὶ τοιαῦτα τῇ φύσει δεδημιούργηται μόρια. τὸ μὲν οὖν ὄνομα τοῦ πράγματος, ὥσπερ οὖν καὶ πρότερον εἴρηται, θρέψις· ὁ δὲ κατὰ τοὔνομα λόγος ὁμοίωσις τοῦ τρέφοντος τῷ τρεφομένῳ. ἵνα δ' αὕτη γένηται, προηγεῖσθαι δεῖ πρόσφυσιν, ἵνα δ' ἐκείνη, πρόσθεσιν. ἐπειδὰν γὰρ ἐκπέσῃ τῶν ἀγγείων ὁ μέλλων θρέψειν ὁτιοῦν τῶν τοῦ ζώου μορίων χυμὸς, εἰς ἅπαν αὐτὸ διασπείρεται πρῶτον, ἔπειτα προστίθεται, κἄπειτα προσφύεται, καὶ τέλος ὁμοιοῦται. δηλοῦσι δ' αἱ καλούμεναι λεῦκαι τὴν διαφορὰν τῆς ὁμοιώσεώς τε καὶ προσφύσεως· ὥσπερ τὸ γένος ἐκεῖνο τῶν ὑδέρων, ὅ τινες ὀνομάζουσιν ἀνασάρκα, διορίζει σαφῶς πρόσθεσιν προσφύσεως. οὐ γὰρ ἐνδείᾳ δήπου τῆς ἐπιῤῥεούσης ὑγρότητος, ὥς ἔνιαι τῶν ἀτροφιῶν τε καὶ φθίσεων, ἡ τοῦ τοιούτου γένεσις ὑδέρου

naturae opera, quae propinqua fini habentur, tum partes partiumque facultates funt.

Cap. XI. Itaque denuo nobis revocandus ad memoriam is finis eft, cujus caufa tot ac tales partes natura inftituit. Et nomen quidem rei, ceu prius diximus, nutritio eft; ratio vero ejus nominis eft, ad id, quod nutritur, ejus, quod nutrit, affimilatio. Porro, haec ut fiat, agglutinatio five adhaerentia praecedat, oportet; ficut etiam, ut illa fiat, appofitio. Poftquam enim fuccus is, qui omnem animalis partem nutriturus eft, a vafis excidit, in totam eam primum difpergitur, mox adjungitur, deinde agglutinatur, demum affimilatur. Porro differre inter fe affimilationem atque adhaerentiam, docet vitiligo illa, quae leuce appellatur; ficuti etiam appofitionis atque agglutinationis differentiam prodit genus illud hydropis, quod nonnulli anafarca vocant. Non enim affluentis humoris inopia, veluti quae atrophiae dicuntur et tabes, ejusmodi hydropis

συντελεῖται. φαίνεται γὰρ ἱκανῶς αὐτοῖς ἥ τε σὰρξ ὑγρὰ καὶ διάβροχος, ἕκαστόν τε τῶν στερεῶν τοῦ σώματος μορίων ὡσαύτως διακείμενον. ἀλλὰ πρόσθεσις μέν τις γίνεται τῆς ἐπιφερομένης τροφῆς, ἅτε δ' ὑδατωδεστέρας οὔσης ἔτι καὶ μὴ πάνυ τοι κεχυμωμένης, μηδὲ τὸ γλίσχρον ἐκεῖνο καὶ κολλῶδες, ὃ δὴ τῆς ἐμφύτου θερμότητος οἰκονομίᾳ προςγίνεται, κεκτημένης, ἡ πρόσφυσις ἀδύνατός ἐστιν ἐπιτελεῖσθαι, πλήθει λεπτῆς ὑγρότητος ἀπέπτου διαῤῥεούσης τε καὶ ῥᾳδίως ὀλισθαινούσης ἀπὸ τῶν στερεῶν τοῦ σώματος μορίων τῆς τροφῆς. ἐν δὲ ταῖς λεύκαις πρόσφυσις μέν τις γίνεται τῆς τροφῆς, οὐ μὴν ἐξομοίωσίς γε. καὶ δῆλον ἐν τῷδε, ὅτι τὸ μικρῷ πρόσθεν ῥηθὲν ὀρθῶς ἐλέγετο, τὸ δεῖν πρόσθεσιν μὲν πρῶτον, ἐφεξῆς δὲ πρόσφυσιν, ἔπειτ' ἐξομοίωσιν γενέσθαι τῷ μέλλοντι τρέφεσθαι. κυρίως μὲν οὖν τὸ τρέφον ἤδη τροφή· τὸ δ' οἷον μὲν τροφὴ, οὔπω δὲ θρέψαν, ὁποῖόν ἐστι τὸ προσφυόμενον ἢ τὸ προστιθέμενον, τροφὴ μὲν οὐ κυρίως, ὁμωνύμως δὲ τροφή. τὸ δ' ἐν ταῖς φλεψὶ περιεχόμενον,

generatio provenit (videtur enim tum caro his humida madensque esse, tum solidarum quaeque partium similiter affecta), verum affluentis nutrimenti appositio quaedam fit; quod tamen propterea, quod aquosius adhuc est, nec ad succum sufficienter redactum, nec lentitiam glutinisque consistentiam, quae naturalis caloris ope provenit, adeptum, adhaerentiam consequi non valet, defluente nimirum ac delabente ob tenuis et crudi humoris exuberantiam a solidis corporis partibus nutrimento. In leuce autem adhaerentia quidem alimenti facta cernitur, non tamen assimilatio. Patetque obiter, id, quod paulo supra posuimus, recte esse dictum, debere fieri primum quidem appositionem, mox agglutinationem, deinde ei, quod nutriendum est, assimilationem. Ac proprie quidem alimentum est, quod nutrit; quod vero veluti nutriens est, nondum tamen nutrivit, cujusmodi scilicet est quod agglutinatur vel quod apponitur, id non proprie nutrimentum est, sed aequivoce; quod autem in venis est, at-

καὶ τούτου ἔτι μᾶλλον τὸ κατὰ τὴν γαστέρα, ὡς μέλλον ποτὲ θρέψειν, εἰ καλῶς κατεργασθείη, κέκληται τροφή. κατὰ ταῦτα δὲ καὶ τῶν ἐδεσμάτων ἕκαστα τροφὰς ὀνομάζομεν, οὔτε τῷ τρέφειν ἤδη τὸ ζῶον, οὔτε τῷ τοιοῦτον ὑπάρχειν, οἷον τὸ τρέφον, ἀλλὰ τῷ δύνασθαί τε καὶ μέλλειν τρέφειν, εἰ καλῶς κατεργασθείη. τοῦτο γὰρ ἦν καὶ τὸ πρὸς Ἱπποκράτους λεγόμενον· Τροφὴ τὸ τρέφον, τροφὴ τὸ οἷον τροφὴ, καὶ τὸ μέλλον. τὸ μὲν γὰρ ὁμοιούμενον ἤδη τροφὴν ὠνόμασε· [17] τὸ δ' οἷον μὲν ἐκεῖνο, προστιθέμενον ἢ προσφυόμενον, οἷον τροφήν· τὸ δ' ἄλλο πᾶν, ὅσον ἐν ταῖς φλεψὶ καὶ τῇ γαστρὶ περιέχεται, μέλλον.

Κεφ. ιβ'. Ὅτι μὲν οὖν ἀναγκαῖον ὁμοίωσιν εἶναί τινα τοῦ τρέφοντος τῷ τρεφομένῳ τὴν θρέψιν, ἄντικρυς δῆλον. οὐ μὴν ὑπάρχουσάν γε ταύτην τὴν ὁμοίωσιν, ἀλλὰ φαινομένην μόνον εἶναί φασιν οἱ μήτε τεχνικὴν οἰόμενοι τὴν φύσιν, μήτε προνοητικὴν τοῦ ζώου, μήθ' ὅλως ἔχουσάν τινας οἰκείας δυνάμεις, αἷς χρωμένη τὰ μὲν ἕλκει, τὰ δὲ

que hoc etiam magis quod in ventriculo eſt, id, tanquam nutriturum aliquando ſit, ſi probe concoctum fuerit, alimentum appellatur. Ad hunc modum edulia quaeque alimenta vocamus, non utique quod jam animal nutriant, neque quod talia ſint, qualia ſunt, quae nutriunt, ſed quod nutritura ſint, ſi probe ſint concocta. Id namque eſt, quod ab Hippocrate dicitur: *Alimentum, quod nutrit; quod veluti nutrimentum eſt; alimentum, quod nutriturum eſt.* Siquidem, quod jam aſſimilatur, alimentum appellavit; quod vero tale eſt, quale illud, nempe appoſitum agglutinatumve genus, veluti nutrimentum; reliquum omne, ſive id in venis continetur, ſeu ventre, futurum alimentum.

Cap. XII. Ac quod neceſſe ſit nutritionem eſſe aſſimilationem nutrientis ei, quod nutritur, clare liquet. Caeterum non eſſe aſſimilationem veram, ſed tantum apparentem, dicunt ii, qui nec artificioſam naturam exiſtimant, nec animalis habere providentiam, nec denique ullas proprias obtinere facultates; quibus ſcilicet

κατέχει, τὰ δ' ἀλλοιοῖ, τὰ δ' ἐκκρίνει. καὶ δύο αὗται γεγόνασιν αἱρέσεις κατὰ γένος ἐν ἰατρικῇ τε καὶ φιλοσοφίᾳ τῶν ἀποφηναμένων τὶ περὶ φύσεως ἀνδρῶν, ὅσοι γ' αὐτῶν γινώσκουσιν, ὅ τι λέγουσι, καὶ τὴν ἀκολουθίαν ὧν ὑπέθεντο θεωροῦσί τε ἅμα καὶ διαφυλάττουσιν. ὡς ὅσοί γε μηδ' αὐτὸ τοῦτο συνιᾶσιν, ἀλλ' ἁπλῶς, ὅ τι ἂν ἐπὶ γλῶτταν ἔλθῃ, ληροῦσιν, ἐν οὐδετέρᾳ τῶν αἱρέσεων ἀκριβῶς καταμένοντες, οὐδὲ μεμνῆσθαι τῶν τοιούτων προσήκει. τίνες οὖν αἱ δύο αἱρέσεις αὗται, καὶ τίς ἡ τῶν ἐν αὐταῖς ὑποθέσεων ἀκολουθία; τὴν ὑποβεβλημένην οὐσίαν γενέσει καὶ φθορᾷ πᾶσαν ἡνωμένην τε ἅμα καὶ ἀλλοιοῦσθαι δυναμένην ὑπέθετο θάτερον γένος τῆς αἱρέσεως· ἀμετάβλητον δὲ καὶ ἀναλλοίωτον, καὶ κατατετμημένην εἰς λεπτὰ, καὶ κεναῖς ταῖς μεταξὺ χώραις διειλημμένην, ἡ λοιπή. καὶ τοίνυν ὅσοι γε τῆς ἀκολουθίας τῶν ὑποθέσεων αἰσθάνονται, κατὰ μὲν τὴν δευτέραν αἵρεσιν οὔτε φύσεως οὔτε ψυχῆς ἰδίαν τινὰ νομίζουσιν οὐσίαν (91) ἢ δύναμιν ὑπάρχειν,

usa, alia trahat, alia retineat, alia alteret, alia expellat. Fuereque tum in medicina, tum in philosophia, eorum hominum, qui aliquid de natura tradiderunt, quique saltem, quod dixere, intelligerent, et sequelam eorum, quae proposuerunt, non modo intuerentur, sed etiam servarent, duae sectae; siquidem, qui ne id quidem intellexerunt, sed temere, quicquid in buccam venit, deblaterarunt, nec in alterutra sectarum absolute perstiterunt, horum ne meminisse quidem conveniat. Quaenam igitur sunt duae illae sectae, et quae in iis propositorum sequela? Nempe altera sectarum substantiam eam, quae generationi et corruptioni est subjecta, totam tum unitam esse, tum alterari posse proponit; altera immutabilem inalterabilemque, et in tenuia desectam, tum vacuitatibus quibusdam interceptam statuit. Igitur qui saltem consequentiam aliquam ex propositis in secunda secta intelligunt, hi nec naturae, nec animae propriam ullam substantiam aut facultatem arbitrantur, sed has primo-

ἀλλ᾽ ἐν τῇ ποιᾷ συνόδῳ τῶν πρώτων σωμάτων ἐκείνων καὶ ἀπαθῶν τῶν ἁπλῶν ἀποτελεῖσθαι. κατὰ δὲ τὴν προτέραν εἰρημένην αἵρεσιν οὐχ ὑστέρα τῶν σωμάτων ἡ φύσις, ἀλλὰ πολλῷ προτέρα τε καὶ πρεσβυτέρα. καὶ τοίνυν κατὰ μὲν τούτους αὕτη τὰ σώματα τῶν ζώων καὶ τῶν φυτῶν συνίστησι, δυνάμεις τινὰς ἔχουσα, τὰς μὲν ἑλκτικάς τε ἅμα καὶ ὁμοιωτικὰς τῶν οἰκείων, τὰς δ᾽ ἀποκριτικὰς τῶν ἀλλοτρίων, καὶ τεχνικῶς ἅπαντα διαπλάττει τε γεννῶσα καὶ προνοεῖται τῶν γεννωμένων ἑτέραις αὖθίς τισι δυνάμεσι, στοργικῇ μέν τινι καὶ προνοητικῇ τῶν ἐγγόνων, κοινωνικῇ δὲ καὶ φιλικῇ τῶν ὁμογενῶν. κατὰ δ᾽ αὖ τοὺς ἑτέρους οὔτε τούτων οὐδὲν ὑπάρχει ταῖς φύσεσιν, οὔτ᾽ ἔννοιά τίς ἐστι τῇ ψυχῇ σύμφυτος ἐξ ἀρχῆς, οὐκ ἀκολουθίας, οὐ μάχης, οὐ διαιρέσεως, οὐ συνθέσεως, οὐ δικαίων, οὐκ ἀδίκων, οὐ καλῶν, οὐκ αἰσχρῶν, ἀλλ᾽ ἐξ αἰσθήσεώς τε καὶ δι᾽ αἰσθήσεως ἅπαντα τὰ γινόμενά φασιν ἡμῖν ἐγγίνεσθαι, καὶ φαντασίαις τισὶ καὶ μνήμαις οἰακίζεσθαι τὰ ζῶα. ἔνιοι

rum illorum corporum, quae et impatibilia et ſimplicia proponunt, certo quodam congreſſu fieri. Juxta vero priorem ſectam poſterior corporibus natura non eſt, ſed multo etiam prior et antiquior. Proinde his auctoribus animalium et ſtirpium corpora haec fabricat, praedita quibusdam facultatibus, aliis ſibi familiaria et trahentibus ſimul et aſſimilantibus, aliis aliena expellentibus. Eadem aliis quibusdam facultatibus generat omnia et artificioſe conformat, ac iis, quae generavit, proſpicit; una quidem, qua ſobolem diligit, eidemque providet; alia, per quam, quae ejusdem ſunt generis, complectitur, eisdemque communicat. At vero ſecundum alios nec horum quicquam natura poſſidet, nec ulla cognitio animae ab initio eſt inſita, nec conſequentiae, nec pugnantiae, nec diviſionis, nec compoſitionis, nec juſti, nec injuſti, nec turpis, nec honeſti, ſed ex ſenſu et per ſenſum omnia, quae fieri videntur, in nobis facta eſſe dicunt, ac imaginationibus quibusdam et recordationibus animalia gubernari. Aliqui vero ex

δ' αὐτῶν καὶ ῥητῶς ἀπεφήναντο, μηδεμίαν εἶναι ψυχῇ δύναμιν, ᾗ λογιζόμεθα, ἀλλ' ὑπὸ τῶν αἰσθητῶν ἄγεσθαι παθῶν ἡμᾶς, καθάπερ βοσκήματα, πρὸς μηδὲν ἀνανεῦσαι μηδ' ἀντειπεῖν δυναμένους. καθ' οὓς δηλονότι καὶ ἀνδρεία, καὶ φρόνησις, καὶ σωφροσύνη, καὶ ἐγκράτεια λῆρός ἐστι μακρός· καὶ φιλοῦμεν οὔτ' ἀλλήλους, οὔτε τὰ ἔγγονα, καὶ τοῖς θεοῖς οὐδὲν ἡμῶν μέλει. καταφρονοῦσι δὲ καὶ τῶν ὀνειράτων, καὶ τῶν οἰωνῶν, καὶ τῶν συμβόλων, καὶ πάσης ἀστρολογίας, ὑπὲρ ὧν ἡμεῖς μὲν ἰδίᾳ καὶ δι' ἑτέρου γράμματος ἐπιπλέον ἐσκέμμεθα περὶ τῶν Ἀσκληπιάδου τοῦ ἰατροῦ σκοπούμενοι δογμάτων. ἔνεστι δὲ τῷ βουλομένῳ κἀκείνοις μὲν ὁμιλῆσαι τοῖς λόγοις, [18] καὶ νῦν δ' ἤδη σκοπεῖν, ὥσπερ τινῶν δυοῖν ὁδῶν ὑποκειμένων, ὁποτέραν βέλτιόν ἐστιν ἡμῖν τρέπεσθαι. Ἱπποκράτης μὲν γὰρ τὴν πρότερον ῥηθεῖσαν ἐτράπετο, καθ' ἣν ἥνωται μὲν ἡ οὐσία, καὶ ἀλλοιοῦται, καὶ σύμπνουν ὅλον ἐστὶ καὶ σύῤῥουν τὸ σῶμα, καὶ ἡ φύσις ἅπαντα τεχνικῶς καὶ δικαίως πράττει, δυνάμεις ἔχουσα, καθ' ἃς ἕκαστον τῶν μορίων ἕλκει μὲν

iis dicto prodiderunt, nullam esse in anima, qua ratiocinetur, facultatem; imo sensuum affectibus duci nos pecorum ritu, nec posse renuere respuereve quicquam. Iisdem videlicet auctoribus fortitudo, prudentia, temperantia et continentia nugae sunt merae; nec nos invicem amamus, aut prolem; nec diis ulla nostri est cura. Iidem auguria, insomnia, portenta omnemque astrologiam contemnunt; de quibus ipsi alio opere seorsum plenius egimus, Asclepiadis medici dogmata aestimantes. Porro licet ei, qui volet, libros illos evolvere: nunc autem considerandum est, tanquam duabus propositis viis, utra nobis praestet insistere. Hippocrates namque prius dictam inivit, quae unitam esse substantiam atque alterari proponit; praeterea conspirabile et confluxile totum corpus esse; naturamque omnia artificiose ac juste peragere, facultatibus scilicet praeditam, quibus singulae partes convenientem sibi succum ad se trahant,

ἐφ' ἑαυτὸ τὸν οἰκεῖον ἑαυτῷ χυμὸν, ἕλξαν δὲ προσφύει παντὶ τῷ μέρει τῷ ἐν αὐτῷ, καὶ τελέως ἐξομοιοῖ, τὸ δὲ μὴ κρατηθὲν ἐν τούτῳ μηδὲ τὴν παντελῆ δυνηθὲν ἀλλοίωσίν τε καὶ ὁμοιότητα τοῦ τρεφομένου καταδέξασθαι δι' ἑτέρας αὖ τινος ἀποκριτικῆς δυνάμεως ἀποτρίβεται.

Κεφ. ιγ'. Μαθεῖν δ' ἔνεστιν. οὐ μόνον ἐξ ὧν οἱ τἀναντία τιθέμενοι διαφέρονται τοῖς ἐναργῶς φαινομένοις, εἰς ὅσον ὀρθότητός τε καὶ ἀληθείας ἥκει τὰ Ἱπποκράτεια δόγματα, ἀλλὰ κἀξ αὐτῶν τῶν κατὰ μέρος ἐν τῇ φυσικῇ θεωρίᾳ ζητουμένων, τῶν τε ἄλλων ἁπάντων καὶ τῶν ἐν τοῖς ζώοις ἐνεργειῶν. ὅσοι γὰρ οὐδεμίαν οὐδενὶ μορίῳ νομίζουσιν ὑπάρχειν ἑλκτικὴν τῆς οἰκείας ποιότητος δύναμιν, ἀναγκάζονται πολλάκις ἐναντία λέγειν τοῖς ἐναργῶς φαινομένοις, ὥσπερ καὶ Ἀσκληπιάδης ὁ ἰατρὸς ἐπὶ τῶν νεφρῶν ἐποίησεν· οὓς οὐ μόνον Ἱπποκράτης, ἢ Διοκλῆς, ἢ Ἐρασίστρατος, ἢ Πραξαγόρας, ἢ εἴ τις ἄλλος ἄριστος, ὄργανα διακριτικὰ τῶν οὔρων ἐπεπιστεύκεισαν ὑπάρχειν, ἀλλὰ καὶ οἱ

attractum vero omnibus fui partibus apponant et penitus affimilent; quod autem interea non pervicere, quodque omnimodam alterationem ac cum nutriendo fimilitudinem recipere non potuit, id alia rurfus facultate fecretrice rejiciant.

Cap. XIII. Porro intelligi licet, quam recta veraque Hippocratis dogmata fint, non ex eo tantum, quod, qui diverfa ponunt, diverfa quoque ac diffidentia ponunt ab iis, quae evidenter apparent, verum etiam ex eorum, quae figillatim in naturali fpeculatione quaeruntur, tum caeteris omnibus, tum vero iis, quae in animalibus habentur actionibus. Qui enim attractricem convenientis qualitatis vim nulli ineffe parti volunt, ii faepe iis, quae evidenter apparent, contraria dicere coguntur, quemadmodum Afclepiadi medico de renibus contigit; quos non folum Hippocrates, Diocles, Erafiftratus, Praxagoras, aliorumve optimus quisque inftrumenta, quae urinam fecernant, habere crediderunt; ve-

μάγειροι σχεδὸν ἅπαντες ἴσασιν, ὁσημέραι θεώμενοι τήν τε θέσιν αὐτῶν, καὶ τὸν ἀφ᾽ ἑκατέρου πόρον εἰς τὴν κύστιν ἐμβάλλοντα, τὸν οὐρητῆρα καλούμενον, ἐξ αὐτῆς τῆς κατασκευῆς ἀναλογιζόμενοι τήν τε χρείαν αὐτῶν καὶ τὴν δύναμιν· καὶ πρό γε τῶν μαγείρων ἅπαντες ἄνθρωποι δυςουροῦντες πολλάκις, ἢ καὶ παντάπασιν ἰσχουροῦντες, ὅταν ἀλγῶσι μὲν τὰ κατὰ τὰς ψόας, ψαμμώδη δ᾽ ἐξουρῶσιν, νεφριτικοὺς ὀνομάζουσι σφᾶς αὐτούς. Ἀσκληπιάδην δ᾽ οἶμαι μηδὲ λίθον οὐρηθέντα ποτὲ θεάσασθαι πρὸς τῶν οὕτω πασχόντων, μηδ᾽ ὡς προηγήσατο κατὰ τὰς μεταξὺ τῶν νεφρῶν καὶ τῆς κύστεως χώρας ὀδύνη τις ὀξεῖα, διερχομένου τοῦ λίθου τῶν οὐρητήρων, μηδ᾽ ὡς, οὐρηθέντος αὐτοῦ, τά τε τῆς ὀδύνης καὶ τὰ τῆς ἰσχουρίας ἐπαύσατο παραχρῆμα. πῶς οὖν εἰς τὴν κύστιν τῷ λόγῳ παράγει τὸ οὖρον, ἄξιον ἀκοῦσαι, καὶ θαυμάσαι τὴν σοφίαν τοῦ ἀνδρός· ὃς καταλιπὼν οὕτως εὐρείας ὁδοὺς ἐναργῶς φαινομένας, ἀφανεῖς καὶ στενὰς καὶ παντάπασιν ἀναισθήτους

rum etiam coqui fere omnes norunt, quum quotidie eorum non tantum fitum contemplentur, fed etiam meatus, qui ab utroque procedunt et ureteres funt dicti, in veficam fe inferentes, nimirum ex ipfa ftructura tum ufum eorum, tum vim colligentes. Jam etiam priores ipfis coquis omnes homines, qui fubinde difficulter mejunt, aut etiam fuppreffam urinam omnino habent, ubi circa lumbos dolent ac arenofa mejunt, nephriticos fe ipfos nominant. Verum Afclepiades (arbitror) ab iis, qui fic funt affecti, emictum calculum non vidit: nec quod medio inter renes et veficam loco praeceffit quidam acutus dolor, transeunte per ureteres calculo, intellexit; fed nec, quod emicto eo protinus tum dolor, tum urinae fuppreffio fedata funt. Ergo, quemadmodum urinam in veficam oratione fua ducat, operae pretium eft audire, atque hominis fapientiam fufpicere, qui, relictis tam latis et manifefte apparentibus viis, obfcuras, anguftas, nec ullo prorfus fenfu

ὑπέθετο. βούλεται γὰρ, εἰς ἀτμοὺς ἀναλυόμενον τὸ πινόμενον ὑγρὸν εἰς τὴν κύστιν διαδίδοσθαι, κἄπειτ' ἐξ ἐκείνων αὖθις ἀλλήλοις συνιόντων, ἀπολαμβάνειν οὕτως αὐτὸ τὴν ἀρχαίαν ἰδέαν, καὶ γίνεσθαι πάλιν ὑγρὸν ἐξ ἀτμῶν ἀτεχνῶς, ὡς περὶ σπογγιᾶς τινος ἢ ἐρίου περὶ τῆς κύστεως διανοούμενος, ἀλλ' οὐ σώματος ἀκριβῶς πυκνοῦ καὶ στεγανοῦ, δύο χιτῶνας ἰσχυροτάτους κεκτημένου, δι' ὧν εἴπερ διεξέρχεσθαι φήσομεν τοὺς ἀτμοὺς, τί δήποτ' οὐχὶ διὰ τοῦ περιτοναίου καὶ τῶν φρενῶν διελθόντες ἐνέπλησαν ὕδατος τό τ' ἐπιγάστριον ἅπαν καὶ τὸν θώρακα; ἀλλὰ παχύτερός ἐστι καὶ στεγανώτερος ὁ περιτόναιος χιτὼν τῆς κύστεως, καὶ διὰ τοῦτο ἐκεῖνος μὲν ἀποστέγει τοὺς ἀτμοὺς, ἡ δὲ κύστις παραδέχεται. [19] ἀλλ' εἴπερ ἀνετετμήκει, τάχ' ἂν ἠπίστατο, τὸν μὲν ἔξωθεν χιτῶνα τῆς κύστεως, ἀπὸ τοῦ περιτοναίου πεφυκότα, τὴν αὐτὴν ἐκείνῳ φύσιν ἔχειν, τὸν δ' ἔνδοθεν τῆς αὐτῆς κύστεως ἴδιον πλέον ἢ διπλάσιον ἐκείνου τὸ πάχος ὑπάρχειν. ἀλλ' ἴσως οὔτε τὸ

perceptas propofuit. Vult namque eum, qui bibitur, humorem in halitus refolutum in veficam transmitti; inibi vero ex mutuo eorum concurfu priorem ipfum deinde recipere formam, fierique ex halitibus rurfus humorem, imperite utique de vefica, ut de fpongia quapiam aut lana, ratiocinatus, non de corpore plane denfo, et quod humorem non transmittat, quum duas tunicas validiffimas habeat, per quas fi transmitti halitus dicemus, qui fit, quod feptum transverfum et peritonaeum non permeant, ac tum abdomen, tum pectus totum aqua non implent? At craffior, *inquiet*, folidiorque membrana eft peritonaeum quam vefica, ac propterea halitus coercet ipfa, vefica vero excipit ac recipit. Verum, fi ipfe veficam diffecuiffet, fortaffe non ignoraret, exteriorem veficae tunicam eandem cum peritonaeo naturam habere, utpote ab eo ortam; internam vero, quae ipfius veficae eft propria, plus quam duplo eam craffitudine fuperare. Verum fortaffe nec

πάχος, οὔθ᾽ ἡ λεπτότης τῶν χιτώνων, ἀλλ᾽ ἡ θέσις τῆς κύστεως αἰτία τοῦ φέρεσθαι τοὺς ἀτμοὺς εἰς αὐτήν. καὶ μὴν εἰ διὰ τἄλλα πάντα τοῦ σώματος πιθανὸν ἦν αὐτοὺς ἐνταῦθα συναθροίζεσθαι, τό γε τῆς θέσεως μόνης αὔταρκες κωλῦσαι. κάτω μὲν γὰρ ἡ κύστις κεῖται, τοῖς δ᾽ ἀτμοῖς σύμφυτος ἡ πρὸς τὸ μετέωρον φορὰ, ὥστε πολὺ πρότερον ἐνέπλησαν ἂν ἅπαντα τὰ κατὰ τὸν θώρακά τε καὶ πνεύμονα, πρὶν ἐπὶ τὴν κύστιν ἀφικέσθαι. καίτοι τί θέσεώς τε καὶ κύστεως, καὶ περιτοναίου, καὶ θώρακος μνημονεύω; διεκπεσόντες γὰρ δήπου τούς τε τῆς κοιλίας καὶ τῶν ἐντέρων χιτῶνας οἱ ἀτμοὶ κατὰ τὴν μεταξὺ χώραν αὐτῶν τε τούτων καὶ τοῦ περιτοναίου συναθροισθήσονται, καὶ ὑγρὸν ἐνταυθοῖ γενήσονται, ὥσπερ καὶ τοῖς ὑδερικοῖς ἐν τούτῳ τῷ χωρίῳ τὸ πλεῖστον ἀθροίζεται τοῦ ὕδατος, ἢ πάντως αὐτοὺς χρὴ φέρεσθαι πρόσω διὰ πάντων τῶν ὁπωσοῦν ὁμιλούντων καὶ μηδέποτε ἵστασθαι. ἀλλ᾽ εἰ καὶ τοῦτό τις ὑπόθοιτο, διεκπεσόντες ἂν οὕτως οὐ τὸ περιτόναιον μόνον, ἀλλὰ καὶ τὸ ἐπιγάστριον, εἰς τὸ περιέχον σκεδασθεῖεν, ἢ πάντως ἂν ὑπὸ τῷ δέρματι

craffitudo tunicarum, nec tenuitas, fed ipfe veficae fitus ferendorum in eam halituum eft caufa. Immo vero, fi per reliqua corporis omnia credibile effet huc ferri, certe fitus ipfe veficae fatis effet, qui id prohiberet; quippe quum vefica in imo fit fita, halitus autem naturaliter ferantur in fublime; ita longe prius iis implerentur pectus et pulmo, quam ad veficam pervenirent. Tametfi quid fitus, et veficae, et peritonaei, et pectoris memini? quum halitus, fi et ventriculi et inteftinorum tunicas fint egreffi, aut in fpatium, quod inter eas et peritonaeum intercedit, colligentur, atque inibi humorem generabunt, veluti ipfis hydropibus eo loci plurimum aquae acervatur; aut prorfus per omnia, quaecunque contingunt, recta ferri debebunt, nec usquam fifti. Verum fi quis hoc fuppofuerit, hoc modo excidentes non folum extra peritonaeum, fed etiam epigaftrium, aut in circumfufum nobis aërem diffipabuntur,

συναθροισθεῖεν. ἀλλὰ καὶ πρὸς ταῦτ' ἀντιλέγειν οἱ νῦν Ἀσκληπιάδειοι πειρῶνται, καίτοι πρὸς ἁπάντων ἀεὶ τῶν παρατυγχανόντων αὐτοῖς, ὅταν περὶ τούτων ἐρίζωσι, καταγελώμενοι. οὕτως ἄρα δυσαπότριπτόν τι κακόν ἐστιν ἡ περὶ τὰς αἱρέσεις φιλοτιμία, καὶ δυσέκνιπτον ἐν τοῖς μάλιστα, καὶ ψώρας ἁπάσης δυσιατότερον. τῶν γοῦν καθ' ἡμᾶς τις σοφιστῶν, τά τ' ἄλλα καὶ περὶ τοὺς ἐριστικοὺς λόγους ἱκανῶς συγκεκροτημένος, καὶ δεινὸς εἰπεῖν, εἴπερ τις ἄλλος, ἀφικόμενος ἐμοί ποθ' ὑπὲρ τούτων εἰς λόγους, τοσοῦτον ἀπέδει τοῦ δυσωπεῖσθαι πρός τινος τῶν εἰρημένων, ὥστε καὶ θαυμάζειν ἔφασκέ μου, ὡς τὰ σαφῶς φαινόμενα λόγοις ληρώδεσιν ἀνατρέπειν ἐπιχειροῦντος, ἐναργῶς γὰρ ὁσημέραι (92) θεωρεῖσθαι τὰς κύστεις ἁπάσας, εἴ τις αὐτὰς ἐμπλήσειεν ὕδατος ἢ ἀέρος, εἶτα δήσας τὸν τράχηλον πιέζει πανταχόθεν, οὐδαμόθεν μεθιείσας μηδὲν, ἀλλ ἀκριβῶς ἅπαν ἐντὸς ἑαυτῶν στεγούσας. καίτοι γ', εἴπερ ἦσάν τινες ἐκ τῶν νεφρῶν εἰς αὐτὰς ἥκοντες αἰσθητοὶ καὶ μεγάλοι πόροι, πάντως ἂν, ἔφη, καὶ δι' ἐκείνων, ὥσπερ εἰσῄει τὸ

aut omnino ſub cute colligentur. Sed et his contradicere Aſclepiadis, qui nunc ſunt, ſectatores conantur, tametſi ab omnibus ſemper irriſi, quicunque in eos de his litigantes inciderunt: adeo ut, quod difficile eluatur, malum ſit iſta circa ſectas ambitio, ac ſcabie quavis ad ſanandum rebellius. Etenim hujus temporis ſophiſtarum quidam cum in aliis, tum in captioſo diſputandi genere admodum exercitatus, ac in dicendo, ſi quis alius, acer, quum mecum de his diſceptaret, tantum abfuit, ut eorum, quae diximus, aliquo deterreretur, ut admirari ſe diceret, me ea, quae liquido apparerent, inanibus rationibus evertere conari. Quotidie enim clare cerni, veſicas omnes, ſi quis aëre aquave impleat, deinde ligatis earum collis undique premat, nulla ex parte quicquam rejicere, ſed prorſus totum in ſe continere; quanquam, ſi eſſent a renibus in has ſenſiles et ampli ductus, omnino aiebat, quod, ſicut per hos

Ed. Chart. V. [19.] Ed. Baf. I. (92.)

ὑγρὸν εἰς αὐτὰς, οὕτω καὶ ἐκθλιβόντων ἐξεκρίνετο. ταῦτα καὶ τὰ τοιαῦτα εἰπὼν, ἐξαίφνης ἀπταίστῳ καὶ σαφεῖ στόματι τελευτῶν, ἀναπηδήσας ἀπῄει καταλιπὼν ἡμᾶς, ὡς μηδὲ πιθανῆς τινος ἀντιλογίας εὐπορῆσαι δυναμένους. οὕτως οὐ μόνον οὐδὲν ὑγιὲς ἴσασιν οἱ ταῖς τοιαύταις αἱρέσεσι δουλεύοντες, ἀλλ᾽ οὐδὲ μαθεῖν ὑπομένουσι. δέον γὰρ ἀκοῦσαι τὴν αἰτίαν, δι᾽ ἣν εἰσιέναι μὲν δύναται διὰ τῶν οὐρητήρων εἰς τὴν κύστιν τὸ ὑγρὸν, ἐξιέναι δ᾽ αὖθις ὀπίσω τὴν αὐτὴν ὁδὸν οὐχ οἷόν τ᾽ αὐτῷ; καὶ θαυμάσαι τὴν τέχνην τῆς φύσεως, οἱ δ᾽ οὔτε μαθεῖν ἐθέλουσι, καὶ λοιδοροῦσι προσέτι, μάτην ὑπ᾽ αὐτῆς ἄλλα τε πολλὰ καὶ τοὺς νεφροὺς γεγονέναι φάσκοντες. εἰσὶ δὲ καὶ οἳ, δειχθῆναι παρόντων αὐτῶν τοὺς ἀπὸ τῶν νεφρῶν εἰς τὴν κύστιν ἐμφυομένους οὐρητῆρας ὑπομείναντες, ἐτόλμησαν εἰπεῖν, οἱ μὲν, ὅτι μάτην καὶ οὗτοι γεγόνασιν, οἱ δ᾽, ὅτι σπερματικοί τινές εἰσι πόροι, καὶ διὰ τοῦτο κατὰ τὸν τράχηλον αὐτῆς, οὐκ εἰς τὸ κύτος ἐμφύονται. δείξαντες οὖν ἡμεῖς αὐτοῖς τοὺς ἀληθῶς σπερματικοὺς πόρους κατωτέρω τῶν οὐρητήρων

humor ingreffus eft, ita prementibus nobis exiret. Atque haec fimiliaque quum volubiliter ac clara voce dixiffet, exiliens fubito difceffit, nobis, quafi nihil, quod vel probabile effet, refpondere habentibus, ibi relictis. Adeo qui fectis ejusmodi funt addicti, non folum nihil norunt recti, fed ne difcere quidem dignantur. Quum enim audienda iis caufa effet, propter quam ingredi per ureteres in veficam humor poteft, rurfum exire per eandem viam non poteft, atque artis nomine fufpicienda natura, ii nec difcere volunt, et hoc amplius mala verba dicunt, fruftra tum alia multa tum vero renes ab ea conditos affirmantes. Sunt et qui fe praefentibus oftendi, ureteres a renibus defcendere atque in veficam fe inferere, quum fuftinuiffent, aufi tamen funt alii, quod ii quoque fruftra fint conditi, dicere, alii, quod quidam ex feminalibus fint meatibus, ideoque in collum ejus, non in corpus effe infertos. Nos igitur, quum oftendiffemus, qui vere feminis funt meatus, infra urete-

ἐμβάλλοντας εἰς τὸν τράχηλον, νῦν οὖν, εἰ καὶ μὴ πρότερον, φήθημεν ἀπάξειν τε τῶν ψευδῶς ὑπειλημμένων ἐπί τε τἀναντία μεταστήσειν αὐτίκα. [20] οἱ δὲ καὶ πρὸς τοῦτο ἀντιλέγειν ἐτόλμων, οὐδὲν εἶναι θαυμαστὸν εἰπόντες, ἐν ἐκείνοις μὲν, ὡς ἂν στεγανωτέροις οὖσιν, ἐπιπλέον ὑπομένειν τὸ σπέρμα, κατὰ δὲ τοὺς ἀπὸ τῶν νεφρῶν, ὡς ἂν ἱκανῶς ἀνευρυσμένους, ἐκρεῖν διὰ ταχέων. ἡμεῖς οὖν ἠναγκάσθημεν αὐτοῖς τοῦ λοιποῦ δεικνύειν εἰςρέον τῇ κύστει διὰ τῶν οὐρητήρων τὸ οὖρον ἐναργῶς ἐπὶ ζῶντος ἔτι τοῦ ζώου, μόγις ἂν οὕτω ποτὲ τὴν φλυαρίαν αὐτῶν ἐπισχεῖν ἐλπίζοντες. ὁ δὲ τρόπος τῆς δείξεώς ἐστι τοιόσδε. διελεῖν χρὴ τὸ πρὸ τῶν οὐρητήρων περιτόναιον, εἶτα βρόχοις αὐτοὺς ἐκλαβεῖν ἰδίᾳ, κἄπειτ᾽ ἐπιδήσαντας ἐᾶσαι τὸ ζῶον· οὐ γὰρ ἂν οὐρήσειεν ἔτι. μετὰ δὲ ταῦτα λύειν μὲν τοὺς ἔξωθεν δεσμοὺς, δεικνύειν δὲ κενὴν μὲν τὴν κύστιν, μεστοὺς δ᾽ ἱκανῶς καὶ διατεταμένους τοὺς οὐρητῆρας καὶ κινδυνεύοντας ῥαγῆναι, κἄπειτα τοὺς βρόχους αὐτῶν ἀφελόντας, ἐναργῶς ὁρᾷν ἤδη πληρουμένην οὔρου τὴν κύστιν. ἐπὶ δὲ τούτῳ

res in collum ſe inſerere, tunc ſaltem, ſi non prius, a falſa eos perſuaſione abducendos putavimus atque ad contrariam ſtatim perducendos. Illi vero hic quoque contradicere ſunt auſi, nihil eſſe miri dicentes, in illis, ceu magis anguſtis, diutius ſubſiſtere ſemen; in his vero, qui a renibus deſcendunt, utpote abunde amplis, celeriter effluere. Nos igitur de caetero coacti ſumus in animali adhuc vivo liquido in veſicam per ipſos ureteres transfluentem urinam indicare, vix ſic quoque garrulitatem eorum coercere ſperantes. Porro oſtenſionis modus eſt hujusmodi. Dividere oportet id peritonaei, quod ante ureteres habetur; deinde laqueis ſingulos excipere; mox vulneris labris deligatione commiſſis inter ſe animal dimittere; non enim meiet amplius. Poſt haec ſolvere deligationem externam, ac veſicam inanem oſtendere, ureteres vero abunde refertos et diſtentos ac in disruptionis periculum adductos; mox ademptis eorum vinculis, videre manifeſte veſicam jam lotio repletam.

φανέντι, πρὶν οὐρῆσαι τὸ ζῶον. βρόχον αὐτοῦ περιβαλεῖν χρὴ τῷ αἰδοίῳ, κἄπειτα θλίβειν πανταχόθεν τὴν κύστιν· οὐ γὰρ ἂν οὐδὲν ἔτι διὰ τῶν οὐρητήρων ἐπανέλθοι ποτὲ πρὸς τοὺς νεφρούς. κἂν τούτῳ δῆλον γίνεται τὸ μὴ μόνον ἐπὶ τεθνεῶτος, ἀλλὰ καὶ περιόντος ἔτι τοῦ ζώου, κωλύεσθαι μεταλαμβάνειν αὖθις ἐκ τῆς κύστεως τοὺς οὐρητῆρας τὸ οὖρον. ἐπὶ τούτοις ὀφθεῖσιν ἐπιτρέπειν οὐρεῖν ἤδη τὸ ζῶον, λύοντας αὐτοῦ τὸν ἐπὶ τῷ αἰδοίῳ βρόχον, εἶτ' αὖθις ἐπιβαλεῖν μὲν θατέρῳ τῶν οὐρητήρων, ἐᾶσαι δὲ τὸν ἕτερον εἰς τὴν κύστιν συῤῥεῖν, καί τινα διαλιπόντας χρόνον ἐπιδεικνύειν ἤδη, πῶς ὁ μὲν ἕτερος αὐτῶν ὁ δεδεμένος μεστὸς καὶ διατεταμένος κατὰ τὰ πρὸς τῶν νεφρῶν μέρη φαίνεται, ὁ δ' ἕτερος ὁ λελυμένος αὐτὸς μὲν χαλαρός ἐστι, πεπλήρωκε δ' οὔρου τὴν κύστιν. εἶτ' αὖθις διατεμεῖν, πρῶτον μὲν τὸν πλήρη, καὶ δεῖξαι, πῶς ἐξακοντίζεται τὸ οὖρον ἐξ αὐτοῦ, καθάπερ ἐν ταῖς φλεβοτομίαις τὸ αἷμα, μετὰ ταῦτα δὲ καὶ τὸν ἕτερον αὖθις διατεμεῖν, κἄπειτ' ἐπιδῆσαι τὸ ζῶον ἔξωθεν, ἀμφοτέρων διῃρημένων,

Poſt haec prius, quam animal meiat, vinculum injiciendum ejus pudendo eſt; tum vero premenda undique ejus veſica; non enim poterit per ureteres ad ipſius renes quidquam reverti: quo manifeſtum fit, non ſolum in mortuo animali prohiberi lotium ex veſica in ureteres rurſum redire, ſed etiam in vivo. His perſpectis permittendum jam animali meiere, ſoluto ſcilicet, quo pudendum ejus exceptum eſt, vinculo. Poſt haec vinculum alteri ureterum injiciendum; alter vero in veſicam confluere ſinendus; tum aliquo interpoſito ſpatio, monſtrandum jam, quemadmodum alter, qui vinctus eſt, ea parte, quae ad renes ſpectat, plenus diſtentusque appareat; alter vero, qui ſolutus eſt, et laxus ſit, et veſicam impleverit. Poſt haec vero praecidendus eſt primum is, qui plenus eſt, oſtendendumque, quemadmodum ejaculetur ex eo lotium non aliter, quam ex inciſa vena ſanguis; deinde alter praecidendus; et mox ambobus praeciſis animal extrinſecus deligandum. Poſt,

Ed. Chart. V. [20.] Ed. Baſ. I. (92.)

εἶθ᾽, ὅταν ἱκανῶς ἔχειν δοκῇ, λῦσαι τὸν δεσμόν. εὑρεθήσεται γὰρ ἡ μὲν κύστις κενὴ, πλῆρες δ᾽ οὔρου τὸ μεταξὺ τῶν ἐντέρων τε καὶ τοῦ περιτοναίου χωρίον ἅπαν, ὡς εἰ καὶ ὑδερικὸν ἦν τὸ ζῶον. ταῦτ᾽ οὖν εἴ τις αὐτὸς καθ᾽ αὑτὸν βουληθείη βασανίζειν ἐπὶ ζώου, μεγάλως μοι δοκεῖ καταγνώσεσθαι τῆς Ἀσκληπιάδου προπετείας. εἰ δὲ δὴ καὶ τὴν αἰτίαν μάθοι, δι᾽ ἣν οὐδὲν ἐκ τῆς κύστεως εἰς τοὺς οὐρητῆρας ἀντεκρεῖ, πεισθῆναι γοῦν μοι δοκεῖ καὶ διὰ τοῦδε τὴν εἰς τὰ ζῶα πρόνοιάν τε καὶ τέχνην τῆς φύσεως. Ἱπποκράτης μὲν οὖν ὧν ἴσμεν ἰατρῶν τε καὶ φιλοσόφων πρῶτος ἁπάντων, ὡς ἂν καὶ πρῶτος ἐπιγνοὺς τὰ τῆς φύσεως ἔργα, θαυμάζει τε καὶ διὰ παντὸς ὑμνεῖ ταύτην, δικαίαν ὀνομάζων, καὶ μόνην ἐξαρκεῖν εἰς ἅπαντα τοῖς ζώοις φησὶν, αὐτὴν ἐξ αὑτῆς ἀδιδάκτως πράττουσαν ἅπαντα τὰ δέοντα. τοιαύτην δὲ οὖσαν αὐτὴν, εὐθὺς καὶ δυνάμεις ὑπέλαβεν ἔχειν, ἑλκτικὴν μὲν τῶν οἰκείων μίαν, ἀποκριτικὴν δὲ ἑτέραν τῶν ἀλλοτρίων, καὶ τρέφειν καὶ αὔξειν αὐ-

ubi ſatis eſſe viſum eſt, deligatio ſolvenda; invenietur enim veſica vacua; quae vero media capacitas eſt inter peritonaeum et inteſtina, tota lotio plena, veluti hydrope laboraret animal. Haec igitur ſi quis ipſe per ſe explorare in animali velit, magnopere mihi videtur Aſclepiadis temeritatem damnaturus. Quod ſi cauſam intelligat, quamobrem nihil ex veſica in ureteres refluat, vel ex eo mihi, naturae eſſe providentiam artemque in animalibus, credet. Atque Hippocrates quidem omnium, quos novimus, medicorum philoſophorumque primus, ut qui primus naturae opera norit, hanc ſemper tum admiratur, tum praedicat; quam et juſtam nominat, et ſolam animalibus ad omnia ſufficere dicit, ipſamque per ſe ſine doctore, quae opus ſunt, agere. Talis autem quum ſit, ſtatim eam facultates habere propoſuit; unam, qua ſibi conveniens attrahat, alteram, qua alienum a ſe ſecernat; ipſam praeterea tum nutrire animalia, tum

τὴν τὰ ζῶα, καὶ κρίνειν τὰ νοσήματα ταύταις ἡγεῖτο ταῖς δυνάμεσι. καὶ διὰ τοῦτο ἐν τοῖς σώμασιν ἡμῶν σύμπνοιάν τε μίαν εἶναί φησι καὶ σύῤῥοιαν, καὶ πάντα συμπαθέα. κατὰ δὲ τὸν Ἀσκληπιάδην οὐδὲν οὐδενὶ συμπαθές ἐστι, φύσει διῃρημένης τε καὶ κατατεθραυσμένης εἰς ἄναρμα στοιχεῖα καὶ ληρώδεις ὄγκους ἁπάσης τῆς οὐσίας. ἐξ ἀνάγκης οὖν ἄλλα τε μυρία τοῖς ἐναργῶς φαινομένοις ἐναντίως ἀπεφήνατο, καὶ τῆς φύσεως ἠγνόησε τήν τε τῶν οἰκείων ἐπισπαστικὴν δύναμιν, καὶ τὴν τῶν ἀλλοτρίων ἀποκριτικήν. ἐπὶ μὲν οὖν τῆς ἐξαιματώσεώς τε καὶ ἀναδόσεως ἐξεῦρέ τινα ψυχρὰν ἀδολεσχίαν. [21] εἰς δὲ τὴν τῶν περιττωμάτων κάθαρσιν οὐδὲν ὅλως εὑρὼν εἰπεῖν, οὐκ ὤκνησεν ὁμόσε χωρῆσαι τοῖς φαινομένοις· ἐπὶ μὲν τῆς τῶν οὔρων διακρίσεως, ἀποστερήσας μὲν τῶν τε νεφρῶν καὶ τῶν οὐρητήρων τὴν ἐνέργειαν, ἀδήλους δέ τινας πόρους εἰς τὴν κύστιν ὑποθέμενος· τοῦτο γὰρ ἦν δηλαδὴ μέγα καὶ σεμνὸν, ἀπιστήσαντα τοῖς φαινομένοις, πιστεῦσαι τοῖς ἀδήλοις. ἐπὶ

augere; jam morbos quoque finire ac judicare iisdem facultatibus exiſtimat; ideoque in corporibus noſtris conſpirationem unam confluxumque unum, ac omnia inter ſe mutuo affici. Aſclepiade vero auctore nihil ex alterius affectu patitur, omni ſubſtantia naturaliter diviſa atque in elementa, quae cohaerere non poſſunt, et nugatorias moles conſciſſa. Quare neceſſe eſt, tum mille alia contraria iis, quae manifeſte apparent, protulerit; tum facultates naturae, et qua convenientia trahat, et qua aliena ſeparet, ignorarit. Et in ſanguificatione quidem ac alimenti diſtributione quandam frigidam garrulitatem excogitavit. Ad excrementorum vero expurgationem quum nihil prorſus, quod afferre poſſet, haberet, non dubitavit iis, quae ſenſui apparent, contradicere: in urinae quidem ſeparatione tum renes tum ureteres functione ſua privans, ac incertos quosdam inviſibilesque meatus in veſicam ſtatuens: hoc ſcilicet erat magnum ac praeclarum, repudiatis iis, quae apparent, obſcuris fidem adhibere. At in flava bile etiam majus

δὲ τῆς ξανθῆς χολῆς ἔτι μεῖζον αὐτῷ καὶ νεανικώτερόν ἐστι τὸ τόλμημα· γεννᾶσθαι γὰρ αὐτὴν ἐν τοῖς χοληδόχοις ἀγγείοις, οὐ διακρίνεσθαι λέγει. πῶς οὖν τοῖς ἰκτερικοῖς ἅμ᾽ ἄμφω συμπίπτει, τὰ μὲν διαχωρήματα μηδόλως ἔχοντα χολὴν ἐν αὐτοῖς, ἀνάπλεων δὲ αὐτοῖς γινόμενον ὅλον τὸ σῶμα. ληρεῖν πάλιν ἐνταῦθ᾽ ἀναγκάζεται τοῖς ἐπὶ τῶν οὔρων εἰρημένοις παραπλησίως. ληρεῖ δ᾽ οὐδὲν ἧττον καὶ περὶ τῆς μελαίνης χολῆς, καὶ τοῦ σπληνὸς, οὔτε, τί ποθ᾽ ὑφ᾽ Ἱπποκράτους εἴρηται, συνιεὶς, ἀντιλέγειν τ᾽ ἐπιχειρῶν οἷς οὐκ οἶδεν ἐμπλήκτῳ τινὶ καὶ μαινομένῳ στόματι. τί δὴ τὸ κέρδος ἐκ τῶν τοιούτων δογμάτων εἰς τὰς θεραπείας ἐκτήσατο; μήτε νεφριτικὸν νόσημα δύνασθαι θεραπεῦσαι, μήτ᾽ ἰκτερικὸν, μήτε μελαγχολικὸν, ἀλλὰ καὶ περὶ τοῦ πᾶσιν ἀνθρώποις, οὐχ Ἱπποκράτει μόνον ὁμολογουμένου τοῦ, καθαίρειν τῶν φαρμάκων ἔνια μὲν τὴν ξανθὴν χολὴν, ἔνια δὲ τὴν μέλαιναν, ἄλλα δέ τινα φλέγματα, καί τινα τὸ λεπτὸν καὶ ὑδατῶδες περίττωμα, μηδὲ περὶ τούτων συγχωρεῖν, ἀλλ᾽ ὑπ᾽ αὐτῶν γε τῶν φαρμάκων γίνεσθαι λέγειν τοιοῦτον ἕκαστον τῶν κενουμένων, ὥσπερ ὑπὸ τῶν χολη-

quicquam et infulfius eft aufus: gigni namque eam in ipfis choledochis meatibus, non autem fecerni ait. At quomodo igitur iis, qui morbo regio laborant, ambo fimul incidunt, et ut dejectiones in iis nihil habeant bilis, et corpus totum bile fit refertum? Quo loco rurfus nugari cogitur fimiliter, ac in iis, quae de urinis funt dicta. Nugatur fane non fecus et de bili atra et fplene, nec, quid ab Hippocrate fit dictum, intelligens, et contradicere iis, quae ignorat, dementi infanoque ore aggrediens. Quid igitur fibi ex placitis id genus ad curationes tandem lucri fecit? Nempe quod nec nephritin, nec morbum regium, nec melancholicum fanare poteft. Jam, in quo omnes homines confentiunt, nedum Hippocrates, alia medicamentorum purgare flavam bilem, alia nigram, alia pituitam, alia tenue et aquofum excrementum, ne id quidem concedit: imo a pharmacis ipfis vacuatorum quodque tale fieri dicit,

δόχων πόρων τὴν χολήν· καὶ μηδὲν διαφέρειν κατὰ τὸν θαυμαστὸν Ἀσκληπιάδην, ἢ ὑδραγωγὸν διδόναι τοῖς ὑδεριῶσιν, ἢ χολαγωγὸν φάρμακον· ἅπαντα γὰρ ὁμοίως κενοῦν καὶ συντήκειν τὸ σῶμα, καὶ τὸ σύντηγμα τοιόνδε τι φαίνεσθαι ποιεῖν, μὴ πρότερον ὑπάρ(93)χον τοιοῦτον. ἆρ' οὖν οὐ μαίνεσθαι νομιστέον αὐτὸν, ἢ παντάπασιν ἄπειρον εἶναι τῶν ἔργων τῆς τέχνης; τίς γὰρ οὐκ οἶδεν, ὡς, εἰ φλέγματος ἀγωγὸν δοθείη φάρμακον τοῖς ἰκτεριῶσιν, οὐκ ἂν οὐδὲ τέτταρας κυάθους καθαρθεῖεν· οὕτω δ' οὐδ', εἰ τῶν ὑδραγωγῶν τι· χολαγωγῷ δὲ φαρμάκῳ πλεῖστον μὲν ἐκκενοῦνται τῆς χολῆς, αὐτίκα δὲ καθαρὸς τοῖς οὕτω καθαρθεῖσιν ὁ χρὼς γίνεται. πολλοὺς οὖν ἡμεῖς, μετὰ τὸ θεραπεῦσαι τὴν ἐν τῷ ἥπατι διάθεσιν, ἅπαξ καθήραντες, ἀπηλλάξαμεν τοῦ παθήματος. οὐ μὴν, εἰ φλέγματος ἀγωγῷ καθαίρεις φαρμάκῳ, πλέον ἄν τι διαπράξαιο. καὶ ταῦτ' οὐχ Ἱπποκράτης μὲν οὕτως οἶδε γιγνόμενα, τοῖς δ' ἀπὸ τῆς ἐμπειρίας μόνης ὁρμωμένοις ἑτέρως ἔγνωσται, ἀλλὰ κἀκεί-

veluti ab exceptoribus bilis meatibus bilem. Nec quicquam interſit egregio Aſclepiade auctore medicamentum, quod aquam, an quod bilem ducat, hydropicis exhibere, quippe omnia pari modo vacuare liquareque corpus, ac quod liquatum eſt, ut tale videatur, quum prius tale non eſſet, efficere. Non igitur inſanire putandus eſt, aut prorſus operum artis expers eſſe? Nam quis non novit, ſi ictero laborantibus medicamentum dederis, quod pituitam ducat, ne quatuor quidem id cyathos educturum? ad eundem modum, ſi quod eorum, quae purgant aquam; at medicamento, quod bilem trahit, plurimum quidem vacuatur bilis, ſtatim autem ſincerus color ſic purgatis efficitur. Nos enim non paucos poſt curatum, qui in iecinore erat, affectum unica purgatione a morbo vindicavimus; quum, ſi quis medicamento, quod pituitam ducit, purgaverit, nihil profecerit. Atque haec non ſolum Hippocrates non fieri ſentit, ſed etiam omnes, qui ſola nituntur experientia, conſentiunt. Omnibus

Ed. Chart. V. [21.] Ed. Baf. I. (93.)

τοις ὡσαύτως καὶ πᾶσιν ἰατροῖς, οἷς μέλει τῶν ἔργων τῆς τέχνης, οὕτω δοκεῖ, πλὴν Ἀσκληπιάδου. προδοσίαν γὰρ εἶναι νενόμικε τῶν στοιχείων ὧν ὑπέθετο, τὴν ἀληθῆ περὶ τῶν τοιούτων ὁμολογίαν. εἰ γὰρ ὅλως εὑρεθείη τι φάρμακον ἑλκτικὸν τοῦδέ τινος τοῦ χυμοῦ μόνου, κίνδυνος δηλαδὴ κρατεῖν τῷ λόγῳ τὸ ἐν ἑκάστῳ τῶν νοσημάτων εἶναί τινα δύναμιν ἐπισπαστικὴν τῆς οἰκείας ποιότητος. διὰ τοῦτο κνίκον μὲν, καὶ κόκκον κνίδειον, καὶ ἱπποφαὲς οὐχ ἕλκειν ἐκ τοῦ σώματος, ἀλλὰ ποιεῖν τὸ φλέγμα φησίν· ἄνθος δὲ χαλκοῦ, καὶ λεπίδα, καὶ αὐτὸν τὸν κεκαυμένον χαλκὸν, καὶ χαμαίδρυν, καὶ χαμαιλέοντα εἰς ὕδωρ ἀναλύειν τὸ σῶμα, καὶ τοὺς ὑδερικοὺς ὑπὸ τούτων οὐχὶ καθαιρομένους ὀνίνασθαι, ἀλλὰ κενουμένους, μὴ κενουμένοις δὲ συναύξεσθαι δηλαδὴ τὸ πάθος. εἰ γὰρ οὐ κενοῖ τὸ περιεχόμενον ἐν τοῖς σώμασιν ὑδατῶδες ὑγρὸν, ἀλλ᾽ αὐτὸ γεννᾷ, τῷ νοσήματι προστιμωρεῖται. καὶ μέν γε καὶ ἡ σκαμμωνία, πρὸς τῷ μὴ κενοῦν ἐκ τοῦ σώματος τῶν ἰκτερικῶν τὴν χολὴν, ἔτι καὶ τὸ χρηστὸν αἷμα χολὴν ἐργαζομένη,

denique medicis, quibus curae funt artis opera, idem placet, praeterquam Afclepiadi. Quippe prodere fe elementa, quae ftatuit, fi veritati in talibus consentiret, exiftimavit; omnino enim, fi inventum fit medicamentum aliquod, quod hunc vel illum humorem folum trahat, periculum effe, ne ratio vincat, in quoque corpore vim effe aliquam convenientis fibi qualitatis attractricem. Itaque cnicum, coccum cnidium, et hippophaës haudquaquam ex corpore trahere, fed facere pituitam ait; florem aeris vero, et fquamam aeris, et ipfum aes uftum, et chamaedryn, et chamaeleonta corpus in aquam refolvere, hydropasque ab his juvari non utique purgatos, fed vacuatos, quum, fi non vacuentur, una increfcat affectus; quippe, fi aquofum, qui in corpore eft, humorem non vacuat, fed primum ipfum gignit, morbum fovet. Atqui etiam fcammonia, praeterquam quod bilem, Afclepiade auctore, ex ictericorum corpore non purget, et bonum

[22] συντήκουσα τὸ σῶμα, καὶ τηλικαῦτα κακὰ δρῶσα, καὶ τὸ πάθος ἐπαύξουσα κατά γε τὸν Ἀσκληπιάδου λόγον, ὅμως ἐναργῶς ὁρᾶται πολλοὺς ὠφελοῦσα. ναὶ, φησὶν, ὀνίνανται μὲν, ἀλλ᾽ αὐτῷ μόνῳ τῷ λόγῳ τῆς κενώσεως. καὶ μὴν εἰ φλέγματος ἀγωγὸν δοίη τις φάρμακον, οὐκ ὀνήσονται. καὶ τοῦθ᾽ οὕτως ἐναργές ἐστιν ὥστε καὶ οἱ ἀπὸ μόνης τῆς ἐμπειρίας ὁρμώμενοι γινώσκουσιν αὐτό. καίτοι τούτοις γε τοῖς ἀνδράσιν αὐτὸ δὴ τοῦτ᾽ ἔστι φιλοσόφημα, τὸ μηδενὶ λόγῳ πιστεύειν, ἀλλὰ μόνοις τοῖς ἐναργῶς φαινομένοις. ἐκεῖνοι μὲν οὖν σωφρονοῦσιν· Ἀσκληπιάδης δὲ παραπαίει, ταῖς αἰσθήσεσιν ἡμᾶς ἀπιστεῖν κελεύων, ἔνθα τὸ φαινόμενον ἀνατρέπει σαφῶς αὐτοῦ τὰς ὑποθέσεις. καίτοι μακρῷ γε ἦν ἄμεινον οὐχ ὁμόσε χωρεῖν τοῖς φαινομένοις, ἀλλ᾽ ἐκείνοις ἀναθέσθαι τὸ πᾶν. ἆρ᾽ οὖν ταῦτα μόνον ἐναργῶς μάχεται τοῖς Ἀσκληπιάδου δόγμασιν, ἢ καὶ τὸ θέρους πλείονα μὲν κενοῦσθαι τὴν ξανθὴν χολὴν ὑπὸ τῶν αὐτῶν φαρμάκων, χειμῶνος δὲ τὸ φλέγμα; καὶ νεανίσκῳ μὲν πλείονα τὴν χολὴν, πρεσβυτέρῳ δὲ τὸ φλέγμα; φαίνεται

fanguinem in bilem colliquando corpus vertat, ac tanta mala faciat, affectumque ipfum adaugeat, attamen multis videtur prodeffe. Sane, inquit, prodeft quidem, fed fola vacuationis ratione. Atqui, fi quis pharmacum, quod pituitam trahat, iis dederit, minime juvabuntur. Hocque adeo eft manifeftum, ut ne iis quidem, qui folam experientiam profitentur, ignotum fit: quanquam his viris illud pro fapientiae placito habetur, quod nulli omnino rationi fit credendum, fed iis tantum, quae liquido apparent. Ergo illi quidem fapiunt: Afclepiades delirat, qui ipfis quidem fenfibus habendam fidem prohibet, ubi, quae iis apparent, ea, quae ille proponit, manifefte evertunt: quanquam longe fatius effet minime iis, quae evidenter apparent, repugnare, imo illis rem totam tribuere. Num igitur haec fola cum Afclepiadis placitis manifefte pugnant? an illa quoque, quod utique aeftate plus bilis iisdem medicamentis vacuetur, hyeme vero pituitae? item juveni plus bilis, feni vero pituitae? videtur enim

γὰρ ἕκαστον ἕλκειν τὴν οὖσαν, οὐκ αὐτὸ γεννᾷν τὴν οὐκ οὖσαν. εἰ γοῦν ἐθελήσαις νεανίσκῳ τινὶ τῶν ἰσχνῶν καὶ θερμῶν, ὥρα θέρους, μήτ' ἀργῶς βεβιωκότι μήτ' ἐν πλησμονῇ, φλέγματος ἀγωγὸν δοῦναι φάρμακον, ὀλίγιστον μὲν καὶ μετὰ βίας πολλῆς ἐκκενώσεις τοῦ χυμοῦ, βλάψεις δ' ἐσχάτως τὸν ἄνθρωπον· ἔμπαλιν δ', εἰ χολαγωγὸν δοίης, καὶ πολὺ κενώσεις, καὶ βλάψεις οὐδέν. ἆρ' ἀπιστοῦμεν ἔτι τῷ μὴ οὐχ ἕκαστον τῶν φαρμάκων ἐπισπᾶσθαι τὸν οἰκεῖον ἑαυτῷ χυμόν; ἴσως φήσουσιν οἱ ἀπ' Ἀσκληπιάδου, μᾶλλον δ' οὐκ ἴσως, ἀλλα πάντως ἀπιστεῖν ἐροῦσι, ἵνα μὴ προδῶσι τὰ φίλτατα.

Κεφ. ιδ'. Πάλιν οὖν ἡμεῖς μεταβῶμεν ἐφ' ἑτέραν ἀδολεσχίαν. οὐ γὰρ ἐπιτρέπουσιν οἱ σοφισταὶ τῶν ἀξίων τι ζητημάτων προχειρίζεσθαι, καίτοι παμπόλλων ὑπαρχόντων, ἀλλὰ κατατρίβειν ἀναγκάζουσι τὸν χρόνον εἰς τὴν τῶν σοφισμάτων, ὧν προβάλλονται, λύσιν. τίς οὖν ἡ ἀδολεσχία; ἡ ἔνδοξος αὕτη καὶ πολυθρύλλητος λίθος ἡ τὸν σίδηρον

unumquodque eam, quae eft, trahere, non autem eam, quae non eft, creare. Si quidem, fi quis velit adolefcenti cuipiam, qui gracilis fit et calidus, quique nec in otio vixit, nec in ciborum fatietate, dare aeftatis tempore medicamentum, quod pituitam ducat, is minimum eius humoris, nec fine multa vi ducet, hominem vero graviffime laeferit. Contra fi, quod bilem detrahat, exhibuerit, et multum vacuabit, et homini nihil nocuerit. An igitur adhuc non credimus, medicamentum quodque convenientem fibi fuccum attrahere? Dicent fortaffe, qui Afclepiadem fectantur; imo (quod fortaffe dixi) omnino fe non credere dicent; ne fcilicet prodant, quae fibi funt cariffima.

Cap. XIV. Nos igitur rurfus ad aliam garrulitatem convertamur; neque enim nos finunt fophiftae dignas fermone dubitationes, quamquam plurimae funt, aggredi; fed in folvendis iis, quae proponunt, fophismatis tempus noftrum terere cogunt. Quae igitur eft illa celebris et decantata garrulitas? nempe de lapide illo, qui

ἐπισπωμένη· τάχα γὰρ ἂν αὕτη ποτὲ τὴν ψυχὴν αὐτῶν ἐπισπάσαιτο πιστεύειν, εἶναί τινας ἐν ἑκάστῳ τῶν σωμάτων ἑλκτικὰς τῶν οἰκείων ποιοτήτων δυνάμεις. Ἐπίκουρος μὲν οὖν, καίτοι παραπλησίοις Ἀσκληπιάδῃ στοιχείοις εἰς τὴν φυσιολογίαν χρώμενος, ὅμως ὁμολογεῖ, πρὸς μὲν τῆς ἡρακλείας λίθου τὸν σίδηρον ἕλκεσθαι, πρὸς δὲ τῶν ἠλέκτρων τὰ κυρήβια, καὶ πειρᾶταί γε καὶ τὴν αἰτίαν ἀποδιδόναι τοῦ φαινομένου. τὰς γὰρ ἀποῤῥεούσας ἀτόμους ἀπὸ τῶν λίθων ταῖς ἀποῤῥεούσαις ἀπὸ τοῦ σιδήρου τοῖς σχήμασιν οἰκείας εἶναί φησιν, ὥστε περιπλέκεσθαι ῥᾳδίως. προσκρουούσας οὖν αὐτὰς τοῖς συγκρίμασιν ἑκατέροις, τοῖς τε τοῦ λίθου καὶ τοῦ σιδήρου, κἄπειτ᾽ εἰς τὸ μέσον ἀποπαλλομένας, οὕτως ἀλλήλαις τε περιπλέκεσθαι καὶ συνεπισπᾶσθαι τὸν σίδηρον. ὅτι μὲν οὖν τὸ τῶν ὑποθέσεων εἰς τὴν αἰτιολογίαν ἀπίθανον, ἄντικρυς δῆλον, ὅμως δ᾽ οὖν ὁμολογεῖ τὴν ὁλκήν. καὶ οὕτω γε καὶ κατὰ τὰ σώματα τῶν ζώων φησὶ γίνεσθαι τάς τ᾽ ἀναδόσεις καὶ τὰς διακρίσεις τῶν περιττωμάτων, καὶ τὰς τῶν καθαιρόντων φαρμάκων ἐνεργείας. Ἀσκληπιάδης δὲ τό τε τῆς εἰρημένης αἰτίας ἀπί[23]θανον

ferrum attrahit. Hic enim fortaffis illorum animos credere fubiget, attractrices convenientium qualitatum facultates in quoque effe corpore. Ac Epicurus quidem, quamvis fimilibus Afclepiadi elementis ad phyfiologiam fit ufus, tamen concedit, a magnete lapide ferrum attrahi, atque a fuccino paleas; tentatque ejus manifefti effectus caufam reddere. Quippe atomos, quae a lapide et quae a ferro defluunt, figuris inter fe convenire dicit, ita ut facile fefe amplectantur. Has igitur, quum in utraque lapidis ferrique concreta impingunt, deinde in medium refiliunt, obiter inter fe connecti ac ferrum una trahere. Ac quod ea quidem, quae ad caufae redditionem proponit, incredibilia funt, liquido patet. Attractum tamen plane fatetur; atque ad eundem modum in animalium corpore tum diftributionem in partes, tum excrementorum fecretionem, tum medicamentorum effectum fieri ait. Afclepiades vero tum caufam praedictam

Ed. Chart. V. [23.] Ed. Bas. I. (93.)

ὑπειδόμενος, καὶ μηδεμίαν ἄλλην ἰσχὺν ἐφ' οἷς ὑπέθετο στοιχείοις ἐξευρίσκων πιθανὴν, ἐπὶ τὸ μηδ' ὅλως ἕλκεσθαι λέγειν ὑπὸ μηδενὸς μηδὲν ἀναισχυντήσας ἐτράπετο· δέον, εἰ μήθ' οἷς Ἐπίκουρος εἶπεν ἠρέσκετο, μήτ' ἄλλα βελτίω λέγειν εἶχεν, ἀποστῆναι τῶν ὑποθέσεων, καὶ τήν τε φύσιν εἰπεῖν τεχνικὴν, ἔτι τε καὶ οὐσίαν τῶν ὄντων ἑνουμένην τε πρὸς ἑαυτὴν ἀεὶ καὶ ἀλλοιουμένην πρὸς τῶν ἑαυτῆς μορίων εἰς ἄλληλα δρώντων τε καὶ πασχόντων. εἰ γὰρ ταῦθ' οὕτως ὑπέθετο, χαλεπὸν οὐδὲν ἦν τὴν τεχνικὴν ἐκείνην φύσιν ὁμολογῆσαι δυνάμεις ἔχειν, ἐπισπαστικὰς μὲν τῶν οἰκείων, ἀποκριτικὰς δὲ τῶν ἀλλοτρίων. οὐ γὰρ δὴ ἄλλο τί γε ἦν αὐτῇ τὸ τεχνικῇ τε εἶναι, καὶ τοῦ ζώου διασωστικῇ, καὶ τῶν νοσημάτων κριτικῇ, παρὰ τὸ προςίεσθαι μὲν καὶ φυλάττειν τὸ οἰκεῖον, ἀποκρίνειν δὲ τὸ ἀλλότριον. ἀλλ' Ἀσκληπιάδης κἀνταῦθα τὸ μὲν ἀκόλουθον ταῖς ἀρχαῖς αἷς ὑπέθετο σύνοιδεν, οὐ μὴν τήν γε πρὸς τὸ φαινόμενον ἐναργῶς ᾐδέσθη μάχην, ἀλλ' ὁμόσε

parum probabilem ſuſpicatus, tum vero nullam aliam probabilem facultatem ex iis, quae propoſuit, elementis inveniens, impudenter eo confugit, ut nihil ab ullo trahi dixerit, quum debuiſſet potius, ſi neque iis, quae Epicurus aſſeruit, erat contentus, neque alia dicere meliora potuit, ſuis hypotheſibus renunciare, ac naturam artificioſam dicere; praeterea rerum ſubſtantiam tum ſibi ſemper unitam, tum a ſuis ipſius partibus mutuo inter ſe agentibus patientibusque alteratam. Si namque haec ſic propoſuiſſet, nihil difficile fuiſſet artificioſam illam naturam fateri facultates habere, quibus convenientia ad ſe trahat, aliena a ſe repellat. Neque enim profecto aliud illi erat artifici eſſe, et animalis ſervatrici, et morborum decretrici, quam ut, quod conveniens eſt, appeteret ac ſervaret, et quod alienum eſt ſepararet. Verum Aſclepiades hic quoque, ſicut conſequentiam ex principiis iis, quae propoſuit, non eſt oblitus, ita pugnantiam cum iis, quae manifeſte apparent, nihil eſt

χωρεῖ καὶ περὶ τούτου πᾶσιν οὐκ ἰατροῖς μόνον, ἀλλ' ἤδη καὶ τοῖς ἄλλοις ἀνθρώποις, οὔτε κρίσιν εἶναί τινα λέγων, οὔθ' ἡμέραν κρίσιμον, οὔθ' ὅλως ἐπὶ σωτηρίᾳ ζώου πραγματεύεσθαι τὴν φύσιν. ἀεὶ γὰρ τὸ μὲν ἀκόλουθον φυλάττειν βούλεται, τὸ δ' ἐναργῶς φαινόμενον ἀνατρέπειν, ἔμπαλιν Ἐπικούρῳ. τιθεὶς γὰρ ἐκεῖνος ἀεὶ τὸ φαινόμενον, αἰτίαν αὐτοῦ ψυχρὰν ἀποδίδωσι. τὰ γὰρ ἀποπαλλόμενα σμικρὰ σώματα τῆς ἡρακλείας λίθου τοιούτοις ἑτέροις περιπλέκεσθαι μορίοις τοῦ σιδήρου, κἄπειτα διὰ τῆς περιπλοκῆς ταύτης, καὶ μηδαμοῦ φαινομένης, ἐπισπᾶσθαι βαρεῖαν οὕτως οὐσίαν, οὐκ οἶδ' ὅπως ἄν τις πεισθείη. καὶ γὰρ, εἰ τοῦτο συγχωρήσαιμεν, τό γε τῷ σιδήρῳ πάλιν ἕτερα προςτιθέντι συνάπτεσθαι τὴν αὐτὴν αἰτίαν οὐκέτι προσίεται. τί γὰρ ἐροῦμεν; ἢ δηλαδὴ τῶν ἀποῤῥεόντων τῆς λίθου μορίων ἔνια μὲν προσκρούσαντα τῷ σιδήρῳ πάλιν ἀποπάλλεσθαι, καὶ ταῦτα μὲν εἶναι, δι' ὧν κρέμασθαι συμβαίνει τὸν σίδηρον, τὰ δ' εἰς αὐτὸν εἰσδυόμενα διὰ τῶν

veritus. Sed in eo omnibus refragatur, non medicis modo, verum etiam reliquis hominibus, quod omnem in morbis naturae crifin, et decretorium diem, et naturam pro animalis falute in univerfum quicquam moliri negat; ubique enim, quod confequens eft, tueri vult; quod manifefte apparet, fubvertere; contra plane quam Epicurus. Hic enim, quod apparet, femper recipiens, caufam deinde ejus frigidam reddit. Parva namque illa corpufcula, quae a magnete lapide refiliunt, cum aliis fimilibus ferri corpufculis complicari; deinde per eum, qui nufquam apparet, complexum tam gravem fubftantiam attrahere, haud fcio, ut credi a quoquam poffit. Quippe fi id concedamus, certe illud, quod, pendenti ferro alia fi admoveas, ea quoque appenduntur, eandem caufam non recipit. Nam quid dicemus? an particularum, quae a lapide defluunt, quasdam, ubi ferro occurfant, refilire, atque has effe, per quas ferrum pendere contingat; quasdam ipfum ferrum ingreffas, per vacuos meatus

Ed. Chart. V. [23.] Ed. Baf. I. (93. 94.)

κενῶν πόρων διέρχεσθαι τάχιστα, κἄπειτα τῷ παρακειμένῳ σιδήρῳ (94) προσκρούοντα, μήτ᾽ ἐκεῖνον διαδῦναι δύνασθαι, καὶ τόν γε πρῶτον διαδύντα, παλινδρομοῦντα δ᾽ αὖθις ἐπὶ τὸν πρότερον ἑτέρας αὖθις ἐργάζεσθαι ταῖς προτέραις ὁμοίας περιπλοκάς; ἐναργῶς γὰρ ἐνταῦθα τὸ ληρῶδες τῆς αἰτίας ἐλέγχεται. γραφεῖα γοῦν οἶδά ποτε σιδηρᾶ πέντε κατὰ τὸ συνεχὲς ἀλλήλοις συναφθέντα, τοῦ πρώτου μὲν μόνου τῆς λίθου ψαύσαντος, ἐξ ἐκείνου δ᾽ εἰς τἄλλα τῆς δυνάμεως διαδοθείσης. καὶ οὐκ ἔστιν εἰπεῖν, ὡς, εἰ μὲν τῷ κάτω τοῦ γραφείου πέρατι προσάγοις ἕτερον, ἔχεταί τε καὶ συνάπτεται καὶ κρέμαται τὸ προσενεχθέν· εἰ δ᾽ ἄλλῳ τινὶ μέρει τῶν πλαγίων προσθείης, οὐ συνάπτεται. πάντη γὰρ ὁμοίως ἡ τῆς λίθου διαδίδοται δύναμις, εἰ μόνον ἅψαιτο κατά τι τοῦ πρώτου γραφείου. καὶ μέντοι κἀκ τούτου πάλιν εἰς τὸ δεύτερον ὅλον ἡ δύναμις ἅμα νοήματι διαῤῥεῖ, κἀξ ἐκείνου πάλιν εἰς τὸ τρίτον ὅλον. εἰ δὴ νοήσαις μικράν τινα λίθον ἡρακλείαν ἐν οἴκῳ τινὶ κρεμαμένην, εἶτ᾽ ἐν κύκλῳ πάμπολλα ψαύοντα σιδήρια, κἀκείνων πάλιν ἕτερα, κἀκείνων ἄλλα, καὶ τοῦτ᾽ ἄχρι πλείονος, ἅπαντα

ocyſſime tranſire; deinde in proximum ferrum impingere, neque illud ingredi poſſe, tametſi prius ferrum ſint ingreſſae, ſed rurſum ad prius reſilientes alios atque alios efficere complexus prioribus ſimiles? Hic namque manifeſte vanitas cauſae proditur. Siquidem vidimus ferreos ſtilos quinque continenter ſibi appenſos, quorum primus partem lapidis tetigit, per illum ſcilicet diffuſa in reliquos lapidis facultate. Nec eſt, quod dicas, ſi infimae ſtili parti alterum appendas, haerere hunc et pendere; ſi alii cuivis parti earum, quae a lateribus ſunt, admoveas, non haerere; ſimiliter enim undique diffunditur lapidis vis, ſi tantum contingat ex aliqua parte primum ſtilum, atque ex hoc in totum ſecundum ſubito transfluat, ſicut ex illo rurſus in tertium totum. Quod ſi exiguum mihi magnetem in domo quapiam pendere intelligas, deinde hunc undique multa exigua ferri corpuſcula tangere, atque haec rurſus alia, et illa itidem

δήπου πίμπλασθαι χρὴ τὰ σιδήρια τῶν ἀποῤῥεόντων τῆς λίθου σωμάτων. καὶ κινδυνεύει διαφορηθῆναι τὸ σμικρὸν ἐκεῖνο λιθίδιον, εἰς τὰς ἀποῤῥοὰς διαλυθέν. καίτοι, κἂν εἰ μηδὲν παρακέοιτο αὐτῷ σιδήριον, εἰς τὸν ἀέρα σκεδάννυται, μάλιστ' εἰ καὶ θερμὸς ὑπάρχῃ. ναὶ, φησὶ, [24] σμικρὰ γὰρ αὐτὰ χρὴ πάνυ νοεῖν, ὥστε τῶν ἐμφερομένων τῷ ἀέρι ψηγμάτων τούτων δὴ τῶν σμικροτάτων ἐκείνων ἔνια μυριοστὸν εἶναι μέρος. εἶτ' ἐξ οὕτω σμικρῶν τολμᾶτε λέγειν κρεμάννυσθαι βάρη τηλικαῦτα σιδήρου; εἰ γὰρ ἕκαστον αὐτῶν μυριοστόν ἐστι μέρος τῶν ἐν τῷ ἀέρι φερομένων ψηγμάτων, πηλίκον χρὴ νοῆσαι τὸ πέρας αὐτῶν τὸ ἀγκιστρῶδες, ᾧ περιπλέκεται πρὸς ἄλληλα; πάντως γὰρ δή που τοῦτο σμικρότατόν ἐστιν ὅλου τοῦ ψήγματος. εἶτα μικρὸν μικρῷ, κινούμενον κινουμένῳ περιπλακὲν, οὐκ εὐθὺς ἀποπάλλεται. καὶ γὰρ δὴ καὶ ἄλλα ἄττα πάντως αὐτοῖς, τὰ μὲν κάτωθεν, τὰ δ' ἄνωθεν, καὶ τὰ μὲν ἔμπροσθεν, τὰ δ' ὄπισθεν, τὰ δ' ἐκ τῶν δεξιῶν, τὰ δ' ἐκ τῶν ἀριστερῶν

tertia, itaque ulterius procedatur, omnia profecto ferrea corpuscula iis, quae a lapide defluunt, corpufculis impleri debebunt; fereque digeretur exiguus ille lapillus, dum in defluvia folvitur. Jam fi nullum eum attingat ferrum, etiam in ipfum aëra diffipabitur, potiffimum fi is calidus eft. Sane quidem, inquit, nam admodum parva ea intelligi oportebit, ita ut minimorum horum corporum, quae feruntur in aëre, eorum aliqua decies millefima pars fint. Et tam gravia ferri pondera per tam exigua fufpendi dicere audetis? Si enim fingula eorum funt tanquam una ex decies millefimis partibus corpufculorum eorum, quae in aëre volitant, quantus, quaefo, cenfendus eft eorum finis, qui in uncum formatur, quo inter fe complicantur? Omnino enim is minimum eft totius corpufculi, deinde exiguum exiguo, motum moto complicatum, non ftatim refilit. Jam alia quoque quaedam omnino contra ipfa partim inferne, partim fuperne, partim ante, partim retro, partim a dextris, partim a finiftris erumpentia, concutiunt tur-

Ed. Chart. V. [24.] Ed. Baſ. I. (94.)

ἐκρηγνύμενα, σείει τε καὶ ταράττει, καὶ μένειν οὐκ ἐᾷ. καὶ μέντοι καὶ πολλὰ χρὴ νοεῖν ἐξ ἀνάγκης ἕκαστον ἐκείνων τῶν μικρῶν σωμάτων ἔχειν ἀγκιστρώδη πέρατα. δι' ἑνὸς μὲν γὰρ ἀλλήλοις οὐ συνάπτεται, δι' ἑτέρου δ' ἑνὸς τοῦ μὲν ὑπερκειμένου τῇ λίθῳ, τοῦ δ' ὑποκειμένου τῷ σιδήρῳ. εἰ γὰρ ἄνω μὲν ἐξαφθείη τῆς λίθου, κάτω δὲ τῷ σιδήρῳ μὴ συμπλακείη, πλέον οὐδέν. ὥστε τοῦ μὲν ὑπερκειμένου τὸ ἄνω μέρος ἐκκρέμασθαι χρὴ τῆς λίθου, τοῦ δ' ὑποκειμένου τῷ κάτω πέρατι συνῆφθαι τὸν σίδηρον. ἐπεὶ δὲ κᾀκ τῶν πλαγίων ἀλλήλοις περιπλέκεται, πάντως που κᾀνταῦθα ἔχει τὰ ἄγκιστρα. καὶ μέμνησό μοι πρὸ πάντων, ὅπως ὄντα σμικρὰ τὰς τοσαύτας τε καὶ τοιαύτας ἀποφύσεις ἔχει. καὶ τούτου μᾶλλον ἔτι δεῖ μεμνῆσθαι, ὅπως, ἵνα τὸ δεύτερον σιδήριον συναφθῇ τῷ πρώτῳ, καὶ τῷ δευτέρῳ τὸ τρίτον, κᾀκείνῳ τὸ τέταρτον, ἅμα μὲν διέρχεσθαι χρὴ τοὺς πόρους ταυτὶ τὰ σμικρὰ καὶ ληρώδη ψήγματα, ἅμα δ' ἀποπάλλεσθαι τοῦ μετ' αὐτὸ

bantque, nec manere permittunt. Quin etiam intelligi oportebit, ſingula illorum exiguorum corporum multos unceos fines neceſſario habere, quippe per unum inter ſe copulantur; per alterum vero, id eſt eum, qui ſupra habetur, lapidi haerent; per eum, qui infra eſt, ferro. Nam, ſi ſuperne quidem pendeant a lapide, inferne autem cum ferro non copulentur, nihil efficitur. Quare ejus, quod ſupra habetur, ſuperna pars pendere debet a lapide; ejus vero, quod infra eſt, infernae parti conjungi debet ferrum. Quum vero et lateribus inter ſe ſint complicata, omnino hic quoque uncos poſſident. Jam mihi ante omnia illius recordaberis, quemadmodum, exigua quum ſint, tot tantaque ex ſe habeant enata. Illud vero etiam magis meminiſſe debebis, exigua haec ridiculaque corpuſcula, ſi modo ſecundum ferrum conjungetur cum primo, et tertium cum ſecundo, et cum illo quartum, ſimul transitura eſſe exiguos prioris ſtili meatus, ſimul a ſecundo ſtilo reſultura, tametſi cum

τεταγμένου, καίτοι κατὰ πᾶν ὁμοίου τὴν φύσιν ὑπάρχοντος. οὐδὲ γὰρ ἡ τοιαύτη πάλιν ὑπόθεσις ἄτολμος, ἀλλ', εἰ χρὴ τἀληθὲς εἰπεῖν, μακρῷ τῶν ἔμπροσθεν ἀναισχυντοτέρα, πέντε σιδηρίων ὁμοίων ἀλλήλοις ἐφεξῆς τεταγμένων, διὰ μὲν τοῦ πρώτου διαδυόμενα ῥαδίως τῆς λίθου τὰ μόρια, κατὰ δὲ τὸ δεύτερον ἀποπάλλεσθαι, καὶ μὴ διὰ τούτου κατὰ τὸν αὐτὸν τρόπον ἑτοίμως διεξέρχεσθαι. καὶ μὴν ἑκατέρως ἄτοπον. εἰ μὲν ἀποπάλλεται, πῶς εἰς τὸ τρίτον ὠκέως διεξέρχεται; εἰ δ' οὐκ ἀποπάλλεται, πῶς κρεμάννυται τὸ δεύτερον ἐκ τοῦ πρώτου; τὴν γὰρ ἀπόπαλσιν αὐτὸς ὑπέθετο δημιουργὸν τῆς ὁλκῆς. ἀλλ', ὅπερ ἔφην, εἰς ἀδολεσχίαν ἀναγκαῖον ἐμπίπτειν, ἐπειδάν τις τοιούτοις ἀνδράσι διαλέγηται. σύντομον οὖν τινα καὶ κεφαλαιώδη λόγον εἰπὼν, ἀπαλλάττεσθαι βούλομαι. τοῖς γὰρ Ἀσκληπιάδου γράμμασιν· εἴ τις ἐπιμελῶς ὁμιλήσειε, τήν τε πρὸς τὰς ἀρχὰς ἀκολουθίαν τῶν τοιούτων δογμάτων ἀκριβῶς ἂν ἐκμάθοι καὶ τὴν πρὸς τὰ φαινόμενα μάχην. ὁ μὲν οὖν Ἐπίκουρος, τὰ φαινόμενα φυλάττειν βουλόμενος, ἀσχημονεῖ

priore is per omnia ſimilis ſit naturae. Neque enim talis hypotheſis non audax eſt; ſed, ſi fatendum verum eſt, longe prioribus inverecundior, ut quinque ſtilorum ſimilium, qui mutuo ex ſe deinceps pendeant, per primi exiguos meatus defluvia lapidis facile transeant, a ſecundo reſiliant, nec per hujus meatus pari modo prompte transeant. Atqui utroque modo incommodum accidit; ſi namque reſiliunt, quo pacto in tertium celeriter transeunt? ſi autem non reſiliunt, quo pacto ſuſpenditur ſecundum a primo, quum ipſemet tractus cauſam non aliam, quam reſultum, faciat? Sed, quod dixi, in garrulitatem neceſſe eſt incidat, quisquis cum his viris disputat. Quare brevi compendio ſumma complexus, transire ab his volo. Si quis enim Aſclepiadis ſcripta diligenter legat, tum conſequentiam talium dogmatum a principiis poſitis clare agnoſcet, tum vero cum iis, quae apparent, pugnam. Atque Epicurus quidem apparentia tueri volens, dum ambit ea cum prin-

φιλοτιμούμενος ἐπιδεικνύειν αὐτὰ ταῖς ἀρχαῖς ὁμολογοῦντα. ὁ δ᾽ Ἀσκληπιάδης τὸ μὲν ἀκόλουθον ταῖς ἀρχαῖς φυλάττει, τοῦ φαινομένου δ᾽ οὐδὲν αὐτῷ μέλει. ὅςτις οὖν βούλεται τὴν ἀτοπίαν ἐξελέγχειν τῶν ὑποθέσεων, εἰ μὲν πρὸς Ἀσκληπιάδην ὁ λόγος αὐτῷ γίγνοιτο, τῆς πρὸς τὸ φαινόμενον ἐπιμιμνησκέτω μάχης· εἰ δε πρὸς Ἐπίκουρον, τῆς πρὸς τὰς ἀρχὰς διαφωνίας. αἱ δ᾽ ἄλλαι σχεδὸν αἱρέσεις αἱ τῶν ὁμοίων ἀρχῶν ἐχόμεναι τελέως ἀπέσβησαν· αὗται δ᾽ ἔτι μόναι διαρκοῦσιν οὐκ ἀγεννῶς. καίτοι τὰ μὲν Ἀσκληπιάδου Μηνόδοτος ὁ ἐμπειρικὸς ἀφύκτως ἐξελέγχει, τὴν τε πρὸς τὰ φαινόμενα μάχην ὑπομιμνήσκων αὐτὸν καὶ τὴν πρὸς ἄλληλα· τὰ δ᾽ Ἐπικούρου πάλιν ὁ Ἀσκληπιάδης, ἐχόμενος ἀεὶ τῆς ἀκολουθίας, ἧς ἐκεῖνος οὐ πάνυ τι φαίνεται φροντίζων. [25] ἀλλ᾽ οἱ νῦν ἄνθρωποι, πρὶν καὶ ταύτας ἐκμαθεῖν τὰς αἱρέσεις καὶ τὰς ἄλλας τὰς βελτίους, κἄπειτα χρόνῳ πολλῷ κρῖναί τε καὶ βασανίσαι τὸ καθ᾽ ἕκαστον αὐτῶν ἀληθές τε καὶ ψευδὲς, οἱ μὲν ἰατροὺς ἑαυτοὺς, οἱ δὲ φιλοσόφους ὀνομάζουσι, μηδὲν εἰδότες.

cipiis ſuis conſentire oſtendere, inconcinna dicit; Aſclepiades conſequentiam ex principiis ſervat, de apparentibus nihil curat. Quisquis igitur propoſitorum ab iſtis incommoda refellere ſtudet, ſi cum Aſclepiade diſputat, pugnae cum apparentibus eum ſubmoneat; ſi cum Epicuro, ejus cum principiis ſuis diſſonantiae. Aliae fere ſectae, quae ſimilibus nituntur principiis, prorſus interciderunt; hae ſolae durant non ignobiles. Quanquam Aſclepiadis dogma Menodotus Empiricus inevitabiliter refellit, tum eam, quae eſt cum apparentibus, tum eam, quae cum aliis a ſe dictis, repugnantiam illi objiciens. Rurſum Epicuri placita Aſclepiades, conſequentiae ipſe ex principiis ſemper inſiſtens; quae illi parum fuiſſe curae videtur. At qui hodie ſunt homines, prius quam vel has ſectas vel alias his meliores didicerint, deinde longo tempore examinaverint, ac quod in ſingulis earum verum ſit aut falſum, judicaverint, alii ſe medicos, alii philoſophos nominant, quum tamen nihil

οὐδὲν οὖν θαυμαστὸν, ἐπίσης τοῖς ἀληθέσι τὰ ψευδῆ τετιμῆσθαι. ὅτῳ γὰρ ἂν ἕκαστος πρώτῳ περιτύχῃ διδασκάλῳ, τοιοῦτος ἐγένετο, μὴ περιμείνας μηδὲν ἔτι παρ᾽ ἄλλου μαθεῖν. ἔνιοι δ᾽ αὐτῶν, εἰ καὶ πλείοσιν ἐντύχοιεν, ἀλλ᾽ οὕτως γ᾽ εἰσὶν ἀσύνετοί τε καὶ βραδεῖς τὴν διάνοιαν, ὥστε καὶ γεγηρακότες οὔπω συνιᾶσιν ἀκολουθίαν λόγου. πάλαι δὲ τοὺς τοιούτους ἐπὶ τὰς βαναύσους τέχνας ἀπέλυον. ἀλλὰ ταῦτα μὲν εἰς ὅ τι τελευτήσει, θεοὺς εἰδέναι. ἡμεῖς δ᾽ ἐπειδὴ, καίτοι φεύγοντες ἀντιλέγειν τοῖς ἐν αὐταῖς ταῖς ἀρχαῖς εὐθὺς ἐσφαλμένοις, ὅμως ἠναγκάσθημεν ὑπ᾽ αὐτῆς τῶν πραγμάτων τῆς ἀκολουθίας εἰπεῖν τινα καὶ διαλεχθῆναι πρὸς αὐτοὺς, ἔτι καὶ τοῦτο προσθήσομεν τοῖς εἰρημένοις, ὡς οὐ μόνον τὰ καθαίροντα φάρμακα πέφυκεν ἐπισπᾶσθαι τὰς οἰκείας ποιότητας, ἀλλὰ καὶ τὰ τοὺς σκόλοπας ἀνάγοντα, καὶ τὰ τὰς τῶν βελῶν ἀκίδας, εἰς πολὺ βάθος σαρκὸς ἐμπεπαρμένας ἐνίοτε. καὶ μέντοι καὶ ὅσα τοὺς ἰοὺς τῶν θηρίων ἢ τοὺς ἐμπεφαρμαγμένους βέλεσιν ἀνέλκει, καὶ ταῦτα τὴν αὐτὴν ταῖς ἡρακλείαις λίθοις ἐπι-

fciant. Mirum igitur nihil eft, fi ab iis veris ac falfis par honos habeatur. Quippe qualem in praeceptorem quisque primum inciderit, talis evafit, nihil praeftolatus ab alio etiam didiciffe; aliqui vero ex iis, etiamfi in plures inciderint, adeo tamen funt hebeti et tardo ingenio, ut ne fenes quidem orationis confequentiam adhuc intelligant. Hos porro olim jam ad illiberales artes ablegavi. Verum, haec quorfum evafura fint, ipfi dii viderint. Nos tametfi refugerimus difputare contra eos, qui in ipfis ftatim principiis falluntur, tamen, quoniam ipfa rerum confequentia coacti fumus contra eos aliquid dicere, hoc quoque iis, quae dicta funt, adjectum volui, non ea modo quae purgant medicamenta proprias fibi qualitates attrahere, fed etiam, quae aculeos evellunt, et telorum cufpides, quae praealte nonnunquam in carne funt infixae. Jam vero, quaecunque vel ferpentum venena, vel quae telis funt illita, educunt, haec quoque eandem, quam magnes lapis, facultatem often-

δείκνυται δύναμιν. ἔγωγ' οὖν οἶδά ποτε καταπεπαρμένον ἐν ποδὶ νεανίσκου σκόλοπα, τοῖς μὲν δακτύλοις ἕλκουσιν ἡμῖν βιαίως οὐκ ἀκολουθήσαντα, φαρμάκου δ' ἐπιτεθέντος, ἀλύπως τε καὶ διὰ ταχέων ἀνελθόντα. καίτοι καὶ πρὸς τοῦτό τινες ἀντιλέγουσι, φάσκοντες, ὅταν ἡ φλεγμονὴ λυθῇ τοῦ μέρους, αὐτομάτως ἐξιέναι τὸν σκόλοπα, πρὸς οὐδενὸς ἀνελκόμενον ἄλλου. ἀλλ' οὗτοί γε πρῶτον μὲν ἀγνοεῖν ἐοίκασιν, ὡς ἄλλα μέν ἐστι φλεγμονῆς, ἄλλα δὲ τῶν οὕτω καταπεπαρμένων ἑλκτικὰ φάρμακα· καίτοι γ', εἴπερ, ἀφλεγμάντων γενομένων, ἐξεκρίνετο τὰ παρὰ φύσιν, (95) ὅσα φλεγμονῆς ἐστι λυτικά, ταῦτ' εὐθὺς ἂν ἦν κἀκείνων ἑλκτικά· δεύτερον δ', ὃ καὶ μᾶλλον ἄν τις θαυμάσειεν, ὡς οὐ μόνον ἄλλα μὲν τοὺς σκόλοπας, ἄλλα δὲ τοὺς ἰοὺς ἕλκει, ἀλλὰ καὶ αὐτῶν τῶν τοὺς ἰοὺς ἑλκόντων τὰ μὲν τὸν τῆς ἐχίδνης, τὰ δὲ τὸν τῆς τρυγόνος, τὰ δ' ἄλλου τινὸς ἐπισπᾶται, καὶ σαφῶς ἐστι τοῖς φαρμάκοις ἐπικειμένους ἰδεῖν αὐτούς. ἐνταῦθ' οὖν Ἐπίκουρον μὲν πάλιν ἐπαινεῖν χρὴ τῆς πρὸς

dunt. Sane ipſe aliquando novi infixum juvenis pedi aculeum, qui hominis digitos violenter vellentis minime ſequebatur, eundem medicamento impoſito celeriter et ſine offenſa evulſum. Quanquam contra hoc quoque quidam inſtant, dicentes, poſt ſolutam partis phlegmonen ultro exire aculeum, quamvis a nullo alio vellatur. Verum hi primum illud ignorare videntur, quod phlegmones medicamenta diverſa ſint ab iis, quae ſic infixa eruant; quanquam, ſi liberatis a phlegmone partibus emitterentur, quae in iis eſſent praeter naturam, ea, quae phlegmonen ſolvunt, protinus trahendi illa vim haberent: deinde (quod utique magis mirere) nec illud noviſſe, quod non ſolum alia aculeos, alia venenum trahendi facultatem habeant, ſed etiam eorum, quae venena trahunt, alia venenum viperae, alia marinae paſtinacae, alia alterius cujuspiam trahant; liquidoque videre liceat ſuper ipſis medicamentis venena jacentia. Quo loco rurſus Epicuri erga rerum evidentiam ut ve-

τὸ φαινόμενον αἰδοῦς, μέμφεσθαι δὲ τὸν λόγον τῆς αἰτίας. ὃν γὰρ ἡμεῖς ἕλκοντες τοῖς δακτύλοις οὐκ ἀνηγάγομεν σκόλοπα, τοῦτον ὑπὸ τῶν σμικρῶν ἐκείνων ἀνέλκεσθαι ψηγμάτων, πῶς οὐ παντάπασιν ἄτοπον εἶναι χρὴ νομίζειν; ἆρ᾽ οὖν ἤδη πεπείσμεθα, τῶν ὄντων ἑκάστῳ δύναμίν τινα ὑπάρχειν, ᾗ τὴν οἰκείαν ἕλκει ποιότητα, τὸ μὲν μᾶλλον, τὸ δ᾽ ἧττον; ἢ καὶ το τῶν πυρῶν ἔτι παράδειγμα προχειρισόμεθα τῷ λόγῳ; φανοῦνται γὰρ, οἶμαι, καὶ τῶν γεωργῶν ἀμαθέστεροι τὰ περὶ φύσεως οἱ μηδὲν ὅλως ὑπὸ μηδενὸς ἕλκεσθαι συγχωροῦντες. ὡς ἔγωγε πρῶτον μὲν ἀκούσας τὸ γινόμενον ἐθαύμασα, καὶ αὐτὸς ἐβουλήθην αὐτόπτης αὐτοῦ καταστῆναι. μετὰ ταῦτα δὲ, ὡς καὶ τὸ τῆς πείρας ὡμολόγει, τὴν αἰτίαν σκοπούμενος ἐν παμπόλλῳ χρόνῳ κατὰ πάσας τὰς αἱρέσεις, οὐδεμίαν ἄλλην εὑρεῖν οἷός τε ἦν, οὐδ᾽ ἄχρι τοῦ πιθανοῦ προϊοῦσαν, ἀλλὰ καταγελάστους τε καὶ σαφῶς ἐξελεγχομένας τὰς ἄλλας ἁπάσας, πλὴν τῆς τὴν ὁλκὴν πρεσβευούσης. ἔστι δὲ τὸ γινόμενον τοιόνδε. μετακομίζοντες οἱ παρ᾽ ἡμῖν γεωργοὶ τοὺς

recundiam laudare, fic caufae rationem, quam affignat, damnare licet. Quem namque aculeum nos digitis evellere nequimus, hunc exiguis illis ramentis extrahi quo pacto putare non fit omnino abfurdiffimum? Nunquid jam nobis perfuafum eft, rebus quibusque vim quandam ineffe, qua convenientem fibi qualitatem attrahant, atque hanc huic magis ineffe, huic minus? An tritici quoque exemplum legentibus proponemus? Videbuntur enim agricolis quoque in rebus naturalibus rudiores ii, qui nihil usquam trahi ab ullo concedunt. Quippe ipfe, quum primum rem geftam audirem, admiratus fum, voluique ipfe rem oculorum fide experiri. Ubi experimentum refpondit, quum caufam requirerem longo tempore per omnes fectas, nullam aliam invenire potui, quae vel probabilitatem aliquam prae fe ferret, imo omnes plane ridiculas et improbatas, praeter illam, quae trahendi facultatem proponit. Res autem, quae gefta eft, erat ejusmodi. Agricolae noftri in Afia, cum triti-

ἐκ τῶν ἀγρῶν πυροὺς εἰς τὴν πόλιν ἐν ἁμάξαις τισὶν, ὅταν ὑφελέσθαι βουληθῶσιν, ὥστε μὴ φωραθῆναι, κεράμι᾿ ἄττα πληρώσαντες ὕδατος, μέσοις αὐτοῖς ἐνιστῶσιν. [26] ἕλκοντες οὖν ἐκεῖνοι διὰ τοῦ κεραμίου τὸ ὑγρὸν εἰς αὐτοὺς, ὄγκον μὲν καὶ βάρος προσκτῶνται, κατάδηλοι δ᾿ οὐ πάνυ γίγνονται τοῖς ὁρῶσιν, εἰ μή τις προπεπυσμένος ἤδη περιεργότερον ἐπισκοποῖτο. καίτοι γ᾿, εἰ βουληθείης ἐν ἡλίῳ καταθεῖναι πάνυ θερμῷ ταὐτὸν ἀγγεῖον, ἐλάχιστον παντελῶς εὑρήσεις τὸ δαπανώμενον ἐφ᾿ ἑκάστης ἡμέρας. οὕτως ἄρα καὶ τῆς ἡλιακῆς θερμασίας τῆς σφοδρᾶς ἰσχυροτέραν οἱ πυροὶ δύναμιν ἔχουσιν ἕλκειν εἰς ἑαυτοὺς τὴν πλησιάζουσαν ὑγρότητα. λῆρος οὖν ἐνταῦθα μακρὸς ἡ πρὸς τὸ λεπτομερὲς φορὰ τοῦ περιέχοντος ἡμᾶς ἀέρος, καὶ μάλισθ᾿ ὅταν ἱκανῶς ᾖ θερμὸς, πολὺ μὲν ὑπάρχοντος ἢ κατὰ τοὺς πυροὺς λεπτομερεστέρου, δεχομένου δ᾿ οὐδὲ τὸ δέκατον μέρος τῆς εἰς ἐκείνους μεταλαμβανομένης ὑγρότητος.

Κεφ. ιε΄. Ἐπεὶ δ᾿ ἱκανῶς ἠδολεσχήσαμεν οὐχ ἑκόντες, ἀλλ᾿, ὡς ἡ παροιμία φησὶ, μαινομένοις ἀναγκασθέντες συμ-

cum ex agro in oppidum in plauftris comportant, ubi fuffurari aliquid volunt, nec tamen deprehendi, fictilia quaedam aqua impleta in medium triticum condunt. Id ergo humorem in fe per fictilia trahens, tum molem fibi, tum pondus adjicit; quod tamen non facile ab intuentibus advertitur, nifi quis ante admonitus curiofius rem aeftimet. Quanquam fane, fi in fole praecalido vas idem deponere velis, quam minimum erit, quod diebus fingulis abfumptum cernes; adeo etiam, quam vehemens calor folis, triticum trahendi ad fe vicini humoris majorem vim habet. Ergo nugae merae fuerint, fi quis hoc loco abitionem in aëris circumdati nobis tenuitatem caufam rei putet, potiffimumque ubi is admodum incaluit; quippe qui, tametfi quam triticum multo eft tenuior, ne decimam quidem partem accipit humoris, qui in illud eft abfumptus.

Cap. XV. Verum quum abunde garriverimus, neque id noftra fponte, fed juxta proverbium cum infanis

μανῆναι, πάλιν ἐπὶ τὴν τῶν οὔρων ἐπανέλθωμεν διάκρισιν, ἐν ᾗ τῶν μὲν Ἀσκληπιάδου λήρων ἐπιλαθώμεθα, μετὰ δὲ τῶν πεπεισμένων διηθεῖσθαι τὰ οὖρα διὰ τῶν νεφρῶν, τίς ὁ τρόπος ἐστὶ τῆς ἐνεργείας, ἐπισκεψώμεθα. πάντως γὰρ ἢ ἐξ αὐτῶν ἐπὶ τοὺς νεφροὺς φέρεται τὰ οὖρα, τοῦτο βέλτιον εἶναι νομίζοντα, καθάπερ ἡμεῖς, ὁπόταν εἰς τὴν ἀγορὰν ἀπίωμεν· ἢ, εἰ τοῦτ᾽ ἀδύνατον, ἕτερόν τι χρὴ τῆς φορᾶς αὐτῶν ἐξευρεῖν αἴτιον. τί δὴ τοῦτ᾽ ἔστιν; εἰ γὰρ μὴ τοῖς νεφροῖς δώσομέν τινα δύναμιν ἑλκτικὴν τῆς τοιαύτης ποιότητος, ὡς Ἱπποκράτης ἐνόμιζεν, οὐδὲν ἕτερον ἐξευρήσομεν. ὅτι μὲν γὰρ ἤτοι τούτους ἕλκειν αὐτὸ προσῆκεν, ἢ τὰς φλέβας πέμπειν, εἴπερ γε μὴ ἐξ ἑαυτοῦ φέρεται, παντί που δῆλον. ἀλλ᾽ εἰ μὲν αἱ φλέβες περιστελλόμεναι προωθοῖεν, οὐκ ἐκεῖνο μόνον, ἀλλὰ σὺν αὐτῷ καὶ τὸ πᾶν αἷμα περιεχόμενον ἐν ἑαυταῖς εἰς τοὺς νεφροὺς ἐκθλίψουσιν. εἰ δὲ τοῦτ᾽ ἀδύνατον, ὡς δείξομεν, λείπεται τοὺς νεφροὺς ἕλκειν. πῶς οὖν τοῦτ᾽ ἀδύνατον; τῶν νεφρῶν ἡ θέσις ἀντιβαίνει. οὐ γὰρ δὴ οὕτω γ᾽ ὑπόκεινται τῇ κοίλῃ φλεβὶ,

infanire coacti, rurfum ad urinae fecretionem revertamur; ubi Afclepiadis nugas diffimulemus, ac cum iis, quibus percolari urinam per renes eft perfuafum, quisnam ejus fit operis modus, confiderationem ineamus. Prorfus enim aut per fe ipfam fertur ad renes urina, id melius rata non aliter, quam nos, cum ad forum abimus; aut, fi hoc fieri non poteft, alia quaepiam ferendae ejus invenienda eft caufa. Quaenam igitur eft ea? nifi enim, ficut Hippocrates cenfuit, renibus ejusmodi qualitatis trahendae vim quandam dederimus, nullam aliam inveniemus. Quod namque vel hos eam trahere oporteat, vel venas eam mittere, fi fcilicet non per fe feratur, cuique patet. Verum, fi venae contractae eam protrudant, utique non illam modo, fed etiam omnem, qui in ipfis continetur, fanguinem fimul cum ea in renes compellent. Quod fi id fieri non poteft, ficut monftrabimus, reliquum eft, ut renes trahant. At cur non poteft id fieri? renum fitus obeft; non enim fic cavae

καθάπερ τοῖς ἐξ ἐγκεφάλου περιττώμασιν ἔν τε τῇ ῥινὶ καὶ κατὰ τὴν ὑπερώαν οἱ τοῖς ἠθμοῖς ὅμοιοι πόροι, ἀλλ ἑκατέρωθεν αὐτῇ παράκεινται. καὶ μὴν, εἴπερ ὁμοίως τοῖς ἠθμοῖς, ὅσον ἂν ᾖ λεπτότερον καὶ τελέως ὀῤῥῶδες, τοῦτο μὲν ἑτοίμως διαπέμπουσι, τὸ δὲ παχύτερον ἀποστέγουσιν, ἅπαν ἐπ᾽ αὐτοὺς ἰέναι χρὴ τὸ αἷμα τὸ περιεχόμενον ἐν τῇ κοίλῃ φλεβὶ, καθάπερ εἰς τὸν τρυγητὸν ὁ πᾶς οἶνος ἐμβάλλεται. καὶ μέν γε καὶ τὸ τοῦ γάλακτος τοῦ τυρουμένου παράδειγμα σαφῶς ἂν, ὃ βούλομαι λέγειν, ἐνδείξαιτο. καὶ γὰρ καὶ τοῦτο, πᾶν ἐμβληθὲν εἰς τοὺς ταλάρους, οὐ πᾶν διηθεῖται, ἀλλ᾽ ὅσον ἂν ᾖ λεπτότερον τῆς εὐρύτητος τῶν πλοκάμων, εἰς τὸ κάταντες φέρεται, καὶ τοῦτο μὲν ὀῤῥὸς ἐπονομάζεται· τὸ λοιπὸν δὲ παχὺ, τὸ μέλλον ἔσεσθαι τυρὸς, ὡς ἂν οὐ παραδεχομένων αὐτὸ τῶν ἐν τοῖς ταλάροις πόρων, οὐ διεκπίπτει κάτω. καὶ τοίνυν, εἴπερ οὕτως μέλλει διηθεῖσθαι τῶν νεφρῶν ὁ τοῦ αἵματος ὀῤῥὸς, ἅπαν ἐπ᾽ αὐτοὺς ἥκειν χρὴ τὸ αἷμα, καὶ μὴ τὸ μὲν ἥκειν, τὸ δ᾽ οὔ.

ſubjecti ſunt venae, quemadmodum cerebri excrementis meatus in naſo et palato ipſis colatorns ſimiles ſunt ſubditi, ſed utrinque illi ſunt adnexi. Jam ſi ad eum quem colatoria modum, quicquid tenuius planeque ſeroſum eſt, id prompte transmittunt; quod craſſius eſt, id retinent; utique omnem ſanguinem, qui in cava eſt vena, conveniet in eos meare, ſicut in vimineum, quod torculari ſubjicitur, totum conjicitur vinum. Jam coagulati lactis exemplum id, quod paro dicere, clare indicat. Quippe, id totum quum eſt in qualos conjectum, non totum percolatur; ſed, quantum ejus eſt, quam amplitudo meatuum quali, tenuius, id pronum transfluit, ac ſerum vocatur; reliquum, quod craſſum eſt et caſeus fiet, quum non transmittant quali meatus, deorſum non fertur. Ergo, ſi ad eum modum percolandum per renes eſt ſanguinis ſerum, utique totum ſanguinem ad eos pervenire oportebit, ac non partem ejus pervenire, partem non. At quo modo igitur ſe habet, quod ex

πῶς οὖν ἔχει τὸ φαινόμενον ἐκ τῆς ἀνατομῆς; τὸ μὲν ἕτερον μέρος τῆς κοίλης ἄνω πρὸς τὴν καρδίαν ἀναφέρεται, τὸ λοιπὸν δ' ἐπιβαίνει τῇ ῥάχει, καθ' ὅλης αὐτῆς ἐκτεινόμενον ἄχρι τῶν σκελῶν. ὥστε τὸ μὲν ἕτερον οὐδ' ἐγγὺς ἀφικνεῖται τῶν νεφρῶν, τὸ λοιπὸν δὲ πλησιάζει μὲν, [27] οὐ μὴν εἰς αὐτούς γε καταφύεται. ἐχρῆν δ', εἴπερ ἔμελλεν ὡς δι' ἠθμῶν αὐτῶν καθαρθήσεσθαι τὸ αἷμα, πᾶν ἐμπίπτειν εἰς αὐτοὺς, κἄπειτα κάτω μὲν φέρεσθαι τὸ λεπτὸν, ἴσχεσθαι δ' ἄνω τὸ παχύ. νυνὶ δ' οὐχ οὕτως ἔχει· πλάγιοι γὰρ ἑκατέρωθεν τῆς κοίλης φλεβὸς οἱ νεφροὶ κεῖνται. οὔκουν ὡς ἠθμοὶ διηθοῦσι, πεμπούσης μὲν ἐκείνης, αὐτοὶ δ' οὐδεμίαν εἰσφερόμενοι δύναμιν, ἀλλ' ἕλκουσι δηλονότι· τοῦτο γὰρ ἔτι λείπεται. πῶς οὖν ἕλκουσιν; εἰ μὲν, ὡς Ἐπίκουρος οἴεται, τὰς ὁλκὰς ἁπάσας γίγνεσθαι κατὰ τὰς τῶν ἀτόμων ἀποπάλσεις τε καὶ περιπλοκὰς, ἄμεινον ὄντως ἐστὶν εἰπεῖν, μηδ' ἕλκειν ὅλως αὐτούς· πολὺ γὰρ ἂν οὕτω γε τῶν ἐπὶ τῆς ἡρακλείας λίθου μικρῷ πρόσθεν εἰρη-

diffectionibus apparet? Nempe venae cavae pars altera furfum ad cor afcendit, reliqua fuper fpinam incedit, per totam eam ad crura usque porrecta. Itaque altera ejus pars ne prope quidem renes accedit; altera prope quidem accedit, non tamen in ipfos inferitur. Oportebat vero, fiquidem per renes ceu colatoria expurgandus erat, ut totus in eos fanguis ferretur; deinde deorfum quidem transiret, quod tenue eft; fupra detineretur, quod craffum eft. Nunc aliter res habet; quippe cavae venae renes a lateribus utrinque adhaerent. Minime igitur, illa mittente, colatorii more percolant, nullam fcilicet ipfi opem conferentes, fed trahunt videlicet; hoc enim fupereft. Quanam igitur ratione trahunt? Si, quemadmodum Epicurus omnem tractum obiri autumat per refilientes amplectentesque atomos, fatius re vera fit ne trahere quidem eos omnino dicere; quum, fi fic trahant, longe magis ridicula futura fit ratio, fi examinata fit, quam quae paulo fupra de magnete eft memo-

μένων ὁ λόγος ἐξεταζόμενος εὑρεθείη γελοιότερος· ἀλλ' ὡς Ἱπποκράτης ἐβούλετο. λεχθήσεται δὲ σαφέστερον ἐπὶ προήκοντι τῷ λόγῳ. νῦν γὰρ οὐ τοῦτο πρόκειται διδάσκειν, ἀλλ' ὡς οὔτ' ἄλλο τι δυνατὸν ἂν εἰπεῖν αἴτιον εἶναι τῆς τῶν οὔρων διακρίσεως πλὴν ὁλκῆς τῶν νεφρῶν, οὔθ' οὕτω γίγνεσθαι τὴν ὁλκὴν, ὡς οἱ μηδεμίαν οἰκείαν διδόντες τῇ φύσει δύναμιν οἴονται γίγνεσθαι. τούτου γὰρ ὁμολογηθέντος, ὡς ἔστιν ὅλως τις ἐν τοῖς φύσεως διοικουμένοις δύναμις ἑλκτικὴ, ληρώδης εἶναι νομίζοιτ' ἂν ὁ περὶ ἀναδόσεως τροφῆς ἄλλό τι λέγειν ἐπιχειρῶν.

Κεφ. ιϛ'. Ἐρασίστρατος δὲ, οὐκ οἶδ' ὅπως, ἑτέραις μέν τισι δόξαις εὐήθεσιν ἀντεῖπε διὰ μακρῶν· ὑπερέβη δὲ τελέως τὴν Ἱπποκράτειον, οὐδ' ἄχρι τοῦ μνημονεῦσαι μόνον αὐτῆς, ὡς ἐν τοῖς περὶ καταπόσεως ἐποίησεν, ἀξιώσας. ἐν ἐκείνοις μὲν γὰρ ἄχρι τοσούτου φαίνεται μνημονεύων, ὡς τοὔνομα εἰπεῖν τῆς ὁλκῆς μόνον, ὧδέ πη γράφων· Ὁλκὴ μὲν οὖν τῆς κοιλίης οὐδεμία φαίνεται εἶναι. περὶ δὲ τῆς

rata. Non igitur ſic trahunt, imo quemadmodum Hippocrates voluit. Dicetur autem id clarius in diſputationis progreſſu; nunc enim id docere non inſtitui, ſed illud potius, quod nec aliam ſeparationis urinae praeter renum tractum cauſam aſſignare licet, nec tamen ita tractum fieri, quemadmodum ii putant, qui nullam naturae propriam facultatem concedunt. Quippe hoc conceſſo, quod in iis, quae natura gubernantur, omnino quaedam attractrix facultas ſit, meras nugas dixerit, quisquis de diſtributione in corpus aliud dicere conatur.

Cap. XVI. Porro Eraſiſtratus, neſcio quo modo, contra alias quasdam opiniones receptiſſimas longa oratione diſſeruit: Hippocraticam vero omnino ſic praeteriit, ut ne vel ſola mentione dignam putaret. Quod tamen fecit in iis, quae de deglutitione prodidit. In iis enim hactenus meminit, ut vocabulum tractionis duntaxat nominaret, ad hunc modum ſcribens: *Tractio ventriculi nulla eſſe videtur.* De diſtributione vero verba

ἀναδόσεως τὸν λόγον ποιούμενος οὐδ' ἄχρι συλλαβῆς μιᾶς ἐμνημόνευσε τῆς Ἱπποκρατείου δόξης. καίτοι γ' ἐπήρκεσεν ἂν ἡμῖν, εἰ καὶ τοῦτ' ἔγραψε μόνον, ὡς Ἱπποκράτης εἰπὼν, Σάρκες ὁλκοὶ ἐκ κοιλίης εἴσωθεν καὶ ἔξωθεν, ψεύδεται· οὔτε γὰρ ἐκ τῆς κοιλίας, οὔτ' εἴσωθεν, οὔτ' ἔξωθεν (96) δύναιντ' ἂν ἕλκειν. εἰ δὲ καὶ ὅτι μήτρας αἰτιώμενος ἄῤῥωστον αὐχένα κακῶς εἶπεν· Οὐ γὰρ δύναται αὐτέης ὁ στόμαχος εἰρύσαι τὴν γονήν. ἢ εἰ καί τι τοιοῦτον ἄλλο γράφειν ὁ Ἐρασίστρατος ἠξίωσε, τότ' ἂν καὶ ἡμεῖς, πρὸς αὐτὸν ἀπολογούμενοι, εἴπομεν· Ὦ γενναῖε, μὴ ῥητορικῶς ἡμῶν κατάτρεχε χωρὶς ἀποδείξεως, ἀλλ' εἰπέ τινα κατηγορίαν τοῦ δόγματος, ἵν' ἢ πεισθῶμέν σοι καλῶς ἐξελέγχοντι τὸν παλαιὸν λόγον, ἢ μεταπείσωμεν ἀγνοοῦντα. καίτοι τί λέγω ῥητορικῶς; μὴ γὰρ, ἐπειδή τινες τῶν ῥητόρων, ἃ μάλιστα ἀδυνατοῦσι διαλύεσθαι, ταῦτα διαγελάσαντες οὐδ' ἐπιχειροῦσιν ἀντιλέγειν, ἤδη που τοῦτο καὶ ἡμεῖς ἡγώμεθα εἶναι τὸ ῥητορικῶς. τὸ γὰρ διὰ λόγου πιθανοῦ ἐστὶ τὸ

faciens ne vel ſyllaba tenus Hippocraticae opinionis meminit. Quanquam, ſi vel hoc tantum ſcripſiſſet, quod Hippocrates, quum dixit: *Carnes e ventre introrſus extrorſuſque tractrices ſunt*, fallitur, neque enim ex ventriculo, neque introrſus, neque extrorſus trahere queunt, utique nobis ſatis feciſſet. Si vero et quod illud male dixit, quum oris uteri imbecillitatem culpans inquit: *Non enim valet ejus os ſemen attrahere:* aut ſi aliud ejusmodi ſcribere Eraſiſtratus dignum cenſuiſſet, tum certe et nos illi reſpondentes, diceremus: Quid ita nos rhetorice ſine demonſtratione, o nobiliſſime, transcurris? dic aliquod dogmatis vitium, quo vel tibi veterem opinionem jure refellenti credamus, vel te hanc minime intelligentem ab errore revocemus. Quanquam quid rhetorice dixi? non enim quum rhetorum aliqui, quae maxime ſolvere non valent, his riſu eluſis, ne contradicere quidem tentant, hoc nos jam rhetorice dicere eſſe putamus; quippe probabili quapiam ratione agere, id eſt

ῥητορικῶς· τὸ δὲ ἄνευ λόγου πιθανοῦ βωμολοχικὸν, οὐ ῥητορικόν. οὐκ οὖν οὔτε ῥητορικῶς, οὔτε διαλεκτικῶς ἀντεῖπεν ὁ Ἐρασίστρατος ἐν τῷ περὶ τῆς καταπόσεως λόγῳ. τί γάρ φησιν; ὁλκὴ μὲν οὖν τῆς κοιλίης οὐδεμία φαίνεται εἶναι. πάλιν οὖν αὐτῷ παρ᾽ ἡμῶν ἀντιμαρτυρῶν ὁ αὐτὸς λόγος ἀντιπαραβαλλέσθω. περιστολὴ μὲν οὖν τοῦ στομάχου οὐδεμία φαίνεται εἶναι. καὶ πῶς οὐ φαίνεται; τάχ᾽ ἂν ἴσως εἴποι τις τῶν ἀπ᾽ αὐτοῦ. [28] τὸ γὰρ λέγειν, τῶν ἄνωθεν αὐτοῦ μερῶν συστελλομένων, διαστέλλεσθαι τὰ κάτω, πῶς οὐκ ἔστι τῆς περιστολῆς ἐνδεικτικόν; αὖθις οὖν ἡμεῖς, καὶ πῶς οὐ φαίνεται, φήσομεν, ἡ τῆς κοιλίας ὁλκή; τὸ γὰρ ἀεὶ, τῶν κάτωθεν μερῶν τοῦ στομάχου διαστελλομένων συστέλλεσθαι τὰ ἄνω, πῶς οὐκ ἔστι τῆς ὁλκῆς ἐνδεικτικόν; εἰ δὲ σωφρονήσειέ ποτε καὶ γνοίη, τὸ φαινόμενον τοῦτο μηδὲν μᾶλλον τῆς ἑτέρας τῶν δοξῶν ὑπάρχειν ἐνδεικτικὸν, ἀλλ᾽ ἀμφοτέρων εἶναι κοινὸν, οὕτως ἂν ἤδη δείξαιμεν αὐτῷ τὴν ὀρθὴν ὁδὸν τῆς τοῦ ἀληθοῦς εὑρέσεως. ἀλλὰ περὶ μὲν τῆς κοιλίας αὖθις. ἡ δὲ τῆς τροφῆς ἀνάδοσις οὐδὲν δεῖται

rhetorice, ſine ratione autem ſcurrile, haudquaquam rhetoricum. Neque igitur rhetorice neque dialectice Eraſiſtratus, ubi ipſe de deglutitione egit, Hippocratem refutavit. Quid igitur ait? Nullus igitur ventriculi tractus videtur eſſe. Invicem igitur a nobis eandem rationem teſtium loco audiat. Contractio igitur ſtomachi nulla videtur. At quo modo non videtur? dicat fortaſſe ſectatorum ejus quispiam. Quum namque, ſupernis ejus partibus contractis, laxentur ſemper ejus partes infernae, quomodo non eſt contractionis indicium? Rurſum igitur nos, Et quomodo, inquiemus, non apparet ventriculi tractus? quod enim, infernis ejus partibus laxatis, ſupernae contrahuntur, quomodo non eſt tractus indicium? Quod ſi aliquando reſipiſcat, atque evidentem hanc apparentiam intelligat nihilo magis alterius opinionum eſſe argumentum, ſed ambarum commune; ita jam oſtendemus illi rectam inveniendae veritatis viam. Caeterum de ventriculo mox. Sane nutrimenti diſtributio

τῆς πρὸς τὸ κενούμενον ἀκολουθίας, ἅπαξ γε τῆς ἑλκτικῆς δυνάμεως ἐπὶ τῶν νεφρῶν ὡμολογημένης, ἣν, καίτοι πάνυ σαφῶς ἀληθῆ γινώσκων ὑπάρχειν, ὁ Ἐρασίστρατος οὔτε ἐμνημόνευσεν, οὔτ' ἀντεῖπεν, οὔθ' ὅλως ἀπεφήνατό τινα ἔχειν δόξαν ὑπὲρ τῆς τῶν οὔρων διακρίσεως. ἢ διὰ τί, προειπὼν εὐθὺς κατ' ἀρχὰς τὸν καθ' ὅλου λόγον, ὡς ὑπὲρ τῶν φυσικῶν ἐνεργειῶν ἐρεῖ, πρῶτον αἵτινές τέ εἰσι καὶ πῶς γίγνονται, καὶ διὰ τίνων τόπων, ἐπὶ τῆς τῶν οὔρων διακρίσεως, ὅτι μὲν διὰ νεφρῶν, ἀπεφήνατο, τὸ δ', ὅπως γίγνεται, παρέλιπε. μάτην οὖν ἡμᾶς καὶ περὶ τῆς πέψεως ἐδίδαξεν, ὅπως γίγνεται, καὶ περὶ τῆς τοῦ χολώδους περιττώματος διακρίσεως κατατρίβει. ἤρκει γὰρ εἰπεῖν καὶ ταῦτα τὰ μόρια, δι' ὧν γίγνεται, τὸ δ' ὅπως παραλιπεῖν. ἀλλὰ περὶ μὲν ἐκείνων εἶχε λέγειν, οὐ μόνον δι' ὧν ὀργάνων, ἀλλὰ καὶ καθ' ὅντινα γίνεται τρόπον, ὥσπερ, οἶμαι, καὶ περὶ τῆς ἀναδόσεως. οὐ γὰρ ἤρκεσεν αὐτῷ μόνον εἰπεῖν, ὅτι διὰ φλεβῶν, ἀλλὰ καὶ πῶς, ὑπεξῆλθεν, ὅτι τῇ πρὸς

conſecutionem ad id, quod vacuatur, nihil deſiderat, modo conceſſa ſemel ſit attractrix facultas in renibus; quam tametſi re vera eſſe liquido conſtat Eraſiſtratum non ignoraſſe, nec meminit tamen ejus, nec contra eam dixit, nec omnino indicavit, quam haberet de urinae ſecretione ſententiam. Alioqui quid ita, cum ſtatim in initio ſermonum univerſalium praeſatus fuiſſet, de naturalibus functionibus ſe dicturum, primum, quaenam hae ſint, quemadmodumqne fiant, et quibus locis, de urinae quidem ſeparatione, quod ea per renes fieret, affirmavit; quemadmodum autem fiat, omiſit? Fruſtra itaque nos tum de concoctione docuit, quemadmodum fiat; tum de bilioſi excrementi ſecretione tempus noſtrum conterit; ſatis enim fuiſſet hic quoque partes, per quas fiat, dicere; quemadmodum autem fiat, omittere. Verum potuit de illis, non ſolum per quae inſtrumenta, ſed etiam ad quem modum fiant, dicere, aeque (reor) ac de nutrimenti diſtributione. Non enim id modo dicere ſatis habuit, quod ea per venas fiat, ſed etiam, qua ra-

τὸ κενούμενον ἀκολουθίᾳ. περὶ δὲ τῶν οὔρων τε καὶ διακρίσεως, ὅτι μὲν διὰ νεφρῶν γίνεται, γράφει, τὸ δ᾽ ὅπως οὐκέτι προστίθησιν. οὔτε γὰρ, οἶμαι, τὴν πρὸς τὸ κενούμενον ἀκολουθίαν ἦν εἰπεῖν· οὕτω γὰρ ἂν οὐδεὶς ὑπὸ ἰσχουρίας ἀπέθανεν οὐδέποτε, μὴ δυναμένου πλέονος ἐπιῤῥυῆναί ποτε παρὰ τὸ κενούμενον· ἄλλης γὰρ αἰτίας μηδεμιᾶς προστεθείσης, ἀλλὰ μόνης τῆς πρὸς τὸ κενούμενον ἀκολουθίας ποδηγούσης τὸ συνεχὲς, οὐκ ἐγχωρεῖ πλέον ἐπιῤῥυῆναί ποτε τοῦ κενουμένου. ἀλλ᾽ οὐδ᾽ ἄλλην τινὰ προσθεῖναι πιθανὴν αἰτίαν εἶχεν, ὡς ἐπὶ τῆς ἀναδόσεως τὴν ἔκθλιψιν τῆς γαστρός. ἀλλ᾽ αὕτη γ᾽ ἐπὶ τοῦ κατὰ τὴν κοιλίαν αἵματος ἀπολώλει τελέως, οὐ τῷ μήκει μόνον τῆς ἀποστάσεως ἐκλυθεῖσα, ἀλλὰ καὶ τῷ τὴν καρδίαν ὑπερκειμένην ἐξαρπάζειν αὐτῆς σφοδρῶς καθ᾽ ἑκάστην διαστολὴν οὐκ ὀλίγον αἷμα. μόνη δή τις ἔτι καὶ πάντων ἔρημος ἀπολείπεται τῶν σοφισμάτων ἐν τοῖς κάτω τῆς κοίλης ἡ πρὸς

tione fiat, narravit, nempe consecutione ad id, quod vacuatur. De urinae vero separatione, quod utique per renes fiat, id quidem scribit; qua vero ratione, non docet; neque enim (arbitror) dicere licuit per eam, quae est ad id, quod vacuatur, consecutionem. Quippe eo pacto nemo unquam ex suppressa urina moreretur, nequeunte scilicet unquam majore copia influere, quam esset vacuatum; si enim praeter unam ad id, quod vacuatur, consequentiam, quae continuitatem confluxus moderetur, alia nulla causa sit adjecta, nunquam fiet, ut plus confluat, quam sit vacuatum. Sed nec aliam ullam probabilem adjicere causam potuit, sicuti in nutrimenti distributione adjecit expressionem ventriculi. Verum ea causa in sanguine, qui in cava continetur, apparet vana, magna non solum distantia remissa, sed etiam quod cor ipsum, quod illi superjacet, quotiescunque dilatatur vehementer, ex ea non parum sanguinis rapiat. Ergo sola et omni commentorum ope destituta relinquitur in partibus venae cavae inferioribus ad id, quod va-

τὸ κενούμενον ἀκολουθία, διά τε τοὺς ἐπὶ ταῖς ἰσχουρίαις ἀποθνήσκοντας ἀπολωλεκυῖα τὴν πιθανότητα, καὶ διὰ τὴν τῶν νεφρῶν θέσιν οὐδὲν ἧττον. Εἰ μὲν γὰρ ἅπαν ἐπ' αὐτοὺς ἐφέρετο τὸ αἷμα, δεόντως ἄν τις ἅπαν ἔφασκεν αὐτὸ καθαίρεσθαι. νυνὶ δὲ, οὐ γὰρ ὅλον, ἀλλὰ τοσοῦτον αὐτοῦ μέρος, ὅσον αἱ μέχρι νεφρῶν δέχονται φλέβες, ἐπ' αὐτοὺς ἔρχεται, καὶ μόνον ἐκεῖνο καθαρθήσεται καὶ τὸ μὲν ὀῤῥῶδες αὐτοῦ καὶ λεπτὸν οἷον δι' ἠθμῶν τινων τῶν νεφρῶν διαδύσεται· τὸ δ' αἱματῶδές τε καὶ παχὺ, κατὰ τὰς φλέβας ὑπομένον, ἐμποδὼν στήσεται τῷ κατόπιν ἐπιῤῥέοντι. παλινδρομεῖν οὖν αὐτὸ πρότερον ἐπὶ τὴν κοίλην ἀναγκαῖον, καὶ κενὰς οὕτως ἐργάζεσθαι τὰς ἐπὶ τοὺς νεφροὺς ἰούσας φλέβας· [29] αἳ δεύτερον οὐκέτι παρακομιοῦσιν ἐπ' αὐτοὺς ἀκάθαρτον αἷμα· κατειληφότος γὰρ αὐτὰς τοῦ προτέρου, πάροδος οὐδεμία λέλειπται. τίς οὖν ἡμῖν δύναμις ἀπάξει πάλιν ὀπίσω τῶν νεφρῶν τὸ καθαρὸν αἷμα; τίς δὲ τοῦτο μὲν διαδεξαμένη κελεύσει πρὸς τὸ κάτω μέρος ἰέναι τῆς κοίλης, ἑτέρῳ δ' ἄνωθεν ἐπιφερομένῳ προστάξει, πρὶν

cuatur, confecutio, amiffa fcilicet ejus probabilitate, tum propter eos, qui ex fuppreffa urina intereunt, tum nihilo minus propter renum fitum. Si namque omnis ad eos ferretur fanguis, merito quis omnem eum purgari diceret; nunc vero, cum non totus ad eos feratur, fed tanta ejus portio, quantam eae venae recipiunt, quae ad renes pertingunt, is folus expurgabitur; ac, quod ferofum ejus et tenue eft, id per renes, ceu per colatoria quaedam, transibit; quod fanguineum et craffum eft, in venis remanens impedimento erit ei, quod a tergo confluit. Quare recurrat is prius ad cavam venam, eft neceffe, atque ita vacuae fiant venae, quae ad renes tendunt; quae fecundo etiam non afferent ad eos impurum fanguinem, quippe, occupante eas priore, aditus nullus relinquitur. Quaenam igitur nobis vis erit, quae retro a renibus purum fanguinem abducet? quae rurfus facultas exceptum hunc ad infernam cavae partem defcendere jubebit? quae alteri, qui fuperne advenit, prius

ἐπὶ τοὺς νεφροὺς ἀπελθεῖν, μὴ φέρεσθαι; ταῦτ' οὖν ἅπαντα συνιδὼν ὁ Ἐρασίστρατος ἀποριῶν μεστὰ, καὶ μίαν μόνην δόξαν εὔπορον εὑρὼν ἐν ἅπασι τὴν τῆς ὁλκῆς, οὔτ' ἀπορεῖσθαι βουλόμενος, οὔτε τὰ πρὸς Ἱπποκράτους ἐθέλων λέγειν, ἄμεινον ὑπέλαβε σιωπητέον εἶναι περὶ τοῦ τρόπου τῆς διακρίσεως. ἀλλ' εἰ κἀκεῖνος ἐσιώπησεν ἡμεῖς οὐ σιγήσομεν. ἴσμεν γὰρ, ὡς οὐκ ἐνδέχεται παρελθόντα τὴν Ἱπποκράτειον δόξαν, εἶθ' ἕτερόν τι περὶ τῆς τῶν νεφρῶν ἐνεργείας εἰπόντα, μὴ οὐ καταγέλαστον εἶναι παντάπασι. διὰ τοῦτο Ἐρασίστρατος μὲν ἐσιώπησεν, Ἀσκληπιάδης δ' ἐψεύσατο, παραπλησίως οἰκέταις, λάλοις μὲν τὰ πρόσθεν τοῦ βίου, καὶ πολλὰ πολλάκις ἐγκλήματα διαλυσαμένοις ὑπὸ περίττῆς πανουργίας, ἐπ' αὐτοφώρῳ δέ ποτε κατειλημμένοις, εἶτ' οὐδὲν ἐξευρίσκουσι σόφισμα, κἄπειτ' ἐνταῦθα τοῦ μὲν αἰδημονεστέρου σιωπῶντος, οἷον ἀποπληξίᾳ τινὶ κατειλημμένου, τοῦ δ' ἀναισχυντοτέρου κρύπτοντος μὲν ἔθ' ὑπὸ μάλης τὸ ζητούμενον, ἐξομνυμένου δὲ καὶ μηδ' ἑωρακέναι πώποτε φάσκοντος. οὕτω γάρ τοι ὁ Ἀσκληπιάδης,

quam ad renes abeat, ne deorfum feratur, imperabit? Haec igitur omnia quum Eraliftratus videret dubitationum plena, atque unam folam, quae in omnibus fatisfaceret, opinionem inveniret, quae tractum profitetur, nec dubitare volens, nec ea dicere, quae ab Hippocrate funt dicta, fatius effe duxit de modo fecretionis fibi filendum effe. Caeterum, fi ille diffimulavit, at nos minime diffimulabimus; fcimus enim, fieri non poffe, ut, qui Hippocratis opinionem praeterit, deinde aliud quippiam de renum actione dicit, non omnino fit ridendus. Itaque Erafiftratus quidem diffimulavit, Afclepiades mentitus eft, haud aliter profecto, quam fervi, qui, priore vita garruli, faepe multa crimina fua infigni verfutia declinarunt, tandem in furto ipfo deprehenfi omnique excufatione deftituti, alter eorum, cui plus eft verecundiae, velut attonitus tacet, alter, cui impudentiae plus eft, fub pallio, quod quaeritur, condit juratque fe nunquam id vidiffe. Sic namque Afclepiades, verfutiae com-

ἐπιλειπόντων αὐτῷ τῶν τῆς πανουργίας σοφισμάτων, καὶ μήτε τῆς πρὸς τὸ λεπτομερὲς φορᾶς ἐχούσης ἔτι χώραν ἐνταυθοῖ ληρεῖσθαι, μήθ᾽ ὡς ὑπὸ τῶν νεφρῶν γεννᾶται τουτὶ τὸ περίττωμα, καθάπερ ὑπὸ τῶν ἐν ἥπατι πόρων ἡ χολὴ, ἀδύνατον ὂν, εἰπόντα, μὴ οὐ μέγιστον ὄφλειν γέλωτα, ἐξόμνυταί τε καὶ ψεύδεται φανερῶς, οὐ διῆκον λέγων ἐπὶ τοὺς νεφροὺς τὸ οὖρον, ἀλλ᾽ ἀτμοειδῶς εὐθὺς ἐκ τῶν κατὰ τὴν κοιλίαν μερῶν εἰς τὴν κύστιν ἀθροίζεσθαι. οὗτοι μὲν οὖν τοῖς ἐπ᾽ αὐτοφώρῳ κατειλημμένοις οἰκέταις ὁμοίως ἐκπλαγέντες, ὁ μὲν ἐσιώπησεν, ὁ δ᾽ ἀναισχύντως ψεύδεται.

Κεφ. ιζ. Τῶν δὲ νεωτέρων ὅσοι τοῖς τούτων ὀνόμασιν ἑαυτοὺς ἐσέμνυναν, Ἐρασιστρατείους τε καὶ Ἀσκληπιαδείους ἐπονομάσαντες, ὁμοίως τοῖς ὑπὸ τοῦ βελτίστου Μενάνδρου κατὰ τὰς κωμῳδίας εἰσαγομένοις οἰκέταις, Δάοις τέ τισι καὶ Γέταις, οὐδὲν ἡγουμένοις, φησὶ, πεπρᾶχθαι γενναῖον, εἰ μὴ τρὶς ἐξαπατήσειαν τὸν δεσπότην, οὕτω καὶ αὐτοὶ κατὰ πολλὴν σχολὴν ἀν(97)αίσχυντα σοφίσματα συνέθεσαν, οἱ μὲν, ἵνα μηδ᾽ ὅλως ἐξελεγχθῇ ποτε

mentis deftitutus, nec illud de abitione in tenuem aërem garrire hoc loco habens, fed nec, quo a renibus ipfis gignatur id excrementum, quemadmodum a meatibus in jecinore ipfa bilis, quum fieri non poffit, fi haec diceret, quin maximum moveret rifum, et jurat, et mentitur aperte, negans, urinam ad renes venire, fed halitus vice ftatim ex cavae venae partibus in veficam colligi. Atque hi quidem attoniti fervorum ritu, qui in ipfo furto funt deprehenfi, alter eor ım filet, alter impudenter mentitur.

Cap. XVII. Juniorum vero quicunque nominibus horum fe venditant, Erafiftrateos et Afclepiadeos fe appellantes, hi non fecus, ac inducti in comoediis ab optimo Menandro fervi, Davi quidam Getaeque, qui nullum operae pretium fe fecifſe putant, nifi ter herum fefellerint, fic per multum otium impudentia meditati funt commenta, alii, quo Afclepiades nusquam arguatur

Ἀσκληπιάδης ψευδόμενος, οἱ δ', ἵνα κακῶς ἐροῦσιν, ἃ καλῶς ἐσιώπησεν Ἐρασίστρατος. ἀλλὰ τῶν μὲν Ἀσκληπιαδείων ἅλις. οἱ δ' Ἐρασιστράτειοι λέγειν ἐπιχειροῦντες, ὅπως οἱ νεφροὶ διηθοῦσι τὸ οὖρον, ἅπαντα δρῶσί τε καὶ πάσχουσι, καὶ παντοῖοι γίγνονται, πιθανόν τι ζητοῦντες ἐξευρεῖν αἴτιον, ὁλκῆς μὴ δεόμενον. οἱ μὲν δὴ πλησίον Ἐρασιστράτου τοῖς χρόνοις γενόμενοι τὰ μὲν ἄνω τῶν νεφρῶν μόρια καθαρὸν αἷμα λαμβάνειν φασὶ, τὸ βάρος δ' ἔχειν τὸ ὑδατῶδες περίττωμα, βρίθειν τε καὶ ὑποῤῥεῖν κάτω· διηθούμενον δ' ἐνταῦθα κατὰ τοὺς νεφροὺς αὐτοὺς, χρηστὸν οὕτω γενόμενον, ἅπασι τοῖς κάτω τῶν νεφρῶν ἐπιπέμπεσθαι τὸ αἷμα. καὶ μέχρι γέ τινος ηὐδοκίμησεν ἥδε ἡ δόξα, καὶ ἤκμασε, καὶ ἀληθὴς ἐνομίσθη· [30] χρόνῳ δ' ὕστερον καὶ αὐτοῖς τοῖς Ἐρασιστρατείοις ὕποπτος ἐφάνη, καὶ τελευτῶντες ἀπέστησαν αὐτῆς. αἰτεῖσθαι γὰρ ἐδόκουν δύο ταῦτα, μήτε συγχωρούμενα πρός τινος, ἀλλ' οὐδ' ἀποδειχθῆναι δυνάμενα, πρῶτον μὲν τὸ βάρος τῆς ὀῤῥώδους ὑγρότητος ἐν τῇ κοίλῃ

mentitus, alii, quo male enuncient, quae Eraſiſtratus probe tacuit. Sed de Aſclepiadis ſequacibus ſatis. Eraſiſtratei vero, dum conantur dicere, quemadmodum renes urinam percolent, omnia faciunt, omnia patiuntur, omnimodique fiunt, quaerentes cauſam aliquam probabilem invenire, quae tractum non deſideret. Ergo, qui ab Eraſiſtrati aetate non procul fuere, partes, quae ſupra renes ſunt, purum accipere ſanguinem aiunt; aquoſum vero, eo excrementum quod grave ſit, deprimere ac deorſum fluere; hunc autem in renibus ipſis percolatum, ſicque utilem factum omnibus, quae infra renes ſunt partes, immitti ſanguinem. Et ad tempus quidem placebat haec opinio ac florebat, veraque exiſtimata eſt; procedente autem tempore, ipſis quoque Eraſiſtrateis ſuſpecta viſa eſt, demumque ab ea deſciverunt. Siquidem duo haec, quae nec ulli ſunt conceſſa, nec demonſtrari poſſunt, poſtulare videbantur. Unum, quod gravitas ſeroſi humoris primum facta ſit in vena cava, ceu vere

πρώτῃ φλεβὶ γεννώμενον, ὥσπερ οὐκ ἐξ ἀρχῆς ὑπάρχον, ὁπότ' ἐκ τῆς κοιλίας εἰς ἧπαρ ἀνεφέρετο. τί δὴ οὖν οὐκ εὐθὺς ἐν ἐκείνοις τοῖς χωρίοις ὑπέῤῥει κάτω; πῶς δ' ἄν τῳ δόξειεν εὐλόγως εἰρῆσθαι συντελεῖν εἰς τὴν ἀνάδοσιν ἡ ὑδατώδης ὑγρότης, εἴπερ οὕτως ἐστὶ βαρεῖα; δεύτερον δ' ἄτοπον, ὅτι κἂν κάτω συγχωρηθῇ φέρεσθαι πᾶσα, καὶ μηκέτ' εἶναι κατ' ἄλλο χωρίον, ἢ τὴν κοίλην φλέβα, τίνα τρόπον εἰς τοὺς νεφροὺς ἐμπεσεῖται, χαλεπὸν, μᾶλλον δ' ἀδύνατον εἰπεῖν, μήτ' ἐν τοῖς κάτω μέρεσι κειμένων αὐτῶν τῆς φλεβὸς, ἀλλ' ἐκ τῶν πλαγίων, μήτ' ἐμφυομένης αὐτοῖς τῆς κοίλης, ἀλλ' ἀπόφυσίν τινα μόνην εἰς ἑκάτερα πεμπούσης, ὥσπερ καὶ εἰς τἄλλα πάντα μόρια. τίς οὖν ἡ διαδεξαμένη ταύτην δόξα τὴν καταγνωσθεῖσαν; ἐμοὶ μὲν ἠλιθιωτέρα μακρῷ φαίνεται τῆς προτέρας. ἤκμασε δ' οὖν καὶ αὕτη ποτέ. φασὶ γὰρ, εἰ κατὰ τῆς γῆς ἐκχυθῇ μεμιγμένον ἔλαιον ὕδατι, διάφορον ἑκάτερον ὁδὸν βαδιεῖσθαι καὶ ῥυήσεσθαι, τὸ μὲν τῇδε, τὸ δὲ τῇδε. θαυμαστὸν οὖν οὐδὲν εἶναί φασιν, εἰ τὸ μὲν ὑδατῶδες ὑγρὸν εἰς τοὺς νε-

ab initio non fuerit, quando a ventriculo in jecur ferebatur; cur igitur non ſtatim in illis locis infra defluxit? quo modo autem recte ab aliquo dici poſſe videbitur, aquoſum humorem ad alimenti in corpus diſtributionem conferre, ſi modo ita eſt gravis? Alterum abſurdum eſt, quod, licet totus deorſum ferri concedatur, nec adhuc eſſe in alio loco, quam in cava vena, difficile dictu eſt, aut potius impoſſibile, quemadmodum in renes decidat, quum nec in infernis venae partibus hi ſint poſiti, ſed a lateribus, nec inſerta in eos cava ſit, ſed ſolum proceſſum quendam in utrumque emittat, quemadmodum in alias omnes partes. Quaenam igitur huic damnatae ſucceſſit opinio? ſane, ut mihi quidem videtur, multo ſtolidior priore; viguit tamen aliquandiu et ipſa. Ajunt enim, ſi effundatur in terram oleum aquae mixtum, diverſa utrumque via iturum fluxurumque, hanc iſta, illud altera; minime igitur mirum eſſe, ſi aquoſus humor

φρούς ῥεῖ, τὸ δ' αἱματῶδες διὰ τῆς κοίλης φέρεται κάτω. κατέγνωσται οὖν ἤδη καὶ ἥδε ἡ δόξα. διὰ τί γὰρ, ἀπὸ τῆς κοίλης μυρίων ἐκπεφυκυιῶν φλεβῶν, αἷμα μὲν εἰς τὰς ἄλλας ἁπάσας, ἡ δ' ὀῤῥώδης ὑγρότης εἰς τὰς ἐπὶ τοὺς νεφροὺς φερομένας ἐκτρέπεται; τοῦτ' αὐτὸ τὸ ζητούμενον οὐκ εἰρήκασιν, ἀλλὰ το γινόμενον εἰπόντες μόνον οἴονται τὴν αἰτίαν ἀποδεδωκέναι. πάλιν οὖν, τὸ τρίτον τῷ σωτῆρι, τὴν χειρίστην ἁπασῶν δόξαν, ἐξευρημένην δὲ νῦν ὑπὸ Λύκου τοῦ Μακεδόνος, εὐδοκιμοῦσάν τε διὰ τὸ καινὸν, ἤδη λέγωμεν. ἀπεφήνατο γὰρ δὴ ὁ Λύκος οὗτος, ὥσπερ ἐξ ἀδύτου τινὸς χρησμὸν ἀποφθεγγόμενος, περίττωμα τῆς τῶν νεφρῶν θρέψεως εἶναι τὸ οὖρον. ὅτι μὲν οὖν αὐτὸ τὸ πινόμενον ἅπαν οὖρον γίνεται, πλὴν εἴ τι κατὰ τῶν διαχωρημάτων ὑπῆλθεν, ἢ εἰς ἱδρῶτας ἀπεχώρησεν, ἢ κατὰ τὴν ἄδηλον διαπνοὴν, ἐναργῶς ἐνδείκνυται τὸ πλῆθος τῶν καθ' ἑκάστην ἡμέραν οὐρουμένων. ἐν χειμῶνι δὲ μάλιστα μαθεῖν ἐστιν ἐπὶ τῶν ἀργούντων μὲν, κωθωνιζομένων δὲ, καὶ μάλιστ' εἰ λεπτὸς ὁ οἶνος εἴη καὶ πόριμος· οὐροῦσι

in renes fluat, sanguineus per cavam deorsum feratur. Ergo damnata quoque et haec opinio jam est. Cur enim, quum ex cava innumerae oriantur venae, in reliquas quidem omnes sanguis, humor autem serosus in eas, quae ad renes tendunt, convertitur? Hoc scilicet ipsum, quod in quaestione est, non dixerunt; sed, ubi rem factam narrarunt, putant, se causam reddidisse. Rursus igitur (tertium servatori) omnium pessimam jam dicamus, et quae a Lyco Macedone inventa est, viguit autem propter novitatis gratiam. Ergo Lycus hic, veluti oraculum quoddam ex adyto loquens, renum nutritionis excrementum esse urinam inquit. At quod totum id, quod bibimus, urina fit, nisi siquid cum alvo exiit, aut in sudorem, aut per invisibilem perspiratum abiit, ostendit plane ejus, quod quotidie mejimus, copia. Hyeme autem maxime id intelligere licet in iis, qui in otio degunt, et vino liberalius indulgent, potissimum si vinum tenue sit, et quod facile permeet: mejunt enim hi

γὰρ οὗτοι διὰ ταχέων, ὀλίγου δεῖν, ὅσον περ καὶ πίνουσιν. ὅτι δὲ καὶ ὁ Ἐρασίστρατος οὕτως ἐγίνωσκεν, οἱ τὸ πρῶτον αὐτοῦ ἀνεγνωκότες σύγγραμμα τῶν καθόλου λόγων ἐπίστανται. ὥσθ᾽ ὁ Λύκος οὔτ᾽ ἀληθῆ λέγων φαίνεται, οὔτ᾽ Ἐρασιστράτεια, δῆλον δὲ, ὡς οὔτ᾽ Ἀσκληπιάδεια, πολὺ δὲ μᾶλλον οὐθ᾽ Ἱπποκράτεια. λευκῷ τοίνυν, κατὰ τὴν παροιμίαν, ἔοικε κόρακι, μήτ᾽ αὐτοῖς τοῖς κόραξιν ἀναμιχθῆναι δυναμένῳ διὰ τὴν χρόαν, μήτε ταῖς περιστεραῖς διὰ τὸ μέγεθος. ἀλλ᾽ οὔτι που τούτου γ᾽ ἕνεκα παροπτέος. ἴσως γάρ τι λέγει θαυμαστὸν, ὃ μηδεὶς τῶν ἔμπροσθεν ἔγνω. τὸ μὲν οὖν ἅπαντα τὰ τρεφόμενα μόρια ποιεῖν τι περίττωμα συγχωροῦμεν, τὸ δὲ τοὺς νεφροὺς μόνους, οὕτω σμικρὰ σώματα, χόας ὅλους τέτταρας ἢ καὶ πλείους ἴσχειν ἐνίοτε περιττώματος, οὔθ᾽ ὁμολογούμενον, οὔτε λόγον ἔχον. τὸ γὰρ ἑκάστου τῶν μειζόνων σπλάγχνων περίττωμα πλεῖον ἀναγκαῖον ὑπάρχειν. [31] οἷον αὐτίκα τὸ τοῦ πνεύμονος, εἴπερ ἀνάλογον τῷ μεγέθει τοῦ σπλάγχνου γίνοιτο, πολλαπλά-

celeriter paulo minus, quam bibunt. Quod vero et Eraſiſtratus idem ſenſit, facile intelligunt, qui primum ejus univerſalium praeceptorum librum perlegunt. Quare, quod Lycus ait, nec videtur verum, nec Eraſiſtrati opinioni conſentiens; patet autem, quod nec Aſclepiadis, multoque etiam magis, nec Hippocratis. Albo igitur, juxta proverbium, corvo eſt ſimilis; qui nec cum corvis verſari poteſt propter colorem, nec cum columbis propter magnitudinem. Verum non idcirco eſt praetereundus, fortaſſe enim dicit mirum aliquid, quod nec majorum quisquam novit. Ergo quod omnes, quae nutriantur, partes excrementum aliquod creent, utique concedimus: quod autem ſoli renes, tantilla corpora, quatuor interim totos vel etiam plures habeant excrementi congios, id nec conſeſſum eſt, nec rationi conſentiens. Quippe cujusque majorum viſcerum plus quidem eſſe excrementi eſt neceſſe. Verbi gratia pulmonum ſi modo visceris magnitudini ad proportionem reſpondebit, ſane multiplex

σιον ἔσται δήπου τοῦ κατὰ τοὺς νεφροὺς, ὥσθ᾽ ὅλος μὲν ὁ θώραξ ἐμπλησθήσεται, πνιγήσεται δ᾽ αὐτίκα τὸ ζῶον. ἀλλ᾽ εἰ ἴσως φήσει τις γίγνεσθαι καθ᾽ ἕκαστον τῶν ἄλλων μορίων περίττωμα, διὰ ποίων κύστεων ἐκκρίνεται; εἰ γὰρ οἱ νεφροὶ τοῖς κωθωνιζομένοις τρεῖς ἢ τέτταρας ἐνίοτε χόας ποιοῦσι περιττώματος, ἑκάστου τῶν ἄλλων σπλάγχνων πολλῷ πλείους ἔσονται, καὶ πίθου τινὸς οὕτω μεγίστου δεήσει τοῦ δεξομένου τὰ πάντων περιττώματα. καίτοι πολλάκις, ὅσον ἔπιέ τις, ὀλίγου δεῖν, ἅπαν οὔρησεν, ὡς ἂν ἐπὶ τοὺς νεφροὺς φερομένου τοῦ πόματος ἅπαντος. ἔοικεν οὖν ὁ τὸ τρίτον ἐξαπατῶν οὕτως οὐδὲν ἀνύειν, ἀλλ᾽ εὐθὺς γεγονέναι κατάφωρος, καὶ μένειν ἔτι τὸ ἐξαρχῆς ἄπορον Ἐρασιστράτῳ τε καὶ τοῖς ἄλλοις ἅπασι, πλὴν Ἱπποκράτους. διατρίβω δ᾽ ἑκὼν ἐν τῷ τύπῳ, σαφῶς εἰδὼς, ὅτι μηδὲν εἰπεῖν ἔχει μηδεὶς ἄλλος περὶ τῆς τῶν νεφρῶν ἐνεργείας, ἀλλ᾽ ἀναγκαῖον, ἢ τῶν μαγείρων ἀμαθεστέρους φαίνεσθαι, μηδ᾽ ὅτι διηθεῖται δι᾽ αὐτῶν τὸ οὖρον ὁμολογοῦντας, ἢ

erit refpectu ejus, quod in renibus fit; quare totum quidem pectus implebitur, animal autem illico exftinguetur. Quod fi etiam aequale quis dicat in fingulis aliarum partium gigni excrementum, per quas quaefo veficas excernitur? Si namque renes in iis, qui vino liberalius indulgent, tres interim quatuorve excrementi congios faciunt, certe aliorum viscerum multo plures erunt, dolioque maximo opus erit, quod omnium excrementa capiat. Quanquam faepenumero, quantum potavit quis, totum id paulo minus minxit, tanquam, quod bibitur, id totum ad renes feratur. Apparet igitur tertius eorum, qui nobis imponere pararunt, minime, quod vult, efficere, fed ftatim deprehendi; ac, quod in dubio inter initia fuit, id tum Erafiftrato, tum caeteris omnibus, praeterquam Hippocrati, adhuc in dubio manere. Diutius hoc loco mea fponte fum moratus, certo fciens, neminem effe alium, qui de renum opere quicquam habeat, quod dicat, fed vel coquis neceffario imperitiores effe, qui per renes colari urinam non faten-

τοῦτο συγχωρήσαντας μηδὲν ἔτ᾽ ἔχειν εἰπεῖν ἕτερον αἴτιον τῆς διακρίσεως πλὴν τῆς ὁλκῆς. ἀλλ᾽ εἰ μὴ τῶν οὔρων ἡ φορὰ τῇ πρὸς τὸ κενούμενον ἀκολουθίᾳ γίγνεται, δῆλον ὡς οὐδ᾽ ἡ τοῦ αἵματος, οὐδ᾽ ἡ τῆς χολῆς, ἢ, εἴπερ ἐκείνων, καὶ τούτου. πάντως γὰρ ὡσαύτως ἀναγκαῖον ἐπιτελεῖσθαι, καὶ κατ᾽ αὐτὸν τὸν Ἐρασίστρατον. εἰρήσεται δὲ ἐπὶ πλέον ὑπὲρ αὐτῶν ἐν τῷ μετὰ ταῦτα γράμματι.

tur, vel, qui fatentur quidem hoc, nullam poſſe aliam ſecretionis cauſam praeter tractum reddere. At vero ſi urinarum motus ad conſecutionem, quae eſt ad id, quod vacuatur, non fit, clarum eſt, quod nec ſanguinis, nec bilis: aut ſi illarum, etiam hujus; omnia enim, ipſo quoque Eraſiſtrato auctore, neceſſe eſt eodem modo ferri. Sane dicetur de illis fuſius in ſequenti libro.

ΓΑΛΗΝΟΥ ΠΕΡΙ ΔΥΝΑΜΕΩΝ ΦΥΣΙΚΩΝ ΒΙΒΛΙΟΝ ΔΕΥΤΕΡΟΝ.

Κεφ. α'. Ὅτι μὲν οὖν ἀναγκαῖόν ἐστιν οὐκ Ἐρασιστράτῳ μόνον, ἀλλὰ καὶ τοῖς ἄλλοις ἅπασιν, ὅσοι μέλλουσι περὶ διακρίσεως οὔρων ἐρεῖν τι χρηστὸν, ὁμολογῆσαι, δύναμίν τινα ὑπάρχειν τοῖς νεφροῖς ἕλκουσαν εἰς ἑαυτοὺς ποιότητα τοιαύτην, οἵα ἐν τοῖς οὔροις ἐστὶ, διὰ τοῦ πρόσθεν ἐπιδέδεικται γράμματος, ἀναμιμνησκόντων ἅμ' αὐτῷ καὶ τοῦθ' ἡμῶν, ὡς οὐκ ἄλλως μὲν εἰς τὴν κύστιν τὰ οὖρα φέρεται διὰ τῶν νεφρῶν, ἄλλως δ' εἰς ἅπαντα τὰ μόρια τοῦ ζώου τὸ αἷμα, κατ' ἄλλον δέ τινα τρόπον ἡ ξανθὴ χολὴ διακρίνεται. δειχθείσης γὰρ ἐναργῶς ἐφ' ἑνὸς

GALENI DE NATVRALIBVS FACVLTATIBVS LIBER SECVNDVS.

Cap. I. Et quod necesse quidem sit non Erasistrato modo, sed etiam omnibus, qui de urinae secretione dicturi aliquid sunt, quod ad rem pertineat, fateri, facultatem quampiam in renibus esse, ejusmodi qualitatem, qualis in urina percipitur, ad se trahentem, id superiori monstravimus libro; illud quoque commonefacientes, non esse diversam rationem, qua urinae per renes ferantur in vesicam, et qua sanguis in omnes animalis partes, nec etiam qua flava secernatur bilis. Quippe, si

οὑτινοσοῦν ὀργάνου τῆς ἑλκτικῆς τε καὶ ἐπισπαστικῆς ὀνομαζομένης δυνάμεως, οὐδὲν ἔτι χαλεπὸν ἐπὶ τὰ λοιπὰ μεταφέρειν αὐτήν. οὐ γὰρ δὴ τοῖς μὲν νεφροῖς ἡ φύσις ἔδωκέ τινα τοιαύτην δύναμιν, οὐχὶ δέ γε καὶ τοῖς τὸ χολῶδες ὑγρὸν ἕλκουσιν ἀγγείοις· οὐδὲ τούτοις μὲν, οὐκέτι (98) δὲ καὶ τῶν ἄλλων μορίων ἑκάστῳ. καὶ μὴν εἰ τοῦτ' ἀληθές ἐστι, θαυμάζειν χρὴ τοῦ Ἐρασιστράτου ψευδεῖς οὕτω λόγους ὑπὲρ ἀναδόσεως τροφῆς εἰπόντος, ὡς μηδ' Ἀσκληπιάδην λαθεῖν. καί τοί γε οἴεται παντὸς μᾶλλον ἀληθὲς ὑπάρχειν, ὡς, εἴπερ ἐκ τῶν φλεβῶν ἀποῤῥέοι τι, δυοῖν θάτερον, ἢ κενὸς ἔσται τόπος ἀθρόως, ἢ τὸ συνεχὲς ἐπιῤῥυήσεται, τὴν βάσιν ἀναπληροῦν τοῦ κενουμένου. [33] ἀλλ' ὅ γ' Ἀσκληπιάδης οὐ δυοῖν θάτερόν φησιν, ἀλλὰ τριῶν ἕν τι χρῆναι λέγειν ἐπὶ τοῖς κενουμένοις ἀγγείοις ἕπεσθαι, ἢ κενὸν ἀθρόως τόπον, ἢ τὸ συνεχὲς ἀκολουθήσειν, ἢ συσταλήσεσθαι τὸ ἀγγεῖον. ἐπὶ μὲν γὰρ τῶν καλάμων καὶ τῶν αὐλίσκων τῶν εἰς τὸ ὕδωρ καθιεμένων ἀληθὲς εἰπεῖν, ὅτι, τοῦ περιεχομένου κενουμένου κατὰ τὴν

monſtratum ſit, in uno aliquo organo attractricem et attrahentem appellatam facultatem eſſe, nullum negotium eſt eam ad reliqua transferre. Neque enim renibus natura talem facultatem contulit; vaſis autem iis, quae bilioſum humorem trahunt, eandem negavit. Nec rurſus his quidem tribuit; reliquis autem omnibus ademit. Quo magis mirandum videtur, ſi id verum eſt, Eraſiſtratum tam falſa de digerendo alimento protuliſſe, ut ne Aſclepiadem quidem latuerit; quamquam illud veriſſimum putat, ſi quid ex venis effluat, duorum alterum ſequi, aut vacuum locum illico fore, aut, quod continuum eſt, affluxurum eſſe, abeuntisque locum impleturum. Aſclepiades vero non e duobus alterum, ſed e tribus unum ſequi in vacuandis vaſis aſſerit, vel vacuum locum ſimul univerſum fore, vel, quod continuum eſt, ſecuturum, vel vas ipſum eſſe contrahendum; in calamis enim et fiſtulis iis, quae in aquam demittuntur, recte vereque dici, quod, aëre, qui in horum cavis continetur, abeun-

εὐρυχωρίαν αὐτῶν ἀέρος, ἢ κενὸς ἀθρόως ἔσται τόπος, ἢ ἀκολουθήσει τὸ συνεχές· ἐπὶ δὲ τῶν φλεβῶν οὐκέτ' ἐγχωρεῖ, δυναμένου δὴ τοῦ χιτῶνος αὐτῶν εἰς ἑαυτον συνιζάνειν, καὶ διὰ τοῦτο καταπίπτειν εἰς τὴν ἐντὸς εὐρυχωρίαν. οὕτως μὲν δὴ ψευδὴς ἡ περὶ τῆς πρὸς τὸ κενούμενον ἀκολουθίας, οὐκ ἀπόδειξις μὰ τὸν Δία εἴποιμ' ἄν, ἀλλ' ὑπόθεσις Ἐρασιστράτειος. καθ' ἕτερον δ αὖ τρόπον, εἰ καὶ ἀληθὴς εἴη, περιττὴ, τῆς μὲν κοιλίας ἐνθλίβειν ταῖς φλεψὶ δυναμένης, ὡς αὐτὸς ὑπέθετο, τῶν φλεβῶν δ' αὖ περιστέλλεσθαι τῷ ἐνυπάρχοντι, καὶ προωθεῖν αυτό. τά τε γὰρ ἄλλα καὶ πλῆθος οὐκ ἂν ἐν τῷ σώματι γένοιτο, τῇ πρὸς τὸ κενούμενον ἀκολουθίᾳ μόνῃ τῆς ἀναδόσεως ἐπιτελουμένης. εἰ μὲν οὖν ἡ τῆς γαστρὸς ἔνθλιψις ἐκλύεται προϊοῦσα, καὶ μέχρι παντὸς ἀδύνατός ἐστιν ἐξικνεῖσθαι, καὶ διὰ τοῦτο ἄλλης τινὸς δεῖ μηχανῆς εἰς τὴν πάντη φορὰν τοῦ αἵματος, ἀναγκαίᾳ μὲν ἡ πρὸς τὸ κενούμενον ἀκολουθία προσεξεύρηται· πλῆθος δ' ἐν οὐδενὶ τῶν μεθ' ἧπαρ ἔσται

te, aut vacuus locus confeftim univerfus fit futurus, aut, quod continens eft, fecuturum; in venis non ita, quum poffit earum tunica in fe ipfam confidere, ac propterea in capacitatem fuam internam fe recipere. Atque ita quidem falfa eft de fucceffione ad id, quod vacuatur, Erafiftrati non mehercule demonftratio, fed hypothefis; alio autem modo, etfi vera effet, etiam fupervacua effet, quum et venter a fe exprimere in venas poffit, veluti ipfemet proponit, et venae id, quod continent, amplexu fuo conftringere ac propellere. Nam praeter alia incommoda ne fanguinis quidem redundantia in corpore colligi ulla poffet, fi una fucceffione ad id, quod vacuatur, diftributio perficeretur. Ac, fi ventris quidem expreffio refoluta languensque in progreffu redditur, nec poteft ad totum pertingere corpus, ac propterea alio opus fuerit artificio, quo fanguis in omnem usque partem feratur: neceffaria quidem ea, quae eft ad id, quod vacuatur, fucceffio adinventa eft; redundantia tamen in his, quae poft hepar funt, partibus nulla erit, aut certe,

μορίων, ἤ, εἴπερ ἄρα, περὶ τὴν καρδίαν τε καὶ τὸν πνεύμονα. μόνη γὰρ αὕτη τῶν μεθ᾽ ἧπαρ εἰς τὴν δεξιὰν αὐτῆς κοιλίαν ἕλκει τὴν τροφὴν, εἶτα διὰ τῆς φλεβὸς τῆς ἀρτηριώδους ἐκπέμπει τῷ πνεύμονι. τῶν δὲ ἄλλων οὐδὲν οὐδ᾽ αὐτὸς ὁ Ἐρασίστρατος ἐκ καρδίας βούλεται τρέφεσθαι διὰ τὴν τῶν ὑμένων ἐπίφυσιν. εἰ δέ γε, ἵνα πλῆθος γένηται, φυλάξομεν ἄχρι παντὸς τὴν ῥώμην τῆς κατὰ τὴν κοιλίαν ἐνθλίψεως, οὐδὲν ἔτι δεόμεθα τῆς πρὸς τὸ κενούμενον ἀκολουθίας, μάλιστα εἰ καὶ τὴν τῶν φλεβῶν συνυπεθέμεθα περιστολὴν, ὡς αὖ καὶ τοῦτ᾽ αὐτὸ πάλιν ἀρέσκει τὸν Ἐρασίστρατον.

Κεφ. β΄. Ἀναμνηστέον οὖν αὖθις αὐτὸν, κἂν μὴ βούληται, τῶν νεφρῶν, καὶ λεκτέον, ὡς ἔλεγχός ἐστιν οὗτος φανερώτατος ἁπάντων τῶν ἀποχωρούντων τῆς ὁλκῆς. οὐδεὶς γὰρ οὐδὲν οὔτ᾽ εἶπε πιθανὸν, ἀλλ᾽ οὐδ᾽ ἐξευρεῖν ἔχει κατ᾽ οὐδένα τρόπον, ὡς ἔμπροσθεν ἐδείκνυμεν, ἕτερον αἴτιον οὔρων διακρίσεως, ἀλλ᾽ ἀναγκαῖον, ἢ μαίνεσθαι δοκεῖν, εἰ φήσαιμεν ἀτμοει-

ſi qua erit, circa cor et pulmonem erit. Unicum enim id ex iis, quae poſt jecur habentur, in dextrum ſinum ſuum alimentum trahit, deinde per arterialem venam ad pulmonem transmittit; reliquorum enim nullum nec Eraſiſtrato ipſi nutriri ex corde placet propter eas, quae ſuper vaſis creſcuut, membranas. Sin autem, ut fiat plenitudo, expreſſionis, quae a ventre fit, tenorem usque in omnem partem ſervabimus, nusquam etiamnum ſucceſſionem ad id, quod vacuatur, requirimus; potiſſimum ſi venarum ejus, quod continent, amplexum etiam approbamus; quod utique Eraſiſtrato quoque ipſi placet.

Cap. II. Ergo rurſus, quamvis nolit, admonendus de renibus eſt, dicendumque, reprehenſionem hanc omnium, qui tractum partium repudiant, eſſe manifeſtiſſimam. Nemo enim aut probabile aliquid dixit, aut, ſicut prius monſtravimus, ullo pacto aliam ſecretionis urinae cauſam invenire potuit; ſed neceſſe eſt, vel inſanos videri, ſi halitus vice urinam ferri in veſicam diximus.

δῶς εἰς τὴν κύστιν ἰέναι τὸ οὖρον, ἢ ἀσχημονεῖν, τῆς πρὸς τὸ κενούμενον ἀκολουθίας μνημονεύοντας, ληρώδους μὲν οὔσης κἀπὶ τοῦ αἵματος, ἀδυνάτου δὲ καὶ ἠλιθίου παντάπασιν ἐπὶ τῶν οὔρων. ἓν μὲν δὴ τοῦτο σφάλμα τῶν ἀποστάντων τῆς ὁλκῆς. ἕτερον δὲ τὸ περὶ τῆς κατὰ τὴν ξανθὴν χολὴν διακρίσεως. οὐδὲ γὰρ οὐδ' ἐκεῖ, παραῤῥέοντος τοῦ αἵματος κατὰ τὰ στόματα τῶν χοληδόχων ἀγγείων, ἀκριβῶς διακριθήσεται τὸ χολῶδες περίττωμα. καὶ μὴ διακρινέσθω, φασὶν ἀλλὰ συναναφερέσθω τῷ αἵματι πάντη τοῦ σώματος. ἀλλ', ὦ σοφώτατοι, προνοητικὴν τοῦ ζώου καὶ τεχνικὴν αὐτὸς ὁ Ἐρασίστρατος ὑπέθετο τὴν φύσιν. ἀλλὰ καὶ τὸ χολῶδες ὑγρὸν ἄχρηστον εἶναι παντάπασι τοῖς ζώοις ἔφασκεν. οὐ συμβαίνει δ' ἀλλήλοις ἄμφω ταῦτα. πῶς γὰρ ἂν ἔτι προνοεῖσθαι τοῦ ζώου δόξειεν, ἐπιτρέπουσα συναναφέρεσθαι τῷ αἵματι μοχθηρὸν οὕτω χυμόν; [34] ἀλλὰ ταῦτα μὲν σμικρά. τὸ δὲ μέγιστον καὶ σαφέστατον πάλιν ἐνταῦθ' ἁμάρτημα καὶ δὴ φράσω. εἴπερ γὰρ δι' οὐδὲν ἄλλο, ἢ ὅτι παχύτερον μέν ἐστι τὸ αἷμα, λεπτοτέρα δ' ἡ

vel impudentes, si successionis ad id, quod vacuatur, meminerimus, ut quae in sanguine plane sit ratio ridicula, in urina et talis, quae esse non possit, et prorsus insulsa. Ac unus quidem eorum, qui tractum aversantur, error hic est. Alter, qui in flavae bilis secretione committitur; neque enim illic, transeunte sanguine per meatuum choledochorum ora, fiet exquisita secretio biliosi excrementi. At nec secernatur, inquiunt, sed una cum sanguine per totum corpus feratur. Atqui, o viri sapientissimi, Erasistratus ipse naturam animalibus prospicere artificiosamque esse proposuit. Idem etiam, biliosum humorem inutilem animalibus omnino esse, asseruit: non cohaerent autem ambo haec inter se. Nam quomodo, quaeso, videatur animali prospicere, si tam noxium succum una cum sanguine ascendere in corpus permittat? Verum haec parva sunt; in quo autem maxime hic clarissimeque peccent, id nunc dicam. Si enim propter aliud nihil, quam quod sanguis crassior est, bilis autem flava

ξανθὴ χολὴ, καὶ τὰ μὲν τῶν φλεβῶν εὐρύτερα στόματα, τὰ δὲ τῶν χοληδόχων ἀγγείων στενότερα, διὰ τοῦθ᾿ ἡ μὲν χολὴ τοῖς στενοτέροις ἀγγείοις τε καὶ στόμασιν ἐναρμόττει, τὸ δ᾿ αἷμα τοῖς εὐρυτέροις, δῆλον, ὡς καὶ τὸ ὑδατῶδες τοῦτο καὶ ὀῤῥῶδες περίττωμα τοσούτῳ πρότερον εἰσρυήσεται τοῖς χοληδόχοις ἀγγείοις, ὅσῳ λεπτότερόν ἐστι τῆς χολῆς. πῶς οὖν οὐκ εἰσρεῖ; ὅτι παχύτερόν ἐστι νὴ Δία τὸ οὖρον τῆς χολῆς. τοῦτο γὰρ ἐτόλμησέ τις εἰπεῖν τῶν καθ᾿ ἡμᾶς Ἐρασιστρατείων, ἀποστὰς δηλονότι τῶν αἰσθήσεων, αἷς ἐπίστευσεν ἐπί τε τῆς χολῆς καὶ τοῦ αἵματος. εἴτε γὰρ, ὅτι μᾶλλον ἡ χολὴ τοῦ αἵματος ῥεῖ, διὰ τοῦτο λεπτοτέραν αὐτὴν ἡμῖν ἐστι νομιστέον, εἴθ᾿, ὅτι δι᾿ ὀθόνης ἢ ῥάκους ἤ τινος ἠθμοῦ ῥᾷον διεξέρχεται καὶ ταύτης τὸ ὀῤῥῶδες περίττωμα, καὶ κατὰ ταῦτα τὰ γνωρίσματα παχυτέρα τῆς ὑδατώδους ὑγρότητος καὶ αὕτη γενήσεται. πάλιν γὰρ οὐδ᾿ ἐνταῦθα λόγος οὐδείς ἐστιν, ὃς ἀποδείξει λεπτοτέραν τὴν χολὴν τῶν ὀῤῥωδῶν περιττωμάτων. ἀλλ᾿ ὅταν τις ἀναισχυντῇ περιπλέκων τε καὶ μήπω καταπεπτωκέναι συγχωρῶν,

tenuior, ac venarum ora latiora, meatuum choledochorum anguſtiora ſunt, nec aliam ob cauſam bilis anguſtioribus vaſis oſculisque ſe inſerit, ſanguis latioribus, manifeſtum eſt, aquoſum hoc ſeroſumque exerementum tanto prius influxurum in bilis vaſa quam bilem, quanto id bile eſt tenuius. Quo pacto igitur non influit? nempe quod ſcilicet craſſior eſt urina, quam bilis. Quippe id affirmare auſus eſt quidam noſtri temporis Eraſiſtrati ſectator: videlicet a ſenſuum ipſorum evidentia recedens, quibus in bile et ſanguine fidem adhibuit. Sive enim, quod bilis, quam ſanguis, magis fluat, idcirco tenuior eſt cenſenda; ſive, quod pannum, linteumve, aut aliud, quod percolet, ea facilius pertranſit, ſicut hac rurſus excrementum ſeroſum; his utique indiciis bilis craſſior, quam ſeroſum excrementum, fuerit. Rurſus enim ne hic quidem ratio apparet ulla, quae bilem demonſtret ſeroſo excremento eſſe tenuiorem. Verum, ubi quis impudens eſt, dejectusque concertatorem complectitur, ac de-

Ed. Chart. V. [54.] Ed. Baſ. I. (98.)

ὅμοιος ἔσται τοῖς ἰδιώταις τῶν παλαιστῶν, οἳ καταβληθέντες ὑπὸ τῶν παλαιστρικῶν, καὶ κατὰ τῆς γῆς ὕπτιοι κείμενοι, τοσοῦτον δέουσι τὸ πτῶμα γνωρίζειν, ὥστε καὶ κρατοῦσι τῶν αὐχένων αὐτοὺς τοὺς καταβάλλοντας, οὐκ ἐῶντες ἀπαλλάττεσθαι, κᾀν τούτῳ νικᾷν ὑπολαμβάνουσι.

Κεφ. γ΄. Λῆρος οὖν μακρός ἐστιν ἅπασα τῶν πόρων ὑπόθεσις εἰς φυσικὴν ἐνέργειαν. εἰ μὴ γὰρ δύναμίς τις σύμφυτος ἑκάστῳ τῶν ὀργάνων ὑπὸ τῆς φύσεως εὐθὺς ἐξαρχῆς δοθείη, διαρκεῖν οὐ δυνήσεται τὰ ζῶα, μὴ ὅτι τοσοῦτον ἐτῶν ἀριθμὸν, ἀλλ᾽ οὐδ᾽ ἡμερῶν ὀλιγίστων. ἀνεπιτρόπευτα γὰρ ἐάσαντες αὐτὰ, καὶ τέχνης καὶ προνοίας ἔρημα, μόναις δὲ ταῖς τῶν ὑλῶν οἰακιζόμενα ῥοπαῖς, οὐδαμοῦ δυνάμεως οὐδεμιᾶς τῆς μὲν ἑλκούσης τὸ προσῆκον ἑαυτῇ, τῆς δ᾽ ἀπωθούσης τὸ ἀλλότριον, τῆς δ᾽ ἀλλοιούσης τε καὶ προσφυούσης τὸ θρέψον, οὐκ οἶδ᾽ ὅπως οὐκ ἂν εἴημεν καταγέλαστοι, περί τε τῶν φυσικῶν ἐνεργειῶν διαλεγόμενοι, καὶ πολὺ μᾶλλον ἔτι περὶ τῶν ψυχικῶν καὶ

jectum ſe negat, is luctae imperitis ſimilis erit, qui, cum a luctae peritis ſunt proſtrati, ſupinique jacent, tantum abſunt, ut ſe dejectos fateantur, ut etiam a cervicibus eorum pendeant, a quibus ſunt proſtrati, nec eos expediri ſinant, vincere ſe interim autumantes.

Cap. III. Ergo nugae maximae ſunt omnis exiguorum meatuum ad naturales functiones hypotheſis. Niſi enim a natura facultas quaedam naturalis unicuique inſtrumento ſtatim ab initio ſit tributa, durare animalia non poterunt non modo tantum annorum, ſed nec pauciſſimorum dierum numerum. Quippe ſi nullius ea curae mandemus, arteque et providentia deſtituamus, ac ſolius materiae momentis gubernari velimus, nulla usquam facultate vel trahente, quod ſibi eſt commodum, vel amoliente, quod eſt alienum, vel alterante agglutinanteque, quod eſt nutriturum, neſcio, quo pacto non ridiculi futuri ſimus, ſi de naturalibus actionibus disputemus, multoque magis, ſi de actionibus animalibus to-

συμπάσης γε τῆς ζωῆς. οὐδὲ γὰρ ζῆν, οὐδὲ διαμένειν οὐδενὶ τῶν ζώων οὐδ᾽ εἰς ἐλάχιστον χρόνον ἔσται δυνατὸν, εἰ τοσαῦτα κεκτημένον ἐν ἑαυτῷ μόρια, καὶ οὕτω διαφέροντα, μήθ᾽ ἑλκτικῇ τῶν οἰκείων χρήσεται δυνάμει, μήτ᾽ ἀποκριτικῇ τῶν ἀλλοτρίων, μήτ᾽ ἀλλοιωτικῇ τῶν θρεψόντων. καὶ μὴν εἰ ταύτας ἔχοιμεν, ουδὲν ἔτι πόρων μικρῶν ἢ μεγάλων ἐξ ὑποθέσεως αναποδείκτου λαμβανομένων εἰς οὐρου καὶ χολῆς διάκρισιν δεόμεθα καί τινος ἐπικαίρου θέσεως, ἐν ᾧ μόνῳ σωφρονεῖν ἔοικεν ὁ Ἐρασίστρατος, ἅπαντα καλῶς τεθῆναί τε καὶ διαπλασθῆναι τὰ μόρια τοῦ σώματος ὑπὸ τῆς φύσεως οἰόμενος. ἀλλ᾽ εἰ παρακολουθήσειεν ἑαυτῷ, φύσιν ὀνομάζοντι τεχνικὴν, εὐθὺς μὲν ἐξ ἀρχῆς ἅπαντα καλῶς διαπλάσασάν τε καὶ διαθεῖσαν εὑρήσει τοῦ ζώου τὰ μόρια, μετὰ δὲ τὴν τοιαύτην ἐνέργειαν, ὡς οὐδὲν ἔλειπεν, ἔτι προαγαγοῦσαν εἰς φῶς αὐτὸ σύν τισι δυνάμεσιν, ὧν ἄνευ ζῆν οὐκ ἠδύνατο, [35] καὶ μετὰ ταῦτα κατὰ βραχὺ προσαυξήσασαν μέχρι τοῦ πρέποντος μεγέθους, οὐκ οἶδα πῶς ὑπο(99)μένει πόρων σμικρότησιν

taque vita. Siquidem neque vivere neque durare ulli animalium vel breviſſimo tempore fas erit, ſi tot in ſe partes, tamque diſſidentes ſortitum, nulla facultate utatur, aut qua conveniens trahat; aut qua alienum ſecernat; aut qua id, quod nutriat, alteret. Atqui, ſi praediti his ſumus, utique exiguis magnisve, qui ex hypotheſi minime demonſtrata ſint accepti, meatibus, praeterea idoneo quodam ſitu ad bilis et urinae ſeparationem haudquaquam indigemus. In quo uno ſapere Eraſiſtratus videtur, quod omnes corporis partes bene diſpoſitas formatasque a natura putat. Verum ſi ſibi ipſi conſtare artificioſam appellanti naturam volet, ut quae ab initio ſtatim omnes animalis partes probe diſpoſuerit ac ſinxerit; poſt id vero opus, quo nihil deeſſet, etiam in lucem cum facultatibus quibusdam protulerit, ſine quibus vivere non poſſit; tum vero paulatim etiam ad juſtam usque magnitudinem auxerit: haud ſcio, quo pacto naturales

ἢ μεγέθεσιν ἢ τισιν ἄλλαις οὕτω ληρώδεσιν ὑποθέσεσι φυσικὰς ἐνεργείας ἐπιτρέπειν. ἡ γὰρ διαπλάττουσα τὰ μόρια φύσις ἐκείνη καὶ κατὰ βραχὺ προσαύξουσα πάντως δήπου καὶ δι᾽ ὅλων αὐτῶν ἐκτέταται, καὶ γὰρ ὅλα δι ὅλων, οὐκ ἔξωθεν μόνον, αὐτὰ διαπλάττει τε καὶ τρέφει καὶ προσαύξει. Πραξιτέλης μὲν γὰρ, ἢ Φειδίας, ἤ τις ἄλλος ἀγαλματοποιὸς ἔξωθεν μόνον ἐκόσμουν τὰς ὕλας, καθὰ καὶ ψαύειν αὐτῶν ἠδύναντο, τὸ βάθος δ᾽ ἀκόσμητον, καὶ ἀργὸν, καὶ ἄτεχνον, καὶ ἀπρονόητον ἀπέλιπον, ὡς ἂν μὴ δυνάμενοι κατελθεῖν εἰς αὐτὸ, καὶ καταδῦναι, καὶ θιγεῖν ἁπάντων τῆς ὕλης τῶν μερῶν. ἡ φύσις δὲ οὐχ οὕτως, ἀλλὰ τὸ μὲν ὀστοῦ μέρος ἅπαν ὀστοῦν ἀποτελεῖ, τὸ δὲ σαρκὸς σάρκα, τὸ δὲ πιμελῆς πιμελὴν, καὶ τῶν ἄλλων ἕκαστον. οὐδὲν γάρ ἐστιν ἄψαυστον αὐτῇ μέρος, οὐδ᾽ ἀνεξέργαστον, οὐδ᾽ ἀκόσμητον. ἀλλὰ τὸν μὲν κηρὸν ὁ Φειδίας οὐκ ἠδύνατο ποιεῖν ἐλέφαντα καὶ χρυσὸν, ἀλλ᾽ οὐδὲ τὸν χρυσὸν κηρόν· ἕκαστον γὰρ αὐτῶν μένον, οἷον ἦν ἐξαρχῆς, ἔξωθεν μόνον ἠμφιεσμένον εἶδός τι καὶ σχῆμα τεχνικὸν, ἄγαλμα τέλειον

actiones meatuum magnitudini aut parvitati ullisve tam ridiculis hypothesibus possit permittere. Quippe natura illa, quae partes effingit et sensim adauget, omnino per eas totas est extensa, ut quae totas eas per totas, non tantum extrinsecus, fingat, nutriat atque augeat. Praxiteles namque, aut Phidias, aut alius quispiam statuarius foris tantum materiam ornabant, qua scilicet parte licebat eam attingere; internam ejus partem illaboratam, otiosam artisque immunem ac neglectam reliquerunt, ut quibus in eam descendere ingredique, ac omnes materiae partes tangere minime licuerit. Natura non ita, sed ossis partem quamlibet os efficit, et carnis carnem, et adipis adipem, et in aliorum singulis ad proportionem facit: nulla enim pars est, quae ab illa non tangatur, aut operam ejus cultumve effugiat. Imo Phidias ex cera efficere ebur aurumve non potuit, sed nec ex auro ceram; siquidem horum quodque manens id, quod a principio erat, foris tantum speciem figu-

γέγονεν. ἡ φύσις δὲ οὐδὲ μιᾶς ἔτι φυλάττει τῶν ὑλῶν τὴν ἀρχαίαν ἰδέαν. αἷμα γὰρ ἂν ἦν οὕτως ἅπαντα τοῦ ζώου τὰ μόρια, τὸ παρὰ τῆς κυούσης ἐπιῤῥέον τῷ σπέρματι δίκην κηροῦ τινος, ὕλης μιᾶς καὶ μονοειδοῦς ὑποβεβλημένης τῷ τεχνίτῃ. γίνεται δ᾽ ἐξ αὐτῆς οὐδὲν τῶν τοῦ ζώου μορίων οὔτ᾽ ἐρυθρὸν οὕτως, οὔθ᾽ ὑγρόν. ὀστοῦν γοῦν καὶ χόνδρος, καὶ ἀρτηρία, καὶ φλὲψ, καὶ νεῦρον, καὶ πιμελὴ, καὶ ἀδὴν, καὶ ὑμὴν, καὶ μυελὸς, ἄναιμα μὲν, ἐξ αἵματος δὲ γέγονε. τίνος δ᾽ ἀλλοιώσαντος, καὶ τίνος πήξαντος αὐτὸ, καὶ τίνος διαπλάσαντος, ἐδεόμην ἂν μοι τὸν Ἐρασίστρατον αὐτὸν ἀποκρίνασθαι. πάντως γὰρ ἂν εἶπεν, ἤτοι τὴν φύσιν, ἢ τὸ σπέρμα, ταὐτὸν μὲν λέγοιν καθ᾽ ἑκάτερον, διαφόροις δ᾽ ἐπινοίαις ἑρμηνεύων. ὃ γὰρ ἦν πρότερον σπέρμα, τοῦθ᾽, ὅταν ἄρξηται φύειν τε καὶ διαπλάττειν τὸ ζῶον, φύσις τις γίνεται. καθάπερ γὰρ ὁ Φειδίας, εἶχε μὲν τὰς δυνάμεις τῆς τέχνης, καὶ πρὶν ψαύειν τῆς ὕλης, ἐνήργει δ᾽ αὖ ἐν αὐταῖς περὶ τὴν ὕλην. ἅπασα γὰρ δύναμις ἀργεῖ, ἀποροῦσα τῆς οἰκείας ὕλης. οὕτω καὶ τὸ σπέρμα τὰς μὲν

ramque artis adeptum, perfecta fit ftatua. Natura nullius materiae veterem formam fervat; quippe ita fanguis effent cunctae animalis partes, is fcilicet, qui a matre confluit ad maris femen, una uniusque formae materia cerae vice artifici fubjecta. Nulla vero animalis partium pro ea ratione ex hac rubra humidave efficitur; fiquidem os,, cartilago, arteria, vena, nervus, adeps, glandula, membrana, medulla, exanguia quidem funt, ex fanguine tamen facta. Quo autem alterante, quove coagulante, aut quo formante, rogarem mihi refponderet ipfe Erafiftratus; prorfus enim vel naturam diceret, vel femen, utroque nimirum idem dicens, fed diverfis notionibus interpretans. Quod namque femen prius erat, id quum primum et gignit et format animal, natura quaedam fit; tanquam enim Phidias ante habuit facultates artis, quam materiam attigit, ufus autem ipfis eft in materia (omnis enim facultas, fi conveniens defit materia, otiofa eft), ita femen facultates quidem in

Ed. Chart. V. [35.] Ed. Baf. I. (99.)

δυνάμεις οἴκοθεν ἐκέκτητο, τὰς δ᾽ ἐνεργείας οὐκ ἐκ τῆς ὕλης ἔλαβεν, ἀλλὰ περὶ τὴν ὕλην ἐπεδείξατο. καὶ μὴν εἰ πολλῷ μὲν ἐπικλύζοιτο τῷ αἵματι τὸ σπέρμα, διαφθείροιτ᾽ ἄν· εἰ δ᾽ ὅλως ἀποροίη, παντάπασιν ἀργοῦν, οὐκ ἂν γίγνοιτο φύσις. ἵν᾽ οὖν μήτε φθείρηται, καὶ γένηται φύσις ἀντὶ σπέρματος, ὀλίγον ἐπιῤῥεῖν ἀναγκαῖον αὐτῷ τοῦ αἵματος. μᾶλλον δ᾽ οὐκ ὀλίγον αὐτὸ χρὴ λέγειν, ἀλλὰ σύμμετρον τῷ πλήθει τοῦ σπέρματος. τίς οὖν ὁ μετρῶν αὐτοῦ τὸ ποσὸν τῆς ἐπιῤῥοῆς; τίς ὁ κωλύων ἰέναι πλέον; τίς ὁ προτρέπων, ἵν᾽ ἐνδεέστεραν μὴ εἴη; τίνα ζητήσομεν ἐνταῦθα τρίτον ἐπιστάτην τοῦ ζώου τῆς γενέσεως, ὃς χορηγήσει τὸ σύμμετρον αἷμα τῷ σπέρματι; τί ἂν εἶπεν Ἐρασίστρατος, εἰ ζῶν ταῦτ᾽ ἠρωτήθη; τὸ σπέρμα αὐτὸ δηλονότι. τοῦτο γάρ ἐστιν ὁ τεχνίτης, ὁ ἀναλογῶν τῷ Φειδίᾳ· τὸ δ᾽ αἷμα τῷ κηρῷ προσέοικεν. οὔκουν ἐπιτρέπει τὸν κηρὸν αὐτὸν ἑαυτῷ τὸ μέτρον ἐξευρίσκειν, ἀλλὰ τὸν Φειδίαν. ἕλξει δ᾽ αἷμα τοσοῦτον ὁ τεχνίτης εἰς ἑαυτὸν, ὁπόσου δεῖται. ἀλλ᾽ ἐν-

ſe ipſo poſſedit; actionem vero non didicit a materia, ſed circa hanc obivit. Jam, ſi copioſo ſemen obruatur ſanguine, corrumpetur; ſin ſanguinem omnino deſideret, quum otioſum ſit, natura eſſe non poterit. Itaque, quo nec corrumpatur, et natura pro ſemine ſiat, exiguum ad illud ſanguinis confluat, neceſſe eſt; imo vero id exiguum dicendum non eſt, ſed quod copiae commenſuratum. Quis igitur eſt, qui affluentis ſanguinis copiam moderatur? quis vetat, quo minus juſto plus confluat? quis facit, ne minus, quam ſatis ſit, affluat? quem hic tertium, qui animalis generationi praeſit, quaeremus, quique convenientem ſemini ſanguinem ſubminiſtret? Quid dixiſſet Eraſiſtratus, ſi vivens talia rogatus fuiſſet? nempe ſemen ipſum; id enim eſt artiſex, Phidiae proportione reſpondens; ſanguis vero cerae rationem habet. Non igitur convenit, ut cera ſibi ipſi menſuram inveniat, ſed Phidias; trahet porro artiſex tantum ad ſe ſanguinis, quanti indiget. Verum hic advertere debe-

ταῦθα χρὴ προσέχειν ἤδη τὸν νοῦν, καὶ σκοπεῖν, μή πως λάθωμεν τῷ σπέρματι λογισμόν τινα καὶ νοῦν χαρισάμενοι· οὕτω γὰρ ἂν [36] οὔτε σπέρμα ποιήσαιμεν, οὔτε φύσιν, ἀλλ᾽ ἤδη ζῶον αὐτό. καὶ μὴν εἰ φυλάξομεν ἀμφότερα, τήν θ᾽ ὁλκὴν τοῦ συμμέτρου, καὶ χωρὶς λογισμοῦ δύναμίν τινα, καθάπερ ἡ λίθος ἑλκτικὴν εἶχε τοῦ σιδήρου, καὶ τῷ σπέρματι φήσομεν ἐνυπάρχειν αἵματος ἐπισπαστικήν. ἠναγκάσθημεν οὖν πάλιν κἀνταῦθα, καθάπερ ἤδη πολλάκις ἔμπροσθεν, ἑλκτικήν τινα δύναμιν ὁμολογῆσαι κατὰ τὸ σπέρμα· τί δ᾽ ἦν τὸ σπέρμα; ἡ ἀρχὴ τοῦ ζώου ἡ δραστική, ἡ γὰρ δὴ ὑλικὴ τὸ καταμήνιόν ἐστιν. εἶτα αὐτῆς τῆς ἀρχῆς πρώτη ταύτῃ τῇ δυνάμει χρωμένης, ἵνα γένηταί τῶν ὑπ᾽ αὐτῆς τι δεδημιουργημένων, ἄμοιρον εἶναι τῆς οἰκείας δυνάμεως οὐκ ἐνδέχεται. πῶς οὖν Ἐρασίστρατος αὐτὴν οὐκ οἶδεν, εἰ δὴ πρώτη μὲν αὕτη τοῦ σπέρματος ἐνέργεια, σύμμετρον αἵματος ἐπισπᾶσθαι πρὸς ἑαυτό; σύμμετρον δ᾽ ἂν εἴη τὸ λεπτὸν οὕτω καὶ ατμῶδες, ὥστ᾽ εὐθὺς εἰς πᾶν μόριον ἑλκόμενον τοῦ σπέρματος δροσοειδῶς μηδαμοῦ τὴν

mus ac videre, ne femini imprudentes rationem quandam intellectumque tribuamus; quippe hac ratione nec femen id, nec etiam naturam fecerimus, fed jam animal. Atqui, fi tueri utrumque debebimus, et mediocre trahit, et fine ratione, utique quemadmodum magneti lapidi trahendi ferri, fic femini trahendi fanguinis facultatem quandam ineffe dicemus. Atque hic rurfus, quemadmodum faepe ante, coacti fumus in femine trahendi vim quandam ineffe fateri. At quid erat femen? principium animalis efficiens; materiale namque menftruus eft fanguis. An igitur, quum ipfum principium, quo fcilicet faciat aliquid eorum, quae molitur, prima hac utatur functione, expers effe convenientis ad eam facultatis poteft? Qui igitur factum eft, quod eam Erafiftratus non norit, fi fcilicet ea prima eft feminis actio, ut convenientem fibi fanguinem trahat? Conveniens vero fuerit, qui tenuis adeo halituofusque eft, ut, quum in omnem feminis partem veluti ros fit attractus, nusquam

ἑαυτοῦ παρεμφαίνειν ἰδέαν. οὕτω γὰρ αὐτοῦ καὶ κρατήσει ῥᾳδίως τὸ σπέρμα, καὶ ταχέως ἐξομοιώσει, καὶ τροφὴν ἑαυτῷ ποιήσεται, κἄπειτ', οἶμαι, δεύτερον ἐπισπάσεται καὶ τρίτον, ὡς ὄγκον ἑαυτῷ καὶ πλῆθος ἀξιόλογον ἐργάσασθαι τραφέντι. καὶ μὴν ἤδη καὶ ἡ ἀλλοιωτικὴ δύναμις ἐξεύρηται, μηδ' αὐτὴ πρὸς Ἐρασιστράτου γεγραμμένη. τρίτη δ' ἂν ἡ διαπλαστικὴ φανείη, καθ' ἣν πρῶτον μὲν οἷον ἐπίπαγόν τινα λεπτὸν ὑμένα περιτίθησιν ἑαυτῷ τὸ σπέρμα, τὸν ὑφ' Ἱπποκράτους ἐπὶ τῆς ἑκταίας γονῆς, ἣν ἐκπεσεῖν ἔλεγε τῆς μουσουργοῦ, τῷ τῶν ᾠῶν εἰκασθέντα χιτῶνι· μετὰ δὲ τοῦτον ἤδη καὶ τἄλλ', ὅσα πρὸς ἐκείνου λέγεται διὰ τοῦ περὶ φύσεως παιδίου γράμματος. ἀλλ' εἰ τῶν διαπλασθέντων ἕκαστον οὕτω μένειε σμικρὸν, ὡς ἐξ ἀρχῆς ἐγένετο, τί ἂν εἴη πλέον; αὐξάνεσθαι τοίνυν αὐτὰ χρή. πῶς οὖν αὐξηθήσεται; πάντη διατεινόμενά τε ἅμα καὶ τρεφόμενα. καί μοι τῶν ἔμπροσθεν εἰρημένων ἐπὶ τῆς κύστεως, ἣν οἱ παῖδες ἐμφυσῶντες ἔτριβον, ἀναμνησθεὶς μαθήσῃ μᾶλλον

ſui ſpeciem repraesentet; ſic namque fiet, ut et facile eum vincat ſemen, et celeriter aſſimilet, et ſibi nutrimentum faciat: mox (arbitror) ſecundo attrahet et tertio, quo ſcilicet molem ſibi magnitudinemque juſtam ex nutritione adjiciat. Atqui jam alteratrix inventa vis eſt, quae nec ipſa prodita Eraſiſtrato eſt. Tertia vero conformatrix apparebit, cujus ope ſemen primum, veluti concretum quiddam tenue, membranam illam ſibi induit, quam Hippocrates ſexta die cum foetu cantrici mulieri ovorum tunicae ſimilem excidiſſe ait; poſt hanc vero reliqua etiam, quaecunque ſcilicet in libello de infantis natura ab eo ſunt ſcripta, fingit. Verum ſi, quae formantur omnia, ea parvitate manerent, qua ſunt a principio condita, quid utique majus eſſet? Augeri igitur illa conveniet. At quomodo augebuntur? certe tum in omnem partem extenſa, tum vero nutrita. Quod ſi eorum, quae ſuperiore libro de veſica dixi, quam pueri inflantes confricabant, memineris, facilius, quae nunc

κἀκ τῶν νῦν ῥηθησομένων. ἐννόησον γὰρ δὴ, τὴν καρδίαν οὕτω σμικρὸν εἶναι κατ᾽ ἀρχὰς, ὡς κέγχρου μηδὲν διαφέρειν, ἢ, εἰ βούλει, κυάμου. καὶ ζήτησον, ὅπως ἂν ἄλλως αὕτη γένοιτο μεγάλη, χωρὶς τοῦ πάντη διατεινομένην τρέφεσθαι δι᾽ ὅλης αὐτῆς, ὡς ὀλίγον ἔμπροσθεν ἐδείκνυτο τὸ σπέρμα τρεφόμενον. ἀλλ᾽ οὐδὲ τοῦτο Ἐρασίστρατος οἶδεν, ὁ την τέχνην τῆς φύσεως ὑμνῶν, ἀλλ᾽ οὕτως αὐξάνεσθαι τὰ ζῶα νομίζει, καθάπερ τινὰ κρησέραν, ἢ σειρὰν, ἢ σάκκον, ἢ τάλαρον, ὧν ἑκάστῳ κατὰ τὸ πέρας ἐπιπλεκομένων ὁμοίων ἑτέρων τοῖς ἐξ ἀρχῆς αὐτὰ συντιθεῖσιν, ἡ πρόσθεσις γίνεται. ἀλλὰ τούτου γ᾽ οὐκ αὔξησίς ἐστιν, ἀλλὰ γένεσις, ὦ σοφώτατε. γίνεται γὰρ ὁ θύλακος, καὶ ὁ σάκκος, καὶ τὸ ἱμάτιον, καὶ ἡ οἰκία, καὶ τὸ πλοῖον, καὶ τῶν ἄλλων ἕκαστον, ὅταν μηδέπω τὸ προσῆκον εἶδος, οὗ χαριν ὑπὸ τοῦ τεχνίτου δημιουργεῖται, συμπεπληρωμένον ἔχη. πότ᾽ οὖν αὐξάνεται; ὅταν ἤδη τέλειος ὢν ὁ τάλαρος, ὡς ἔχειν πυθμένα τινὰ, καὶ στόμα, καὶ οἷον γαστέρα, καὶ τὰ τούτων μεταξὺ, μείζων ἅπασι τούτοις γένηται. καὶ πῶς

dicentur, intelliges. Cor igitur ab initio ita mihi parvum esse, ut nihil a milii semine distet, aut, si mavis, faba, intellige. Tum illud investiga, num aliter id effici possit magnum, quam si et in omnem partem extendatur, et per totum se nutriatur, sicuti semen supra paulo nutriri indicavimus. At nec id novit Erasistratus, qui naturae artem praedicat, imo ad eum modum augeri animalia putat, quo aut ereseram, aut catenam, aut saccum, aut calathum; quorum cuique applicatis ad finem ejus aliis, quae similia sunt iis, ex quibus ab initio est conditum, fit appositio. At hoc, vir sapientissime, non auctio ejus est, sed generatio; fiunt enim tamdiu capsa, et saccus, et vestis, et domus, et navigium, et reliqua id genus omnia, dum convenientem speciem, cujus causa ab artifice sunt incepta, consummatam habeant. Quando igitur augeantur? nempe cum calathus jam perfectus, et fundum, et os, et veluti ventrem, et quae in medio horum sunt, habens, omnibus his

ἔσται τοῦτο; φήσει τις. πῶς δ' ἄλλως ἢ εἰ ζῶον ἐξαίφνης ἢ φυτὸν ὁ τάλαρος ἡμῖν γένοιτο; μόνων γὰρ τῶν ζώντων ἡ αὔξησις. σὺ δ' ἴσως οἴει τὴν οἰκοδομουμένην οἰκίαν αὐξάνεσθαι, καὶ τὸν τάλαρον πλεκόμενον, καὶ θοιμάτιον ὑφαινόμενον. ἀλλ' οὐχ ὧδ' ἔχει. τοῦ μὲν γὰρ ἤδη συμπεπληρωμένου κατὰ τὸ εἶδος ἡ αὔξησις· τοῦ δ' ἔτι γινομένου ἡ εἰς τὸ εἶδος ὁδὸς, οὐκ αὔξησις, ἀλλὰ γένεσις ὀνομάζεται· αὐξάνεται μὲν γὰρ τὸ ὂν, γίνεται δὲ τὸ μὴ ὄν.

Κεφ. δ'. [37] Καὶ ταῦτ' Ἐρασίστρατος οὐκ οἶδεν, ὃν οὐδὲν λαν(100)θάνει, εἴπερ ὅλως ἀληθεύουσιν οἱ ἀπ' αὐτοῦ φάσκοντες ὡμιληκέναι τοῖς ἐκ τοῦ Περιπάτου φιλοσόφοις αὐτόν. ἄχρι μὲν οὖν τοῦ τὴν φύσιν ὑμνεῖν ὡς τεχνικὴν, κἀγὼ γνωρίζω τὰ τοῦ Περιπάτου δόγματα, τῶν δ' ἄλλων οὐδὲν οὐδ' ἐγγύς. εἰ γάρ τις ὁμιλήσειε τοῖς Ἀριστοτέλους καὶ Θεοφράστου γράμμασι, τῆς Ἱπποκράτους ἂν αὐτὰ δόξειε φυσιολογίας ὑπομνήματα συγκεῖσθαι, τὸ θερμὸν, καὶ τὸ ψυχρὸν,

redditur amplior. At qua ratione id fiet? inquiet aliquis. Qua quaefo alia, quam fi calathus fubito nobis animal plantave fit effecta? augentur enim ea tantum, quae vivunt. Tu vero fortaffe putas, domum, quae exaedificatur, et calathum, et veftem, quae texuntur, augeri; fed minime ita eft: augetur enim id, cujus perfecta jam forma eft; ejus autem, quod fit, proceffus ille, qui eft ad formam, non utique auctio, fed generatio nominatur: quippe augetur id, quod eft; gignitur id, quod non eft.

Cap. IV. Jam haec parum novit Erafiftratus, quem nihil latet; fi vera omnino funt, quae fectatores ejus affirmant, inter Peripateticos philofophos verfatum eum dicentes. At quod naturam quidem ut artificem praedicat, hactenus ego quoque Peripateticorum agnofco dogma, reliquorum nullum, ne proximum. Si quis enim in Ariftotelis et Theophrafti fcriptis fit verfatus, ceu commentarios ea phyfiologiae Hippocratis confcripta putabit, agere fcilicet inter fe patique calidum, frigidum, humi-

καὶ τὸ ξηρὸν, καὶ τὸ ὑγρὸν εἰς ἄλληλα δρῶντα καὶ πάσχοντα· καὶ τούτων αὐτῶν δραστικώτατον μὲν τὸ θερμὸν, δεύτερον δὲ τῇ δυνάμει τὸ ψυχρὸν, Ἱπποκράτους ταῦτα σύμπαντα πρώτου, δευτέρου δ' Ἀριστοτέλους εἰπόντος. τρέφεσθαι δὲ δι' ὅλων αὐτῶν τὰ τρεφόμενα, καὶ κεράννυσθαι δι' ὅλων τὰ κεραννύμενα, καὶ ἀλλοιοῦσθαι δι' ὅλων τὰ ἀλλοιούμενα, καὶ ταῦτ' Ἱπποκράτειά τε ἅμα καὶ Ἀριστοτέλεια. καὶ τὴν πέψιν ἀλλοίωσίν τινα ὑπάρχειν καὶ μεταβολὴν τοῦ τρέφοντος εἰς τὴν οἰκείαν τοῦ τρεφομένου ποιότητα, τὴν δ' ἐξαιμάτωσιν ἀλλοίωσιν εἶναι, καὶ τὴν θρέψιν ὡσαύτως, καὶ τὴν αὔξησιν ἐκ τῆς πάντη διατάσεως τοῦ σώματος καὶ θρέψεως γίνεσθαι. τὴν δ' ἀλλοίωσιν ὑπὸ τοῦ θερμοῦ μάλιστα συντελεῖσθαι, καὶ διὰ τοῦτο καὶ τὴν θρέψιν, καὶ τὴν πέψιν, καὶ τὴν τῶν χυμῶν ἁπάντων γένεσιν. ἤδη δὲ καὶ τοῖς περιττώμασι τὰς ποιότητας ὑπὸ τῆς ἐμφύτου θερμασίας ἐγγίνεσθαι. ταῦτα σύμπαντα, καὶ πρὸς τούτοις ἕτερα πολλὰ, τά τε τῶν προειρημένων δυνάμεων, καὶ τὰ

dum et ficcum: tum horum maxime activum calidum effe, fecundum vero poteftate frigidum, primo Hippocrate dicente, poft eum vero Ariftotele. Jam quae nutriuntur omnia, quod per tota fe nutriantur; et quae mifcentur omnia, quod per tota fe mifceantur; pari modo, quae alterantur omnia, quod per tota fe alterentur, Hippocratica fimul Ariftotelicaque funt; et concoctionem alterationem quandam effe, ac nutrientis in propriam qualitatem ejus, quod nutritur, mutationem; fanguificationem vero alterationem effe; fimiliter nutritionem et auctionem ex eo, quod corpus in omnem partem extendatur nutriaturque, fieri; alterationem vero ipfam a calido potiffimum perfici; atque idcirco tum nutritionem, tum concoctionem, tum omnem humoris generationem; jam vero et in excrementis ipfis qualitates a calore innato provenire. Haec omnia atque etiam alia quam plurima, tum de praedictis facultatibus, tum de morbo-

τῶν νοσημάτων τῆς γενέσεως, καὶ τὰ τῶν ἰαμάτων τῆς εὑρέσεως; Ἱπποκράτης μὲν πρῶτος ἁπάντων ὧν ἴσμεν ὀρθῶς εἶπεν, Ἀριστοτέλης δὲ δεύτερος ὀρθῶς ἐξηγήσατο. καὶ μὴν καὶ εἰ ταῦτα σύμπαντα τοῖς ἐκ τοῦ Περιπάτου δοκεῖ, καθάπερ οὖν δοκεῖ, μηδὲν δ' αὐτὸν ἀρέσκει τὸν Ἐρασίστρατον, τί ποτε βούλεται τοῖς Ἐρασιστρατείοις ἡ πρὸς τοὺς φιλοσόφους ἐκείνους τοῦ τῆς αἱρέσεως αὐτῶν ἡγεμόνος ὁμιλία; θαυμάζουσι μὲν γὰρ αὐτὸν ὡς θεὸν, καὶ πάντ' ἀληθεύειν νομίζουσιν. εἰ δ' οὕτως ἔχοι ταῦτα, πάμπολυ δήπου τῆς ἀληθείας ἐσφάλθαι χρὴ νομίζειν τοὺς ἐκ τοῦ Περιπάτου φιλοσόφους, οἷς μηδὲν ὧν Ἐρασίστρατος ὑπελάμβανεν ἀρέσκει. καὶ μὴν ὥσπερ τιν' εὐγένειαν αὐτῷ τῆς φυσιολογίας τὴν πρὸς τοὺς ἄνδρας ἐκείνους συνουσίαν ἐκπορίζουσι. πάλιν οὖν ἀναστρέψωμεν τὸν λόγον ἑτέρως, ἢ ὡς ὀλίγῳ πρόσθεν ἐτύχομεν εἰπόντες. εἴπερ γὰρ οἱ ἐκ τοῦ Περιπάτου καλῶς ἐφυσιολόγησαν, οὐδὲν ἂν εἴη ληρωδέστερον Ἐρασιστράτου. καὶ δίδωμι τοῖς Ἐρασιστρατείοις αὐτοῖς τὴν αἵρεσιν· ἢ γὰρ τὸν πρότερον λόγον, ἢ τοῦτον

rum generatione, tum remediorum inventione Hippocrates omnium poſt hominum memoriam primus recte dixit; Ariſtoteles poſt eum recte eſt interpretatus. Atqui ſi haec omnia Peripateticis placent, ſicuti plane placent, nihil vero eorum placet Eraſiſtrato, quid ſibi vult Eraſiſtrati ſectatoribus auctoris ſui cum philoſophis illis conſuetudo? ſuſpiciunt namque eum tanquam deum, omniaque ab eo dicta vera eſſe putant. At ſi haec ita ſint, longe profecto a veritate aberrare putandi Peripatetici philoſophi ſunt, quibus nihil omnino eorum, quae Eraſiſtratus eſt opinatus, placet. Atqui ei conſuetudinem cum viris illis veluti generoſitatem quandam phyſiologiae tribuunt. Rurſum igitur ſermonem aliter, quam modo fecimus, in eum convertemus. Si enim Peripatetici recte ſint de phyſiologia locuti, nemo erit Eraſiſtrato magis ridiculus: ipſisque ejus ſectatoribus optionem do, quippe aut priorem ſententiam propugnaverint, aut hanc.

προσοίσονται. λέγει δ' ὁ μὲν πρῶτος, οὐδὲν ὀρθῶς ἐγνωκέναι περὶ φύσεως τοὺς Περιπατητικοὺς, ὁ δὲ δεύτερος, Ἐρασίστρατον. ἐμὸν μὲν οὖν ὑπομνῆσαι τῶν δογμάτων τὴν μάχην, ἐκείνων δ' ἡ αἵρεσις. ἀλλ' οὐκ ἂν ἀποσταῖεν τοῦ μὴ θαυμάζειν τὸν Ἐρασίστρατον. οὐκοῦν σιωπησάτωσαν περὶ τῶν ἐκ τοῦ Περιπάτου φιλοσόφων. παμπόλλων γὰρ ὄντων δογμάτων φυσικῶν περί τε γενέσεως καὶ φθορᾶς τῶν ζώων, καὶ ὑγιείας, καὶ νόσου, καὶ τῆς θεραπείας αὐτῶν, ἓν μόνον εὑρεθήσεται ταὐτὸν Ἐρασιστράτῳ κἀκείνοις τοῖς ἀνδράσι, τὸ τινὸς ἕνεκα πάντα ποιεῖν τὴν φύσιν, καὶ μάτην μηδέν. ἀλλὰ καὶ αὐτὸ τοῦτο μέχρι λόγου κοινὸν, [38] ἔργῳ δὲ μυριάκις Ἐρασίστρατος αὐτὸ διαφθείρει. μάτην γὰρ ὁ σπλὴν ἐγένετο, μάτην δὲ τὸ ἐπίπλοον, μάτην δὲ εἰς τοὺς νεφροὺς ἀρτηρίαι καταφυόμεναι, σχεδὸν ἁπασῶν τῶν ἀπὸ τῆς μεγάλης ἀρτηρίας βλαστανουσῶν οὖσαι μέγισται, μάτην δ' ἄλλα μυρία κατά γε τὸν Ἐρασιστράτειον λόγον. ἅπερ εἰ μὲν οὐδ' ὅλως γινώσκει, βραχὺ μαγείρου σοφώτερός ἐστιν ἐν ταῖς ἀνατομαῖς· εἰ δ' εἰδὼς οὐ λέγει τὴν χρείαν αὐτῶν, οἴεται

Afferit prior fententia, nihil recte de natura fenfiffe Peripateticos; pofterior, Erafiftratum. Ac meae quidem partes erunt pugnam duarum fententiarum apponere; illorum, utram placeat, eligere. Verum illud nunquam committent, ut ab Erafiftrato laudando fe retrahant: ergo de Peripateticis philofophis fileant. Quum enim de animalium ortu interituque permulta placita naturalia fint itemque de fanitate et morbis, horumque curatione, unum modo invenietur, in quo viris illis cum Erafiftrato conveniat, naturam alicujus gratia moliri omnia, nihilque fine caufa. Quanquam etiam hoc ipfum verbis duntaxat tenus commune eft, re enim Erafiftratus millies id deftruit; quippe fruftra fplen, fruftra omentum, fruftra arteriae, quae inferuntur in renes, quanquam hae omnium, quae a magna arteria oriuntur, fint prope maximae, fruftra mille alia, Erafiftrati faltem fententia, funt condita. Quae quidem fi prorfus ignorat, coquo paulo eft in diffectionibus peritior; fin fciens non dicit

δηλονότι παραπλησίως τῷ σπληνὶ μάτην αὐτὰ γεγονέναι. καίτοι τί ταῦτ' ἐπεξέρχομαι, τῆς περὶ χρείας μορίων ὄντα πραγματείας μελλούσης ἡμῖν ἰδίᾳ περαίνεσθαι; πάλιν οὖν ἀναλάβωμεν τὸν αὐτὸν λόγον, εἰπόντες τέ τι βραχὺ πρὸς τοὺς Ἐρασιστρατείους ἔτι, τῶν ἐφεξῆς ἐχώμεθα. δοκοῦσι γάρ μοι μηδὲν ἀνεγνωκέναι τῶν Ἀριστοτέλους οὗτοι συγγραμμάτων, ἀλλ' ἄλλων ἀκούοντες, ὡς δεινὸς ἦν περὶ φύσιν ὁ ἄνθρωπος, καὶ ὡς οἱ ἀπὸ τῆς στοᾶς κατ' ἴχνη τῆς ἐκείνου φυσιολογίας βαδίζουσιν, εἶθ' εὑρόντες ἕν τι τῶν περιφερομένων δογμάτων κοινὸν αὐτῷ πρὸς Ἐρασίστρατον, ἀναπλάσαι τινὰ συνουσίαν αὐτῷ πρὸς ἐκείνους τοὺς ἄνδρας. ἀλλ' ὅτι μὲν τῆς Ἀριστοτέλους φυσιολογίας οὐδὲν Ἐρασιστράτῳ μέτεστιν, ὁ κατάλογος τῶν προειρημένων ἐνδείκνυται δογμάτων· ἃ πρώτου μὲν Ἱπποκράτους ἦν, δευτέρου δ' Ἀριστοτέλους, τρίτου δὲ τῶν Στωϊκῶν, ἑνὸς μόνου μετατιθεμένου, τοῦ τὰς ποιότητας εἶναι σώματα. τάχα δ' ἂν τῆς λογικῆς ἕνεκα θεωρίας ωμιληκέναι φαῖεν τὸν Ἐρασίστρατον τοῖς ἐκ τοῦ περιπάτου φιλοσόφοις· οὐκ εἰδότες, ὡς ἐκεῖνοι μὲν ψευ-

eorum ufum, putat, plane fruftra ea lienis exemplo efle facta. Quanquam quid haec perfequor, quae operis de partium ufu, quod opus feorfum fcripturi fumus, magis fint propria? Ergo rurfus eundem refumamus fermonem, paucisque in Erafiftrati aemulos appofitis, ea, quae reliqua funt, profequamur. Videntur hi mihi nullum ex Ariftotelis fcriptis legiffe, fed ex aliis audiviffe, eum in naturae contemplatione magnum virum fuiffe; tum Stoicos veftigiis phyfiologiae ejus infiftere; deinde unum ex vulgatis placitis invenientes illi cum Erafiftrato commune, fingere, fuiffe quandam Erafiftrato cum illis viris confuetudinem. Caeterum quod Erafiftratus expers omnino fit Ariftotelicae phyfiologiae, declarat praedictorum jam dogmatum catalogus; quae fcilicet primum Hippocratis fuere, fecundo Ariftotelis, tertio Stoicorum, uno tantum mutato, quod qualitates fint corpora. Fortaffe autem logicae fpeculationis gratia verfatum effe cum Peripateticis Erafiftratum dicent; parum intelligentes, fermones fal-

δεῖς καὶ ἀπεράντους οὐκ ἔγραψαν λόγους, τὰ δ' Ἐρασιστράτεια βιβλία παμπόλλους ἔχει τοὺς τοιούτους. τάχ' ἂν οὖν ἤδη τις θαυμάζοι καὶ διαποροίη, τί παθὼν ὁ Ἐρασίστρατος εἰς τοσοῦτον τῶν Ἱπποκράτους δογμάτων ἀπετράπετο, καὶ διὰ τί τῶν ἐν ἥπατι πόρων τῶν χοληδόχων, ἅλις γὰρ ἤδη νεφρῶν, ἀφελόμενος τὴν ἑλκτικὴν δύναμιν, ἐπίκαιρον αἰτιᾶται θέσιν, καὶ στομάτων στενότητα, καὶ χώραν τινὰ κοινὴν, εἰς ἣν παράγουσι μὲν αἱ ἀπὸ τῶν πυλῶν τὸ ἀκάθαρτον αἷμα, μεταλαμβάνουσι δὲ πρότεροι μὲν οἱ πόροι τὴν χολὴν, δεύτεραι δ' αἱ ἀπὸ τῆς κοίλης φλεβὸς τὸ καθαρὸν αἷμα. πρὸς γὰρ τῷ μηδὲν ἂν βλαβῆναι τὴν ὁλκὴν εἰπὼν, ἄλλων μυρίων ἔμελλεν ἀμφισβητουμένων ἀπαλλάξασθαι λόγων.

Κεφ. ε'. Ὡς νῦν γε πόλεμος οὐ σμικρός ἐστι τοῖς Ἐρασιστρατείοις, οὐ πρὸς τοὺς ἄλλους μόνους, ἀλλὰ καὶ πρὸς ἀλλήλους, καὶ οὐκ ἔχουσιν ὅπως ἐξηγήσωνται τὴν ἐκ τοῦ πρώτου τῶν καθόλου λόγων λέξιν, ἐν ᾗ φησιν· *Εἰς τὸ*

ſos et parum concludentes ab iis minime eſſe conſcriptos, quum Eraſiſtrati volumina ejusmodi ſermonibus ſcateant. Ergo miretur fortaſſe aliquis ac dubitet, quamobrem Eraſiſtratus tantopere ab Hippocratis dogmate abhorruerit ac cur meatus in jecinore, qui bilem excipiunt (de renibus enim abunde hactenus) tractoria vi privans, convenientem ſitum et oſculorum cauſetur anguſtiam, ac locum quendam communem, in quem deducant venae, quae a porta veniunt, ſanguinem impurum, accipiant autem priores quidem ipſi meatus bilem, poſtea venae, quae ad cavam pertinent, purum jam ſanguinem. Quippe quum, ſi tractum dixiſſet, praeterquam quod nihil accidiſſet incommodi, ab aliis ſexcentis dubitationibus fuiſſet liber.

Cap. V. Quum nunc pugna ſit Eraſiſtrati ſectatoribus non parva, neque id cum aliis modo, verum etiam ipſis inter ſe, nequeuntibus ſcilicet interpretari verba illa in primo univerſalium ſermonum, quibus ait: *Adapertis*

αὐτὸ δ' ἀνεστομωμένων ἑτέροιν δύο ἀγγείων, τῶν τ' ἐπὶ τὴν χοληδόχον τεινόντων καὶ τῶν ἐπὶ τὴν κοίλην φλέβα, συμβαίνει τῆς ἀναφερομένης ἐκ τῆς κοιλίας τροφῆς τὰ ἐναρμόζοντα ἑκατέροις τῶν στομάτων εἰς ἑκάτερα τῶν ἀγγείων μεταλαμβάνεσθαι, καὶ τὰ μὲν ἐπὶ τὴν χοληδόχον φέρεσθαι, τὰ δ' ἐπὶ τὴν κοίλην φλέβα περαιοῦσθαι. τὸ γὰρ εἰς τὸ αὐτὸ ἀνεστομωμένον, ὃ κατ' ἀρχὰς τῆς λέξεως γέγραπται, τί ποτε χρὴ νοῆσαι, χαλεπὸν εἰπεῖν. ἤτοι γὰρ οὕτως εἰς ταὐτὸν, ὥστε τῷ τῆς ἐν τοῖς σιμοῖς φλεβὸς πέρατι συνάπτειν δύο ἕτερα πέρατα, τό τ' ἐν τοῖς κυρτοῖς καὶ τὸ τοῦ χοληδόχου πόρου, ἢ, εἰ μὴ οὕτως, χώραν τινὰ κοινὴν ἐπινοῆσαι χρὴ τῶν τριῶν ἀγγείων ἄλλην, [39] οἷον δεξαμενήν τινα, πληρουμένην μὲν ὑπὸ τῆς κάτω φλεβὸς, ἐκκενουμένην δὲ εἴς τε τοὺς χοληδόχους πόρους καὶ τὰς τῆς κοίλης ἀποσχίδας. καθ' ἑκατέραν δὲ τῶν ἐξηγήσεων ἄτοπα πολλὰ, περὶ ὧν εἰ πάντα λέγοιμι, λάθοιμ' ἂν ἐμαυτὸν ἐξηγήσεις Ἐρασιστράτου γράφων, οὐχ, ὅπερ ἐξ ἀρχῆς προὐθέμην, περαίνων. κοινὸν δ' ἀμφοτέραις ταῖς ἐξηγήσεσιν ἄτοπον, τὸ μὴ

autem in idem aliis duobus vasis, tum choledochis, tum iis, quae ad cavam venam tendunt, accidit, subeuntis ex ventriculo alimenti partes eas, quae utrisque osculis sunt accommodae, in utraque transferri vasa, atque alias ad choledochum ferri, alias ad venam cavam transmitti. Illud enim *adapertis in idem*, quod in principio dictionis est positum, quo pacto sit intelligendum, difficile dictu est. Aut enim ita *in idem*, ut venae ejus, quae in cavo jecinoris est, fini copulentur alii duo fines, tum ejus, quae est in gibbo, tum bilis ipsius meatus; aut, si non ita, locum quempiam communem intelligere oportet, qui a tribus vasis sit diversus, et velut receptaculum quoddam, quod impleatur quidem ab inferiore vena, vacuetur autem in bilis meatus et in eas, quae a cava diffissae sunt, venulas. In utraque vero expositione multa, sunt incommoda; quae si omnia dicam, videbor propositi mihi ab initio oblitus in Erasistratum scribere enarrationem. Caeterum commune ambabus interpretationibus in-

καθαίρεσθαι τὸ πᾶν αἷμα. χρὴ γὰρ ὡς εἰς ἠθμόν τινα τὸ χοληδόχον ἀγγεῖον ἐμπίπτειν αὐτὸ, οὐ παρ 101 ἔρχεσθαι καὶ παραῤῥεῖν ὠκέως εἰς τὸ μεῖζον στόμα, τῇ ῥύμῃ τῆς ἀναδόσεως φερόμενον. ἆρ᾽ οὖν ἐν τούτοις μόνοις ἀπορίαις ἀφύκτοις ὁ Ἐρασιστράτου λόγος ἐνέχεται, μὴ βουλομένου χρήσασθαι ταῖς ἑλκτικαῖς δυνάμεσιν εἰς μηδὲν, ἢ σφοδρότατα μὲν ἐν τούτοις καὶ σάφως οὕτως, ὡς ἂν μηδὲ παῖδα λαθεῖν;

Κεφ. ϛ'. Εἰ δ᾽ ἐπισκοποῖτό τις ἐπιμελῶς, οὐδ᾽ ὁ περὶ θρέψεως αὐτοῦ λόγος, ὃν ἐν τῷ δευτέρῳ τῶν καθόλου λόγων διεξέρχεται, τὰς αὐτὰς ἀπορίας ἐκφεύγει. τῇ γὰρ πρὸς τὸ κενούμενον ἀκολουθίᾳ συγχωρηθέντος ἑνὸς λήμματος, ὡς πρόσθεν ἐδείκνυμεν, ἐπέραινέ τι περὶ φλεβῶν μόνων καὶ τοῦ κατ᾽ αὐτὰς αἵματος. ἐκρέοντος γάρ τινος κατὰ τὰ στόματα αὐτῶν, καὶ διαφορουμένου, καὶ μήτ᾽ ἀθρόον τόπου κενοῦ δυναμένου γενέσθαι, μήτε τῶν φλεβῶν συμπεσεῖν, τοῦτο γὰρ ἦν τὸ παραλειπόμενον, ἀναγκαῖον ἦν ἕπεσθαι τὸ συνεχὲς, ἀναπληροῦν τοῦ κενου-

commodum eſt, quod totus ſanguis non purgatur. Oporter enim in ipſum, quod bilem recipit, vas, ubi videlicet percolaretur, eum incidere, non transire ac praeterfluere celeriter in os majus, diſtributionis ſcilicet impetu latum. An igitur his ſolis difficultatibus implicatus haeret Eraſiſtrati ſermo, dum attractrice facultate ad quidvis uti recuſat? an vehementiſſime quidem in his, liquidoque adeo, ut nec puerum lateat?

Cap. VI. Verum, ſiquis attente conſideret, nec ejus de alimento ſermo, quem in ſecundo univerſalium ſermonum ſcribit, easdem difficultates effugit. Siquidem, uno illo lemmate ſucceſſionis ad id, quod vacuatur, conceſſo (ceu prius oſtendimus), concluſit quiddam de venis ſolum, et qui in iis habetur ſanguine. Effluente enim per ora earum ac diſtributo ſanguine, quum nec ſimul univerſus eſſe vacuus locus poſſit, nec venarum quicquam concidere (id namque erat omiſſum), neceſſe erat, ut, quod continuum fuit, ſequeretur ac va-

μένου τὴν βάσιν. αἱ μὲν δὴ φλέβες ἡμῖν οὕτω θρέψονται, τοῦ περιεχομένου κατ' αὐτὰς αἵματος ἀπολαύουσαι. τὰ δὲ νεῦρα πῶς; οὐ γὰρ δὴ κἀν τούτοις ἐστὶν αἷμα. πρόχειρον μὲν γὰρ ἦν εἰπεῖν, ἕλκοντα παρὰ τῶν φλεβῶν. ἀλλ' οὐ βούλεται τί ποτ' οὖν κἀνταῦθα ἐπιτεχνᾶται; φλέβας ἔχειν ἐν ἑαυτῷ καὶ ἀρτηρίας τὸ νεῦρον, ὥσπερ τινὰ σειρὰν ἐκ τριῶν ἱμάντων διαφερόντων τῇ φύσει πεπλεγμένην. ᾠήθη γὰρ ἐκ ταύτης τῆς ὑποθέσεως ἐκφεύξεσθαι τῷ λόγῳ τὴν ὁλκήν· οὐ γὰρ ἂν ἔτι δεήσεσθαι τὸ νεῦρον, ἐν ἑαυτῷ περιέχον αἵματος ἀγγεῖον, ἐπιῤῥύτου τινὸς ἔξωθεν ἐκ τῆς παρακειμένης φλεβὸς τῆς ἀληθινῆς αἵματος ἑτέρου, ἀλλ' ἱκανὸν αὐτῷ πρὸς τὴν θρέψιν ἔσεσθαι τὸ κατεψευσμένον ἀγγεῖον ἐκεῖνο, τῷ λόγῳ θεωρητόν. ἀλλὰ κἀνταῦθα πάλιν αὐτὸν ὁμοία τις ἀπορία διεδέξατο. τουτὶ γὰρ τὸ σμικρὸν ἀγγεῖον ἑαυτὸ μὲν θρέψει· τὸ παρακείμενον δὲ νεῦρον ἐκεῖνο τὸ ἁπλοῦν ἢ τὴν ἀρτηρίαν οὐχ οἷόν τε ἔσται τρέφειν ἄνευ τοῦ σύμφυτόν τιν' ὑπάρχειν αὐτοῖς ὁλκὴν τῆς τροφῆς.

cuati locum impleret. Atque venae quidem nobis ita nutrientur, fanguine fcilicet, quem in fe habent, fruentes. At nervi quomodo nutrientur? neque enim in his fanguis habetur. Nobis namque in promptu eft refpondere, quod trahendo a venis; fed hoc illi non placet. Quidnam igitur hic comminifcitur? nempe nervum venas in fe arteriasque habere, veluti catenam ex tribus diverfis natura loris contextam. Ex hac etenim ad disputationem fumpta hypothefi putavit fe tractum poffe declinare; neque enim amplius nervum, cum fanguinis in fe vas habeat, fanguinis alterius, qui extrinfecus ex vicina vera vena confluat, indigere, fed fatis illi ad nutrimentum effe vas illud confictum, quod ratio comprehendat. At hic rurfus alia difficultas hominem excipit. Hoc namque ipfum exiguum vafculum feipfum quidem nutriet; fimplicem vero illum, qui ipfi adjunctus eft, nervum vel arteriam, fieri nequit, ut nutriat, nifi iis infita quaedam trahendi nutrimenti vis fubeffe concedatur.

τῇ μὲν γὰρ πρὸς τὸ κενούμενον ἀκολουθίᾳ πῶς ἂν ἔτι δύναιτο τὴν τροφὴν ἐπισπάσασθαι τὸ ἁπλοῦν νεῦρον, ὥσπερ αἱ φλέβες αἱ σύνθετοι; κοιλότης μὲν γάρ τίς ἐστιν ἐν αὐτῷ κατ' αὐτόν. ἀλλ' οὐχ αἵματος αὕτη γε, ἀλλὰ πνεύματος ψυχικοῦ μεστή. δεόμεθα δ' ἡμεῖς οὐκ εἰς τὴν κοιλότητα ταύτην εἰσάγειν τῷ λόγῳ τὴν τροφὴν, ἀλλ' εἰς τὸ περιέχον αὐτὴν ἀγγεῖον, εἴτ' οὖν τρέφεσθαι μόνον, εἴτε καὶ αὔξεσθαι δέοιτο. πῶς οὖν εἰσάξομεν; οὕτω γάρ ἐστι μικρὸν ἐκεῖνο τὸ ἁπλοῦν ἀγγεῖον, καὶ μέντοι καὶ τῶν ἄλλων ἑκάτερον, ὥστ', εἰ τῇ λεπτοτάτῃ βελόνῃ νύξειάς τι μέρος, ἅμα διαιρήσεις τὰ τρία. τόπος οὖν αἰσθητὸς ἀθρόος κενὸς οὐκ ἄν ποτ' ἐν αὐτῷ γένοιτο· λόγῳ δὲ θεωρητὸς τόπος κενούμενος οὐκ ἦν |ἀναγκαστικὸς τῆς τοῦ συνεχοῦς ἀκολουθίας. ἐβουλόμην δ' αὖ πάλιν μοι κἀνταῦθα τὸν Ἐρασίστρατον αὐτὸν ἀποκρίνεσθαι περὶ τοῦ στοιχειώδους [40] ἐκείνου νεύρου τοῦ σμικροῦ, πότερον ἕν τι καὶ συνεχές ἐστιν ἀκριβῶς, ἢ ἐκ πολλῶν καὶ μικρῶν σωμάτων, ὧν Ἐπίκουρος καὶ Λεύκιππος καὶ Δημόκριτος ὑπετίθεντο,| σύγ-

Nam fucceffione ad id, quod vacuatur, quo pacto attrahere alimentum queat fimplex ille nervus ad eum modum, quo compofitae venae? nempe quia cavitas quaedam in illo eft, ipfo auctore. At ea cavitas fpiritu animali plena eft, non fanguine. Eft autem nobis non in hanc cavitatem ratione inducendum alimentum, fed in vas, quod eam contineat, five id tantummodo nutriri, five etiam augeri eft opus. Ergo qua ratione inducemus? eft enim adeo exiguum fimplex illud vas, praeterea reliquorum utrumque, ut, fi minima acu partem ejus aliquam pupugeris, tria fimul diviferis. Itaque fenfibilis in eo locus vacuus fieri fimul univerfus non poteft; qui vero ratione fpectatur, non cogit, quum vacuatur, ut, quod continuum eft, neceffario fequatur. Velim porro rurfus hoc loco refpondeat mihi Erafiftratus ipfe de elementari illo exiguo nervo, fitne unus et prorfus continuus, an ex multis et exiguis corpusculis illis, quae Epicurus, Leucippus et Democritus propofuerunt, com-

κειται. καὶ γὰρ καὶ περὶ τούτου τοὺς Ἐρασιστρατείους ὁρῶ διαφερομένους. οἱ μὲν γὰρ ἕν τι καὶ συνεχὲς αὐτὸ νομίζουσιν, ἢ οὐκ ἂν ἁπλοῦν εἰρῆσθαι πρὸς αὐτοῦ φασι· τινὲς δὲ καὶ τοῦτο διαλύειν εἰς ἕτερα στοιχειώδη τολμῶσιν. ἀλλ᾿ εἰ μὲν ἕν τι καὶ συνεχές ἐστι, τὸ κενούμενον ἐξ αὐτοῦ κατὰ τὴν ἄδηλον ὑπὸ τῶν ἰατρῶν ὀνομαζομένην διαπνοὴν οὐδεμίαν ἐν ἑαυτῷ καταλείψει χώραν κενήν. οὕτω γὰρ οὐχ ἕν, ἀλλὰ πολλὰ γενήσεται, διειργόμενα δήπου ταῖς κεναῖς χώραις. εἰ δ᾿ ἐκ πολλῶν σύγκειται, τῇ κηπαίᾳ, κατὰ τὴν παροιμίαν, πρὸς Ἀσκληπιάδην ἀπεχωρήσαμεν, ἄναρμά τινα στοιχεῖα τιθέμενοι. πάλιν οὖν ἄτεχνος ἡμῖν ἡ φύσις γενέσθω· τοῖς γὰρ τοιούτοις ἐξ ἀνάγκης στοιχείοις τοῦθ᾿ ἕπεται. διὸ δή μοι καὶ δοκοῦσιν ἀμαθῶς πάνυ τὴν εἰς τὰ τοιαῦτα στοιχεῖα τῶν ἁπλῶν ἀγγείων εἰσάγειν διάλυσιν ἔνιοι τῶν Ἐρασιστρατείων. ἐμοὶ γοῦν οὐδὲν διαφέρει. καθ᾿ ἑκατέρους γὰρ ἄτοπος ὁ τῆς θρέψεως ἔσται λόγος, ἐκείνοις τοῖς ἁπλοῖς ἀγγείοις τοῖς μικροῖς, τοῖς συντιθεῖσι τὰ μεγάλα

pofitus. Nam de hoc quoque Erafiftrati aemulos diffidere animadverto; alii namque unum eum effe continuumque putant, alioqui nec fimplicem eum nominandum ab eo fuiffe dicunt; alii hunc quoque audent in alia elementaria dividere. Verum fi unum quiddam continuumque eft, quod ex eo per infenfibilem a medicis dictum perfpiratum vacuatur, nullum relinquet in eo locum vacuum, quum ita unum non fuerit, fed plura, vacuis fcilicet locis inter fe divifa. Sin ex multis eft conditum, per horti pofticum (ut in proverbio eft) ad Afclepiadem disceffimus, quae cohaerere inter fefe non poffunt elementa ftatuentes. Ergo rurfus artis expertem effe naturam dicamus; quum ejusmodi elementa neceffario hoc fequatur. Quare parum erudite mihi videntur Erafiftrati aemulorum quidam ad ejusmodi elementa fimplicium vaforum folutionem redigere; mea enim nihil refert. Secundum utrosque enim abfurda erit nutritionis ratio, quum in fimplicibus illis exiguis vafis, quae magnos ac fenfibiles nervos conficiunt, non poffit

τε καὶ αἰσθητὰ νεῦρα, κατὰ μὲν τοὺς συνεχῆ φυλάττοντας αὐτὰ, μὴ δυναμένης γενέσθαι τῆς πρὸς τὸ κενούμενον ἀκολουθίας, ὅτι μηδὲν ἐν τῷ συνεχεῖ γίνεται κενὸν, κἂν ἀποῤῥέῃ τι, συνέρχεταί γε πρὸς ἄλληλα τὰ καταλειπόμενα μόρια, καθάπερ ἐπὶ τοῦ ὕδατος ὁρᾶται, καὶ πάλιν ἓν γίγνεται πάντη, τὴν χώραν τοῦ διαφορηθέντος αὐτῷ καταλαμβάνοντα· κατὰ δὲ τοὺς ἑτέρους, ὅτι τῶν στοιχείων ἐκείνων οὐδὲν δεῖται τῆς πρὸς τὸ κενούμενον ἀκολουθίας, ἐπὶ γὰρ τῶν αἰσθητῶν μόνων, οὐκ ἐπὶ τῶν λόγῳ θεωρητῶν, ἔχει τὴν δύναμιν, ὡς αὐτὸς Ἐρασίστρατος ὁμολογεῖ διαῤῥήδην, οὐ περὶ τοιούτου κενοῦ φάσκων ἑκάστοτε ποιεῖσθαι τὸν λόγον, ὃ κατὰ βραχὺ παρέσπαρται τοῖς σώμασιν, ἀλλὰ περὶ τοῦ σαφοῦς, καὶ αἰσθητοῦ, καὶ ἀθρόου, καὶ μεγάλου, καὶ ἐναργοῦς, καὶ ὅπως ἂν ἄλλως ὀνομάζειν ἐθέλοις. Ἐρασίστρατος μὲν γὰρ αὐτὸς αἰσθητὸν ἀθρόον οὔ φησι δύνασθαι γενέσθαι κενόν. ἐγὼ δ᾽ ἐκ περιουσίας εὐπορήσας ὀνομάτων, ταὐτὸν δηλοῦν ἔν γε τῷ νῦν προκειμένῳ λόγῳ δυναμένων, καὶ τἄλλα προσέθηκα. κάλλιον οὖν μοι δοκεῖ τι καὶ πρὸς

ſententia eorum, qui continua ea defendunt, fieri ad id, quod vacuatur, ſucceſſio; quod et in continuo nihil fit vacuum, ac ſiquid effluat, partes, quae relinquuntur, veluti in aqua cernitur, inter ſe coeant, rurſumque unum fiant, ipſae digeſti locum occupantes: ſecundum alios vero, propterea quod ſucceſſione ad id, quod vacuatur, illorum elementorum nullum eget. Habet enim ea ſucceſſio in ſenſibilibus tantum, non etiam in iis, quae ratione ſpectantur, vim; ſicuti ipſe Eraſiſtratus manifeſte fatetur, ubique non de vacuo id genus, quod minutim corporibus accidit, ſe agere teſtificans, ſed de manifeſto, et ſenſibili, et multo ſimul collecto, et magno, et evidente, vel quomodocunque aliter nominare libuerit. Quippe Eraſiſtratus ipſe vacuum ſenſibile, quod ſimul totum ſit, ait eſſe non poſſe. Ego vero, quum nominibus abundarem, quae idem in propoſito ſermone valerent, etiam reliqua adjeci. Non alienum vero videtur, ſi ipſe

ἡμᾶς συνεισενέγκασθαι τοῖς Ἐρασιστρατείοις, ἐπειδὴ κατὰ τοῦτο γεγόναμεν, καὶ συμβουλεῦσαι τοῖς τὸ πρῶτον ἐκεῖνο καὶ ἁπλοῦν ὑπὸ Ἐρασιστράτου καλούμενον ἀγγεῖον εἰς ἕτερ᾽ ἄττα σώματα στοιχειώδη διαλύουσιν, ἀποστῆναι τῆς ὑπολήψεως, ὡς πρὸς τῷ μηδὲν ἔχειν πλέον ἔτι καὶ διαφερομένους Ἐρασιστράτῳ. ὅτι μὲν οὖν οὐδὲν ἔχει πλέον, ἐπιδέδεικται σαφῶς· οὐδὲ γὰρ ἠδυνήθη διαφυγεῖν τὴν περὶ τῆς θρέψεως ἀπορίαν ἡ ὑπόθεσις· ὅτι δ᾽ οὐδ᾽ Ἐρασιστράτῳ σύμφωνός ἐστιν, ὃ ἐκεῖνος ἁπλοῦν καὶ πρῶτον ὀνομάζει, σύνθετον ἀποφαίνουσα, καὶ τὴν τῆς φύσεως τέχνην ἀναιροῦσα, πρόδηλον καὶ τοῦτ᾽ εἶναί μοι δοκεῖ. εἰ μὴ γὰρ ἐν τοῖς ἁπλοῖς τούτοις ἕνωσίν τινα τῆς οὐσίας ἀπολείψομεν, ἀλλ᾽ εἰς ἄναρμα καὶ ἀμέριστα καταβησόμεθα στοιχεῖα, παντάπασιν ἀναιρήσομεν τὴν τῆς φύσεως τέχνην, ὥσπερ καὶ πάντες οἱ ἐκ ταύτης ὁρμώμενοι τῆς ὑποθέσεως ἰατροὶ καὶ φιλόσοφοι. δευτέρα γὰρ τῶν τοῦ ζώου μορίων κατὰ τὴν τοιαύτην ὑπόθεσιν ἡ φύσις, οὐ πρώτη γίγνεται. διαπλάττειν δὲ

quoque aliquid (quando huc veni) Erafiftrati fectatoribus conferam, horterque, ut, quum primum illud et fimplex ab Erafiftrato vocatum vas in alia folvunt elementaria corpora, ab ea opinione defiftant, quum praeter id, quod nihil promovent, etiam ab Erafiftrato diffideant. Ac quod nihil quidem promoveant, liquido eft monftratum, neque enim effugere dubitationem, quae de nutritione eft propofita, opinio ea potuit. Quod autem nec cum Erafiftrato fit confentiens, quum id, quod ille primum et fimplex nominat, compofitum faciat, ac naturae artem deftruat, manifeftum id quoque mihi videtur. Si enim in fimplicibus his unitionem quandam fubftantiae non relinquemus, fed ad elementa, quae nec coalefcere poffunt, nec in partes dividi, defcendemus, omnino naturae artem perimemus; quod utique omnes faciunt, qui hanc hypothefin pro principio habent, tum medici tum philofophi. Quippe fecunda et pofterior animalis partibus fecundum hanc hypothefin natura eft, non prior; at

καὶ δημιουργεῖν, οὐ τοῦ δευτέρου γεγονότος, ἀλλὰ τοῦ προϋπάρχοντός ἐστιν. ὥστ᾽ ἀναγκαῖον εὐθὺς ἐκ σπέρματος ὑποθέσθαι τὰς δυνάμεις τῆς φύσεως, αἷς διαπλάττει τε καὶ αὐξάνει καὶ τρέφει τὸ ζῶον. [41] ἀλλ᾽ ἐκείνων ἕκαστον τῶν σωμάτων τῶν ἀνάρμων καὶ ἀμερῶν οὐδὲν ἐν ἑαυτῷ διαπλαστικὴν ἔχει δύναμιν, ἢ αὐξητικὴν, ἢ θρεπτικὴν, ἢ ὅλως τεχνικήν· ἀπαθὲς γὰρ καὶ ἀμετάβλητον ὑπόκειται. τῶν δ᾽ εἰρημένων οὐδὲν ἄνευ μεταβολῆς καὶ ἀλλοιώσεως καὶ τῆς δι᾽ ὅλων κράσεως γίνεται, καθάπερ καὶ διὰ τῶν ἔμπροσθεν ἐνεδειξάμεθα. καὶ διὰ ταύτην τὴν ἀνάγκην οὐκ ἔχοντες, ὅπως τὰ ἀκόλουθα τοῖς στοιχείοις, οἷς ὑπέθεντο, φυλάττοιεν οἱ ἀπὸ τῶν τοιούτων αἱρέσεων ἅπαντες, ἄτεχνον ἠναγκάσθησαν ἀποφήνασθαι τὴν φύσιν. καίτοι ταῦτά γ᾽ οὐ παρ᾽ ἡμῶν ἐχρῆν μανθάνειν τοὺς Ἐρασιστρα(102)τείους, ἀλλὰ παρ᾽ αὐτῶν τῶν φιλοσόφων, οἷς μάλιστα δοκεῖ πρῶτον ἐπισκοπεῖσθαι τὰ στοιχεῖα τῶν ὄντων ἁπάντων. οὔκουν οὐδ᾽ Ἐρασίστρατον ἄν τις ὀρθῶς ἄχρι τοσαύτης ἀμαθίας νομίζοι προήκειν, ὡς μηδὲ ταύτην γνωρίσαι δυνηθῆναι τὴν ἀκολου-

formare et condere non ejus eſt, quod ſecundo fit, ſed ejus, quod fuit prius. Quare neceſſe eſt ſtatim ex ipſo ſemine naturae facultates, quibus conformat, auget nutritque animal, eſſe praeſumere. At corporum, quae nec una committi, nec dividi poſſunt, nullum in ſe conformatricem, auctricem, nutricem, aut in ſumma artificem facultatem habet, quippe quod impatibile eſſe immutabileque praeſumitur. Praedictorum vero ſine mutatione et alteratione et ea, quae per tota fit, mixtione, veluti ſupra indicavimus, nullum conſiſtit. Atque ob hanc neceſſitatem omnes ejusmodi opinionum ſectatores, quo conſentanea elementis iis, quae propoſuerunt, dicerent, naturam vel nolentes coacti ſunt artificem eſſe negare. Verum haec non a nobis Eraſiſtrati ſequaces, ſed a philoſophis discere par erat, quibus ſcilicet illud maxime placet, omnium rerum elementa primum eſſe conſideranda. Non recte igitur putandus eſt Eraſiſtratus eo ignorantiae progreſſus, ut ne hanc quidem dignoscere poſſit conſequentiam, ſed ut ſi-

θίαν, ἀλλ' ἅμα μὲν ὑποθέσθαι τεχνικὴν τὴν φύσιν, ἅμα δ' εἰς ἀπαθῆ καὶ ἄναρμα καὶ ἀμετάβλητα στοιχεῖα καταθραῦσαι την οὐσίαν. καὶ μὴν εἰ δώσει τινὰ ἐν τοῖς στοιχείοις ἀλλοίωσίν τε καὶ μεταβολην καὶ ἕνωσιν καὶ συνέχειαν, ἓν καὶ ἀσύνθετον αὐτῷ ἁπλοῦν ἀγγεῖον ἐκεῖνο, καθάπερ καὶ αὐτὸς ὀνομάζει, γενήσεται. ἀλλ' ἡ μὲν ἁπλῆ φλὲψ ἐξ αὑτῆς τραφήσεται, τὸ νεῦρον δὲ καὶ ἡ ἀρτηρία παρὰ τῆς φλεβός. πῶς καὶ τίνα τρόπον; ἐν τούτῳ γὰρ δὴ καὶ πρόσθεν γενόμενοι τῷ λόγῳ τῆς τῶν Ερασιστρατείων διαφωνίας ἐμνημονεύσαμεν, ἐπεδείξαμεν δὲ καὶ καθ' ἑτέρους μὲν ἄπορον εἶναι τὴν τῶν ἁπλῶν ἐκείνων ἀγγείων θρέψιν· ἀλλὰ καὶ κρῖναι τὴν μάχην αὐτῶν οὐκ ὠκνήσαμεν, καὶ τιμῆσαι τὸν Ἐρασίστρατον, εἰς τὴν βελτίονα μεταστήσαντες αἵρεσιν. αὖθις οὖν ἐπὶ τὴν ἓν καὶ ἁπλοῦν καὶ ἡνωμένον ἑαυτῷ πάντη τὸ στοιχειῶδες ἐκεῖνο νεῦρον ὑποτιθεμένην αἵρεσιν ὁ λόγος μεταβὰς ἐπισκοπείσθω, πῶς τραφήσεται. τὸ γὰρ εὑρεθὲν ἐνταῦθα κοινὸν ἂν ἤδη καὶ τῆς Ἱπποκράτους αἱρέσεως γένοιτο. κάλλιον δ' ἄν μοι δοκῶ τὸ ζητού-

mul naturam artificiofam effe proponeret, fimul in impatibilia, et quae nec una conjungi nec mutari poffint elementa, fubftantiam dirimeret. Atqui fi in elementis alterationem aliquam, et mutationem, et unionem, et continuitatem dederit, unum ei minime compofitum vas illud, quod fimplex vocat, erit; verum fimplex vena a fe ipfa nutrietur, nervus vero et arteria a vena. Sed qualiter quaero et quemadmodum? hoc enim difceptationis noftrae loco diffenfus Erafiftrateorum fuperius meminimus, monftravimusque, neutrorum fententia, quemadmodum fimplicium illorum vaforum nutritio fiat, conftare. Sed nec indicare pugnam eorum fumus gravati: praeterea Erafiftrato honoris aliquid deferre, translato fcilicet in meliorem fectam. Rurfum igitur ad eam, quae elementarem illum nervum unum, fimplicem et fibi undique unitum proponit, disputatio converfa, quemadmodum nutriendus fit, confideret; quod namque hic inventum erit, commune id Hippocratis quoque fectae fuerit Aptius autem mihi, quod quaeritur,

μενον ἐπὶ τῶν νενοσηκότων καὶ σφόδρα καταλελεπτυσμένων βασανισθῆναι. πάντα γὰρ ἐναργῶς τούτοις φαίνεται τὰ μόρια τοῦ σώματος ἄτροφα, καὶ λεπτὰ, καὶ πολλῆς προσθήκης τε καὶ ἀναθρέψεως δεόμενα. καὶ τοίνυν καὶ τὸ νεῦρον τοῦτο τὸ αἰσθητὸν, ἐφ᾽ ᾧπερ ἐξαρχῆς ἐποιησάμην τὸν λόγον, ἰσχνὸν μὲν ἱκανῶς γέγονε, δεῖται δὲ θρέψεως. ἔχει δ᾽ ἐν αὐτῷ μέρη πάμπολλα μὲν ἐκεῖνα τὰ πρῶτα καὶ ἀόρατα νεῦρα τὰ σμικρὰ, καί τινας ἀρτηρίας ἁπλᾶς ὀλίγας, καὶ φλέβας ὁμοίως. ἅπαντα οὖν αὐτοῦ τὰ νεῦρα τὰ στοιχειώδη καταλελέπτυνται δηλονότι καὶ αὐτά· ἤ, εἰ μηδ᾽ ἐκεῖνα, οὐδὲ τὸ ὅλον. καὶ τοίνυν καὶ θρέψεως οὕτω μὲν ὅλον δεῖται νεῦρον, ἕκαστον δ᾽ ἐκείνων οὐ δεῖται. καὶ μὴν εἰ δεῖται μὲν θρέψεως, οὐδὲν δ᾽ ἡ πρὸς τὸ κενούμενον ἀκολουθία βοηθεῖν αὐτοῖς δυναται διά τε τὰς ἔμπροσθεν εἰρημένας ἀπορίας καὶ διὰ τὴν ὑπόγυιον ἰσχνότητα, καθάπερ δείξω, ζητητέον ἡμῖν ἐστιν ἑτέραν αἰτίαν θρέψεως. πῶς οὖν ἡ πρὸς τὸ κενούμενον ἀκολουθία τρέφειν ἀδύνατός ἐστι τὸν οὕτω διακείμενον; ὅτι τοσοῦτον ἀκολουθεῖν

disquirendum esse videtur in iis, qui aegrotaverunt et vehementer sunt extenuati; omnes enim his corporis partes et contabuerunt, et graciles factae sunt, tum plurima additione refectioneque indigere videntur; ergo etiam nervus hic sensibilis, cujus causa inceptus sermo est, in his gracilis admodum est redditus ac nutritione eget. Habet vero in se partes plurimas, tum primos illos et invisibiles nervos, tum paucas quasdam simplices arterias, itemque venas; omnes igitur ejus quoque elementares nervi extenuati sunt, aut, si non illi, utique nec totus. Itaque etiam, sicut totus, ipsi quoque nutriri postulant. Atqui si nutriri postulant, nec potest illis quicquam conducere ad id, quod vacuatur, successio, non propter jam dictas modo dubitationes, sed etiam propter recens contractam (ut indicabo) gracilitatem, quaerenda nobis alia nutritionis est causa. At quid igitur causae est, cur fieri nequeat, ut successio ad id, quod vacuatur, eum, qui sic sit affectus, nutriat? nempe quod

Ed. Chart. V. [41. 42.] Ed. Baſ. I. (102.)

ἀναγκάζει τῶν συνεχῶν, ὅσον ἀποῤῥεῖ. τοῦτο δ' ἐπὶ μὲν τῶν εὐεκτούντων ἱκανόν ἐστιν εἰς τὴν θρέψιν, ἴσα γὰρ ἐπ' αὐτῶν εἶναι χρὴ τοῖς ἀποῤῥέουσι τὰ προστιθέμενα· ἐπὶ δὲ τῶν ἐσχάτως ἰσχνῶν καὶ πολλῆς ἀναθρέψεως δεομένων εἰ μὴ πολλαπλάσιον εἴη τὸ προστιθέμενον τοῦ κενουμένου, τὴν ἐξ ἀρχῆς ἕξιν ἀναλαβεῖν οὐκ ἄν ποτε δύναιτο. δῆλον οὖν, ὡς ἕλκειν αὐτὰ δεήσει τοσούτῳ πλεῖον, ὅσῳ καὶ δεῖται πλείονος. [42] Ἐρασίστρατος δὲ κἀνταῦθα πρότερον ποιήσας τὸ δεύτερον οὐκ οἶδ' ὅπως οὐκ αἰσθάνεται. διότι γάρ, φησὶ, πολλὴ πρόσθεσις εἰς ἀνάθρεψιν γίνεται τοῖς νενοσηκόσι, διὰ τοῦτο καὶ ἡ πρὸς ταύτην ἀκολουθία πολλή. πῶς δ' ἂν πολλὴ πρόσθεσις γένοιτο, μὴ προηγουμένης ἀναδόσεως δαψιλοῦς; εἰ δὲ τὴν διὰ τῶν φλεβῶν φορὰν τῆς τροφῆς ἀνάδοσιν καλεῖ, τὴν δ' εἰς ἕκαστον τῶν ἁπλῶν καὶ ἀοράτων ἐκείνων νεύρων καὶ ἀρτηριῶν μετάληψιν οὐκ ἀνάδοσιν, ἀλλὰ διάδοσιν, ὥς τινες ὀνομάζειν ἠξίωσαν, εἶτα

tantum ſuccedere continui neceſſarium eſt, quantum effluit. Hoc vero iis, qui bono ſunt corporis habitu, ſatis ad nutritionem eſt, quibus ea, quae apponuntur, iis, quae effluunt, paria eſſe oportet; at in iis, qui ad ultimum ſunt graciles ac liberaliter refici poſtulant, niſi multo plus ſit, quod apponitur, quam id, quod vacuatur, priſtinum reſtituere habitum nunquam poterit Liquet igitur, quod tanto plus debent attrahere, quanto etiam pluribus egent. Porro Eraſiſtratus hic quoque ſe prius facere id, quod ſecundum eſt, neſcio, quo pacto non advertat. Propterea enim, inquit, quod multa appoſitio iis, qui aegrotarunt, quo reficiantur, fit, idcirco multum etiam ad hanc ſuccedit. At quomodo multa fiat appoſitio, ubi copioſa non praeceſſit distributio? Quod ſi alimenti per venas transitum distributionem appellat, translationem autem, quae in ſingula ſimplicium illorum et inviſibilium nervorum arteriarumque fit, non distributionem, ſed perfuſionem dicas, veluti nonnulli nominandam cenſuerunt; poſtea, qui per ve-

τὴν διὰ τῶν φλεβῶν μόνῃ τῇ πρὸς τὸ κενούμενον ἀκολουθίᾳ φασὶ γίγνεσθαι, τὴν εἰς τὰ λόγῳ θεωρητὰ μετάληψιν ἡμῖν ἐξηγησάσθωσαν. ὅτι μὲν γὰρ οὐκέτ' ἐπὶ τούτων ἡ πρὸς τὸ κενούμενον ἀκολουθία λέγεσθαι δύναται, καὶ μάλιστ' ἐπὶ τῶν ἐσχάτως ἰσχνῶν, ἀποδέδεικται. τί δέ φησιν ἐπ' αὐτῶν ἐν τῷ δευτέρῳ τῶν καθόλου λόγων ὁ Ἐρασίστρατος, ἄξιον ἐπακοῦσαι τῆς λέξεως· Τοῖς ἐσχάτοις τε καὶ ἁπλοῖς, λεπτοῖς τε καὶ στενοῖς οὖσιν, ἐκ τῶν παρακειμένων ἀγγείων ἡ πρόσθεσις συμβαίνει εἰς τὰ κενώματα τῶν ἀπενεχθέντων, κατὰ τὰ πλάγια τῶν ἀγγείων ἑλκομένης τῆς τροφῆς καὶ καταχωριζομένης. ἐκ ταύτης τῆς λέξεως πρῶτον μὲν τὸ κατὰ τὰ πλάγια προσίεμαί τε καὶ ἀποδέχομαι. κατὰ μὲν γὰρ αὐτὸ τὸ στόμα τὸ ἁπλοῦν νεῦρον οὐκ ἂν δύναιτο δεχόμενον τὴν τροφὴν οὕτως εἰς ὅλον ἑαυτὸ διανέμειν· ἀνάκειται γὰρ ἐκεῖνο τῷ ψυχικῷ πνεύματι· κατὰ δὲ τὸ πλάγιον ἐκ τῆς παρακειμένης φλεβὸς τῆς ἁπλῆς ἐγχωρεῖ λαβεῖν αὐτό. δεύτερον δ' ἀποδέχομαι τῶν ἐκ τῆς Ἐρασιστράτου λέξεως ὀνομάτων τὸ γεγραμμένον ἐφεξῆς τῷ κατὰ τὰ πλάγια.

nas agitur, transitum fola fieri fucceffione ad id, quod vacuatur, dicant; translationem, quae fit in illa; quae funt ratione fpectabilia, nobis interpretentur. Quandoquidem, quod nec in his fucceffio ad id, quod vacuatur, dici poffit, ac potiffimum in corporibus, quae ad ultimum funt extenuata, demonftratum jam eft. Quae vero de iis verba in fecundo univerfalium fermonum Erafiftratus dicat, operae pretium eft audiffe: *Ultimis et fimplicibus, tenuibus et anguftis, appofitio ex vicinis contingit vafis, in vacua fpatia eorum, quae abierunt, nutrimento a lateribus vaforum attracto ac translato.* Ex hac dictione primum illud *a lateribus* admitto plane as recipio; neque enim poffit fimplex nervus, fi per os nutrimentum acciperet, id in fe totum distribuere, ut qui dicatus animali fpiritui fit; at a latere licet a fimplici, quae juxta fita eft, vena alimentum recipiat. Secundo loco recipio ex Erafiftrati verbis, quod deinceps fubjici.

τί γάρ φησι; κατὰ τὰ πλάγια τῶν ἀγγείων ἑλκομένης τῆς τροφῆς. ὅτι μὲν οὖν ἕλκεται, καὶ ἡμεῖς ὁμολογοῦμεν· ὅτι δ' οὐ τῇ πρὸς τὸ κενούμενον ἀκολουθίᾳ, δέδεικται πρόσθεν.

Κεφ. ζ'. Ἐξεύρωμεν οὖν κοινῇ, πῶς ἕλκεται. πῶς δ' ἄλλως, ἢ ὡς σίδηρος ὑπὸ τῆς ἡρακλείας λίθου, δύναμιν ἐχούσης ἑλκτικὴν τοιαύτης ποιότητος; ἀλλ' εἰ την μὲν ἀρχὴν τῆς ἀναδόσεως ἡ τῆς κοιλίας ἔκθλιψις παρέχεται, τὴν δὲ μετ' αὐτὴν φορὰν ἅπασαν αἵ τε φλέβες περιστελλόμεναι καὶ προωθοῦσαι, καὶ τῶν τρεφομένων ἕκαστον ἐπισπώμενον εἰς ἑαυτὸ, τῆς πρὸς το κενουμενον ἀκολουθίας ἀποστάντες, ὡς οὐ πρεπούσης ἀνδρὶ τεχνικὴν ὑποθεμένῳ τὴν φύσιν, οὕτως ἂν ἤδη καὶ την ἀντιλογίαν εἴημεν πεφευγότες τὴν Ἀσκληπιάδου, μη δυνάμενοί γε λύειν αὐτήν. τὸ γαρ εἰς τὴν ἀπόδειξιν παραλαμβανόμενον λῆμμα τὸ διεζευγμένον οὐκέτ' ἐκ δυοῖν, ἀλλ' ἐκ τριῶν ἐστι κατά γε τὴν ἀλήθειαν διεζευγμένον. εἰ μὲν οὖν ὡς ἐκ δυοῖν αὐτῇ χρη-

tur illi *a lateribus.* Quid igitur ait? *a lateribus vaforum nutrimento attracto.* Ergo quod trahatur qnidem, nos quoque fatemur; quod autem fucceffione ad id, quod vacuatur, non trahatur, prius eft monftratum.

Cap. VII. Ergo ad quem modum trahatur, in commune inveftigemus. Quo porro alio, quam ficut a magnete lapide ferrum, qui fcilicet talis qualitatis trahendae vim habet? At vero, fi diftributionis principium expreffio ventriculi praeftat; reliquum vero ejus progreffum omnem tum venae ipfae contractae ac propelientes, tum fingula, quae nutriuntur, ad fe trahentia: fucceffionem ad id, quod vacuatur, repudiantes, quippe quae hominem, qui artificiofam naturam ftatuit, parum deceat, jam Afclepiadis objectionem declinaverimus, quam fcilicet folvere non poffumus. Lemma enim, quod ad demonftrationem disjunctum fumitur, non utique ex duobus, fed ex tribus re vera eft disjunctum. At fi quidem veluti ex duobus eo utemur, falfum erit aliquid

σαίμεθα, ψεῦδος ἔσται τι τῶν εἰς τὴν ἀπόδειξιν παρειλημμένων· εἰ δ' ὡς ἐκ τριῶν, ἀπέραντος ὁ λόγος γενήσεται. καὶ ταῦτ' οὐκ ἐχρῆν ἀγνοεῖν τὸν Ἐρασίστρατον, εἴπερ κἂν κατ' ὄναρ ποτὲ τοῖς ἐκ τοῦ περιπάτου συνέτυχεν.

Κεφ. η'. [43] Ὥσπερ οὖν οὐδὲ τὰ περὶ τῆς γενέσεως τῶν χυμῶν, ὑπὲρ ὧν οὐδὲν ἔχων εἰπεῖν, ἀλλ' οὐδὲ μέχρι τοῦ μετρίου πιθανὸν, οἴεται παρακρούεσθαι σκηπτόμενος, ὡς οὐδὲ χρήσιμος ὅλως ἐστὶν ἡ τῶν τοιούτων ἐπίσκεψις. εἶτα, ὦ πρὸς Διὸς, ὅπως μὲν τὰ σιτία κατὰ τὴν γαστέρα πέττεται, χρήσιμον ἐπίστασθαι, πῶς δ' ἐν ταῖς φλεψὶν ἡ χολὴ γίνεται, περιττόν; καὶ τῆς κενώσεως ἄρα φροντιστέον αὐτῆς μόνης, ἀμελητέον δὲ τῆς γενέσεως; ὥσπερ ουκ ἄμεινον ὑπάρχον μακρῷ τὸ κωλύειν εὐθὺς ἐξαρχῆς γεννᾶσθαι πλείονα, τοῦ πράγματα ἔχειν ἐκκενοῦντας. θαυμαστὸν δὲ καὶ τὸ διαπορεῖν, εἴτ' ἐν τῷ σώματι την γένεσιν αυτῆς ὑποθετέον, εἴτ' εὐθὺς ἔξωθεν ἐν τοῖς σιτίοις περιέχεσθαι φατέον. εἰ γὰρ δη τοῦτο καλῶς ηπόρηται, τί οὐχὶ καὶ περὶ τοῦ αἵματος ἐπισκεψόμεθα, πυτερον ἐν τῷ σώματι

eorum, quae ad demonſtrationem ſumuntur; ſin veluti ex duobus, minime claudeus ratio erit. Atque haec minime ignoraſſet Eraſiſtratus, ſi vel per ſomnium aliquando cum Peripateticis fuiſſet verſatus.

Cap. VIII. Quemadmodum de humorum generatione, de quibus nihil ne mediocriter quidem probabile habens quod dicat, ſalli putat eum, qui agit, quaſi prorſus inutilis ſit eorum contemplatio. Sed numquid, quaeſo, quemadmodum quidem cibi concoquantur in ventre, ſciviſſe eſt utile, quemadmodum autem in venis bilis fiat, eſt ſupervacuum? ac ſolius vacuationis ejus habenda eſt ratio, generationis ejus nulla cura? ceu non longe ſatius ſit prohibere ab initio, ne multa gignatur, quam ſolicitos et occupatos eſſe de vacuanda. Mirum vero eſt, et illud dubitare hominem, in corporene ſtatuenda generatio ejus ſit, an protinus in ipſis cibis extrinſecus contineri dicenda. Nam ſi id commode dubitatur, cur etiam de ſanguine non quaeremus, habeatne is in

λαμβάνει τὴν γένεσιν, ἢ ἐν τοῖς σιτίοις παρέσπαρται, καθάπερ οἱ τὰς ὁμοιομερείας ὑποτιθέμενοί φασι; καὶ μὴν πολλῷ γε ἦν χρησιμώτερον ζητεῖσθαι, ποῖα τῶν σιτίων ὁμολογεῖ τῇ τῆς αἱματώσεως ἐνεργείᾳ, καὶ ποῖα διαφέρεται, τοῦ ζητεῖν, τίνα μὲν τῇ τῆς γαστρὸς ἐνεργείᾳ νικᾶται ῥᾳδίως, τίνα δ' ἀντιβαίνει καὶ μάχεται. τούτων μὲν γὰρ ἡ ἔκλεξις εἰς πέψιν μόνην, ἐκείνων δ' εἰς αἵματος χρηστοῦ διαφέρει γένεσιν. οὐδὲν γὰρ ἴσον ἐστὶν, ἢ μη χρηστὸν αἷμα γεννηθῆναι, ἢ μὴ (103) καλῶς ἐν τῇ γαστρὶ χυλωθῆναι τὴν τροφήν. πῶς δ' οὐκ αἰδεῖται, τὰς μὲν τῆς πέψεως ἀποτυχίας διαιρούμενος, ὡς πολλαί τέ εἰσι καὶ κατὰ πολλὰς γίνονται προφάσεις, ὑπὲρ δὲ τῶν τῆς αἱματώσεως σφαλμάτων οὐδ' ἄχρι ῥήματος ἑνὸς, οὐδ' ἄχρι συλλαβῆς μιᾶς φθεγξάμενος; καὶ μὴν εὑρίσκεταί γε καὶ παχὺ καὶ λεπτὸν ἐν ταῖς φλεψὶν αἷμα, καὶ τοῖς μὲν ἐρυθρότερον, τοῖς δὲ ξανθότερον, τοῖς δὲ μελάντερον, τοῖς δὲ φλεγματωδέστερον. εἰ δ', ὅτι καὶ δυσῶδες οὐχ ἕνα τρόπον, ἀλλ' ἐν πολλαῖς πάνυ διαφοραῖς, ἀῤῥήτοις μεν λόγῳ, σα-

corpore generationem, an in cibis ſit diffuſus, veluti aiunt, qui opinionis de partibus ſimilaribus ſunt auctores? Atqui multo magis ad rem pertinebat illud quaeri, quinam cibi ſanguini faciendo maxime conveniant, qui non conveniant, quam qui ventriculi operi facile cedant, qui adverſentur et pugnent; quippe horum delectus ad ſolam concoctionem, illorum ad ſanguinis boni generationem intereſt; non enim paris momenti eſt, vel ſanguinem bonum non gigni, vel alimentum in ventre probe in chylum non verti. Quo pacto autem non erubeſcit, quum concoctionis fruſtrationes dividat; ceu multae ſint multisque ex occaſionibus incidant, de ſanguinis vitiis nec verbo tenus, imo ne ſyllaba quidem tenus, mentionem facere? Atqui in venis reperitur et craſſus et tenuis ſanguis; item aliis magis ruber, aliis flavior, aliis magis ater, aliis pituitoſior. Quod ſi quis graveolentem eum, idque non uno tantum genere, ſed multis plane differentiis, quae, ut ſermone explicari non

φεστάταις δ' αἰσθήσεσι φαίνεται γιγνόμενον, εἰδείη τις, οὐκ οἶμαι μετρίως ἔτι καταγνώσεσθαι τῆς Ἐρασιστράτου ῥαθυμίας αὐτὸν, οὕτω γ' ἀναγκαίαν εἰς τὰ ἔργα τῆς τέχνης θεωρίαν παραλιπόντος. ἐναργῆ γὰρ δὴ καὶ τὰ περὶ τῶν ὑδέρων ἁμαρτήματα, τῇ ῥαθυμίᾳ ταύτῃ κατὰ λόγον ἠκολουθηκότα. τό τε γὰρ τῇ στενοχωρίᾳ τῶν ὁδῶν κωλύεσθαι νομίζειν πρόσω τοῦ ἥπατος ἰέναι τὸ αἷμα, καὶ μηδέποτ' ἂν ἄλλως ὕδερον δύνασθαι συστῆναι, πῶς οὐκ ἐσχάτην ἐνδείκνυται ῥαθυμίαν; τό τε μὴ διὰ τὸν σπλῆνα, μήτε δι' ἄλλο τι μόριον, ἀλλ' ἀεὶ διὰ τὸν ἐν ἥπατι σκίῤῥον ὕδερον οἴεσθαι γίγνεσθαι, τελέως ἀργοῦ τὴν διάνοιαν ἀνθρώπου καὶ μηδενὶ τῶν ὁσημέραι γιγνομένων παρακολουθοῦντος. ἐπὶ μέν γε χρονίαις αἱμοῤῥοΐσιν ἐπισχεθείσαις, ἢ διὰ κένωσιν ἄμετρον εἰς ψύξιν ἐσχάτην ἀγούσαις τὸν ἄνθρωπον, οὐχ ἅπαξ, οὐδὲ δὶς, ἀλλὰ πολλάκις ἤδη τεθεάμεθα συστάντας ὑδέρους· ὥσπερ γε καὶ γυναιξὶν ἥ τε τῆς ἐφ' ἑκάστῳ μηνὶ καθάρσεως ἀπώλεια παντελὴς, καὶ ἄμετρος κένωσις ὅταν αἱμοῤῥαγήσωσί ποτε αἱ μῆτραι σφοδρῶς, ἐπεκαλέσαντο πολ-

poſſunt, ita ſenſu liquido apparent, intelligat, non mediocriter, ut arbitror, Eraſiſtratum negligentiae damnabit, qui tam neceſſariam artis contemplationem praetermiſerit. Manifeſtum enim eſt, ea, quae de hydrope prave ſentit, hanc negligentiam fuiſſe ſecuta. Nam quod viarum anguſtia prohiberi ſanguinem ultra per jecur procedere putat, nec alia ratione ulla hydropem poſſe fieri, quomodo non extremam prodit ejus ignaviam? Jam quod nec vitio lienis, nec alterius cujusquam partis, ſed perpetuo ex jecinoris ſcirrho gigni hydropem exiſtimat, prorſus ſocordis eſt hominis, nec quicquam eorum, quae quotidie fiunt, intelligentis. Siquidem ex diuturnis haemorrhoidibus vel ſuppreſſis vel immodica proſuſione hominem ad extremam frigiditatem ducentibus non ſemel, aut bis, ſed ſaepe jam factum hydropem vidi; ſicut mulieribus quoque tum menſtruae purgationis omnimoda ceſſatio, tum immodica vacuatio, quum ſcilicet uteri nimio ſanguinis profluvio laborarunt, ſaepe hydro-

λάκις ὕδερον, καί τισιν αὐτῶν ὁ γυναικεῖος ὀνομαζόμενος ῥοῦς εἰς τοῦτ᾽ ἐτελεύτησε τὸ πάθος· ἵνα τοὺς ἀπὸ τῶν κενεώνων ἀρχομένους ἢ ἄλλου τινὸς τῶν ἐπικαίρων μορίων ὑδέρους παραλίπω, σαφῶς μὲν καὶ αὐτοὺς ἐξελέγχοντας τὴν Ἐρασιστράτειον ὑπόληψιν, ἀλλ᾽ οὐχ οὕτως [44] ἐναργῶς, ὡς οἱ διὰ κατάψυξιν σφοδρὰν τῆς ὅλης ἕξεως ἀποτελούμενοι. πρώτη γὰρ αὕτη γενέσεως ὑδέρων αἰτία, διὰ τὴν ἀποτυχίαν τῆς αἱματώσεως γιγνομένη, τρόπον ὁμοιότατον ταῖς ἐπὶ τῇ τῶν σιτίων ἀπεψίᾳ διαῤῥοίαις. οὐ μὴν ἐσκίῤῥωταί γε κατὰ τοὺς τοιούτους ὑδέρους οὐδ᾽ ἄλλο τι σπλάγχνον, οὐδὲ τὸ ἧπαρ. ἀλλ᾽ Ἐρασίστρατος ὁ σοφὸς ὑπεριδὼν καὶ καταφρονήσας, ὧν οὔθ᾽ Ἱπποκράτης, οὔτε Διοκλῆς, οὔτε Πραξαγόρας, οὔτε Φιλιστίων, ἀλλ᾽ οὐδὲ τῶν ἀρίστων φιλοσόφων οὐδεὶς κατεφρόνησεν, οὔτε Πλάτων, οὔτ᾽ Ἀριστοτέλης, οὔτε Θεόφραστος, ὅλας ἐνεργείας ὑπερβαίνει, καθάπερ τι σμικρὸν καὶ τὸ τυχὸν τῆς τέχνης παραλιπὼν μέρος, οὐδ᾽ ἀντειπεῖν ἀξιώσας, εἴτ᾽ ὀρθῶς, εἴτε καὶ μὴ

pem accerfiverunt, nonnullis vero earum et qui muliebris vocatur fluxus, in hunc terminatus eft morbum: ut, qui ab ilibus incipiunt aliove quopiam opportunorum ad id membrorum, hydropas praetermittam; qui ipfi quoque Erafiftrati opinionem clare refellunt, verum non adeo luculenter, ut qui ex toto corporis habitu immodice refrigerato oriuntur. Eft enim ea prima generandi hydropis caufa, ex fanguificationis defectu proveniens, fimili genere atque ea, quae ex ciborum concoctionis defectu fit, diarrhoea. Atqui in tali hydropis genere nec aliud vifcus ullum, nec jecur fcirrho eft affectum. Caeterum vir fapiens Erafiftratus, negligens atque defpiciens, quae nec Hippocrates, nec Diocles, nec Praxagoras, nec Philiftion, fed nec quae optimorum philofophorum ullus contempfit, non Plato, non Ariftoteles, non Theophraftus, totas actiones praeterit, veluti exigua quadam et momentana artis omiffa parte, ne quidem vel contradicendum cenfens, five recte, five non recte omnes hi

σύμπαντες οὗτοι θερμῷ, ψυχρῷ, ξηρῷ καὶ ὑγρῷ, τοῖς μὲν ὡς δρῶσι, τοῖς δ' ὡς πάσχουσι, τὰ κατὰ τὸ σῶμα τῶν ζώων ἁπάντων διοικεῖσθαί φασι, καὶ ὡς τὸ θερμὸν ἐν αὐτοῖς εἴς τε τὰς ἄλλας ἐνεργείας καὶ μάλιστα εἰς τὴν τῶν χυμῶν γένεσιν τὸ πλεῖστον δύναται. ἀλλὰ τὸ μὲν μὴ πείθεσθαι τοσούτοις τε καὶ τηλικούτοις ἀνδράσι καὶ πλεῖον αὐτον οἴεσθαί τι γινώσκειν ἀνεμέσητον· τὸ δὲ μήτ' ἀντιλογίας ἀξιῶσαι μήτε μνήμης οὕτως ἔνδοξον δόγμα θαυμαστήν τινα τὴν ὑπεροψίαν ἐνδείκνυται. καίτοι σμικρότατός ἐστι τὴν γνώμην καὶ ταπεινὸς ἐσχάτως ἐν ἁπάσαις ταῖς ἀντιλογίαις, ἐν μὲν τοῖς περὶ τῆς πέψεως λόγοις τοῖς σήπεσθαι τὰ σιτία νομίζουσι φιλοτίμως ἀντιλέγων, ἐν δὲ τοῖς περὶ τῆς ἀναδόσεως τοῖς διὰ τὴν παράθεσιν τῶν ἀρτηριῶν ἀναδίδοσθαι τὸ διὰ τῶν φλεβῶν αἷμα νομίζουσιν, ἐν δὲ τοῖς περὶ τῆς ἀναπνοῆς τοῖς περιωθεῖσθαι τὸν ἀέρα φάσκουσιν. οὐκ ὤκνησε δὲ οὐδὲ τοῖς ἀτμοειδῶς εἰς τὴν κύστιν ἰέναι τὰ οὖρα νομίζουσιν ἀντειπεῖν, οὐδὲ τοῖς εἰς

calido, frigido, ficco, humido, aliis veluti agentibus, aliis veluti patientibus, quae in corpore animalis funt, omnia gubernari dicant, quodque calidum in iis tum ad alias actiones, tum vero praecipue ad fuccorum generationem plurimum valeat. Verum tot tantisque non affentiri viris, fed plus fe fapere quam illos putare, fine invidia efto; at nec refutatione, nec mentione tam celebre dogma dignari, id vero immenfam quandam ejus prodit fuperbiam. Tametfi maxime pufillo abjectoque animo eft, ubicunque aliquid refutat; in disceptatione quidem de concoctione eos, qui putrefieri cibos autumant, refutandi occafionem ambitiofe captans; in ea vero, quae de distributione agit, eos, qui propter appofitionem arteriarum distribui venarum fanguinem exiftimant; in ea rurfus, quae de refpiratione inftituitur, eos, qui circumtrudi aerem dicunt. Sed nec gravatus eft contra eos, qui halitus modo urinas meare in veficam contendunt, disputare; nec etiam contra eos, qui in pulmonem ferri

τὸν πνεύμονα φέρεσθαι τὸ ποτόν. οὕτως ἐν ἅπασι τὰς χειρίστας ἐπιλεγόμενος δόξας ἀγάλλεται διατρίβων ἐπὶ πλέον ταῖς ἀντιλογίαις· ἐπὶ δὲ τῆς τοῦ αἵματος γενέσεως, οὐδὲν ἀτιμοτέρας οὔσης τῆς ἐν τῇ γαστρὶ χυλώσεως τῶν σιτίων, οὔτ᾽ ἀντειπεῖν τινι τῶν πρεσβυτέρων ἠξίωσεν, οὔτ᾽ αὐτὸς εἰσηγήσασθαί τινα ἑτέραν γνώμην ἐτόλμησεν, ὁ περὶ πασῶν τῶν φυσικῶν ἐνεργειῶν ἐν ἀρχῇ τῶν καθόλου λόγων ὑποσχόμενος ἐρεῖν, ὅπως τε γίνονται καὶ δι᾽ ὧν τινων τοῦ ζώου μορίων. ἢ τῆς μὲν πέπτειν τὰ σιτία πεφυκυίας δυνάμεως ἀῤῥωστούσης, ἀπεπτήσει τὸ ζῶον, τῆς δ᾽ αἱματούσης τὰ πεφθέντα, οὐδὲν ἔσται πάθημα τὸ παράπαν, ἀλλ᾽ ἀδαμαντίνη τις ἡμῖν αὕτη μόνη καὶ ἀπαθής ἐστιν; ἢ ἄλλο τι τῆς ἀῤῥωστίας αὐτῆς ἔκγονον ὑπάρξει, καὶ οὐχ ὕδερος; δῆλος οὖν ἐναργῶς ὁ Ἐρασίστρατός ἐστιν, ἐξ ὧν ἐν μὲν τοῖς ἄλλοις οὐδὲ ταῖς φαυλοτάταις δόξαις ἀντιλέγειν ὤκνησεν, ἐνταυθοῖ δ᾽ οὐδ᾽ ἀντειπεῖν τοῖς πρόσθεν, οὐδ᾽ αὐτὸς εἰπεῖν τι καινὸν ἐτόλμησε, τὸ σφάλμα τῆς ἑαυτοῦ γνωρίζων αἱρέσεως. τί γὰρ ἂν καὶ λέγειν ἔσχεν ὑπὲρ αἵματος,

potionem ajunt. Ita, cum peſſimas quasque opiniones delegerit, delectatur prolixe in refutationibus immorari: de ſanguinis vero generatione, quae tamen ciborum in chylum converſione nihilo eſt inferior, nec contra veterum quenquam disputare cenſuit, nec ipſe aliam inducere opinionem eſt auſus, qui in principio univerſalium ſermonum de omni naturali functione, et quemadmodum, et quibus animalis partibus quaeque fiat, pollicitus eſt differere. An, concoquendi cibi facultate imbecilla, cruditate laborabit animans, ejus vero, quae jam concocta in ſanguinem vertit, nullus omnino erit affectus, ſed haec ſola nobis adamantina eſt et impatibilis? an alia quaepiam imbecillitatis ejus ſoboles erit, quam hydrops? Patet igitur liquido, Eraſiſtratum, quum in aliis ne in leviſſimas quidem opiniones invehi ſit gravatus, hac vero in re nec refellere priores, nec ipſe novum aliquid in medium afferre ſit auſus, dogmatis ſui errorem agnoviſſe. Nam quid quaeſo dicere de ſanguine potuit homo,

ἄνθρωπος εἰς μηδὲν τῷ συμφύτῳ θερμῷ χρώμενος; τί δὲ περὶ ξανθῆς χολῆς, ἢ μελαίνης, ἢ φλέγματος; ὅτι νὴ Δία δυνατόν ἐστιν, ἀναμεμιγμένην τοῖς σιτίοις εὐθὺς ἔξωθεν παραγίνεσθαι τὴν χολήν. λέγει γοῦν ὧδέ πως αὐτοῖς ὀνόμασι· Πότερον δ' ἐν τῇ περὶ τὴν κοιλίαν κατεργασίᾳ τῆς τροφῆς γεννᾶται τοιαύτη ὑγρασία, ἢ μεμιγμένη τοῖς ἔξωθεν προσφερομένοις παραγίνεται, οὐδὲν χρήσιμον πρὸς τὴν ἰατρικὴν ἐπεσκέφθαι. καὶ μὴν, ὦ γενναιότατε, καὶ κενοῦσθαι χρῆναι φάσκεις τὸν χυμὸν τοῦτον ἐκ τοῦ ζώου, καὶ μεγάλως λυπεῖν, εἰ μὴ κενωθείη. πῶς οὖν οὐδὲν ἐξ αὐτοῦ χρηστὸν ὑπολαμβάνων γίνεσθαι τολμᾷς ἄχρηστον λέγειν εἰς ἰατρικὴν εἶναι [45] την περὶ τῆς γενέσεως αὐτοῦ σκέψιν; ὑποκείσθω γὰρ, ἐν μὲν τοῖς σιτίοις περιέχεσθαι, μη διακρίνεσθαι δ' ἀκριβῶς ἐν ἥπατι· ταῦτα γὰρ ἀμφότερα νομίζεις εἶναι δυνατά. καὶ μὴν οὐ σμικρὸν ἐνταῦθα τὸ διαφέρον, ἢ ἐλαχίστην, ἢ παμπόλλην χολὴν ἐν ἑαυτοῖς περιέχοντα προσάρασθαι τὰ σιτία. τὰ μὲν γὰρ ἀκίνδυνα πάντη, τὰ δὲ παμπόλλην περιέχοντα, τῷ μὴ δύνασθαι πᾶσαν αὐτὴν ἐν

qui naturali calore ad nullum effectum fit ufus? quid vero de bili flava nigrave aut pituita? nempe quod fieri poteft, ut bilis mixta cibis ftatim forinfecus adveniat. Ait namque ad hunc modum ipfis verbis: *Utrum vero inter concoquendum in ventre alimentum talis gignatur humor, an mixtus in exhibitis extrinfecus accedat, id confideraffe ad nullum pertinet medicinae ufum.* Atqui, vir egregie, tum vacuari oportere humorem hunc ex animalis corpore, tum magnopere nocere, nifi vacuetur, ipfe fateris. Quo pacto igitur, cum nihil boni ex ea fieri exiftimes, inutilem effe ad medicinam ais de generatione ejus confiderationem? Fac namque in cibis contineatur, nec in jecinore exacta ejus fit fecretio; ambo enim haec fieri poffe exiftimas. Atqui permultum hoc loco intereft, minimam plurimamve in fe bilem contineant, qui exhibentur cibi: illi namque omni periculo vacant; hi vero, qui plurimam in fe continent, quo-

ἥπατι καθαρθῆναι καλῶς, αἴτια καταστήσεται τῶν τ' ἄλλων παθῶν, ὧν αὐτὸς Ἐρασίστρατος ἐπὶ πλήθει χολῆς γίνεσθαί φησι, καὶ τῶν ἰκτερικῶν οὐχ ἥκιστα. πῶς οὖν οὐκ ἀναγκαιότατον ἰατρῷ γινώσκειν, πρῶτον μὲν, ὡς ἐν τοῖς σιτίοις αὐτοῖς ἔξωθεν ἡ χολὴ περιέχεται· δεύτερον δ', ὡς τὸ μὲν τεῦτλον, εἰ τύχοι, παμπόλλην, ὁ δ', ἄρτος ἐλαχίστην, καὶ τὸ μὲν ἔλαιον πλείστην, ὁ δ' οἶνος ἐλαχίστην, ἕκαστόν τε τῶν ἄλλων ἄνισον τῷ πλήθει περιέχει τὴν χολήν. πῶς γὰρ οὐκ ἂν εἴη γελοιότατος, ὃς ἂν ἑκὼν αἱρῆται τὰ πλείονα χολὴν ἐν ἑαυτοῖς περιέχοντα πρὸ τῶν ἐναντίων; τί δ', εἰ μὴ περιέχεται μὲν ἐν τοῖς σιτίοις ἡ χολὴ, γίνεται δ' ἐν τοῖς τῶν ζώων σώμασιν; ἢ οὐχὶ καὶ τοῦτο χρήσιμον ἐπίστασθαι, τίνι μὲν καταστάσει σώματος ἕπεται πλείων αὐτῆς ἡ γένεσις, τίνι δ' ἐλάττων; ἀλλοιοῦν γὰρ δήπου καὶ μεταβάλλειν οἷοί τ' ἐσμὲν καὶ τρέπειν ἐπὶ τὸ βέλτιον ἀεὶ τὰς μοχθηρὰς καταστάσεις τοῦ σώματος. ἀλλ' εἰ μὴ γιγνώσκοιμεν, καθότι μοχθηρά ἐστι, καὶ πῇ τῆς δεούσης ἐξίσταται, (104) πῶς ἂν αὐτὴν ἐπανάγειν οἷοί τε εἴημεν ἐπὶ τὸ

niam non poteſt tota ea commode in jecinore expurgari, occaſio erunt tum aliorum affectuum, quos ipſe, o Eraſiſtrate, ex bilis redundantia naſci ais, tum non in poſtremis icteri. Quo pacto igitur medico noſſe maxime neceſſarium non ſit primum illud, quod extrinſecus in cibis ipſis bilis contineatur; ſecundo, quod beta (verbi gratia) multam, panis minimam, rurſus oleum plurimam, vinum minimam, reliquaque impari modo inter ſe bilis portionem ſingula contineant? Quomodo enim non maxime ſit ridiculus, qui ſponte ſua ea, quae plus in ſe bilis contineant, potius eligit, quam contraria? Quid vero, ſi non continetur bilis in cibis, ſed in corpore animalium gignitur, nonne illud quoque noſſe ad rem pertinet, in quo ſtatu corporis amplior ejus generatio proveniat, in quo minor? Quippe alterandi mutandique ſemper in melius vitioſos corporum ſtatus facultatem habemus; verum ſi ignoramus, quatenus vitioſus ſit, et qualiter a legitimo exceſſerit, quo tandem pacto licebit nobis eum in

κρεῖττον; οὔκουν ἄχρηστόν ἐστιν εἰς τὰς ἰάσεις, ὡς Ἐρασίστρατός φησιν, ἐπίστασθαι τἀληθὲς αὐτὸ περὶ γενέσεως χολῆς. οὐ μὴν οὐδ' ἀδύνατον οὐδ' ἀσαφὲς ἐξευρεῖν, ὅτι μὴ τῷ πλείστην ἐν ἑαυτῷ περιέχειν τὸ μέλι τὴν ξανθὴν χολὴν, ἀλλ' ἐν τῷ σώματι μεταβαλλόμενον, εἰς αὐτὴν ἀλλοιοῦταί τε καὶ τρέπεται. πικρὸν γὰρ ἂν ἦν γευομένοις, εἰ χολὴν ἔξωθεν εὐθὺς ἐν ἑαυτῷ περιεῖχεν, ἅπασί τ' ἂν ὡσαύτως τοῖς ἀνθρώποις ἴσον αὐτῆς ἐγέννα τὸ πλῆθος. ἀλλ' οὐχ ὧδ' ἔχει τἀληθές. ἐν μὲν γὰρ τοῖς ἀκμάζουσι, καὶ μάλιστ' εἰ φύσει θερμότεροι, καὶ βίον εἶεν βιοῦντες ταλαίπωροι, ὅπαν εἰς ξανθὴν χολὴν μεταβάλλει τὸ μέλι· τοῖς γέρουσι δ' ἱκανῶς ἐστιν ἐπιτήδειον, ὡς ἂν οὐκ εἰς χολὴν, ἀλλ' εἰς αἷμα τὴν ἀλλοίωσιν ἐκείνοις λαμβάνον. Ἐρασίστρατος δὲ, πρὸς τῷ μηδὲν τούτων γινώσκειν, οὐδὲ περὶ τὴν διαίρεσιν τοῦ λόγου σωφρονεῖ, πότερον ἐν τοῖς σιτίοις ἡ χολὴ περιέχεται εὐθὺς ἐξ ἀρχῆς, ἢ κατὰ τὴν ἐν τῇ κοιλίᾳ κατεργασίαν ἐγένετο, μηδὲν εἶναι χρήσιμον εἰς ἰατρικὴν ἐπισκέψασθαι λέγων. ἐχρῆν

meliorem vindicare? Non eſt igitur, ut Eraſiſtratus affirmat, ad medendum inutilis ipſa de bilis generatione veritas; ſed et illud nec difficile inventu eſt, nec obſcurum, quod mel non eo, quod plurimam in ſe bilem continet, ſed quod intra corpus eſt mutatum, in hanc alteratur ac vertitur; quippe amarum guſtantibus eſſet, ſi bilem in ſe extra corpus contineret; praeterea omnibus ſimiliter hominibus aequalis ex eo gigneretur bilis copia. Verum id ſecus habet, ſiquidem, qui jam in flore ſunt, potiſſimum ſi calidiore natura ſint ac vitam degant laborioſam, in iis totum mel vertitur in flavam bilem, ſenibus vero admodum eſt accommodum, utpote quibus non in bilem, ſed in ſanguinem convertatur. Eraſiſtratus vero, praeterquam quod nihil horum novit, neque diviſionem ſermonis ſui ſatis aptam facit, illud aeſtimaſſe inquiens, nihil ad medendum conferre, in cibisne bilis ſtatim ab initio contineatur, an per concoctionem in ventre ſit genita, quum additum ſcilicet aliquid oportuiſſet

γὰρ δήπου προσθεῖναί τι καὶ περὶ τῆς ἐν ἥπατι καὶ φλεψὶ γενέσεως αὐτῆς, ἐν τοῖσδε τοῖς ὀργάνοις γεννᾶσθαι τὴν χολὴν ἅμα τῷ αἵματι, τῶν παλαιῶν ἰατρῶν τε καὶ φιλοσόφων ἀποφηναμένων. ἀλλὰ τοῖς εὐθὺς ἐξ ἀρχῆς σφαλεῖσι καὶ διαμαρτάνουσι τῆς ὀρθῆς ὁδοῦ τοιαῦτά τε ληρεῖν ἀναγκαῖόν ἐστι, καὶ προσέτι τῶν χρησιμωτάτων εἰς τὴν τέχνην παραλιπεῖν τὴν ζήτησιν. ἡδέως οὖν, ἐνταῦθα τοῦ λόγου γεγονὼς, ἠρόμην τοὺς ὁμιλῆσαι φάσκοντας αὐτὸν ἐπὶ πλεῖστον τοῖς ἐκ τοῦ περιπάτου φιλοσόφοις, εἰ γινώσκουσιν, ὅσα περὶ τοῦ κεκρᾶσθαι τὰ σώματα ἡμῶν ἐκ θερμοῦ καὶ ψυχροῦ καὶ ξηροῦ καὶ ὑγροῦ πρὸς Ἀριστοτέλους εἴρηταί τε καὶ ἀποδέδεικται· καὶ ὡς τὸ θερμὸν ἐν αὐτοῖς ἐστι τὸ δραστικώτατον, καὶ ὡς τῶν ζώων ὅσα μὲν θερμότερα φύσει, ταῦτα πάντως ἔναιμα, τὰ δ' ἐπὶ πλεῖστον ψυχρότερα πάντως ἄναιμα, καὶ διὰ τοῦτο τοῦ χειμῶνος, ἀργὰ καὶ ἀκίνητα κεῖται, φωλεύοντα δίκην νεκρῶν. [46] εἴρηται δὲ καὶ περὶ τῆς χροιᾶς τοῦ αἵματος οὐκ Ἀριστοτέλει μόνον, ἀλλὰ καὶ Πλάτωνι. καὶ ἡμεῖς νῦν, ὅπερ ἤδη καὶ πρόσθεν εἴπομεν,

de ejus et in jecinore et in venis generatione, quando in iis instrumentis gigni eam una cum sanguine veteres tum medici tum philosophi prodiderunt. Sed qui ab initio statim errarunt, atque a recta via declinarunt, his non talia modo nugari est necesse, sed etiam eorum, quae ad artem sunt utilissima, disquisitionem omittere. Libens igitur, quum huc oratione processerim, eos rogem, qui plurimum cum Peripateticis philosophis versatum hominem dicunt, an omnia, quae ab Aristotele dicta demonstrataque sunt de corporis nostri ex calido, frigido, humido et sicco mixtione, norint; tum calidum in iis esse efficacissimum, et animalia, quae calidiore sunt natura, ea esse omnino sanguine praedita, contra quae natura admodum sunt frigida, ea prorsus esse exanguia, eoque per hyemem delitescentia otiosa et immota mortuorum ritu jacere. Porro disceptatum et de colore sanguinis est non Aristoteli modo, sed etiam Platoni. Nos autem, sicut prius etiam testati sumus, haudquaquam,

οὐ τὰ καλῶς ἀποδεδειγμένα τοῖς παλαιοῖς λέγειν προὐθέμεθα, μήτε τῇ γνώμῃ, μήτε τῇ λέξει τοὺς ἄνδρας ἐκείνους ὑπερβαλέσθαι δυνάμενοι· τὰ δ' ἤτοι χωρὶς ἀποδείξεως ὡς ἐναργῆ πρὸς αὐτῶν εἰρημένα, τῷ μηδ' ὑπονοῆσαι μοχθηροὺς οὕτως ἔσεσθαί τινας σοφιστὰς, οἳ καταφρονήσουσι τῆς ἐν αὐτοῖς ἀληθείας, ἢ καὶ παραλελειμμένα τελέως ὑπ' ἐκείνων, ἀξιοῦμεν εὑρίσκειν τε καὶ ἀποδεικνύναι. περὶ δὲ τῆς τῶν χυμῶν γενέσεως οὐκ οἶδ' εἴ τις ἔχει προσθεῖναί τι σοφώτερον, ὧν Ἱπποκράτης εἶπε, καὶ Ἀριστοτέλης, καὶ Πραξαγόρας, καὶ Φιλότιμος, καὶ ἄλλοι πολλοὶ τῶν παλαιῶν. ἀποδέδεικται γὰρ ἐκείνοις τοῖς ἀνδράσιν, ἀλλοιουμένης τῆς τροφῆς ἐν ταῖς φλεψὶν ὑπὸ τῆς ἐμφύτου θερμασίας, αἷμα μὲν ὑπὸ τῆς συμμετρίας τῆς κατ' αὐτὴν, οἱ δ' ἄλλοι χυμοὶ διὰ τὰς ἀμετρίας γινόμενοι. καὶ τούτῳ τῷ λόγῳ πάνθ' ὁμολογεῖ τὰ φαινόμενα. καὶ γὰρ τῶν ἐδεσμάτων ὅσα μέν ἐστι θερμότερα φύσει, χολωδέστερα, τὰ δὲ ψυχρότερα φλεγματωδέστερα. καὶ τῶν ἡλικιῶν ὡσαύτως χολωδέστε-

quae ab antiquis commode funt demonftrata, ea dicere in praefentia paramus, ut qui illos nec fentiendo nec dicendo fuperare queamus; fed aut quae ab illis absque demonftratione, tanquam evidentia, funt prodita, quod fcilicet aliquos fore adeo perverfos fophiftas, qui veritatem in iis, quae ipfi tradidiffent, contemnerent, fufpicati non funt, vel etiam ab illis omnino funt praetermiffa, haec tum inveftigare tum demonftrare cenfemus. De fuccorum vero generatione haud fcio an aliquis exactius quicquam afferre in medium poffit iis, quae Hippocrates, Ariftoteles, Praxagoras, Philotimus aliique veterum non pauci reliquerunt. Demonftratum enim eft ab iis viris, alimentum, dum in venis ab innato calore alteratur, fanguinem quidem a mediocri calore fieri, reliquos vero fuccos ab eodem immodico. Atque huic fententiae, quae evidenter fenfibus apparent, omnia confentiunt. Quando et cibi, qui natura calidiore funt, magis funt biliofi; qui frigidiore, magis pituitofi. Simili modo ex aetatibus

ραι μὲν αἱ θερμότεραι φύσει, φλεγματωδέστεραι δ' αἱ ψυχρότεραι. καὶ τῶν ἐπιτηδευμάτων δὲ, καὶ τῶν χωρῶν, καὶ τῶν ὡρῶν, καὶ πολὺ δὴ πρότερον ἔτι τῶν φύσεων αὐτῶν αἱ μὲν ψυχρότεραι φλεγματωδέστεραι, χολωδέστεραι δὲ αἱ θερμότεραι. καὶ νοσήματα τὰ μὲν ψυχρὰ τοῦ φλέγματος ἔκγονα, τὰ δὲ θερμὰ τῆς ξανθῆς χολῆς. καὶ ὅλως οὐδέν ἐστιν εὑρεῖν τῶν ἁπάντων, ὃ μὴ τούτῳ τῷ λόγῳ μαρτυρεῖ. πῶς δ' οὐ μέλλει; διὰ γὰρ τὴν ἐκ τῶν τεττάρων ποιοτήτων ποιὰν κρᾶσιν ἑκάστου τῶν μορίων ὡδί πως ἐνεργοῦντος, ἀνάγκη πᾶσα καὶ διὰ τὴν βλάβην αὐτῶν ἢ διαφθείρεσθαι τελέως, ἢ ἐμποδίζεσθαί γε τὴν ἐνέργειαν, καὶ οὕτως νοσεῖν τὸ ζῶον, ἢ ὅλον, ἢ κατὰ μόρια. καὶ πρῶτά γε καὶ γενικώτατα νοσήματα τέτταρα τὸν ἀριθμὸν ὑπάρχει, θερμότητι καὶ ψυχρότητι καὶ ξηρότητι καὶ ὑγρότητι διαφέροντα. τοῦτο δὲ καὶ αὐτὸς ὁ Ἐρασίστρατος ὁμολογεῖ, καίτοι μὴ βουλόμενος. ὅταν γὰρ ἐν τοῖς πυρετοῖς χείρους τῶν σιτίων τὰς πέψεις γίγνεσθαι λέγῃ, μὴ διότι τῆς ἐμφύτου

quae calidiore natura funt, has biliofiores effe conftat; quae frigidiore, pituitofiores. Jam vitae rationum et regionum et anni temporum multoque priores his ipfarum quoque naturarum, quae frigidiores funt, eae magis cernuntur pituitofae, quae calidiores, magis biliofae. Praeterea ex morbis quoque qui frigidi funt, ii a pituita oriuntur; qui calidi, a bili ortum habent. Denique nihil ufquam invenias, quod non huic fententiae aftipuletur. Et quomodo, quaefo, non aftipuletur? Cum enim propter certam ex quatuor illis qualitatibus temperiem pars quaeque certam habeat functionem, neceffe omnino eft, propter ejus temperiei vitium aut prorfus corrumpi functionem, aut impediri, ac ita vel totum vel partibus aegrotare animal. Ac primi quidem ac principes morbi funt quatuor, qui calore, frigore, ficcitate et humore inter fe diffident. Id vero Erafiftratus quoque ipfe, quanquam nolens, fatetur. Nam quum in febribus deteriorem effe ciborum concoctionem dicat, nec tamen (fic-

θερμασίας ἡ συμμετρία διέφθαρται, καθάπερ οἱ πρόσθεν ὑπελάμβανον, ἀλλ' ὅτι περιστέλλεσθαι καὶ τρίβειν ἡ γαστὴρ οὐχ ὁμοίως δύναται βεβλαμμένη τὴν ἐνέργειαν, ἐρέσθαι δίκαιον αὐτὸν, ὑπὸ τίνος ἡ τῆς γαστρὸς ἐνέργεια βέβλαπται. γενομένου γὰρ, εἰ τύχοι, βουβῶνος ἐπὶ προσπταίσματι, πρὶν μὲν πυρέξαι τὸν ἄνθρωπον, οὐκ ἂν χεῖρον ἡ γαστὴρ πέψειεν· οὐ γὰρ ἱκανὸν ἦν οὐδέτερον αὐτῶν, οὔθ' ὁ βουβὼν, οὔτε τὸ ἕλκος, ἐμποδίσαι τι καὶ βλάψαι τὴν ἐνέργειαν τῆς γαστρός. εἰ δὲ πυρέξειεν, εὐθὺς μὲν αἱ πέψεις γίνονται χείρους, εὐθὺς δὲ καὶ τὴν ἐνέργειαν τῆς γαστρὸς βεβλάφθαι φαμὲν, ὀρθῶς λέγοντες. ἀλλ' ὑπὸ τίνος ἐβλάβη, προσθεῖναι χρὴ τῷ λόγῳ. τὸ μὲν γὰρ ἕλκος οὐχ οἷόν τ' ἦν αὐτὴν βλάπτειν, ὥσπερ οὐδ' ὁ βουβών· ἢ γὰρ ἂν ἔβλαπτε καὶ πρὸ τοῦ πυρετοῦ. εἰ δὲ μὴ ταῦτα, δῆλον ὡς ἡ τῆς θερμασίας πλεονεξία. δύο γὰρ ταῦτα προσεγένετο τῷ βουβῶνι ἡ τῆς κατὰ τὰς ἀρτηρίας τε καὶ τὴν καρδίαν κινήσεως ἀλλοίωσις, καὶ ἡ τῆς κατὰ φύσιν θερμασίας πλεονεξία. ἀλλ' ἡ μὲν τῆς κινήσεως ἀλλοίωσις οὐ μόνον οὐδὲν βλάψει τὴν ἐνέργειαν τῆς γα-

nt priores cenfuerunt) propterea, quod naturalis caloris mediocritas corrumpitur, fed quia ventriculus hos amplecti et terere fimiliter non valet, quod ejus laefa fit actio, rogari jure poteft, a quo fit laefa ventris actio. Quippe fi ceciderit quis, et ex eo bubo excitetur, prius, quam homo febricitet, venter deterius non concoquet: non enim fatis eft aut bubo aut ulcus, quod ventriculi concoctionem labefactet. At fi febricitet, protinus concoctio redditur deterior; protinus etiam ventriculi actionem deteriorem redditam dicimus, atque id recte. Caeterum a quo fit laefa, adjiciendum effe fermoni videtur. Ulcus namque eam laedere non valebat, fed nec bubo; laefiffet enim profecto et ante febrem. Quod fi haec non laeferunt, liquet, quod immodica vis caloris; quippe duo haec buboni acceffere, motus ejus, qui in arteriis et corde habetur, alteratio et naturalis caloris exuperantiat Verum motus alteratio non modo ventris actionem

στρὸς, ἀλλὰ καὶ προσωφελήσει κατ᾽ ἐκεῖνα τῶν ζώων, ἐν οἷς εἰς τὴν πέψιν ὑπετίθετο πλεῖστον δύνασθαι τὸ διὰ τῶν ἀρτηριῶν εἰς τὴν κοιλίαν ἐμπίπτον πνεῦμα. [47] διὰ λοιπὴν οὖν ἔτι καὶ μόνην τὴν ἄμετρον θερμασίαν ἡ βλάβη τῆς ἐνεργείας τῇ γαστρί. τὸ μὲν γὰρ πνεῦμα σφοδρότερόν τε καὶ συνεχέστερον καὶ πλέον ἐμπίπτει νῦν ἢ πρότερον. ὥστε ταύτῃ μὲν μᾶλλον πέψει τὰ διὰ τὸ πνεῦμα καλῶς πέττοντα ζῶα· διὰ λοιπὴν δ᾽ ἔτι τὴν παρὰ φύσιν θερμασίαν ἀπεπτήσει. τὸ γὰρ καὶ τῷ πνεύματι φάναι τιν᾽ ὑπάρχειν ἰδιότητα, καθ᾽ ἣν πέπτει, κἄπειτα ταύτην πυρεττόντων διαφθείρεσθαι, καθ᾽ ἕτερον τρόπον ἐστὶν ὁμολογῆσαι τὸ ἄτοπον. ἐρωτηθέντες γὰρ αὖθις, ὑπὸ τίνος ἠλλοιώθη τὸ πνεῦμα, μόνην ἕξουσιν ἀποκρίνεσθαι τὴν παρὰ φύσιν θερμασίαν, καὶ μάλιστ᾽ ἐπὶ τοῦ κατὰ την κοιλίαν· οὐδὲ γὰρ πλησιάζει κατ᾽ οὐδὲν τούτων τῷ βουβῶνι. καὶ τί τῶν ζώων ἐκείνων, ἐν οἷς ἡ τοῦ πνεύματος ἰδιότης μέγα δύναται, μνημονεύω, παρὸν ἐπ᾽ ἀνθρώποις, ἐν οἷς η οὐδὲν, ἢ παντάπασιν ἀμυ-

non laedet, fed etiam illi conferet in animalibus, in quibus fupponitur plurimum ad concoctionem valere fpiritum illum, qui per arterias in ventrem incidit. Ergo a reliquo eoque folo immodico calore laeditur ventris actio; etenim fpiritus non folum vehementior, fed etiam magis affiduus et abundantior nunc incidit, quam prius. Quare quod ad hunc attinet, magis concoquent ea, quae fpiritus gratia bene concoquunt animalia; ob reliquum vero, qui etiam praeter naturam eft, calorem male concoquent. Dicere namque, proprietatem quandam in fpiritu effe, qua concoquunt, deinde, quum febricitant, hanc deftrui, eft alio modo incommodum ipfum fateri. Quippe denuo interrogati, a quo fit alteratus fpiritus, folum habent, quem refpondeant, eum, qui praeter naturam eft, calorem, maxime de eo, qui in ventre eft, fpiritu; neque enim appropinquat omnino is buboni. Et quid quaefo animalia ea, in quibus fpiritus proprietas plurimam vim habeat, commemoro, quum liceat de hominibus, in quibus vel nihil vel omnino leve aliquid

θρόν τι καὶ μικρὸν ὠφελεῖ, ποιεῖσθαι τὸν λόγον; ἀλλ' ὅτι μὲν ἐν τοῖς πυρετοῖς οὗτοι κακῶς πέπτουσιν, ὁμολογεῖ καὶ αὐτὸς, καὶ τήν γε αἰτίαν προστιθεὶς βεβλάφθαι φησὶ τῆς γαστρὸς τὴν ἐνέργειαν. οὐ μὴν ἄλλην γέ τινα πρόφασιν τῆς βλάβης εἰπεῖν ἔχει πλὴν τῆς παρὰ φύσιν θερμασίας. ἀλλ' εἰ βλάπτει τὴν ἐνέργειαν ἡ παρὰ φύσιν θερμασία, μὴ κατά τι συμβεβηκος, ἀλλὰ διὰ τὴν αὑτῆς οὐσίαν τε καὶ δύναμιν, ἐκ τῶν πρώτων ἂν εἴη νοσημάτων. καὶ μὴν οὐκ ἐνδέχεται τῶν πρώτων μὲν εἶναι νοσημάτων (105) τὴν ἀμετρίαν τῆς θερμασίας, τὴν δ' ἐνέργειαν ὑπὸ τῆς εὐκρασίας μὴ γίγνεσθαι. οὐδὲ γὰρ δι' ἄλλο δυνατὸν γίνεσθαι τὴν δυσκρασίαν αἰτίαν τῶν πρώτων νοσημάτων, ἀλλ' ἡ διὰ τὴν εὐκρασίαν διαφθειρομένην. τῷ γὰρ ὑπὸ ταύτης γίνεσθαι τὰς ἐνεργείας, ἀνάγκη καὶ τὰς πρώτας αὐτῶν βλάβας διαφθειρομένης γίνεσθαι. ὅτι μὲν οὖν καὶ κατ' αὐτὸν τὸν Ἐρασίστρατον ἡ εὐκρασία τοῦ θερμοῦ τῶν ἐνεργειῶν αἰτία, τοῖς θεωρεῖν τὸ ἀκόλουθον δυναμένοις ἱκανῶς ἀποδεδεῖχθαι νομίζω. τούτου δ' ὑπάρχοντος ἡμῖν, οὐδὲν ἔτι χαλεπὸν

et exiguum confert, verba facere? At quod in febribus male concoquunt hi quoque, fatetur etiam ipfe: tum caufam rei adjiciens, laefam effe ait ventris actionem; non tamen aliam habet, quam afferat, laefionis occafionem quam eum, qui praeter naturam eft, calorem. At fi nocet actioni calor, qui praeter naturam eft, nec id facit ex accidenti, fed ipfe fua fubftantia ac poteftate, utique ex primorum morborum fit numero; atqui de numero primorum morborum effe nequit immoderatus calor, nifi actio ex proba nafcatur temperie. Neque enim alia de caufa poteft intemperies primorum morborum effe caufa, nifi quod proba temperies eft vitiata; quum enim ab hac manent actiones, neceffe eft primas earum laefiones ex hac manare vitiata. At quod, ipfo quoque Erafiftrato auctore, proba caloris temperies actionis fit caufa, iis, qui affequi, quod confequens eft, valent, fatis effe demonftratum puto. Hoc vero nobis conceffo, non amplius dictu

Ed. Chart. V. [47.] Ed. Baf. I. (105.)

ἐφ᾽ ἑκάστης ἐνεργείας τῇ μὲν εὐκρασίᾳ τὸ βέλτιον ἕπεσθαι λέγειν, τῇ δὲ δυσκρασίᾳ τὰ χείρω. καὶ τοίνυν, εἴπερ ταῦθ᾽ οὕτως ἔχει, τὸ μὲν αἷμα τῆς συμμέτρου θερμασίας, την δὲ ξανθὴν χολὴν τῆς ἀμέτρου νομιστέον ὑπάρχειν ἔγγονον. οὕτω γὰρ καὶ ἡμῖν ἔν τε ταῖς θερμαῖς ἡλικίαις, καὶ τοῖς θερμοῖς χωρίοις, καὶ ταῖς θερμαῖς ὥραις τοῦ ἔτους, καὶ ταῖς θερμαῖς καταστάσεσιν, ὡσαύτως δὲ καὶ ταῖς θερμαῖς κράσεσι τῶν ἀνθρώπων, καὶ τοῖς ἐπιτηδεύμασί τε καὶ τοῖς διαιτήμασι καὶ τοῖς νοσήμασι τοῖς θερμοῖς, εὐλόγως ἡ ξανθὴ χολὴ πλείστη φαίνεται γιγνομένη. τὸ δ᾽ ἀπορεῖν, εἴτ᾽ ἐν τοῖς σώμασι τῶν ἀνθρώπων ὁ χυμὸς οὗτος ἔχει τὴν γένεσιν, εἴτ᾽ ἐν τοῖς σιτίοις περιέχεται, μηδ᾽, ὅτι τοῖς ὑγιαίνουσιν ἀμέμπτως, ὅταν ἀσιτήσωσι παρὰ το ἔθος ὑπό τινος περιστάσεως πραγμάτων ἀναγκασθέντες, ἐφ᾽ ὧν μὲν πικρὸν τὸ στόμα γίνεται, χολώδη δὲ τὰ οὖρα, δάκνεται δ᾽ ἡ γαστὴρ, ἑωρακότος ἐστὶν, ἀλλ᾽ ὥσπερ ἐξαίφνης νῦν εἰς τὸν κόσμον ἐληλυθότος, καὶ μήπω τὰ κατ᾽ αὐτὸν φαινόμενα γινώσκοντος. ἐπεὶ τίς οὐκ οἶδεν, ὡς ἕκαστον τῶν ἑψομένων ἐπὶ πλέον ἁλυκώτερον μὲν τὸ πρῶτον, ὕστερον

difficile eſt, in omni actione id, quod melius eſt, probo temperamento referendum eſſe acceptum; quae deteriora ſunt, vitioſo. Atqui ſi haec ita ſe habent, ſanguinem a mediocri, bilem ab immodico calore naſci, quidni putandum? ita namque tum in calida aetate, tum calida regione, tum anni tempore calido et tempeſtate calida, praeterea naturis hominum calidis et vitae conditionibus, et victus rationibus, et morbis calidis, merito nobis plurima fieri flava bilis apparet. Dubitare vero, an in animantium corporibus is humor gignatur, an in cibis contineatur, utique hominis eſt, qui nec illud advertat, quemadmodum etiam iis, qui ſani citra vitium ſunt, ubi aliqua coacti occaſione, contra conſuetudinem cibo abſtinuerunt, os quidem amarum, lotium vero bilioſum reddatur, ac venter mordeatur; ſed qui quaſi ſubito nunc in hunc mundum ſit ingreſſus, nec dum, quae in eo ſunt, noverit. Quis namque ignorat, eorum, quae immodice coquuntur, ſingula fieri primum quidem ſalſiora, poſtea

δὲ πικρότερον γίγνεται; κἂν εἰ τὸ μέλι δὲ βουληθείης αὐτὸ τὸ πάντων γλυκύτατον ἐπὶ πλεῖστον ἕψειν, ἀποδείξεις καὶ τοῦτο πικρότατον· ὃ γὰρ τοῖς ἄλλοις, ὅσα μὴ φύσει θερμὰ παρὰ τῆς ἑψήσεως ἐγγίνεται, τοῦτ᾽ ἐκ φύσεως ὑπάρχει τῷ μέλιτι. διὰ τοῦτ᾽ οὖν ἑψόμενον οὐ γίνεται γλυκύτερον· ὅσον γὰρ ἐχρῆν εἶναι θερμότητος εἰς γένεσιν γλυκύτητος, ἀκριβῶς αὐτῷ τοῦτο πᾶν οἴκοθεν ὑπάρχει. ὃ τοίνυν ἔξωθεν τοῖς ἐλλιπῶς θερμοῖς ἦν ὠφέλιμον, τοῦτ᾽ ἐκείνῳ βλάβη τε καὶ ἀμετρία γίγνεται· [48] καὶ διὰ τοῦτο θᾶττον τῶν ἄλλων ἑψόμενον ἀποδείκνυται πικρόν. δι᾽ αὐτὸ δὲ τοῦτο καὶ τοῖς θερμοῖς φύσει καὶ τοῖς ἀκμάζουσιν ἑτοίμως εἰς χολὴν μεταβάλλεται· θερμὸν γὰρ θερμῷ πλησιάζον εἰς ἀμετρίαν κράσεως ἑτοίμως ἐξίσταται, καὶ φθάνει χολὴ γιγνόμενον, οὐχ αἷμα. δεῖται τοίνυν ψυχρᾶς μεν κράσεως ἀνθρώπου, ψυχρᾶς δ᾽ ἡλικίας, ἵν᾽ εἰς αἵματος ἄγηται φύσιν. οὔκουν ἄπο τρόπου συνεβούλευσεν Ἱπποκράτης, μὴ συμφέρον τὸ μέλι τοῖς φύσει πικροχόλοις, ὡς ἂν θερμοτέρας

vero amariora, quum, fi mel ipfum, quod omnium eft dulciffimum, plurimum percoquere velis, id quoque reddideris amariffimum? Quippe quod caeteris, quae utique ex natura fua calida non funt, per coctionem acquiritur, id melli ex fua natura praefto eft; atque id caufae eft, cur coctum non efficiatur dulcius; quod namque ad dulcedinem generandam caloris ei accedere debebat, id totum prorfus intra fe obtinet. Itaque quod extrinfecus iis, quae minus calida funt, conducit, id illi noxa fit et ametria; atque am ob rem coquendo citius, quam alia, fit amarum. Eadem vero de caufa in iis, qui calida natura funt, et aetate florentibus prompte in bilem vertitur; quippe calidum quum fit, ubi calido adjungitur, ad immoderationem temperamenti facile labitur ftatimque fit bilis, non fanguis. Poftulat igitur, quo in fanguinis naturam mutetur, naturam hominis frigidam aetatemque frigidam. Non abs re igitur cenfuit Hippocrates, mel biliofis naturis non effe ex ufu, utpote qu

δηλονότι κράσεως ὑπάρχουσιν. οὕτω δὲ τοῖς νοσήμασι τοῖς πικροχόλοις πολέμιον εἶναι τὸ μέλι, καὶ τῇ τῶν γερόντων ἡλικίᾳ φίλιον, οὐχ Ἱπποκράτης μόνον, ἀλλὰ καὶ πάντες ἰατροὶ λέγουσιν, οἱ μὲν ἐκ τῆς φύσεως αὐτοῦ τὴν δύναμιν ἐνδειξαμένης εὑρόντες, οἱ δ' ἐκ τῆς πείρας μόνης. οὐδὲ γὰρ οὐδὲ τοῖς ἀπὸ τῆς ἐμπειρίας ἰατροῖς ἕτερόν τι παρὰ ταῦτα τετήρηται γιγνόμενον, ἀλλὰ χρηστὸν μὲν γέροντι, νέῳ δ' οὐ χρηστὸν, καὶ τῷ μὲν φύσει πικροχόλῳ βλαβερὸν, ὠφέλιμον δὲ τῷ φλεγματώδει· καὶ τῶν νοσημάτων ὡσαύτως τοῖς μὲν πικροχόλοις ἐχθρὸν, τοῖς δὲ φλεγματώδεσι φίλον· ἑνὶ δὲ λόγῳ, τοῖς μὲν θερμοῖς σώμασιν, ἢ διὰ φύσιν, ἢ διὰ νόσον, ἢ δι' ἡλικίαν, ἢ δι' ὥραν, ἢ διὰ χώραν, ἢ δι' ἐπιτήδευμα, χολῆς γεννητικὸν, αἵματος δὲ τοῖς ἐναντίοις. καὶ μὴν οὐκ ἐνδέχεται ταὐτὸν ἔδεσμα τοῖς μὲν χολὴν γεννᾷν, τοῖς δ' αἷμα, μὴ οὐκ ἐν τῷ σώματι τῆς γενέσεως αὐτῶν ἐπιτελουμένης. εἰ γὰρ δὴ οἴκοθέν γε καὶ παρ' ἑαυτοῦ τῶν ἐδεσμάτων ἕκαστον ἔχον, καὶ οὐκ ἐν τοῖς τῶν ζώων σώμασι

calidiore ſint temperie. Ad eundem modum morbis quoque bilioſis inimicum eſſe, ſenum vero aetati amicum id eſſe, non ſolum Hippocrates, ſed etiam omnes medici affirmant, partim id ex natura ipſius, quae ſcilicet vim ejus docet, invenientes, partim ex ſola experientia. Neque enim empirici alia, quam haec, fieri obſervarunt, quod ſeni ſit ſalubre, juveni minime ſalubre; et bilioſae naturae noxium, pituitoſae utile; ſimiliter et morbis iis, qui ex amara bile oriantur, contrarium, iis, qui ex pituita naſcantur, amicum; unoque verbo, calidis quidem corporibus, ſive ea naturae ratione, ſive morbi, ſive aetatis, ſive temporis anni, ſive regionis, ſive conditionis vitae, talia ſint, bili generandae cauſam praebere, iis vero, quae contrarii ſunt habitus, ſanguini. Atqui non poteſt idem cibus aliis verti in bilem, aliis in ſanguinem, niſi intra corpus eorum generatio peragatur. Etenim ſi ſinguli cibi a ſe et in ſe bilem habentes, nec in animalis corpore mutati bilem gignerent, utique in

μεταβαλλόμενον ἐγέννα τὴν χολὴν, ἐν ἅπασιν ἂν ὁμοίως αὐτοῖς τοῖς σώμασιν ἐγέννα, καὶ τὸ μὲν πικρὸν ἔξω γευομένοις ἦν ἂν, οἶμαι, χολῆς ποιητικὸν, εἰ δέ τι γλυκὺ καὶ χρηστὸν, οὐκ ἂν οὐδὲ τὸ βραχύτατον ἐξ αὐτοῦ χολῆς ἐγεννᾶτο. καὶ μὴν οὐ τὸ μέλι μόνον, ἀλλὰ καὶ τῶν ἄλλων ἕκαστον τῶν γλυκέων τοῖς προειρημένοις σώμασι, τοῖς δι᾽ ὁτιοῦν τῶν εἰρημένων θερμοῖς οὖσιν, εἰς χολὴν ἑτοίμως ἐξίσταται. καίτοι ταῦτ᾽ οὐκ οἶδ᾽ ὅπως ἐξηνέχθην εἰπεῖν οὐ προελόμενος, ἀλλ᾽ ὑπ᾽ αὐτῆς τοῦ λόγου τῆς ἀκολουθίας ἀναγκασθείς. εἴρηται δ᾽ ἐπὶ πλεῖστον ὑπὲρ αὐτῶν Ἀριστοτέλει τε καὶ Πραξαγόρᾳ, τὴν Ἱπποκράτους καὶ Πλάτωνος γνώμην ὀρθῶς ἐξηγησαμένοις.

Κεφ. θ'. Μη τοίνυν ὡς ἀποδείξεις ὑφ᾽ ἡμῶν εἰρῆσθαι νομίζειν τὰ τοιαῦτα μᾶλλον, ἢ περὶ τῆς τῶν ἄλλως γινωσκόντων ἀναισθησίας ἐνδείξεις, οἳ μηδὲ τὰ πρὸς ἁπάντων ὁμολογούμενα καὶ καθ᾽ ἑκάστην ἡμέραν φαινόμενα γινώσκουσι· τὰς δ᾽ ἀποδείξεις αὐτῶν κατ᾽ ἐπιστήμην ἐξ ἐκείνων δεῖ λαμβάνειν τῶν ἀρχῶν, ὧν ἤδη καὶ πρόσθεν

omnibus eam corporibus pari modo generarent, ac quod foris amarum guſtantibus eſſet, id, arbitror, bilem generaret; quod autem dulce gratumque guſtu eſſet, ejus ne vel exigua quidem portio bilis fieret. Atque non mel modo, ſed etiam caetera dulcia univerſa in ſupradictis corporibus, quae ex qualibet jam memoratarum cauſarum ſunt calida, facile in bilem mutantur. Verum haec dixiſſe, quum tamen minime id mihi fuiſſet propoſitum, neſcio quo pacto ex ipſa ſermonis conſequentia ſum adductus. Dictum autem latiſſime de his eſt tum Ariſtoteli, tum Praxagorae, qui Hippocratis et Platonis ſententiam recte ſunt interpretati.

Cap. IX. Quominus quisquam haec a nobis pro evidenti demonſtratione dicta putet potius, quam quo indocilitatem eorum, qui aliter ſentiunt, indicarem; qui nec ea, de quibus inter omnes convenit, et quae quotidie fieri cernuntur, intelligunt. Porro demonſtrationes eorum, quae utique ſcientificae ſunt, ex iis, quae ſupra jam retulimus,

εἴπομεν, ὡς τὸ δρᾷν καὶ τὸ πάσχειν εἰς ἄλληλα τοῖς σώμασιν ὑπάρχει κατὰ τὸ θερμὸν καὶ ψυχρὸν καὶ ξηρὸν καὶ ὑγρόν. καὶ εἴτε φλέβας. εἴθ' ἧπαρ, εἴτ' ἀρτηρίας, εἴτε καρδίαν, εἴτε κοιλίαν, εἴτ' ἄλλο μόριον ἐνεργεῖν τις φήσειεν ἥντιναοῦν ἐνέργειαν, ἀφύκτοις ἀνάγκαις ἀναγκασθήσεται διὰ τὸ τὴν ἐκ τῶν τεττάρων ποιὰν κρᾶσιν ὁμολογῆσαι τὴν ἐνέργειαν ὑπάρχειν αὐτῷ. διὰ τί γὰρ ἡ γαστὴρ περιστέλλεται τοῖς σιτίοις, διὰ τί δ' αἱ φλέβες αἷμα γεννῶσι, παρὰ τῶν Ἐρασιστρατείων ἐδεόμην ἀκοῦσαι. τὸ γὰρ, ὅτι περιστέλλεται μόνον αὐτὸ καθ' ἑαυτὸ, γινώσκειν οὐδέπω χρηστὸν, εἰ μὴ καὶ τὴν αἰτίαν εἰδείημεν· οὕτω γὰρ ἂν, οἶμαι, καὶ τὰ σφάλματα θεραπεύσαιμεν. οὐ μέλει, φασὶν, ἡμῖν, [49] οὐδὲ πολυπραγμονοῦμεν ἔτι τὰς τοιαύτας αἰτίας, ὑπὲρ ἰατρὸν γάρ εἰσι καὶ τῷ φυσικῷ προσήκουσι. πότερον οὖν οὐδ' ἀντερεῖτε τῷ φάσκοντι, τὴν μὲν εὐκρασίαν τὴν κατὰ φύσιν αἰτίαν εἶναι τῆς ἐνεργείας ἑκάστῳ τῶν ὀργάνων, τὴν δ' αὖ δυσκρασίαν νόσον τ' ἤδη καλεῖσθαι, καὶ πάντως ὑπ' αὐ-

principiis ſumpſiſſe conveniet; veluti quod actio paſſioque corporum inter ſe ex calido, frigido, humido ſiccoque illis inſint; tum quod, ſive quis venas, ſive jecur, ſive arterias, ſive cor, ſive ventriculum, ſive aliam partem ullam ſungi quacunque actione dicat, inevitabili neceſſitate cogetur propter certam ex quatuor corporibus temperiem edi actionem ab illa fateri. Etenim cur ventriculus circa cibum undique contrahatur, cur venae ſanguinem gignant, rogarem ab Eraſiſtrateis doceri; noſſe namque, quod ſolummodo ipſe ſecundum ſe contrahitur, nondum utique operae pretium ullum eſt, niſi etiam intellecta ſit cauſa; ſic namque, arbitror, et errores corrigamus. *Non curamus*, inquiunt, *nec ſumus ſolliciti de iſtiusmodi cauſis, ut quae ſupra medicum ſint atque ad philoſophum naturalem ſpectent.* Utrum igitur neque ei contradicitis, qui probam, et quae ſecundum naturam eſt, temperiem actionis cauſam in ſingulis inſtrumentis dicit; contra quod intemperiem jam

τῆς βλάπτεσθαι τὴν ἐνέργειαν; ἢ πεισθήσεσθε ταῖς τῶν παλαιῶν ἀποδείξεσιν; ἢ τρίτον τι καὶ μέσον ἑκατέρου τούτων πράξετε, μήθ᾽ ὡς ἀληθέσι τοῖς λόγοις ἐξ ἀνάγκης πειθόμενοι, μήτ᾽ ἀντιλέγοντες ὡς ψευδέσιν, ἀλλ᾽ ἀπορηματικοί τινες ἐξαίφνης καὶ Πυῤῥώνειοι γενήσεσθε; καὶ μὴν, εἰ τοῦτο δράσετε, τὴν ἐμπειρίαν ἀναγκαῖον ἡμῖν προστήσασθαι. τῷ γὰρ ἂν ἔτι τρόπῳ καὶ τῶν ἰαμάτων εὐποροίητε, τὴν οὐσίαν ἑκάστου τῶν νοσημάτων ἀγνοοῦντες; τί οὖν οὐκ ἐξ ἀρχῆς ἐμπειρικοὺς ὑμᾶς αὐτοὺς ἐκαλέσατε; τί δὲ πράγματα ἡμῖν παρέχετε, φυσικὰς ἐνεργείας ἐπαγγελλόμενοι ζητεῖν ἰάσεως ἕνεκα; εἴπερ γὰρ ἀδύνατος ἡ γαστήρ ἐστί τινι περιστέλλεσθαι καὶ τρίβειν, πῶς αὐτην εἰς τὸ κατὰ φύσιν ἐπανάξομεν, ἀγνοοῦντες τὴν αἰτίαν τῆς ἀδυναμίας; ἐγὼ μὲν γάρ φημι, τὴν μὲν ὑπερτεθερμασμένην ἐμψυκτέον ἡμῖν εἶναι, τὴν δ᾽ ἐψυγμένην θερμαντέον· οὕτω δὲ καὶ τὴν ἐξηραμμένην ὑγραντέον, τὴν δ᾽ ὑγρασμένην ξηραντέον. ἀλλὰ καὶ

morbum vocari, atque ab hac actionem omnino laedi? an veterum demonftrationibus affentiemini? an tertium quiddam mediumque inter haec utraque facietis, ut nec eorum rationibus neceffario affentiamini, ut veris, nec iisdem repugnetis, ut falfis, fed haefitatores ac quidem fubito Pyrrhonii in medium profilietis? Atqui, fi id facietis, experientiam neceffe eft propugnetis. Quo enim modo etiam medicamentorum compotes eritis, fi morbi cujusque fubftantiam ignoretis? Cur igitur non a principio empiricorum nomen vobis vindicaftis? Quid nobis negotium faceffitis, naturales actiones medendi caufa pollicentes inquirere? Si namque ventriculus per imbecillitatem circa cibum contrahi eumque retinere non valet, qua ratione eum in naturalem ftatum reponemus, ignorantes fcilicet imbecillitatis caufam? Ego namque eum, qui fupra modum calefactus eft, ventrem refrigerandum effe aio; ficut eum, qui perfrigeratus eft, calefaciendum; ad eundem modum, et qui exiccatus eft, humectandum; qui praehumidus eft, ficcandum; fed

κατὰ τὴν συζυγίαν, εἰ θερμοτέρα τοῦ κατὰ φύσιν ἅμα καὶ ξηροτέρα τύχοι γεγενημένη, κεφάλαιον εἶναι τῆς ἰάσεως, ἐμψύχειν τε ἅμα καὶ ὑγραίνειν· εἰ δ' αὖ ψυχροτέρα τε ἅμα καὶ ὑγροτέρα, θερμαίνειν τε 106 καὶ ξηραίνειν, κᾀπὶ τῶν ἄλλων ὡσαύτως. οἱ δ' ἀπ' Ἐρασιστράτου τί ποτε καὶ πράξουσιν, οὐδ' ὅλως ζητεῖν τῶν ἐνεργειῶν τὰς αἰτίας ὁμολογοῦντες; ὁ γάρ τοι καρπὸς τῆς περὶ τῶν ἐνεργειῶν ζητήσεως οὗτός ἐστι, τὸ, τὰς αἰτίας τῶν δυσκρασιῶν εἰδότα, εἰς τὸ κατὰ φύσιν ἐπανάγειν αὐτὰς, ὡς αὐτό γε τοῦτο μόνον, τὸ γνῶναι τὴν ἑκάστου τῶν ὀργάνων ἐνέργειαν, ἥ τις ἐστιν, οὔτω χρηστὸν εἰς τὰς ἰάσεις. Ἐρασίστρατος δέ μοι δοκεῖ καὶ αὐτὸ τοῦτ' ἀγνοεῖν, ὡς, εἴ τις ἐν τῷ σώματι διάθεσις βλάπτει τὴν ἐνέργειαν, μὴ κατά τι συμβεβηκὸς, ἀλλὰ πρώτως καὶ καθ' ἑαυτὴν, αὕτη τὸ νόσημά ἐστιν αὐτό. πῶς οὖν ἔτι διαγνωστικός τε καὶ ἰατρὸς τῶν νοσημάτων ἔσται, ἀγνοῶν ὅλως αὐτὰ, τίνα τέ ἐστι καὶ πόσα καὶ ποῖα; κατὰ μὲν δὴ τὴν γαστέρα τό γε τοσοῦτον Ἐρασίστρατας ἠξίωσεν ζητεῖσθαι, τὸ πῶς πέττεται τὰ σιτία·

et conjunctim, ſi calidior una ſicciorque juſto ſit redditus, caput eſſe ſanationis, ut refrigeretur ſimul et humectetur; ſin frigidior ſimul et humidior ſit effectus, ut ſiccetur et excalefiat; ſimilique modo in aliis. At Eraſiſtrati ſectatores quid tandem facient, quum actionis cauſas omnino non eſſe inquirendas contendant? Quippe inquirendarum cauſarum fructus hic eſt, ut, qui intemperiei cauſas norit, is ad naturam ſuam eam reducat; ſiquidem unum id noviſſe, quaenam ſit cujusque inſtrumenti functio, nullum adhuc praeſtat ad medendum uſum. Porro Eraſiſtratum id quoque latere mihi videtur, quod affectus in corpore, qui non ex accidenti, ſed primum et per ſe actionem labefactat, is ipſe ſit morbus. Ergo qua demum ratione vel agnoſcere, vel ſanare morbos poterit, quum hos, qui quotque ſint et quales, prorſus ignoret? Ac in ventriculo quidem hactenus ſaltem Eraſiſtratus inquirendum cenſuit, ut, quemadmodum ſcilicet cibi concoquantur, inveſtigaret;

τὸ δ', ἥτις πρώτη τε καὶ ἀρχηγὸς αἰτία τούτου, πῶς οὐκ ἐπεσκέψατο; κατὰ δὲ τὰς φλέβας κ. τὸ αἷμα καὶ αὐτὸ τοῦτο πῶς παρέλιπεν; ἀλλ' οὐθ' Ἱπποκράτης, οὔτ' ἄλλος τις ἂν ὀλίγῳ πρόσθεν ἐμνημόνευσα φιλοσόφων ἢ ἰατρῶν ἄξιον ᾤετο εἶναι παραλιπεῖν· ἀλλὰ τὴν κατὰ φύσιν ἑκάστῳ ζώῳ θερμασίαν εὔκρατόν τε καὶ μετρίως ὑγρὰν οὖσαν αἵματος εἶναί φασι γεννητικὴν, καὶ δι' αὐτό γε τοῦτο καὶ τὸ αἷμα θερμὸν καὶ ὑγρὸν εἶναί φασι τῇ δυνάμει χυμὸν, ὥσπερ τὴν ξανθὴν χολὴν θερμὴν καὶ ξηρὰν εἶναι, εἰ καὶ ὅτι μάλισθ' ὑγρὰ φαίνεται. διαφέρειν γὰρ αὐτοῖς δοκεῖ τὸ κατὰ φαντασίαν ὑγρὸν τοῦ κατὰ δύναμιν. ἢ τίς οὐκ οἶδεν, ὡς ἅλμη μὲν καὶ θάλασσα ταριχεύει τὰ κρέα καὶ ἄσηπτα διαφυλάττει, τὸ δ' ἄλλο πᾶν ὕδωρ τὸ πότιμον ἑτοίμως διαφθείρει τε καὶ σήπει; τίς δ' οὐκ οἶδεν, ὡς ξανθῆς χολῆς ἐν τῇ γαστρὶ περιεχομένης πολλῆς ἀπαύστῳ δίψει συνεχόμεθα. καὶ ὡς ἐμέσαντες αὐτὴν εὐθὺς, ἄδιψοι γιγνόμεθα μᾶλλον, ἢ εἴπερ πάμπολυ ποτὸν προσηράμεθα;

quae tamen fit ejusmodi rationis prima et princeps caufa, cur non quaefivit? in venis autem et fanguine etiam ipfam rationem modumque inquirere cur omifit? At non Hippocrates, aliusve ex iis, quos fupra paulo memoravi, philofophorum vel medicorum quisquam id omittendum cenfuit: fed eum, qui in animalibus eft, temperatum calorem, et qui modice eft humidus, fanguinis generandi caufam affirmant. Eadem de caula fanguinem ipfum calidum et humidum poteftate humorem dicunt: aeque ut flavam bilem calidam ficcamque, quantumvis fit ab afpectu humida, quippe diffidet illis viris id, quod fecundum apparentiam humidum eft, ab eo, quod viribus tale eft. Alioqui quod muria et aqua marina carnes et ficcant, et incorruptas fervant, reliquae omnes potabiles prompte corrumpunt ac putres faciunt, quis ignorat? Quis porro non intelligit, quod, ubi plurima in ventriculo flava bilis continetur, perpetua fiti urgemur? quodque, quum eam evomuimus, protinus a fiti magis vindicamur, quam fi plurimam haufiffemus potionem?

[50] θερμὸς οὖν εὐλόγως ὁ χυμὸς οὗτος εἴρηται καὶ ξηρὸς κατα δύναμιν, ὥσπερ γε καὶ τὸ φλέγμα ψυχρὸν καὶ ὑγρόν. ἐναργεῖς γὰρ καὶ περὶ τούτου πίστεις Ἱπποκράτει τε καὶ τοῖς ἄλλοις εἴρηνται παλαιοῖς. Πρόδικος δ' ἐν τῷ περὶ φύσεως ἀνθρώπου γράμματι τὸ συγκεκαυμένον καὶ οἷον ὑπερωπτημένον ἐν τοῖς χυμοῖς ὀνομάζει φλέγμα παρὰ τὸ πεφλέχθαι. τῇ λέξει μὲν ἑτέρως χρῆται, φυλάττει μέντοι τὸ πρᾶγμα κατὰ ταὐτὸ τοῖς ἄλλοις· τὴν δ' ἐν τοῖς ὀνόμασι τοῦ ἀνδρὸς τούτου καινοτομίαν ἱκανῶς ἐνδείκνυται καὶ Πλάτων. ἀλλὰ τοῦτό γε τὸ πρὸς ἁπάντων ἀνθρώπων ὀνομαζόμενον φλέγμα, τὸ λευκὸν τὴν χρόαν, ὃ βλένναν ὀνομάζει Πρόδικος, ὁ ψυχρὸς καὶ ὑγρὸς χυμος ἐστιν οὗτος, καὶ πλεῖστος τοῖς τε γέρουσι καὶ τοῖς ὅπως δή ποτε ψυχθεῖσιν ἀθροίζεται, καὶ οὐδεὶς οὐδὲ μαινόμενος ἂν ἄλλο τι ἢ ψυχρὸν καὶ ὑγρὸν εἴποι ἂν αὐτόν. ἆρ' οὖν θερμὸς μέν τίς ἐστι καὶ ὑγρὸς χυμὸς, καὶ θερμὸς ἕτερος καὶ ξηρὸς, καὶ ὑγρὸς καὶ ψυχρὸς ἄλλος, οὐδεὶς δέ ἐστι ψυχρὸς καὶ ξηρὸς τὴν δύναμιν, ἀλλ' ἡ τετάρτη συζυγία τῶν κράσεων,

Itaque ſuccus hic calidus poteſtate ſiccusque merito eſt dictus, aeque ut pituita frigida humidaque; quippe de hoc quoque evidentes ab Hippocrate caeterisque veteribus probationes ſunt traditae. Sane Prodicus in opere de hominis natura id, quod uſtum et veluti ſupra modum in ſuccis coctum eſt, phlegma nominat, a verbo πεφλέχθαι, *quod uſtum eſſe ſignificat:* caeterum dictione aliter utitur, quam caeteri; de re tamen idem ſentit cum caeteris. Sed de hominis hujus nominum novatione Plato abunde indicat. Caeterum hoc albi coloris, quod omnes homines pituitam vocant, Prodicus mucum appellat. Frigidus ille ſuccus et humidus eſt; qui tum in ſenibus, tum iis, qui ratione quavis ſunt perfrigerati, plurimus acervatur; quem nemo mentis compos aliud eſſe quippiam quam frigidum et humidum dicat. Nunquid igitur ſuccus aliquis calidus humidusque eſt; aliquis calidus et ſiccus; aliquis frigidus humidusque; nullus autem eſt, qui poteſtate frigidus ſit et ſiccus, ſed quarta

ἐν ἅπασι τοῖς ἄλλοις ὑπάρχουσα, μόνοις τοῖς χυμοῖς οὐχ ὑπάρχει; καὶ μὴν ἥ γε μέλαινα χολὴ τοιοῦτός ἐστι χυμὸς, ἣν οἱ σωφρονοῦντες ἰατροὶ καὶ φιλόσοφοι πλεονεκτεῖν ἔφασαν τῶν μὲν ὡρῶν τοῦ ἔτους ἐν φθινοπώρῳ μάλιστα, τῶν δ' ἡλικιῶν ἐν ταῖς μετὰ την ἀκμήν. οὕτω δὲ καὶ διαιτήματα καὶ χωρία καὶ καταστάσεις καὶ νόσους τινὰς ψυχρὰς καὶ ξηρὰς εἶναί φασιν. οὐ γὰρ δὴ χωλὴν ἐν ταύτῃ μόνῃ τῇ συζυγίᾳ τὴν φύσιν εἶναι νομίζουσιν, ἀλλ' ὥσπερ τὰς ἄλλας τρεῖς, οὕτω καὶ τήνδε δια πάντων ἐκτετάσθαι. ηὐξάμην οὖν κἀνταῦθ' ἐρωτῆσαι δύνασθαι τὸν Ἐρασίστρατον, εἰ μηδὲν ὄργανον ἡ τεχνικὴ φύσις ἐδημιούργησε καθαρτικὸν τοῦ τοιούτου χυμοῦ, ἀλλὰ τῶν μὲν οὔρων ἄρα τῆς διακρίσεώς ἐστιν ὄργανα δύο, καὶ τῆς ξανθῆς χολῆς ἕτερον οὐ σμικρὸν, ὁ δὲ τούτων κακοηθέστερος χυμὸς ἀλᾶται διὰ παντὸς ἐν ταῖς φλεψὶν ἀναμεμιγμένος τῷ αἵματι. καίτοι δυσεντερίη, φησί που Ἱπποκράτης, ἣν ἀπὸ χολῆς μελαίνης ἄρξηται, θανάσιμον. οὐ μὴν ἥ γ' ἀπὸ τῆς ξαν-

temperamentorum conjugatio, quum in reliquis omnibus habeatur, in ſolis deficit ſuccis? Atqui atra bilis ejusmodi ſuccus eſt, quam ſapientes medici ac philoſophi abundare cenſuerunt, ex anni quidem temporibus in autumno potiſſimum, ex aetatibus in ea, quae vigori ſuccedit. Ad eundem modum et victus rationes, et regiones, et tempeſtates, et morbos quosdam frigidos ſiccosque eſſe memorant; neque enim in hac una conjugatione claudicare naturam putant, ſed, tanquam alias tres, itidem hanc quoque per omnia, quae memoravimus, extendi. Utinam etiam et hoc loco interrogare liceret Eraſiſtratum, num artifex natura inſtrumentum, quo ejusmodi ſuccus expurgetur, nullum condiderit, ſed quibus lotium expurgetur, inſtrumenta duo; quo flava bilis, unum neque id exiguum; qui vero iis malignior ſuccus eſt, ſanguini permixtus in venis per totum vagetur. Quanquam dysenteria, ſi a nigra incipiat bile, mortifera eſt, inquit Hippocrates; non tamen, quae a

θῆς χολῆς ἀρξαμένη πάντως ὀλέθριος, ἀλλ' οἱ πλείους ἐξ αὐτῆς διασώζονται. τοσούτῳ κακοηθεστέρα τε καὶ δριμυτέρα τὴν δύναμιν ἡ μέλαινα χολὴ τῆς ξανθῆς ἐστιν. ἆρ' οὖν οὔτε τῶν ἄλλων ἀνέγνω τι τῶν Ἱπποκράτους γραμμάτων Ἐρασίστρατος οὐδὲν, οὔτε τὸ περὶ φύσεως ἀνθρώπου βιβλίον, ἵν' οὕτως ἀργῶς παρέλθοι τὴν περὶ τῶν χυμῶν ἐπίσκεψιν, ἢ γιγνώσκει μὲν, ἑκὼν δὲ παραλείπει καλλίστην τῆς τέχνης θεωρίαν; ἐχρῆν οὖν αὐτὸν μηδὲ περὶ τοῦ σπληνὸς εἰρηκέναι τι, μηδ' ἀσχημονεῖν ὑπὸ τῆς τεχνικῆς φύσεως ὄργανον τηλικοῦτον μάτην ἡγούμενον κατεσκευάσθαι. καὶ μὴν οὐχ Ἱπποκράτης μόνον ἢ Πλάτων, οὐδέν τι χείρους Ἐρασιστράτου περὶ φύσιν ἄνδρες, ἕν τι τῶν ἐκκαθαιρόντων τὸ αἷμα καὶ τοῦτ' εἶναί φασι τὸ σπλάγχνον. ἀλλὰ καὶ μύριοι σὺν αὐτοῖς ἄλλοι τῶν παλαιῶν ἰατρῶν τε καὶ φιλοσόφων, ὧν ἁπάντων προσποιησάμενος ὑπερφρονεῖν ὁ γενναῖος Ἐρασίστρατος, οὔτ' ἀντεῖπεν, οὔθ' ὅλως τῆς γνώμης αὐτῶν ἐμνημόνευσε. καὶ μὴν ὅσοις γε τὸ σῶμα θάλλει, τούτοις ὁ σπλὴν φθίνει, φησὶν Ἱπποκράτης, καὶ οἱ ἀπὸ τῆς

flava incipit bile, omnino mortifera eſt, ſed plerique ex ea ſervantur: tanto ſcilicet nimirum malignior acriorque viribus nigra bilis, quam flava. An igitur nec reliquorum Hippocratis operum ullum legit Eraſiſtratus, nec id, quod de hominis natura eſt inſcriptum, quo ſic oſcitanter inquiſitionem de ſuccis praetereat? an novit quidem, ſed ſua ſponte pulcherrimam artis ſpeculationem praeteriit? Oportuerat igitur eum nec de liene aliquid dixiſſe, nec impudenter tam magnum inſtrumentum exiſtimaſſe ab artificioſa natura fruſtra conditum. Atqui non ſolum Hippocrates vel Plato, nihilo in ſpeculatione naturae inferiores quam Eraſiſtratus viri, unum eſſe id viſcus ex iis, quae ſanguinem purgent, affirmant: ſed etiam cum iis veterum tum medicorum tum philoſophorum innumeri; quibus omnibus ſapientiorem ſe ſimulans generoſus Eraſiſtratus eis nec adverſatus eſt, nec opinionis eorum omnino meminit. At vero, quibus corpus floret, his (inquit Hippocrates) lien mi-

ἐμπειρίας ὁρμώμενοι πάντες ὁμολογοῦσιν ἰατροί· καὶ ὅσοις γ᾽ αὖ μέγας καὶ ὕπουλος αὐξάνεται, τούτοις καταφθίνει, καὶ κακοχύμους τὰ σώματα τίθησιν. ὡς καὶ τοῦτο πάλιν οὐχ Ἱπποκράτης μόνον, ἀλλὰ καὶ Πλάτων, ἄλλοι τε πολλοὶ, καὶ οἱ ἀπὸ τῆς ἐμ[51]πειρίας ὁμολογοῦσιν ἰατροί. καὶ ἀπὸ σπληνὸς δὲ κακοπραγοῦντος ἴκτεροι μελάντεροι, καὶ τῶν ἑλκῶν αἱ οὐλαὶ μέλαιναι. καθόλου γὰρ, ὅταν ἐνδεέστερον ἢ προσῆκεν εἰς ἑαυτὸν ἕλκῃ τὸν μελαγχολικὸν χυμὸν, ἀκάθαρτον μὲν τὸ αἷμα, κακόχρουν δὲ τὸ πᾶν γίνεται σῶμα. πότε δ᾽ ἐνδεέστερον ἕλκει, ἢ δηλονότι κακῶς διακείμενος; ὥσπερ οὖν ἐν τοῖς νεφροῖς ἐνεργείας οὔσης ἕλκειν τὰ οὖρα, εἰ κακῶς ἕλκειν ὑπάρχει, κακοπραγοῦσιν, οὕτω καὶ τῷ σπληνὶ ποιότητος μελαγχολικῆς ἑλκτικὴν ἑαυτῷ δύναμιν ἔχοντι σύμφυτον, ἀῤῥωστήσαντί ποτε, ταύτην ἀναγκαῖον ἕλκειν κακῶς, κἂν τῷδε παχύτερον ἤδη καὶ μελάντερον γίγνεσθαι τὸ αἷμα. ταῦτ᾽ οὖν ἅπαντα, πρός τε τὰς διαγνώσεις τῶν νοσημάτων καὶ τὰς ἰάσεις μεγίστην παρεχόμενα χρείαν,

nuitur: idem omnes, qui experientiam fequuntur, medici fatentur. Praeterea quibus vifcus id magnum et tumens augefcit, his corpus minuit et cacochymum reddit, quod ipfum quoque non Hippocrates modo, fed etiam Plato, multique alii, ac praeterea empirici concedunt. Jam regii morbi, qui a liene aegrotante ortum habent, nigriores funt, itemque ulcerum cicatrices nigrae. Perpetuo enim, ubi minus, quam juftum fit, melancholicum ad fe humorem trahit, ut fanguis impurior, fic totum corpus redditur pravi coloris. At quando minus, quam juftum eft, trahit? Nimirum quum male eft affectus. Tanquam igitur in renibus facultas ea, qua urinam trahunt, ubi laborant, male trahit, itidem lienis fi infita vis illa, qua melancholicam qualitatem attrahere poteft, aliquando fit imbecilla, male hanc trahat, eft neceffe, atque interim craffior et nigrior reddatur fanguis. Haec igitur omnia, quum non modo ad cognofcendos, fed etiam ad fanandos morbos maximum praeftent

ὑπερεπήδησε τελέως ὁ Ἐρασίστρατος, καὶ καταφρονεῖν προσεποιήσατο τηλικούτων ἀνδρῶν, ὁ μηδὲ τῶν τυχόντων καταφρονῶν, ἀλλ' ἀεὶ φιλοτίμως ἀντιλέγων ταῖς ἠλιθιωτάταις δόξαις. ᾧ δῆλον, ὡς οὐδὲν ἔχων οὔτ' ἀντειπεῖν τοῖς πρεσβυτέροις, ὑπὲρ ὧν ἀπεφήναντο περὶ σπληνὸς ἐνεργείας τε καὶ χρείας, οὔτ' αὐτὸς ἐξευρίσκων τι καινὸν, εἰς τὸ μηδὲν ὅλως εἰπεῖν ἀφίκετο. ἀλλ' ἡμεῖς γε πρῶτον μὲν ἐκ τῶν αἰτίων, οἷς ἅπαντα διοικεῖται τα κατὰ τὰς φύσεις, τοῦ θερμοῦ λέγω, καὶ ψυχροῦ, καὶ ξηροῦ, καὶ ὑγροῦ, δεύτερον δ' ἐξ αὐτῶν τῶν ἐναργῶς φαινομένων κατὰ τὸ σῶμα ψυχρὸν καὶ ξηρὸν εἶναί τινα χρῆναι χυμὸν ἀπεδείξαμεν. ἑξῆς δὲ, ὅτι μελαγχολικὸς οὗτος ὑπάρχει, καὶ τὸ καθαῖρον αὐτὸ σπλάγχνον ὁ σπλήν ἐστιν, διὰ βραχέων ὡς ἔνι μάλιστα τῶν τοῖς παλαιοῖς ἀποδεδειγμένων ἀναμνήσαντες, ἐπὶ τὸ (107) λεῖπον ἔτι τοῖς παροῦσι λόγοις ἀφιξόμεθα. τί δ' ἂν εἴη λεῖπον ἄλλο γε, ἢ ἐξηγήσασθαι σαφῶς, οἷόν τι βούλονταί τε

ufum, Erafiftratus omnino praeteriit, ac tantos viros prc nullis fe habere fimulavit, is fcilicet, qui nec leviffima omittit, fed ubique infulfiffimas opiniones ambitiofe oppugnat. Quo manifeftum eft, eum, quum nihil haberet, quod contra veteres diceret in iis, quae de fplenis ufu actioneque pronunciarunt, nec ipfe novum aliquid inveniret, huc confugiffe, ut omnino de iis taceret. At nos primum quidem ex iis caufis, quibus omnia in naturalibus adminiftrantur, calido (dico) et frigido et humido et ficco, deinde ex iis, quae evidenter in corpore apparent, frigidum quendam ficcumque fuccum debere effe monftravimus. Ubi vero et quam breviffime fieri licuit, quae veteribus demonftrata funt, tum quod is fuccus melancholicus fit, tum quod lien id viscus fit, quod eum a fanguine expurget, recenfuerimus, deinceps ad ea, quae propofitae disputationis funt reliqua, veniamus. Reliquum autem quidnam fit aliud, quam clare exponere, quid tandem velint demonftrentque veteres de humo-

καὶ ἀποδεικνύουσι περὶ τὴν τῶν χυμῶν γένεσιν οἱ παλαιοὶ συμβαίνειν. ἐναργέστερον δ' ἂν γνωσθείη διὰ παραδείγματος. οἶνον δή μοι νόει γλυκὺν, οὐ πρὸ πολλοῦ τῶν σταφυλῶν ἐκτεθλιμμένον, ζέοντά τε καὶ ἀλλοιούμενον ὑπὸ τῆς ἐν αὐτῷ θερμασίας· ἔπειτα κατὰ τὴν αυτοῦ μεταβολὴν δύο γεννώμενα περιττώματα, τὸ μὲν κουφότερόν τε καὶ ἀερωδέστερον, τὸ δὲ βαρύτερόν τε καὶ γεωδέστερον, ὧν τὸ μὲν ἄνθος, οἶμαι, τὸ δὲ τρύγα καλοῦσι. τούτων τῷ μὲν ἑτέρῳ τὴν ξανθὴν χολὴν, τῷ δ' ἑτέρῳ τὴν μέλαιναν εἰκάζων οὐκ ἂν ἁμάρτοις, οὐ τὴν αὐτὴν ἐχόντων ἰδέαν τῶν χυμῶν τούτων ἐν τῷ κατὰ φύσιν διοικεῖσθαι τὸ ζῶον, οἵαν καὶ τὸ παρὰ φύσιν ἔχοντες ἐπιφαίνονται πολλάκις. ἡ μὲν γὰρ ξανθὴ λεκιθώδης γίνεται· καὶ γὰρ ὀνομάζουσιν οὕτως αὐτὴν, ὅτι ταῖς τῶν ᾠῶν λεκίθοις ὁμοιοῦται κατά τε χρόαν καὶ πάχος· ἡ δ' αὖ μέλαινα κακοηθεστέρα μὲν πολὺ καὶ αὕτη τῆς κατὰ φύσιν· ὄνομα δ' οὐδὲν ἴδιον κεῖται τῷ τοιούτῳ χυμῷ, πλὴν εἴπου τινὲς ἢ ξυστικὸν, ἢ ὀξώδη κεκλήκασιν αυτὸν, ὅτι καὶ δριμυς ομοίως ὄξει γίγνεται, καὶ

rum generatione accidere? Porro id luculentius intelligetur exemplo. Ergo vinum mihi dulce, quod non dudum ab uvis fit expreffum, fervens et alterafcens ex eo, quem in fe habet, calore intellige; poftea ex ejus mutatione duo provenire excrementa, alterum levius magisque aëreum, alterum gravius ac magis terreum; quorum illud florem, hoc faecem, arbitror, vocant. Horum fi alteri flavam bilem, alteri nigram affimiles, minime pecces; quando non eandem habent hi fucci fpeciem, quum animans naturae opera regitur, qualem, cum praeter naturam fe habet, faepe exhibent. Quippe quae flava eft, efficitur vitellina; ita enim nominant, quoniam ovorum vitellis tum colore, tum craffitudine fit affimilis. Rurfus nigra longe quoque malignior ea, quae naturalis eft, redditur; nomen tamen tali fucco nullum eft inditum, nifi quod aliqui vel radentem eum vel acidum appellarunt, quoniam acris in morem aceti fit, et corpus animalis

ξύει γε τὸ σῶμα τοῦ ζώου καὶ τὴν γῆν, εἰ κατ᾽ αὐτῆς ἐκχυθείη, καί τινα μετὰ πομφολύγων οἷον ζύμωσίν τε καὶ ζέσιν ἐργάζεται, σηπεδόνος ἐπικτήτου προσελθούσης ἐκείνῳ τῷ κατὰ φύσιν ἔχοντι χυμῷ τῷ μέλανι. καί μοι δοκοῦσιν οἱ πλεῖστοι τῶν παλαιῶν ἰατρῶν αὐτὸ μὲν τὸ κατὰ φύσιν ἔχον τοῦ τοιούτου χυμοῦ, καὶ διαχωροῦν κάτω, καὶ πολλάκις ἐπιπολάζον ἄνω, μέλανα καλεῖν χυμὸν, οὐ μέλαιναν χολήν· τὸ δ᾽ ἐκ συγκαύσεώς τινος καὶ σηπεδόνος εἰς τὴν ὀξεῖαν μεθιστάμενον ποιότητα μέλαιναν ὀνομάζειν χολήν. [52] ἀλλὰ περὶ μὲν τῶν ὀνομάτων οὐ χρὴ διαφέρεσθαι, τὸ δ᾽ ἀληθὲς ὧδ᾽ ἔχον εἰδέναι. κατὰ την τοῦ αἵματος γένεσιν, ὅσον ἂν ἱκανῶς παχὺ καὶ γεῶδες ἐκ τῆς τῶν σιτίων φύσεως ἐμφερόμενον τῇ τροφῇ μη δέξηται καλῶς τὴν ἐκ τῆς ἐμφύτου θερμασίας ἀλλοίωσιν, ὁ σπλὴν εἰς ἑαυτὸν ἕλκει τοῦτο. τὸ δ᾽ ὀπτηθὲν, ὡς ἄν τις εἴποι, καὶ συγκαυθὲν τῆς τροφῆς (εἴη δ᾽ ἂν τοῦτο τὸ θερμότατον ἐν αὐτῇ καὶ γλυκύτατον, οἷον τό τε μέλι καὶ ἡ πιμελὴ) ξανθὴ γενόμενον χολὴ διὰ τῶν χοληδόχων ὀνομαζομένων ἀγγείων ἐκκαθαίρεται.

radit, et etiam terram, fi fupra eam fit effufus, quandamque cum bullis veluti fermentationem ebullitionemque excitat, ubi fcilicet adfcititia putredo nigro illi fucco naturaliter fe habenti acceffit. Mihique videntur veterum medicorum plerique id, quod e tali fucco naturaliter fe habet, quod et infra dejicitur, et faepe fupra fluitat, atrum vocare fuccum, non atram bilem; quod vero ex uftione quapiam ac putredine in acidam migravit qualitatem, id atram nuncupare bilem. Caeterum de nominibus habenda controverfia non eft, fed veritatem fic fe habere intelligendum. In fanguine generando quicquid abunde craffum ac terreum ex ciborum natura in nutrimento fertur, nec commode a naturali calore alteratur, id lien ad fe trahit; quod vero affum (ut fic dicam uftumque nutrimenti eft (fuerit fane hoc calidiffimum in eo ac dulciffimum, qualia funt tum mel, tum adeps) id dum flava bilis factum eft, per fellis vocata

λεπτὸν δέ ἐστι τοῦτο, καὶ ὑγρὸν, καὶ ῥυτον, οὐχ ὥσπερ ὅταν ὑπεροπτηθὲν ἐσχάτως ξανθὸν καὶ πυρῶδες καὶ παχὺ γένηται ταῖς τῶν ὠῶν ὅμοιον λεκίθοις. τοῦτο μὲν γὰρ ἤδη παρὰ φύσιν· θάτερον δὲ τὸ πρότερον εἰρημένον κατὰ φύσιν ἐστίν· ὥσπερ γε καὶ τοῦ μέλανος χυμοῦ τὸ μὲν μήπω τὴν οἰκείαν ζέσιν τε καὶ ζύμωσιν τῆς γῆς ἐργαζομενοι κατὰ φύσιν ἐστὶ, τὸ δ᾽ εἰς τοιαύτην μεθιστάμενον ἰδέαν τε καὶ δύναμιν ἤδη παρὰ φύσιν, ὡς ἂν τὴν ἐκ τῆς συγκαύσεως τοῦ παρὰ φύσιν θερμοῦ προσειληφὸς δριμύτητα, καὶ οἷον τέφρα τις ἤδη γεγονός. ᾧδέ πως καὶ ἡ κεκαυμένη τρὺξ τῆς ἀκαύστου διήνεγκε. θερμὸν γάρ τοι χρῆμα αὕτη ἱκανῶς ἐστιν, ὥστε καίειν καὶ τήκειν καὶ διαφθείρειν την σάρκα. τῇ δ᾽ ἑτέρᾳ, τῇ μήπω κεκαυμένῃ, τοὺς ἰατροὺς ἐστιν εὑρεῖν χρωμένους, εἰς ὅσα περ καὶ τῇ γῇ τῇ καλουμένῃ κεραμίτιδι, καὶ τοῖς ἄλλοις, ὅσα ξηραίνειν τε καὶ ψύχειν ἅμα πέφυκεν. εἰς τὴν τῆς οὕτω συγκαυθείσης μελαίνης χολῆς ἰδέαν καὶ ἡ λεκιθώδης ἐκείνη μεθίσταται πολλάκις, ὅταν καὶ αὐτή ποθ᾽ οἷον ὀπτηθεῖσα τύχῃ πυρώδει θερμασίᾳ. τὰ δ᾽ ἄλλα

vasa expurgatur. Est autem hoc tenue humidumque et fluidum, non quale, quum ad ultimum est excoctum, flavum, igneum et crassum, vitellis ovorum simile; hoc namque jam praeter naturam est, alterum vero, quod primus memoravimus, est secundum naturam. Pari modo et id nigri succi, quod nondum illam velut ebullitionem fermentationemque terrae efficit, est naturale; quod autem in talem mutatum est vim ac speciem, id jam praeter naturam est, ceu quod ex ustione non naturalis caloris acrimoniam asciverit, ac veluti cinis quidam sit redditum. Sic quodammodo et faex usta a non usta dissidet; illa namque satis calida est, ut carnem urat, liquet ac corrumpat; altera, quae nondum est usta, ad omnia medicos uti deprehendas, ad quae terra figulari aliisque, quae simul siccandi ac refrigerandi facultatem habent. Sane in atrae bilis sic ustae speciem etiam vitellina illa subinde vertitur, quoties ipsa quoque igneo

τῶν χολῶν εἴδη ξύμπαντα, τὰ μὲν ἐκ τῆς τῶν εἰρημένων κράσεως γίγνεται, τὰ δ᾽ οἷον ὁδοί τινές εἰσι τῆς τούτων γενέσεώς τε καὶ εἰς ἄλληλα μεταβολῆς. διαφέρουσι δὲ τῷ τὰς μὲν ἀκράτους εἶναι καὶ μόνας, τὰς δ᾽ οἷον ὀῤῥοῖς τισιν ἐξυγρασμένας. ἀλλ᾽ οἱ μὲν ὀῤῥοὶ τῶν χυμῶν ἅπαντες περιττώματα, καὶ καθαρὸν αὐτῶν εἶναι δεῖται τοῦ ζώου τὸ σῶμα. τῶν δ᾽ εἰρημένων ἐστί τις χρεία τῇ φύσει, καὶ τοῦ παχέος, καὶ τοῦ λεπτοῦ. καὶ καθαίρεται πρός τε τοῦ σπληνὸς καὶ τῆς ἐπὶ τῷ ἥπατι κύστεως τὸ αἷμα, καὶ ἀποτίθεται τοσοῦτόν τε καὶ τοιοῦτον ἑκατέρου μέρος, ὅσον καὶ οἷον, εἴπερ εἰς ὅλον ἠνέχθη τοῦ ζώου τὸ σῶμα, βλάβην ἥντιναοῦν εἰργάσατο. τὸ γὰρ ἱκανῶς παχὺ καὶ γεῶδες καὶ τελέως διαπεφευγὸς τὴν ἐν τῷ ἥπατι μεταβολὴν ὁ σπλὴν εἰς ἑαυτὸν ἕλκει· τὸ δ᾽ ἄλλο τὸ μετρίως παχὺ σὺν τῷ κατειργάσθαι πάντη φέρεται. δεῖται γὰρ ἐν πολλοῖς τοῦ ζώου μορίοις παχύτητός τινος τὸ αἷμα, καθάπερ, οἶμαι, καὶ τῶν

percocta eſt calore. Reliqua bilis genera partim ex jam dictorum mixtione conſtant univerſa, partim tanquam viae quaedam ſunt ad harum tum generationem, tum inter ſe mutationem. Diſtant autem inter ſe, quod aliae meracae ſunt ac ſolae, aliae veluti ſero quodam imbutae. Verum ſeri genera omnia, quae in ſuccis habentur, ſunt excrementa, purumque ab iis eſſe poſtulat animalis corpus; ea vero, quae praedicta ſunt, uſum aliquem naturae conferunt, et quod craſſum eſt, et quod tenue. Purgaturque ab iis ſanguis tum per lienem, tum per eam, quae jecinori ſubeſt, veſicam, ac ſeponitur utriusque partis tanta talisque portio, quanta qualisque, ſi in totum ferretur animalis corpus, noxam aliquam inferret. Quod enim admodum eſt craſſum et terreum, ac prorſus eam, quae in jecinore fit, mutationem ſubterfugit, lien ad ſe trahit; reliquum, quod mediocri eſt craſſitudine, id et abſolutum jam eſt, et in omnem partem fertur. Requirit enim ſanguis in non paucis animalis partibus craſſitudinem quandam, aeque (arbitror) ut, quae in ipſa

ἐμφερομένων ἰνῶν. καὶ εἴρηται μὲν καὶ Πλάτωνι περὶ τῆς χρείας αὐτῶν· εἰρήσεται δὲ καὶ ἡμῖν ἐν ἐκείνοις τοῖς γράμμασιν, ἐν οἷς ἂν τὰς χρείας τῶν μορίων διεξερχώμεθα. δεῖται δὲ οὐχ ἥκιστα καὶ τοῦ ξανθοῦ χυμοῦ, μήπω πυρώδους ἐσχάτως γεγενημένου, τὸ αἷμα. τοῦ καὶ τίς αὐτῷ καὶ ἡ παρὰ τοῦδε χρεία, δι' ἐκείνων εἰρήσεται. φλέγματος δ' οὐδὲν ἐποίησεν ἡ φύσις ὄργανον καθαρτικὸν, ὅτι ψυχρὸν καὶ ὑγρόν ἐστι, καὶ οἷον ἡμίπεπτός τις τροφή. δεῖται τοίνυν οὐ κενοῦσθαι τὸ τοιοῦτον, ἀλλ' ἐν τῷ σώματι μένον ἀλλοιοῦσθαι. τὸ δ' ἐξ ἐγκεφάλου καταῤῥέον περίττωμα τάχα μὲν ἂν οὐδὲ φλέγμα τις ὀρθῶς, ἀλλὰ βλένναν τε καὶ κόρυζαν, ὥσπερ οὖν καὶ ὀνομάζεται, καλοίη· εἰ δὲ μὴ, ἀλλ' ὅτι γε τῆς τούτου κενώσεως ὀρθῶς η φύσις προὐνοήσατο, καὶ τοῦτ' ἐν τοῖς περὶ χρείας μορίων εἰρήσεται. καὶ γὰρ οὖν καὶ τὸ κατὰ τὴν γαστέρα τω καὶ τὰ ἔντερα συνιστάμενον φλέγμα ὅπως αν ἐκκενῷτο καὶ αὐτὸ μάλιστά τε καὶ τάχιστα, παρεσκευασμένον τῇ [53] φύσει μηχάνημα δι' ἐκείνων εἰρήσεται καὶ αυτο τῶν ὑπομνη-

feruntur, fibras. Ac dictum quidem de ufu earum etiam a Platone eft; dicetur autem de iis et a nobis in illis voluminibus, quibus ufum partium perfequimur. Poftulat non in poftremis fanguis et flavum fuccum, qui tamen adhuc igneus ad ultimum effectus non eft; ac, quis illi accedat ab hoc ufus, in illis voluminibus docebitur. Sane, quod pituitam expurget, natura nullum inftrumentum condidit, propterea quod frigida humidaque eft, ac veluti ex dimidio coctum nutrimentum. Defiderat igitur talis fuccus non utique vacuari, fed in corpore manens alterari. Excrementum vero, quod a cerebro deftillat, fortaffe nec pituitam quis recte appellet, fed, ficut et nominari folet, mucum et gravedinem. Sin aliter, quod faltem huic vacuando natura recte profpexit, id quoque in libris de ufu partium tradetur; quin etiam, quemadmodum, quae in ventriculo et inteftinis confiftit pituita, commodiffime ac celerrime vacuetur, naturae artificium

μάτων. ὅσον οὖν ἐμφέρεται ταῖς φλεψὶ φλέγμα, χρήσιμον ὑπάρχον τοῖς ζώοις, οὐδὲ μιᾶς δεῖται κενώσεως. προσέχειν δὲ χρὴ κἀνταῦθα τὸν νοῦν καὶ γινώσκειν, ὥσπερ τῶν χολῶν ἑκατέρας τὸ μὲν χρήσιμον καὶ κατὰ φύσιν ἐν τοῖς ζώοις, τὸ δ' ἄχρηστόν τε καὶ παρὰ φύσιν, οὕτω καὶ τοῦ φλέγματος, ὅσον μὲν ἂν ᾖ γλυκὺ, χρηστὸν μὲν εἶναι τοῦτο τῷ ζώῳ καὶ κατὰ φύσιν, ὅσον δ' ὀξὺ καὶ ἁλμυρὸν ἐγένετο, τὸ μὲν ὀξὺ τελέως ἠπεπτῆσθαι, τὸ δ' ἁλμυρὸν διασεσῆφθαι. τελείαν δ' ἀπεψίαν φλέγματος ἀκούειν χρὴ τῆς δευτέρας πέψεως, δηλονότι τῆς ἐν φλεψίν· οὐ γὰρ δὴ τῆς γε πρώτης, τῆς κατὰ τὴν κοιλίαν, ἢ οὐδ' ἂν ἐγεγένητο τὴν ἀρχὴν χυμὸς, εἰ καὶ ταύτην διεπεφεύγει. ταῦτ' ἀρκεῖν μοι δοκεῖ περὶ γενέσεώς τε καὶ διαφθορᾶς χυμῶν ὑπομνήματα εἶναι τῶν Ἱπποκράτει τε καὶ Πλάτωνι, καὶ Ἀριστοτέλει, καὶ Πραξαγόρᾳ, καὶ Διοκλεῖ, καὶ πολλοῖς ἄλλοις τῶν παλαιῶν εἰρημένων. οὐ γὰρ ἐδικαίωσα πάντα μεταφέρειν εἰς τόνδε τὸν λόγον τὰ τελέως ἐκείνοις γεγραμμένα. τοσοῦτον δὲ μόνον ὑπὲρ ἑκάστου εἶπον, ὅσον ἐξορμήσει τε τοὺς

in iisdem voluminibus monſtrabitur. Quod igitur in venis pituitae fertur, quum ſit animalibus ex uſu, nulla vacuatione eget. Sane advertere hoc loco ac ſcire oportet, tanquam ex bilis generibus aliud utile naturaleque in animalibus eſt, aliud inutile ac praeter naturam, ſic pituitae, quod dulce eſt, id ſalutare eſſe animanti et naturale, quod acidum ſalſumque eſt, acidum quidem omnino crudum eſſe, ſalſum computruiſſe. Porro abſoluta cruditas pituitae intelligenda eſt in concoctione ſecunda, quae videlicet in venis agitur; non autem in prima, quae in ventriculo perficitur, quum, ſi hanc effugiat, ne ſuccus quidem omnino ſit. His mihi ſatis admonuiſſe videor, quae de generatione et corruptione ſuccorum ab Hippocrate, Platone, Ariſtotele, Praxagora, Diocle aliisque veterum multis ſunt dicta; neque enim omnia in hunc librum transferenda cenſui, quae ab illis ad abſolutionem ſunt perſcripta. Tantum vero de ſingulis ſolum dixi,

ἐντυγχάνοντας, εἰ μὴ παντάπασιν εἶεν σκαιοὶ, τοῖς τῶν παλαιῶν ἀνδρῶν ὁμιλῆσαι γράμμασι, καὶ τὴν εἰς τὸ ῥᾷον αὐτοῖς συνεῖναι βοήθειαν παρέξει. γέγραπται δέ που καὶ δι᾽ ἑτέρου λόγου περὶ τῶν κατὰ Πραξαγόραν τὸν Νικάρχου χυμῶν. εἰ γὰρ καὶ ὅτι μάλιστα δέκα ποιεῖ χωρὶς τοῦ αἵματος, ἐνδέκατος γὰρ ἂν εἴη χυμὸς αὐτὸ τὸ αἷμα, τῆς Ἱπποκράτους οὐκ ἀποχωρεῖ διδασκαλίας. ἀλλ᾽ εἰς εἴδη τινὰ (108) καὶ διαφορὰς τέμνει τοὺς ὑπ᾽ ἐκείνου πρῶτον πάντας ἅμα ταῖς οἰκείαις ἀποδείξεσιν εἰρημένους χυμούς. ἐπαινεῖν μὲν οὖν χρὴ τούς τ᾽ ἐξηγησαμένους τὰ καλῶς εἰρημένα, καὶ τοὺς, εἴ τι παραλέλειπται, προστιθέντας· οὐ γὰρ οἷόν τε τὸν αὐτὸν ἄρξασθαι καὶ τελειῶσαι· μέμφεσθαι δὲ τοὺς οὕτως ἀταλαιπώρους, ὡς μηδὲν ὑπομένειν μαθεῖν τῶν ὀρθῶς εἰρημένων, καὶ τοὺς εἰς τοσοῦτον φιλοτίμους, ὥστ᾽ ἐπιθυμίᾳ νεωτέρων δογμάτων ἀεὶ πανουργεῖν τι καὶ σοφίζεσθαι, τὰ μὲν ἑκοντὶ παραλιπόντας, ὥσπερ Ἐρασίστρατος ἐπὶ τῶν χυμῶν ἐποίησε, τὰ δὲ πα-

quantum legentes ad antiquorum evolvenda fcripta, nifi fint omnino rudes, excitet, ac quo facilius cum iis verfentur, auxilium praeftet. Porro fcripfimus et alio libro de fuccis fub auctore Praxagora Nicarchi filio. Etfi enim is decem maxime praeter fanguinem faciat (quippe fanguis ipfe undecimus fit), tamen ab Hippocratis doctrina non recedit; fed qui ab illo fimul omnes cum propriis demonftrationibus primi dicti fucci funt, hos in fpecies quasdam differentiasque diducit. Ac laudare quidem par eft tum eos, qui explanarunt, quae recte funt dicta; tum vero, qui, fiquid omiffum eft, id fupplerunt; non enim fieri poteft, ut idem incipiat ac perficiat: contra culpare et eos, qui adeo funt delicati, ut nihil difcere eorum, quae commode dicta funt, fuftineant; et qui adeo funt ambitiofi, ut ftudio novorum dogmatum femper aliquid aftute texant et cavillentur, partim fponte aliquid praetereuntes, qualiter Erafiftratus in fuccis fecit, partim

νούργως ἀντιλέγοντας, ὥσπερ οὗτός τ' αὐτὸς καὶ ἄλλοι πολλοὶ τῶν νεωτέρων. ἀλλ' οὗτος μὲν ὁ λόγος ἐνταυθοῖ τελευτάτω, τὸ δ' ὑπόλοιπον ἅπαν ἐν τῷ τρίτῳ προσθήσω.

callide oppugnantes, veluti tum hic ipfe, tum alii juniorum non pauci. Caeterum hic liber hoc loco receptui canat; quicquid fupereft, id totum in tertio adjicietur.

ΓΑΛΗΝΟΥ ΠΕΡΙ ΔΥΝΑΜΕΩΝ ΦΥΣΙΚΩΝ ΒΙΒΛΙΟΝ ΤΡΙΤΟΝ.

Ed. Chart. V. [54.] Ed. Bas. I. (108.)

Κεφ. α'. Ὅτι μὲν οὖν ἡ θρέψις ἀλλοιουμένου τε καὶ ὁμοιουμένου γίνεται τοῦ τρέφοντος τῷ τρεφομένῳ, καὶ ὡς ἐν ἑκάστῳ τῶν τοῦ ζώου μορίων ἐστί τις δύναμις, ἣν ἀπὸ τῆς ἐνεργείας ἀλλοιωτικὴν μὲν κατὰ γένος, ὁμοιωτικὴν δὲ καὶ θρεπτικὴν κατ' εἶδος ὀνομάζομεν, ἐν τῷ πρόσθεν δεδήλωται λόγῳ. τὴν δ' εὐπορίαν τῆς ὕλης, ἣν τροφὴν ἑαυτῷ ποιεῖται τὸ τρεφόμενον, ἐξ ἑτέρας τινὸς ἔχειν ἐδείκνυτο δυνάμεως ἐπισπᾶσθαι πεφυκυίας τὸν οἰκεῖον χυμόν. εἶναι δ' οἰκεῖον ἑκάστῳ τῶν μορίων χυμὸν, ὃς ἂν

GALENI DE NATVRALIBVS FACVLTATIBVS LIBER TERTIVS.

Cap. I. Ac quod quidem nutritio fit, quum id, quod nutrit, alteratur, et ei, quod nutritur, fimile fit, tum quod in quaque animalis particula facultas quaedam infit, quam ab actione ipfa generaliter alteratricem, fpeciatim vero affimilatricem nutricemque nominamus, in proximo indicatum eft libro. Materiae vero copiam, ex qua fibi nutrimentum facit, quod nutritur, ex altera fuppeditari facultate, quae convenientem attrahere fibi fuccum natura fit habilis, eft monftratum. Sed non minus effe convenientem cuique parti fuccum, qui maxi-

ἐπιτηδειότατος εἰς τὴν ἐξομοίωσιν ᾖ, καὶ τὴν ἕλκουσαν αὐτὸν δύναμιν ἀπὸ τῆς ἐνεργείας ἑλκτικήν τέ τινα καὶ ἐπισπαστικὴν ὀνομάζεσθαι. δέδεικται δὲ καὶ ὡς πρὸ μὲν τῆς ὁμοιώσεως ἡ πρόσφυσίς ἐστιν, ἐκείνης δ' ἔμπροσθεν ἡ πρόσθεσις γίγνεται, τέλος, ὡς ἂν εἴποι τις, οὖσα τῆς κατὰ τὴν ἐπισπαστικὴν δύναμιν ἐνεργείας. αὐτὸ μὲν γὰρ τὸ παράγεσθαι τὴν τροφὴν ἐκ τῶν φλεβῶν εἰς ἕκαστον τῶν μορίων τῆς ἑλκτικῆς ἐνεργούσης γίγνεται δυνάμεως· τὸ δ' ἤδη παρῆχθαί τε καὶ προστίθεσθαι τῷ μορίῳ τὸ τέλος ἐστὶν αὐτὸ, δι' ὃ καὶ τῆς τοιαύτης ἐνεργείας ἐδεήθημεν. ἵνα γὰρ προστεθῇ, διὰ τοῦθ' ἕλκεται. χρόνου δ' ἐντεῦθεν ἤδη πλείονος εἰς τὴν θρέψιν τοῦ ζώου δεῖ. ἑλχθῆναι μὲν γὰρ καὶ διὰ ταχέων τι δύναται· προσφυῆναι δὲ καὶ ἀλλοιωθῆναι, καὶ τελέως ὁμοιωθῆναι τῷ τρεφομένῳ, καὶ μέρος αὐτοῦ γενέσθαι, παραχρῆμα μὲν οὐχ οἷόν τε, χρόνῳ δ' ἂν πλείονι συμβαίνοι καλῶς. ἀλλ' εἰ μὴ μένει κατὰ τὸ μέρος ὁ προστεθεὶς οὗτος χυμὸς, εἰς ἕτερον δέ τι μεθίσταται, καὶ παραῤῥεῖ διὰ [55] παντὸς, ἀμείβων τε καὶ ὑπαλλάττων τὰ χωρία, κατ' οὐδὲν αὐτῶν

me, ut aſſimiletur, ſit conveniens; tum quae hunc ad ſe trahat, attractricem appellari. Indicatum praeterea eſt, et ante aſſimilationem agglutinationem eſſe; hanc vero praecedere appoſitionem. Haec (ut ſic dixerim) finis eſt actionis, quae ab attrahente vi perficitur. Siquidem ipſa nutrimenti ex venis in ſingulas partes adductio attrahentis facultatis eſt opus; adductum vero jam eſſe ac parti apponi ipſe eſt finis, cujus ſcilicet cauſa ejusmodi actio eſt deſiderata; quippe idcirco eſt attractio, ut ſit appoſitio. Tempus tamen hic ad animalis nutritionem adhuc majus requiritur Attrahi namque brevi tempore aliquid poteſt; adhaerere et alterari et prorſus ei, quod nutritur, aſſimilari ac pars ejus effici protinus non poteſt, tempore longiori commode poteſt. At ſi appoſitus is ſuccus in parte non quieſcat, ſed in alteram aliquam transferatur confluatque aſſidue alium atque alium

ουτε πρόσφυσις, οὔτ᾿ ἐξομοίωσις ἔσται. δεῖ δὲ κἀνταῦθά τινος τῇ φύσει δυνάμεως ἑτέρας εἰς πολυχρόνιον μονὴν τοῦ προστεθέντος τῷ μορίῳ χυμοῦ, καὶ ταύτης οὐκ ἔξωθέν ποθεν ἐπιῤῥεούσης, ἀλλ ἐν αὐτῷ τῷ θρεψομένῳ κατῳκισμένης, ἣν ἀπὸ τῆς ἐνεργείας πάλιν οἱ προ ημῶν ἠναγκασθησαν ὀνομάσαι καθεκτικήν. ὁ μὲν δὴ λόγος ἤδη σαφῶς ἐνεδείξατο τὴν ἀνάγκην τῆς γενέσεως τῆς τοιαύτης δυνάμεως. καὶ ὅστις ἀκολουθοῦσαν σύνεσιν ἔχει, πέπεισται βιαίως ἐξ ὧν εἴπομεν, ὡς, ὑποκειμένου τε καὶ ἀποδεδειγμένου τοῦ τεχνικην εἶναι τὴν φύσιν καὶ τοῦ ζώου κηδεμονικην, αναγκαῖον ὑπάρχειν αὐτῇ καὶ τὴν τοιαύτην δύναμιν.

Κεφ. β'. Ἀλλ' ἡμεῖς οὐ τούτῳ μόνῳ τῷ γένει τῆς ἀποδείξεως εἰθισμένοι χρῆσθαι, προστιθέντες δὲ αὐτῷ καὶ τὰς ἐκ τῶν ἐναργῶς φαινομένων ἀναγκαζούσας τε καὶ βιαζομένας πίστεις, ἐπὶ τὰς τοιαύτας καὶ νῦν ἀφιξόμεθα, καὶ δείξομεν ἐπὶ μέν τινων μορίων τοῦ σώματος οὕτως ἐναργῆ τὴν καθεκτικην δύναμιν, ὡς αὐταῖς ταῖς αἰσθήσεσι

mutans locum, utique in nullo eorum nec agglutinatio nec affimilatio erit Eft igitur hic naturae alia quadam facultate opus, quae faciat, ut, qui appofitus parti humor eft, aliquamdiu maneat; atque hac non extrinfecus arceffita, fed in nutriendo ipfo collocata, quam rurfus ab ipfa functione majores retentricem vocare funt coacti. Ac ejusmodi quidem facultatis gignendae neceffitatem ratio jam clare monftravit; credetque vel invitus ex iis, quae diximus, quisquis percipiendi intelligentiam habet, quod, quum propofitum fit ac prius monftratum, naturam artificiofam effe et animantis curam habere, neceffe fit ejusmodi facultatem illi ineffe.

Cap. II. Caeterum nos, qui non hoc tantum demonftrationis genere foliti fumus uti, fed illi ex iis, quae manifefte apparent, neceffarias ac cogentes probationes adjicere, ad iftiusmodi nunc convertemur; monftrabimusque, in quibusdam corporis partibus adeo evidentem effe retentricem facultatem, ut ipfis fenfibus agno-

διαγιγνώσκεσθαι τὴν ἐνέργειαν αὐτῆς, ἐπὶ δέ τινων ἧττον μὲν ἐναργῶς ταῖς αἰσθήσεσι, λόγῳ δὲ κἀνταῦθα φωραθῆναι δυναμένην. ἀρξώμεθα οὖν τῆς διδασκαλίας ἀπ᾽ αὐτοῦ τοῦ πρώτου, μεθόδῳ τινὶ προχειρίσασθαι μόρι᾽ ἄττα τοῦ σώματος, ἐφ᾽ ὧν ἀκριβῶς ἐστι βασανίσαι τε καὶ ζητῆσαι τὴν καθεκτικὴν δύναμιν, ὁποία ποτ᾽ ἐστίν. ἆρ᾽ οὖν ἄν τις ἄμεινον ἑτέρωθεν ἢ ἀπὸ τῶν μεγίστων τε καὶ κοιλοτάτων ὀργάνων ὑπάρξαιτο τῆς ζητήσεως; ἐμοὶ μὲν οὖν οὐκ ἂν δοκεῖ βέλτιον. ἐναργεῖς γοῦν εἰκὸς ἐπὶ τούτων φανῆναι τὰς ἐνεργείας διὰ τὸ μέγεθος· ὡς τά γε σμικρὰ τάχ᾽ ἄν, εἰ καὶ σφοδρὰν ἔχει τὴν τοιαύτην δύναμιν, ἀλλ᾽ οὐκ αἰσθήσει γ᾽ ἑτοίμη διαγιγνώσκεσθαι τὴν ἐνέργειαν αὐτῆς. ἀλλ᾽ ἔστιν ἐν τοῖς μάλιστα κοιλότατα καὶ μέγιστα τῶν τοῦ ζώου μορίων ἥ τε γαστὴρ, αἵ μῆτραί τε, αἳ καὶ ὑστέραι καλούμεναι. τί οὖν κωλύει ταῦτα προχειρισαμένους ἐπισκέψασθαι τὰς ἐνεργείας αὐτῶν, ὅσαι μὲν καὶ πρὸ τῆς ἀνατομῆς δῆλαι, τὴν ἐξέτασιν ἐφ᾽ ἡμῶν αὐτῶν ποιουμένους, ὅσαι δ᾽ ἀμυδρότεραι, τὰ παραπλήσια διαιροῦντας ἀνθρώπῳ ζῶα;

ſci ejus actio poſſit; in aliquibus vero ſenſui quidem minus eſſe evidentem, ratione tamen in iis quoque facile poſſe deprehendi. Ergo inde, quod docere promiſimus, auſpicemur, nempe a ſumendis primum methodo aliqua certis partibus, in quibus ad unguem examinare disquirereque licebit, qualisnam demum retentrix vis ſit. An igitur aliunde quis melius, quam a maximis maximeque cavis inſtrumentis, inquiſitionem incipiat? Mihi ſane non videtur, ſiquidem evidentes in iis credibile eſt propter amplitudinem eorum apparere actiones; quum fortaſſe in parvis, etiamſi eam vim habeant vehementem, ſenſu tamen agnoviſſe actionem ejus in promptu non ſit. Porro inter animalis partes maxime cavae ampliſſimaeque ſunt ventriculus, et uterus, et quae ſecundae vocantur. Quid igitur prohibet, quominus has proponentes, actiones earum aeſtimemus; ac earum, quae ante diſſectionem conſpicuae ſunt, in nobismet ipſis examen ineamus; quae vero obſcuriores ſunt, ſimilia homini animalia diſſece-

οὐχ ὡς οὐκ ἂν ἱκανῶς τό γε καθόλου περὶ τῆς ζητουμένης δυνάμεως καὶ τῶν ἀνομοίων ἐνδειξαμένων, ἀλλ' ὅσην ἅμα τῷ κοινῷ καὶ τὸ ἴδιον ἐφ' ἡμῶν αὐτῶν ἐγνωκότες, εἴς τε τὰς διαγνώσεις τῶν νοσημάτων αὐτῶν καὶ τὰς ἰάσεις εὐπορώτεροι γιγνοίμεθα. περὶ μὲν οὖν ἀμφοτέρων τῶν ὀργάνων ἅμα λέγειν ἀδύνατον· ἐν μέρει δ' ὑπὲρ ἑκατέρου ποιησόμεθα τὸν λόγον, ἀπὸ τοῦ σαφέστερον ἐνδείξασθαι δυναμένου τὴν καθεκτικὴν δύναμιν ἀρξάμενοι. κατέχει μὲν γὰρ καὶ ἡ γαστὴρ τὰ σιτία, μέχρι περ ἂν ἐκπέψῃ· κατέχουσι δὲ καὶ αἱ μῆτραι τὸ ἔμβρυον, ἔστ' ἂν τελειώσωσιν. ἀλλὰ πολλαπλάσιός ἐστιν ὁ τῆς τῶν ἐμβρύων τελειώσεως χρόνος τῆς τῶν σιτίων πέψεως.

Κεφ. γ'. [56] Εἰκὸς οὖν καὶ τὴν δύναμιν ἐναργέστερον ἐν ταῖς μήτραις φωράσειν ἡμᾶς τὴν καθεκτικὴν, ὅσῳ καὶ πολυχρονιωτέραν τῆς γαστρὸς τὴν ἐνέργειαν κέκτηται. μησὶ γὰρ ἐννέα που ταῖς πλείσταις τῶν γυναικῶν ἐν αὐταῖς τελειοῦται τὰ κυήματα, μεμυκυίαις μὲν ἅπαντι τῷ αὐχένι, περιεχούσαις δὲ πανταχόθεν αὐτὰ σὺν τῷ χορίῳ.

mus? Non quo non abunde, generalem ſaltem, quaeſitae facultatis notitiam etiam diſſimilia oſtendant, ſed quo ſimul cum generali propriam quoque in nobis ipſis habentibus ratio ad morbos tum dignoſcendos tum ſanandos facilior ſuppetat. Ac quoniam de ambobus inſtrumentis ſimul dixiſſe non eſt, ſeorſum de utroque ſermonem inſtituemus, ab eo auſpicati, quod retentricem facultatem illuſtrius monſtrare poſſit. Retinet namque et venter cibum, quoad eum concoxerit; retinet porro non minus et uterus foetum, quoad hunc perſecerit; caeterum longe diuturnius eſt tempus foetus perficiendi, quam cibi concoquendi.

Cap III. Quare veriſimile eſt, tanto clarius a nobis in utero retentricem facultatem conſpici poſſe, quanto diutius, quam ventriculus, retinendi functionem exercet; quippe novem menſibus plerisque mulieribus perficitur in utero foetus; qui tota quidem cervice connivet, complectitur autem foetum undique una cum ſecun-

καὶ πέρας γε τῆς τοῦ στόματος μύσεως καὶ τῆς τοῦ κυουμένου κατὰ τὰς μήτρας μονῆς ἡ χρεία τῆς ἐνεργείας ἐστίν. οὐ γὰρ ὡς ἔτυχεν, οὐδ᾽ ἀλόγως ἱκανὰς περιστέλλεσθαι καὶ κατέχειν τὸ ἔμβρυον ἡ φύσις ἀπειργάσατο τὰς ὑστέρας, ἀλλ᾽ ἵν᾽ εἰς τὸ πρέπον ἀφίκηται μέγεθος τὸ κυούμενον. ὅταν οὖν, οὗ χάριν ἐνήργουν τῇ καθεκτικῇ δυνάμει, συμπεπληρωμένον ᾖ, ταύτην μὲν ἀνέπαυσάν τε καὶ εἰς ἠρεμίαν ἀνήγαγον· ἀντ᾽ αὐτῆς δ᾽ ἑτέρᾳ χρῶνται τῇ τέως ἡσυχαζούσῃ, τῇ προωστικῇ. ἦν δ᾽ ἄρα καὶ τῆς ἐκείνης ἡσυχίας ὅρος ἡ χρεία, καὶ τῆς γ᾽ ἐνεργείας ὡσαύτως ἡ χρεία. καλούσης μὲν γὰρ αὐτῆς, ἐνεργεῖ, μὴ καλούσης δὲ, ἡσυχάζει. καὶ χρὴ πάλιν κἀνταῦθα καταμαθεῖν τῆς φύσεως τὴν τέχνην, ὡς οὐ μόνον ἐνεργειῶν χρησίμων δυνάμεις ἐνέθηκεν ἑκάστῳ τῶν ὀργάνων, ἀλλὰ καὶ τοῦ τῶν ἡσυχιῶν τε καὶ κινήσεων καιροῦ προυνοήσατο. καλῶς μὲν γὰρ ἁπάντων γιγνομένων τῶν κατὰ τὴν ὑστέραν, ἡ ἀποκριτικὴ δύναμις ἡσυχάζει τελέως, ὥσπερ οὐκ οὖσα· κακοπραγίας δέ τινος γε(109)νομένης, ἢ περὶ τὸ χορίον, ἢ περί τινα τῶν ἄλλων

dis. Eſtque tum oris conniventiae, tum morae foetus in utero finis ipſe actionis uſus; neque enim temere aut ſine ratione condidit uterum natura ad complectendum retinendumque foetum ſufficientem, ſed idcirco, ut, quod geſtatur, ad debitam perveniret magnitudinem. Ergo, ut id completum eſt, cujus gratia retentrice facultate uterus eſt uſus, utique hanc inhibet ac ceſſare facit, propultrice, quae hactenus quieverat, loco ejus aſſumpta. Sane erat et quietis hujus facultatis finis ipſe uſus; ita etiam actionis ejusdem finis ſimiliter ipſe uſus; utpote quo excitante agat, non excitante quieſcat. Licetque rurſus hoc loco naturae artem intelligere, quae ſingulis inſtrumentis non ſolum utilium actionum facultates inſeruit, verum etiam quietis et motionis opportunitatem praevidit. Siquidem, ſuccedentibus rite omnibus, quae in utero fiunt, facultas expultrix, veluti nulla ſit, ita omnino quieſcit; improſpere autem cedentibus, vel circa ſecundas, vel caeterarum quampiam membranarum, vel

ὑμένων, ἢ περὶ τὸ κυούμενον αὐτὸ, καὶ τῆς τελειώσεως αὐτοῦ παντάπασιν ἀπογνωσθείσης, οὐκέτ' ἀναμένουσι τὸν ἐννεάμηνον αἱ μῆτραι χρόνον, ἀλλ' ἡ μὲν καθεκτικὴ δύναμις αὐτίκα δὴ πέπαυται, καὶ παραχωρεῖ κινεῖσθαι τῇ πρότερον ἀργούσῃ, πράττει δ' ἤδη τι καὶ πραγματεύεται χρηστὸν ἡ ἀποκριτική τε καὶ προωστική· καὶ γὰρ οὖν καὶ ταύτην οὕτως ἐκάλεσαν ἀπὸ τῶν ἔργων αὐτῇ τὰ ὀνόματα θέμενοι, καθάπερ καὶ ταῖς ἄλλαις. καί πως ὁ λόγος ἔοικεν ὑπὲρ ἀμφοτέρων ἀποδείξειν ἅμα· καὶ γάρ τοι καὶ διαδεχομένας αὐτὰς ἀλλήλας, καὶ παραχωροῦσαν ἀεὶ τὴν ἑτέραν τῇ λοιπῇ, καθότι ἂν ἡ χρεία κελεύῃ, καὶ τὴν διδασκαλίαν κοινὴν οὐκ ἀπεικός ἐστι δέχεσθαι. τῆς μὲν οὖν καθεκτικῆς δυνάμεως ἔργον περιστεῖλαι τὰς μήτρας τῶν κυουμένων πανταχόθεν, ὥστ' εὐλόγως ἁπτομέναις μὲν ταῖς μαιευτρίαις τὸ στόμα μεμυκὸς αὐτῶν φαίνεται, καὶ ταῖς κυούσαις δ' αὐταῖς κατὰ τὰς πρώτας ἡμέρας, καὶ μάλιστα κατ' αὐτὴν ἐκείνην, ἐν ᾗπερ ἂν ἡ τῆς γονῆς σύλληψις γίνηται, κινουμένων τε καὶ συντρεχουσῶν εἰς ἑαυτὰς τῶν ὑστερῶν αἴσθη-

circa ipſum, qui geſtatur, foetum, ac deſperata prorſus ejusdem perfectione, non amplius expectat uterus novem menſium temporis moram, imo retentrix facultas ſtatim ab opere ceſſat et ei, quae prius quieverat, moveri concedit. Porro agit jam ac molitur ſalubre aliquid expultrix et propultrix facultas; ita enim et hanc appellarunt, ab opere ſcilicet, ſicut et aliis, illi quoque nominibus impoſitis. Videturque disceptatio noſtra de ambabus ſimul demonſtrationem allatura; quippe quum ſibi mutuo ſuccedant, et altera alteri, quum uſus poſtulat, ſemper cedat; etiam communem eas doctrinam ſortiri non eſt abſurdum. At retentricis facultatis opus eſt, praegnantium uteros undique contrahere, ut non immerito contrectantibus obſtetricibus os eorum connivere videatur. Jam vero praegnantes ipſae primis diebus, potiſſimumque eo ipſo, quo ſemen eſt conceptum, moveri ac in ſe ipſum concurrere uterum ſentiunt. Quod ſi

σις γίνεται. καὶ ἢν ἄμφω ταῦτα συμβαίη, μῦσαι μὲν τὸ στόμα χωρὶς φλεγμονῆς ἤ τινος ἄλλου παθήματος, αἴσθησιν δὲ τῆς κατὰ την μήτραν κινήσεως ἀκολουθῆσαι, πρὸς αὑτὰς ἤδη τὸ σπέρμα τὸ παρὰ τοῦ ἀνδρὸς εἰληφέναι τε καὶ κατέχειν αἱ γυναῖκες νομίζουσι. ταῦτα δ᾽ οὐχ ἡμεῖς νῦν ἀναπλάττομεν αὐταῖς, ἀλλ᾽ ἐκ μακρᾶς πείρας δοκιμασθέντα πᾶσι γέγραπται σχεδόν τι τοῖς περὶ τούτων πραγματευσαμένοις. Ἡρόφιλός γε μὴν, ὡς οὐδὲ πυρῆνα μήλης οὐκ ἂν δέχοιτο τῶν μητρῶν τὸ στόμα, πρὶν ἀποκύειν τὴν γυναῖκα, καὶ ὡς οὐδε τουλάχιστον ἔτι διέστηκε, πρὶν ὑπάρξηται κύειν, καὶ ὡς ἐπὶ πλέον ἀναστομοῦνται κατὰ τὰς τῶν ἐπιμηνίων φορὰς, οὐκ ὤκνησε γράφειν. συνομολογοῦσι δ᾽ αὐτῷ καὶ οἱ ἄλλοι πάντες οἱ περὶ τούτων πραγματευσάμενοι, καὶ πρῶτός γε πάντων ἰατρῶν τε [57] καὶ φιλοσόφων Ἱπποκράτης ἀπεφήνατο μύειν τὸ στόμα τῶν ὑστερῶν ἔν τε ταῖς κυήσεσι καὶ ταῖς φλεγμοναῖς, ἀλλ᾽ ἐν μὲν ταῖς κυήσεσιν οὐκ ἐξιστάμενον τῆς φύσεως, ἐν δὲ ταῖς φλεγμοναῖς σκληρὸν γιγνόμενον. ἐπὶ δέ γε τῆς ἐναντίας, τῆς ἐκκριτικῆς, ἀνοίγνυται μὲν τὸ στόμα, προέρχεται δ᾽ ὁ πυθμὴν

ambo haec incidunt, ut et os uteri citra phlegmonen aliumve affectum conniveat, et fentiatur deinde fuccedere uteri in fe ipfum motus, jam femen a mare et cepiffe fe mulieres exiftimant, et retinere cenfent. Neque nos ifta modo illis confingimus; fed longo ufu comprobata, ab omnibus fere, qui de iis differuere, funt prodita. Herophilus certe neque haec fcribere eft gravatus, ne fpecilli quidem mucronem admittere uteros ante, quam mulier pariat; praeterea ne vel minimum quidem hifcere, ubi conceperint, laxius autem recludi, quum menfes profluunt. Huic aftipulantur et reliqui omnes, qui de his tractaverunt; primusque omnium non medicorum modo, fed etiam philofophorum, Hippocrates, connivere os uteri tum conceptibus tum phlegmonis, pronunciavit; caeterum in conceptibus fervato naturali habitu, in phlegmonis vero in durum mutato. At fub expultrice, quae contraria jam dictae facultas eft, os quidem ejus aperi-

ἅπας ὅσον οἷόν τ' ἐγγυτάτω τοῦ στόματος, ἀπωθούμενος ἔξω τὸ ἔμβρυον· ἅμα δ' αὐτῷ καὶ τὰ συνεχῆ μέρη, τὰ οἷον πλευρὰ τοῦ παντὸς ὀργάνου, συνεπιλαμβανόμενα παντὸς τοῦ ἔργου, θλίβει τε καὶ προωθεῖ πᾶν ἔξω τὸ ἔμβρυον. καὶ πολλαῖς τῶν γυναικῶν ὠδῖνες βίαιοι τας μήτρας ὅλας ἐκπεσεῖν ἠνάγκασαν, ἀμέτρως χρησαμέναις τῇ τοιαύτῃ δυνάμει, παραπλησίου τινος γιγνομένου τῷ πολλάκις ἐν πάλαις τισὶ καὶ φιλονεικίαις συμβαίνοντι, ὅταν ἀνατρέψαι τε καὶ καταβαλεῖν ἑτέρους σπεύδοντες αὐτοῖς συγκαταπέσωμεν. οὕτω γὰρ καὶ αἱ μῆτραι τὸ ἔμβρυον ὠθοῦσαι συνεξέπεσον ἐνίοτε, καὶ μάλισθ' ὅταν οἱ πρὸς τὴν ῥάχιν αὐτῶν σύνδεσμοι χαλαροὶ φύσει τυγχάνωσιν ὄντες. ἔστι δὲ καὶ τοῦτο θαυμαστόν τι τῆς φύσεως σόφισμα, τὸ, ζῶντος τοῦ κυήματος, ἀκρίβῶς πάνυ τὸ στόμα μεμυκέναι τῶν μητρῶν, ἀποθανόντος δε, παραχρῆμα διανοίγεσθαι τοσοῦτον, ὅσον εἰς τὴν ἔξοδον αυτοῦ διαφέρει. καὶ μέντοι καὶ αἱ μαῖαι τὰς τικτούσας οὐκ εὐθὺς ἀνιστῶσιν, οὐδ' ἐπὶ τῶν δίφρων καθίζουσιν, ἀλλ' ἅπτονται πρότερον ἀνοιγομένου τοῦ στόματος

tur; fundus autem univerſus, quam poteſt proxime, ad os deſcendit, foetum propellens foras; una vero cum fundo etiam, quae continentes partes ſunt, quae ſcilicet veluti latera totius inſtrumenti ſunt, ſuppetias in toto opere ferentes trudunt propelluntque foetum foras univerſum. Non paucis quoque mulierum, quae utique immodice hujusmodi facultate ſunt uſae, violenti dolores totum uterum excidere ſubegerunt, ſimili quodam in his accidente ei, quod in lucta et contentione ſaepe viſitur, quando, qui alios evertere dejicereque nituntur, ipſi una concidunt; ita namque uterus, dum foetum extrudit, ipſe aliquando ſimul excidit, potiſſimum quum ejus ad ſpinam ligamenta naturaliter ſunt laxa. Eſt porro et illud miro naturae conſilio proviſum, quod, vivente foetu, uteri os ad unguem connivet; mortuo vero, tantum ſtatim aperitur, quantum ad exitum ſit ex uſu. Quin etiam obſtetrices ipſae non illico parturientes ſurgere jubent, nec in ſella collocant; imo prius os uteri, quod

Ed. Chart. V. [57.] Ed. Baf. I. (109.)

κατὰ βραχὺ, καὶ πρῶτον μὲν, ὥστε τὸν μικρὸν δάκτυλον καθιέναι, διεστηκέναι φασὶν, ἔπειτα ἤδη καὶ μεῖζον, καὶ κατὰ βραχὺ δὴ πυνθανομένοις ἡμῖν ἀποκρίνονται τὸ μέγεθος τῆς διαστάσεως ἐπαυξανόμενον. ὅταν δ' ἱκανὸν ᾖ πρὸς τὴν τοῦ κυουμένου δίοδον, ἀνιστῶσιν αὐτὰς καὶ καθίζουσι, καὶ προθυμεῖσθαι κελεύουσιν ἀπώσασθαι τὸ παιδίον. ἔστι δὲ τοῦτο τὸ ἔργον, ὃ παρ' ἑαυτῶν αἱ κύουσαι προστιθέασιν, οὐκέτι τῶν ὑστερῶν, ἀλλὰ τῶν κατ' ἐπιγάστριον μυῶν, οἳ πρὸς τὴν ἀποπάτησίν τε καὶ τὴν οὔρησιν ἡμῖν συντελοῦσιν. οὕτω μὲν ἐπὶ τῶν μητρῶν ἐναργῶς αἱ δύο φαίνονται δυνάμεις.

Κεφ. δ'. Ἐπὶ δὲ τῆς γαστρὸς ὧδε. πρῶτον μὲν τοῖς κλύδωσιν, οἳ δὴ καὶ πεπίστευνται τοῖς ἰατροῖς ἀῤῥώστου κοιλίας εἶναι συμπτώματα, καὶ κατὰ λόγον πεπίστευνται. ἐνίοτε μὲν γὰρ, ἐλάχιστα προσενηνεγμένων, οὐ γίνονται, περιστελλομένης αὐτοῖς ἀκριβῶς τῆς γαστρὸς καὶ σφιγγούσης πανταχόθεν. ἐνίοτε δὲ μεστὴ μὲν ἡ γαστήρ ἐστιν, οἱ κλύ-

paulatim fe aperit, tangunt; ac primum quidem fic, ut parvum digitum in id demittas, hiscere dicunt, poftea vero etiam magis; parva autem interpofita mora percontantibus nobis refpondent dehiscentis ejus modum anctum; poftea vero quam ad foetus transitum fatis patet, furgere mulierem jubent, et in fubfellio collocant, ac ad expellendum ftrenue foetum fe paret, adhortantur. Eft porro id opus, quod a fe ipfis praeftant parientes, non uteri, fed mufculorum, qui funt in abdomine, qui fcilicet tum ad dejectionem, tum ad reddendam urinam nobis funt auxilio. Atque ita quidem in utero duo jam memoratae facultates apparent.

Cap. IV. In ventre vero ad hunc modum; primum quidem ex fluctuantis humoris fonitu, qui medicis imbecilli ventris fymptoma creditur, et certe cum ratione creditur. Interim enim, quum minimum ciborum affumpfimus, non fiunt, complectente prorfus eos ventre ac undique conftringente; interim plenus cibo venter eft, fonitus tamen fluctuantis in eo humoris, veluti ex va-

δωντες δὲ ὡς ἐπὶ κενῆς ἐξακούονται. κατὰ φύσιν μὲν γὰρ ἔχουσα, καὶ χρωμένη καλῶς τῇ περισταλτικῇ δυνάμει, κἂν ὀλίγον ᾖ τὸ περιεχόμενον, ἅπαν αὐτὸ περιλαμβάνουσα, χώραν οὐδ μίαν ἀπολείπει κενήν· ἀῤῥωστοῦσα δὲ, καθότι ἂν ἀδυνατήσῃ περιλαβεῖν ἀκριβῶς, ἐνταῦθα εὐρυχωρίαν ἐργαζομένη τινα, συγχωρεῖ τοῖς περιεχομένοις ὑγροῖς κατὰ τὰς τῶν σχημάτων μεταλλαγὰς ἄλλοτε ἀλλαχόσε μεταῤῥεῖν καὶ κλύδωνας ἀποτελεῖν. εὐλόγως οὖν, ὅτι μηδὲ πέψουσιν ἱκανῶς, οἱ ἐν τῷδε τῷ συμπτώματι γενόμενοι προσδοκῶσιν· οὐ γὰρ ἐνδέχεται πέψαι καλῶς ἄῤῥωστον γαστέρα. τοῖς τοιούτοις δὲ καὶ μέχρι πλείονος ἐν αὐτῇ φαίνεται παραμένον τὸ βάρος, ὡς ἂν καὶ βραδύτερον πέττουσι. καὶ μὴν θαυμάσειεν ἄν τις ἐπ' αὐτῶν τούτων μάλιστα τὸ πολυχρόνιον τῆς ἐν τῇ γαστρὶ διατριβῆς, οὐ τῶν σιτίων μόνον, ἀλλὰ καὶ τοῦ πόματος. [58] οὐ γὰρ, ὅπερ ἂν ᾠήθη τις, ὡς τὸ τῆς γαστρὸς στόμα τὸ κάτω, στενὸν ὑπάρχον ἀκριβῶς, οὐδὲν παρίησι, πρὶν ἀκριβῶς λειωθῆναι, τοῦτ' αἴτιον ὄντως ἐστί. πολλοὶ γοῦν πολλάκις ὀπωρῶν ὀστᾶ μέγιστα καταπίνουσι

cuo, exaudiuntur. Quum enim pro fua natura fe habet ac retentrice vi rite utitur, quamlibet exiguum fit, quod in fe continet, totum id undique complexus nullum vacuum relinquit locum; quum imbecillus eft, quacunque parte exacte complecti affumpta non valet, hic laxum quoddam fpatium efficiens, permittit ea, quae in fe continet, humida pro figurarum varietate ex alio loco in alium transire ac fluctuationum fonitus edere. Rationabile itaque eft, qui hoc fymptomate laborant, ne concoctionem quidem fufficientem fperare: neque enim poteft, qui imbecillus venter eft, probe concoquere. Porro talibus etiam diutius in ventre manere gravitas videtur, ut qui etiam tardius concoquant. Jam mirari licet in his maxime diuturnam in ventriculo moram, non ciborum modo, verum etiam potionis. Non enim, ficut exiftimaverit quispiam, quum ventris os inferius anguftum prorfus fit, nihil id finere abire, quoad exacte laevigetur, haec vera caufa eft. Non pauci enim offa fructuum

πάμπολλα, καί τις δακτύλιον χρυσοῦν ἐν τῷ στόματι φυλάττων ἄκων κατέπιε, καὶ ἄλλος τις νόμισμα, καὶ ἄλλος ἄλλο τι σκληρὸν καὶ δυσκατέργαστον· ἀλλ᾿ ὅμως ἅπαντες οὗτοι ῥᾳδίως ἀπεπάτησαν, ἃ κατέπιον, οὐδενὸς αὐτοῖς ἀποκολουθήσαντος συμπτώματος. εἰ δέ γ᾿ ἡ στενότης τοῦ πόρου τῆς γαστρὸς αἰτία τοῦ μένειν ἐπιπλέον ἦν τοῖς ἀτρίπτοις σιτίοις, οὐδὲν ἂν τούτων ποτὲ διεχώρησεν. ἀλλὰ καὶ τὸ τὰ πόματ᾿ αὐτοῖς ἐν τῇ γαστρὶ παραμένειν ἐπὶ πλεῖστον, ἱκανὸν ὑπάγειν τὴν ὑπόνοιαν τοῦ πόρου τῆς στενότητος. ὅλως γὰρ, εἴπερ ἦν ἐν τῷ κεχυλῶσθαι τὸ θᾶττον ὑπιέναι, τά τε ῥοφήματα ἂν οὕτω καὶ τὸ γάλα καὶ ὁ τῆς πτισάνης χυλὸς αὐτίκα διεξῄει πᾶσιν. ἀλλ᾿ οὐχ ὧδ᾿ ἔχει. τοῖς μὲν γὰρ ἀσθενέσιν ἐπὶ πλεῖστον ἐμπλεῖ ταῦτα, καὶ κλύδωνας ἐργάζεται παραμένοντα, καὶ θλίβει, καὶ βαρύνει τὴν γαστέρα· τοῖς δ᾿ ἰσχυροῖς οὐ μόνον τούτων οὐδὲν συμβαίνει, ἀλλὰ καὶ πολὺ πλῆθος ἄρτων καὶ κρεῶν ὑποχωρεῖ ταχέως. οὐ μόνον δ᾿ ἐκ τοῦ περιτετάσθαι καὶ βαρύνεσθαι τὴν γαστέρα,

valde magna ſaepe plurima devorant; jam annulum quidam aureum, quem ore tenebat, imprudens deglutivit; alter vero nummum; alius aliud durum quoddam, et quod confici non poteſt; attamen hi omnes facile excreverunt ea, quae devoraſſent, nullo illis ſuperveniente ſymptomate. Quod ſi meatus ventriculi anguſtia cauſa eſſet diutinae in eo parum comminuti cibi morae, nihil ſane horum pertransiſſet. Quin etiam quod potio ipſa longo ſpatio illis in ventriculo moretur, ſatis fuerit, quod eos a ſuſpicione de meatus anguſtia abducat. Omnino enim ſi cauſa celeris egreſſus eſſet ipſa transmutatio in ſuccum peracta, utique et ſorbitiones, et lac, et ptiſanae cremor in omnibus illico transirent: verum ſecus eſt; nam qui imbecilli ſunt, iis diutiſſime haec innatant, et fluctuationes cum ſonitu, dum morantur, excitant, ventriculumque premunt pariter et gravant; qui validi ſunt, iis adeo nihil horum incidit, ut etiam panis et carnis magna copia facile deſcendat. Sane non ſolum ex eo, quod undique tenſus ſit et gravatus ventriculus,

καὶ μεταῤῥεῖν ἄλλοτ' εἰς ἄλλα μέρη μετὰ κλύδωνος, τὸ παραμένειν ἐπὶ πλέον ἐν αὐτῇ πάντως τοῖς οὕτως ἔχουσι τεκμήραιτ' ἄν τις, ἀλλὰ κἀκ τῶν ἐμέτων. ἔνιοι γὰρ οὐ μετὰ τρεῖς ὥρας ἢ τέτταρας, ἀλλὰ νυκτῶν ἤδη μέσων, παμπόλλου μεταξὺ χρόνου διελθόντος ἐπὶ ταῖς προσφοραῖς, ἀνήμεσαν ἀκριβῶς πάντα τὰ ἐδηδεσμένα. καὶ μὲν δὴ καὶ ζῶον ὁτιοῦν ἐμπλήσας ὑγρᾶς τροφῆς, ὥσπερ ἡμεῖς πολλάκις ἐπὶ συῶν ἐπειράθημεν, ἐξ ἀλεύρων μεθ' ὕδατος οἷον κυκεῶνά τινα δόντες αὐτοῖς, ἔπειτα μετὰ τρεῖς που καὶ τέτταρας ὥρας (110) ἀνατεμόντες, εἰ οὕτω καὶ σὺ πράξειας, εὑρήσεις ἔτι κατὰ τὴν γαστέρα τὰ ἐδηδεσμένα. πέρας γὰρ αὐτοῖς ἐστι τῆς ἐνταῦθα μονῆς, οὐχ ἡ χύλωσις, ἣν καὶ ἐκτὸς ἔτι ὄντων μηχανήσασθαι δυνατόν ἐστιν, ἀλλ' ἡ πέψις, ἕτερόν τι τῆς χυλώσεως οὖσα, καθάπερ αἱμάτωσίς τε καὶ θρέψις. ὡς γὰρ κἀκεῖνα δέδεικται ποιοτήτων μεταβολῇ γιγνόμενα, κατὰ τὸν αὐτὸν τρόπον καὶ ἡ ἐν τῇ γαστρὶ πέψις τῶν σιτίων εἰς τὴν οἰκείαν ἐστὶ τῷ τρεφομένῳ ποιότητα

ac quae in eo ſunt, alias in aliam partem cum ſonitu fluctuent, morari diutius in eo, quae aſſumpta ſunt, iis, qui ita ſe habent, poſſis conjicere, ſed etiam ex vomitionibus. Siquidem ſunt, qui non poſt tres quatuorve horas, ſed jam media nocte, cum multum interceſſiſſet a cibo tempus, omnia prorſus, quae ſumpſiſſent, vomuerunt. Quin etiam ſi animans quodvis humido expleveris cibo, veluti ipſi in ſuibus ſubinde ſumus experti, ex farina atque aqua quandam velut miſcellam illis objicientes, deinde poſt tres quatuorve horas diſſecantes, ſi tu quoque ita feceris, invenies adhuc in ventre ea, quae aſſumpſerunt. Quippe converſio ciborum in cremorem non eſt morae iſtic manendi terminus, quam utique etiam, dum foris ſunt, efficere licet, ſed concoctio, quae a converſione in cremorem res eſt diverſa, ſicut ſanguificatio et nutritio. Quemadmodum enim haec qualitatum mutatione fieri oſtenſum eſt, eodem modo concoctio ciborum in ventriculo mutatio eorum eſt in propriam ejus, quod

μεταβολή. καὶ ὅταν γε πεφθῇ τελέως, ἀνοίγνυται μὲν τηνικαῦτα τὸ κάτω στόμα, καὶ διεκπίπτει δι' αὐτοῦ τὰ σιτία ῥᾳδίως, εἰ καὶ πλῆθός τι μεθ' ἑαυτῶν ἔχοντα τύχοι λίθων, ἢ ὀστῶν, ἢ γιγάρτων, ἤ τινος ἄλλου χυλωθῆναι μὴ δυναμένου. καί σοι τοῦτ' ἔνεστιν ἐπὶ ζώου θεάσασθαι, στοχασαμένῳ τον καιρὸν τῆς κάτω διεξόδου. καὶ μέν γε καὶ εἰ σφαλείης ποτὲ τοῦ καιροῦ, καὶ μηδὲν μήπω κάτω παρέρχοιτο, πεπτομένων ἔτι κατὰ τὴν γαστέρα τῶν σιτίων, οὐδ' οὕτως ἄκαρπος ἡ ἀνατομή σοι γενήσεται. θεάσῃ γὰρ ἐπ' αὐτῶν, ὅπερ ὀλίγῳ πρόσθεν ἐλέγομεν, ἀκριβῶς μὲν μεμυκότα τὸν πυλωρὸν, ἅπασαν δὲ την γαστέρα περιστελλομένην τοῖς σιτίοις τρόπον ὁμοιότατον, ὅνπερ καὶ αἱ μῆτραι τοῖς κυουμένοις. οὐ γάρ ἐστιν οὐδέπω κενὴν εὑρεῖν χώραν, οὔτε κατὰ τας ὑστέρας, οὔτε κατὰ τὴν κοιλίαν, οὔτε κατὰ τὰς κύστεις ἀμφοτέρας, οὔτε κατὰ τὴν χοληδόχον ὀνομαζομένην, οὔτε τὴν ἑτέραν· ἀλλ' εἴτε ὀλίγον εἴη τὸ περιεχόμενον ἐν αὐταῖς, εἴτε πολὺ, μεσταὶ καὶ πλήρεις αὐτῶν αἱ κοιλίαι φαίνονται, περιστελλομένων ἀεὶ τῶν χιτώνων τοῖς περιεχομένοις, ὅταν γε κατὰ φύσιν ἔχῃ τὸ ζῶον.

nutritur, qualitatem. Ubi autem ad perfectionem cibos concoxit, tum aperit inferius os, exciduntque per ipſum facile cibi, etiamſi lapides, oſſa, acinos aliave, quae verti in cremorem non poſſint, plurima ſecum habeant; licetque hoc in animali contempleris, conjecto deſcenſus ciborum tempore. Quin ſi quando te tempus fallat, nec quicquam deorſum feratur, ventriculo adhuc cibos coquente, ne ſic quidem infrugifera tibi diſſectio erit; cernes namque in illis ea, quae paulo ſupra diximus, pylorum ad unguem clauſum, ventriculum autem totum cibos ſuo complexu prementem perinde omnino, ſicut uterus foetum. Neque enim eſt invenire, nec in utero, nec ventre, nec veſica utravis, nec ea quae bilem excipit, nec altera, locum vacuum; ſed ſive parum ſit, quod in his continetur, ſive multum, pleni eorum ſinus apparent, tunicis ipſis ſemper ea, quae continent, arcte complectentibus, modo ſcilicet naturaliter animal ſe ha-

Ἐρασίστρατος δὲ οὐκ οἶδ᾽ ὅπως τὴν περιστολὴν τῆς γαστρὸς ἁπάντων αἰτίαν ἀποφαίνει, [59] καὶ τῆς λειώσεως τῶν σιτίων, καὶ τῆς τῶν περιττωμάτων ὑποχωρήσεως, καὶ τῆς τῶν κεχυλωμένων ἀναδόσεως. ἐγὼ μέντοι μυριάκις ἐπὶ ζῶντος ἔτι τοῦ ζώου διελὼν τὸ περιτόναιον εὗρον ἀεὶ τὰ μὲν ἔντερα πάντα περιστελλόμενα τοῖς ἐνυπάρχουσι, τὴν κοιλίαν δ᾽ οὐχ ἁπλῶς, ἀλλ᾽ ἐπὶ μὲν ταῖς ἐδωδαῖς ἄνωθέν τε καὶ κάτωθεν αὐτὰ καὶ πανταχόθεν ακριβῶς περιειληφυῖαν ἀκίνητον, ὡς δοκεῖν ἡνῶσθαι, καὶ περιπεφυκέναι τοῖς σιτίοις· ἐν δὲ τούτῳ καὶ τὸν πυλωρὸν εὕρισκον ἀεὶ μεμυκότα καὶ κεκλεισμένον ἀκριβῶς, ὥσπερ τὸ τῶν ὑστερῶν στόμα ταῖς ἐγκύμοσιν· ἐπὶ μέντοι ταῖς πέψεσι συμπεπληρωμέναις ἀνέῳκτο μὲν ὁ πυλωρὸς, ἡ γαστὴρ δὲ περισταλτικῶς ἐκινεῖτο παραπλησίως τοῖς ἐντέροις.

Κεφ. ε'. Ἅπαντα οὖν αλλήλοις ὁμολογεῖ ταῦτα, ἐν τῇ γαστρὶ καὶ ταῖς ὑστέραις καὶ ταῖς κύστεσιν εἶναί τινας ἐμφύτους δυνάμεις, καθεκτικὰς μὲν τῶν οἰκείων ποιοτήτων,

beat. Erafiftrato autem, nefcio quo pacto, complexum hunc ventriculi omnium effe caufam placet, tum eiborum laevitatis, tum excrementorum fubductionis, tum diftributionis eorum, quae in cremorem funt converfa. Ego tamen in viventi adhuc animali, divifo ejus peritonaeo, fexcenties deprehendi femper inteftina complexu fuo iis, quae continerent, applicita, ventriculum vero non perpetuo, fed poft affumptos cibos fuperne eos inferneque et undique arcte complexum ac immotum, adeo ut cibis uniri et iis undique adhaerere videretur. Quo tempore etiam pylorum conniventem claufumque ad unguem inveni, non fecus ac praegnantibus os uteri; at poft concoctionem confummatam reclufus quidem erat pylorus, ventriculus autem complexus motu inteftinorum ritu movebatur.

Cap. V. Omnia igitur haec inter fe in idem confentiunt, quod aliquae fint in ventriculo, in utero, in veficis ingenitae facultates, quae et retinere poffint ea, quae qualitate conveniant, et quae aliena funt expellere.

ἀποκριτικὰς δὲ τῶν ἀλλοτρίων. ὅτι μὲν γὰρ ἕλκει τὴν χολὴν εἰς ἑαυτὴν ἡ ἐπὶ τῷ ἥπατι κύστις, ἔμπροσθεν δέδεικται. ὅτι δὲ καὶ ἀποκρίνει καθ᾽ ἑκάστην ἡμέραν εἰς τὴν γαστέρα, καὶ τοῦτ᾽ ἐναργῶς φαίνεται. καὶ μὴν εἰ διεδέχετο τὴν ἑλκτικὴν δύναμιν ἡ ἐκκριτικὴ, καὶ οὐ μέση τις ἦν ἀμφοῖν ἡ καθεκτικὴ, δια παντὸς ἐχρῆν, ἀνατεμνομένων τῶν ζώων, ἴσον πλῆθος χολῆς εὑρίσκεσθαι κατὰ τὴν κύστιν. οὐ μὴν εὑρίσκεταί γε. ποτὲ μὲν γὰρ πληρεστάτη, ποτὲ δὲ κενωτάτη, ποτὲ δὲ τὰς ἐν τῷ μεταξὺ διαφορὰς ἔχουσα θεωρεῖται. καθάπερ καὶ ἡ ἑτέρα κύστις ἡ τὸ ουρον ὑποδεχομένη. ταύτης μέν γε καὶ πρὸ τῆς ἀνατομῆς αἰσθανόμεθα, πρὶν ἀνιαθῆναι, τῷ πλήθει βαρυνθείσης, ἢ τῇ δριμύτητι δηχθείσης, ἀθροιζούσης ἔτι το οὖρον, ὡς οὔσης κἀνταῦθά τινος δυνάμεως καθεκτικῆς. οὕτω δὲ καὶ ἡ γαστὴρ ὑπὸ δριμύτητος πολλάκις δηχθεῖσα, πρωϊαίτερον τοῦ δέοντος ἄπεπτον ἔτι τὴν τροφὴν ἀποτρίβεται. αὖθις δ᾽ ἄν ποτε τῷ πλήθει βαρυνθεῖσα, ἢ κατ᾽ ἄμφω συνελθόντων κακῶς διατεθεῖσα, διαῤῥοίαις ἑάλω. καὶ μέν γε καὶ οἱ ἔμετοι, τῷ πληθει βαρυνθείσης

Siquidem quod bilem ad ſe trahat ea quae jecinori ſubeſt veſica, ſupra eſt monſtratum; quod autem et in ventrem quotidie ejiciat, id quidem evidenter cernitur. Atqui ſi tractricis operam ſtatim excretricis actio exciperet, nec media ſemper inter eas intercederet vis retentrix, oporteret, diſſectis animalibus, parem in veſica bilis inveniri modum; at non ſic invenitur; quippe alias pleniſſima, alias prorſus vacua, alias ſub medio ſtatu, variis ſe habens modis cernitur, qualiter etiam altera, quae lotium recipit. Hanc namque ante omnem diſſectionem colligere urinam ſentimus, prius etiam, quam eam vel multitudinis pondere, vel ordentis acrimonia offendi, tanquam hic quoque non deficiente retentrice facultate. Ita nimirum et ventriculus, mordente ſubinde acrimonia irritatus, ante legitimum tempus crudum adhuc cibum abjicit, rurſus multitudine aliquando gravatus, aut etiam ambabus coëuntibus male affectus, diarrhoeis infeſtatur. Quin etiam ſuperioris ventris, vel multitudine gravati,

αὐτῆς, ἢ την ποιότητα τῶν ἐν αὐτῇ σιτίων τε καὶ περιττωμάτων μὴ φερούσης, ἀνάλογόν τι ταῖς διαῤῥοίαις πάθημα τῆς ἄνω γαστρός ἐστιν. ὅταν μὲν γὰρ ἐν τοῖς κάτω μέρεσιν αὐτῆς ἡ τοιαύτη γένηται διάθεσις, ἐῤῥωμένων τῶν κατὰ τὸν στόμαχον, εἰς διάῤῥοιαν ἐτελεύτησεν· ὅταν δ' ἐν τοῖς κατὰ το στόμα, τῶν ἄλλων εὐρωστούντων, εἰς ἐμέτους.

Κεφ. ϛ'. Ἔνεστι δὲ καὶ τοῦτ' ἐναργῶς ἰδεῖν πολλάκις ἐπὶ τῶν ἀποσίτων. ἀναγκαζόμενοι γὰρ ἐσθίειν, οὔτε καταπίνειν εὐσθενοῦσιν, οὔτ', εἰ καὶ βιάσαιντο, κατέχουσιν, ἀλλ' εὐθὺς ἀνεμοῦσι. καὶ οἱ ἄλλως δὲ τῶν ἐδεσμάτων πρὸς ὁτιοῦν δυσχεραίνοντες, βιασθέντες ἐνίοτε προσάρασθαι, ταχέως ἐξεμοῦσιν, ἢ, εἰ κατάσχοιεν βιασάμενοι, ναυτιώδεις τέ εἰσι καὶ τῆς γαστρὸς ὑπτίας αἰσθάνονται καὶ σπευδούσης ἀποθέσθαι τὸ λυποῦν. οὕτως ἐξ ἁπάντων τῶν φαινομένων, [60] ὅπερ ἐξ ἀρχῆς ἐῤῥέθη, μαρτυρεῖται τὸ δεῖν υπάρχειν τοῖς τοῦ ζώου μορίοις σχεδὸν ἅπασιν ἔφεσιν μέν τινα καὶ οἷον ὄρεξιν τῆς οἰκείας ποιότητος, ἀποστροφὴν δέ τινα

vel ciborum excrementorumve qualitatem non ferentis, fimilis diarrhoeis quidam affectus vomitio eft. Ubi enim in imis ejus partibus talis affectus incidit, ac firmae partes funt, quae circa ftomachum habentur, diarrhoeae citantur; quum vero ejus os fic afficitur, fi caeterae partes funt valentes, vomitiones cientur.

Cap. VI. Licet porro idem et in iis, qui cibum faftidiunt, intueri; quippe qui comeffe coacti nec deglutire, quod comederunt, valent, nec, fi id per vim faciant, quod deglutitum eft, retinent, fed protinus evomunt. Etiam qui alias quoque cibum quemlibet averfantur, fi urgeantur aliquando, ut eum fumant, celeriter evomunt; vel, fi violenter contineant, et naufea infeftantur, et refupinari fibi ventriculum fentiunt, et quod offendit, amoliri properare. Ita nimirum ex omnibus, quae evidenter apparent, quod inter principia diximus, confirmatur, omnibus fcilicet propemodum animalis partibus ineffe debere defiderium quoddam ac veluti appetentiam conve-

Ed. Chart. V. [60.] Ed. Bas. I. (110.)

καὶ οἷον μῖσός τι τῆς ἀλλοτρίας. ἀλλ' ἐφιέμενα μὲν ἕλκειν εὔλογον, ἀποστρεφόμενα δ' ἐκκρίνειν. κᾀκ τούτων πάλιν ἥ τε ἑλκτικὴ δύναμις ἀποδείκνυται ὑπάρχουσα, καθάπερ καὶ ἡ προωστική. ἀλλ' εἴπερ ἔφεσίς τέ τίς ἐστι καὶ ἕλξις, εἴη ἄν τις καὶ ἀπόλαυσις. οὐδὲν γὰρ τῶν ὄντων ἕλκει τι δι' αὐτὸ τὸ ἕλκειν, ἀλλ' ἵν' ἀπολαύσῃ τοῦ διὰ τῆς ὁλκῆς εὐπορηθέντος. καὶ μὴν ἀπολαύειν οὐ δύναται, μὴ κατασχόν. κᾀν τούτῳ πάλιν ἡ καθεκτικὴ δύναμις ἀποδείκνυται τὴν γένεσιν ἀναγκαίαν ἔχουσα. σαφῶς γὰρ ἐφίεται μὲν τῶν οἰκείων ποιοτήτων ἡ γαστὴρ, ἀποστρέφεται δὲ τῶν ἀλλοτρίων. ἀλλ' εἴπερ ἐφίεταί τε καὶ ἕλκει, καὶ ἀπολαύει κατέχουσα καὶ περιστελλομένη, εἴη ἄν τι καὶ πέρας αὐτῆς τῆς ἀπολαύσεως, κᾀπὶ τῷδ' ὁ καιρὸς ἤδη τῆς ἐκκριτικῆς δυνάμεως ἐνεργούσης.

Κεφ. ζ'. Ἀλλ' εἰ καὶ κατέχει καὶ ἀπολαύει, καταχρῆται πρὸς ὃ πέφυκε. πέφυκε δὲ τοῦ προσήκοντος ἑαυτῇ

nientis sibi qualitatis, aversionem autem quandam velutique odium alienae. At dum expetunt, attrahere eas rationabiliter existimantur; dum aversantur, a seipsis repellere; atque ex his rursus tum attractrix facultas in toto inesse monstratur, tum expultrix. At vero si et appetentia quaedam est et attractio, fuerit profecto et fruitio aliqua, quum nihil in rerum sit natura, quod propter ipsum trahere trahat, imo ut eo, cujus per tractum fit compos, fruatur. Atqui frui eo non licet, nisi retineat. Jam hinc rursus retentrix vis necessario genita esse probatur; quippe ventriculus manifeste convenientes qualitates expetit, alienas respuit. Sed si et appetit, et trahit, et retinendo ac undique complectendo fruitur, erit utique et finis illi quispiam fruitionis; post quem jam expultricis facultatis agendi tempus succedit.

Cap. VII. Verum si et retinet et fruitur, etiam ad eum finem, ad quem sic retinet et fruitur, abutitur. Porro is finis est, ut ejus, quod in qualitate conveniens

κατὰ ποιότητα καὶ οἰκείου μεταλαμβάνειν. ὥσθ᾽ ἕλκει τῶν σιτίων ὅσον χρηστότατον ἀτμωδῶς τε καὶ κατὰ βραχὺ, καὶ τοῦτο τοῖς ἑαυτῆς χιτῶσιν ἐναποτίθεταί τε καὶ προστίθησιν. ὅταν δ᾽ ἱκανῶς ἐμπλησθῇ, καθάπερ ἄχθος τι τὴν λοιπὴν ἀπωθεῖται τροφὴν, ἐσχηκυῖάν τι χρηστὸν ἤδη καὶ αὐτὴν ἐκ τῆς πρὸς τὴν γαστέρα κοινωνίας. οὐδὲ γὰρ ἐνδέχεται δύο σώματα δρᾷν καὶ πάσχειν ἐπιτήδεια συνελθόντα μὴ οὐκ ἤτοι πάσχειν τε ἅμα καὶ δρᾷν, ἢ θάτερον μὲν δρᾷν, θάτερον δ᾽ αὐτῶν πάσχειν. ἐὰν μὲν γὰρ ἰσάζῃ ταῖς δυνάμεσιν, ἐξ ἴσου δράσει τε καὶ πείσεται· ἂν δ᾽ ὑπερέχῃ πολὺ καὶ κρατῇ θάτερον, ἐνεργήσει περὶ τὸ πάσχον. ὥστε δράσει μέγα μέν τι καὶ αἰσθητόν· αὐτὸ δ᾽ ἤτοι σμικρόν τι καὶ οὐκ αἰσθητὸν, ἢ παντάπασιν οὐδὲν πείσεται. ἀλλ᾽ ἐν τούτῳ δὴ καὶ μάλιστα διήνεγκε φαρμάκου δηλητηρίου τροφή· τὸ μὲν γὰρ κρατεῖ τῆς ἐν τῷ σώματι δυνάμεως, ἡ δὲ κρατεῖται. οὔκουν ἐνδέχεται τροφὴν μὲν εἶναί τι τῷ ζώῳ προσήκουσαν, οὐ μὴν καὶ κρατεῖσθαί γ᾽ ὁμοίως πρὸς τῶν

conſentiensque eſt, partem aliquam capiat. Itaque quod in cibis optimum eſt, id halitus ſpecie et paulatim ſibi attrahit, atque in tunicis ſuis reponit, iisdemque adjungit. Ubi abunde ſaturatus eſt, quicquid reliquum nutrimenti eſt, veluti oneroſum aliquid rejicit; quanquam ex eo, quod cum ventriculo habuit, commercio ipſum quoque conſecutum eſt ſalutare aliquid. Neque enim fieri poteſt, ut duo corpora, quae ad agendum ac patiendum ſunt nata, ubi convenerunt, non vel ſimul patiantur agantque, vel alterum agat, alterum patiatur Quippe, ſi pares iis vires ſunt, ex aequo tum agent, tum patientur; ſin longe ſuperet vincatque alterum, magnum quiddam, et quod ſenſu percipi poſſit, in id, quod patitur, efficiet, ipſum vero vel exiguum aliquid, et quod ſenſu deprehendi non poſſit, vel omnino nihil patietur. Porro in hoc potiſſimum diſſidet nutrimentum a medicamento venenoſo; hoc namque vim corporis vincit, illud ab hac vincitur. Minime igitur poteſt conveniens animali nutrimentum eſſe, quod ab iis, quae in animali ſunt, quali-

Ed. Chart. V. [60. 61.] Ed. Baf. I. (110. 111.)

ἐν τῷ ζώῳ ποιοτήτων· τὸ κρατεῖσθαι δ' ἦν ἀλλοιοῦσθαι. ἀλλ' ἐπεὶ τὰ μὲν ἰσχυρότερα ταῖς δυνάμεσίν ἐστι μόρια, τὰ δ' ἀσθενέστερα, κρατήσει μὲν πάντα τῆς οἰκείας τῷ ζώῳ τροφῆς, οὐχ ὁμοίως δὲ πάντα. κρατήσει δ' ἄρα καὶ ἡ γαστὴρ, καὶ ἀλλοιώσει τὴν τροφήν· οὐ μὴν ὁμοίως ἥπατι, καὶ φλεψὶ, καὶ ἀρτηρίαις, καὶ καρδίᾳ. πόσον οὖν ἐστιν, ὃ ἀλλοιοῖ, καὶ δὴ θεασώμεθα. πλέον μὲν ἢ κατὰ στόμα, μεῖον δὲ ἢ κατὰ ἧπάρ τε καὶ (111) τὰς φλέβας. αὕτη μὲν γὰρ ἡ ἀλλοίωσις εἰς αἵματος οὐσίαν ἄγει τὴν τροφὴν, ἡ δ' ἐν τῷ στόματι μεθίστησι μὲν αὐτὴν ἐναργῶς εἰς ἕτερον εἶδος, οὐ μὴν εἰς τέλος γε μετακοσμεῖ. μάθοις δ' ἂν ἐπὶ τῶν καταλειφθέντων ταῖς διαστάσεσι τῶν ὀδόντων σιτίων, καταμεινάντων δι' ὅλης νυκτός. οὔτε γὰρ ἄρτος ἀκριβῶς ὁ ἄρτος, οὔτε κρέας ἐστὶ τὸ κρέας, ἀλλ' ὄζει μὲν τοιοῦτον, οἷον καὶ τὸ τοῦ ζώου στόμα· διαλέλυται δὲ καὶ διατέτηκε, καὶ τὰς ἐν τῷ ζώῳ τῆς [61] σαρκὸς ἀπομέμακται ποιότητας. ἔνεστι δέ σοι θεάσασθαι τὸ μέγεθος τῆς ἐν τῷ στόματι

tatibus non vincitur; porro vinci aliud non eft, quam alterari. At quoniam particularum aliae viribus funt firmioribus, aliae magis imbecillis, vincent quidem omnes nutrimentum id, quod animali eft conveniens, non tamen aequali omnes modo. Ergo vincet etiam venter, ac nutrimentum alterabit, non tamen fic, ut jecur, et venae, et arteriae, et cor. Quanta igitur fit ventris alteratio, age jam videamus. Sane ea major eft, quam quae in ore perficitur; minor vero ea, quae in jecinore et venis; horum namque alteratio nutrimentum in fanguinis fubftantiam mutat; quae autem in ore agitur, mutat quidem id in alteram fpeciem manifefte, non tamen ad perfectionem transformat. Difcas id ex iis, quae ex cibo in dentium intervallis relicta per totam noctem haeferunt. Neque enim panis inibi relictus prorfus eft panis, neque caro prorfus caro; fed olet quidem ejusmodi quiddam, cujusmodi olet animalis os; caeterum et diffolutum eft, et liquatum, et carnium animalis admifcuit fibi qualitates. Licet autem contempleris, quam magna

τῶν σιτίων ἀλλοιώσεως, εἰ πυροὺς μασησάμενος, ἐπιθείης ἀπέπτοις δοθιῆσιν. ὄψει γὰρ αὐτοὺς τάχιστα μεταβάλλοντάς τε καὶ συμπέττοντας, οὐδὲν τοιοῦτον, ὅταν ὕδατι φυραθῶσιν, ἐργάσασθαι δυναμένους. καὶ μὴ θαυμάσης· τὸ γάρ τοι φλέγμα τουτὶ τὸ κατὰ τὸ στόμα καὶ λειχήνων ἐστὶν ἄκος, καὶ σκορπίους ἀναιρεῖ παραχρῆμα, καὶ πολλα τῶν ἰοβόλων θηρίων τὰ μὲν εὐθέως ἀποκτείνει, τὰ δ' ἐς ὕστερον· ἅπαντα γοῦν βλάπτει μεγάλως. ἀλλὰ τὰ μὲν μεμασημένα σιτία πρῶτον μὲν τούτῳ τῷ φλέγματι βέβρεκταί τε καὶ πεφύραται· δεύτερον δὲ καὶ τῷ χρωτὶ τοῦ στόματος ἅπαντα πεπλησίακεν· ὥστε πλείονα μεταβολὴν εἴληφε τῶν ἐν αὐταῖς ταῖς κεναῖς χώραις τῶν ὀδόντων ἐσφηνωμένων. ἀλλ' ὅσον τὰ μεμασημένα τούτων ἐπὶ πλέον ἠλλοίωτο, τοσοῦτον ἐκείνων τὰ καταποθέντα. μὴ γὰρ οὐδὲ παραβλητὸν εἴη τὸ τῆς ὑπερβολῆς, εἰ τὸ κατὰ τὴν κοιλίαν ἐννοήσαιμεν φλέγμα, καὶ χολην, καὶ πνεῦμα, καὶ θερμασίαν, καὶ ὅλην τὴν οὐσίαν τῆς γαστέρος. εἰ δὲ καὶ συνεπινοήσαις αὐτῇ τὰ παρακείμενα

ſit in ore ciborum alteratio, ſi manſum triticum crudis furunculis applicaveris; cernes namque, id ocyſſime hos mutare et concoquere; quum tamen, ſi aquae admiſceatur, nequeat tale quicquam efficere. Nec eſt quod id mirere; nam pituita haec, quae in ore habetur, et lichenum remedium eſt, et ſcorpios ſtatim necat; praeterea multas ex iis, quae venenum mittunt, beſtias partim protinus perimit, partim ſpatio; omnes certe inſigniter laedit. Sed qui manſi ſunt cibi, primum quidem hac pituita imbuuntur, et cum ea miſcentur; deinde carnem quoque oris omnes contrectarunt; itaque majorem mutationem ſunt conſecuti, quam ii, qui in vacuis dentium intervallis fuere impacti. Verum quanto ii, qui manſi ſunt, his, qui inhaeſerunt, magis ſunt alterati, tanto etiam illis magis hi, qui devorati ſunt; ſiquidem incomparabilis erit horum alterationis exceſſus, ſi et quae in ventre eſt pituita, et bilis, et ſpiritus, et calor, et tota ventris ſubſtantia aeſtimentur. Quod ſi viſcera quoque,

σπλάγχνα, καθάπερ τινὶ λέβητι μεγάλῳ πυρὸς ἑστίας πολλὰς, ἐκ δεξιῶν μὲν τὸ ἧπαρ, ἐξ ἀριστερῶν δὲ τὸν σπλῆνα, τὴν καρδίαν δ' ἐκ τῶν ἄνω, σὺν αὐτῇ δὲ καὶ τὰς φρένας αἰωρουμένας τε καὶ διαπαντὸς κινουμένας, ἐφ' ἅπασι δὲ τούτοις σκέπον τὸ ἐπίπλοον, ἐξαίσιόν τινα πεισθήσῃ τὴν ἀλλοίωσιν γίγνεσθαι τῶν εἰς τὴν γαστέρα καταποθέντων σιτίων. πῶς δ' ἂν ἠδύνατο ῥᾳδίως αἱματοῦσθαι, μὴ προπαρασκευασθέντα τῇ τοιαύτῃ μεταβολῇ; δέδεικται γὰρ οὖν καὶ πρόσθεν, ὡς οὐδὲν εἰς τὴν ἐναντίαν ἀθρόως μεθίσταται ποιότητα. πῶς οὖν ὁ ἄρτος αἷμα γίνεται, πῶς δὲ τὸ τεῦτλον, ἢ ὁ κύαμος, ἤ τι τῶν ἄλλων, εἰ μὴ πρότερόν τινα ἑτέραν ἀλλοίωσιν ἐδέξατο; πῶς δ' ἡ κόπρος εὐθὺς ἐν τοῖς λεπτοῖς ἐντέροις ἀθρόως γεννηθήσεται; τί γὰρ ἐν τούτοις σφοδρότερον εἰς ἀλλοίωσίν ἐστι τῶν κατὰ τὴν γαστέρα; πότερον τῶν χιτώνων τὸ πλῆθος, ἢ τῶν γειτνιώντων σπλάγχνων ἡ περίθεσις, ἢ τῆς μονῆς ὁ χρόνος, ἢ σύμφυτός τις ἐν τοῖς ὀργάνοις θερμασία; καὶ μὴν κατ' οὐδὲν τούτων πλεονεκτεῖ τὰ ἔντερα τῆς γαστρός. τί ποτ' οὖν ἐν μὲν τῇ γαστρὶ νυκτὸς

quae illi adjacent, tanquam magno lebeti plures ignis foci, pariter aeſtimata ſint, a dextris quidem jecur, a ſiniſtris lien, ſuperne cor, et cum eo transverſum ſeptum et ſuſpenſum et aſſidue motum, his etiam amplius omentum, quod praedicta tegit, ingentem quandam ciborum, qui in ventriculum ſunt devorati, alterationem fieri credas. Quo autem pacto mutari facile in ſanguinem poſſent, niſi tali eſſent mutatione praeparati? Monſtratum namque ſupra eſt, nihil in contrariam qualitatem totum ſimul migrare. Ergo quomodo fiet ſanguis ex pane, quomodo ex beta fabave, aut reliquis id genus, niſi haec alteram prius mutationem ſint adepta? Jam quomodo in tenuibus inteſtinis confeſtim creabitur ſtercus? Quid enim quaeſo in his efficacius ad alterationem dicas iis, quae ſunt circa ventrem? num tunicarum numerum, an circumpoſitorum viſcerum vicinitatem, an morae ſpatium, an innatum quendam in inſtrumentis calorem? atqui nullo horum ſuperant inteſtina ventrem. Cur igitur,

ὅλης πολλάκις μείναντα τὸν ἄρτον ἔτι φυλάττεσθαι βούλονται τὰς ἀρχαίας διασώζοντα ποιότητας, ἐπειδὰν δ' ἅπαξ ἐμπέσῃ τοῖς ἐντέροις, εὐθὺς γίγνεσθαι κόπρον; εἰ μὲν γὰρ ὁ τοσοῦτος χρόνος ἀδύνατος ἀλλοιοῦν, οὐδ' ὁ βραχὺς ἱκανός. εἰ δ' οὗτος αὐτάρκης, πῶς οὐ πολλῷ μᾶλλον ὁ μακρός; ἆρ' οὖν ἀλλοιοῦται μὲν ἡ τροφὴ κατὰ τὴν κοιλίαν, ἄλλην δέ τιν' ἀλλοίωσιν, καὶ οὐχ οἵαν ἐκ τῆς φύσεως ἴσχει τοῦ μεταβάλλοντος ὀργάνου; ἢ ταύτην μὲν, οὐ μὴν τήν γ' οἰκείαν τῷ τοῦ ζώου σώματι; μακρῷ τοῦτ' ἀδυνατώτερόν ἐστι. καὶ μὴν οὐκ ἄλλο γε ἦν πέψις ἢ ἀλλοίωσις εἰς τὴν οἰκείαν τοῦ τρεφομένου ποιότητα. εἴπερ οὖν ἡ πέψις τοῦτό ἐστι, καὶ ἡ τροφὴ κατὰ τὴν γαστέρα δέδεικται δεχομένη ποιότητα τῷ μέλλοντι πρὸς αὐτῆς τραφήσεσθαι ζώῳ προσήκουσαν, ἱκανῶς ἀποδέδεικται τὸ πέττεσθαι κατὰ τὴν γαστέρα τὴν τροφήν. καὶ γελοῖος μὲν Ἀσκληπιάδης, οὔτ' ἐν ταῖς ἐρυγαῖς λέγων ἐμφαίνεσθαί ποτε τὴν ποιότητα τῶν πεφθέντων σιτίων, οὔτ' ἐν τοῖς ἐμέτοις, οὔτ' ἐν ταῖς ἀνα-

ubi panis tota faepe nocte moratus eft in ventre, etiam fervari eum volunt ac priftinas fuas qualitates tueri, ubi femel inteftinis incidit, ftatim effici ftercus? Quippe fi tantum tempus ad alterandum fatis non eft, certe breve fatis non eft; fin breve ad alterandum eft fatis, quomodo non magis fufficiat tempus longum? An igitur alteratur quidem alimentum in ventre, caeterum diverfa alteratione, et non tali, qualem ex mutantis inftrumenti habet natura? An hac quidem eft alteratum, non tamen ea, quae eft corpori animalis propria? Hoc longe profecto minus fieri quovis pacto poteft, quando non aliud erat concoctio, quam alteratio in propriam ejus, quod nutritur, qualitatem. Si igitur concoctio hoc eft, et oftenfum eft, nutrimentum in ventre fufcipere qualitatem, quae fit animali, quod ex ipfo nutriendum eft, conveniens, ex eo jam demonftratum eft fcilicet, quod in ventre nutrimentum concoquitur. Eftque ridiculus fane Afclepiades, quum dicit, nec in ructibus, nec in vomitionibus, nec diffectionibus concoctorum ciborum qualitatem unquam ap-

τομαῖς. αὐτὸ γὰρ δὴ τὸ τοῦ σώματος ἐξόζειν αὐτὰ τῆς κοιλίας ἐστὶ τὸ πεπέφθαι. ὁ δ᾽ οὕτως ἐστὶν εὐήθης, ὥστ᾽, ἐπειδὴ τῶν παλαιῶν ἀκούει λεγόντων, ἐπὶ τὸ χρηστὸν ἐν τῇ γαστρὶ μεταβάλλειν τὰ σιτία, δοκιμάζει ζητεῖν οὐ τὸ κατὰ δύναμιν, ἀλλὰ τὸ κατὰ γεῦσιν χρηστὸν, [62] ὥσπερ ἢ τοῦ μήλου μηλωδεστέρου, χρὴ γὰρ οὕτως αὐτῷ διαλέγεσθαι, γιγνομένου κατὰ τὴν κοιλίαν, ἢ τοῦ μέλιτος μελιτωδεστέρου. πολὺ δ᾽ εὐηθέστερός ἐστι καὶ γελοιότερος ὁ Ἐρασίστρατος, ἢ μὴ νοῶν, ὅπως εἴρηται πρὸς τῶν παλαιῶν ἡ πέψις ἑψήσει παραπλήσιον ὑπάρχειν, ἢ ἑκὼν σοφιζόμενος ἑαυτόν. ἑψήσει μὲν οὖν, φησὶν οὗτος, ἐλαφρὰν ἔχουσαν θερμασίαν, οὐκ εἰκὸς εἶναι παραπλησίαν τὴν πέψιν, ὥσπερ ἢ τὴν Αἴτνην δέον ὑποθεῖναι τῇ γαστρὶ, ἢ ἄλλως αὐτῆς ἀλλοιῶσαι τὰ σιτία μὴ δυναμένης, ἢ δυναμένης ἀλλοιοῦν μὲν, οὐ κατὰ τὴν ἔμφυτον δὲ θερμασίαν, ὑγρὰν οὖσαν δηλονότι, καὶ διὰ τοῦθ᾽ ἕψειν, οὐκ ὀπτᾷν, εἰρημένην. ἐχρῆν δ᾽ αὐτὸν, εἴπερ περὶ πραγμάτων ἀντιλέγειν ἐβούλετο, πειραθῆναι δεῖξαι, μάλιστα μὲν καὶ

parere; ſiquidem hoc ipſum, quod corporis ventriculi odorem referunt, ex ipſa provenit concoctione. Hic vero adeo eſt rudis. ut, quum veteres dicere audiat, cibos in ventre in probum chylum mutari, non eum, qui viribus *ſpectetur*, ſed eum, qui guſtui *probetur*, quaerendum putet, tanquam vel pomo magis pomo (ita enim diſputandum cum hoc eſt) in ventre reddito, vel melle magis melle. Porro multo magis rudis magisque ridiculus eſt Eraſiſtratus, aut non intelligens, quemadmodum a veteribus dictum ſit, concoctionem eſſe elixationi ſimilem, aut ſponte ſeipſum fallens. Atque elixationi quidem, quae tam levem habeat calorem, concoctionem aſſimilari poſſe, negat veriſimile eſſe, tanquam aut Aetna ſubjicienda ventri ſit, aut alias alterari ab eo cibi non poſſint, aut poſſint quidem alterari, non tamen per inſitum illi calorem, qui humidus ſit, eoque elixare, non torrere dicatur. Debebat autem, ſi quidem contra de rebus diſceptare voluit, maxime quidem ac primum illud docere, nec

πρῶτον τὴν γαστέρα, ὡς οὐδὲ μεταβάλλει τὴν ἀρχὴν, οὐδ' ἀλλοιοῦται κατὰ ποιότητα πρὸς τῆς γαστρὸς τὰ σιτία· δεύτερον δὲ, εἴπερ μὴ οἷός τε ἦν τοῦτο πιστώσασθαι, το τὴν ἀλλοίωσιν αὐτῶν ἄχρηστον εἶναι τῷ ζώῳ· εἰ δὲ μηδὲ τοῦτ' εἶχε διαβάλλειν, ἐξελέγξαι την περὶ τὰς δραστικὰς ἀρχὰς ὑπόληψιν, καὶ δεῖξαι, τὰς ἐνεργείας ἐν τοῖς μορίοις οὐ διὰ τὴν ἐκ θερμοῦ καὶ ψυχροῦ καὶ ξηροῦ καὶ ὑγροῦ ποιὰν κρᾶσιν ὑπάρχειν, ἀλλα δι' ἄλλο τι· εἰ δὲ μηδὲ τοῦτ' ἐτόλμησε διαβάλλειν, ἀλλ' ὅτι γε μὴ τὸ θερμόν ἐστιν ἐν τοῖς ὑπὸ φύσεως διοικουμένοις τὸ τῶν ἄλλων δραστικώτατον· ἢ εἰ μηδὲ τοῦτο μήτε τῶν ἄλλων τι τῶν ἔμπροσθεν εἶχεν ἀποδεικνύναι, μὴ ληρεῖν ὀνόματι προσπαλαίοντα μάτην, ὥσπερ οὐ σαφῶς Ἀριστοτέλους ἔν τ' ἄλλοις πολλοῖς κἀν τῷ τετάρτῳ τῶν μετεωρολογικῶν, ὅπως ἡ πέψις ἑψήσει παραπλήσιος εἶναι λέγεται, καὶ ὅτι μὴ πρώτως, μηδὲ κυρίως ὀνομαζόντων, εἰρηκότος. ἀλλ', ὡς ἤδη λέλεκται πολλάκις, ἀρχὴ τούτων ἁπάντων ἐστὶ μία, περὶ θερμοῦ καὶ ψυχροῦ καὶ ξηροῦ καὶ ὑγροῦ διασκέψασθαι, καθάπερ Ἀριστοτέλης ἐποίησεν ἐν τῷ δευτέρῳ περὶ γενέσεως καὶ φθορᾶς, ἀπο-

mutare prorfus, nec alterare in qualitate ventrem cibos; fecundo loco, fi id confirmare non potuiffet, alterationem eorum in ventre animali effe inutilem; fi nec id calumniari licuiffet, opinionem, quae de activis habetur principiis, refellere monftrareque, non provenire in partibus actionem ex certa calidi, frigidi, humidi ficcique temperatura, fed alio quopiam; quod fi nec id calumniari eft aufus, faltem illud docere, non effe calidum in iis, quae naturae adminiftratione reguntur, caeteris efficacius; vel fi nec id, nec caeterorum, quae dicta funt, quicquam demonftrare potuiffet, minime nugari, fruftra de nomine contendendo; tanquam Ariftoteles tum in aliis non paucis, tum in quarto Meteorologicon, quemadmodum concoctio elixationi fit fimilis, quodque nec primum nec proprie fic nominetur, non clare prodiderit. Verum ficuti jam dictum eft, unum omnium horum principium eft, de calido, frigido humido et ficco confiderationem iniviffe: ficut in fecundo de generatione et corruptione Ariftoteles

δείξας απάσας τὰς κατὰ τὸ σῶμα μεταβολὰς καὶ ἀλλοιώσεις ὑπὸ τούτων γιγνεσθαι. ἀλλ' Ἐρασίστρατος οὔτε τούτοις, οὔτε ἄλλῳ τινὶ τῶν προειρημένων ἀντειπὼν, ἐπὶ τοὔνομα μόνον ἐτράπετο τῆς ἑψήσεως. ἐπὶ μὲν οὖν τῆς πέψεως, εἰ καὶ τἄλλα πάντα παρέλιπε, τὸ γοῦν, ὅτι διαφέρει τῆς ἐκτὸς ἑψήσεως ἡ ἐν τοῖς ζώοις πέψις, ἐπειράθη δεικνύναι.

Κεφ. η'. Περὶ δὲ τῆς καταπόσεως οὐδ' ἄχρι τοσούτου. τί γάρ φησιν; ὁλκὴ μὲν οὖν τῆς κοιλίας οὐδὲ μία φαίνεται εἶναι. καὶ μὴν δύο χιτῶνας ἡ γαστὴρ ἔχει, πάντως ἕνεκά του γεγονότας, καὶ διήκουσιν οὗτοι μέχρι καὶ τοῦ στόματος, ὁ μὲν ἔνδον, οἷός ἐστι κατὰ τὴν γαστέρα, τοιοῦτος διαμένων, ὁ δ' ἕτερος ἐπὶ τὸ σαρκωδέστερον ἐν τῷ στομάχῳ τρεπόμενος. ὅτι μὲν οὖν ἐναντίας ἀλλήλαις τὰς ἐπιβολὰς τῶν ἰνῶν ἔχουσιν οἱ χιτῶνες οὗτοι, τὸ φαινόμενον αὐτὸ μαρτυρεῖ. τίνος δ' ἕνεκα τοιοῦτοι γεγόνασιν, Ἐρασίστρατος μὲν οὐδ' ἐπεχείρησεν εἰπεῖν, ἡμεῖς δ' ἐροῦμεν. ὁ μὲν ἔνδον εὐθείας ἔχει τὰς ἶνας, ὁλκῆς γὰρ ἕνεκα γέ-

fecit, omnes, quae in corpore ſunt, mutationes alterationesque ab his proficiſci demonſtrans. Caeterum Eraſiſtratus, neque his, neque alio ullo ex jam dictis refutato, ad nomen elixationis tantummodo ſe convertit. Atque de coctione quidem, tametſi caetera omnia praetermiſit, illud ſaltem demonſtrare conatus eſt, differre ab externa elixatione eam, quae in animalibus eſt, concoctionem.

Cap. VIII. De deglutitione vero ne tantum quidem egit; quid enim ait? Attractio quidem ventriculi nulla eſſe videtur. Atqui ventriculus duas habet tunicas, quae omnino alicujus gratia ſunt conditae, pertinentque hae etiam usque ad ipſum os; quae quidem interior eſt, qualis in ipſo eſt ventre, talis perſiſtens; altera in carnoſam magis in gula converſa. Ac quod contrarias inter ſe fibrarum dispoſitiones hae tunicae habeant, ipſa rei evidentia teſtatur; cujus autem cauſa tales ſint conditae, Eraſiſtratus certe ne vel conatus eſt dicere, nos vero nunc dicemus. Quae interna eſt, in directum porrectas habet fibras, ut quae trahendi cauſa ſit inſtituta; exter-

γονεν· ὁ δ' ἔξωθεν ἐγκαρσίας, ὑπὲρ τοῦ κατὰ κύκλον περιστέλλεσθαι. ἑκάστων γὰρ καὶ (112) τῶν κινουμένων ὀργάνων ἐν τοῖς σώμασι κατὰ τὰς τῶν ἰνῶν θέσεις αἱ κινήσεις εἰσίν. ἐπ' αὐτῶν δὲ πρῶτον τῶν μυῶν, εἰ βούλει, βασάνισον τὸν λόγον, ἐφ' ὧν καὶ αἱ ἶνες ἐναργέσταται, καὶ αἱ κινήσεις αὐτῶν ὁρῶνται διὰ σφοδρότητα.. μετὰ δὲ τοὺς μῦς [63] ἐπὶ τὰ φυσικὰ τῶν ὀργάνων ἴθι, καὶ πάντως ὄψει κατὰ τὰς ἶνας κινούμενα. καὶ διὰ τοῦθ' ἑκάστῳ μὲν τῶν ἐντέρων στρογγύλαι καθ' ἑκάτερον τῶν χιτώνων αἱ ἶνές εἰσι περιστέλλονται γὰρ μόνον, ἕλκουσι δε ουδέν. ἡ γαστὴρ δὲ τῶν ἰνῶν τὰς μὲν εὐθείας ἔχει χάριν ὁλκῆς, τὰς δ' ἐγκαρσιας ἕνεκα περιστολῆς. ὥσπερ γὰρ ἐν τοῖς μυσὶν, ἑκάστης τῶν ἰνῶν τεινομένης τε καὶ πρὸς τὴν ἀρχὴν ἑλκομένης, αἱ κινήσεις γίγνονται, κατὰ τὸν αὐτὸν λόγον ἐν τῇ γαστρὶ, τῶν μὲν ἐγκαρσίων ἰνῶν τεινομένων, ἔλαττον ἀνάγκη γίγνεσθαι τὸ εὖρος τῆς περιεχομένης ὑπ' αὐτῶν κοιλότητος, τῶν δ' εὐθειῶν ἑλκομένων τε καὶ εἰς αὑτὰς συναγομένων, οὐκ ἐνδέχεται μὴ οὐ συναιρεῖσθαι τὸ μῆκος. ἀλλὰ μὴν

na transverfas, quo circulo contrahan. Quippe fingulorum, quae moventur, inftrumentorum corpora pro fibrarum fitu motus habent. Primum aut em, fi placet, in mufculis ipfis fermonem examina; in quibus tum fibrae ipfae, tum motus propter excellentiam evidentiffime cernuntur. A mufculis ad naturalia inftrumenta te confeeras, omnino videbis, ea per fibras moveri. Itaque etiam fingulis inteftinis circulares in utraque tunica fibrae funt; contrahuntur enim duntaxat, nec quicquam trahunt; at venter alias fibrarum rectas habet, quibus fcilicet trahat, alias transverfas, quibus conftringat. Quemadmodum enim in mufculis, dum fibra quaeque intenditur atque ad principium retrahitur, motus eorum obitur, itidem in ventre; dum transverfae fibrae tenduntur, latitudinem contentae inter ipfas cavitatis minorem fieri eft neceffe; rectae vero dum trahuntur ac in feipfas coguntur, fieri nequit, ut non minuatur longitudo. At verc

Ed. Chart. V. [63.] Ed. Bas. I. (112.)
ἐναργῶς φαίνεται καταπινόντων συναιρούμενον, καὶ τοσοῦτον ὁ λάρυγξ ἀνατρέχων, ὅσον ὁ στόμαχος κατασπᾶται. καὶ ὅταν γε, συμπληρωθείσης τῆς ἐν τῷ καταπίνειν ἐνεργείας, ἀφεθῇ τῆς τάσεως ὁ στόμαχος, ἐναργῶς πάλιν φαίνεται καταφερόμενος ὁ λάρυγξ. ὁ γὰρ ἔνδον χιτὼν τῆς γαστρος, ὁ τὰς εὐθείας ἶνας ἔχων, ὁ καὶ τὸν στόμαχον ὑπαλείφων καὶ τὸ στόμα, τοῖς ἐντὸς μέρεσιν ἐπεκτείνεται τοῦ λάρυγγος. ὥστ᾽ οὐκ ἐνδέχεται, κατασπωμένων αὐτῶν ὑπο τῆς κοιλίας, μὴ οὐ συνεπισπᾶσθαι καὶ τὸν λάρυγγα. ὅτι δ αἱ περιφερεῖς ἶνες, αἷς περιστέλλεται τά τ᾽ ἄλλα μόρια καὶ ἡ γαστὴρ, οὐ συναιροῦσι τὸ μῆκος, ἀλλὰ συστέλλουσι καὶ στενοῦσι τὴν εὐρύτητα, καὶ παρ᾽ αὐτοῦ λαβεῖν ἐστιν ὁμολογούμενον Ἐρασιστράτου. περιστέλλεσθαι γάρ φησι τοῖς σιτιοις τὴν γαστέρα κατὰ τὸν τῆς πέψεως ἅπαντα χρόνον. ἀλλ᾽ εἰ περιστέλλεται μὲν, ουδὲν δὲ τοῦ μήκους ἀφαιρεῖται τῆς κοιλίας, οὐκ ἔστι τῆς περισταλτικῆς κινήσεως ἴδιον τὸ κατασπᾷν κάτω τὸν στόμαχον. ὅπερ γὰρ αὐτὸς ὁ Ἐρασίστρατος εἶπε, τοῦτο μόνον αὐτὸ συμβήσεται, τὸ, τῶν ἄνω συστελ-

deglutientibus nobis, liquido cernitur larynx imminutus, sursumque in tantum currens, quantum gula deorsum trahitur. Quumque, completa jam deglutiendi functione, laxaverit se gula, luculenter descendere cernitur larynx; siquidem interna ventriculi tunica, quae rectas habet fibras, quaeque tum gulam intrinsecus vestit, tum os ipsum, ea super internis laryngis partibus extenditur. Itaque fieri nequit, quum ipsa a ventriculo deorsum trahitur, ut non simul et larynx attrahatur. Quod autem circulares fibrae, quibus contrahuntur tum aliae partes, tum vero ventriculus, de longitudine nihil minuant, sed latitudinem contrahant atque angustent, id quidem Erasistratum fateri invenias; quippe cibos toto concoctionis tempore undique constringere ventrem ait. At si undique constringit, nec tamen quicquam de ventris longitudine aufert, non est ejus, qui constringit, motus proprium, ut gulam deorsum trahat. Quippe quod Erasistratus ipse dixit, id illi tantummodo contingit, ut, dum

λομένων, διαστέλλεσθαι τὰ κάτω. τοῦτο δ' ὅτι, κἂν εἰς νεκροῦ τὸν στόμαχον ὕδατος ἐκχέῃς, φαίνεται γιγνόμενον, οὐδεὶς ἀγνοεῖ. ταῖς γὰρ τῶν ὑλῶν διὰ στενοῦ τοῦ σώματος ὁδοιπορίαις ἀκόλουθόν ἐστι τὸ σύμπτωμα· θαυμαστὸν γὰρ, εἰ διερχομένου τινὸς αὐτὸν ὄγκου, μὴ διασταλήσεται. οὐκοῦν τὸ μὲν, τῶν ἄνω συστελλομένων, διαστέλλεσθαι τὰ κάτω κοινόν ἐστι καὶ τοῖς νεκροῖς σώμασι, δι' ὧν ὁπωσοῦν τι διεξέρχεται, καὶ τοῖς ζῶσιν, εἴτε περιστέλλοιτο τοῖς διερχομένοις, εἴθ' ἕλκοιτο· τὸ δὲ τῆς τοῦ μήκους συναιρέσεως ἴδιον τῶν τὰς εὐθείας ἶνας ἐχόντων ὀργάνων, ἵν' ἐπισπάσωνταί τι. ἀλλὰ μὴν ἐδείχθη κατασπώμενος ὁ στόμαχος, οὐ γὰρ ἂν εἷλκε τὸν λάρυγγα. δῆλον οὖν, ὡς ἡ γαστὴρ ἕλκει τὰ σιτία διὰ τοῦ στομάχου. καὶ ἡ κατὰ τὸν ἔμετον δὲ τῶν ἐμουμένων ἄχρι τοῦ στόματος φορὰ πάντως μέν που καὶ αὐτὴ τὰ μὲν ὑπὸ τῶν ἀναφερομένων διατεινόμενα μέρη τοῦ στομάχου διεστῶτα κέκτηται, τῶν πρόσω δ' ὅ τι ἂν ἑκάστοτ' ἐπιλαμβάνηται, τοῦτ' ἀρχόμενον διαστέλλεται, τὸ δ'

ſuperiores partes contrahuntur, inferiores dilatentur; id vero quod, ſi in demortui quoque gulam aquam infundas, fieri cernetur, nemo ignorat; transitum namque materiae per anguſtum corpus id accidens conſequitur; mirum enim ſit, ſi, transeunte per ipſum mole aliqua, non dilatetur. Illud ergo, quod, ſupernis partibus contractis, infernae dilatentur, commune eſt tum mortuis corporibus, per quae quoquomodo aliquid transit, tum vivis, idque, ſive conſtringantur ab iis, quae transeunt, ſive trahantur. At minuere longitudinem inſtrumentorum, quibus rectae ſunt fibrae, quo ſcilicet aliquid attrahant, proprium eſt munus; atqui demonſtratum eſt, gulam attrahere, non enim alias laryngem traheret; patet igitur, ventriculum per gulam cibos attrahere: et in vomitione eorum, quae vomuntur, usque ad os ipſum delatio, omnino ſiquidem et ipſa partes eas gulae, quae a ſubeuntibus dilatantur, hiantes habet; partium vero, quae a fronte, quamcunque complexa fuerit undique, hanc dilatat obſequen-

ὄπισθεν καταλείπει δηλονότι συστελλόμενον, ὥσθ᾽ ὁμοίαν εἶναι πάντη την διάθεσιν τοῦ στομάχου κατά γε τοῦτο τῇ τῶν καταπινόντων. ἀλλὰ, τῆς ὁλκῆς μὴ παρουσης, τὸ μῆκος ὅλον ἴσον ἐπὶ τοῖς τοιούτοις συμπτώμασι διαφυλάττεται. διὰ τοῦτο καὶ καταπίνειν ῥᾷόν ἐστιν ἢ ἐμεῖν, ὅτι καταπίνεται μὲν, ἀμφοῖν τῆς γαστρὸς τῶν χιτώνων ἐνεργούντων, τοῦ μὲν ἐντὸς ἕλκοντος, τοῦ δ᾽ ἐκτὸς περιστελλομένου τε καὶ συνεπωθοῦντος, ἐμεῖται δὲ, θατέρου μόνου τοῦ ἔξωθεν ἐνεργοῦντος, οὐδενὸς ἕλκοντος εἰς τὸ στόμα. οὐ γὰρ δὴ, ὥσπερ ἡ τῆς γαστρὸς ὄρεξις προηγεῖτο τοῦ καταπίνειν τὰ σιτία, τὸν αὐτὸν τρόπον κἀν τοῖς ἐμέτοις ἐπιθυμεῖ τι τῶν κατὰ τὸ στόμα μορίων τοῦ γιγνομένου παθήματος, [64] ἀλλ᾽ ἄμφω τῆς γαστρὸς αὐτῆς εἰσιν ἐναντίαι διαθέσεις, ὀρεγομένης μὲν καὶ προσιεμένης τὰ χρήσιμά τε καὶ οἰκεῖα, δυσχεραινούσης δὲ καὶ ἀποτριβομένης τὰ ἀλλότρια. διὸ καὶ τὸ καταπίνειν αὐτὸ τοῖς μὲν ἱκανῶς ὀρεγομένοις τῶν οἰκείων ἐδεσμάτων τῇ γαστρὶ τάχιστα γίγνεται, σαφῶς ἑλκούσης αυτὰ καὶ κατασπώσης πρινὴ μασσηθῆναι· τοῖς δ᾽ ἤτοι φάρμακόν τι κατ᾽ ἀνάγ-

tem; quae vero a tergo pars eſt, hanc utique contractam relinquit; ita ut gulae affectus juxta hoc omnino deglutientium affectui ſimilis ſit. Caeterum ubi tractus nullus adeſt, longitudo tota in talibus ſymptomatis aequa ſervatur. Atque idcirco deglutire facilius eſt, quam vomere, quia deglutitur, ambabus ventris tunicis agentibus, interna quidem trahente, externa ſe contrahente unaque trudente; vomitur autem, altera tantum, quae foris eſt, agente, nec ulla in os trahente. Non enim, ſicuti ventris appetentia deglutiendos cibos praecedit, ſic in vomitionibus appetit oris pars ulla excitati affectus quippiam; ſed ſunt ambo ventris affectus inter ſe contrarii, alter appetentis et ſuſcipientis, quae utilia ſunt ac propria, alter abhorrentis et rejicientis, quae ſunt aliena. Eoque deglutitio ipſa in iis, qui convenientes ventri cibos immodice appetunt, ocyſſime fit, ventre ſcilicet eos manifeſte attrahente ac deorſum vellente prius, quam ſint manſi; in iis vero, qui vel medicamentum

κην πίνουσιν ἤ τι σιτίον ἐν χώρᾳ φαρμάκου προσφερομένοις ἀνιαρὰ καὶ βραδεῖα καὶ μόγις ἡ κατάποσις αὐτῶν ἐπιτελεῖται. δῆλος οὖν ἐστιν ἐκ τῶν εἰρημένων ὁ μὲν ἔνδον χιτὼν τῆς γαστρὸς, ὁ τὰς εὐθείας ἔχων ἶνας, τῆς ἐκ τοῦ στόματος εἰς αὐτὴν ὁλκῆς ἕνεκα γεγονὼς, καὶ διὰ τοῦτο ἐν ταῖς καταπόσεσι μόναις ἐνεργῶν· ὁ δ' ἔξωθεν, ὁ τὰς ἐγκαρσίας ἶνας ἔχων, ἕνεκα μὲν τοῦ περιστέλλεσθαι τοῖς ἐνυπάρχουσι καὶ προωθεῖν αὐτὰ τοιοῦτος ἀποτελεσθεὶς, ἐνεργῶν δ' οὐδὲν ἧττον ἐν τοῖς ἐμέτοις, ἢ ταῖς καταπόσεσιν. ἐναργέστατα δὲ μαρτυρεῖ τῷ λεγομένῳ καὶ τὸ κατὰ τὰς χάννας τε καὶ τοὺς συνόδοντας γιγνόμενον· εὑρίσκεται γὰρ ἐνίοτε τούτων ἡ γαστὴρ ἐν τῷ στόματι, καθάπερ καὶ Ἀριστοτέλης ἐν ταῖς περὶ ζώων ἔγραψεν ἱστορίαις, καὶ προστίθησί γε τὴν αἰτίαν, ὑπὸ λαιμαργίας αὐτοῖς τοῦτο συμβαίνειν φάσκων. ἔχει γὰρ ὧδε. κατὰ τὰς σφοδροτέρας ὀρέξεις ἄνω προστρέχει πᾶσι τοῖς ζώοις ἡ γαστὴρ, ὥστε τινὲς τοῦ πάθους αἴσθησιν ἐναργῆ σχόντες ἐξέρπειν αὐτοῖς φασι τὴν κοιλίαν, ἐνίων δὲ μασσωμένων ἔτι, καὶ μήπω

aliquod coacti bibunt, vel cibum aliquem medicamenti loco fumunt, molefta deglutitio eft aegreque perficitur. Ergo ex jam dictis patet, internam gulae tunicam, cui rectae funt fibrae, quo ab ore in fe attrahat, effe inftitutam, eoque in deglutiendo tantum agere; externam vero, cui transverfae funt fibrae, quo conftringat ea, quae continet, ac protrudat, talem effe factam, eandem tamen non minus in vomendo, quam deglutiendo, operam fuam navantem. Clariffime fubfcribit his, quae dicimus, et quod in hiatulis et voracibus accidit; horum enim venter interim in ore invenitur, veluti Ariftoteles in libris de animalium hiftoria prodidit, reddita etiam caufa, prae ingluvie id inquiens illis contingere; ita enim fcribit. *In vehementiore appetentia venter omnibus animalibus furfum procurrit adeo, ut nonnulli, quum primum incipere eum affectum fentiunt, foras repere fibi ventrem dicant: aliis vero cibos, quos adhuc mandunt nec dum*

Ed. Chart. V. [64.] Ed. Bas. I. (112.)

καλῶς ἐν τῷ στόματι τὰ σιτία κατειργασμένων, ἐξαρπάζειν φανερῶς ἀκόντων. ἐφ᾿ ὧν οὖν ζώων, φύσει λαιμάργων ὑπαρχόντων, ἥ τ᾿ εὐρυχωρία τοῦ στόματός ἐστι δαψιλὴς, ἥ τε τῆς γαστρὸς θέσις ἐγγὺς, ὡς ἐπὶ συνόδοντος καὶ χάννης, οὐδὲν θαυμαστὸν. ὅταν ἱκανῶς πεινάσαντα διώκῃ τι τῶν μικροτέρων ζώων, εἶτ᾿ ἤδη πλησίον ᾖ τοῦ συλλαβεῖν, ἀνατρέχειν, ἐπειγούσης τῆς ἐπιθυμίας, εἰς τὸ στόμα τὴν γαστέρα. γενέσθαι δ᾿ ἄλλως ἀμήχανον τοῦτο, μὴ οὐχ ὥσπερ διὰ χειρὸς τοῦ στομάχου τῆς γαστρὸς ἐπισπωμένης εἰς ἑαυτὴν τὰ σιτία. καθάπερ γὰρ καὶ ἡμεῖς ὑπὸ προθυμίας ἐνίοτε τῇ χειρὶ συνεπεκτείνομεν ὅλους ἡμᾶς αὐτοὺς ἕνεκα τοῦ θᾶττον ἐπιδράξασθαι τοῦ προκειμένου σώματος, οὕτω καὶ ἡ γαστὴρ οἷον χειρὶ τῷ στομάχῳ συνεπεκτείνεται. καὶ διὰ τοῦτο, ἐφ᾿ ὧν ζώων ἅμα τὰ τρία ταυτὶ συνέπεσεν, ἔφεσίς τε σφοδρὰ τῆς τροφῆς, ὅ τε στόμαχος μικρὸς, ἥ τ᾿ εὐρυχωρία τοῦ στόματος δαψιλὴς, ἐπὶ τούτων ὀλίγη ῥοπὴ τῆς ἐπεκτάσεως εἰς τὸ στόμα τὴν κοιλίαν ὅλην ἀναφέρει. ἤρκει μὲν οὖν ἴσως ἀνδρὶ φυσικῷ παρ᾿ αὐτῆς μόνης τῆς κατασκευῆς τῶν ὀργά-

satis ore confecerunt, eripit plane invitis. Ergo in iis animalibus, quae natura sunt gulosa, quibusque oris laxitas est ampla, ac ventris situs propinquus (veluti in hiatulis et voracibus cernitur) nihil miri est, si, quum in admodum vehementi esurie minorum animalium aliquod persequuntur, ac jam in eo prope sunt, ut comprehendant, aviditate perurgente venter eorum in os sursum rapitur. Fieri autem id aliter prorsus nequit, nisi venter cibos per gulam, veluti per manum, ad se trahat. Sicuti enim et nos prae studio aliquando nos totos una cum manu extendimus, quo promptius corpus, quod petimus, apprehendamus, ita et venter cum gula, veluti cum manu, una extenditur. Proinde in quibus animalibus haec tria simul incidunt, vehemens nutrimenti aviditas, parvus stomachus et oris laxitas ampla, in his levis extensionis motus totum ventrem sursum in os agit. Ac physico quidem homini fortasse sufficeret ex una ipsa

νων τὴν ἔνδειξιν τῆς ἐνεργείας λαμβάνειν. οὐ γὰρ δὴ μάτην γε ἂν ἡ φύσις ἐκ δυοῖν χιτώνων ἐναντίως ἀλλήλοις ἐχόντων ἀπειργάσατο τὸν οἰσοφάγον, εἰ μὴ καὶ διαφόρως ἑκάτερος αὐτῶν ἐνεργεῖν ἔμελλεν. ἀλλ' ἐπεὶ πάντα μᾶλλον ἢ τὰ τῆς φύσεως ἔργα διαγινώσκειν οἱ περὶ τὸν Ἐρασίστρατόν εἰσιν ἱκανοὶ, φέρε κἀκ τῆς τῶν ζώων ἀνατομῆς ἐπιδείξωμεν αὐτοῖς, ὡς ἑκάτερος τῶν χιτώνων ἐνεργεῖ τὴν εἰρημένην ἐνέργειαν. εἰ δή τι λαβὼν ζῶον, εἶτα γυμνώσας αὐτοῦ τὰ περικείμενα τῷ στομάχῳ σώματα, χωρὶς τοῦ διατεμεῖν τινα τῶν νεύρων, ἢ τῶν ἀρτηριῶν, ἢ τῶν φλεβῶν τῶν αὐτόθι τεταγμένων, ἐθέλοις ἀπὸ τῆς γένυος ἕως τοῦ θώρακος εὐ 113 θείαις τομαῖς διελεῖν τὸν ἔξω χιτῶνα, τὸν ἔχοντα τὰς ἶνας ἐγκαρσίας, κἄπειτα τῷ ζώῳ τροφὴν προσενεγκεῖν, ὄψει καταπῖνον αὐτὸ, καίτοι τῆς περισταλτικῆς ἐνεργείας ἀπολωλυίας. εἰ δ' αὖ πάλιν ἐφ' ἑτέρου ζώου διατέμοις ἀμφοτέρους τοὺς χιτῶνας τομαῖς ἐγκαρσίαις, θεάσῃ καὶ τοῦτο καταπῖνον, οὐκέτ' ἐνεργοῦντος τοῦ ἐντός. ᾧ δῆλον, ὅτι καὶ θατέρῳ αὐτῶν καταπίνειν οἷόν τ' ἐστὶν,

instrumentorum compositione argumentum actionis sumpsisse; nam frustra profecto natura ex duabus tunicis, quae contrario modo inter se habent, oesophagum fecisset, nisi earum unaquaeque dissimili modo agere posset. Verum quoniam omnia citius quam naturae opera dignoscere Erasistrati sectatores possunt, agedum ex animalium dissectione doceamus eos, utramque tunicam praedictis fungi actionibus. Ergo si, accepto animali quopiam, corpora, quae circa stomachum ejus sunt, auferens, nullo eorum, quae illic habentur, nec nervo, nec arteria, nec vena praecisa, velis a mento ad thoracem usque externam gulae tunicam, cui transversae sunt fibrae, recta sectione dividere, mox cibum animali objicere, videbis, id cibum deglutire, tametsi constringendi vis illi sit adempta. Rursus si in altero animali utramque tunicam transversa incisione secueris, id quoque deglutire videbis, nullam etiam opem ferente tunica interna. Ex quo manifeste patet, quod altera earum deglutire licet.

ἀλλὰ χεῖρον ἢ δι' ἀμφοτέρων. [65] πρὸς γὰρ αὖ τοῖς ἄλλοις καὶ τοῦτ' ἔστι σαφῶς θεάσασθαι ἐπὶ τῆς εἰρημένης ἀνατομῆς, ὡς ἐν τῷ καταπίνειν ὑποπίμπλαται πνεύματος ὁ στόμαχος τοῦ συγκαταπινομένου τοῖς σιτίοις, ὃ, περιστελλομένου μὲν τοῦ ἔξωθεν χιτῶνος, ὠθεῖται ῥᾳδίως εἰς τὴν γαστέρα σὺν τοῖς ἐδέσμασι, χρόνου δὲ του ἔνδον ὑπάρχοντος, ἐμποδὼν ἵσταται τῇ φορᾷ τῶν σιτίων, διατεῖνόν τε αὐτὸν καὶ τὴν ἐνέργειαν ἐμποδίζον. ἀλλ' οὐδὲ τούτων οὐδὲν Ἐρασίστρατος εἶπεν, οὐθ' ὡς ἡ σκολιὰ θέσις τοῦ στομάχου διαβάλλει σαφῶς τὸ δόγμα τῶν νομιζόντων, ὑπὸ τῆς ἄνωθεν βολῆς ποδηγούμενα μέχρι τῆς γαστρὸς ἰέναι τὰ καταπινόμενα. μόνον δ', ὅτι πολλὰ τῶν μακροτραχήλων ζώων ἐπικεκυφότα καταπίνει, καλῶς εἶπεν. ᾧ δῆλον, ὅτι φαινόμενον, οὐ τὸ πῶς καταπίνομεν ἀποδείκνυσιν, ἀλλὰ τὸ πῶς οὐ καταπίνομεν. ὅτι γὰρ μὴ διὰ μόνης τῆς ἄνωθεν βολῆς, ἐκ τούτου δῆλον· οὐ μὴν εἴθ' ἑλκούσης τῆς κοιλίας, εἴτε παράγοντος αὐτὰ τοῦ στομάχου, δῆλον ἤδη πω. ἀλλ' ἡμεῖς γε

caeterum deterius quam ambabus. Etenim praeter alia illud quoque perfpicere in jam dicta diffectione licet, quod inter deglutiendum fpiritu, qui una cum cibis deglutitur, ftomachus impletur; is autem, conftringente fe externa tunica, facile in ventrem cum cibis compellitur; tempore autem, quo intus eft, defcendentibus cibis impedimento fit, tum eam diftendens, tum ejus actionem impediens. Sed nec horum cujusquam Erafiftratus meminit, nec quod obliquus ftomachi fitus eorum dogma clare refellit, qui putant, ea, quae deglutiuntur, a momento illo, quo fuperne funt impulfa, usque in ventrem promoveri. Unum modo recte dixit, multa eorum animalium, quibus longum collum eft, inclinato corpore deglutire. Quo fcilicet fenfibili effectu planum eft demonftrare eum, non utique, quemadmodum deglutiamus, fed quemadmodum non deglutiamus; nam quod non ex folo eo, qui fuperne incipit, impulfu, plano ex hoc patet: an tamen ventre trahente, an gula ea ducente, id certe adhuc non patet. Verum nos

πάντας τοὺς λογισμοὺς εἰπόντες, τούς τ' ἐκ τῆς κατασκευῆς τῶν ὀργάνων ὁρμωμένους, καὶ τοὺς ἀπὸ τῶν ἄλλων συμπτωμάτων, τῶν τε πρὸ τοῦ γυμνωθῆναι τὸν στόμαχον, καὶ γυμνωθέντος, ὡς ὀλίγῳ πρόσθεν ἐλέγομεν, ἱκανῶς ἐνεδειξάμεθα, τοῦ μὲν ἕλκειν ἕνεκα τὸν ἐντὸς χιτῶνα, τοῦ δ' ἀπωθεῖν τὸν ἐκτὸς γεγονέναι. προὐθέμεθα μὲν οὖν αποδεῖξαι τὴν καθεκτικὴν δύναμιν ἐν ἑκάστῳ τῶν ὀργάνων οὖσαν, ὥσπερ ἐν τῷ πρόσθεν λόγῳ την ἑλκτικήν τε καὶ προσέτι την ἀλλοιωτικήν. ὑπὸ δε τῆς ἀκολουθίας τοῦ λόγου τὰς τέτταρας ἀπεδείξαμεν ὑπαρχούσας τῇ γαστρὶ, τὴν ἑλκτικὴν μὲν ἐν τῷ καταπίνειν, τὴν καθεκτικην δὲ ἐν τῷ πέττειν, τὴν ἀπωστικὴν δ' ἐν τοῖς ἐμέτοις καὶ ταῖς τῶν πεπεμμένων σιτίων εἰς τὸ λεπτὸν ἔντερον ὑποχωρήσεσιν, αυτὴν δὲ τὴν πέψιν ἀλλοίωσιν ὑπάρχειν.

Κεφ. θ'. Οὐκ οὖν ἔτ' ἀπορήσαιμεν ἂν, οὐδὲ περὶ τοῦ σπληνὸς, εἰ ἕλκει μὲν τὸ οἰκεῖον, ἀποκρίνει δὲ τὸ ἀλλότριον, ἀλλοιοῖ δὲ καὶ κατέχει, ὅσον ἂν ἐπισπάσασθαι πεφύκῃ, οὔτε περὶ ἥπατος, ἢ φλεβὸς, ἢ ἀρτηρίας, ἢ καρδίας, ἢ τῶν

ductis omnibus rationibus, et quae ex inftrumentorum compofitione fuppeditantur, et quae ex aliis fymptomatis, quaeque ante nudatam gulam, quaeque poft apparere paulo ante diximus, abunde indicavimus, trahendi gratia tunicam internam, trudendi externam effe conditam. Ac propofitum nobis erat demonftrare, in fingulis inftrumentis retentricem ineffe vim, ficuti in fuperiore libro attractricem, atque etiam alteratricem; ipfa vero fermonis confecutione ducti, quatuor effe in ventre facultates indicavimus: in deglutiendo attractricem; in concoquendo retentricem; in vomitione, concoctione et ciborum in tenue inteftinum defcenfu expultricem; ipfam vero concoctionem alterationem effe.

Cap. IX. Non eft ergo, quod de fplene etiam dubitemus, an is, quod fibi convenit, attrahat; quod alienum eft, fecernat; quod attrahere per naturam poteft, id alteret ac retineat; fed nec de jecinore, vel vena,

ἄλλων τινός. ἀναγκαῖαι γὰρ ἐδείχθησαν αἱ τέτταρες αὗται δυνάμεις ἅπαντι μορίῳ τῷ μέλλοντι θρέψεσθαι, καὶ διὰ τοῦτ᾽ αὐτὰς ὑπηρέτιδας εἶναι θρέψεως ἔφαμεν. ὡς γὰρ τὸ τῶν ἀνθρώπων ἀποπάτημα τοῖς κυσὶν ἥδιστον, οὕτω καὶ τὰ τοῦ ἥπατος περιττώματα, τὸ μὲν τῷ σπληνὶ, τὸ δὲ τῇ χοληδόχῳ κύστει, τὸ δὲ τοῖς νεφροῖς οἰκεῖον.

Κεφ. ι'. Καὶ λέγειν ἔτι περὶ τῆς τούτων γενέσεως οὐκ ἂν ἐθέλοιμι μεθ᾽ Ἱπποκράτην, καὶ Πλάτωνα, καὶ Ἀριστοτέλην, καὶ Διοκλέα, καὶ Πραξαγόραν, καὶ Φιλότιμον. οὐδὲ γὰρ οὐδὲ περὶ τῶν δυνάμεων εἶπον ἂν, εἴ τις τῶν ἔμπροσθεν ἀκριβῶς ἐξειργάσατο τὸν περὶ αὐτῶν λόγον. ἐπεὶ δὲ οἱ μὲν παλαιοὶ καλῶς ὑπὲρ αὐτῶν ἀποφηνάμενοι πολλὰ παρέλιπον ἀγωνίσασθαι τῷ λόγῳ, μηδ᾽ ὑπονοήσαντες ἔσεσθαί τινας εἰς τοσοῦτον ἀναισχύντους σοφιστὰς, ὡς ἀντιλέγειν ἐπιχειρῆσαι τοῖς ἐναργέσιν, οἱ νεώτεροι δὲ, [66] τὸ μέν τι νικηθέντες ὑπὸ τῶν σοφισμάτων ἐπείσθησαν αὐτοῖς, τὸ δέ τι καὶ ἀντιλέγειν ἐπιχειρήσαντες ἀποδεῖν μοι πολὺ τῆς τῶν παλαιῶν ἔδοξαν δυνάμεως,

vel arteria, vel corde, vel caeterorum ullo; quum quatuor has facultates omni parti, quae nutriri debeat, demonſtratum ſit neceſſarias eſſe: ideoque eas miniſtras eſſe nutritionis diximus. Tanquam enim ſtercus hominum eſt canibus ſuaviſſimum, ita jecinoris excrementorum aliud lieni, aliud bilis veſicae, aliud renibus eſt jucundum.

Cap. X. Dicereque de eorum generatione poſt Hippocratem, Platonem, Ariſtotelem, Dioclem, Praxagoram et Philotimum etiam nolim; neque enim de facultatibus ipſis dicerem, ſi quis priorum exacte de his diſſeruiſſet. Sed quoniam veteres quidem, quum de iis multa commode diſſeruiſſent, omiſerunt plura ratione confutare, ne quidem ſuſpicati, ullos fore adeo impudentes ſophiſtas, qui rebus evidentibus contradicere conarentur; juniores vero partim ſophismatis, quibus victi erant, fidem adhibuerunt, partim etiam ſophismata refellere conati longe mihi abeſſe a veterum viribus ſunt

δια τοῦθ᾽ ὡς ἂν ἐκείνων αὐτῶν εἴπερ ἔτι ἦν τις ἀγωνίσασθαί μοι δοκεῖ πρὸς τοὺς ἀνατρέποντας τῆς τέχνης τὰ κάλλιστα, καὶ αὐτὸς οὕτως ἐπειράθην συνθεῖναι τοὺς λόγους. ὅτι δ᾽ οὐδὲν ἢ παντάπασι σμικρὸν ἀνύσω τι, καὶ τοῦτο οὐκ ἀγνοῶ. πάμπολλα γὰρ εὑρίσκω τελέως μὲν ἀποδεδειγμένα τοῖς παλαιοῖς, οὔτε δὲ συνετὰ τοῖς πολλοῖς τῶν νῦν δι᾽ ἀμαθίαν, ἀλλ᾽ οὐδ᾽ ἐπιχειρούμενα γιγνώσκεσθαι διὰ ῥαθυμίαν, οὔτ᾽, εἰ καὶ γνωσθείη τινὶ, δικαίως ἐξεταζόμενα. χρὴ γὰρ τὸν μέλλοντα γνώσεσθαί τι τῶν πολλῶν ἄμεινον εὐθὺς μὲν καὶ τῇ φύσει καὶ τῇ πρώτῃ διδασκαλίᾳ πολὺ τῶν ἄλλων διενεγκεῖν· ἐπειδὰν δὲ γένηται μειράκιον, ἀληθείας τινὸς ἔχειν ἐρωτικὴν μανίαν, ὥσπερ ἐνθουσιῶντα, καὶ μήθ᾽ ἡμέρας μήτε νυκτὸς διαλείπειν, σπεύδοντά τε καὶ συντεταμένον ἐκμαθεῖν, ὅσα τοῖς ἐνδοξοτάτοις εἴρηται τῶν παλαιῶν· ἐπειδὰν δ᾽ ἐκμάθῃ, κρίνειν αὐτὰ καὶ βασανίζειν χρόνῳ παμπόλλῳ, καὶ σκοπεῖν, πόσα μὲν ὁμολογεῖ τοῖς ἐναργῶς φαινομένοις, πόσα δὲ διαφέρεται,

visi: idcirco, tanquam, si quis illorum superesset, is mihi contra eos, qui artis pulcherrima subvertunt, disputaturus videretur, ipse quoque sic libros conscribere sum conatus. Quod autem aut nihil, aut si quid effecero, omnino exiguum id erit, haud ignoro. Multa namque invenio ab antiquis ad unguem demonstrata, quae tamen hodie a plerisque nec propter ignorantiam intellecta sunt, nec propter socordiam intelligi tentata: adde quod nec si cui sunt cognita, ab hoc etiam juste sunt examinata. Quisquis enim nosse quid supra vulgus debebit, statim non natura modo, verum etiam primis doctrinarum rudimentis multum caeteris praestet oportet: idem, ubi jam adoleverit, veritatis insano quodam teneatur amore, veluti afflatus: tum sine ulla diei noctisve intermissione properare ac contendere ea, quae a clarissimis veterum tradita sunt, discere, eademque, ubi didicerit, judicare, multoque tempore explorare ac considerare, quae rebus sensui patentibus consentiant, quaeque

καὶ οὕτως τὰ μὲν αἱρεῖσθαι, τὰ δ᾽ ἀποστρέφεσθαι. τῷ μὲν δὴ τοιούτῳ πάνυ σφόδρα χρησίμους τοὺς ἡμετέρους ἤλπικα λόγους ἔσεσθαι· εἶεν δ᾽ ἂν ὀλίγοι παντάπασιν οὗτοι· τοῖς δ᾽ ἄλλοις οὕτω γενήσεσθαι τὸ γράμμα περιττὸν, ὡς εἰ καὶ μῦθον ὄνῳ τις λέγοι.

Κεφ. ια΄. Συμπεραντέον οὖν ἡμῖν τὸν λόγον ἕνεκα τῶν τῆς ἀληθείας ἐφιεμένων, ὅσα δὲ λείπει κατ᾽ αὐτὸν, ἐπιπροσθήσειν. ὡς ἡ γαστὴρ ἕλκει μὲν ἐναργῶς καὶ μετασπᾷ τὰ σιτία τοῖς σφόδρα πεινώδεσι, πρὶν ἀκριβῶς ἐν τῷ στόματι λειωθῆναι, δυσχεραίνει δὲ καὶ ἀπωθεῖται τοῖς ἀποσίτοις τε καὶ πρὸς ἀνάγκην ἐσθίουσιν, οὕτω καὶ τῶν ἄλλων ὀργάνων ἕκαστον ἀμφοτέρας ἔχει τὰς δυνάμεις, τήν τε τῶν οἰκείων ἑλκτικὴν καὶ τὴν τῶν ἀλλοτρίων ἀποκριτικήν. καὶ διὰ τοῦτο, κἂν ἐξ ἑνὸς ᾖ χιτῶνος ὄργανόν τι συνεστὸς, ὥσπερ καὶ αἱ κύστεις ἀμφότεραι, καὶ αἱ μῆτραι, καὶ αἱ φλέβες, ἀμφοτέρων τῶν ἰνῶν ἔχει τὰ γένη, τῶν εὐθειῶν τε καὶ τῶν ἐγκαρσίων. καὶ μέν γε καὶ τρίτον τι

rurfus iisdem diffentiant; ac fic illa quidem fufcipere, haec refpuere. Atque huic quidem admodum utiles fore libellos noftros fpero (erunt autem hujus generis omnino pauci); reliquis opus hoc perinde fore fuperfluum, ac fi quis afino fabulam narret.

Cap. XI. Abfolvenda igitur nobis eorum caufa, qui veritatis funt cupidi, disputatio eft, adjicientibus fcilicet, quae in ea defiderantur. Attrahit namque vellitque ad fe ventriculus cibos manifefte iis, qui vehementer efuriunt, antequam fint in ore ad unguem laevigati; recufat autem ac rejicit iis, qui cibos faftidiunt, ac qui comeffe funt coacti. Ad eundem modum caeterorum quoque inftrumentorum fingula ambas obtinent facultates, et qua conveniens trahunt, et qua alienum repellunt. Proinde fi quod vel ex una tunica inftrumentum conftat, veluti ambae veficae, uterus et vena, utrumque fibrarum genus obtinet, rectarum ac transverfarum. Quin tertium quoque fibrarum genus obliquarum

γένος ἐστὶν ἰνῶν λοξῶν, ἔλαττον πολὺ τῷ πλήθει τῶν προειρημένων δύο γενῶν. εὑρίσκεται δ' ἐν μὲν τοῖς ἐκ δυοῖν χιτώνων συνεστηκόσιν ὀργάνοις ἐν θατέρῳ μόνῳ ταῖς εὐθείαις ἰσὶν ἀναμεμιγμένον, ἐν δὲ τοῖς ἐξ ἑνὸς ἅμα τοῖς ἄλλοις δύο γένεσιν. συνεπιλαμβάνουσι δ' αὗται μέγιστον τῇ τῆς καθεκτικῆς ὀνομασθείσης δυνάμεως ἐνεργείᾳ. δεῖται γὰρ ἐν τούτῳ τῷ χρόνῳ πανταχόθεν ἐσφίγχθαι καὶ περιτετάσθαι τοῖς ἐνυπάρχουσι τὸ μόριον· ἡ μὲν γαστὴρ ἐν τῷ τῆς πέψεως, αἱ μῆτραι δὲ ἐν τῷ τῆς κυήσεως χρόνῳ παντί. ταῦτ' ἄρα καὶ ὁ τῆς φλεβὸς χιτὼν, εἷς ὢν, ἐκ πολυειδῶν ἰνῶν ἐγένετο, καὶ τῶν τῆς ἀρτηρίας ὁ μὲν ἔξωθεν ἐκ τῶν στρογγύλων, ὁ δ' ἔσωθεν ἐκ μὲν τῶν εὐθειῶν πλείστων, ὀλίγων δέ τινων σὺν αὐταῖς καὶ τῶν λοξῶν, ὥστε τὰς μὲν φλέβας ταῖς μήτραις καὶ ταῖς κύστεσιν ἐοικέναι κατά γε τὴν τῶν ἰνῶν θέσιν, εἰ καὶ τῷ πάχει λείπονται, τὰς δ' ἀρτηρίας τῇ γαστρί. μόνα δὲ πάντων ὀργάνων ἐκ δυοῖν ἅμα καὶ ἀμφοτέρων ἐγκαρσίας ἐχόντων τὰς ἶνας ἐγένετο τὰ ἔντερα. [67] τὸ δ', ὅτι βέλτιον ἦν

eft, minus omnino, quam duo praedicta genera, numerofum; invenitur autem id in iis inftrumentis, quae ex duabus tunicis conftruuntur, in altera fola rectis fcilicet ipfis fibris immixtum, in iis autem, quae ex fingulari conftant tunica, una cum aliis duobus generibus. Sane hae maxime auxilium praeftant retentricis facultatis actioni; poftulat enim in hoc opere pars fupra ea, quae continet, ftringi, ac circum ea tendi; ventriculus quidem toto concoquendi cibi, uterus toto geftandi foetus tempore. Venae quoque tunica quum unica fit, ex multifariis fibris eft condita. Jam ex arteriae tunicis ea, quae externa eft, ex circularibus, quae interna eft, ex rectis plurimis, paucis autem cum his obliquis eft conflata. Ita venae, quod ad fibrarum fitum pertinet, uteris ac veficis, quanquam craffitudine careant, funt fimiles; arteriae vero ventri. Sola autem inftrumentorum omnium ex duabus tunicis, atque harum utraque ex transverfis conftante fibris, facta funt inteftina. Porro cau-

τῶν ἄλλων ἑκάστῳ τοιοῦτον τὴν φύσιν ὑπάρχειν, οἷόν περ καὶ νῦν ἐστι, τοῖς δ' ἐντέροις ἐκ δυοῖν ὁμοίων χιτώνων συγκεῖσθαι, τῆς περὶ χρείας μορίων πραγματείας ἐστίν. οὔκουν νῦν χρὴ ποθεῖν ἀκούειν ὑπὲρ τῶν τοιούτων, ὥσπερ οὐδὲ διὰ τί περὶ τοῦ πλήθους τῶν χιτώνων ἑκάστου τῶν ὀργάνων διαπεφώνηται τοῖς ἀνατομικοῖς ἀνδράσιν. ὑπὲρ μὲν γὰρ τούτων αὐτάρκως ἐν τοῖς περὶ τῆς ἀνατομικῆς διαφωνίας εἴρηται. περὶ δὲ τοῦ, διότι τοιοῦ(114)τον ἕκαστον ἐγένετο τῶν ὀργάνων, ἐν τοῖς περὶ χρείας μορίων εἰρήσεται.

Κεφ. ιβ'. Νυνὶ δὲ οὐδέτερον τούτων πρόκειται λέγειν, ἀλλὰ τὰς φυσικὰς δυνάμεις μόνας ἀποδεικνύειν, ἐν ἑκάστῳ τῶν ὀργάνων τέτταρας ὑπαρχούσας. ἐπὶ τοῦτ' οὖν πάλιν ἐπανελθόντες, ἀναμνήσωμεν τῶν ἔμπροσθεν εἰρημένων, ἐπιθῶμέν τε κεφαλὴν ἤδη τῷ λόγῳ παντὶ, τὸ λεῖπον ἔτι προσθέντες. ἐπειδὴ γὰρ ἕκαστον τῶν ἐν τῷ ζώῳ μορίων ἕλκειν εἰς ἑαυτὸ τὸν οἰκεῖον χυμὸν ἀποδέδεικται, καὶ πρώτη σχεδὸν αὕτη τῶν φυσικῶν ἐστι δυνάμεων, ἐφεξῆς

ſam reddere, cur melius ſit reliquorum cuique talem ineſſe naturam, qualis nunc ineſt, inteſtinis autem ex duabus hisque ſimilibus tunicis confici, id utique ad ſpeculationem de uſu partium ſpectat. Quo minus exſpectandum aliquid de talibus hic eſt; veluti nec propter quid de tunicarum numero cujusque inſtrumenti inter anatomicos parum conveniat; de his enim abunde in iis, quae de anatomicorum diſſidio prodidimus, eſt dictum. Cur autem inſtrumentum quodque tale ſit factum, in libris de uſu partium dicetur.

Cap. XII. Hic neutrum horum ſtatutum eſt exequi, ſed tantum naturales facultates quatuor eſſe in ſingulis organis docere. Huc igitur denuo reverſi, quae prius dicta ſunt, repetamus, atque eo, quod reliquum adhuc eſt, adjecto ſummam jam toti diſputationi imponamus. Quum enim ſingulas animalis partes, qui conveniens ſibi ſuccus ſit, hunc in ſe trahere ſit demonſtratum, ac primam ferme naturalium facultatum hanc eſſe, illud deinceps ſcire

ἐκείνῳ γνωστέον, ὡς οὐ πρότερον ἀποτρίβεται τὴν ἑλχθεῖσαν, ἤτοι σύμπασαν, ἢ καί τι περίττωμα αὐτῆς, πρὶν ἂν εἰς ἐναντίαν μεταπέσῃ διάθεσιν ἢ αὐτὸ τὸ ὄργανον, ἢ καὶ τῶν περιεχομένων ἐν αὐτῷ τὰ πλεῖστα. ἡ μὲν οὖν γαστὴρ, ἐπειδὰν μὲν ἱκανῶς ἐμπλησθῇ τῶν σιτίων, καὶ τὸν χρηστότατον αὐτῶν εἰς τοὺς ἑαυτῆς χιτῶνας ἐναπόθηται βδάλλουσα, τηνικαῦτ᾽ ἤδη τὸ λοιπὸν ἀποτρίβεται, καθάπερ ἄχθος ἀλλότριον· αἱ κύστεις δὲ, ἐπειδὰν ἕκαστον τῶν ἑλχθέντων, ἢ τῷ πλήθει διατεῖνον, ἢ τῇ ποιότητι δάκνον, ἀνιαρὸν γένηται· τῷ δ᾽ αὐτῷ τρόπῳ καὶ αἱ μῆτραι· ἤτοι γὰρ, ἐπειδὰν μηκέτι φέρωσι διατεινόμεναι, τὸ λυποῦν ἀποθέσθαι σπεύδουσιν, ἢ τῇ ποιότητι δακνόμεναι τῶν ἐκχυθέντων εἰς αὐτὰς ὑγρῶν. ἑκάτερον δὲ τῶν εἰρημένων γίγνεται μὲν καὶ βιαίως ἐστὶν ὅτε, καὶ ἀμβλώσκουσι τηνικαῦτα· γίγνεται δ᾽ ὡς τα πολλὰ καὶ προσηκόντως, ὅπερ οὐκ ἀμβλώσκειν, ἀλλ᾽ ἀποκυΐσκειν τε καὶ τίκτειν ὀνομάζεται. τοῖς μὲν οὖν ἀμβλωθριδίοις φαρμάκοις, ἤ τισιν ἄλλοις παθήμασι διαφθεί-

convenit, partem non prius eam quam attraxit materiam, vel ipſam totam, vel aliquod ejus excrementum abjicere, quam vel ipſa, vel eorum, quae in ſe continet, pars maxima in contrarium transierit affectum. Ac venter quidem, poſtquam abunde cibis eſt ſatiatus, et, quod utiliſſimum ſibi in iis eſt, in tunicas ſuas ſugendo repoſuit, tum, quod reliquum eſt, tanquam alienum onus abjicit. Idem et veſicae faciunt, ubi quodvis eorum, quae attraxerint, vel multitudine diſtendens, vel qualitate mordens, redditur moleſtum. Pari modo et uteri: hi namque, ubi vel diſtendi amplius non ferunt, vel etiam qualitate humoris in ſe effuſi morderi, quod offendit, abjicere properant. Porro praedictorum utrumque aliquando non naturae ſponte, ſed violenter incidit, quo caſu abortus provocatur. Fit autem plerumque et ex naturae commodo; quod genus non abortus, ſed partus nominatur. Ac medicamenta quidem, quae vel abortum provocant, vel alio quopiam affectu foetum perimunt,

Ed. Chart. V. [67.] Ed. Bas. I. (114.)

ρουσι τὸ ἔμβρυον, ἤ τινας τῶν ὑμένων αὐτοῦ ῥηγνύουσιν, αἱ ἀμβλώσεις ἕπονται· οὕτω δὲ κἀπειδὰν ἀνεθῶσί ποθ᾽ αἱ μῆτραι, κακῶς ἔχουσαι τῇ διατάσει· ταῖς δὲ τῶν ἐμβρύων αὐτῶν κινήσεσι ταῖς σφοδροτάταις οἱ τόκοι, καθάπερ καὶ τοῦθ᾽ ὑφ᾽ Ἱπποκράτους καλῶς εἴρηται. κοινὸν δ᾽ ἁπασῶν τῶν διαθέσεων ἡ ἀνία, καὶ ταύτης αὐτῆς αἴτιον τριττὸν, ἢ ὄγκος περιττὸς, ἤ τι βάρος, ἢ δῆξις· ὄγκος μὲν, ἐπειδὰν μηκέτι φέρωσι διατεινόμεναι, βάρος δ᾽, ἐπειδὰν ὑπὲρ τὴν ῥώμην αὐτῶν ᾖ τὸ περιεχόμενον, δῆξις δὲ, ἐπειδὰν ἤτοι τὰ πρότερον ἐν τοῖς ὑμέσιν ὑγρὰ στεγόμενα, ῥαγέντων αὐτῶν, εἰς αὐτὰς ἐκχυθῇ τὰς μήτρας, ἢ καὶ σύμπαν ἀποφθαρὲν τὸ κύημα, σηπόμενόν τε καὶ διαλυόμενον εἰς μοχθηροὺς ἰχῶρας, οὕτως ἐρεθίζῃ καὶ δάκνῃ τὸν χιτῶνα τῶν ὑστερῶν. ἀνάλογον οὖν ἐν ἅπασι τοῖς ὀργάνοις ἕκαστα τῶν τ᾽ ἔργων αὐτῶν τῶν φυσικῶν, καὶ μέντοι τῶν παθημάτων τε καὶ νοσημάτων φαίνεται γιγνόμενα, τὰ μὲν ἐναργῶς καὶ σαφῶς οὕτως, ὡς ἀποδείξεως δεῖσθαι μηδὲν, τὰ δ᾽ ἧττον μὲν ἐναργῶς, οὐ μὴν ἄγνωστά γε παντάπασι τοῖς

vel aliquas membranarum ejus corrumpunt, ea nimirum sequuntur abortus; iidem incidunt, et quum uterus ex distensione male est affectus. Ipsius vero foetus vehementissimis motibus succedunt partus, veluti ab Hippocrate recte est dictum. Communis autem omnibus his affectibus ipsa est offensio; atque hujus ipsius triplex est causa, aut moles nimia, aut pondus aliquod, aut morsus: moles, ubi amplius distendi uterus non fert; pondus, quum supra vires ejus sit, quod continet; morsus, ubi vel humores, qui prius in membranis continebantur, his ruptis, in ipsum uterum sunt effusi, vel etiam totus partus corruptus et putris ac in noxiam saniem dissolutus uteri tunicam sic irritat ac mordet. Ergo in omnibus instrumentis tum opera naturalia, tum etiam affectiones morbique singuli proportione quadam fieri videntur; quaedam adeo evidenter et clare, ut nullam demonstrationem eorum ullum desideret; quaedam magis obscure,

θέλουσι προσέχειν τὸν νοῦν. [68] ἐπὶ μὲν οὖν τῆς γαστρὸς αἵ τε δήξεις ἐναργεῖς, διότι πλείστης αἰσθήσεως μετέχει, τά τ' ἄλλα παθήματα, τά τε ναυτίαν ἐμποιοῦντα καὶ οἱ καλούμενοι καρδιωγμοὶ, σαφῶς ἐνδείκνυνται τὴν ἀποκριτικήν τε καὶ ἀπωστικὴν τῶν ἀλλοτρίων δύναμιν. οὕτω δὲ κἀπὶ τῶν ὑστερῶν τε καὶ τῆς κύστεως τῆς τὸ οὖρον ὑποδεχομένης. ἐναργῶς γὰρ καὶ αὕτη φαίνεται μέχρι τοσούτου τὸ ὑγρὸν ὑποδεχομένη τε καὶ ἀθροίζουσα, ἄχρις ἂν ἤτοι πρὸς τοῦ πλήθους αὐτοῦ διατεινομένη μηκέτι φέρῃ τὴν ἀνίαν, ἢ πρὸς τῆς ποιότητος δακνομένη. χρονίζον γὰρ ἕκαστον τῶν περιττωμάτων ἐν τῷ σώματι σήπεται δηλονότι, τὸ μὲν ἐλάττονι, τὸ δὲ πλείονι χρόνῳ, καὶ οὕτω δακνῶδές τε καὶ δριμὺ καὶ ἀνιαρὸν τοῖς περιέχουσι γίγνεται. οὐ μὴν ἐπί γε τῆς ἐπὶ τῷ ἥπατι κύστεως ὁμοίως ἔχει· ᾧ δῆλον, ὅτι νεύρων ἥκιστα μετέχει. χρὴ δὲ κἀνταῦθα τόν γε φυσικὸν ἄνδρα τὸ ἀνάλογον ἐξευρίσκειν. εἰ γὰρ ἕλκειν τε τὸν οἰκεῖον ἀπεδείχθη χυμὸν, ὡς φαίνεσθαι πολλάκις μεστὴν, ἀποκρί-

fed ita tamen, ut eos, qui attenti funt, latere non poffint. Atque in ventre quidem non folum morfus, qui propter ejus plurimum fenfum eft manifeftus, fed etiam alii affectus, tum qui naufeam in eo excitant, tum qui cordis morfus vocantur, manifefte fecretricem expultricemque alienorum vim indicant. Ad eundem modum in utero et ea, quae lotium recipit, vefica: quippe haec quoque humorem excipere ac colligere hactenus cernitur, quoad vel multitudine ipfa diftenta, vel qualitate demorfa nequeat amplius pati. Siquidem excrementa fingula, fi moram in corpore diutius trahant, putrefcunt alia fpatio breviore, alia longiore, itaque mordacia et acria atque iis, qui ea continent, infefta redduntur. At non in ea vefica, quae jecinori fubeft, fimiliter fe habet, ut quae nervorum minimum habet. Debet tamen hic quoque naturae contemplator proportionem invenire. Si enim demonftratum eft, convenientem eam fuccum attrahere ita, ut faepe cernatur plena, eundemque hunc

Ed. Chart. V. [68.] Ed. Baf. I. (114.)

νειν τε τὸν αὐτον τοῦτον οὐκ εἰς μακρὰν, ἀναγκαῖόν ἐστιν αὐτην, ἢ διὰ τὸ πλῆθος βαρυνομένην, ἢ τῆς ποιότητος μεταβαλλούσης ἐπὶ τὸ δακνῶδές τε καὶ δριμὺ, τῆς ἀποκρίσεως ἐφίεσθαι. οὐ γὰρ δὴ τὰ μὲν σιτία τὴν ἀρχαίαν ὑπαλλάττει ποιότητα ταχέως οὕτως, ὥστ᾽, ἐπειδὰν ἐμπέσῃ τοῖς λεπτοῖς ἐντέροις, εὐθὺς εἶναι κόπρον, ἡ χολὴ δ᾽ οὐ πολλῷ μᾶλλον, ἢ τὸ οὖρον, ἐπειδὰν ἅπαξ ἐκπέσῃ τῶν φλεβῶν, ἐξαλλάττει τὴν ποιότητα, τάχιστα μεταβάλλοντα καὶ σηπόμενα. καὶ μὴν εἴ περ ἐπί τε τῶν κατὰ τὰς ὑστέρας καὶ τὴν κοιλίαν καὶ τὰ ἔντερα καὶ προσέτι τὴν τὸ οὖρον ὑποδεχομένην κύστιν ἐναργῶς φαίνεται διάτασίς τις, ἢ δῆξις, ἢ ἄχθος ἐπεγεῖρον ἕκαστον τῶν ὀργάνων εἰς ἀπόκρισιν, οὐδὲν χαλεπὸν κἀπὶ τῆς χοληδόχου κύστεως ταὐτὸ τοῦτο ἐννοεῖν, ἐπί τε τῶν ἄλλων ἁπάντων ὀργάνων, ἐξ ὧν δηλονότι καὶ αἱ ἀρτηρίαι καὶ αἱ φλέβες εἰσίν.

Κεφ. ιγ΄. Ου μὴν οὐδὲ τὸ διὰ τοῦ αὐτοῦ πόρου τὴν ὁλκὴν γίνεσθαι καὶ την ἀπόκρισιν ἐν διαφόροις τοῖς

ſuccum non multo interpoſito ſpatio excernere, neceſſe eſt eam, vel multitudine ſucci preſſam, vel ex qualitate ejus in mordacem acremque mutata offenſam, expulſionem deſiderare. Non enim protecto cibi ipſi adeo celeriter priorem qualitatem deponunt, ut protinus, quum in tenuia inteſtina deſcenderint, ſtercus fiant; bilis autem non multo magis, vel lotium, poſtquam a venis ſemel exciderint, qualitatem mutant, celerrime immutata et putrefacta. Atqui ſi tum in iis, quae in utero ſunt, tum ventriculo, tum inteſtinis, ſuperque in veſica ea, quae lotium recipit, luculenter apparet vel tenſio quaepiam eſſe, vel morſus, vel pondus, quod ſingula inſtrumenta ad expulſionem proritet, non magno negotio id in bilis quoque veſica intelligas, aeque ſcilicet ut in reliquis inſtrumentis omnibus, quorum e numero tam arteriae quam venae ſunt.

Cap. XIII. Jam nec illud difficile compertu eſt, et attractionem et expulſionem diverſis in temporibus

χρόνοις οὐδὲν ἔτι χαλεπὸν ἐξευρεῖν, εἴ γε καὶ τῆς γαστρὸς ὁ στόμαχος, οὐ μόνον ἐδέσματα καὶ πόματα παράγων εἰς αὐτὴν, ἀλλὰ κἀν ταῖς ναυτίαις τὴν ἐναντίαν ὑπηρεσίαν ὑπηρετῶν ἐναργῶς φαίνεται· καὶ τῆς ἐπὶ τῷ ἥπατι κύστεως ὁ αὐχὴν εἷς ὢν ἅμα μὲν δι' ἑαυτοῦ πληροῖ τὴν κύστιν, ἅμα δὲ καὶ ἐκκενοῖ· καὶ τῶν μητρῶν ὡσαύτως ὁ στόμαχος ὁδός ἐστιν εἴσω μὲν τοῦ σπέρματος, ἔξω δὲ τοῦ κυήματος. ἀλλὰ κἀνταῦθα πάλιν ἡ μὲν ἐκκριτικὴ δύναμις ἐναργής. οὐ μὴν ομοίως γε σαφὴς αὐτῇ τοῖς πολλοῖς ἡ ἑλκτική. ἀλλ' Ἱπποκράτης μὲν, ἀῤῥώστου μήτρας αἰτιώμενος αὐχένα, φησί· οὐ γὰρ δύναται αὐτέης ὁ στόμαχος εἰρύσαι τὴν γονὴν εἴσω. Ἐρασίστρατος δὲ καὶ Ἀσκληπιάδης εἰς τοσοῦτον ἥκουσι σοφίας, ὥστ' οὐ μόνον τὴν μήτραν καὶ τὴν κοιλίαν ἀποστεροῦσι τῆς τοιαύτης δυνάμεως, ἀλλὰ καὶ τὴν ἐπὶ τῷ ἥπατι κύστιν ἅμα τοῖς νεφροῖς. καίτοι γ', ὅτι μηδ' εἰπεῖν δυνατὸν ἕτερον αἴτιον ἢ οὔρων ἢ χολῆς διακρίσεως, ἐν τῷ πρώτῳ δέδεικται λόγῳ. καὶ μήτραν οὖν καὶ γαστέρα καὶ τὴν ἐπὶ τῷ ἥπατι κύστιν [69] δι' ἑνὸς καὶ ταὐτοῦ στο-

per eundem meatum fieri; fi modo orificium ventriculi non cibos tantum potionemque in ipfum ducere, fed etiam in naufeis contrario fungi minifterio cernitur. Etiam veficae, quae fub jecinore eft, collum quum unum fit, tamen per fe veficam non folum implet, fed etiam vacuat. Uteri praeterea orificium pari modo, ficut intro feminis, ita foras partus via eft; verum hic rurfus expultrix facultas evidens eft, attractrix aeque atque illa multis non liquet. Verum Hippocrates imbecilli uteri cervicem accufans ait: *Non enim poteft ejus collum femen intro trahere.* Erafiftratus vero Afclepiadesque eo fapientiae proceffere, ut non folum uterum et ventriculum ejusmodi facultate privent, fed etiam ipfam, quae fub jecinore eft, veficam atque etiam renes; quanquam, non poffe aliam vel urinae vel bilis fecernendae caufam reddi, in primo libro a nobis eft monftratum. Ergo quum et uterum et ventrem et eam, quae hepati fubeft, veficam non trahere modo, fed etiam a fe pel-

Ed. Chart. V. [69.] Ed. Bal. I. (114.)

μάχου τήν θ᾽ ὁλκὴν καὶ τὴν ἀπόκρισιν εὑρίσκοντες ποιουμένας, μηκέτι θαυμάζωμεν, εἰ καὶ διὰ τῶν φλεβῶν ἡ φύσις ἐκκρίνει πολλάκις εἰς τὴν γαστέρα περιττώματα. τούτου δ᾽ ἔτι μᾶλλον οὐ χρὴ θαυμάζειν, εἰ, δι᾽ ὧν εἰς ἧπαρ ἀνεδόθη τι φλεβῶν ἐκ γαστρὸς, αὖθις εἰς αὐτὴν ἐξ ἥπατος ἐν ταῖς μακροτέραις ἀσιτίαις δύναται ἕλκεσθαι ἡ τροφή. τὸ γὰρ τοῖς τοιούτοις ἀπορεῖν, ὅμοιόν ἐστι δήπου τῷ μηκέτι πιστεύειν, μηδ᾽ ὅτι τὰ καθαίροντα φάρμακα διὰ τῶν αὐτῶν στομάτων ἐξ ὅλου τοῦ σώματος εἰς τὴν γαστέρα τοὺς οἰκείους ἐπισπᾶται χυμοὺς, δι᾽ ὧν ἔμπροσθεν ἡ ἀνάδοσις ἐγένετο, ἀλλ᾽ ἕτερα μὲν ζητεῖν ἀναδόσεως, ἕτερα δὲ καθάρσεως στόματα. καὶ μὴν, εἴπερ ἓν καὶ ταὐτὸν στόμα διτταῖς ὑπηρετεῖ ταῖς δυνάμεσιν, ἐν διαφόροις χρόνοις εἰς τἀναντία τὴν ὁλκὴν ποιουμέναις, ἔμπροσθεν μὲν τῇ κατὰ τὸ ἧπαρ, ἐν δὲ τῷ τῆς καθάρσεως καιρῷ τῇ τοῦ φαρμάκου, τί θαυμαστόν ἐστι, διττήν ὑπηρεσίαν τε καὶ χρείαν εἶναι ταῖς φλεψὶ ταῖς ἐν τῷ μέσῳ τεταγμέναις ἥπατός τε καὶ τῶν κατὰ τὴν κοιλίαν, ὥσθ᾽, ὁπότε μὲν ἐν τούτοις ἄφθονος εἴη περιεχομένη τροφὴ, διὰ τῶν εἰρημένων εἰς

lere per unum idemque orificium videamus, mirari non debemus, fi etiam per venas in ventrem natura nonnunquam excrementa expellit. Illud vero multo etiamnum minus eft mirandum, fi, per quas venas a ventre in jecur facta eft diftributio, rurfus ex jecinore in ipfum trahi aliquod alimentum in longiore inedia poteft. Quippe ejusmodi effectis fidem abrogare fimile profecto eft ac fi quis purgantia medicamenta, per quae ora facta prius eft diftributio, per eadem neget ex toto corpore in ventrem proprios fuccos trahere; fed alia diftributionis, alia purgationis requirat ora. Atqui, fi unum idemque os duabus, quae in contrarias partes diverfis temporibus trahant, potentiis fubfervit; prius quidem ei, quae hepatis, purgandi vero tempore ei, quae eft medicamenti; quid miri eft, in his venis, quae medium fpatium inter jecur et partes circa ventrem occupant, duplex effe minifterium atque ufum, ita ut, cum in his copia fuerit alimenti, per jam dictas venas

ἧπαρ ἀναφέρεσθαι φλεβῶν, ὁπότε δ' εἴη κενὰ (115) καὶ δεόμενα τρέφεσθαι, διὰ τῶν αὐτῶν αὖθις ἐξ ἥπατος ἕλκεσθαι; πᾶν γὰρ ἐκ παντὸς ἕλκειν φαίνεται, καὶ παντὶ μεταδιδόναι, καὶ μίαν πάντων εἶναι σύῤῥοιαν καὶ σύμπνοιαν, καθάπερ καὶ τοῦθ' ὁ θαυμασιώτατος Ἱπποκράτης εἶπεν· ἕλκει μὲν οὖν τὸ ἰσχυρότερον, ἐκκενοῦται δὲ τὸ ἀσθενέστερον. ἰσχυρότερον δὲ καὶ ἀσθενέστερον ἕτερον ἑτέρου μόριον ἢ ἁπλῶς καὶ φύσει καὶ κοινῇ πᾶσίν ἐστιν, ἢ ἰδίως τῷδέ τινι γίγνεται. φύσει μὲν καὶ κοινῇ πᾶσιν ἀνθρώποις τε ἅμα καὶ ζώοις ἡ μὲν καρδία τοῦ ἥπατος, τὸ δ' ἧπαρ ἐντέρων τε καὶ γαστρὸς, αἱ δ' ἀρτηρίαι τῶν φλεβῶν, ἑλκύσαι τε τὸ χρήσιμον ἑαυταῖς, ἀποκρῖναί τε τὸ μὴ τοιοῦτον ἰσχυρότεραι. καὶ καθ' ἕκαστον δ' ἡμῶν ἰδίως ἐν μὲν τῷδε τῷ καιρῷ τὸ ἧπαρ ἰσχυρότερον ἕλκειν, ἐν δὲ τῷδε ἡ γαστήρ. πολλῆς μὲν γὰρ ἐν τῇ κοιλίᾳ περιεχομένης τροφῆς, καὶ σφοδρῶς ὀρεγομένου τε καὶ χρῄζοντος τοῦ ἥπατος, πάντως ἰσχυρότερον ἕλκει τὸ σπλάγχνον. ἔμπαλιν δὲ, τοῦ μὲν ἐμπεπλησμένου τε καὶ δια-

fursum feratur in jecur, cum autem vacua funt nutririque avent, per easdem ipfas ex hepate rurfus trahatur? Siquidem totum ex toto trahere ac toti impertire, unaque omnium confluxio ac confpiratio effe videtur; quemadmodum admirabilis Hippocrates dixit: *Ac trahit quidem id, quod eft valentius; vacuatur autem id, quod eft imbecillius.* Porro valentior imbecilliorque una quam altera pars eft, vel abfoluto fermone, naturaque et communiter in omnibus, vel privatim huic cuipiam talis efficitur. Et natura quidem omnibusque tum hominibus tum animalibus communiter cor, quam jecur, et jecur, quam inteftina et venter, item arteriae, quam venae, tum, quod utile eft, ad fe trahere, tum, quod diverfum ab hoc eft, a fe pellere magis valent. Et privatim in unoquoque noftrum alio tempore jecur valentius trahere poteft, alio ventriculus. Quippe, ubi in ventriculo copia alimenti eft, ac jecur vehementer appetit defideratque, omnino id valentius trahit; invicemque jecinore referto

τεταμένου, τῆς γαστρὸς δ' ὀρεγομένης τε καὶ κενῆς ὑπαρχούσης, ἡ τῆς ὁλκῆς ἰσχὺς εἰς ἐκείνην μεθίσταται· ὥσπερ, εἰ κἂν ταῖς χερσί τινα σιτία κατέχοντες ἀλλήλων ἁρπάζοιμεν, εἰ μὲν ὁμοίως εἴημεν δεόμενοι, περιγίνεσθαι τὸν ἰσχυρότερον εἰκός· εἰ δ' οὗτος μὲν ἐμπεπλησμένος εἴη, καὶ διὰ τοῦτο ἀμελῶς κατέχων τὰ περιττὰ, ἢ καί τινι μεταδοῦναι ποθῶν, ὁ δ' ἀσθενέστερος ὀρέγοιτο δεινῶς, οὐδὲν ἂν εἴη κώλυμα τοῦ μὴ πάντα λαβεῖν αὐτόν. οὕτω καὶ ἡ γαστὴρ ἐκ τοῦ ἥπατος ἐπισπᾶται ῥᾳδίως, ὅταν αὐτὴ μὲν ἱκανῶς ὀρέγοιτο τροφῆς, ἐμπεπλησμένον δ' εἴη τὸ σπλάγχνον. καὶ τοῦ γε μὴ πεινῆν ἐνίοτε τὸ ζῶον ἡ περιουσία τῆς ἐν τῷ ἥπατι τροφῆς αἰτία. κρείττονα γὰρ ἔχουσα καὶ ἑτοιμοτέραν τροφὴν ἡ γαστὴρ οὐδὲν δεῖται τῆς ἔξωθεν. εἰ δέ γέ ποτε δέοιτο μὲν, ἀποροίη δὲ, πληροῦται περιττωμάτων. ἰχῶρες δέ τινές εἰσι ταῦτα, χολώδεις τε καὶ φλεγματώδεις καὶ ὀῤῥώδεις, οὓς μόνους ἑλκούσῃ μεθίησιν αὐτῇ τὸ ἧπαρ, ὅταν ποτὲ καὶ αὐτὸ δέηται τροφῆς. ὥσπερ οὖν ἐξ ἀλλήλων ἕλκει τὰ μόρια

ac diftento, ventre vero appetente ac vacuo, valentior trahendi vis in hunc transfertur. Tanquam enim, fi manibus cibos aliquos tenentes alter ab altero eos raperemus, fi pari quidem modo his egeremus, fuperare valentiorem par effet; fi autem effet hic expletus ac propterea negligenter, quae fupervacua effent, teneret, aut etiam alicui impertire ftuderet, imbecillior autem vehementer appeteret, nihil obftaret, quominus ipfe cuncta caperet; itidem venter ex jecinore facile attrahit, quum hic quidem vehementer nutriri appetit, illud nutrimento eft plenum Eftque nonnunquam, quominus animal efuriat, caufa nutrimenti in jecinore abundantia; quippe venter, fi melius paratiusque nutrimentum habet, externum non poftulat; fin aliquando poftulat, nec ejus copia eft, excrementis impletur; ea funt fanies quaedam biliofa, pituitofa atque ferofa, quam folam trahenti illi, cum fcilicet nutrimento indiget, jecur remittit. Ergo ficuti inter fe partes altera ab altera nutrimentum trahunt,

τροφὴν, οὕτω καὶ ἀποτίθεταί ποτ᾽ εἰς ἄλληλα τὸ περιττόν· καὶ [70] ὥσπερ ἑλκόντων ἐπλεονέκτει τὸ ἰσχυρότερον, οὕτω καὶ ἀποτιθεμένων καὶ τῶν γε καλουμένων ῥευμάτων ἥδε ἡ πρόφασις. ἕκαστον γὰρ τῶν μορίων ἔχει τινὰ τόνον σύμφυτον, ᾧ διωθεῖται τὸ περιττόν. ὅταν οὖν ἓν ἐξ αὐτῶν ἀῤῥωστότερον γένηται κατά τινα διάθεσιν, ἐξ ἁπάντων εἰς ἐκεῖνο συῤῥεῖν ἀνάγκη τὰ περιττά. τὸ μὲν γὰρ ἰσχυρότατον ἐναποτίθεται τοῖς πλησίον ἅπασιν, ἐκείνων δ᾽ αὖ πάλιν ἕκαστον εἰς ἕτερ᾽ ἄττα τῶν ἀσθενεστέρων, εἶτ᾽ αὖθις ἐκείνων ἕκαστον εἰς ἄλλα. καὶ τοῦτ᾽ ἐπὶ πλεῖστον γίνεται, μέχρι περ ἂν ἐξ ἁπάντων ἐλαυνόμενον τὸ περίττωμα καθ᾽ ἕν τι μείνῃ τῶν ἀσθενεστάτων· ἐντεῦθεν γὰρ οὐκέτ᾽ εἰς ἄλλο δύναται μεταῤῥεῖν, ὡς ἂν μήτε δεχομένου τινὸς αὐτὸ τῶν ἰσχυροτέρων, μήτ᾽ ἀπώσασθαι δυναμένου τοῦ πεπονθότος. ἀλλὰ περὶ μὲν τῶν παθῶν τῆς γενέσεως καὶ τῆς ἰάσεως αὖθις ἡμῖν ἐπιδεικνύουσιν ἱκανὰ κἀξ ἐκείνων λαβεῖν ἐστι μαρτύρια τῷ λόγῳ τῶν ἐν τῷδε τῷ λόγῳ παντὶ

ita altera in alteram, quod fupervacuum eft, a fe deponit; et ficut trahentium ea vicit, quae erat valentior, fic et a fe deponentium; eftque haec vocatarum fluxionum caufa. Habet enim pars quaeque nativum quoddam robur, quo, quod fupervacuum eft, perfequitur. Ubi igitur earum aliqua affectus cujuspiam occafione imbecillior eft reddita, ex omnibus in illam confluere, quae fupervacua funt, eft neceffe; ea namque, quaecunque pars valentiffima eft, in vicinas omnes deponit; earum rurfus fingulae in alias, quae ipfis fint imbecilliores; dein rurfus illarum fingulae in alias; idque eatenus longiffime procedit, quoad ex omnibus fugatum fuperfluum in unam quampiam maxime imbecillarum procumbat; hinc namque in aliam transfluere nequit, utpote nec valentiorum aliqua id recipiente, nec laborante ipfa a fe pellere valente. Caeterum alibi quum fcilicet de affectuum vel generatione vel curatione agemus, abunde ex illis teftimonia coepiffe licebit iis,

δεδειγμένων ὀρθῶς. ὃ δ' ἐν τῷ παρόντι δεῖξαι προὔκειτο, πάλιν ἀναλάβωμεν, ὡς οὐδὲν θαυμαστὸν ἐξ ἥπατος ἥκειν τινὰ τροφὴν ἐντέροις τε καὶ γαστρὶ διὰ τῶν αὐτῶν φλεβῶν, δι' ὧν ἔμπροσθεν ἐξ ἐκείνων εἰς ἧπαρ ἀνεφέρετο. καὶ πολλοῖς ἀθρόως τε καὶ τελέως ἀποστᾶσιν ἰσχυρῶν γυμνασίων ἤ τι κῶλον ἀποκοπεῖσιν αἵματος ἀθρόου διὰ τῶν ἐντέρων γίνεται κένωσις ἔκ τινων περιόδων, ὥς που καὶ Ἱπποκράτης ἔλεγεν, οὐδὲν μὲν ἄλλο λυποῦσα, καθαίρουσα δ' ὀξέως τὸ πᾶν σῶμα, καὶ τὰς πλησμονὰς ἐκκενοῦσα, διὰ τῶν αὐτῶν δήπου φλεβῶν τῆς ἔσω φορᾶς τῶν περιττῶν ἐπιτελουμένης, δι' ὧν ἔμπροσθεν ἡ ἀνάδοσις ἐγίνετο. πολλάκις δ' ἐν νόσοις ἡ φύσις διὰ μὲν τῶν αὐτῶν τούτων δήπου φλεβῶν τὸ πᾶν ἐκκαθαίρει ζῶον· οὐ μὴν αἱματώδης γ' ἡ κένωσις αὐτοῖς, ἀλλὰ κατὰ τὸν λυποῦντα γίνεται χυμόν. οὕτω δὲ κἀν ταῖς χολέραις ἐκκενοῦται πᾶν σῶμα διὰ τῶν εἰς ἔντερά τε καὶ γαστέρα καθηκουσῶν φλεβῶν. τὸ δ' οἴεσθαι, μίαν εἶναι ταῖς ὕλαις φορὰν, τελέως ἀγνοοῦντός ἐστι τὰς φυσικὰς

quae toto hoc libro recte funt demonftrata. Quod autem oftendere in praefenti propofitum erat, denuo refumamus, non effe fcilicet mirum venire ex hepate in ventrem et inteftina nutrimentum per eas ipfas venas, per quas prius ex illis in hepar fubierat; multisque eorum, qui valentem exercitationem fubito et prorfus dimiferunt, aut quibus membrum aliquod praecifum eft, fanguinem per inteftina certis periodis fimul plurimum vacuari, (ficuti quodam loco Hippocrates dixit,) nullo quidem corporis incommodo, nifi quod prae celeri impetu ipfum totum purgat, redundansque vacuat, per easdem fcilicet venas intro latis fuperfluis, per quas antea in corpus fuerant deducta. Porro in morbis natura non raro totum animal per easdem venas purgat, non tamen eft ea vacuatio fanguinis, fed pro ratione infeftantis fucci. Ita nimirum et in choleris per venas, quae ad inteftinum et ventrem pertinent, totum vacuatur corpus. Exiftimare autem, unicum effe motus modum, quo materiae in corpore ferantur, ignorantis omnino eft naturae

δυνάμεις, τάς τ' ἄλλας καὶ τὴν ἐκκριτικὴν ἐναντίαν οὖσαν τῇ ἑλκτικῇ. ταῖς γὰρ ἐναντίαις δυνάμεσιν ἐναντίας κινήσεις τε καὶ φορὰς τῶν ὑλῶν ἀναγκαῖον ἀκολουθεῖν. ἕκαστον γὰρ τῶν μορίων, ὅταν ἑλκύσῃ τὸν οἰκεῖον χυμὸν, ἔπειτα κατάσχῃ καὶ ἀπολαύσῃ, τὸ περιττὸν ἅπαν ἀποθέσθαι σπεύδει, καθ' ὅτι μάλιστα δύναται, τάχιστά τε ἅμα καὶ κάλλιστα κατὰ τὴν τοῦ περιττοῦ ῥοπήν. ὅθεν ἡ γαστὴρ τὰ μὲν ἐπιπολάζοντα τῶν περιττωμάτων ἐμέτοις ἐκκαθαίρει, τὰ δ' ὑφιστάμενα διαῤῥοίαις. καὶ τότε ναυτιῶδες γίνεσθαι τὸ ζῶον λέγομεν, τουτέστιν ὁρμῆσαι τὴν γαστέρα κενωθῆναι δι' ἐμέτου. οὕτως δή τι βίαιον καὶ σφοδρὸν ἡ ἐκκριτικὴ δύναμις ἔχει, ὥστ' ἐν τοῖς εἰλεοῖς, ὅταν ἀποκλεισθῇ τελέως ἡ κάτω διέξοδος, ἐμεῖται κόπρος. καίτοι πρὶν διελθεῖν τό τε λεπτὸν ἔντερον ἅπαν, καὶ τὴν νῆστιν, καὶ τὸν πυλωρὸν, καὶ τὴν γαστέρα, καὶ τὸν οἰσοφάγον, οὐχ οἷόν τε διὰ τοῦ στόματος ἐκπεσεῖν οὐδὲν οὐδενὶ τοιούτῳ περιττώματι. τί δὴ θαυμαστὸν, εἰ κἀκ τῆς ἐσχάτης ἐπιφανείας τῆς κατὰ τὸ δέρμα μέχρι τῶν ἐντέρων τε καὶ τῆς γαστρὸς ἀφικνεῖταί τι

potentias, cum alias tum vero eam, quae attractrici adverfa eft, excretricem. Siquidem contrarias potentias neceffe eft contrarii fequantur motus. Singulae enim partes, ubi convenientem fuccum attraxerunt, deinde ex retento fructum ceperunt, totum, quod fuperfluum eft, quam poffunt celerrime commodiffimeque, quo vergit, abjicere properant. Eoque ventriculus, quod excrementum in eo fluitat, per vomitionem expurgat; quod fubfidit, alvi dejectione. Atque id eft, quod animal effe naufeabundum dicimus, ventriculum fcilicet, ut per vomitionem vacuetur, impetum capeffere. Ergo tantam violentiam vehementiamque vis expultrix obtinet, ut, ubi in ileo transitus omnino praeclufus eft, vomatur ftercus; quanquam, nifi trajecto tum tenui inteftino toto, tum jejuno, tum pyloro ventriculoque ac gula, omnino nequeat per ullius os ejici tale ullum excrementum. Ergo quid miri eft, fi etiam ab ultima corporis parte, quae ad cutem eft, ad ipfa usque inteftina et ventriculum aliquid

μεταλαμβανόμενον, ὡς καὶ τοῦθ' Ἱπποκράτης ἡμᾶς ἐδίδαξεν, οὐ πνεῦμα μόνον, ἢ περίττωμα φάσκων, ἀλλὰ καὶ τὴν τροφὴν αὐτὴν ἐκ τῆς ἐσχάτης ἐπιφανείας αὖθις ἐπὶ τὴν ἀρχὴν, ὅθεν ἀνηνέχθη, καταφέρεσθαι. ἐλάχισται γὰρ ῥοπαὶ κινήσεων τὴν ἐκκριτικὴν ταύτην οἰακί[71]ζουσι δύναμιν, ὡς ἂν διὰ τῶν ἐγκαρσίων μὲν ἰνῶν γινομένην, ὠκύτατα δὲ διαδιδομένην ἀπὸ τῆς κινησάσης ἀρχῆς ἐπὶ τὰ καταντικρὺ πέρατα. οὔκουν ἀπεικὸς οὐδ' ἀδύνατον, ἀήθει ποτὲ ψύξει τὸ πρὸς τῷ δέρματι μόριον ἐξαίφνης πιληθὲν, ἅμα μὲν ἀῤῥωστότερον αὐτὸ γινόμενον, ἅμα δ' οἷον ἄχθος τι μᾶλλον ἢ παρασκευὴν θρέψεως ἔχον τὴν ἔμπροσθεν ἀλύπως αὐτῷ παρεσπαρμένην ὑγρότητα καὶ διὰ τοῦτ' ἀποθέσθαι σπεῦδον, ἅμα δὲ τῆς ἔξω φορᾶς ἀποκεκλεισμένης τῇ πυκνώσει, πρὸς τὴν λοιπὴν ἐπιστραφῆναι, καὶ οὕτω βιασάμενον εἰς τὸ παρακείμενον αὐτῷ μόριον ἀθρόως ἀπώσασθαι τὸ περιττὸν, ἐκεῖνο δ' αὖ πάλιν εἰς τὸ μετ' αὐτὸ,

translatum pervenit? Quod ipſum quoque Hippocrates nos docuit, ſcilicet non ſpiritum modo aut excrementum, verum etiam nutrimentum ipſum ab ultima et ſumma corporis parte eo, unde primum aſcendit, rurſum deferri. Quippe minimae motus converſiones expultricem facultatem huc vel illuc impellunt, ut quae per transverſas fibras functionem ſuam obeat, ocyſſimeque ab eo, unde primum eſt mota, ad eum, qui contra poſitus eſt, finem traducatur. Non eſt ergo nec a ratione alienum nec ejusmodi, quod fieri nequeat, ſi pars ea, quae ad cutim eſt, inſolito interim frigore ſubito ſtipata, ubi et imbecillior eſt reddita, et quem prius citra offenſam inſperſum habuit humorem, ut onus potius, quam praeparatum aliquid ad nutritionem, ſuſtinet, eoque pellere a ſe ſtudet, ſimul autem, via, quae foras fert, denſitate intercluſa, ad alteram converti, itaque, quod offendit, in vicinam ſibi partem violenter coactum amolitur; atque illa rurſus in eam, quae ſibi proxima eſt:

καὶ τοῦτο μὴ παύσασθαι γινόμενον, ἄχρις ἂν ἡ μετάληψις ἐπὶ τὰ ἐντὸς πέρατα τῶν φλεβῶν τελευτήσῃ. αἱ μὲν δὴ τοιαῦται κινήσεις θᾶττον ἀποπαύονται. αἱ δ' ἀπὸ τῶν ἔνδοθεν διερεθιζόντων, ὡς ἔν τε τοῖς καθαίρουσι φαρμάκοις καὶ ταῖς χολέραις, ἰσχυρότεραί τε πολὺ καὶ μονιμώτεραι γίνονται, καὶ διαμένουσιν, ἔστ' ἂν καὶ ἡ περὶ τοῖς στόμασι τῶν ἀγγείων διάθεσις, ἡ τὸ πλησίον ἕλκουσα, παραμένῃ. αὕτη μὲν γὰρ εἰς τὸ συνεχὲς ἐκκενοῖ μόριον, ἐκεῖνο δ' αὖ εἰς τὸ μετ' αὐτὸ, καὶ τοῦτ' οὐ παύεται μέχρι τῆς ἐσχάτης ἐπιφανείας, ὥστε, μεταδιδόντων τῶν ἐφεξῆς ἀεὶ μορίων ἑτέρων ἑτέροις, τὸ πρῶτον πάθος ὠκύτατα διϊκνεῖσθαι μέχρι τῶν ἐσχάτων. οὕτως οὖν ἔχει κἀπὶ τῶν εἰλεῶν. αὐτὸ μὲν γὰρ τὸ φλεγμαῖνον ἔντερον οὔτε τοῦ βάρους οὔτε τῆς δριμύτητος ἀνέχεται τῶν περιττωμάτων, καὶ διὰ τοῦτ' (116) ἐκκρίνειν αὐτὰ σπεύδει καὶ ἀπωθεῖσθαιποῤῥωτάτω· κωλυόμενον δὲ κάτω ποιεῖσθαι τὴν δίωσιν, ὅταν ἐνταυθοῖ ποτε τὸ σφοδρότατον ᾖ τῆς φλεγμονῆς, εἰς τὰ πλησιάζοντα τῶν ὑπερκειμένων ἐντέρων ἀπωθεῖται· καὶ οὕτως ἤδη κατὰ

neque id fieri desinit, quoad translatio ad interna venarum ora finiatur. Ac tales quidem motus celerius cessant; qui autem ab iis, qui lancinant partes interiores, veluti in medicamentorum purgatione ac choleris, ii et vehementiores fiunt et diuturniores, durantque, dum affectus, qui in vasorum finibus est, qui, quod vicinum est, trahit, permanet. Hic namque continentem vacuat partem; illa rursus in eam, quae sibi proxima succedit; nec finis, quoad perventum ad ultimum est exitum, ita ut, partibus, quae deinceps sunt positae, altera semper alteri impartientibus, primus affectus ocyssime ad ultima perveniat. Sic igitur se habet et in ileo: ipsum enim, quod phlegmone laborat, intestinum nec pondus nec acrimoniam tolerat excrementorum, eoque excernere expellereque eam quam longissime a se nititur; prohibitum vero deorsum persequi, quum scilicet hoc loco gravissima pars phlegmones fuerit, in proxima suprapositorum intestinorum extrudit: itaque jam excretricis facultatis

το συνεχὲς, τὴν ῥοπὴν τῆς ἐκκριτικῆς δυνάμεως ἄνω ποιησάμενον, ἄχρι τοῦ στόματος ἐπανέρχεται τὰ περιττώματα. ταῦτα μὲν δὴ κἀν τοῖς τῶν νοσημάτων λογισμοῖς ἐπὶ πλέον εἰρήσεται. τὸ δ' ἐκ παντὸς εἰς πᾶν φέρεσθαί τι καὶ μεταλαμβάνεσθαι, καὶ μίαν ἁπάντων εἶναι σύμπνοιάν τε καὶ σύῤῥοιαν, ὡς Ἱπποκράτης ἔλεγεν, ἤδη μοι δοκῶ δεδεῖχθαι σαφῶς, καὶ μηκέτ' ἄν τινα, μηδ' εἰ βραδὺς αὐτῷ νοῦς ἐνείη, περὶ τῶν τοιούτων ἀπορῆσαι μηδενὸς, οἷον ὅπως ἡ γαστὴρ ἢ τὰ ἔντερα τρέφεται, καὶ τίνα τρόπον ἐκ τῆς ἐσχάτης ἐπιφανείας εἴσω τι διϊκνεῖται. πάντων γὰρ τῶν μορίων ἕλκειν μὲν τὸ προσῆκόν τε καὶ φίλιον, ἀποκρίνειν δὲ τὸ βαρῦνον ἢ δάκνον ἐχόντων δύναμιν, οὐδὲν θαυμαστὸν ἐναντίας συνεχῶς γίγνεσθαι κινήσεις ἐν αὐτοῖς, ὥσπερ ἐπί τε τῆς καρδίας ὁρᾶται σαφῶς καὶ τῶν ἀρτηριῶν ἁπασῶν, καὶ τοῦ θώρακος, καὶ τοῦ πνεύμονος. ἐπὶ μέν γε τούτων ἁπάντων μόνον οὐ καθ' ἑκάστην καιροῦ ῥοπὴν τὰς ἐναντίας κινήσεις τε ἅμα τῶν ὀργάνων καὶ φορὰς τῶν ὑλῶν

impetu per continuum inteſtinum ſurſum verſo, excrementa usque ad os aſcendunt. Atque haec quidem in tractationibus de morbis fuſius proſequemur. Caeterum quod ex toto in totum aliquid transferatur mutuoque recipiatur, ac una ſit omnium (ſicut Hippocrates prodidit) conſpiratio atque confluxio, jam mihi videor clare indicaſſe; quodque nemo, ne ſi tardus quidem illi ſit ſenſus, de talium ullo etiamnum dubitet, qualia ſcilicet ſunt, qua ratione venter inteſtinaque nutriantur, et quonam modo ab ultima corporis ſumma parte intro aliquid perveniat. Siquidem cum univerſae corporis partes attrahendi, quod conveniens amicumque eſt, repellendi, quod gravat mordetve, potentiam habeant, minime mirandum eſt, contrarios aſſidue motus in iis fieri: veluti tum in corde liquido cernitur, tum arteriis omnibus, thoraceque et pulmone. In his enim omnibus tantum non omni temporis momento ſimul inſtrumentorum, ſimul materiarum contrarios motus evidenter

ἐναργῶς ἐστιν ἰδεῖν γιγνομένας. εἶτ' ἐπὶ μὲν τῆς τραχείας ἀρτηρίας οὐκ ἀπορεῖς, ἐναλλὰξ ποτὲ μὲν εἴσω παραγούσης εἰς τον πνεύμονα τὸ πνεῦμα, ποτὲ δ' ἔξω, καὶ τῶν κατὰ τὰς ῥῖνας πόρων, καὶ ὅλου τοῦ στόματος ὡσαύτως, οὐδέ τ' εἶναι δοκεῖ σοι θαυμαστὸν οὐδὲ παράδοξον, εἰ, δι' ου μικρῷ πρόσθεν εἴσω παρεκομίζετο τὸ πνεῦμα, δια τούτου νῦν ἐκπέμπεται, περὶ δὲ τῶν ἐξ ἥπατος εἰς ἔντερά τε καὶ γαστέρα καθηκουσῶν φλεβῶν ἀπορεῖς, καί σοι θαυμαστὸν εἶναι φαίνεται, διὰ τῶν αὐτῶν ἀναδίδοσθαί τε ἅμα τὴν τροφὴν εἰς ἧπαρ, ἕλκεσθαί τ' ἐξ ἐκείνου πάλιν εἰς τὴν γαστέρα; διορίσαι δεῖ, τὸ ἅμα τοῦτο ποτέρως λέγεις. [72] εἰ μὲν γὰρ κατὰ τὸν αὐτὸν χρόνον, οὐδὲ ἡμεῖς τοῦτό γέ φαμεν. ὥσπερ γὰρ εἰσπνέομεν ἐν ἑτέρῳ χρόνῳ, καὶ αὖθις πάλιν ἐν ἑτέρῳ ἀντεκπνέομεν, οὕτω καὶ τροφὴν ἐν ἑτέρῳ μὲν χρόνῳ τὸ ἧπαρ ἐκ τῆς γαστρὸς, ἐν ἑτέρῳ δ' ἡ γαστὴρ ἀπὸ τοῦ ἥπατος ἐπισπᾶται. εἰ δ', ὅτι καθ' ἓν καὶ ταὐτὸν ζῶον ἓν ὄργανον ἐναντίαις φοραῖς ὑλῶν ὑπηρετεῖται, τοῦτό σοι βούλεται τὸ ἅμα δηλοῦν, καὶ τοῦτό σε ταράττει, τήν τε

fieri videas. An igitur de aſpera arteria viciſſim alias intro in pulmonem, alias foras ſpiritum transmittente non dubitas; pari modo nec de naſi meatibus et ore toto; nec mirum etiamnum ant incredibile tibi videtur, ſi, per quod ſpiritus paulo ante recipiebatur intro, per id nunc emittitur; de his, inquam, non dubitas, de venis, quae a jecinore in inteſtina et ventrem pertinent, dubitas? mirumque tibi eſſe videtur, ſi per easdem ſimul et distribuitur nutrimentum in jecur, et rurſus ab eo in ventriculum trahitur? Sane diſtingui oportet illud *ſimul*, utro id modo dicas. Nam ſi eodem tempore intelligis, ne nos quidem id concedimus; quippe, ſicut alio in tempore ſpiritum recipimus, alio rurſus foras mittimus, ita alio tempore jecur ex ventre, alio venter ex jecore trahit. Sin, quod in uno eodemque animali unum inſtrumentum contrariis materiarum motibus ſubſervit, hoc tibi *ſimul* illud ſignificat, idque te perturbat, age

εἰσπνοὴν ἴδε καὶ τὴν ἐκπνοήν. πάντως που γὰρ καὶ αὗται διὰ μὲν τῶν αὐτῶν ὀργάνων γίγνονται, τρόπῳ δὲ κινήσεώς τε καὶ φορᾶς τῶν ὑλῶν διαφέρουσιν. ὁ πνεύμων οὖν καὶ ὁ θώραξ, καὶ αἱ ἀρτηρίαι αἱ τραχεῖαι καὶ αἱ λεῖαι, καὶ καρδία, καὶ στόμα, καὶ ῥῖνες ἐν ἐλαχίσταις χρόνου ῥοπαῖς εἰς ἐναντίας κινήσεις αὐτά τε μεταβάλλει καὶ τὰς ὕλας μεθίστησιν. αἱ δ' ἐξ ἥπατος εἰς ἔντερα καὶ γαστέρα καθήκουσαι φλέβες οὐκ ἐν οὕτω βραχέσι χρόνου μορίοις, ἀλλ' ἐν πολλαῖς ἡμέραις ἅπαξ ἐνίοτε τὴν ἐναντίαν κινοῦνται κίνησιν. ἔχει γὰρ ὧδε τὸ σύμπαν. ἕκαστον τῶν ὀργάνων εἰς ἑαυτὸ τὴν πλησιάζουσαν ἐπισπᾶται τροφὴν, ἐκβοσκόμενον αὐτῆς ἅπασαν τὴν χρηστὴν νοτίδα, μέχρις ἂν ἱκανῶς κορεσθῇ, καὶ ταύτην, ὡς καὶ πρόσθεν ἐδείκνυμεν, ἐναποτίθεται ἐν ἑαυτῷ, καὶ μετὰ ταῦτα προσφύει τε καὶ ὁμοιοῖ, τουτέστι τρέφεται. διώρισται γὰρ ἱκανῶς ἔμπροσθεν ἕτερόν τι τῆς θρέψεως ἐξ ἀνάγκης αὐτῆς προηγούμενον ἡ πρόσφυσις ὑπάρχειν, ἐκείνης δ' ἔτι πρότερον ἡ πρόσθεσις. ὥσπερ οὖν

ſpiritus immiſſionem emiſſionemque conſidera: omnino enim hae per eadem inſtrumenta fiunt, diſſident autem motus ac ferendae per inſtrumenta materiae modo. Pulmo igitur, et thorax, et arteriae tum aſpera tum lenis, et cor, et os, et nares breviſſimis temporum momentis tum ipſa contrarios ſortiuntur motus, tum materias mutant; quae autem ex jecinore in inteſtina et ventrem pertinent venae, non aeque brevibus temporum ſpatiis, ſed in multis diebus ſemel aliquando contrario funguntur motu. Sic enim res tota ſe habet. Quodvis inſtrumentum, quod juxta ſe eſt nutrimentum, in ſe trahit, quicquid utilis eſt humoris, hactenus ex eo depaſcens, quoad abunde ſit expletum; atque id, ſicuti antea diximus, in ſe recondit; poſtea vero id tum ſibi agglutinat, tum aſſimilat, id eſt, nutritur. Definitum enim abunde ſupra eſt, aliud quoddam a nutritione opus, quod ipſam neceſſario praecedat, agglutinationem eſſe, ſicut etiam illa priorem appoſitionem. Ergo, ſicut ani-

τοῖς ζώοις αὐτοῖς ὅρος ἐστὶ τῆς ἐδωδῆς τὸ ἐκπληρῶσαι τὴν γαστέρα, κατὰ τὸν αὐτὸν τρόπον ἑκάστῳ τῶν μορίων ὅρος ἐστὶ τῆς προσθέσεως ἡ πλήρωσις τῆς οἰκείας ὑγρότητος. ἐπεὶ τοίνυν ἅπαν μόριον τῇ γαστρὶ ὁμοίως ὀρέγεται, τρέφεταί τε καὶ περιπτύσσεται τὴν τροφὴν, καὶ οὕτως σφίγγει πανταχόθεν αὐτὴν, ὡς ἡ γαστήρ. ἕπεται δ' ἐξ ἀνάγκης τούτῳ, καθάπερ καὶ πρόσθεν ἐῤῥέθη, τὸ πέττεσθαι τοῖς σιτίοις, τῆς γαστρὸς οὐ διὰ τοῦτο περιστελλομένης αὐτοῖς, ἵν' ἐπιτήδεια τοῖς ἄλλοις ἐργάσηται μορίοις· οὕτως γὰρ ἂν οὐκέτι φυσικὸν ὄργανον, ἀλλὰ ζῶόν τι γίγνοιτο, λογισμόν τε καὶ νοῦν ἔχον, ὡς αἱρεῖσθαι τὸ βέλτιον· ἀλλὰ αὕτη μὲν περιστέλλεται, τῷ τὸ πᾶν σῶμα δύναμιν ἑλκτικήν τε καὶ ἀπολαυστικὴν κεκτῆσθαι τῶν οἰκείων ποιοτήτων, ὡς ἔμπροσθεν ἐδείκνυτο· συμβαίνει δ' ἐν τούτῳ τοῖς σιτίοις ἀλλοιοῦσθαι. καὶ μέντοι καὶ πληρωθεῖσα τῆς ἐξ αὐτῶν ὑγρότητος καὶ κορεσθεῖσα βάρος ἡγεῖται λοιπὸν αὐτά. τὸ περιττὸν οὖν εὐθὺς ἀποτρίβεταί τε καὶ ὠθεῖ κάτω, πρὸς

malibus ipfis edendi finis fit ipfa ventris impletio, fie partium quaeque apponendi fibi finem facit, cum conveniente humore eft repleta. Quum itaque pars quaeque fimiliter ventri appetat, utique et nutritur, et nutrimentum amplectitur, ad eundemque, quo venter, modum id undique conftringit. Confequitur autem neceffario hoc opus, ut cibi quidem, ceu prius eft dictum, concoquantur, ventre fcilicet non idcirco circa illos fe contrahente, quo reliquis partibus eos reddat accommodos (fic enim non tam naturale effet organum, quam animal, quod ratione menteque praeditum, quod melius eft, eligeret), verum ipfe idcirco circa cibos fe conftringit, quod totum ejus corpus et attrahendae propriae fibi qualitatis, et eadem fruendi, ficut ante monftratum eft, vim obtineat; accidit vero interim, ut cibos alteret. Jam vero, ubi impletus fatiatusque eorum humore eft, pro onere eos de caetero habet; ergo, quod redundans eft, ftatim abjicit ac deorfum trudit, ipfe fcilicet ad aliud opus

ἕτερον ἔργον αὕτη τρεπομένη, τὴν πρόσφυσιν. ἐν δὲ τούτῳ τῷ χρόνῳ διερχομένη τὸ ἔντερον ἅπαν ἡ τροφὴ, διὰ τῶν εἰς αυτὰ καθηκόντων ἀγγείων ἀναρπάζεται, πλείστη μὲν εἰς τας φλέβας, ὀλίγη δέ τις εἰς τὰς ἀρτηρίας, ὡς μικρὸν ὕστερον ἀποδείξομεν. ἐν τούτῳ δ᾽ αὖ τῷ χρόνῳ καὶ τοῖς τῶν ἐντέρων χιτῶσι προστίθεται. καί μοι τεμὼν ἤδη τῷ λογισμῷ τὴν τῆς τροφῆς οἰκονομίαν ἅπασαν εἰς τρεῖς μοίρας χρόνων, ἐν μὲν τῇ πρώτῃ νόει μένουσάν τε ἅμα κατὰ τὴν κοιλίαν αὐτὴν, καὶ πεττομένην, καὶ προστιθεμένην εἰς κόρον τῇ γαστρὶ, καί τι καὶ τῷ ἥπατι παρ᾽ αὐτῆς ἀναφερόμενον· ἐν δὲ τῇ δευτέρᾳ διερχομένην τά τε ἔντερα καὶ προστιθεμένην εἰς κόρον αὐτοῖς τε τούτοις καὶ τῷ ἥπατι, καί τι βραχὺ μέρος αὐτῆς πάντῃ τοῦ σώματος φερόμενον· ἐν δὲ δὴ τούτῳ τῷ καιρῷ τὸ προστεθὲν ἐν τῷ πρώτῳ χρόνῳ προσφύεσθαι νόει τῇ γαστρί· κατὰ δὲ τὴν [73] τρίτην μοῖραν τοῦ χρόνου τρέφεσθαι μὲν ἤδη τὴν κοιλίαν, ὁμοιώσασαν ἑαυτῇ τελέως τὰ προσφύντα· πρόσφυσιν δὲ τῷ ἥπατι καὶ τοῖς ἐντέροις γίγνεσθαι τῶν προστεθέντων, ἀνά-

nempe ut agglutinet, converfus. Hoc in tempore nutrimentum, quum per tota inteftina permeet, per vafa, quae ad ea pertinent, rapitur plurimum quidem in venas, exigua quaedam portio in arterias, ceu infra mox docebitur. Jam hoc tempore etiam inteftinorum tunicis apponitur. Ac mihi omnem jam naturae circa nutrimentum operam in tres temporum vices cogitatione partire. In prima quidem fimul et manere id in ventriculo et concoqui intellige, tum ventri ipfi ad faturitatem apponi; aliquid vero ejus etiam ad jecur afcendere: in fecunda transire id ad inteftina, iisque ipfis et jecinori ad faturitatem apponi; tum portiunculam ejus exiguam in omnem corporis partem ferri; porro hoc tempore, quod in primo eft appofitum, id ventriculo affigi intellige: in tertia vero temporis portione ventriculum quidem jam nutriri, iis, quae affixerat, plane fibi affimilatis; affigi vero tam jecinori, quam inteftinis, quae iis fuerant

δοσιν δὲ πάντη τοῦ σώματος καὶ πρόσθεσιν. εἰ μὲν οὖν ἐπὶ τούτοις εὐθέως τὸ ζῶον λαμβάνοι τροφὴν, ἐν ᾧ πάλιν ἡ γαστὴρ χρόνῳ πέττει ταύτην καὶ ἀπολαύει, προστιθεῖσα πᾶν ἐξ αὐτῆς τὸ χρηστὸν τοῖς ἑαυτῆς χιτῶσι, τὰ μὲν ἔντερα τελέως ὁμοιώσει τὸν προσφύντα χυμόν· ὡσαύτως δὲ καὶ τὸ ἧπαρ· ἐν ὅλῳ δὲ τῷ σώματι πρόσφυσις τῶν προστεθέντων τῆς τροφῆς ἔσται μορίων. εἰ δ᾽ ἄσιτος ἀναγκάζοιτο μένειν ἡ γαστὴρ ἐν τούτῳ τῷ χρόνῳ, παρὰ τῶν ἐν μεσεντερίῳ τε καὶ ἥπατι φλεβῶν ἕλξει τὴν τροφήν· οὐ γὰρ ἐξ αὐτοῦ γε τοῦ σώματος τοῦ ἥπατος. λέγω δὲ σῶμα τοῦ ἥπατος αὐτήν τε τὴν ἰδίαν αὐτοῦ σάρκα πρώτην καὶ μάλιστα, μετὰ δὲ τήνδε καὶ τῶν ἀγγείων ἕκαστον τῶν κατ᾽ αὐτό. τὸν μὲν γὰρ ἐν ἑκάστῳ τῶν μορίων ἤδη περιεχόμενον χυμὸν οὐκέτ᾽ εὔλογον ἀντισπᾷν ἑτέρῳ μορίῳ, καὶ μάλισθ᾽ ὅταν ἤδη πρόσφυσις ἢ ἐξομοίωσις αὐτοῦ γίγνηται· τὸν δ᾽ ἐν ταῖς εὐρυχωρίαις τῶν φλεβῶν τὸ μᾶλλον ἰσχύον τε ἅμα καὶ δεόμενον ἀντισπᾷ μόριον. οὕτως οὖν καὶ ἡ γαστὴρ, ἐν

appofita; praeterea in omnes corporis partes diftributionem appofitionemque fieri. Et poft quidem, fi animal ftatim nutrimentum accipiat, rurfus, quo tempore id venter concoquit, eoque fruitur, quicquid utile ex eo eft, tunicis fuis apponens, hoc inteftina quidem eum, quem fibi affixerant, fuccum prorfus affimilabunt; pari modo jecur; in toto vero corpore partes nutrimenti, quae fuere appofitae, affigentur. Sin autem venter manere fine cibo cogatur hoc tempore, a venis, quae in lactibus ac jecinore funt, nutrimentum trahet, non enim ex ipfo jecinoris corpore: (porro corpus jecinoris appello primum ac maxime ipfam propriam ejus carnem; poft hanc etiam fingula, quae funt in ipfo, vafa:) fiquidem, qui in quaque parte jam contentus eft fuccus, hunc alteram partem revellere credibile non eft, maxime ubi jam agglutinatur vel affimilatur; quod autem eft in venarum finibus, id, quae magis valens fimulque indigens pars eft, in diverfum ad fe revellit. Sic itaque et ven-

ῷ χρόνῳ δεῖται μὲν αὔτη τροφῆς, ἐσθίει δ' οὐδέπω τὸ ζῶον, ἐν τούτῳ τῶν κατὰ τὸ ἧπαρ ἐξαρπάζει φλεβῶν. ἐπεὶ δὲ καὶ τὸν σπλῆνα διὰ τῶν ἔμπροσθεν ἐδείκνυμεν, ὅσον ἐν ἥπατι παχύτερον ἕλκοντα, κατεργάζεσθαί τε καὶ μεταβάλλειν ἐπὶ τὸ χρηστότερον, οὐδὲν οὐδ' ἐνταῦθα θαυμαστὸν, ἕλκεσθαί τι κᾀκ τοῦ σπληνὸς εἰς ἕκαστον τῶν κοινωνούντων αὐτῷ κατὰ τὰς φλέβας ὀργάνων, οἷον εἰς ἐπίπλοον, καὶ μεσεντέριον, καὶ λεπτὸν (117) ἔντερον, καὶ κῶλον, καὶ αὐτὴν τὴν γαστέρα· κατὰ δὲ τὸν αὐτὸν τρόπον ἐξερεύγεσθαι μὲν εἰς τὴν γαστέρα τὸ περίττωμα καθ' ἕτερον χρόνον, αὐτὸν δ' αὖθις ἐκ τῆς γαστρὸς ἕλκειν τι τῆς οἰκείας τροφῆς ἐν ἑτέρῳ καιρῷ. καθόλου δ' εἰπεῖν, ὃ καὶ πρόσθεν ἤδη λέλεκται, πᾶν ἐκ παντὸς ἕλκειν τε καὶ πέμπειν ἐγχωρεῖ κατὰ διαφέροντας χρόνους, ὁμοιοτάτου γιγνομένου τοῦ συμβαίνοντος, ὡς εἰ καὶ ζῶα νοήσαις πολλὰ τροφὴν ἄφθονον ἐν κοινῷ κατακειμένην, εἰς ὅσον βούλεται, προσφερόμενα. καθ' ὃν γὰρ ἤδη πέπαυται χρόνον ἕτερα, κατὰ τοῦτον εἰκὸς ἐσθίειν ἕτερα, καὶ μέλλειν γε τὰ μὲν

ter, quo tempore ipſe indiget nutrimento, animal vero non comedit, hoc ab iis, quae in jecinore ſunt, venis rapit. Quoniam autem et lienem prius monſtravimus, quod in jecinore craſſius eſt, attrahere, praeterea conficere ac ad utilius mutare, nihil ne hic quidem miri eſt, a liene aliquid trahi in ſingula, quae cum illo per venas ſocietatem habent, inſtrumenta, veluti in omentum, lactes, tenue inteſtinum, colon et ventriculum ipſum; ad eundem modum et in ventriculum alio tempore excrementum effundere, alio rurſus ex ventre aliquid proprii illius nutrimenti attrahere. Utque ſummatim dicam (id quod prius jam dictum eſt), quodque ex quoque trahere ac in unumquodque mittere diverſis in temporibus poteſt. Eſtque ſimillimum, quod accidit, ac ſi multa animalia intelligas, quae pabulum abunde in medio objectum, quantum volunt, paſcuntur. Quippe quo tempore alia ceſſant, eodem veriſimile eſt alia comeſſe, alia prae

παύεσθαι, τὰ δ᾽ ἄρχεσθαι, καί τινα μὲν συνεσθίοντα, τὰ δ᾽ ἀνὰ μέρος ἐσθίοντα, καὶ ναὶ μὰ Δία γε τὸ ἕτερον ἁρπάζειν θατέρου πολλάκις, εἰ τὸ μὲν ἕτερον ἐπιδέοιτο, τῷ δ᾽ ἀφθόνως παρακέοιτο. καὶ οὕτως οὐδὲν θαυμαστὸν, οὔτ᾽ ἐκ τῆς ἐσχάτης ἐπιφανείας εἴσω τι πάλιν ὑποστρέφειν, οὔτε διὰ τῶν αὐτῶν ἀγγείων ἐξ ἥπατός τε καὶ σπληνὸς εἰς κοιλίαν ἀνενεχθῆναί τι, δι᾽ ὧν ἐκ ταύτης εἰς ἐκεῖνα πρότερον ἀνηνέχθη. κατὰ μὲν γὰρ τὰς ἀρτηρίας ἱκανῶς ἐναργὲς τὸ τοιοῦτο, ὥσπερ καὶ κατὰ τὴν καρδίαν τε καὶ τὸν θώρακα καὶ τὸν πνεύμονα. τούτων γὰρ ἁπάντων διαστελλομένων τε καὶ συστελλομένων ἐναλλὰξ, ἀναγκαῖον, ἐξ ὧν εἱλκύσθη τι πρότερον, εἰς ταῦθ᾽ ὕστερον ἐκπέμπεσθαι. καὶ ταύτην ἄρα τὴν ἀνάγκην ἡ φύσις προγινώσκουσα τοῖς ἐν τῇ καρδίᾳ στόμασι τῶν ἀγγείων ὑμένας ἐπέφυσε, κωλύσοντας εἰς τοὐπίσω φέρεσθαι τὰς ὕλας. ἀλλ᾽ ὅπως μὲν τοῦτο γίγνεται, καὶ καθ᾽ ὅντινα τρόπον, ἐν τοῖς περὶ χρείας μορίων εἰρήσεται, δεικνύντων ἡμῶν τά τ᾽ ἄλλα, καὶ ὡς ἀδύνατον οὕτως ἀκριβῶς κλείεσθαι τὰ στόματα τῶν ἀγγείων, ὡς

terea comesse desitura, alia inceptura; item alia cum aliis simul edere, alia alternis vicibus; imo hercle alterum ab altero nonnunquam rapere, ubi scilicet alterum indiget, alteri abunde est objectum. Atque ita mirum non est, si ab ultimo et summo corpore aliquid intro revertitur; sed nec, si ab jecinore et liene aliquid in ventriculum per ea, per quae ex hoc in illa prius subiit, defertur. Siquidem in arteriis id admodum est evidens; non secus autem in corde, thorace et pulmone; omnibus enim his dilatatis vicissim contractisque necesse est, a quibus aliquid prius est attractum, ad ea iterum remitti. Hanc itaque necessitatem natura prospiciens vasorum, quae in corde sunt, osculis membranas adjecit, quae retro ferri materias prohibeant. Verum qualiter et quemadmodum id fiat, in libris de partium usu docebitur, ubi quum alia, tum illud traditur, non posse plane ad unguem ita claudi vasorum ora, ut nihil et

μηδὲν παλινδρομεῖν εἰς μέν γε τὴν ἀρτηρίαν τὴν φλεβώδη, [74] καὶ γὰρ καὶ τοῦτ᾽ ἐν ἐκείνοις δειχθήσεται, πολὺ πλέον ἢ διὰ τῶν ἄλλων στομάτων εἰς τοὐπίσω πάλιν ἀναγκαῖον ἐπανέρχεσθαι. τὸ δ᾽ εἰς τὰ παρόντα χρήσιμον, ὡς οὐκ ἐνδέχεταί τι τῶν αἰσθητὴν καὶ μεγάλην ἐχόντων εὐρύτητα μὴ οὐκ ἤτοι διαστελλόμενον μὲν ἕλκειν ἐξ ἁπάντων τῶν πλησίον, ἢ ἐκθλίβειν δ᾽ αὖθις εἰς ταῦτα συστελλόμενον, ἔκ τε τῶν ἤδη προειρημένων ἐν τῷδε τῷ λόγῳ σαφὲς ἂν εἴη, κἀξ ὧν Ἐρασίστρατός τε καὶ ἡμεῖς ἑτέρωθι περὶ τῆς πρὸς τὸ κενούμενον ἀκολουθίας ἐδείξαμεν.

Κεφ. ιδ΄. Ἀλλὰ μὴν καὶ ὡς ἐν ἑκάστῃ τῶν ἀρτηριῶν ἐστί τις δύναμις ἐκ τῆς καρδίας ἐπιῤῥέουσα, καθ᾽ ἣν διαστέλλονταί τε καὶ συστέλλονται, δέδεικται δι᾽ ἑτέρων. εἴπερ οὖν συνθείης ἄμφω, τό τε ταύτην εἶναι τὴν κίνησιν αὐτῆς, τό τε πᾶν τὸ διαστελλόμενον ἕλκειν ἐκ τῶν πλησίον εἰς ἑαυτὸ, θαυμαστὸν οὐδέν σοι φανεῖται, τὰς ἀρτηρίας, ὅσαι μὲν εἰς τὸ δέρμα περαίνουσιν αὐτῶν, ἐπισπᾶσθαι τὸν ἔξωθεν ἀέρα διαστελλομένας· ὅσαι δὲ κατά τι πρὸς τὰς

iis recurrat retro; quippe in venofam arteriam (nam id quoque in illis monftrabitur) multo plus, quam per reliqua ora, retro ferri eft neceffe. Quod autem ad id, quod nunc inftat, eft utile, non poffe quicquam ex iis, quae fenfibilem et magnam habent capacitatem, nifi, quum dilatatur, ex omnibus, quae vicina funt, trahere, aut rurfum nifi, quum contrahitur, in ea exprimere; id tum ex iis, quae in hoc libro jam praedicta funt, conftare poteft, tum ex iis, quae tam Erafiftratus, quam nos alibi de fucceffione ad id, quod vacuatur, prodidimus.

Cap. XIV. Jam vero quod in fingulis arteriis vis quaedam fit, quae a corde confluat, qua tum dilatantur, tum contrahuntur, in aliis eft monftratum. Ergo fi ambo componas, tum quod hic ejus fit motus, tum quod omne dilatatum ex vicinis ad fe trahat, nihil miri tibi videbitur, arterias omnes, quae ad cutim finiuntur, externum aërem, quum dilatantur, attrahere; quae vero parte aliqua ad venas fe aperiunt, quod tenuiffimum

φλέβας ἀνεστόμωνται, τὸ λεπτότατον ἐν αὐταῖς καὶ ἀτμωδέστατον ἐπισπᾶσθαι τοῦ αἵματος· ὅσαι δ' ἐγγυς τῆς καρδίας εἰσὶν, ἐξ αὐτῆς ἐκείνης ποιεῖσθαι τὴν ὁλκήν. ἐν γὰρ τῇ πρὸς τὸ κενούμενον ἀκολουθίᾳ τὸ κουφότατόν τε καὶ λεπτότατον ἕπεται πρότερον τοῦ βαρυτέρου τε καὶ παχυτέρου. κουφότατον δ' ἐστὶ καὶ λεπτότατον ἁπάντων τῶν κατὰ σῶμα πρῶτον μὲν τὸ πνεῦμα, δεύτερον δ' ὁ ἀτμὸς, ἐπὶ τούτῳ δὲ τρίτον, ὅσον ἂν ἀκριβῶς ᾖ κατειργασμένον τε καὶ λελεπτυσμένον αἷμα. ταῦτ' οὖν εἰς ἑαυτὰς ἕλκουσιν αἱ ἀρτηρίαι πανταχόθεν· αἱ μὲν εἰς τὸ δέρμα καθήκουσαι τὸν ἔξωθεν ἀέρα· πλησίον τε γὰρ αὐταῖς οὗτός ἐστιν, ἐν τοῖς μάλιστά τε κουφότατος· τῶν δ' ἄλλων ἡ μὲν ἐπὶ τὸν τράχηλον ἐκ τῆς καρδίας ἀνιοῦσα καὶ ἡ κατὰ ῥάχιν, ἤδη δὲ καὶ ὅσαι τούτων ἐγγὺς, ἐξ αὐτῆς μάλιστα τῆς καρδίας. ὅσαι δὲ καὶ τῆς καρδίας πο῾ῤῥωτέρω καὶ τοῦ δέρματος, ἕλκειν ταύταις ἀναγκαῖον ἐκ τῶν φλεβῶν τὸ κουφότατον τοῦ αἵματος· ὥστε καὶ τῶν εἰς τὴν γαστέρα τε καὶ τὰ ἔντερα καθηκουσῶν ἀρτηριῶν, ἀπὸ τῆς ἐπὶ ῥάχει πεφυκυίας, ἁπασῶν την ὁλκὴν ἐν τῷ διαστέλλεσθαι γίνεσθαι παρά τε τῆς

maximeque halituofum in iis fanguinis eft, ad fe trahere; at quae propinquae cordi funt, ab illo ipfo aliquid trahere. Quippe in fucceffione ad id, quod vacuatur, quod leviffimum tenuiffimumque eft, prius ei, quod vacuatur, fuccedit, quam id, quod gravius eft et craffius. Eft porro omnium, quae in corpore funt, leviffimum tenuiffimumque fpiritus; fecundo loco halitus; tertio gradu, qui plane abfolutus attenuatusque eft fanguis. Haec igitur arteriae ex omni parte ad fe trahunt: quae quidem ad cutim pertinent, externum aërem, quippe qui vicinus iis fit ac quam maxime levis; reliquarum autem ea quidem, quae a corde fubit ad collum, et quae porrigitur per fpinam, quaecunque praeterea iis funt vicinae, ex ipfo maxime corde; quae vero tum a corde, tum a cute abfunt longius, hae, quod fanguinis eft leviffimum, a venis trahant neceffe eft. Quare arteriarum omnium, quae ab ea, quae fuper fpinam eft, ad ventrem inteftinaque pertingunt, tractio inter dilatandum fit tum a

καρδίας αὐτῆς καὶ τῶν παρακειμένων αὐτῇ φλεβῶν παμπόλλων οὐσῶν. οὐ γὰρ δὴ ἔκ γε τῶν ἐντέρων καὶ τῆς κοιλίας, τροφὴν οὕτω παχεῖάν τε καὶ βαρεῖαν ἐν ἑαυτοῖς ἐχόντων, δύνανταί τι μεταλαμβάνειν, ὅ τι καὶ ἄξιον λόγου, φθάνουσαι πληροῦσθαι τοῖς κουφοτέροις. οὐδὲ γὰρ, εἰ καθιεὶς αὐλίσκον εἰς ἀγγεῖον ὕδατός τε καὶ ψάμμου πλῆρες ἐπισπάσαιο τῷ στόματι τὸν ἐκ τοῦ ἀγγείου ἀέρα, δύναιτ' ἂν ἀκολουθῆσαί σοι πρὸ τοῦ ὕδατος ψάμμος. ἀεὶ γὰρ ἐν τῇ πρὸς τὸ κενούμενον ἀκολουθίᾳ τὸ κουφότερον ἕπεται πρότερον. οὔκουν χρὴ θαυμάζειν, εἰ παντελῶς ὀλίγον ἐκ τῆς κοιλίας, ὅσον ἂν ἀκριβῶς ᾖ κατειργασμένον, εἰς τὰς ἀρτηρίας παραγίνεται, φθανούσας πληροῦσθαι τῶν κουφοτέρων.

Κεφ. ιε'. [75] Ἀλλ' ἐκεῖνο γινώσκειν, ὡς δύο εἰσὶν ὁλκῆς εἴδη, τὸ μὲν τῇ πρὸς τὸ κενούμενον ἀκολουθίᾳ, τὸ δ' οἰκειότητι ποιότητος γιγνόμενον· ἑτέρως μὲν γὰρ εἰς τὰς φύσας ὁ ἀὴρ, ἑτέρως δ' ὁ σίδηρος ὑπὸ τῆς ἡρακλείας ἐπισπᾶται λίθου· καὶ ὡς ἡ μὲν πρὸς τὸ κενούμενον ἀκολουθία

corde ipſo; tum, quae plurimae ſunt, a vicinis illi venis. Neque enim ex inteſtinis et ventre, quae adeo craſſum graveque in ſe nutrimentum habeant, poſſunt aliquid, de quo ratio ulla ſit habenda, in ſe transferre, quum prius levioribus impleantur. Neque enim, ſi, in vas, quod aqua arenaque ſit plenum, ſiphone demiſſo, ore aërem ex vaſe per eum attraxeris, poterit prius arena ſequi, quam aqua; ſemper enim in ſucceſſione ad id, quod vacuatur, quod levius eſt, prius ſequitur. Non eſt ergo mirandum, ſi ex ventre prorſus exiguum, quantum ſcilicet exquiſitiſſime eſt confectum, in arterias venit, ceu leviore prius impletas.

Cap. XV. Sed illud minime ignorandum, duo eſſe attractionum genera; unum, quod ſucceſſione ad id, quod vacuatur, contingit, alterum, quod qualitatis convenientia fit; aliter namque aër in folles, aliter ferrum a magnete attrahitur: praeterea ſucceſſione ad id, quod va-

τὸ κουφότερον ἕλκει πρότερον, ἡ δὲ κατὰ τὴν τῆς ποιότητος οἰκειότητα πολλάκις, εἰ οὕτως ἔτυχε, τὸ βαρύτερον, ἂν τῇ φύσει συγγενέστερον ὑπάρχῃ. καὶ τοίνυν καὶ ταῖς ἀρτηρίαις τε καὶ τῇ καρδίᾳ, ὡς μὲν κοίλοις τε καὶ διαστέλλεσθαι δυναμένοις ὀργάνοις, ἀεὶ τὸ κουφότερον ἀκολουθεῖ πρότερον, ὡς δὲ καὶ τρέφεσθαι δεομένοις, εἰς αὐτοὺς τοὺς χιτῶνας, οἳ δὴ τὰ σώματα τῶν ὀργάνων εἰσὶν, ἕλκεται τὸ οἰκεῖον. ὅσον οὖν ἂν εἰς τὴν κοιλότητα διαστελλομένων αὐτῶν αἵματος μεταληφθῇ, τοῦθ', ὡς οἰκειότατόν τε καὶ μάλιστα τρέφειν δυνάμενον, οἱ χιτῶνες αὐτοὶ τῶν ἀγγείων ἐπισπῶνται. τοῦ δ' ἐκ τῶν φλεβῶν εἰς τὰς ἀρτηρίας μεταλαμβάνεσθαί τι πρὸς τοῖς εἰρημένοις ἱκανὸν καὶ τό γε τεκμήριον. εἰ πολλὰς καὶ μεγάλας ἀρτηρίας διατεμὼν ἀποκτεῖναι δι' ἐκείνων βουληθείης τὸ ζῶον, εὑρήσεις αὐτοῦ τὰς φλέβας ὁμοίως ταῖς ἀρτηρίαις ἐκκενουμένας, οὐκ ἂν τούτου ποτὲ γενομένου χωρὶς τῶν πρὸς ἀλλήλας αὐταῖς ἀναστομώσεων. ὡσαύτως δὲ καὶ κατ' αὐτὴν τὴν καρδίαν ἐκ τῆς δεξιᾶς κοιλίας εἰς τὴν ἀριστερὰν ἕλκεται τὸ λεπτό-

cuatur, prius id trahi, quod levius eſt; convenientia qualitatis nonnunquam (ſi ita ſors tulit), quod gravius, modo id cognata magis naturâ ſit. Itaque etiam tum cor ipſum, tum vero arterias, quatenus inſtrumenta cava et quae poſſunt dilatari, ſemper id, quod levius eſt, prius petit; quatenus vero etiam nutriri poſtulant, in ipſas tunicas, quae utique inſtrumentorum ſunt corpora, quod conveniens eſt, attrahitur. Ergo quod ſanguinis in cavitatem eorum, quum dilatantur, aſſumptum eſt, id, ceu maxime ſibi conveniens maximeque nutrire ſe valens, tunicae ipſae vaſorum attrahunt. Quod autem ex venis in arterias transferatur aliquid, praeter ea, quae dicta ſunt, illud ſatis evidenti argumento eſt. Si enim, multis amplisque arteriis praeciſis, jugulare per eas animal velis, invenies ejus venas aeque atque arterias vacuatas; quod ſane nunquam fieret, niſi inter ſe haberent altera in alteram ora recluſa. Pari autem modo in ipſo quoque corde ex dextro ejus ſinu in ſiniſtrum trahitur,

τατον, ἔχοντός τινα τρήματα τοῦ μέσου διαφράγματος αὐτῶν, ἃ μέχρι μὲν πλείστου δυνατὸν ἰδεῖν οἷον βοθύνους τινὰς ἐξ εὐρυτάτου στόματος ἀεὶ καὶ μᾶλλον εἰς στενώτερον προϊόντας. οὐ μὴν αὐτά γε τὰ ἔσχατα πέρατα δυνατὸν ἔτι θεάσασθαι διά τε σμικρότητα, καὶ ὅτι, τεθνεῶτος ἤδη τοῦ ζώου, κατέψυκταί τε καὶ πεπύκνωται πάντα. ἀλλ᾽ ὁ λόγος κἀνταῦθα πρῶτον μὲν ἐκ τοῦ μηδὲν ὑπὸ τῆς φύσεως γίγνεσθαι μάτην ὁρμώμενος ἐξευρίσκει τὰς ἀναστομώσεις ταύτας τῶν κοιλιῶν τῆς καρδίας· οὐ γὰρ δὴ εἰκῇ γε καὶ ὡς ἔτυχεν οἱ εἰς στενὸν οὕτω τελευτῶντες ἐγένοντο βόθυνοι· δεύτερον δὲ κἀκ τοῦ, δυοῖν ὄντοιν στομάτοιν ἐν τῇ δεξιᾷ τῆς καρδίας κοιλίᾳ, τοῦ μὲν εἰσάγοντος τὸ αἷμα πολλῷ μείζονος, τοῦ δ᾽ ἐξάγοντος ἥττονος, πολλῷ μεῖζον εἶναι τὸ τοῦ εἰσάγοντος. ὡς γὰρ οὐ παντὸς τοῦ αἵματος, ὅσον ἡ κοίλη φλὲψ δίδωσι τῇ καρδίᾳ, πάλιν ἐξ ἐκείνης ἐκπεμπομένου τῷ πνεύμονι, μείζων ἐστὶν ἡ ἀπὸ τῆς κοίλης εἰς αὐτὴν ἔμφυσις τῆς ἐμφυομένης εἰς τὸν πνεύ(11)8μονα φλεβός. οὐδὲ

quod tenuiſſimum eſt, habente ſcilicet in ſe eorum interpoſito ſepto foramina quaedam, quae utplurimum videre licet veluti profunditates quasdam ex latiſſimo ore ſemper et magis in anguſtius procedentes; ipſos tamen ultimos earum fines tum propter parvitatem, tum quod in animali jam mortuo omnia ſint perfrigerata ac denſata, contueri non licet. Caeterum hic quoque has ſinuum cordis anaſtomoſes ratio deprehendit: primum quidem ea, quae inde ducitur, quod natura nihil molitur fruſtra; non enim temere aut fortuito facti ſunt profundi illi meatus, qui adeo in anguſtum finiuntur; ſecundo illa, quod, quum in dextro cordis ſinu duo ora ſint, unum, quo ſanguis invehitur, alterum, quo emittitur, longe majus eſt id, quo infertur, quam id, quo emittitur; tanquam enim non omnis ſanguis, quem vena cava cordi infert, ex illo rurſus in pulmonem emittatur, utique major eſt ea cavae pars, quae in cor inſeritur, quam vena ea, quae in pulmonem procedit. Neque

γὰρ τοῦτ᾽ ἔστιν εἰπεῖν, ὡς ἐδαπανήθη τι τοῦ αἵματος εἰς τὴν αὐτοῦ τοῦ σώματος τῆς καρδίας θρέψιν. ἑτέρα γάρ ἐστι φλέψ ἡ εἰς ἐκεῖνο κατασχιζομένη, μήτε τὴν γένεσιν ἐκ τῆς καρδίας αὐτῆς, μήτε τὴν τοῦ αἵματος ἔχουσα μετάληψιν. εἰ δὲ καὶ δαπανᾶταί τι, ἀλλ᾽ οὐ τοσοῦτον μείων ἐστὶν ἡ εἰς τὸν πνεύμονα φλὲψ ἄγουσα τῆς εἰς τὴν καρδίαν ἐμφυομένης, ὅσον εἰκὸς εἰς τροφὴν ἀνηλῶσθαι τῆς καρδίας, ἀλλὰ πλέονι πολλῷ. δῆλον οὖν, ὡς εἰς τὴν ἀριστερὰν μεταλαμβάνεται κοιλίαν. καὶ γὰρ δὴ καὶ τῶν κατ᾽ ἐκείνην ἀγγείων δυοῖν ὄντων, ἔλαττόν ἐστι πολλῷ τὸ ἐκ τοῦ πνεύμονος εἰς αὐτὴν εἰσάγον τὸ πνεῦμα τῆς ἐκφυομένης ἀρτηρίας τῆς μεγάλης, ἀφ᾽ ἧς αἱ κατὰ τὸ σῶμα σύμπασαι πεφύκασιν, ὡς ἂν μὴ μόνον ἐκ τοῦ πνεύμονος πνεῦμα μεταλαμβανούσης αὐτῆς, ἀλλὰ κἀκ τῆς δεξιᾶς κοιλίας αἷμα διὰ τῶν εἰρημένων ἀναστομώσεων. [76] ὅτι δ᾽ ἄμεινον ἦν τοῖς τοῦ σώματος μορίοις, τοῖς μὲν ὑπὸ καθαροῦ καὶ λεπτοῦ καὶ ἀτμώδους αἵματος τρέφεσθαι, τοῖς δ᾽ ὑπὸ παχέος καὶ θολεροῦ, καὶ ὡς οὐδ᾽ ἐνταῦθά τι παρεώραται τῇ φύσει, τῆς

eft, quod dicat quisquam, affumptum effe fanguinis aliquid in ipfam corporis cordis nutritionem, fiquidem alia vena eft, quae in id varie fiffa difpergitur, quaeque nec ortum a corde habet, nec fanguinem ab eo accipit. Quod fi etiam aliquid abfumitur, at non tanto minor eft vena, quae in pulmonem procedit, ea, quae in cor inferitur, quantum credibile eft in cordis nutrimentum fanguinis effe abfumtum, verum ea longe eft minor. Ergo manifeftum eft, quod in finiftrum finum transmittitur; fiquidem etiam duorum numero, quae in hoc funt, vaforum longe minus eft id, quod a pulmone in eum ducit fpiritum, quam magna, quae ex eo procedit, arteria, a qua, quae funt in corpore, omnes ortum habent; ceu non fpiritum modo a pulmone accipiat, fed etiam ex dextro finu per jam dictas communes vias fanguinem. Porro, quod praeftet corporis partium alias puro, tenui halituofoque fanguine nutriri, alias craffo et turbido, quodque hac in parte natura nihil omiferit, id operis, quod de

περὶ χρείας μορίων πραγματείας ἐστίν. ὥστ᾽ οὐ χρὴ νῦν περὶ τουτων ἔτι λέγειν, ἀλλ᾽ ὑπομνήσαντας, ὡς δύο ἐστὶν ὁλκῆς εἴδη, τῶν μὲν εὐρείαις ὁδοῖς ἐν τῷ διαστέλλεσθαι τῇ προς τὸ κενούμενον ἀκολουθίᾳ ποιουμένων τὴν ἕλξιν, τῶν δ᾽ οἰκειότητι ποιότητος, ἐφεξῆς λέγειν, ὡς τὰ μεν πρότερα καὶ πόῤῥωθεν ἕλκειν τι δύναται, τὰ δὲ δεύτερα ἐκ τῶν ἐγγυτάτω μόνον. αὐλίσκον μὲν γὰρ ὅτι μήκιστον εἰς ὕδωρ ἔνεστι καθέντι ῥᾳδίως ἀνασπᾷν εἰς τὸ στόμα δι᾽ αὐτοῦ τὸ ὑγρόν· οὐ μὴν εἴ γ᾽ ἐπὶ πλέον ἀπαγάγοις τῆς ἡρακλείας λίθου τὸν σίδηρον, ἢ τοὺς πυρους τοῦ κεραμίου, καὶ γὰρ καὶ τοιοῦτόν τι πρόσθεν ἐλέγετο παράδειγμα, δύναιτ᾽ ἂν ἔτι γενέσθαι τις ὁλκή. σαφέστατα δ᾽ ἂν αὐτὸ μάθοις ἐπὶ τῶν ἐν τοῖς κήποις οχετῶν. ἐκ τούτων γὰρ εἰς μὲν τὰ παρακείμενα καὶ πλησίον ἅπαντα διαδίδοταί τις ἰκμάς, εἰς δὲ τὰ ποῤῥωτέρω προσελθεῖν ουκέτι δύναται· καὶ διὰ τοῦτο ἀναγκάζονται πολλοῖς ὀχετοῖς μικροῖς ἀπὸ τοῦ μεγάλου τετμημένοις εἰς ἕκαστον μέρος τοῦ κήπου τὴν ἐπίῤῥυσιν τοῦ ὕδατος ἐπιτεχνᾶσθαι· καὶ τηλικαῦτά γε τὰ

partium usu inscribitur, proprium est. Quominus de iis agendum hoc loco est; sed, quod duo attractionis sint genera, prius admonitos, nempe aliis, dum dilatantur, successione ad id, quod vacuatur, per latas vias in se trahentibus, aliis qualitatis convenientia, illud deinceps docendum, priora quidem etiam eminus trahere aliquid posse, posteriora comminus duntaxat. Siquidem si siphonem longissimum in aquam demiseris, poteris per eum facile humorem sursum in os trahere, at non, si ferrum a magnete longius seponas, aut etiam a fictili frumentum (nam ejusmodi quoque exemplum supra est positum) poterit adhuc fieri tractus. Sane luculenter id intelligas ex iis, qui in horto sunt, canalibus; ex iis namque in omnia quidem, quae juxta sunt et vicina, defertur aliquis humor, in ea vero, quae longius absunt, pervenire non potest; eoque coguntur, multis canaliculis parvis a magno derivatis, in omnes horti partes confluxum aquae moliri; tum ea magnitudine spatia, quae inter canalicu-

μεταξὺ διαστήματα τούτων τῶν μικρῶν ὀχετῶν ποιοῦσιν, ἡλίκα μάλιστα νομίζουσιν ἀρκεῖν εἰς τὸ ἱκανῶς ἀπολαύειν ἕλκοντα τῆς ἑκατέρωθεν αὐτοῖς ἐπιῤῥεούσης ὑγρότητος. οὕτως οὖν ἔχει κἀν τοῖς τῶν ζώων σώμασιν. ὀχετοὶ πολλοὶ κατὰ πάντα τὰ μέρη διεσπαρμένοι παράγουσιν αὐτοῖς αἷμα, καθάπερ ἐν κηπίῳ ὑδρείαν τινά. καὶ τούτων τῶν ὀχετῶν τὰ μεταξὺ διαστήματα θαυμαστῶς ὑπὸ τῆς φύσεως εὐθὺς ἐξ ἀρχῆς διατέτακται πρὸς τὸ μήτ᾽ ἐνδεῶς χορηγεῖσθαι τοῖς μεταξὺ μορίοις ἕλκουσιν εἰς ἑαυτὰ τὸ αἷμα, μήτε κατακλύζεσθαί ποτ᾽ αὐτὰ πλήθει περιττῆς ὑγρότητος ἀκαίρως ἐπιῤῥεούσης. ὁ γὰρ δὴ τρόπος τῆς θρέψεως αὐτῶν τοιόσδ᾽ ἐστί. τοῦ συνεχοῦς ἑαυτῷ σώματος, οἷόν περ τὸ ἁπλοῦν ἀγγεῖον Ἐρασίστρατος ὑποτίθεται, τὰ μὲν ἐπιπολῆς μέρη πρῶτα τῆς ὁμιλούσης ἀπολαύει τροφῆς· ἐκ τούτων δ᾽ αὖ μεταλαμβάνει κατὰ τὸ συνεχὲς ἕλκοντα τὰ τούτων ἑξῆς, εἶτ᾽ ἐξ ἐκείνων αὖθις ἕτερα. καὶ τοῦτ᾽ οὐ παύεται γιγνόμενον, ἄχρις ἂν εἰς ἅπαντ᾽ αὐτοῦ διαδοθῇ τὰ μόρια τῆς τρεφούσης οὐσίας ἡ ποιότης. ὅσα δὲ τῶν μορίων ἐπὶ πλέον

los ſint, facere, qua ſcilicet ea exiſtimant tracto ad ſe utrinque affluente humore poſſe perfrui. Ergo ſic ſe res habet et in animalium corporibus Canales multi per omnes partes ſparſi ſanguinem illis, veluti in hortulo quandam rigationem, adducunt; atque horum canalium media ipſa quae interveniunt ſpatia mirifice a natura ſtatim inter initia ſunt diſpoſita ſic, ut nec praeparce mediis eorum partibus ſanguis, quem ad ſe trahunt, ſubminiſtretur, nec copia ſupervacui humoris intempeſtive ad ea confluentis aliquando obruantur. Quippe modus nutriendorum eorum talis eſt. Corporis quod ſibi eſt continuum, cujusmodi Eraſiſtratus ſimplex vas eſſe proponit, ſummae primum partes admoto ſibi nutrimento fruuntur; ab iis vero per continuum trahentes ſumunt, quae ſunt deinceps; deinde ab illis aliae; nec eſt ejus operis ſinis, quoad in omnes ejus partes nutrientis ſubſtantiae qualitas ſit perlata. Quae vero particulae amplius

ἀλλοιουμένου δεῖται τοῦ μέλλοντος αὐτὰ θρέψειν χυμοῦ, τούτοις ὥσπερ τι ταμεῖον ἡ φύσις παρεσκεύασεν, ἤτοι κοιλίας, ἢ σήραγγας, ἤ τι ταῖς σήραγξιν ἀνάλογον. αἱ μὲν οὖν σάρκες, αἵ τε τῶν σπλάγχνων ἁπάντων, αἵ τε τῶν μυῶν, ἐξ αἵματος αὐτοῦ τρέφονται, βραχεῖαν ἀλλοίωσιν δεξαμένου. τὰ δ' ὀστᾶ παμπόλλης ἐν τῷ μεταξὺ δεῖται τῆς μεταβολῆς, ἵνα τραφῇ. καὶ ἔστιν, οἷόν περ τὸ αἷμα ταῖς σαρξὶ, τοιοῦτον ὁ μυελὸς τοῖς ὀστοῖς, ἐν μὲν τοῖς μικροῖς τε καὶ ἀκοιλίοις κατὰ τὰς σήραγγας αὐτῶν διεσπαρμένος, ἐν δὲ τοῖς μείζοσί τε καὶ κοιλίας ἔχουσιν ἐν ἐκείναις ἠθροισμένος. ὡς γὰρ καὶ διὰ τοῦ πρώτου γράμματος ἐδείκνυτο, τοῖς μὲν ὁμοίαν ἔχουσι τὴν οὐσίαν εἰς ἄλληλα μεταβάλλειν ἐγχωρεῖ· τοῖς δὲ πάμπολυ διεστῶσιν ἀμήχανον ἀλλήλοις ὁμοιωθῆναι χωρὶς τῶν ἐν μέσῳ μεταβολῶν. τοιοῦτόν τι καὶ τοῖς χόνδροις ἐστὶ τὸ περικεχυμένον μυξῶδες, καὶ τοῖς συνδέσμοις, καὶ τοῖς ὑμέσι, καὶ τοῖς νεύροις τὸ παρεσπαρμένον ἐν αὐτοῖς ὑγρὸν γλίσχρον. ἕκαστον γὰρ

alteratum eum, quo nutriantur, fuccum defiderant, iis veluti penum natura vel finus, vel cavernulas, vel aliquid, quod cavernulis proportione refpondeat, praeparavit. Ac carnes quidem tum viscerum omnium tum vero mufculorum ex fanguine ipfo nutriuntur, exiguam fcilicet alterationem confecuto. Offa vero quo nutriantur, numerofa, quae intercedat, mutatione egent, eftque, qualis carnibus fanguis, talis offibus medulla, fcilicet in iis, quae parva funt finusque expertia, cavernulis eorum infperfa, in magnis vero, et quibus finus non defunt, utique in ipfis collecta. Sicut enim in primo monftratum eft libro, quibus fimilis eft fubftantia, iis mutari inter fe fas eft; quibus plurimum inter ipfa eft discrimen, ea fieri fimilia citra omnes, quae in medio funt, mutationes non poffunt. Tale quiddam et cartilagini eft mucofum illud, quod ei circumfunditur, praeterea ligamentis, membranis et nervis lentus humor, qui in iis infperfus vifitur; fingula namque horum ex multis conficiuntur

τούτων ἐξ ἰνῶν σύγκειται πολλῶν, αἵπερ ὁμοιομερεῖς τέ εἰσι καὶ ὄντως αἰσθητὰ στοιχεῖα. [77] κατὰ δὲ τὰς μεταξὺ χώρας αὐτῶν ὁ οἰκειότατος εἰς θρέψιν παρέσπαρται χυμὸς, ὃν εἵλκυσαν μὲν ἐκ τῶν φλεβῶν τοῦ αἵματος, ὅσον οἷόν τ' ἦν, ἐκλεξάμενα τὸ ὁμοιότατον, ἐξομοιοῦσι δὲ κατὰ βραχὺ καὶ μεταβάλλουσιν εἰς τὴν ἑαυτῶν οὐσίαν. ἅπαντα οὖν ταῦτα καὶ ἀλλήλοις ὁμολογεῖ, καὶ τοῖς ἔμπροσθεν ὑποδεδειγμένοις ἱκανῶς μαρτυρεῖ. καὶ οὐ χρὴ μηκύνειν ἔτι τὸν λόγον· ἐκ γὰρ τῶν εἰρημένων ἔνεστιν ἑκάστῳ τὰ κατὰ μέρος ἅπαντα καθ' ὅν τινα γίνεται τρόπον ἐξευρίσκειν ἑτοίμως. ὥσπερ καὶ νὴ Δία πολλοῖς κωθωνιζομένοις πάμπολυ τάχιστα μὲν ἀναδίδοται τὸ ποθὲν, οὐρεῖται δ' ολίγου δεῖν ἅπαν ἐντὸς οὐ πολλοῦ χρόνου. καὶ γὰρ κἀνταῦθα τῇ τε τῆς ποιότητος οἰκειότητι, καὶ τῇ τῆς ὑγρότητος λεπτότητι, καὶ τῇ τῶν ἀγγείων τε καὶ τῶν κατ' αὐτὰ στομάτων εὐρύτητι, καὶ τῇ τῆς ἑλκτικῆς δυνάμεως εὐρωστίᾳ, τὸ τάχος συντελεῖται τῆς ἀναδόσεως, τῶν μὲν πλησίον τῆς κοιλίας τεταγμένων μορίων οἰκειότητι ποιότητος

fibris, quae et fimilares partes funt, et vere fenfibiles. In mediis vero earum fpatiis, qui maxime ipfarum nutritioni fuccus convenit, eft infperfus; hunc vero ex fanguine traxerant venarum, electo inde, quoad potuere, fibi quam fimillimo; affimilant autem fenfim atque in fuam naturam mutant. Ergo haec omnia tum inter fe confentiunt, tum iis, quae fupra demonftrata funt, fatis teftimonii perhibent; nec eft, quod etiamnum difceptationem producamus, fiquidem ex iis, quae jam dicta funt, inveniat quisque non aegre, quemadmodum omnia particularia fiant. Sicut, verbi gratia, multis eorum qui immodice bibunt, et ocyffime pertransit, quod biberunt, et mejitur intra breve tempus paulo minus totum. Quippe in his quoque tum qualitatis convenientia, tum humoris tenuitate, tum vaforum laxitate non ipforum modo, fed etiam eorum oris, tum trahentis facultatis robore celeritas diftributionis perficitur; partibus quidem, quae juxta ventriculum fitae funt, propter qualitatis con-

ἑαυτῶν ἕνεκα ἑλκόντων τὸ πόμα, τῶν δ' ἑξῆς τούτοις ἐξαρπαζόντων καὶ αὐτῶν εἰς ἑαυτὰ, κἄπειτα τῶν ἐφεξῆς πάλιν ἐκ τούτων μεταλαμβανόντων, ἄχρις ἂν εἰς τὴν κοίλην ἀφίκηται φλέβα, τοὐντεῦθεν δ' ἤδη τῶν νεφρῶν τὸ οἰκεῖον ἐπισπωμένων. ὥστ' οὐδὲν θαυμαστὸν, οἶνον μὲν ὕδατος ἀναλαμβάνεσθαι θᾶττον οἰκειότητι ποιότητος, αὐτῶν δὲ τῶν οἴνων τὸν μὲν λευκὸν καὶ καθαρὸν ἑτοίμως ἀναδίδοσθαι διὰ λεπτότητα, τὸν δ' αὖ μέλανα καὶ θολερὸν ἴσχεσθαί τε κατὰ τὴν ὁδὸν καὶ βραδύνειν ὑπὸ πάχους. εἴη δ' ἂν ταῦτα καὶ τῶν ὑπὲρ τῶν ἀρτηριῶν ἔμπροσθεν εἰρημένων οὐ σμικρὰ μαρτύρια. πανταχοῦ γὰρ ὅσον οἰκεῖόν τε καὶ λεπτὸν αἷμα τοῦ μὴ τοιούτου ῥᾷον ἕπεται τοῖς ἕλκουσιν. ἀτμὸν μὲν οὖν ἔχουσαι καὶ πνεῦμα καὶ λεπτὸν αἷμα κατὰ τὰς διαστάσεις ἕλκειν αἱ ἀρτηρίαι τὸν κατὰ τὴν κοιλίαν καὶ τὰ ἔντερα περιεχόμενον χυμὸν ἢ οὐδ' ὅλως ἢ παντάπασι συνεπισπῶνται βραχύν.

venientiam fua ipfarum caufa potionem trahentibus; iis vero, quae proximae ab his funt, ipfis quoque ad fe rapientibus; deinde iis, quae poft has habentur, rurfum ab iis fumentibus, donec ad cavam perventum fit venam; ab hac vero renibus jam, quod fibi conveniens eft, attrahentibus. Quare nihil miri eft vinum aqua propter qualitatis convenientiam citius furfum affumi; ipforum vero vinorum quod album eft et purum, tenuitatis gratia prompte in corpus diftribui; ficut e contrario nigrum et turbidum craffitudinis vitio per viam haerere ac tardari. Fuerint fane haec et iis, quae de arteriis fupra diximus, non parva teftimonia. Ubique enim, qui conveniens fimul ac tenuis fanguis eft, eo, qui talis non eft, facilius trahentem fequitur. Itaque quum, quando dilatantur, halitum, fpiritum ac tenuem fanguinem trahant arteriae, ejus, qui in ventre et inteftinis eft, fucci aut nihil aut omnino attrahunt perexiguum.

ΓΑΛΗΝΟΥ ΠΕΡΙ ΑΝΑΤΟΜΙΚΩΝ ΕΓΧΕΙΡΗΣΕΩΝ ΤΩΝ ΣΩΖΟΜΕΝΩΝ ΒΙΒΛΙΑ ΕΝΝΕΑ.

ΒΙΒΛΙΟΝ Α.

Ed. Chart. IV. [25.] Ed. Baſ. I. (119.)

Κεφ. α΄. Ἀνατομικὰς ἐγχειρήσεις ἔγραψα μὲν καὶ πρόσθεν, ἡνίκα τὸ πρῶτον ἀνῆλθον ἔναγχος εἰς Ῥώμην, ἄρχειν ἠργμένου τοῦ καὶ νῦν ἡμῖν ἄρχοντος Ἀντωνίνου, γράφειν δ᾽ αὖθις ἄλλας ἔοικα ταύτας διὰ διττὴν αἰτίαν. ἑτέραν μὲν, ὅτι Φλάβιος Βοηθὸς ἀνὴρ ὕπατος Ῥωμαίων, ἐξιὼν ἐκ Ῥώμης εἰς τὴν ἑαυτοῦ πατρίδα Πτολεμαΐδα, παρεκάλεσέ με τὰς ἐγχειρήσεις ἐκείνας αὐτῷ γράφειν, δριμὺν

GALENI DE ANATOMICIS ADMINISTRATIONIBVS LIBRI QVI EXSTANT NOVEM.

LIBER I.

Cap. I. Anatomicas adminiſtrationes equidem antea ſcripſi, quum primum nuper e Graecia Romam ſum reverſus, initio principatus Antonini, etiam nunc nobis imperantis. Rurſus tamen alias hasce duplici cauſa literis mandare mihi viſum eſt. Altera quidem, quod Flavius Boëthus, vir Romanorum Conſul, Roma diſcedens in ſuam ipſius patriam Ptolemaïdem, precibus me compulerit tractationes

ἔρωτα τῆς ἀνατομικῆς ἐρασθεὶς θεωρίας, εἴπερ τις καὶ ἄλλος τῶν πώποτε γεγενημένων ἀνθρώπων. τούτῳ τῷ Βοηθῷ καὶ ἄλλας μὲν ἔδωκα πραγματείας ἐξιόντι, καὶ μέντοι καὶ τὴν τῶν ἀνατομικῶν ἐγχειρήσεων ἐν δυοῖν ὑπομνήμασιν· ἐπεί γέ τοι ἐτεθέατο πάνυ πολλὰ παρ᾽ ἡμῖν ἐν ὀλίγῳ, δεδιὼς δὲ, μὴ λάθοιτό ποτε τῶν ὀφθέντων, ἐδεήθη τοιούτων ἀναμνήσεων. ἐπεὶ δ᾽ ἐκεῖνος μὲν ἤδη τέθνηκεν, ἐγὼ δὲ οὐκ ἔχω τῶν γενομένων ὑπομνημάτων ἀντίγραφα διδόναι τοῖς ἑταίροις, δι᾽ ἐγκαύσεως ἀπολομένων ὧν εἶχον ἐν Ῥώμῃ, διὰ τοῦτο παρακαλεσάντων αὐτῶν, ἔδοξεν ἄμεινον εἶναι γράφειν ἕτερα. δευτέραν δ᾽ αἰτίαν, διὰ τὸ βελτίω μακρῷ τῆς τότε τὴν νῦν μοι γενησομένην ἀποδειχθήσεσθαι πραγματείαν, ἅμα [26] μὲν εἰς διέξοδον ὑπομνημάτων πλειόνων ἐκταθεῖσαν ἕνεκα σαφηνείας, ἅμα δ᾽ ἀκριβεστέραν ἐκείνης ἐσομένην, ὡς ἂν πολλῶν ἐν τῷ μεταξὺ προσεξευρημένων μοι θεωρημάτων ἀνατομικῶν. ἐπιδημοῦντος μὲν γὰρ ἔτι τῇ Ῥωμαίων πόλει τοῦ Βοηθοῦ, τά τε περὶ τῆς Ἱπποκράτους ἀνατομῆς, καὶ

illas fibi confcribere, (vehementi anatomicae fpeculationis amore, fi quis etiam alius eorum qui fuerunt unquam hominum, incenfus eft). Huic Boëtho exeunti tum alia quidem dedi opera, tum id potiffimum anatomicarum tractationum *opus* libris duobus *comprehenfum;* quandoquidem permulta apud nos exiguo tempore viderat, metuens autem, ne tandem rerum confpectarum oblivifceretur, hosce petiit commentarios. At quoniam jam fato ille functus eft, nec confcriptorum commentariorum exemplaria amicis largienda mihi fuppetunt, quod, quos Romae habui, incendio ii perierint, propterea ab ipfis rogatus fatius effe duxi alios confcribere. Altera vero caufa, quod hoc nunc opus a me conftruendum praecedenti longe elaboratius edetur, quod tum quidem in fufam plurium commentariorum enarrationem perfpicuitatis gratia extenditur, tum vero accuratius futurum eft, quum multa eo intervallo praecepta anatomica a me adinventa fuerint. Siquidem, cum Boëthus adhuc Romae ageret, libros de Hippocratis anatome et

τὰ περὶ τῆς Ἐρασιστράτου, καὶ μέντοι καὶ τὰ περὶ τῆς ἐπὶ τῶν ζώντων, ἔτι τε τὰ περὶ τῆς ἐπὶ τῶν τεθνεώτων ἐγράφη, καὶ σὺν αὐτοῖς γε τά τε περὶ τῶν τῆς ἀναπνοῆς αἰτιῶν, καὶ τὰ περὶ φωνῆς. ἐξιόντι δ' ἐγράφετό μοι πραγματεία μεγάλη περὶ χρείας μορίων, ἣν συντελέσας ἐν ιζ' βιβλίοις ἔπεμψα καὶ αὐτὴν ἔτι ζῶντι τῷ Βοηθῷ. τὰ μέντοι περὶ θώρακος καὶ πνεύμονος κινήσεως ὑπομνήματα τρία πάλαι ποτὲ ἔγραψα, μειράκιον ὢν ἔτι, συμφοιτητῇ χαριζόμενος εἰς τὴν ἑαυτοῦ πατρίδα πορευομένῳ διὰ χρόνου πλείονος, ἐπιδείξασθαι μὲν ἐφιεμένῳ δημοσίᾳ, μὴ δυναμένῳ δὲ αὐτῷ συντιθέναι λόγους ἐπιδεικτικούς. ἀποθανόντος δὲ κἀκείνου, συνέβη τὰ ὑπομνήματα ἐκπεσεῖν, ὡς κτήσασθαι πολλοὺς αὐτὰ, καίτοι γ' οὐ πρὸς ἔκδοσιν ἦν γεγονότα. διατρίβων γὰρ ἔτι κατὰ Σμύρναν ἕνεκα Πέλοπος, ὃς δεύτερός μοι διδάσκαλος ἐγένετο μετὰ Σάτυρον τὸν Κοΐντου μαθητὴν, ἔγραψα μὲν αὐτὰ, μηδὲν μήπω μέγα καὶ καινὸν αὐτὸς εἰρηκώς. ὕστερον δὲ ἐν Κορίνθῳ μὲν Νουμισιανοῦ χάριν, ὃς καὶ αὐτὸς ἐνδοξότατος ἦν τῶν Κοΐντου μαθητῶν, ἐν

Erafiftrati abfolvimus, praeter illos de vivis diffecandis, item de mortuis, infuper de refpirationis caufis et de voce commentarios. Porro a difceffu Boëthi ingens volumen de partium ufu compofui, quod feptendecim libris abfolutum viventi adhuc Boëtho mifimus. Verum de thoracis et pulmonis motu tres olim commentarios adolefcens exaravi, fodali in patriam poft longius temporis intervallum redeunti gratificaturus; qui publice aliquod artis fuae fpecimen edere cupiebat, fed demonftrativis orationibus componendis parum erat idoneus. Quo etiam mortuo, accidit, ut commentarii in multorum manus exciderent, quamvis in hoc non parati, ut ederentur: nam degens adhuc in Smyrna Pelopis audiendi gratia, qui fecundus poft Satyrum Quinti difcipulum praeceptor mihi obtigit, fcripfi fane ipfum, quum nondum plane magni quippiam aut novi dixiffem. Poftea vero, cum fuiffem Corinthi, ut operam darem Numifiano, qui et ipfe celeberrimus Quinti auditor extitit, item

Ed. Chart. IV. [26.] Ed. Baf. I. (119.)

Ἀλεξανδρεία δὲ καί τισιν ἄλλοις ἔθνεσι γενόμενος, ἐν οἷς ἐπυνθανόμην Κοΐντου μαθητὴν ἔνδοξον Νουμισιανὸν διατρίβειν, εἶτ' ἐπανελθὼν εἰς τὴν πατρίδα, καὶ μείνας ἐν αὐτῇ χρόνον οὐ πολὺν, ἀνῆλθον εἰς Ῥώμην, ἐν ᾗ καὶ τῷ Βοηθῷ παμπόλλας ἐποιησάμην ἀνατομὰς, παρόντος αὐτῷ ἀεὶ μὲν Εὐδήμου τε τοῦ περιπατητικοῦ καὶ Ἀλεξάνδρου τοῦ Δαμασκηνοῦ, τοῦ νῦν Ἀθήνησιν ἀξιουμένου τοὺς περιπατητικοὺς λόγους διδάσκειν δημοσίᾳ, πολλάκις δὲ καὶ ἄλλων ἀνδρῶν ἐν τέλει, καθάπερ καὶ τοῦδε τοῦ νῦν ἐπάρχου τῆς Ῥωμαίων πόλεως, ανδρος τα πάντα πρωτεύοντος ἔργοις τε καὶ λόγοις τοῖς ἐν φιλοσοφίᾳ, Σεργίου Παύλου ὑπάτου. τότε γοῦν ἐποίησα καὶ τὰς ἀνατομικὰς ἐγχειρήσεις τῷ Βοηθῷ, πολὺ τῶνδε τῶν νῦν μοι γραφησομένων ἀπολειπομένας, οὐ σαφηνείᾳ μόνον, ἀλλὰ καὶ ἀκριβείᾳ. καὶ τοίνυν ἤδη μοι πρόσεχε τὸν νοῦν ἀρχομένῳ τοῦ λόγου.

Κεφ. β'. Ὁποῖόν τι ταῖς σκηναῖς οἱ καλούμενοι κάμακές εἰσιν, καὶ ταῖς οἰκίαις οἱ τοῖχοι, τοιοῦτον ἐν τοῖς ζώοις ἥ γε τῶν ὀστῶν ουσία. συνεξομοιοῦσθαι γὰρ αὐτῇ

in Alexandria, tum apud alias quasdam gentes, quibuscum Numifianum Quinti difcipulum converfari audiebam, deinde in patriam meam perrexi, in qua haud ita diu commoratus Romam repetii, ubi permultas Boëtho disfectiones oftendi, praefentibus quidem ei femper Eudemo Peripatetico, et Alexandro Damafceno, qui nunc Athenis publica peripateticae disciplinae profeffione dignatur, fubinde vero et aliis plerisque viris praeclaris, quemadmodum et Sergio Paulo Confule. nunc Romanorum praefecto, viro tum rebus, tum difciplinis philofophicis per omnia praecipuo. Tunc itaque anatomicas tractationes in Boëthi gratiam compofui, multo fane non modo perfpicuitate fed et exacta diligentia iis, quas nunc paramus, inferiores. Proinde jam mihi mentem adhibe fermonem aufpicanti.

Cap. II. Quod in tentoriis praeftant pali, quos vocant, et in aedibus parietes, id in animalibus offium fubftantia; huic namque confimilia caetera, et cum ea

τἄλλα καὶ συμμεταβάλλεσθαι πέφυκεν. οἷον, εἰ τῷ ζώῳ τὸ κράνιον ᾖ στρογγύλον, ἀνάγκη καὶ τὸν ἐγκέφαλον τοιοῦτον εἶναι, ὥσπερ γε καὶ, εἰ πρόμηκες, προμήκης τούτῳ τῷ ζώῳ καὶ ὁ ἐγκέφαλος. εἰ δὲ γένυες σμικραὶ, καὶ τὸ πρόσωπον ὅλον στρογγυλώτερον, ἀνάγκη καὶ τοὺς μῦς αὐτῶν εἶναι σμικρούς. οὕτως δὲ καὶ, εἰ μακραὶ, μακρὸν μὲν εὐθὺς ὅλον καὶ τὸ πρόσωπον ἔσται τῷ τοιούτῳ ζώῳ, μακροὶ δὲ καὶ οἱ κατ᾽ αὐτὸ μύες. διὰ τοῦτο γοῦν καὶ ὁ πίθηκος ἁπάντων τῶν ζώων ὁμοιότατος ἀνθρώπῳ καὶ σπλάγχνοις, καὶ μυσὶ, καὶ ἀρτηρίαις, καὶ φλεψὶ, καὶ νεύροις, ὅτι καὶ τῇ τῶν ὀστῶν ἰδέᾳ. διὰ γὰρ τὴν τούτων φύσιν ἐπί τε δυοῖν βαδίζει σκελοῖν, καὶ τοῖς προσθίοις κώλοις ὥσπερ χερσὶ χρῆται, καὶ στέρνον πλατύτατον ἁπάντων τῶν τετραπόδων ἔχει, καὶ κλεῖς ὡσαύτως ἀνθρώπῳ, καὶ πρόσωπον στρογγύλον καὶ τράχηλον μικρόν. [27] τούτων δ᾽ ὁμοίων ὑπαρχόντων, οὐκ ἐνδέχεται τοὺς μῦς ἑτεροίως ἔχειν. ἐπιτέτανται γὰρ οὗτοι τοῖς ὀστοῖς ἔξωθεν, ὥστε καὶ τὸ μέγεθος αὐτῶν καὶ τὸ σχῆμα μιμοῦνται. τούτοις δ᾽ ἀκολουθοῦσιν ἀρτηρίαι καὶ

diverſa fieri ſolent; ut, ſi animali calvaria ſit rotunda, neceſſario cerebrum tale fuerit; quemadmodum etiam, ſi oblonga ſit, oblongum quoque huic animali cerebrum. Jam vero ſi maxillae parvae faciesque tota exiſtat rotundior, neceſſario quoque ipſarum muſculi parvi erunt: pari ratione, ſi longae, longa ſtatim hujusmodi animali erit tota facies longique ejus musculi. Quapropter quidem et ſimia inter univerſa animantium genera tum viſceribus, tum muſculis, tum arteriis, tum nervis ſimillima homini eſt, quod et oſſium forma. Nam ob horum naturam binis cruribus incedit, prioribusque artubus ut manibus utitur, et pectoris os omnium quadrupedum latiſſimum habet, claviculas humanis ſimiles, faciem rotundam, collum breve. Quae quum ſimilia exiſtant, muſculos diſſimiles eſſe haud probabile eſt. Hi namque oſſibus exterius adhaerentes increverunt; quare etiam tum magnitudinem ipſorum, tum figuram imitantur; hos rur-

φλέβες, καὶ νεῦρα. καὶ ταῦτ᾽ οὖν ὅμοια τοῖς ὁμοίοις ὀστοῖς. ἐπεὶ τοίνυν ἥ τε μορφὴ τοῦ σώματος ὁμοιοῦται τοῖς ὀστοῖς, ἥ τε τῶν ἄλλων μορίων φύσις ἕπεται τοῖσδε, πρῶτον οὖν ἁπάντων ἀξιῶ σε τῶν ἀνθρωπίνων ὀστῶν ἐμπειρίαν ἀκριβῆ λαβεῖν, μὴ κατὰ τὸ πάρεργον αὐτὰ θεασάμενον, ἀλλὰ μηδ᾽ ἐκ βιβλίου μόνου ἀναλεξάμενον, ἃ τινὲς μὲν ὀστολογίας ἐπιγράφουσιν, ἔνιοι δὲ σκελετοὺς, ἔνιοι δ᾽ ἁπλῶς περὶ ὀστῶν, οἷόν πέρ ἐστι καὶ τὸ ἡμέτερον, ὃ πέπεισμαι καὶ τῇ τῶν πραγμάτων ἀκριβείᾳ, καὶ τῷ τάχει τῆς ἑρμηνείας, καὶ τῇ σαφηνείᾳ, βέλτιον εἶναι τῶν ἅπασι τοῖς ἔμπροσθεν γεγραμμένων. ἔργον δέ σοι γενέσθω καὶ σπούδασμα, μὴ μόνον ἐκ τοῦ βιβλίου τὴν ἰδέαν ἑκάστου τῶν ὀστῶν ἀκριβῶς ἐκμαθεῖν, ἀλλὰ καὶ διὰ τῶν ὀμμάτων σύντονον αὐτόπτην αὐτὸν ἐργάσασθαι τῶν ἀνθρωπείων ὀστῶν. ἔστι δ᾽ ἐν Ἀλεξανδρείᾳ μὲν τοῦτο πάνυ ῥᾴδιον, ὥστε καὶ τὴν διδασκαλίαν αὐτῶν τοῖς φοιτηταῖς οἱ κατ᾽ ἐκεῖνο τὸ χωρίον ἰατροὶ μετὰ τῆς αὐτοψίας πορίζονται. καὶ πειρατέον ἐστί σοι, κἂν μὴ δι᾽ ἄλλο τι, διὰ τοῦτο γοῦν αὐτὸ μόνον ἐν

ſus arteriae, venae et nervi ſequuntur; haec igitur et ſimilia ſimilibus ſunt oſſibus. Quoniam igitur corporis forma oſſibus aſſimilatur, aliarumque partium natura reſpondet; velim te in primis exactam humanorum oſſium peritiam adipiſci, non obiter ea ſpectare, neque etiam ex libris ſolum excipere, quos quidam oſteologias inſcribunt, nonnulli ſceletos, nonnulli ſimpliciter de oſſibus inſcribunt, cujusmodi et hic noſter eſt, quem tum exquiſita rerum indagatione, tum interpretationis promptitudine et perſpicuitate omnibus ante nos ſcriptis praecellere perſuaſum habeo. Hoc autem opus tibi ſit et ſtudium, ut non modo ex libro, ſed etiam oculis aſſiduum ſpectatorem humanorum oſſium te ipſum efficias: quod quidem in Alexandria eſt facilius, quod illius regionis medici ipſorum etiam *oſſium* doctrinam diſcipulis cum ſubjecti inſpectione exhibeant. Enitendum itaque tibi cenſeo, ut Alexandriae commoreris, ſi non alterius, at

Ἀλεξανδρείᾳ γενέσθαι. μὴ δυνηθέντι δὲ τούτου τυχεῖν, οὐκ ἀδύνατον οὐδ᾽ οὕτως ἀνθρώπων ὀστᾶ θεάσασθαι. ἐγὼ γε οὖν ἐθεασάμην πάνυ πολλάκις, ἤτοι τάφων τινῶν, ἢ μνημάτων διαλυθέντων. ἀλλὰ καὶ ποταμὸς ἐπαναβὰς ποτε τάφῳ πρὸ μηνῶν ὀλίγων αὐτοσχεδίως γεγενημένῳ διέλυσέ τε ῥᾳδίως αὐτὸν, ἐπισυράμενός τε τῇ ῥύμῃ τῆς φορᾶς ὅλον τοῦ νεκροῦ τὸ σῶμα, τῶν μὲν σαρκῶν ἤδη σεσηπυιῶν, ἀκριβῶς δ᾽ ἀλλήλοις ἔτι συνεχομένων τῶν ὀστῶν, ἄχρι μὲν σταδίου κάταντες συρόμενον ἐπηνέγκατο· λιμνώδους δὲ αὐτὸ ἐκδεξαμένου χωρίου, τοῖς χείλεσιν ὑπτίου, πρὸς τοῦτο ἀπεκρούσθη τὸ τοῦ νεκροῦ σῶμα, καὶ ἦν ἰδεῖν καὶ τοῦτο τοιοῦτο, οἷόν περ ἂν ἐπίτηδες αὐτὸ παρεσκεύασεν ἰατρὸς εἰς διδασκαλίαν μειρακίου. ἐθεασάμεθα δέ ποτε καὶ λῃστοῦ σκελετὸν ἐν ὄρει κείμενον ὀλίγον ἐξωτέρω τῆς ὁδοῦ, ὃν ἀπέκτεινε μέν τις ὁδοιπόρος ἐπιχειροῦντα πρότερον ὁμόσε χωρήσας, οὐκ ἔμελλε δὲ θάψειν οὐδεὶς τῶν οἰκητόρων τῆς χώρας ἐκείνης, ἀλλ᾽ ὑπὸ μίσους ἐπέχαιρον ἐσθιομένῳ τῷ σώματι πρὸς τῶν οἰω(120)νῶν, οἵτινες ἐν δυσὶν ἡμέραις

hujus certe rei folius gratia. Quod fi non affequaris, licebit in eum modum hominum offa contemplari, quo ego; fiquidem infpexi perfaepe, vel fepulchris quibusdam, vel monumentis diffolutis. Atque etiam fluvius aliquando fepulchrum pauculis menfibus ante negligentius extructum fuperans, ipfum ex facili diffolvit; totumque cadaver motionis impetu tractim ductum, carnibus quidem jam putrefactis, caeterum offibus adhuc inter fe plane cohaerentibus, usque ad ftadium pronum detulit; at, cum ipfum locus portuofus margine altus excepiffet, eodem cadaver appulit; atque hoc tale nobis occurrit, quale medicus ipfum ad adolefcentis difciplinam de induftria praeparaffet. Vidimus quoque aliquando latronis fceletum paulum extra viam in monte procumbens, quem viator quidam fe prius adorientem contra pugnando occidit. Nemo autem ipfum illius regionis incola fepulturae mandaturus erat, ut qui odio ipfum profequuti ab avibus corpus devorari gauderent; quae, carnibus

Ed. Chart. IV. [27.] Ed. Baſ. I. (120.)

αὐτοῦ καταφαγόντες τὰς σάρκας ἀπέλιπον ὡς εἰς διδασκαλίαν τῷ βουληθέντι θεάσασθαι τὸν σκελετόν. σὺ δὲ, εἰ μηδὲ τοιοῦτον μηδὲν εὐτύχησας θεάσασθαι, πίθηκον οὖν ἀνατεμὼν, ἐπ᾿ αὐτοῦ κατανόησον ἕκαστον τῶν ὀστῶν ἀκριβῶς ἀφελὼν τὰς σάρκας. ἔκλεξαι δὲ εἰς τοῦτο τῶν πιθήκων τοὺς ὁμοιοτάτους ἀνθρώπῳ. τοιοῦτοι δ᾿ εἰσὶν, ὧν οὔθ᾿ αἱ γένυες προμήκεις, οὔθ᾿ οἱ κυνόδοντες ὀνομαζόμενοι μεγάλοι. τοῖς δὲ τοιούτοις πιθήκοις εὑρήσεις καὶ τἄλλα μόρια παραπλησίως ἀνθρώποις διακείμενα, καὶ διὰ τοῦτο βαδίζοντάς τε καὶ τρέχοντας αὐτοὺς ἐπὶ δυοῖν σκελοῖν. ὅσοι δ᾿ ἐξ αὐτῶν ἐοίκασι τοῖς κυνοκεφάλοις, μακρορυγχότεροί τέ εἰσι καὶ μεγάλους ἔχουσι τοὺς κυνόδοντας. οὗτοι καὶ μόλις ἐπὶ δυοῖν ἵστανται κώλων ὄρθιοι· τοσοῦτον ἀπέχουσι τοῦ περιπατεῖν ἢ τρέχειν. ἀπολείπονται οὖν βραχύ τι καὶ οἱ μάλιστα ἐοικότες ἀνθρώπῳ πίθηκοι τῆς ἀκριβοῦς ὀρθότητος. ἥ τε γὰρ τοῦ μηροῦ κεφαλὴ τῇ κατ᾿ ἰσχίον κοτύλῃ λοξοτέρα πως ἐπερήρεισται, καὶ τῶν καθηκόντων εἰς τὴν κνή-

illius biduo abſumptis, cadaver exiccatum, tanquam ad doctrinam cuique inſpicere volenti, reliquerunt. Tu, ſi nihil quicquam hujusmodi ſpectandum nactus fueris, at in ſimia diſſecta, carnibus exacte ablatis, ſingula oſſa conſideres; ad quod delegeris ſimias hominis ſigurae quam proximas. Tales vero ſunt, quarum maxillae nec oblongae, nec dentes canini, quos appellant, magni prodeunt. In id genus ſimiis etiam alias partes hu anis poſitura ſimiles deprehendas, atque ejus rei gratia duobus cruribus ipſas et gradi et currere. Quae vero ex his cynocephalis ſunt ſimiles, roſtro longiore ſunt et dentes caninos habent prominentiores; hae etiam vix binis cruribus conſiſtunt erectae, tantum abeſt, ut ambulare vel currere poſſint. Itaque ſimiae vel maxime homini ſimiles exiguo aliquo intervallo perfectam illius rectitudinem non aſſequuntur. Nam et femoris caput obliquius quodam modo cum iſchii acetabulo committitur, et quidam ex muſculis, qui in tibiam deſcendunt,

μην μυῶν ἐπὶ πλέον ἔνιοι προέρχονται· κωλύει δ' ἄμφω ταῦτα καὶ παραβλάπτει τὴν ὀρθότητα, καθάπερ [28] καὶ οἱ πόδες αὐτοὶ, στενοτέρας μὲν ἔχοντες τὰς πτέρνας, ἐσχισμένους δ' ἀπ' ἀλλήλων ἐπὶ πολυ τοὺς δακτύλους. ἀλλὰ σμικρὰ ταῦτά ἐστι, καὶ διὰ τοῦτο βραχὺ τῆς ὀρθότητος ἀφαιρεῖται τὸν πίθηκον. ὅσοι δὲ ἐοίκασι τοῖς κυνοκεφάλοις πίθηκοι, πλέον οὗτοι καὶ σαφὲς ἤδη τῆς ἀνθρώπων ἰδέας ἀποκεχωρηκότες ἐναργῆ καὶ την τῶν ὀστῶν ἀνομοιότητα κέκτηνται. τῶν μὲν δη πιθήκων τοὺς ἀνθρωποειδεστάτους ἐκλεγόμενος, ἐπ' αὐτῶν καταμάνθανε τὴν τῶν ὀστῶν φύσιν ἀκριβῶς ἐκ τῶν ἡμετέρων ἀναλεγόμενος γραμμάτων. ευθὺς γὰρ υπάρξει σοι καὶ τοῖς ονόμασιν αὐτῶν ἐθίζεσθαι, χρησίμοις ἔσεσθαι μέλλουσι καὶ εἰς τὴν τῶν ἄλλων μορίων διδασκαλίαν τῆς ἀνατομῆς οὕτω δὲ κἂν εἰ περιτύχοις ποθ' ὕστερον ἀνθρωπίνῳ σκελετῷ, ῥᾳδίως ἅπαντα κατανοήσεις τε καὶ μνημονεύσεις. εἰ δ' ἀναγνώσει μόνῃ θαῤῥήσεις, ἄνευ τοῦ προσεθισθῆναι τῇ θέᾳ τῶν πιθηκείων ὀστῶν, οὐκ ἂν ουτε κατανοήσαις ἀκριβῶς ἀνθρώπου σκελετὸν ἐξαίφνης

ulterius progrediuntur; quae ambo rectitudinem impediunt laeduntque; quemadmodum et pedes ipfi calce magis angulta conftant, digitis autem infigni fpatio invicem discretis. Sed haec parva funt, eoque fimia paulum a rectitudine discedit. Quae cynocephalis fimiles funt, quoniam amplius hae idque manifefto jam ab humana fpecie receflerunt, evidentem quoque offium diffimilitudinem fortitae funt. Proinde eas potiffimum fimias deligito, quae ad hominis figuram proxime accedunt, ac in ipfis offium naturam ex libris noftris decerptam diligenter condifcas: ftatim enim fiet, ut nominibus etiam ipforum affuefcas, quae fimul ad reliquarum partium anatomen percipiendam non mediocriter conducent. Si autem hoc pacto *inftructus* in humanum fceletum poftea aliquando incidas, facile omnia agnofces et memineris. Quod fi lectione fola citra fimiarum offium fpeculationis ufum ac confuetudinem nitaris, haud poteris ita ad amuffim hominis fceletum repente vifum cognofcere nec

ἰδὼν, οὔτε μνημονεύσαις. ἡ γάρ τοι τῶν αἰσθητῶν πραγμάτων μνήμη συνεχοῦς ὁμιλίας δεῖται· καὶ διὰ τοῦτο καὶ αὐτῶν τῶν ἀνθρώπων ἐκείνους τάχιστα γνωρίζομεν, οἷς πολλάκις συνεγενόμεθα, τὸν δ' ἅπαξ ἢ δὶς ὀφθέντα διὰ χρόνου πλείονος θεασάμενοι πάλιν παρερχόμεθα, μήτε γνωρίζοντες ὅλως, μήτε ἀναμιμνησκόμενοι τῆς ἔμπροσθεν θέας. οὕτως οὖν οὐδ' ἡ πολυθρύλλητος ἀνατομὴ ἡ κατὰ περίπτωσιν, ἣν ἔνιοι τῶν ἰατρῶν πρεσβεύουσιν, ἱκανὴ διδάσκειν ἐστὶ τῶν ὀφθέντων τὴν φύσιν. ὁρᾶσθαι γὰρ χρὴ πρότερον ἐπὶ πολλῆς σχολῆς ἕκαστον τῶν μορίων, ἵν' ἐξαίφνης ὀφθὲν γνωρισθῇ, μάλιστα μὲν ἐπ' ἀνθρώπων αὐτῶν· εἰ δὲ μὴ, ἀλλ' ἐπὶ ζώων παραπλησίων ἀνθρώπῳ. πολλῶν γοῦν ἐψιλώθη μόρια τοῦ δέρματος, τινῶν δὲ καὶ τῆς σαρκὸς αὐτῆς ἐκ τῶν ἐπιδημησάντων ἀνθράκων ἐν πολλαῖς τῶν ἐν Ἀσίᾳ πόλεων. ἐγὼ δὲ ἐν τῇ πατρίδι κατ' ἐκεῖνον ἔτι διέτριβον τὸν χρόνον, ὑπὸ Σατύρῳ παιδευόμενος, ἔτος ἤδη τέταρτον ἐπιδημοῦντι τῇ Περγάμῳ μετὰ Κοστουνίου Ῥουφίνου, κατασκευάζοντος

recordari; ſiquidem memoria rerum, quae ſenſibus noſtris patent, aſſiduam requirit conſuetudinem. Hinc eſt, quod inter ipſos homines illos celerrime cognoſcimus, quibuscum familiaritatem habuerimus; qui vero ſemel iterumque viſus longiore temporis intervallo nobis occurrit, eum rurſus praeterimus, nec omnino cognoſcentes, nec, quod antea conſpexerimus, memores. Hoc pacto neque decantata illa anatome fortuita, quod caſu accidat, quam nonnulli medicorum magna celebritate profitentur, inſpectorum naturam edocere poteſt; inſpicere enim prius convenit multo otio quamque partem, ut ſtatim viſa cognoſcatur, praeſertim in hominibus ipſis; ſin minus, certe in animantibus homini ſimilibus. Nam multorum partes cute, nonnullorum carne etiam ipſa detectae fuerunt, cum foeda quaedam lues carbunculorum in pleraſque Aſiae civitates vulgariter ingruiſſet. Porro per id temporis adhuc in patria ſtudebam ſub Satyro, annum jam quartum in Pergamo agente cum Coſtunio Rufino, qui nobis

ἡμῖν τὸν νεὼν τοῦ Διὸς Ἀσκληπιοῦ· ἐτεθνήκει δ᾽ οὐ πρὸ πολλοῦ Κόϊντος, ὁ διδάσκαλος τοῦ Σατύρου. ὅσοι μὲν οὖν ἡμῶν ἐτεθέαντο, Σατύρου ἀνατέμνοντος τῶν ἐψιλωμένων τι μορίων, ἑτοίμως τ᾽ ἐγνωρίζομεν αὐτὰ καὶ διηρθρωμένην ἐποιούμεθα τὴν διάγνωσιν, ἐπιτάττοντες τοῖς κάμνουσι, κινεῖσθαί τινα κίνησιν, ἣν ἠπιστάμεθα διὰ τοῦδέ τινος ἐπιτελεῖσθαι μυὸς, ὀλίγον τι παραστέλλοντες καὶ παρατρέποντες ἐνίοτε τοὺς μῦς ὑπὲρ τοῦ θεάσασθαι παρακειμένην ἀρτηρίαν μεγάλην ἢ νεῦρον ἢ φλέβα. τοὺς δ᾽ ἄλλους ἅπαντας ἑωρῶμεν οἷον τυφλοὺς ἀγνοοῦντάς τε τὰ γεγυμνωμένα μόρια, καὶ πάσχοντας ἐξ ἀνάγκης δυοῖν θάτερον, ἢ πολλὰ μέρη τῶν ἐψιλωμένων μυῶν ἐπαίροντάς τε καὶ παρατρέποντας, ἐξ ὧν ἀνιαροὶ οἱ κάμνοντες ἐγίγνοντο, μάτην ἐνοχλοῦντας, ἢ μηδὲ τὴν ἀρχὴν ἐπιχειροῦντας θέᾳ τοιαύτῃ· τὸ μὲν γὰρ προστάξαι τῷ κάμνοντι τὴν προσήκουσαν κίνησιν κινῆσαι τὸ μόριον οἱ ἐν ἔθει μᾶλλον ἠπίσταντο. ἔγνων οὖν ἐναργῶς ἐκ τουτωνὶ τὴν τραυματικὴν θέαν τοῖς

divi Aefculapii templum extruxerat; Quintus autem, Satyri praeceptor, haud multo ante e vita excefferat. Qui igitur inter nos Satyrum partes quasdam detectas diffecantem confpexerunt, prompte eas cognofcebant, dearticulatamque dignotionem moliebantur, imperantes aegris, ut motum aliquem ederent, qui a quonam procederet mufculo, ipfis conftabat, dum leviter mufculos contraherent, interim etiam in obliquum deflecterent, arteriae magnae adjacentis vel nervi vel venae fpectandae gratia. Alios autem omnes quafi caecos videbamus, quibus, quum partes detectae effent incognitae, alterutrum e duobus neceffario accideret, nempe vel, dum multas nudatorum mufculorum partes elevabant circumagebantque, negotium aegris facefferent, fruftra importuni, vel nequaquam huic fpectaculo manum admoverent: nam aegro injungere, ut partem convenienter moveat, ii, quibus id confuetum eft, percallent; unde nimirum ego didici, vulnerum infpectionem illis, qui jam antea nonnihil eruditi

Ed. Chart. IV. [28 29.] Ed. Baf. I. (120.)

μὲν ἤδη τι προδεδειγμένοις βεβαιοῦσαν ἃ μεμαθήκασι, τοῖς δ' οὐδὲν προεπισταμένοις ἀδυνατοῦσαν διδάσκειν τὸ πᾶν. ἀλλ' ἐπὶ τὸ προκείμενον ἰτέον. ἁπάντων, ὡς ἔφην, τῶν ὀστῶν καταντοῆσαι χρὴ τὴν φύσιν, εἴτ' ἐπὶ ἀνθρώπου σώματι, εἴτ' ἐν πιθήκου. εἰ δυνηθείης, ἄμεινον δ' ἐπ' ἀμφοῖν, εἶθ' ἑξῆς ἐπὶ τὴν τῶν μυῶν ἀνατομὴν ἐλθεῖν. [29] ὑποβέβληται γὰρ ἄμφω ταῦτα τὰ μόρια τοῖς ἄλλοις ἅπασιν, οἷόν περ θεμέλια. μετὰ δὲ ταῦτα δυνήσῃ μανθάνειν ὅ τι περ ἂν ἐθελήσαις πρῶτον, εἴτ' οὖν ἀρτηρίας, εἴτε φλέβας, εἴτε νεῦρα. ταῖς τούτων ἀνατομαῖς ὁμιλοῦντί σοι καὶ ἡ τῆς τῶν σπλάγχνων φύσεως ἐπίγνωσις ἔσται. εἶτα δὲ ἐντέρων τε καὶ πιμελῆς καὶ ἀδένων ὑπάρξει γνῶσις· ἃ πάλιν αὐτὰ καθ' ἑαυτὰ λεπτομερέστερον ἐπισκέπτεσθαι προσήκει. γυμνάζεσθαι μὲν οὖν σε τῇδ τῇ τάξει βέλτιον. ἄλλως δ' ἐπιδεικνύντα παρασκευάσαι χρὴ το προβληθὲν ὑπ' αὐτοῦ μόριον ὅτι τάχιστα γυμνῶσαί τε καὶ δεῖξαι πολυειδέστερον, ἄλλοτε κατ' ἄλλην ἐπιβολὴν, ὡς διδάξω. παρεσκευάσθαι δ' ἄμεινον, ὅταν ἀπορῇς πιθήκων,

ſunt, praeceptorum memoriam confirmare; alios autem, qui nihil praeſciverunt, omnia ipſam docere non poſſe. Sed age ad inſtitutum veniamus. Oſſium, ut dixi, omnium natura perdiſcenda eſt, ſive in humano, ſive in ſimiae corpore, modo poſſis; praeſtaret autem in utroque. Poſt illa mox ad muſculorum anatomen properandum. Nam hae duae corporis partes reliquis omnibus, veluti fundamenta, ſubjecta ſunt. Deinde licebit quodvis diſcere primum, ſive arterias, ſive venas, ſive nervos. Atque in horum diſſectionibus verſato viſcerum natura, ad haec inteſtinorum, adipis et glandularum innoteſcet; quae rurſus ipſa per ſe penitius inſpicere convenit. Hunc igitur exercitii ordinem ſequi potius tibi ſuaſerim. Porro qui alio modo volet oſtendere, curabit, ut partem ab ipſo propoſitam quam fieri poteſt ocyſſime detegat; variisque modis indicet, alias ſecundum aliud inſtitutum, ut docturus ſum. Praeſtiterit ſic inſtructum eſſe, ut, ſi quando ſimiae copia non datur, aliorum animantium

τὰ τῶν ἄλλων ζώων διαιρεῖν σώματα, διοριζόμενον εὐθὺς, ἐν οἷς διαλλάττει πιθήκου· δηλώσω γὰρ κἀκεῖνα.

Κεφ. γ'. Την μὲν δὴ τῶν ὀστῶν ἐξήγησιν, ὡς ἔφην, ἰδίᾳ πεποίημαι. καὶ χρὴ πρῶτον ἀναλεξάμενον ἐκεῖνο τὸ βιβλίον, οὐ μόνον τῶν πραγμάτων, ἀλλὰ καὶ τῶν ἐπ' αὐτοῖς ὀνομάτων τὴν μνήμην πρόχειρον ἔχειν, ὅπως μὴ νῦν ἀναγκαζοίμην ἐγὼ τὸ παραπίπτον ἐντὸς λόγου διηγεῖσθαι. γέγραπται δ' οὐ πρὸ πολλοῦ καὶ ἡ τῶν μυῶν ἀνατομὴ καθ' ἑαυτὴν, ἀναγκασάντων μὲν τῶν ἑταίρων, ὅπως ἔχοιεν ἀποδημοῦντες ὑπομνήματα· μάλιστα δέ με προὔτρεψαν ἰδίᾳ γράψαι τὴν ἀνατομὴν ταύτην αὐτὴν καθ' αὑτὴν, ἐπειδὴ Λύκου τι σύγγραμμα νῦν ἡμῖν ἐκομίσθη, μικροῦ δεῖν εἰς πεντακισχιλίους στίχους ἐκτεταμένον, ἐν τοῖς πλείστοις αὐτῶν ἐσφαλμένον, ἄχρι καὶ τοῦ παραλελεῖφθαι μῦς οὐκ ὀλίγους. ἀλλὰ τό γε ἡμέτερον, ἐν ᾧ τὴν ἀνατομὴν αὐτὴν πεποιήμεθα, μεγέθει μὲν ὡς τρίτον ἐστὶν ἴσως ἐκείνου μόριον, ἅπαντας δὲ τοὺς μῦς διδάσκει, μετὰ τοῦ καὶ προσεπιμεμνῆσθαι τοῦ Λύκου, πολλῶν μὲν μυῶν ἐνεργείας

corpora queas diffecare, definiens ftatim, in quibus a fimia discordent evarientque; nam et illa indicabo.

Cap. III. Offium fane particularem tractationem (ut dixi) compofui. Atque oportet te, libro illo, quo haec tractantur, prius perlecto non res modo, fed nomina quoque ipfarum velut in numerato habere, ne in praefenti commentario, fi quid in fermone incidat, interpretari cogamur. Porro fcripfimus paulo ante etiam mufculorum anatomen feparatim, amicorum impulfu, ut difcedentes haberent viforum commentarios. Maxime vero hortati funt, ut hanc ipfam anatomen feorfim peculiari libro comprehenderem, quoniam Lyci quidam commentarius nobis allatus eft, tam prolixus, ut propemodum quinque verfuum millia contineat, in plurimis ipforum erroribus fcatens adeo, ut etiam mufculi non pauci omiffi fint. Nofter vero, in quo anatomen ipfam tradidimus, quafi tertiam illius partem magnitudine fua abfolvit, univerfos tamen mufculos docet, praeterquam quod Lyci etiam mentionem faciat,

ἀγνοήσαντος, ἐνίας δ' ὅλως παρελθόντος. ὑπάρχει μὲν δὴ τῷ βουληθέντι κἀξ ἐκείνου τοῦ βιβλίου γυμνάζεσθαι, πίθηκον ἀνατέμνοντι. μαθήσεται δὲ κἀντεῦθεν ἔτι δὴ καὶ μᾶλλον, ὅπως ἐγχειρεῖν προσήκει τῇ καθ' ἕκαστον μόριον ἀνατομῇ τῶν μυῶν. ἔστω δὲ ἐπὶ νεκρῷ πρῶτον ἡ ἄσκησίς σοι, πρὸς τὸ κατανοῆσαι τήν τε ἀρχὴν ἑκάστου μυὸς καὶ τὴν τελευτὴν καὶ τὰς ἶνας, ἆρά γε κατὰ τὸ μῆκός εἰσιν ἅπασαι τοῦ μυὸς ὁμοειδεῖς ἀλλήλαις, ἢ ποικιλώτερον σύγκεινται. τινὰς μὲν γὰρ εὑρήσεις μῦς ἁπλῆν την φύσιν ἔχοντας τῶν ἰνῶν, ἐνίους δὲ διττὴν, ὡς ἐοικέναι μυσὶ πλείοσιν ἐπιβεβλημένοις κατ' ἀλλήλων, ἀλλὰ καὶ τῷ μήκει τὰς ἶνας ἔμπαλιν ἐχούσας ἔχειν· ἃ σύμπαντά σοι χρήσιμα πρός τε τὰς χειρουργίας ἔσται, ἔτι τε καὶ πρὸς τὴν τῶν ἐνεργειῶν εὕρεσιν. ἔν τε γὰρ τῷ χειρουργεῖν ἀναγκαζόμεθα τέμνειν ἐνίοτε καὶ τοὺς μῦς αὐτοὺς δι' ἀποστήματα βύθια καὶ ἀποσκήμματα καὶ σηπεδόνας· ἥ τ' ἐνέργεια χρησιμωτάτη γινώσκε(121)σθαι, πρός τε τὸ προειδέναι κατὰ τὰ μεγάλα

qui mufculorum complurium actiones ignoravit, quasdam omnino praeteriit. Licet fane, cuicunque vifum fuerit, ex illo etiam libro fimiae diffectionem addifcere; fed hinc quoque eandem eft petere, tum magis adhuc, quomodo fingularum partium mufculis diffecandis manum admoliri conveniat. At primum in cadavere exercitii fumas exordium, quo mufculi cujusque confideres principium extremumque et fibras; omnesne fecundum longitudinem mufculi invicem fimiles exiftant, an compofitionem variam fortiantur. Quosdam enim fimplicem fibrarum naturam habere invenies, nonnullos duplicem, ut pluribus fibi mutuo incumbentibus mufculis fimiles effe videantur; quin etiam fibras longitudine inter fe contrarias continere. Quae univerfa tum chirurgiae, tum actionibus inveniendis haud parum profuerint. Etenim in chirurgia interim mufculos ipfos propter abfceffus altiores et putrida ulcera incidere cogimur. Actionis cognitio maxime ex ufu eft, ut pernofcas in magnis vul-

τραύματα, καθ' ἃ μῦς ὅλος ἐγκάρσιος διεκόπη, τὴν ἀπολλυμένην ἐνέργειαν, ἣν ἀπόλλυσθαι προειπὼν ἀνέγκλητος ἔσῃ παρὰ τοῖς φιλαιτίοις ἀνθρώποις, εἰς τὴν ὑπὸ τῶν ἰατρῶν γεγενημένην θεραπείαν εἰθισμένοις ἀναφέρειν τὴν ἀπώλειαν αὐτῆς, οὐκ εἰς τὸ προγεγενημένον τραῦμα· καὶ μὲν δὴ καὶ πρὸς τὴν ἐν ταῖς χειρουργίαις ἀκρίβειαν [30] ἀναγκαιότατον ἐπίστασθαι τὰς ἐνεργείας τῶν μυῶν. ἐνίων μὲν γαρ οὕτως ἐστὶ κύριον τοὖργον, ὡς ἄχρηστον ὅλον γίνεσθαι τὸ μόριον, εἰ στερηθείη τῆς ἐνεργείας αὐτοῦ, ἔνιοι δὲ ακύρων ἐνεργειῶν ἐξηγοῦνται. κάλλιον μὲν οὖν ἐστι τον προεπιστάμενον ταῦτα, τοὺς μὲν εὐλαβῶς, τοὺς δ' ἀφειδῶς τέμνειν. κάλλιον δὲ καὶ κατὰ τὰς ἶνας αὐτῶν ποιεῖσθαι τὴν διαίρεσιν· αἱ γὰρ ὡς πρὸς ταύτην ἐγκάρσιαι τομαὶ παραλύουσι τὴν ἐνέργειαν· ἐγκαρσίαν δὲ τομην καλῶ τὴν κατ' ορθὰς γωνίας γινομένην. αναγκαῖόν γε μὴν ἐστιν ὅτε καὶ προσεπιδιαιρεῖν ἔνια μόρια τῶν διηκούσας εἰς βάθος ἐχόντων στενὰς τρώσεις, ἄλλοτε δι' ἄλλας χρείας. καὶ γὰρ τῷ νενύχθαι τινὰ, καὶ μάλιστα κατὰ τὴν κεφαλὴν τὴν

neribus, ubi musculus totus ex transverſo ruerit diſſectus, functionem abolitam; quam deperdi ſi praedixeris, nullum reprehenſioni locum querulis iſtis hominibus relinques, qui illius abolitionem medicorum curationi, non vulneri prius illato ferunt acceptam. Quinetiam ad exquiſitam, quae manu fit, curationem muſculorum actiones ſcire maxime neceſſarium eſt. Nam nonnullorum munus tam eſt proprium, ut tota pars fiat inutilis, ſi actione ipſius privetur; quidam vero impropriis praeſunt functionibus. Quamobrem ſatius eſt eum, qui haec praenoſcat, alios caute, alios audacter incidere. Praeſtat etiam pro fibrarum ductu diviſionem ipſorum moliri; nam transverſae, ſi cum hac conferantur, ſectiones actionem diſſolvunt; transverſam autem ſectionem voco, quae ad angulos rectos fit. Neceſſe quidem eſt interim partes quasdam vulneribus anguſtis in profundum ſpectantibus diſſectas adhuc amplius dividere, alias ob alios uſus. Fit enim interdum, ut vulnus aliquis maxime circa ten-

τοῦ τέτοντος ἢ τὴν ἔκφυσιν, καὶ τῷ στενὴν ὅλην εἶναι τὴν τρῶσιν, ὡς κινδυνεύειν, τῶν ἐπιπολῆς κολληθέντων, ἀκόλλητα μεῖναι τὰ διὰ βάθους. ἔστι δ' ὅτε καὶ δι' ὑπόῤῥυσιν ἐπὶ τὸ τέμνειν τοὺς μῦς ἀφικνούμεθα. καὶ μὲν δὴ καὶ διὰ τὰ σχήματα πολλάκις, ἐν οἷς ἐτρώθησαν, ἡ κατὰ βάθος ἀφανίζεταί τε καὶ κατακρύπτεται διαίρεσις. ἀνατεταμένου γὰρ, εἰ τύχοι, τοῦ βραχίονος εἰ γενηθείη τρῶσις, ἀδύνατον μὲν δήπου παρ' ὅλην τὴν θεραπείαν οὕτως ἐσχηματίσθαι τὸν ἄνθρωπον· αἱρεῖσθαι γὰρ χρὴ τηνικαῦτα τὸ πάντων σχημάτων ἀνοδυνώτατον. ἐν δὲ τῷ μεταβάλλεσθαι τὸ κατὰ τὴν τρῶσιν σχῆμα πρὸς τὸ νῦν ἐπιτήδειον ἡ ἐν τῷ βάθει διαίρεσις ἀφανὴς ἔσθ' ὅτε γίνεται καὶ κατακρύπτεται τελέως, ὡς μήτε φάρμακον εἰς ταύτην τίθεσθαι, μήτε τοὺς ἰχῶρας ἐκρεῖν. ἀνατέμνειν οὖν ἐπὶ τῶν τοιούτων ἀναγκαῖον, εἴτε κατὰ πλάτος ἄγειν, εἴτε κολλᾷν ἐθέλοις τὸ τραῦμα· κᾀν τούτῳ τῷ ἔργῳ πάντων ἀναγκαιότατόν ἐστι τήν τε τῶν ἰνῶν θέσιν ἐπίστασθαι καὶ τὰς ἐνεργείας τῶν μυῶν. ἐπιμελῶς δὲ χρὴ πάντα πράττειν τὸν γυμναζόμενον ἐν ταῖς

dinis caput vel radicem accipiat, idque totum adeo angustum, ut periculum sit, ne, summis partibus conglutinatis, profundiores non coaluerint. Est quum ob defluxum ad musculorum sectionem devenimus. Item figurarum gratia subinde, in quibus vulnus acceptum est, profunda divisio evanescit occultaturque. Quippe si elevato, exempli gratia, brachio vulnus impingatur, fieri certe non potest, ut in tota curatione sic homo figuretur, deligenda siquidem figura, quae ex omnibus minime est dolorifica; at, dum figura, qua vulnus acceptum est, mutatur, ut praesenti malo sit idonea, divisio in alto facta interdum obscuratur et ex toto occultatur, ut nec medicamentum in eam immitti, nec sanies possit effluere; ob quam causam incisio est in talibus necessaria, sive in latum vulnus ducere, sive glutinare desideres; atque in hoc opere fibrarum positurae musculorumque actionum intelligentia omnium maxime requiritur. Caeterum accurate omnia eum, qui se in anatomicis exercitat, con-

ἀνατομαῖς, ἄχρι τοῦ καὶ ἀποδέρειν αὐτόν. εὐθὺς οὖν ὀκτὼ μῦς ἠγνόησαν οἱ πρὸ ἐμοῦ, πιστεύσαντες ἄλλοις ἐκδέρειν τοὺς πιθήκους, ὥσπερ κἀγὼ κατ᾽ ἀρχάς. εἰσὶ δὲ τῶν ὀκτὼ τούτων μυῶν δύο μὲν εἰς τὰς τῶν γνάθων κινήσεις τῇ φύσει παρεσκευασμένοι, δύο δὲ ἄλλοι προσάγοντες ταῖς πλευραῖς τοὺς βραχίονας. τούτους μὲν οὖν ὅλους ἠγνόησαν. ἄλλων δε τεττάρων μυῶν τήν τε χρείαν καὶ τοὺς τένοντας προηγνόησαν. ἅπαντες μὲν γὰρ εἰς τένοντας τελευτῶσι στρογγύλους ἀκριβῶς, ἐξαπλωθέντες δ᾽ οὗτοι εἰς πλάτος τελευτῶσι καὶ λεπτότητα τοιαύτην, ὡς ὑμένα δοκεῖν εἶναι. τῷ μὲν ἴχνει τοῦ σώδὸς ὁ κατὰ τὸ μόριον τοῦτο, τῷ ψιλῷ δὲ τῆς χειρὸς ἔνδον ὁ κατὰ τοῦτο τένων ὑποφύεται. ἀπεφήναντο δ᾽ ὑπὲρ αὐτῶν οἱ ἀνατομικοὶ πάντες, ὡς οἱ μὲν ἐν ταῖς χερσὶ κάμπτοιεν τοὺς δακτύλους, οἱ δ᾽ ἐν τῇ κνήμῃ τὴν πτέρναν ἀπάγοιεν ὀπίσω· καὶ τοῦτ᾽ ἔπαθον εὐλόγως. ἐπὶ μὲν γὰρ τῶν ποδῶν οὐδὲ τὴν ἀρχήν ἐστί τις εἷς μῦς ἀποτεταγμένος ἰδίᾳ τὴν φύσιν πρὸς τὴν τούτου τοῦ τένοντος γένεσιν, ἀλλ᾽, ἑνὸς τῶν κατὰ τὴν γαστροκνη-

ficere oportet, ut ne vel propriis ipfum manibus pellem auferre pigeat. Nam octo ftatim mufculos ignorarunt, qui ante me fimias aliis excoriandas commiferunt, quemadmodum ego quoque initio. Sunt vero horum octo mufculorum duo ad buccarum motum a natura formati, alii autem duo brachia lateribus adducentes. Hos fane in totum ignorarunt. Aliorum vero quatuor mufculorum et ufus et tendines jam antea fuerunt ipfis incogniti. Univerfi namque in tendines ad amuffim rotundos definunt; explicati vero fic in latum et ejusmodi tenuitatem ceffant, ut membranam effe diceres. Plantae quidem pedis tendo, qui hanc partem occupat, fubhaerefcit; depili vero manus parti intrinfecus, qui illam. Cenfuerunt autem de iis anatomici omnes, quod, qui in manibus effent, digitos flecterent; qui in tibia, calcem retrorfum agerent; atque hoc probabili ratione afferuerunt. In pedibus enim ne unus quidem principio mufculus natura ad hujus tendinis generationem peculiariter deftinatus

μίαν διμεροῦς ὑπάρχοντος, ἡ μία μοῖρα τὸν εἰρημένον ἀποφύει τένοντα. κατὰ δὲ τὰς χεῖρας ἐναργὴς μὲν ἡ γένεσις τοῦ τένοντός ἐστιν, ἀλλ' ἐν τῷ δέρεσθαι τὸ ζῶον ἀποσπᾶται, μηκέτι συναποδέρεσθαι δυναμένου τοῦ κατὰ τὸ ψιλὸν τῆς χειρός. εὑρίσκοντες οὖν τὸν τένοντα σαφῶς ἐκφυόμενον ἐκ τοῦ μυὸς, εἶθ' ὁρῶντες ἀπεσπασμένον αὐτοῦ τὸ κάτω πέρας, ἐπὶ τὸ συλλογίζεσθαι μᾶλλον ἢ ἀνατέμνειν ἐπιμελῶς ἀφίκοντο, νομίσαντες καὶ τοῦτον ἕνεκα τοῦ κάμπτειν τοὺς δακτύλους, ὥσπερ καὶ τοὺς ὑποκειμένους αὐτῷ, γεγονέναι. πολλὰ τοιαῦτα καθ' ὅλον τὸ ζῶον ὠλιγωρημένα τοῖς ἀνατομικοῖς ἐστιν εὑρημένα, ὀκνήσασι μὲν ἀκριβῶς ἀνατέμνειν, ἀποφηναμένοις δὲ τῶν δοξάντων ἑαυτοῖς τὸ πιθανώτατον. [31] ὥστε οὐδὲ θαυμάζειν χρὴ τὸ πλῆθος τῶν ἀγνοηθέντων αὐτοῖς, ἔτι περιόντος τοῦ ζώου. ὅπου γὰρ, ἃ θεάσασθαι χρὴ μόνον ἐπιμελῶς ἀνατεμόντα, παρέλιπον ὀλιγωρήσαντες, ἦπού γ' ἐπετηδεύσαντ' ἄν ποτ' αὐτοὶ τέμνειν ἢ βρόχους περιβαλεῖν μορίοις ἔτι ζῶντος τοῦ ζώου χάριν τοῦ μαθεῖν, ἥτις ἐνέργεια βλάπτεται; κατ' ἀρχὰς

est; sed unius ex surae musculis bipartiti portio altera praedictum gignit tendinem. In manibus conspicua tendinis est generatio: sed inter excoriandam ipsius partem, quae depilem manus cutem subit, simul cum cute avellere solent. Itaque deprehendentes, tendinem ex musculo clare proficisci, deinde videntes imum ejus extremum avulsum, ad disputationem magis quam studiosam anatomen declinant, rati et hunc, sicut ei subjectos, flectendis digitis esse procreatum. Multa certe id genus in universo animante anatomicis neglecta offendimus, quippe quos diligenter dissecare pigeret, contentos dixisse, quid probabile sibi maxime videretur. Quare non mirandum, tam multa existere, quae animali adhuc superstite ignorarint; quandoquidem, quae solum diligenter dissecando spectare conveniebat, tanquam nullius momenti reliquerunt. An unquam dissecare ipsi conati sunt, aut laqueo partes vivente adhuc animali excipere, ut, quaenam actio laederetur, condiscerent? Primum itaque mihi famulo-

Ed. Chart. IV. [31.] Ed. Baf. I. (121.)

μὲν οὖν κἀμοὶ τῶν ὑπηρετῶν τις ἐξέδερε τοὺς πιθήκους, ὀκνοῦντι δηλονότι καὶ μικρότερον ἢ κατ' ἐμὲ νομίζοντι τοὖργον. ἐπεὶ δ' εὗρόν ποτε κατὰ τὴν μασχάλην ἐποχουμένην τε ἅμα καὶ συνημμένην κατά τι τοῖς ἐνταῦθα μυσὶ σάρκα μικρὰν, οὐδενὶ δὲ προσάπτειν αὐτὴν ἐκείνων εὐπόρουν, ἔδοξε δή μοι κάλλιον εἶναι πίθηκον ἕτερον ἀκριβῶς ἐκδεῖραι. καὶ λαβὼν αὐτὸν ἐν ὕδατι πεπνιγμένον οὕτως, ὡς εἴωθα πράττειν ὑπὲρ τοῦ μηδὲν θλασθῆναι τῶν ἐν τῷ τραχήλῳ μορίων, ἐπειρώμην ἀποδέρειν τὸ δέρμα μόνον ἐπιπολῆς αὐτὸ καθ' ἑαυτὸ, μηδενὸς τῶν ὑποκειμένων ἁπτόμενος. εὑρέθη τοίνυν ἐπιτεταμένος ὅλαις ταῖς πλευραῖς μῦς λεπτὸς ὑμενώδης, τὴν κάτωθεν ἀρχὴν ἔχων ὑποτεταμένην ἅπαντι τῷ κατὰ τοὺς λαγόνας δέρματι. συνεχὴς δ' ἦν ὁ μῦς οὗτος τῷ περιβλήματι τῶν κατ' ὀσφὺν ῥαχιτῶν, ὅπερ ὀστοῦ τῆς ῥάχεως ἐκπέφυκε συνδέσμου φύσιν ἔχον. ὀνομάζω δ' οὕτω τὰ τῶν ὀστῶν ἐκφυόμενα πάντα, καθάπερ τά τ' ἐξ ἐγκεφάλου καὶ νωτιαίου νεῦρα καὶ τὰς ἀπονευρώσεις δὲ τῶν μυῶν τένοντας καλῶ. ἐπεὶ δ' ἅπαξ εὗρον τὸν μῦν

rum aliquis ſimias excoriabat, quum videlicet opus id detrectarem, vilius exiſtimans, quam ut a me adminiſtraretur. Poſtquam vero exiguam quandam carnem ſub axilla inveniſſem inſidentem ſimul et conjunctam aliqua ex parte illius loci muſculis, ſed quae nulli ipſorum poſſet accommodari, viſum eſt mihi ſatius alteram ſimiam diligenter excoriare. Accepi igitur ipſam in aqua ſuffocatam, ut facere conſuevi, ne videlicet pars ulla colli contunderetur; ſummam cutem duntaxat abſtuli iis, quae ſubjacent, intactis; inveni muſculum tenuem et membranoſum coſtis omnibus incumbentem, qui inſerius principium ſubter univerſam ilium cutem expanſum habet. Hic muſculus ſpinalium muſculorum in lumbis contiguus erat operculo, quod ex ſpina ligamenti naturam ſortitum prodiit. Nomino autem ſic quae ex oſſibus procedunt omnia, quemadmodum, quae de cerebro et ſpinali medulla oriuntur, nervos; nervea autem muſculorum extrema ſeu aponeuroſes tendines appello. Quia vero

τοῦτον, εἰρήσεται γὰρ ἡ φύσις αὐτοῦ πᾶσα κατὰ τὴν οἰκείαν τάξιν, ἔτι δὴ καὶ μᾶλλον ὥρμησα πᾶν αὐτὸς ἐκδεῖραι τοῦ ζώου τὸ δέρμα. τοὐντεῦθεν οὖν εὗρον, ὅσους ὀλίγον ἔμπροσθεν εἶπον μῦς, οὐ σμικρῶν ἕνεκα χρειῶν καὶ ὑπὸ τῆς φύσεως γεγεννημένους, ὧν πρώτους διηγήσομαι τοὺς ὑποτεταγμένους τῷ ψιλῷ καὶ ἄτριχῳ τῆς ἄκρας χειρὸς, ὅπερ ἔνδον αὐτῆς ἐστιν, ἐπειδὴ περὶ πρώτης ἄμεινον εἶναί μοι δοκεῖ ποιήσασθαι τὴν διδασκαλίαν ὅλης τῆς χειρὸς, ἑπομένῳ τῇ τάξει τῶν γεγραμμένων ὑπ᾽ ἐμοῦ περὶ χρείας μορίων ιζ βιβλίων. αἱ μὲν γὰρ ἔμπροσθεν ἐγχειρήσεις ἀνατομικαὶ διὰ δυοῖν ὑπομνημάτων ἐγεγονεισαν, ἔχουσαι τάξιν τὴν αὐτὴν τῇ Μαρίνου, καὶ μέμνημαί γ᾽ ἐκείνων ἐν τῇ περὶ χρείας μορίων πραγματείᾳ. νῦν δὲ ὕστερον ἐπὶ ταύτην ἀφῖγμαι, συχνοῦ τοῦ μεταξὺ χρόνου γεγονότος, ἐν ᾧ παντὶ περὶ τὰς ἀνατομὰς προσέσχον, ὡς προσεξευρῆσθαί μοί τινα λεπτομερέστερον ἐξειργασμένα, καὶ μάλιστα τῶν ἐν ἀρχῇ τῆς πραγματείας ἐκείνης εἰρημένων. ἠγνόουν γὰρ ἔτι τοὺς ἐν ἄκροις τοῖς κώλοις μῦς τοὺς μικροὺς, ὅσοι συγκάμ-

ſemel hunc muſculum inveni, (dicetur enim ſuo loco ejus natura) multo etiam magis conatus ſum totam ipſam animantis pellem avellere. Atque inde comperi, quos paulo ante dixeram, muſculos haud ad mediocres uſus a natura creatos; quorum primos laevi ac depili ſummae manus parti, quae ipſius interior eſt, ſubjectos recenſebimus; quoniam melius eſſe cenſeo in primis totius manus diſciplinam inſtituere, ſecutus librorum ordinem, quos de uſu partium ſeptemdecim conſcripſimus. Etenim priores tractationes anatomicas duobus comprehendi libris juxta Marini anatomes ordinem; quorum in opere de partium uſu mentio facta eſt. Nunc tandem ad hunc commentarium perveni, diu interea in diſſectionibus ſpectandis verſatus, ut quaedam inſuper accuratius elaborata adinvenerim, praeſertim ex iis, quae in exordio illius operis commemorantur. Latebant enim me adhuc parvi illi ſummis in artubus muſculi, qui primum cujus-

πτουσι τὴν πρώτην διάρθρωσιν ἑκάστου τῶν δακτύλων, ᾤμην τε, διὰ μόνου τοῦ περιλαμβάνοντος ἔξωθεν ὑμενώδους συνδέσμου τοῦ εἰς τὴν ἐσχάτην αὐτῶν φάλαγγα καθήκοντος τένοντος τὴν ἐνέργειαν ἐπιτελεῖσθαι ταύτην. ᾤμην δὲ καὶ, τοὺς εἰς τὰ πλάγια κινοῦντας ἕκαστον τῶν δακτύλων τένοντας ἀνάλογον ἔχειν τοῖς ἐκτείνουσι τε καὶ κάμπτουσιν αυτοὺς, ὡς καταφύεσθαι μόνοις τοῖς κατὰ τὰς διαρθρώσεις μέρεσι τῶν ὀστῶν. εἶχε δ' οὐχ οὕτω τἀληθές. ἐκτείνονται γὰρ ἄχρι τοῦ πέρατος ἕκαστος ἑκάστου δακτύλου μικρὰς καὶ (122) ἀραχνοειδεῖς αὐτῶν ἶνας ἀναφύοντες ἐς τὰ μετὰ τὰς διαρθρώσεις ὀστᾶ. ἐν ἄκρᾳ μὲν οὖν χειρὶ καὶ ποδὶ ταῦθ' ἡμῖν εὑρέθη· κατὰ δὲ τὴν ὑπόλοιπον ἅπασαν πραγματείαν οὐκ ὀλίγα τοιαῦθ' ἕτερα, περὶ ὧν εἰρήσεται κατὰ τὸν οἰκεῖον καιρόν.

Κεφ. δ'. [32] Ἐπεὶ δὲ πολλάκις ἐναντία δόξω λέγειν τῶν ἀνατομικῶν ἀνδρῶν τοῖς ἀρίστοις, ἄμεινον εἶναί μοι δοκεῖ καὶ περὶ τοῦδε βραχέα προειπεῖν. οὐκ ἀπ' ἐμοῦ πρώτου κατὰ τὰς ἀνατομὰς ἤρξατο διαφωνεῖσθαι τοῖς ἰατροῖς,

que digiti articulum ſimul flectunt; putabamque, ſolius membranei ligamenti beneficio, quod tendonem ad extremum ipſorum internodium porrectum foris ambit, functionem hanc perfici. Putabam quoque, tendones unumquemque digitum in latera moventes iis, qui extendunt ipſos flectuntque, adaequari, ut ſolis oſſium partibus in articulationibus inſererentur. Atque rem haud veram ſe habere *comperi;* nam ſingulis digitis ſinguli ad extremum usque extenduntur, fibras exiguas et t lae araneorum modo ſubtiles in oſſa poſt articulorum juncturas ſita inſerentes. In ſumma igitur manu et pede haec invenimus; caeterum non pauca vero hujusmodi alia in aliquo toto commentario habentur, de quibus proximo tempore dicemus.

Cap. IV. Quum autem ſaepe contraria videar dicere anatomicorum virorum praeſtantiſſimis, ſatius eſſe mihi videtur, et de hoc prius pauca diſſerere. Non a me primo de anatomicis inter medicos controverſia orta

ἀλλ᾽ ἐκ παλαιοῦ τοῦθ᾽ ὑπῆρξεν αὐτοῖς διὰ διττὴν αἰτίαν, ὅτι τε ψευδῶς ἔγραψαν ἔνιοι, καὶ ὅτι διαφόροις ἐχρήσαντο τοῖς τρόποις τῆς διδασκαλίας, δι᾽ οὓς οἱ μὴ διαφερόμενοι πρὸς ἀλλήλους, ὅσον ἐπ᾽ αὐτῇ τῶν ἑωραμένων τῇ γνώσει, φαντασίαν διαφωνίας ἐκπέμπουσι τοῖς ἀναγινώσκουσι μὲν αὐτῶν τὰ βιβλία, μηδεπώποτε δὲ ἑωρακόσι μηδὲν τῶν ἐξ ἀνατομῆς φαινομένων. εἴρηται μὲν οὖν ἐπιπλέον ὑπὲρ τῶν τοιούτων ἁπάντων ἐν τῷ προτέρῳ τῆς ἀνατομικῆς διαφωνίας· εἰρήσεται δὲ καὶ νῦν ἐπὶ βραχὺ τοσοῦτο μόνον, ὅσον εἰς τὰ παρόντα χρήσιμον ὑπάρχει, ἀρχὴν τῷ λόγῳ ὧδε θεμένοις. ἐνίοις μὲν ἔδοξε τῶν ἀνατομικῶν, ὁπόσας ἂν ἔχῃ κεφαλὰς ὁ μῦς, τοσούτους εἶναι τὸν ἀριθμὸν αὐτούς. ἕτεροι δέ τινες οὐ ταῖς κεφαλαῖς προσέχειν ἀξιοῦσι τὸν νοῦν, ἀλλὰ ταῖς τελευταῖς μετὰ τοῦ σκοπεῖσθαι τὸ μέγεθος αὐτῶν. εἴτε γὰρ αἱ πολλαὶ κεφαλαὶ συνελθοῦσαι ταχέως ἀλλήλαις ἐργάσαιντο περιγραφὴν μυὸς ἑνὸς, οὐ χρῆναι τοῦτον τὸν μῦν τοσούτους εἶναι νομίζειν φασὶν, ὅσος ὁ ἀριθμός ἐστι τῶν κεφαλῶν· εἴθ᾽ αἱ τελευταὶ πλείους οὖσαι κίνησιν ἔχοιεν

eft, fed a veteribus, quae inter ipfos extitit, idque duplici de caufa; hac, quod nonnulli falfa memoriae prodiderint; illa, quod diverfis docendi rationibus ufi, propter quas licet inter fe non diffentiant, quod ad infpectorum cognitionem attinet, imaginem tamen controverfiae iis praebeant, qui libros quidem ipforum legunt, caeterum, quae diffectiones indicant, nunquam viderunt. Dictum itaque eft uberius de hujusmodi univerfis in priore anatomicae diffenfionis libro. Dicetur autem etiam nunc, fed brevius, et quantum ad praefens duntaxat inftitutum conduxerit, hoc fermonis fumpto exordio. Nonnulli fane anatomici tot numero effe mufculos autumant, quot finguli habuerint capita. Quidam non capitibus, fed terminis incumbendum effe cenfent; ad haec magnitudinem ipforum confiderandam. Sive enim multa capita invicem coeuntia ftatim unius defcriptionem mufculi efficiant, non convenit (aiunt) mufculum hunc tot effe putare, quot ejus capita numerentur; five etiam termini

ὁμοειδῆ, βέλτιον εἶναί φασιν ἕνα τίθεσθαι τὸν μῦν τοῦτον· εἰ δὲ καὶ διαλύειν αυτὸν εἰς πλείονα μόρια κατ' εὐθυωρίαν ἕκαστον αὐτῶν ἀδύνατον εἴη, πολὺ δὴ μᾶλλον ἕνα χρῆναί φασι τὸν μῦν ὑπολαμβάνειν. τοιοῦτο γοῦν τι καὶ τῷ κατὰ μέσον τὸν πῆχυν ἔξωθεν ὑπάρχει μυΐ. συνεχὴς γὰρ ὢν ἑαυτοῦ καὶ εἷς ἀκριβῶς, σχίζεται κατὰ τον καρπὸν εἰς τεττάρων τενόντων ἀποφύσεις, ὁμοειδῆ κίνησιν ἐχόντων, εἴγ' ἐκτείνειν ἕκαστος αὐτῶν πέφυκε τὸν καθ' ἑαυτον δάκτυλον. εἰκότως τοιγαροῦν ἅπαντες οἱ ἀνατομικοὶ τὸν μῦν τοῦτον ἕνα φασὶν εἶναι, μὴ προσέχοντες τῷ πλήθει τῶν τενόντων, εἰς οὓς τελευτᾷ. κατὰ δὲ τὸν αὐτὸν λόγον ἐοίκασι καὶ τὸν παρακείμενον αὐτῷ μῦν, ὃς τοὺς μικροὺς δακτύλους τὴν λοξὴν κίνησιν κινεῖ, νομίζειν ἕνα, κἂν ὅτι μάλιστα δύο ἔχῃ κατὰ τὴν τελευτὴν ἑαυτοῦ τένοντας· ἔσφιγκται γὰρ αὐτὸ τὸ τῶν τενόντων ὑπερκείμενον ἅπαν σῶμα περιγραφὴν ἑνὸς ἔχον μυός. ὡς, εἴ γε ἦν, ὥσπερ τοῖς τένουσιν, οὕτω καὶ τοῖς ὑπερκειμένοις αὐτῶν μυσὶν ἡ περι-

plures motum habuerint uniformem, melius esse dicunt unum hunc musculum statuere. Quod si jam in partes plures secundum rectitudinem uniuscujusque ipsorum dissolvi non possit, multo sane magis unum hunc musculum esse pronunciant. Hujusmodi quid etiam musculo accidit, qui medio cubito foris incumbit. Nam cohaerens sibi continuusque et unus ad amussim quatuor tendinum propagines juxta brachiale diffundit motum uniformem ministrantium; siquidem unusquisque digitum, cui insertus est, extendere solet. Merito igitur omnes anatomici musculum hunc unum esse dicunt, non advertentes tendinum multitudinem, in quos desinit. Eadem ratione videntur adjectum ei musculum, qui parvos digitos obliquo motu movet, unum putare, licet in suo ipsius termino duos potissimum tendones habeat; nam musculus ipse universum corpus suum, quod supra tendines positum est, contractum habet, unius descriptionem musculi obtinens. Quod si, quemadmodum tendonibus, sic quoque musculis eis superpositis duplex esset eir-

γραφὴ διττὴ, πάντως ἂν που δύο μῦς ἔθεντο τοὺς ἡγουμένους τῆς εἰς τὸ πλάγιον κινήσεως τοῖς μικροῖς δακτύλοις. ἀμέλει τὸν τὴν αὐτὴν κίνησιν κινοῦντα τῶν ὑπολοίπων τριῶν δακτύλων οὐχὶ ἕνα τίθενται. καίτοι γε, εἴπερ ἱκανὸν αὐτοῖς ἐδόκει γνώρισμα τὸ τῶν κινήσεων ὁμοειδὲς εἰς πίστιν τοῦ τὸν μῦν ὑπάρχειν ἕνα, πάντως που, καθάπερ τὸν ἐκτείνοντα τοὺς τέσσαρας δακτύλους ἕνα τίθενται ἅπαντες, οὕτω καὶ τοὺς ἐξηγουμένους τῆς εἰς τὸ πλάγιον αὐτῶν κινήσεως οὐ δύο μῦς ἠρίθμουν, ἀλλ' ἕνα. καὶ μὲν δὴ καὶ ὅταν ἔχῃ κεφαλὰς ὁ μῦς πλείους ἐς ταὐτὸν ἀλλήλαις οὐ μετὰ πολὺ τῆς ἀρχῆς ἰούσας εἰς ἕνωσιν μυὸς ἰδίαν ἔχοντος περιγραφὴν, οὐδ' ἐνταῦθα προσέχουσι τῷ πλήθει τῶν κεφαλῶν. οὕτω γοῦν τὸν πρόσθιον πρὸς τῷ βραχίονι μῦν ἐκ δυοῖν ἀρχόμενον κεφαλῶν ἕνα τέθεινται πάντες, ὅτι καὶ τὴν τελευτὴν μίαν ἔχει, καὶ κίνησιν [33] ἐξ ἀνάγκης ἐπ' αὐτῇ μίαν, ὅλην θ' ὡσαύτως τὴν περιγραφὴν μίαν. οὐ μὴν τούς γε τὴν γαστροκνημίαν ἐργαζομένους ἕνα τίθενται, καίτοι δι' ἑνὸς τένοντος ὑπολαμβάνοντες ἐμφύεσθαι τῇ πτέρνῃ, διότι μέχρι

cumſcriptio, duos omnino muſculos ſtatuiſſent, qui parvos digitos in obliquum movent; quandoquidem muſculum, cui reliquorum trium digitorum idem motus delegatur, non unum collocant. Si tamen motuum ſimilitudo ſufficiens nota ipſis eſſe videretur, quae fidem faceret, unum exiſtere muſculum, certe, quemadmodum extendentem quatuor digitos unum omnes ponunt, ſic et in obliquum eos agentes non duos muſculos, ſed unum numerarent. Praeterea, quum plura muſculus capita habuerit, quae inter ſe haud multo poſt principium in unionem muſculi ſuam obtinentis circumſcriptionem coëant, neque hic mentem capitum numero advertunt. Sic igitur brachii muſculum ex duobus incipientem capitibus unum omnes conſtituerunt, quod tum finem unum habeat, eoque motum neceſſario unum, tum univerſam pariter circumſcriptionem unam. Non tamen illos, qui ſuram efficiunt, unum ponunt, etſi per unam tendinem calcem ingredi opinentur, eo quod longiſſime ipſorum

πλείστου προήκουσιν αὐτῶν αἱ κεφαλαὶ, πρὶν ἐς ταὐτὸν ἀλλήλοις ἐλθεῖν. εἴπερ οὖν ὀρθῶς τίθενται, πολλάκις οὐκ ὀρθῇ διδασκαλίᾳ χρώμενοι περὶ μυῶν ἑτέρων, οὐ μὴν εὐθύς γε τούτου χάριν ἀγνοεῖν τις αὐτοὺς ἐρεῖ τοὺς μῦς, ὑπὲρ ὧν διηγοῦνται· οὐ μὴν οὐδὲ τὸν ἀμείνονι τρόπῳ διδασκαλίας χρησάμενον ἐκ μόνου τούτου διαφωνεῖν τοῖς ἄλλοις ὑπολήψεται. δύο γοῦν ἐφεξῆς ἐρῶ τρόπους διδασκαλίας ἐφ᾽ ἑνὶ πράγματι, φαντασίαν μὲν ἔχοντας οὐ σμικρὰν διαφωνίας, οὐ μὴν κατ᾽ ἀλήθειάν γε διαφερομένους μεγάλως. λεγέσθω δὲ πρότερον ὁ ἕτερος αὐτῶν ὧδε. τοὺς μείζονας τοὺς τρεῖς δακτύλους, τόν τ᾽ ἀντίχειρα καλούμενον καὶ τον λιχανὸν καὶ τὸν μέσον, εἷς κινεῖ μῦς τὰς εἰς τὸ πλάγιον κινήσεις, ὡς ἐπὶ τὸν τοῦ μικροῦ δακτύλου τόπον, ἐκφυόμενος μὲν ἐξ ἅπαντος τοῦ κατὰ τὸν πῆχυν ὀστοῦ, τρεῖς δὲ ἀποφύων ἑαυτοῦ τένοντας πλησίον τοῦ καρποῦ, δι᾽ ὧν εἰς τὰ πλάγια μέρη τῶν δακτύλων ἐμφύντων ἡ λοξὴ κίνησις αὐτῶν γίγνεται. οὗτος μὲν ὁ πρότερος τρόπος τῆς διδασκαλίας· ἕτερος δὲ ἐπ᾽ αὐτῷ δεύτερος ὅδε. δύο μύες ἡγοῦνται τῆς εἰς τὰ πλάγια κινήσεως τῶν εἰρημένων τριῶν δακτύλων, ἔξωθεν

capita procedunt prius, quam in idem una conveniant. Si itaque recte ponunt, parum recta in aliis mufculis difciplina frequenter utentes, non tamen protinus dicet aliquis hujus gratia, ipfos ignorare mufculos, de quibus differunt; nec etiam meliore docendi modo ufum hinc folum cum aliis diffentire quispiam fufpicabitur. Duos itaque eadem in re doctrinae modos deinceps producam, imaginatione quidem difcrepantes haud mediocriter, caeterum re ipfa non admodum. Dicatur autem prior ipforum hoc pacto. Digitos tres majores, pollicem, quem vocant, indicem et medium, unus mufculus in latus, ceu ad parvi digiti regionem, movet, ex toto cubiti offe procedens, qui juxta brachiale tres tendinum ramos diffundit, a quibus in latere digitorum infertis obliquus ipforum motus peragitur. Hic quidem prior docendi modus eft; alter poft hunc ifte eft. Duo mufculi extrinfecus cubito incumbentes tres illos digitos in latera ducunt.

ἐπικείμενοι τῷ πήχει. καταφύεται δ' αὐτῶν ὁ μὲν ἕτερος εἴς τε τὸν μέσον καὶ τὸν λιχανὸν δικρόῳ τένοντι παραπεφυκὼς ἄχρι πλείστου τῷ τοῦ πήχεως ὀστῷ· ὁ δὲ δεύτερος ἑνὶ τένοντι καταφύων, καθάπερ οὖν καὶ αὐτὸς εἷς ἐστι, τὸν ἀντίχειρα καλούμενον δάκτυλον ὡς ἐπὶ τὸν λιχανὸν ἄγει, τὴν μὲν κεφαλὴν ἔχων ἐν τοῖς ἄνω μέρεσι τοῦ πήχεως ἐγγὺς τῆς κατ' ἀγκῶνα διαρθρώσεως, εἰς τένοντα δὲ οὐ μετὰ πολὺ τελευτῶν, ὅστις τένων παραπέφυκε τῷ προειρημένῳ μυῒ τῷ τοὺς δύο δακτύλους κινοῦντι, τόν τε μέσον καὶ τὸν λιχανόν. αὕτη μέν σοι καὶ ἡ δευτέρα διδασκαλία. διαφέρουσι δ' ἀλλήλων οὐκ αὐτοῖς τοῖς πράγμασι τοσοῦτον, ὑπὲρ ὧν ποιοῦνται τὴν διήγησιν, ὅσον, ὡς εἴρηται, τῷ τρόπῳ τῆς διδασκαλίας. ἀκριβέστερος γάρ πώς ἐστιν ὁ ἕτερος ὁ δύο μῦς εἶναι λέγων αὐτους, ἐπειδὴ φαίνεται περιγραφὴν ἰδίαν ἔχων ὁ τὸν ἀντίχειρα κινῶν μῦς. οὐ μὴν οὐδ' ἡ προτέρα διδασκαλία παντάπασιν ἀπόβλητος, ἐπειδὴ κοινωνοῦσί πως ἀλλήλοις οἱ μύες καὶ παράκεινται συμφυόμενοι διὰ λεπτῶν ἰνῶν. ἔτι δὲ μᾶλλον ἐπὶ τοῦ τὸν μέγαν δάκτυλον καὶ τὸν καρπὸν κινοῦντος τένοντος ὁ τρόπος τῆς διδασκαλίας

Alter ipsorum in medium et indicem digitum tendine bifido inseritur, cubiti ossi quam longissime annexus. Alter simplici tendine prodiens, tanquam et ipse unus sit, pollicem vocatum indici admovet; caput quidem in supernis partibus cubiti propter ipsius cum brachio articulum obtinet; mox in tendinem cessat, qui musculo nuper dicto binos digitos, medium puta et indicem, moventi adnascitur. Atque haec altera tibi disciplina esto. Differunt sane invicem non re ipsa tantum, de qua disputant, quantum, ut diximus, docendi ratione. Exactior enim quodammodo altera est, quae duos esse musculos dicat ipsos, quod propriam circumscriptionem musculus, qui pollicem movet, habere videatur; non tamen prior doctrina omnino repudianda est, quia musculi inter se mutuam fere societatem ineunt tenuibusque invicem filamentis cohaerent. Multo adhuc magis in tendine, qui magni digiti et brachialis motor est, docendi ratio falsae

φαντασίαν παρέξει διαφωνίας ψευδοῦς. ἔνεστι γὰρ κἀκεῖ λέγειν, ἕνα τὸν μῦν εἶναι τοῦτον, ὥσπερ οὖν εἴρηται πρὸς τῶν ἀνατομικῶν, ὅτι φαίνεται καὶ κεφαλὴν ἔχων μίαν καὶ περιγραφήν· ὅτι περ ἂν ἐν τῷ τῆς κερκίδος πέρατι τῷ πρὸς καρπῷ τοὺς δύο γεννήσει τένοντας. ἀλλά τοι καὶ τοῦτον ἄμεινον λέγειν, ὅτῳ γε ἀκριβοῦς διδασκαλίας φροντὶς, οὐχ ἕνα μῦν ὑπάρχειν, ἀλλὰ δύο, κἂν ὅτι μάλιστα συμπεφυκότες ἀλλήλων ὦσιν ἀπὸ τῆς κεφαλῆς ἄχρι τῆς εἰς τοὺς τένοντας σχίσεως. ὅτι τε γὰρ ὅλως χωρίζονται, προσηκόντως αὐτοὺς διακρίνοντός τινος, ὅτι τε διαφέροντα κατ᾽ εἶδος μόρια κινοῦσιν, εὔλογον αὐτοὺς ὑπάρχειν δύο. κινεῖ γὰρ ὁ μὲν ἕτερος τῶν τενόντων τὸν μέγαν δάκτυλον, ὁ δὲ ἕτερος τὸν καρπὸν, ὁμοειδῆ μὲν τὴν κίνησιν, οὐ μὴν ὁμοειδῆ γε τα μόρια. ὅτι δὲ τῇ διαφορᾷ τῶν κινήσεων μᾶλλον ἢ ταῖς ἄνωθεν ἀρχαῖς εἰώθασι διακρίνειν ἀλλήλους τοὺς μῦς, (123) ἐναργῶς ἀπεδείξαντο, δύο εἰπόντες εἶναι μῦς, οὐχ ἕνα, τοὺς κάμπτοντας ἅπαντας τοὺς δακτύλους, καίτοι καὶ ἡ κίνησις αὐτῶν ἐγγύς πώς ἐστιν ὁμοειδὴς, καὶ ἄνωθεν

diffenfionis imaginem prae fe fert, quandoquidem illic quoque unum hunc effe mufculum dicas licet, (quemadmodum ab anatomicis affertum eft) quod videlicet unum habere caput unamque circumfcriptionem videatur; etfi duos in radii extremo, ubi brachiale incipit, tendines producat. At vero, cui exactior difciplina curae fuerit, ei magis conveniet dicere, non unum mufculum, fed duos exiftere, quamvis inter fe arctim cohaereant a capite, usque dum in tendines fcindantur. Nam quod omnino feparantur, fi commode eos fecernas, quodque diverfas fpeciei partes movent, duos effe ratio ipfa convincit; fiquidem alter tendinum majorem digitum, alter brachiale movet, qui fane motus uniformis eft, partis vero diverfae. Quod porro motuum differentia potius, quam fuperioribus principiis, mufculos inter fe difcernere confueverint, fatis argumenti praebent, non unum dicentes, fed duos mufculos exiftere, qui omnes digitos contrahant, quanquam et motus eorum fere fit uniformis

ἀρχὴ μία. ἀλλ' ὅτι τὸ μὲν δεύτερον ἄρθρον ἡ ἑτέρα κεφαλὴ τῶν τενόντων, ἡ δὲ ἑτέρα τὸν πρῶτόν τε καὶ τρίτον κάμπτει, διὰ τοῦτο εἶναι δύο φασὶ τοὺς μῦς, ἡνωμένους ἀκριβῶς ἀλλήλοις δι' ὅλου τοῦ πήχεως, πρὶν εἰς τὰς τῶν τενόντων τελευτῆσαι ῥίζας· ἀλλὰ [34] ταύτας γε προσέσχον οὔσας δύο καὶ τῇ τῶν κινήσεων διαφορᾷ. ἡ μεν οὖν ἀκριβεστάτη διδασκαλία τούτους ἔχει τοὺς σκοπούς. οὐ μὴν ἐγκαλεῖν γε χρὴ τοῖς ἑτέρως διδάσκουσιν, ὅταν ὀλίγον αὐτῆς ἀπολείπωνται. τουναντίον γὰρ ἄμεινον πράττειν ἐστὶν, ἐπειδὰν ὑπὸ πολλῶν ἀνδρῶν ἐνδόξων εὕρωμέν τι γεγραμμένον, οὐ πολὺ τῆς ἀρίστης απολειπόμενον διδασκαλίας, χρήσασθαι κἀκείνῳ την πρώτην, ἕνεκα τοῦ μὴ ταράξαι τους ακούοντας, εἰς φαντασίαν ἄγοντας διαφωνίας. ἀκριβολογεῖσθαι δὲ βουλόμενος, ἤτοι τὴν ἔνδοξον εἰπὼν διδασκαλίαν, ἐφεξῆς τῷ λόγῳ προσθήσεις, ὡς ἄμεινον, εἴ τις δυο τούτους, εἰ τύχοι, τους μῦς ὑπολαμβάνει διὰ τὴν αἰτίαν, ἢ τὴν ἀρίστην εἰπὼν ἐφεξῆς αὖ πάλιν προσθήσεις, ὡς ἐγχωρεῖ τους δύο τούτους

et principium fuperiore ex parte unum. Quia vero hoc tendonum caput fecundum quidem articulum, aliud vero primum et tertium contrahit, iccirco duos ajunt effe mufculos, exacte per totum brachium invicem adunitos, priusquam in tendinum radices terminentur, quas pariter duas effe ex motuum diverfitate animadverterunt. Itaque difciplina accuratiffima hos fcopos continet; non tamen aliter docentes improbare decorum eft, quando parum ab ea defciverint. Contrarium enim facere fatius eft, quum a plerisque claris viris fcriptum non nihil inveniamus, quod non multum ab optima doctrina degeneret; adeoque nos priore illa uti praeftiterit, ne auditores turbemus in diffenfionis imaginationem perducentes. Qui autem exquifite rem volet confiderare, vel celebrem praefatus difciplinam fubjiciet deinde, fermoni melius effe, fi quis duos hosce exempli gratia mufculos propter rationem illam exiftimet, vel praeftantiffimam interpretatus iterum deinde fubjunget, licere

μῦς ἕνα τίθεσθαι διὰ τὴν ἄχρι πλείστου σύμφυσιν. ταυτὶ μὲν οὖν ἄμεινόν ἐστι περὶ πάντων τῶν μυῶν ἐν ἀρχῇ προειρῆσθαι.

Κεφ. ε'. Ὅπως δ' ἐγχειρεῖν χρὴ γυμνάζεσθαί τε βουλόμενον αὐτὸν, ἑτέρῳ τε δεικνύντα, καιρὸς ἤδη λέγειν, ἐπιδείξαντας πρότερον ἀπάτην κοινὴν παμπόλλων ἀνατομικῶν εἶναι προσποιουμένων, οἵτινες ἀνατέμνοντες ἐνίοτε ζῶον ἐκ πολλοῦ τεθνεὸς, ὡς ἐξηράνθαι τε καὶ συντετάσθαι τὰ μόρια, καὶ μάλιστα τὸ περικείμενον ἔξωθεν αὐτοῦ δέρμα τείνοντες, ἤτοι γε ὑμένας, ἢ ἄλλα ἄττα σώματα, συνεσπῶντό τινα μόρια τῶν ὑποκειμένων, ὥσπερ καὶ οἱ διὰ τοῦ καταφυομένου τένοντος εἰς τὸ τῆς χειρὸς ἔνδον ἕλκοντές τε καὶ κάμπτοντες τοὺς δακτύλους. καίτοι γε αὐτοὶ λέγουσιν, εἰς τὸ κινηθησόμενον ὀστοῦν χρῆναι καταφύεσθαι τὸν μῦν ἢ τὸν τένοντα. κακῶς οὖν ἐνταῦθα, ἐπιλαθόμενοι τῶν ὀρθῶς ἑαυτοῖς εἰρημένων, κάμπτεσθαί φασι τοὺς δακτύλους ὑπὸ τοῦ τένοντος, οὐδεμίαν ἔμφυσιν εἰς ὀστοῦν ἔχοντος. ὅπως οὖν ἡμᾶς ἐγχειρεῖν προσήκει, φυλαττομένους ὁμοίως

duos hos mufculos unum propter longiffimam inter fe continuitatem conftituere. Haec itaque de omnibus mufculis praedixiffe initio conveniebat.

Cap. V. Nunc, quo modo fe gerere debeat, qui tum ipfe exercitari, tum alteri monftrare velit, tempeftivum eft dicere. Sed prius oftendemus communem multorum anatomici nomen falfo fibi arrogantium errorem, qui interim animal diffecant longo tempore mortuum, ut partes jam inaruerint contractaeque fint; ac maxime, dum cutem foris ipfi circumdatam vel membranas vel alia quaedam corpora tendentes nonnullas fimul ex fubjectis particulis avellunt; ut et illi, qui per tendonem internae manus parti infertum digitos trahunt inflectuntque, quamvis ipfi dicant, mufculum vel tendonem in os, quod movebitur, inferi oportere. Male itaque hic eorum, quae recte dixerint, obliti digitos ajunt a tendone flecti nusquam offi inferto. Proinde, qua ratione nos adminiftrare deceat, ne ex aequo cum illis er-

ἐκείνοις σφαλῆναι, λέγειν ἤδη καιρός. ἀφελεῖν μὲν δηλονότι πρῶτον ἅπαν χρὴ τὸ δέρμα τοῦ τε πήχεως ὅλου καὶ τῶν δακτύλων ἔξωθεν, ἑνὸς μόνου φεισαμένους, τοῦ τῆς ἄκρας ἤδη χειρὸς ἔνδον· ἔπειτα τὰ κατὰ τὴν διάρθρωσιν τοῦ καρποῦ περιελεῖν ἐπιμελῶς, εἴ πού τις ὑμὴν ὑπολείποιτο, τοῦ δέρματος ἀφαιρεθέντος. ἐπιτήδειος δ' εἰς τὴν τῶν τοιούτων ἀφαίρεσιν ἡ ὀξυτέρα σμίλη, καθάπερ ἡ ἀμβλυτέρα πρὸς τὸ χωρίζειν ἀπ' ἀλλήλων τοὺς μῦς. ἀρθέντων δὲ τῶν ὑμένων, καὶ μετ' αὐτοὺς τοῦ πρώτου κατὰ μέσον τὸν πῆχυν ἐπιπολῆς ὑπὸ τῷ δέρματι μυὸς, ὑπὲρ οὗ μικρὸν ὕστερον ἐρῶ σαφέστερον, ὄψει συνδέσμους ἐπικειμένους ταῖς διαρθρώσεσιν, ἐγκαρσίους τῇ θέσει καθ' ἑκάτερον τοῦ κώλου τὸ μέρος, ἔξωθέν τε καὶ ἔσωθεν, οἷς ὑπόκεινται κεφαλαὶ τενόντων, ἐκ μὲν τῶν ἔνδον μερῶν τῶν καμπτόντων τοὺς δακτύλους, ἐκ δὲ τῶν ἔξωθεν τῶν ἐκτεινόντων. ἑκατέρωθεν δὲ τῶν εἰρημένων συνδέσμων, ἐν μὲν τοῖς ἔνδον μέρεσι δύο μύες, ὁ μὲν κατ' εὐθὺ τοῦ μικροῦ δακτύλου τεταμένος, ὁ δὲ τοῦ λιχανοῦ, κάμπτοντες τὸν καρπόν· ἐν δὲ τοῖς

remus, dicere jam tempus eſt. Primum ſane tota cubiti atque digitorum cutis exterior auferenda eſt, ab ea ſolum, quae extremam intus manum cooperit, abſtinentibus; dein, quae in articulo ſunt brachialis, ſtudioſe adimere oportet, ſi forte quaepiam membrana ex detracta cute reſidua ſit. Verum hujusmodi avellendis ſcalpellus acutior eſt accommodus, quemadmodum muſculis invicem ſeparandis obtuſior. Jam vero, membranis ademptis, primoque poſt ipſas medii cubiti ſub cute ſumma muſculo, de quo paulo poſt diſſeram clarius, videbis ligamenta articulorum compagibus injecta, poſita in utraque membri parte, foris et intrinſecus transverſa, quibus capita tendinum ſubjacent, interna parte digitos flectentium, exteriore intendentium. At ex utraque ligamentorum, quae dixi, parte interna quidem duo ſunt muſculi brachiale flectentes, quorum hic recto tramite verſus parvum digitum, alter verſus indicem porrectus eſt; exter-

ἐκτὸς ὅ τε κατὰ τὸν πῆχυν ἐκτείνων τὸν καρπὸν εἷς μῦς, οἵ τε κατὰ τὴν κερκίδα δύο, τὸν καρπὸν ἀμφότεροι κινοῦντες· ὁ δ' ἕτερος αὐτῶν καὶ τὸν μέγαν δάκτυλον, ὃν ἔφην ἄμεινον εἶναι τίθεσθαι δύο μῦς, οὐχ ἕνα. συνδέσμους δ' ἔχουσι περιβεβλημένους ἐγκαρσίως αἱ κεφαλαὶ τῶν ἔξωθεν ἁπάντων μυῶν τῶν εἰρημένων. ἔστι δέ τις καὶ ἕτερος μῦς, καθ' ὅλης τῆς κερκίδος ἄνωθεν ἐπιβεβλημένος. οὐκ ἔθ' οὗτος τε 35]λευτῶν εἰς τένοντα τοῖς εἰρημένοις ὅμοιον, ἀλλ' ἔστιν αὐτῷ τὸ κάτω μόριον πέρας, ᾧ πρὸς την ἐντὸς ἐπιστρέφεται χώραν, ὑμενῶδες δέ πως μᾶλλον οὐδεὶς τούτῳ τῷ μυῒ περιβέβληται σύνδεσμος, ὥσπερ οὐδὲ τοῖς ἔνδον, τοῖς κάμπτουσι τὸν καρπὸν, ἀλλ', ὡς εἴρηται, σαρκοειδής τε ἅμα καὶ ὑμενώδης γενόμενος ἐπὶ τῷ πέρατι τῆς κερκίδος, εἰς τὴν ἐντὸς χώραν ἐπιστρέφεται τῆς κατὰ τὸν καρπὸν διαρθρώσεως ἔγγιστα· καί σοι καλεῖν ἔξεστιν ὑμενώδη τένοντα τὴν ἀπονεύρωσιν αὐτοῦ. μέσην μὲν οὖν ἔχει την θέσιν ὁ μῦς οὗτος, ὡς μήτε τῶν ἐκτὸς εἶναι, μήτε τῶν ἔνδον, ἐσχηματισμένης κατὰ φύσιν δηλονότι τῆς χειρός· ἄνωθεν γὰρ

na vero in cubito, qui brachiale extendit, unus; duo in radio, brachiale utrique moventes; alter ipforum etiam magni digiti motor eft, quem duos potius quam unum exiftimandum effe dixi. Caeterum omnium exteriorum mufculorum, de quibus verba fecimus, capita ligamenta habent transverfim circumdata. Jam alius quidam mufculus toti radio fuperincumbit, nequaquam hic in tendinem aliis, quos recenfui, fimilem ceffans, fed inferius ipfius extremum, quo ad interiora convertitur, membranofum quodammodo potius obtinet. Nullo hic mufculus ligamento cingitur, (ut nec interiores, qui carpum inflectunt) fed, quemadmodum dictum eft, carnofus fimul et membraneus factus in radii extremo, intro divertit proxime brachialis diarthrofin: atque licet tibi membranofum tendinem aponeurofin appelles. Medium itaque fitum hic mufculus poffidet, ut neque exterior, neque interior in manu certe naturaliter figurata exiftat, ut

ἐπίκειται τῷ τε κώλῳ παντὶ καὶ τῇ κερκίδι. διαιρούντων δ᾽ εἰς δύο χώρας πάντων τῶν ἀνατομικῶν τὰ κατὰ τὸν πῆχυν μόρια, καὶ τὰ μὲν ἔξωθεν αὐτοῦ καλούντων, τὰ δ᾽ ἔνδον, ἀκολουθεῖν ἀναγκαζόμεθα καὶ ἡμεῖς ἕνεκα τοῦ μὴ δόξαι καινοτομεῖν. ἀλλὰ τὸν μῦν τοῦτον ἐν τοῖς ἔξω μᾶλλον ἤπερ ἐν τοῖς ἔσω τίθεσθαι δικαιοῦμεν. ἔστι δέ τις καὶ ἄλλος μῦς ἔνδον τοῦ πήχεως, ὑπὲρ οὗ σαφέστερον ἀνεβαλόμην ἐρεῖν, οὐδενὶ τῶν καθ᾽ ὅλον τὸ ζῶον ἐοικυῖαν ἔχων τὴν χρείαν, ὅτι μὴ τῶν κατὰ τὴν κνήμην ἑνί. τέτακται δὲ ἐπιπολῆς ἔνδον τῆς χειρὸς ὑπὸ τῷ δέρματι μεταξὺ πήχεώς τε καὶ κερκίδος, ὅντινα μῦν εἰς τένοντα πλατὺν ἔφην τελευτῶντα τῷ ψιλῷ τῶν τριχῶν ὑποφύεσθαι τῆς χειρός. οὗτος ὁ μῦς φαίνεταί σοι μέσος τῶν ἔνδον μυῶν, ἐπειδὰν ἀφέλῃς τὸ δέρμα· διαφέρει δὲ οὐδὲν, εἴτε τὰ ἐκτὸς ἀνατέμνειν ἐθέλοις πρότερον. ἀρξώμεθα οὖν ἀπ᾽ αὐτοῦ τοῦδε τοῦ μυὸς, ὃν ὑποφύεσθαί φημι τῷ δέρματι διὰ τένοντος πλατέος. ἔχει δὲ τὴν πρώτην ἔκφυσιν ὁ τένων οὗτος οὐκ ἀσαφῆ βραχὺ πρὸ τοῦ κατὰ τὸν καρπὸν ἄρθρου. κατὰ

qui toti membro radioque incumbat. At quum omnes anatomici cubiti partes in duas partiantur regiones, has exteriores, illas interiores ipſius appellantes; nos quoque eandem diviſionem, ne novum docendi modum invehere videamur, ſequi neceſſe eſt. Atqui hunc muſculum externis potius quam intimis aſcribendum cenſeo. Eſt vero quidam et alius muſculus, de quo clarius agere diſtuli, intus in cubito, nulli omnium, qui in univerſo habentur animante, ſimilem praeſtans uſum, niſi uni eorum, qui in tibia ſunt. Extat ſub cute in ſuperficie internae partis manus medius inter radium et cubitum muſculus, quem in tendonem latum deſinentem depili manus parti ſubnaſci diximus; hic muſculus, cute ſubtracta, medius interiorum muſculorum apparet; nihil autem refert, an exteriora prius diſſecare velis. Ab hoc igitur muſculo, quem cuti per latum tendinem ſubnaſci dictum eſt, auſpicemur. Tendo autem hic paulo ante brachialis articulum maniſeſte emergit; quare hinc probe diſſectionem

τοῦτο τοίνυν αὐτὸ τὸ χωρίον ἄρξαιτ' ἄν τις ἄριστα τῆς ἀνατομῆς αὐτοῦ. περιγέγραπταί τε γὰρ σαφῆ καὶ κεχώρισται τῶν περικειμένων τε καὶ τῶν ὑποκειμένων μυῶν λεπταῖς ἰσὶ περιεχόμενος, ἃς καὶ τοῖς δακτύλοις μὲν ἔστιν ἀποδεῖραι, καὶ σμίλῃ δ' ἀμβλείᾳ πάνυ ῥᾳδίως ἐργάσῃ αὐτὸ, τὴν κεφαλὴν τοῦ τένοντος ἀνατείνων ὑψηλὴν ἤτοι δι' ἀγκίστρου καθέσεως, ἢ διὰ τῶν σαυτοῦ δακτύλων. ἐντεῦθεν δὲ πρῶτον μὲν ἀνατέμνειν αὐτὸν ἄνω προϊόντα μέχρι τῆς κατ' ἀγκῶνα διαρθρώσεως, ὅθεν ἐμπέφυκεν· ἐπιτήδειαι δ', ὡς εἶπον, εἰς τὴν τοιαύτην ἐνέργειαν αἱ ἀμβλύτεραι τῶν σμιλῶν· ἔπειτ' ἐγκάρσιον αὐτὸν διατεμόντα, προσεχομένης δηλονότι τῆς πρώτης ανωθεν ἐκφύσεως, σὺν ταῖς ἑαυτοῦ ῥίζαις ἀνατείνειν ὑψηλὸν τὸ κάτω μέρος, ὃ διὰ τῆς ἐγκαρσίας τομῆς ἐχώρισας τῶν ὑπερκειμένων. κἀνταῦθα μάλιστα πρόσεχε τῷ ἔργῳ· μετ' οὐ πολὺ γὰρ τῆς ἑαυτοῦ κεφαλῆς ὁ τένων ουτος ὑποφύεται τῷ τῆς χειρὸς ἔνδον δέρματι. κατὰ τοῦτο αὐτὸ τὸ χωρίον ἔνεστί σοι διττὴν ἐγχείρησιν ποιήσασθαι, προτέραν μὲν, ἐν ᾗ συνεχόμενον τῷ δέρματι

ipfius quivis inceperit; haud enim obfcure circumfcriptus eft et a vicinis fubjectisque mufculis fejunctus; ad haec tenuibus fibris continetur, quas vel digitis licet divellere; at longe facilius hoc fcalpello hebetiore perficies, tendonis caput in fublime elevans, vel hamo, vel tuismet digitis exceptum. Hinc vero primum diffecabis ipfum furfum verfus ad cubiti juncturam tendentem, ex qua duxit originem. Commendantur maxime ad hujusmodi functionem obeundam, ut modo eft dictum, fcalpelli obtufiores. Deinde transverfum ipfum incides, relictoque primo fuperiore exortu, qui cum fuis radicibus adhaereat, partem inferiorem, quam transverfa fectione a fuprapofitis feparafti, fublimem elevabis. Atque hic mentem operi adhibeto; mox enim tendo hic poft fuum ipfius caput interioris manus cuti adhaerefcit. Hic loci licet tibi duplicem tractationem facere diffectionis; priore tendinem latum cuti continuum a fubjectis partibus

τὸν πλατυνθέντα τένοντα συναφαιρήσεις, αὐτὸν χωρίζων τῶν ὑποκειμένων σωμάτων διὰ σμίλης ὀξυτέρας, ἑτέραν δ', ὅταν ἀπολύῃς τὸ δέρμα τοῦ τένοντος, ἐπιβεβλημένον αὐτὸν ἐῶν τοῖς ὑποκειμένοις σώμασι τοῦ τένοντος· ἑκατέρως γὰρ ἡ φύσις αὐτοῦ φαίνεται καὶ ὅταν γε μόνον ἀποχωρίσῃς αὐτοῦ τὸ δέρμα, πειρῶ καὶ τὸν τένοντα μόνον (124) αὖθις ἀφαιρεῖν τῶν ὑποκειμένων· ἐναργέστατα γὰρ ἐν τούτῳ τῷ τρόπῳ φανεῖται γενόμενος ἐκ τοῦ τοιούτου μυός. ὑποτέτακται δὲ καὶ τῶν δακτύλων ἁπάντων τῶν ἔνδον ὁ τένων οὗτος, ὅρον ἔχων τὴν γραμμὴν ἐκείνην, ἔνθα συμβάλλει τὸ ψιλὸν τῆς χειρὸς τῷ πέριξ αὐτοῦ δέρματι τῷ τὰς τρίχας φύοντι. μετὰ δὲ τὸν τένοντα τοῦτον, ὃν ἔφην ὑποφύεσθαι τῷ ψιλῷ τῆς χειρὸς, πλατυνθέντα θεάσῃ τὰ ἀγγεῖα καὶ τὰ νεῦρα διανεμόμενα τοῖς ἐνταῦθα χωρίοις. ὑμένες δὲ καὶ τούτοις ἐπίκεινται, μεθ' ὧν ἐξαιρήσεις αὐτὰ μετά γε τὴν τῶν μυῶν ἀνατομήν. ὑπόκεινται γὰρ οἱ τοὺς δακτύλους κάμ[36]πτοντες τένοντες ἀπὸ δυοῖν ὁρμώμενοι κεφαλῶν, ἐν ἐκείνῳ μάλιστα τῷ χωρίῳ κείμενοι, ἐν ᾧ τόν τε σύνδεσμον ἔφην τετάχθαι καὶ τὴν ἐπ' αὐτῷ κεφαλὴν τοῦ πλατυνομένου τέ-

auferes, fcalpello ipfum acutiore feparans; altera cutem a tendine liberabis, tendinem fubditis illi partibus incumbentem relinquens; nam utroque modo natura ipfius apparet. Ubi jam ab ipfo duntaxat cutem fegregaveris, iterum conaberis tendinem feorfim a fubjacentibus adimere; fic enim manifeftiffime innotescet ex tali prodiiffe mufculo. Jam vero hic tendo internae omnium digitorum parti fubtenfus eft, in lineam illam definens, qua depilis manus pars ambienti eam cuti pilofae committitur. Poft hunc tendinem, quem depili manus parti fubnafci docuimus, dilatata videbis vafa et nervos inibi diftribntos. His membranae incumbunt, quas cum ipfis in mufculorum diffectione tolles. Nam fubfunt tendines, qui digitos flectunt, a binis prodeuntes capitibus, in illo potiffimum loco fiti, ubi et ligamentum, et tendinis fuper illud dilatati caput pofitum effe retulimus, de quo

νοντος, ὑπὲρ οὗ πέπαυμαι λέγων. τούτων οὖν ὑποκειμένων τῶν κεφαλῶν, ἡ μὲν ἑτέρα τέτταρας ἀποφύει τένοντας, ἐμφυομένους τοῖς δακτύλοις ἅπασι πλὴν τοῦ μεγάλου κατὰ τὴν ἀρχὴν τῆς δευτέρας φάλαγγος, ὑφ᾽ ὧν τενόντων κάμπτεται τὸ δεύτερον ἄρθρον αὐτῶν. ἡ δ᾽ ἑτέρα ὑπὸ ταύτην κειμένη κεφαλὴ τῶν τενόντων, εἰς πέντε μόρια σχισθεῖσα, καθ᾽ ἕκαστον ἰσχυρόν τι πρόβλημα αὐτοῦ ἄχρι τῆς ἐσχάτης φάλαγγος ἀφικόμενον τῶν δακτύλων, ἐνταῦθα καταφύεται. περιέχει δὲ ἅπαντας τοὺς τένοντας ἰδίᾳ καθ᾽ ἕκαστον ἰσχυρόν τι πρόβλημα, πολὺ μὲν αὐτοῦ τοῦ τένοντος σκληρότερον, ὑμένι δὲ ἐοικὸς παχεῖ. καί σοι καλεῖν ἔξεστιν, ὡς ἂν ἐθέλῃς, τὸ σῶμα τοῦτο, καὶ σύνδεσμον, καὶ ὑμένα, καὶ κατὰ σύνθετον προσηγορίαν ὑμενώδη σύνδεσμον, ἢ ὑμένα σκληρόν. ἔξεστι δὲ καὶ περίβλημα τῶν τενόντων, ἀμφίεσμά γε καὶ σκέπασμα καὶ χιτῶνα προσαγορεύειν αὐτόν. ἐπισπώμενόν γε μὴν μετὰ τὴν σχισθεῖσαν κεφαλὴν ἕκαστον τῶν τενόντων ἅμα τῷ λελεγμένῳ περιβλήματι θεάσῃ διὰ μὲν τῶν ὑποτεταγμένων τενόντων, ἐποχουμένων αὐτῶν τοῖς ὀστοῖς δακτύλων, τήν τε πρώτην διάρθρωσιν ἑκάστου δακτύ-

dicere nuper defiiti. Horum itaque capitum fubjectorum aliud quatuor producit tendines, digitis omnibus, praeterquam magno, prope fecundi internodii principium infertos, a quibus fecundus eorum articulus flectitur. At quod huic fubjacet tendinum caput in quinque discretum particulas, in extremam usque digitorum aciem pertingens, inibi inferitur. Tendines autem univerfos valens aliquod vallum munimentumque fingulos privatim continet, multo fane ipfo tendine durius, membranae vero fimile craffiori; quod pro arbitrio vocare licet ligamentum, membranam aut compofita appellatione membranofum ligamentum, vel membranam duram; nec prohibet quicquam tendonum indumentum, velamen et tegmen et tunicam appellare. Porro fi poft caput in ramos sciffum tendines fingulos una cum praedicto involucro attrahas, flecti per eos, qui fubjecti digitorum offibus infident, primum ipforum tertiumque articulum videbis,

λου καὶ τὴν τρίτην καμπτομένην, ὡς ἂν ἐμφυομένου κατὰ τοῦτο τοῦ τένοντος; τὴν πρώτην δὲ διὰ τοῦ περικειμένου συνδέσμου προσηρτημένην τοῖς ὀστοῖς. οἵ γε μὴν ἐποχούμενοι τούτῳ τέτταρες τένοντες τὸ μέσον ἄρθρον μόνον κάμπτουσι τῶν τεττάρων δακτύλων, ὡς ἂν τῇ κεφαλῇ τῆς δευτέρας ἐμφυόμενοι σκυταλίδος. εἴρηται δὲ ἐν τοῖς περὶ τῶν ὀστῶν λόγοις, ὡς σκυταλίδας τε καὶ φάλαγγας ὀνομάζουσιν οἱ ἀνατομικοὶ τὰ τῶν δακτύλων ὀστᾶ. θεάσῃ δὲ αὐτῶν τὰς ἐμφύσεις, ἀφελὼν τὸν περικείμενον ἐν κύκλῳ τοῖς τένουσι σύνδεσμον. οἱ μὲν ὑποβεβλημένοι τένοντες, οἱ τοῖς ὀστοῖς τῶν δακτύλων αὐτῶν ἐπικείμενοι, χωρὶς τοῦ σχισθῆναι τὴν εἰς τὸ τρίτον ὀστοῦν ἑκάστου δακτύλου κατάφυσιν ἴσχουσιν· οἱ δ' ἐπικείμενοι τούτῳ, οἱ τέσσαρες, εἰς μὲν τὸ δεύτερον, ὡς εἴρηται, καταφύονται τῶν ὀστῶν, ἅτε δὲ φθάνοντες ὑποβ βλῆσθαι καθ' ἕκαστον τοῦ προτέρου τένοντος τοῦ μείζονος; ἕκαστος, δίχα σχισθεὶς, περιβαίνει τε τὸν ὑποτεταγμένον τένοντα, καταφύεταί τε τοῖς πλαγίοις μέρεσι τῶν δευτέρων ὀστῶν. ἴδιον δ' ἐξαίρετον ἔχει παρὰ τοὺς ἄλλους δακτύλους ὁ μέγας, ὅτι τε παρὰ τῶν υψηλοτέρων οὐδὲν ἥκει

tanquam inibi tendine inferto, primum vero nodum per circumjacens ligamentum, quod oflibus adhaerefcit. Quatuor vero tendines hoc vinculo fuffulti medium duntaxat quatuor digitorum articulum inflectunt, ceu in caput fecundi internodii infinuentur. Vocant autem anatomici offa digitorum phalangas et fcytalidas internodia, ut in libris de oflibus annotatum eft. Videbis autem ipforum infertiones, ligamento, quod tendines in orbem ambit, fublato. Et quidem tendones fubditi, qui digitorum offibus incumbunt, citra fiffuram tertium cujusque digiti os ingrediuntur; quatuor huic fuperftrati fecundo, ut diximus, offi inferuntur ita, quod, dum fingulos ipfis fubjectos interioris majorisque mufculi tendines fubire conantur, finguli bifariam fciffi fubditum tendinem circumeunt, ac fecundorum offium lateribus infinuantur. Porro major digitus privatim hoc fupra caeteros habet eximium, puta quod nihil ex altioribus ad ipfum deve-

πρὸς αὐτὸν, ὅτι τε τὸ τῶν μορίων ἀποβλάστημα τούτῳ μόνῳ τῷ δακτύλῳ καθ᾽ ἑκάτερόν τι γίνεται μέρος, οὐ κατὰ τὴν κοινὴν ἁπάντων κεφαλήν. ἀκριβῶς οὖν προσέχων τῷ κοίλῳ τῆς χειρὸς ἐν αὐτῷ κατάσκεψαι τὸν εἰς τὸν μέγαν δάκτυλον ἀποσχιζόμενον τένοντα τῶν συμφυῶν τεττάρων. οὐ μὴν εἰς τὸ πρῶτόν γε ἄρθρον αὐτοῦ παραγίνεται, καθάπερ ἐκείνων ἕκαστος εἰς τὸ αὐτοῦ κατ᾽ εὐθύ· τῷ δευτέρῳ δὲ ἐπιβαίνων, εἶτ᾽ ἐκτεινόμενος ἄχρι τοῦ τρίτου, τοῦτο μὲν ὁμοίως ἐκείνοις τῇ καταφύσει κινεῖ, τὸ δεύτερον δ᾽ αὖ τὸ τοῦ πρώτου διὰ τοῦ περικειμένου χιτῶνος ἔξωθεν αὐτῷ. καὶ χρὴ τέμνειν τὸν χιτῶνα τοῦτον, ὅταν ἀπολύῃς τῶν τενόντων, ὀξείᾳ σμίλῃ κατὰ τὸ μῆκος. εἰ γὰρ καὶ σφαλείης τι περὶ τὴν χειρουργίαν κατ᾽ εὐθεῖαν εἰ οὐ τέμνεις, ἀλλ᾽ ἐγκάρσιον ὅλον ἀποτεμεῖς τὸν ὑποβεβλημένον αὐτῷ τένοντα. ἐν δὲ τῷ τείνειν, ὡς εἴρηται, πρὸς τὰς ἑαυτῶν κεφαλὰς τοὺς τένοντας ἅμα τοῖς περικειμένοις ἀμφιέσμασιν, ἤτοι πρόσφατος ἱκανῶς ὁ πίθηκος ἔστω, πρὶν ξηρανθέντας τε καὶ σκληροὺς γενομένους τοὺς δακτύλους ἀντιβαίνειν τοῖς ἕλκουσι τένουσιν, ἢ καταχέων ὕδωρ θερμὸν ὁμοίως ἐργάζου τοῖς

nit, nec partium propago ſoli ipſi ex communi omnium capite, ſed aliunde accedit. Quare magna cura cavae manus partis tendinem inſpicito, qui ex quatuor ſibi contiguis in majorem digitum propagatur; non tantum in primum ejus articulum, ſicut illorum unusquisque in eum primum articulum ejus digiti, qui e directo eſt, pervenit; ſecundum vero aſcendens, mox ad tertium usque porrectus, hunc quidem ſimiliter illis in ſitu movet, ſecundum vero a primo per tunicam extrinſecus ipſum ambientem; quam ſcalpello acutiore, ubi tendinem diſſolveris, juxta longitudinem incidere convenit; nam ſi manu aberrans transverſim, non recta linea, diviſeris, totum tendinem ei ſubjunctum amputabis. At, quum tendines una cum indumentis circumdatis ad ſua deducis capita, vel, ut dictum eſt, recens admodum ſimia eſto, prius quam digiti exiccati induratique tendinibus trahentibus renitantur, vel aqua calente in eam profuſa, re-

προσφάτοις αὐτοῦ, ἢ μαλάττων τε καὶ διακινῶν ταῖς σαυτοῦ χερσὶν, ὅταν ὦσι μετρίως σκληροί. σαφέστερον δ' ἂν μάθοις ἑκάστου τὴν ἐνέργειαν, εἰ περιτέμοις ἅπαντα τὰ πέριξ σώματα τῶν δακτύλων. αὕτη [37] μὲν ἐγχείρησις ἔστω σοι περὶ τοὺς ὑποβεβλημένους τῷ συνδέσμῳ τένοντας. τῶν δ' ἄλλων δύο μυῶν, ὑφ' ὧν ὁ καρπὸς κάμπτεται, τῆς μὲν ἀνατομῆς ἄρχεσθαι μικρὸν ἀνωτέρω τῆς διαρθρώσεως· ἐνταῦθα γὰρ ἀπονευροῦνταί τε σαφῶς καὶ τὰς περιγραφὰς τῶν ἐκφυομένων τενόντων ἐναργεῖς ἔχουσι. χωρίζων δ' αὐτοὺς τῶν ὑποκειμένων τε καὶ περικειμένων σωμάτων, ὡς ἔμπροσθεν εἴρηται, μέχρι τῆς ἄνω τε καὶ κάτω τελευτῆς, αὐτοὺς μὲν τοὺς τένοντας ὄψει καταφυομένους τοῖς κατωτέροις τῆς διαρθρώσεως, τας κεφαλας δὲ αὐτῶν ἀνηκούσας ἐπὶ τὴν κατ' ἀγκῶνα διάρθρωσιν. ὁ μὲν οὖν ἕτερος τῶν τενόντων εἰς τὸ κατ' εὐθὺ τοῦ μικροῦ δακτύλου κατα τὸν καρπὸν οστοῦν ὄρθιόν τε καὶ χονδρῶδες ἐμφύεται· κεῖται δὲ τὸ ὀστοῦν τοῦτο κατὰ τὴν γραφοειδῆ τοῦ πήχεως ἀπόφυσιν, ἣν ἔθος τοῖς ἀνατομικοῖς ὀνομάζειν στυλοειδῆ. ὁ δ' ἕτερος τῶν τε-

centi fimilem efficito, vel, dum modice induruerint, manibus tuis emolliens permovensque. Clarius autem functionem fingulorum didiceris, univerfis, quae digitos circumeunt, partibus praecifis. Atque hac ratione tendines ligamento fubditos tractabis. Caeterum aliorum duorum mufculorum, qui brachiale flectunt, diffectionem paulo fupra articuli commiffuram exordiris; ibi fiquidem in aponeurofes palam exeunt, et manifeftas tendinum illinc prodeuntium circumfcriptiones obtinent. Jam vero fecernens ipfos ab iis, tum quae fubfunt, tum quae ambiunt, corporibus adusque fuperius inferiusque extremum, veluti demonftravimus, tendines quidem inferioribus articuli partibus vides infinuari, capita ipforum cubiti atque brachii nodum adire. Unus itaque tendinum in brachiali juxta parvi digiti rectitudinem offi recto cartilagineoque inhaerescit, quod ad cubiti proceffum confiftit graphii modo figuratum, quem diffectores nunc graphoidem, nunc ftyloidem nominant. Alter tendo ftatim

νόντων εἰς βάθος μὲν αὐτίκα δύεται μετὰ τὴν διάρθρωσιν, ὡς δόξαι τινὰ τὴν κατάφυσιν αὐτοῦ εἴς τι τῶν οστῶν τοῦ καρποῦ ποιεῖσθαι· φανεῖται δ' ἀνατέμνοντί σοι τοὺς ἐπικειμένους αὐτῷ συνδέσμους ἐφ' ἕν τι τῶν κατὰ τὸ μετακάρπιον ὀστῶν ἀφικνούμενος, ὃ προτέτακται τοῦ λιχανοῦ δακτύλου, καὶ τούτῳ κατὰ τὴν ἀρχὴν ἐμφυόμενος. ουτοι μὲν οὖν οἱ πέντε μύες ἅπασαν τὴν ἐντὸς χώραν κατειλήφασι τοῦ πήχεως· ἀρθέντων δ' αὐτῶν, οἱ τὴν κερκίδα κινοῦντες φανοῦνται, περὶ ὧν ὕστερον ἐρῶ.

Κεφ. ς'. Νυνὶ δὲ πρότερον ἐπὶ τοὺς ἐκτὸς τοῦ πήχεως ἀφίξομαι τῷ λόγῳ μῦς, ἐκεῖνο μόνον ἔτι προσθεὶς, ὅτι τῶν ἔνδον μυῶν τὰς μὲν ἄνωθεν ἐκφύσεις εἴτε ἀφαιρεῖν, εἴτε φυλάττειν ἐθέλοις, ὁποτέρως ἂν βουληθῇς, οὐδὲν βλάψεις τὴν ἑξῆς ἀνατομήν. ὅσοι δ' εἰς τους δακτύλους ἐμπεφύκασι τένοντες, ἔα προσκεῖσθαι χάριν τοῦ φανῆναι τοὺς ἐν ἄκρα χειρὶ μῦς τοὺς μικροὺς, δυναμένους μὲν καὶ πρὸ τῆς τῶν ἐκτος ἀνατομῆς εὑρεθῆναι, καθ' ὃν ὑφηγήσομαι τρόπον· ἄμεινον δ' ἐστὶν ἁπάντων ὑστάτους αὐτοὺς

ab articuli junctura profundius mergitur, ut in brachialis os aliquod putes ipſum inſeri. At, dum ligamenta ſuperſtrata incidis, ad quoddam poſtbrachialis os indici digito praepoſitum excurrere videbis, ac illud ingredi juxta principium. Hi ergo quinque muſculi totam interiorem cubiti regionem occuparunt, quibus ademptis, radii motores apparebunt, de quibus poſtea dicturi ſumus.

Cap. VI. In praeſentia cubiti muſculos exteriores prius exequar, hoc praeterea ſolum adjungens, quod interiorum muſculorum ſuperiores exortus ſive auferre, ſive reſervare libeat, utrum malis, diſſectionem ſequuturam nihil offendes. Porro digitis inſertos tendines adhaerere ſinito, ut exiles muſculi ſumma in manu conſpiciantur, qui vel citra exteriorum diſſectionem poſſunt inveniri, quo oſtenſurus ſum modo. Satius fuerit omnino poſtremo ipſos diſſecare, ut in ſermonis proceſſu

ἀνατέμνειν, ὡς ἐπιδείξω τοῦ λόγου προϊόντος. ἡ δ' οὖν τῶν ἐκτὸς ἀνατομὴ κατὰ τήνδε τὴν ἐγχείρησιν γιγνέσθω. μετὰ τὸ δέρμα τά τ' ἀγγεῖά ἐστιν καὶ τὰ νεῦρα τὰ ἐπιπολῆς, ἃ σὺν τοῖς ὑμέσιν ἀφελὼν ὄψει σαφῶς ἐγκαρσίους συνδέσμους τέτταρας, ἕνα μὲν τὸν το τοῦ πήχεώς τε καὶ κερκίδος πέρας συνδοῦντα, δεύτερον δ' ἐπὶ μόνου τοῦ πήχεως, ὑποκάτω τοῦ προειρημένου, καὶ δύο ἄλλους ἐπὶ μόνης τῆς κερκίδος. ἀλλὰ πρῶτόν γε τέ(125)μνειν αὐτῶν εὐθείᾳ τομῇ, εἶθ' ἑκατέρωσε περιστέλλειν τὰ διὰ τῆς τομῆς ἀλλήλων ἀφεστῶτα μόρια τοῦ συνδέσμου πρὸς τὴν ἰδίαν ἑκατέρων ῥίζαν, ἢ τελέως ἐκκόπτειν αὐτό. μετὰ δὲ τοῦτο, πρῶτον μὲν ἀνατείνειν εἰς ὕψος ἀγκίστρῳ κεφαλὴν τενόντων τεττάρων ἐκτεινόντων τοὺς δακτύλους ἄνευ τοῦ μεγάλου, μέσην τῶν ἄλλων κειμένην· δεύτερον δὲ τὴν τοὺς μικροὺς δύο τῶν ἄλλων δακτύλους ἀπάγουσαν εἰς τὸ πλάγιον, εἰς δύο δηλονότι τένοντας ἐσχισμένην. οὐδὲν δὲ διαφέρει, κἂν ἐπὶ τὸ κάτω τῆς χειρὸς ἀπάγειν τις εἴπῃ τὴν κίνησιν ταύτην, ἐὰν ἐσχηματισμένην αὐτὴν ἐπινοῇ κατὰ φύσιν, ὡς Ἱπποκράτης ἐδίδαξεν. εἶτα τὴν ὑπόλοιπόν σε χρὴ τὴν

explicabo. Atque externorum diſſectio ita fere adminiſtrabitur. Sub cute vaſa nervique ſuperficiarii extant; quibus cum membranis exemptis, quatuor ligamenta transverſa clare conſpicis; unum cubiti radiique extremum colligans; alterum in cubito duntaxat priori ſubjacet; reliqua duo ſoli radio inhaerent. Sed primum, quod eſt medium, recta linea incidendum eſt; deinde ligamenti particulas ob diviſionem mutuo disjunctas utrinque ad ſuam quamque radicem redigere oportet, aut penitus ipſum praecidere. Poſt hoc autem primum caput quatuor tendinum digitos praeter magnum extendentium, in medio aliorum ſitum, hamo in altum attollere; mox id, quod exiguos duos digitos ab aliis in latera diducit, in binos ſciſſum tendines. Nihil autem differt, etiamſi quis ad inferiorem manus partem motum hunc abducere dicat, ſi figuratam ipſam conſideret ſecundum naturam, ut Hippocrates docuit. Poſtea reliquum

τρίτην ἀνατείνειν, ὁμοίας κινήσεως ἐξηγουμένην τοῖς μείζοσι τρισὶ δακτύλοις. ἡ μὲν δὴ πρώτη κεφαλὴ τῶν τενόντων ἑνὸς ἐκπέφυκε μυὸς, ὥσπερ καὶ ἡ δευτέρα. τὴν τρίτην δὲ ἔνεστί σοι δίχα τέμνοντι, τὴν μὲν τοὺς δύο δακτύλους, λιχανόν τε καὶ μέσον, κινοῦσαν κεφαλὴν, ἑνὸς ἐκφυομένην εὑρίσκειν μυός· [38.] τὴν δὲ τὸν μέγαν ἑτέρου. καὶ οὕτως ἔσονται τέσσαρες ὑπὸ τῶν προειρημένων συνδέσμων μύες. ἑξῆς δὲ τούτων ἐστὶ, κατὰ μὲν τὸν μικρὸν δάκτυλον ὁ τὸν καρπὸν ἐκτείνων μῦς, δι ἑνὸς τένοντος ἐμφυόμενος τῷ προτεταγμένῳ τοῦ μικροῦ δακτύλου κατὰ τὸ μετακάρπιον ὀστῷ· περιέχει δὲ αὐτὸν οὐκ ἰσχυρὸς σύνδεσμος, ἐν μόνῃ τῇ τοῦ πήχεως ἀποφύσει τὴν γένεσιν ἔχων. κατὰ δὲ τὸν μέγαν δάκτυλον ἕτερος κἀνταῦθα σύνδεσμος ἰσχυρὸς σφίγγει κεφαλὴν τενόντων δυοῖν, εὐρύθμως πάνυ τοῦ τῆς κερκίδος ὀστοῦ κατὰ τὴν ἀπόφυσιν ἐγγλυφέντος εἰς ἴσην κοιλότητα τῷ πάχει τῆς κεφαλῆς τῶν τενόντων. καταφύεται δ' ὁ μὲν ἕτερος αὐτῶν εἰς το προτεταγμένον ὀστοῦν τοῦ μεγάλου δακτύλου κατὰ τὸν καρπὸν, ὁ δ' ἕτερος εἰς αὐτὸν τὸν μέγαν δάκτυλον

tertium, fimilem motum grandioribus tribus digitis fuppeditans, te attollere oportet. Primum itaque tendinum caput ex uno, ut et fecundum, mufculo prodiit. Tertium bifariam incidere tibi licet; nam quod duos digitos, indicem et medium, movet caput, ex uno procedere mufculo comperies; quod vero magnum, ex altero. Atque hac ratione quatuor mufculi praedictis ligamentis fuberunt. His fuccedit, qui brachiale ad parvum digitum extendit mufculus, et tendone unico poftbrachialis offi, quod exiguo digito praeponitur, inferitur. Continet ipfum haud robuftum ligamentum, quod in fola cubiti apophyfi ortum habet. Prope magnum autem digitum alterum hic quoque validum ligamentum caput duorum tendinum conftringit, quippe radii os admodum concinne in apophyfi infculptum pari finu craffitudinem capitis tendinum excipit. Porro unus ipforum in os, quod ante magnum digitum in brachiali collocatum eft, inferi-

αὐτίκα μετὰ τὴν πρώτην διάρθρωσιν. ἐκπεφυκέναι δὲ τοὺς δύο τούτους τένοντας εἴθ᾽ ἑνὸς εἴποις μυὸς, εἴτε δυοῖν, οὐδὲν βλάψει μέγα τὴν ἀνατομήν. ἄμεινον μὲν τοῖς ὀλίγον ἔμπροσθεν εἰρημένοις λόγοις προσέχοντας τὸν νοῦν ἐκ δύο φάναι γεγενῆσθαι μυῶν τοὺς δύο τούτους τένοντας ἀλλήλοις συμφυῶν. καὶ γὰρ καὶ χωρίσεις αὐτοὺς ἀπ᾽ ἀλλήλων, ἢν ἐπιμελῶς ἀνατέμνειν ἐθέλῃς, ὥσπερ γε καὶ τοὺς προειρημένους δύο, δι᾽ ὧν ἡ λοξὴ κίνησις ἐγένετο τοῖς τρισὶ δακτύλοις τοῖς μείζοσιν. ὁ δ᾽ ὑπόλοιπος τῶν ἐκτὸς τοῦ πήχεως μυῶν, ὁ τὸν καρπὸν ἐκτείνων, δικρόῳ τένοντι καταφυόμενος τῷ πρὸ τοῦ λιχανοῦ καὶ μέσου δακτύλου μετακαρπίῳ, τὴν κεφαλὴν τοῦ τένοντος ἐστηριγμένην ἐπὶ τῆς κερκίδος ἔχει πλησίον τῆς κατὰ τὸν καρπὸν διαρθρώσεως. οὕτως μὲν οὖν ὀκτὼ γενήσονται μύες οἱ τὸν πῆχυν ὅλον ἔξωθεν κατειληφότες, ἐκείνως δὲ ἕξ· ἑπτὰ δὲ, εἴ τις ὑπὸ δυοῖν μὲν μυῶν φαίη κινεῖσθαι τοὺς τρεῖς δακτύλους τοὺς μεγάλους, ὑφ᾽ ἑνὸς δὲ τοῦ κατὰ τὴν κερκίδα τόν τε καρπὸν καὶ τὸν μέγαν δάκτυλον.

tur; alter in ipſum magnum digitum ſtatim a primi articuli junctura ingreditur. Quos, inquam, duos tendines ſive ex uno dicas muſculo, ſive duobus exortos, haud valde laedes anatomen. Praeſtat autem, ſi paulo prius dictas rationes animadvertimus, tendines illos duos e duobus muſculis invicem coëuntibus generatos dicere. Etenim ſi exquiſite ipſos velis incidere, ab invicem ſeparabis, quemadmodum antea commemoratos duos, qui tres digitos majores in obliquum agunt. Reliquus exteriorum cubiti muſculorum, qui brachiale extendens biſido tendine poſtbrachiali ſe ante indicem mediumque digitum inſerit, caput tendinis habet in radio fixum prope brachialis juncturam. Sic itaque octo erunt muſculi, qui totum extrinſecus cubitum occuparunt; illo vero modo ſex. Si quis autem dicat, a duobus muſculis tres moveri digitos majores, ab uno rurſus, qui radio incumbit, brachiale magnumque digitum, ſeptem erunt.

Κεφ. ζ. Ὅπως δὲ παραφύεται τοῖς κατὰ τὸν πῆχυν ὀστοῖς ἕκαστος τῶν μυῶν, εἴρηται μὲν κἀν τῇ τῶν μυῶν ἀνατομῇ, καὶ λεχθήσεται δὲ καὶ νῦν ἕνεκα τοῦ μηδὲν λείπειν τῷ λόγῳ. καὶ μέντοι καὶ περὶ τῆς τῶν ἄνωθεν ἐκφύσεως εἰρήσεται καὶ νῦν, ὡς ἐν ἐκείνῳ γέγραπται τῷ βιβλίῳ. δῆλον γάρ ἐστιν, ὅτι περὶ τῶν αὐτῶν χρὴ λέγειν τὰ αὐτά. κατὰ μὲν τὸν ἔξω κόνδυλον τοῦ βραχίονος τρεῖς εὑρήσεις κεφαλὰς μυῶν· ὑψηλοτάτας μὲν τοῦ τοὺς τέτταρας δακτύλους ἐκτείνοντος· ταπεινοτάτας δὲ τοῦ κατὰ τὸν μικρὸν δάκτυλον ἀνακλῶντος τὸν καρπόν· μέσην δ᾽ αὐτῶν τὴν τῶν δύο δακτύλων τῶν μικρῶν. ὑπὸ δὲ τούτοις ἔνδον ἤδη κατὰ τὸ βάθος οὐκέτ᾽ ἐπιπολῆς τοὺς δύο μῦς εὑρήσεις ἀλλήλοις συμφυεῖς τῶν τριῶν δακτύλων, ὅλου τοῦ κατὰ τὸν πῆχυν ἐκπεφυκότας ὀστοῦ· τὸν μὲν οὖν τῶν δύο δακτύλων ἐκ τοῦ πλείστου μέρους, τὸν δὲ τοῦ λοιποῦ τοῦ μεγάλου κατὰ τὴν ἄνω τελευτήν. ἐπίκειται δὲ τούτῳ ὁ συμφυὴς τῷ τοῦ καρποῦ μυΐ, ὁ τοῦ μεγάλου μὲν ἀνατείνων δακτύλου τὴν κεφαλὴν, αὐτὸς δὲ τὸ βάθος ὅλον κατειληφὼς τῆς μέ-

Cap. VII. Caeterum quo pacto ſinguli muſculi cubiti oſſibus adnaſcantur, in muſculorum diſſectione dictum eſt ac nunc dicetur etiam, ne quid ſermoni deſit. Quinetiam de ſuperioribus proceſſibus, veluti libro jam citato ſcriptum eſt, verba ſumus facturi; quippe conſtat, de eisdem eadem eſſe dicenda. In exteriore quidem brachii nodo tria muſculorum capita invenies; ejus ſane, qui digitos quatuor extendit, elatiſſimum; ejus autem, qui juxta parvum digitum brachiale reflectit, humillimum; medium vero inter illa, quod digitos duos minores a caeteris abducit. Sub his interius jam in imo, non amplius in ſuperficie, duo trium digitorum muſculi conducuntur, qui ex toto oſſe cubiti invicem coëuntes originem ducunt; qui quidem duobus digitis ſervit, maxima ex parte; qui vero reliqui magni digiti eſt, prope ſuperius extremum. Incumbit ipſi alius, brachialis muſculo cohaerens, qui majoris digiti caput extollit; idem vero totam profunditatem regionis, quae

σης χώρας ἀμφοτέρου τῶν ὀστῶν, κερκίδος τε καὶ πήχεως. ὅντινα μῦν ἄρχεσθαι μὲν ἀνατέμνειν, ὥσπερ καὶ τοὺς ἄλλους ἅπαντας εἶπον, ἀπὸ τῆς κατὰ τὸν καρπὸν χώρας. ἀνατέμνοντα δὲ καὶ πεφεισμένως τῶν ὑποκειμένων ἀποδέροντα δεῖ προσέχειν ὑμένι συνδέσμου φύσιν ἔχοντι, μεταξὺ πήχεως καὶ κερκίδος ἐκτεταμένῳ[39] καθ᾿ ὅλον το μῆκος τῶν ὀστῶν, ὃς δὴ καὶ διορίζει τά τ᾿ ἔξω καὶ τὰ ἔνδον τοῦ κώλου. κατὰ τούτου γὰρ ἐποχούμενον τοῦ συνδέσμου τὸν μῦν τοῦτον εὑρήσεις καὶ συμφυόμενον αὐτῷ· βέλτιον δ᾿ ἴσως εἰπεῖν ἐστιν ἐκφυόμενον ἐξ αὐτοῦ. τοῦτον οὖν, ὡς ἔφην, τοῦ θ᾿ ὑποκειμένου συνδέσμου καλῶς ἀποξέσας καὶ τοῦ συμφυοῦς ἀποκρίνας μυὸς, εὑρήσεις ὑποκείμενον αὐτῷ λοξόν τινα μῦν μικρὸν, ἐκ τοῦ πήχεως ἐς την κερκίδα διήκοντα, περὶ οὗ μικρὸν ὕστερον ἐρῶ. πρότερον γὰρ ἐπὶ τὸν τοῦ εἰρημένου μυὸς ἔρχεσθαί σε χρὴ συμφυῆ μῦν, τὸν ἐπικείμενον μὲν αὐτῷ, παρατεταμένον δὲ τῷ τῆς κερκίδος ὀστῷ παντὶ καὶ παραπεφυκότα δι᾿ ὅλου, τὸ δ᾿ ἄνω πέρας αὐτοῦ καὶ τοῦ πήχεως βραχύ τι συνεφάπτεται. μετα δὲ τοῦτο ἀνα-

inter utrumque os radii et cubiti habetur, occupat. Hujus itaque musculi dissectionem, quemadmodum et aliorum omnium, a brachiali incipere convenit. Quam qui molitur, magnaque cura a subjectis musculum detrahit, membranae attendet, quae ligamenti naturam habens intra cubitum radiumque per totam ossium longitudinem exporrigitur, atque externas membri patres ab intimis discriminat. Inibi siquidem musculum hunc ligamento insidere connascique ipsi comperies; at satius forsan erit dicere, ex ipso oriri. Cum igitur eundem probe a subjecto ligamento avulseris, ut docui, item a cohaerente musculo separaveris, occurret sub eo quidam obliquus exilis, de cubito in radium perveniens, de quo paulo posterius sermonem instituemus. Nam prius adoriere musculum praedicto adnatum incumbentemque, sed universo radii ossi porrectum eique perpetuo adhaerescentem, qui etiam cubitum superiore ipsius extremo leviter attingit. Deinde elatiorem ipso musculum incidere oportet, com-

τέμνειν σε χρὴ τὸν ὑψηλότερον αὐτοῦ μῦν, ἐπιπεφυκότα τε τῷ προειρημένῳ καὶ παραπεφυκότα τῇ κερκίδι, περὶ οὗ πρόσθεν εἶπον, ὡς δίκρους αὐτοῦ τένων ἀποφυόμενος εἰς τὸ πρὸ τοῦ λιχανοῦ τε καὶ μέσου δακτύλου μετακάρπιον ἐμφύεται. τούτου τοῦ μυὸς τὴν ἄνω τελευτὴν κατὰ το υψηλότατον εὑρήσεις τοῦ ἔξω κονδύλου μέρος τοῦ βραχίονος, ἀναβαίνουσαν ἤδη κατά τι καὶ πρὸς αὐτὸ τὸ ὑπερκείμενον τοῦ κονδύλου μέρος τοῦ βραχίονος. τὸν δὲ καὶ τούτου καὶ τῆς κερκίδος αὐτῆς ἄνωθεν ἐπιτεταμένον μῦν, τὸν ἴδιον τῆς κερκίδος, τὸν ὑπτίαν ἐργαζόμενον ὅλην τὴν χεῖρα, τὴν ἔκφυσιν ἀνωτέρω τοῦδε συνεχομένην τε καὶ συμφυῆ τῇ προειρημένῃ λαμβάνοντα, κατασκέπτου. μάλιστα γὰρ ἐνταῦθα συγχεῖται καὶ διαφθείρεται τὸ ἔργον, ἐπειδὴ καὶ τὸ πέρας τοῦ μυὸς τούτου γιγνόμενον ὑμενῶδες ἐγκαταδύεται τοῖς ταύτῃ μυσὶ τοῦ βραχίονος. ἐᾷν οὖν αὐτὸ καὶ μὴ πειρᾶσθαι κατὰ τὴν τοῦ πήχεως ἀνατομὴν ἐξευρίσκειν ἀκριβῶς. ἀλλ' ὅταν ἐπὶ τοὺς τοῦ βραχίονος ἀφίκῃ μῦς, ἔπειτα γυμνώσεις πρῶτον ἐν αὐτῷ τὸν πρόσθιον, ὡς εἴρηταί σοι. τότε καὶ τὴν τοῦ προκειμένου κατὰ τὸν λόγον τόνδε ἐμφυομένην

memorato imminentem radioque connexum, quem antea retuli bipartito tendine in poſtbrachiale ante indicem ac medium digitum inſeri. Hujus muſculi ſuperiorem finem deprehendes prope altiſſimam exterioris brachii nodi regionem, quadamtenus jam quoque conſcendentem ad ſuperpoſitam nodo brachii partem. Eum vero conſidera, qui huic ipſique radio ſurſum expanſus et ipſi radio proprius, totam manum reddit ſupinam, ſupraque hunc proceſſum continuum adnatumque praedicto exortui exigit. Maxime enim hic turbatur opus ac deſtruitur; quandoquidem et extremum hujus muſculi membranoſum evadens brachii muſculis, qui inibi ſunt, inſinuatur. Sines igitur ipſum nec in cubiti diſſectione conaberis curioſius disquirere; verum ubi ad brachii muſculos ventum erit, deinde primum in ipſo anteriorem, ut nunc dicemus, deteges, et caput muſculi, de quo propoſitus eſt ſermo, brachii oſſi per tenue ligamen-

Ed. Chart. IV. [39.] Ed. Baf. I. (125. 126.)

εὑρήσεις κεφαλὴν τῷ τοῦ βραχίονος ὀστῷ διὰ λεπτοῦ συνδέσμου. τὸ πλεῖστον δὲ ταύτης ἐποχεῖταί τε καὶ παραπέφυκε τοῖς κατὰ τοῦτο μυσὶ τοῦ βραχίονος. οἱ μὲν οὖν ἔξωθεν τοῦ πήχεως μύες τοιαύτας τινὰς ἔχουσι τὰς κεφαλάς. τῶν δὲ ἔνδον ὁ μὲν κατὰ τὸν μικρὸν δάκτυλον κάμπτων τὸν καρπὸν ἀπὸ τοῦ κονδύλου τοῦ βραχίονος ἄρχεται τοῦ ἔνδον, ἐφαπτόμενός τι καὶ τοῦ πήχεως· ὁ δὲ κατὰ τὸν λοιπὸν μέγαν, ἐκ μὲν ταὐτοῦ κονδύλου τὴν ἀρχὴν ἐπέχειν πέφυκε· μεταξὺ δὲ ἀμφοτέρων τῶν κεφαλῶν ἡ τοῦ καθήκοντος εἰς τὸ δέρμα τῆς χειρὸς μυὸς ἔκφυσις τέτακται. καὶ ταύτῃ πάλιν ὑπόκεινται τῶν δύο μυῶν τῶν τοὺς δακτύλους κινούντων αἱ κεφαλαὶ, τὴν μεταξὺ χώραν ἅπασαν ἀναπληρούντων πήχεώς τε καὶ κερκίδος. ὁ μὲν οὖν μικρότερος αὐτῶν καὶ μέσος ἀκριβῶς τέτακται, καὶ τῆς ἔνδον ἐκφύεται κεφαλῆς τοῦ βραχίονος, ἐφαπτόμενός πως βραχὺ καὶ τοῦ πήχεως. ὁ δὲ μόνος ὑποβέ(126 βληται τούτῳ, κατειληφὼς οὗτός γε διὰ βάθους ἅπασαν τὴν μεταξὺ χώραν κερκίδος τε καὶ πήχεως, καὶ μέντοι καὶ συμφυόμενος ἑκατέρῳ τῶν ὀστῶν τῷ τε πήχει εἰς τὴν προσθίαν αὐτοῦ ἔκφυσιν κατὰ

tum infertum invenies; magna vero ipfius portio brachii mufculis hac parte infidet et adnectitur. Exteriores itaque cubiti mufculi talia quaedam habent capita. Ex interioribus, qui quidem brachiale ad parvum digitum inflectit, a nodo brachii interiore incipit attingitque aliqua parte cubitum; qui vero ad reliquum magnum, ex eodem nodo ducit originem. Porro inter utrumque caput proceffus habetur mufculi in manus cutem elabentis. Atque hic rurfus fubfunt capita duorum mufculorum, qui digitos movent et mediam cubiti radiique regionem totam implent. Minor itaque illorum et medius exacte fitus eft, et ab interno brachii capite procedit, leviufcule cubitum quoque attingens; alter vero folus huic fubjacet, per profundiora mediam radii cubitique fedem univerfam complexus. Quinetiam utrique offi inferitur, cubito quidem ad anteriorem ipfius proceffum fecundum

τὰ πρὸς ἀγκῶνα μέρη, καὶ περιφυόμενος τῷ καρπῷ εἰς τοῦτο τὸ μέρος κατ᾽ εὐθὺ τῆς εἰς τὸν μικρὸν δάκτυλον ἐμφύσεως. ἔστι δὲ ἄλλο αὐτοῦ μέρος, ὃ τὴν μὲν αὐτὴν ἀρχὴν ἔχει τῷ προειρημένῳ μυΐ, τῷ τοὺς τέτταρας δακτύλους κινοῦντι, κατ᾽ εὐθὺ δὲ τέτακται τοῦ λιχανοῦ, καθάπερ γε καὶ τὸ τρίτον αὐτοῦ μέρος τοῖς αὐτοῖς δακτύλοις, ὅπερ δὴ καὶ μέγιστόν ἐστιν καὶ τὴν μεταξὺ χώραν κατείληφε κερκίδος τε καὶ πήχεως.

Κεφ. η΄. [40] Ἐὰν δὴ καὶ τοῦτον τὸν μῦν ἀκριβῶς ἀνατέμῃς, αὐτοῦ τοῦ λοξοῦ, περὶ οὗ μικρὸν ἔμπροσθεν ἀνεβαλόμην ἐρεῖν, νῦν γε καιρὸς ἥκει τῷ λόγῳ. τῶν γάρ τοι προειρημένων ἁπάντων μυῶν ἀρθέντων, οἱ τῆς κερκίδος ἴδιοι φαίνονται μύες, δι᾽ ὧν ὑπτία τε καὶ πρηνὴς ἡ σύμπασα χεὶρ γίνεται. τέτταρες δ᾽ εἰσὶν οἱ σύμπαντες. δύο μὲν εἰς τὰ πρῶτα μέρη τῆς κερκίδος ἰέναι φαίνονται, δύο δ᾽ εἰς τὰ πρῶτα τοῦ καρποῦ πέρατα. καὶ τῶν γε δύο τῶν πρὸς τῷ καρπῷ τὸν ἕτερον αὐτῶν ἴσθι τοῦτον ὑπάρχοντα τὸν μεταξὺ κερκίδος τε καὶ πήχεως, τὸν λοξὸν, οὗ τὴν μὲν κεφαλὴν

eas, quae flexum cubiti adeunt, partes, et brachiale comprehendit ea parte, qua rectus in parvum digitum inseritur. Est et alia ejus pars, quae ortum similem praedicto musculo quatuor moventi digitos obtinet, verum per rectitudinem indicem adit: quemadmodum et tertia ipsius portio eisdem digitis applicatur, quae quidem maxima est, et regionem, quae radium cubitumque intercedit, occupat.

Cap. VIII. Quum jam et hunc musculum diligenter dissecueris, ipsius obliqui, de quo paulo ante dicere distulimus, explicationi tempus nunc occurrit. Etenim omnibus, quos percensui, musculis exemptis, radii peculiares apparent musculi, per quos supina pronaque manus tota efficitur. Quatuor autem sunt universi; duo quidem ad primas radii partes, duo vero ad priora brachialis extrema adire conspiciuntur. Ex iis, qui brachiale spectant, alterum ipsorum scito esse obliquum, radium ac cubitum intercedentem; cujus quidem caput ex cubito

εὑρήσεις ἐκφυομένην τοῦ πήχεως, τὸ πέρας δὲ ἐμβάλλοντα εἰς τὴν κερκίδα· ταύτην γὰρ πέφυκε κινεῖν. ὡς, εἴ γε ὑπτίαν θείης τὴν χεῖρα, τείνειν τε ἐθέλοις τὴν κεφαλὴν τοῦ μυὸς τοῖς σεαυτοῦ δακτύλοις λαβόμενος, ὅπερ ἐπὶ πάντων ἐκέλευσα ποιεῖν, περιστρεφομένην ἐπὶ τὸ πρηνὲς ὅλην ὄψει τὴν χεῖρα· καθάπερ γε καὶ εἰ τὸν ἐπιτεταγμένον ὅλῃ τῇ κερκίδι, τὸν εἰς τὸν βραχίονα τὴν κεφαλὴν ἀνήκουσαν ἔχοντα, τείνειν ἐθέλοις ἐκ τῆς κεφαλῆς, ὑπτίαν ἐργάσῃ καὶ οὕτως ὅλην τὴν χεῖρα. δύο γὰρ οὗτοι μύες εἰσὶν ἀντιτεταγμένοι ταῖς ἐνεργείαις· ἀμφότεροι δὲ κινοῦσι τὸ κάτω πέρας τῆς κερκίδος. ἀλλ' ὁ μὲν μακρότερος αὐτῶν καὶ σαρκωδέστερος, καὶ τὰ πάντα μόνος ἐπιβεβλημένος ἄνωθεν αὐτῷ καὶ περιστρέφων ἐκτὸς, τὴν ἐπὶ τὸ ὕπτιον σχῆμα φορὰν ἐργάζεται τῆς χειρός· διὸ καὶ τοῖς ἔξωθεν αὐτὸν συναριθμοῦμεν. ὁ δ' ἕτερος, ἔσω περιάγων τὴν κερκίδα, τῆς ἐπὶ τὸ πρηνὲς ἡγεῖται φορᾶς τῇ χειρί. λοιποὶ δὲ δύο μύες, οἱ τὸ τῆς κερκίδος ἄνωθεν κινοῦντες, ἀντιτεταγμένοι πως εἰσι καὶ αὐτοὶ, λοξὴν τὴν θέσιν ἔχοντες, ὁ μὲν ἐκ τῶν ἔνδον μερῶν τεταγμένος ἐκ τοῦ κονδύλου τοῦ βραχίονος ἐκφυόμενος, ὃς καὶ

enafci, extremum autem radium, cui movendo eft, ingredi comperies. Nam fi manum fupinam collocaveris velisque mufculi caput tuismet digitis prehenfum extendere (quod in omnibus te facere praecepi), totam in pronum converti manum videbis; quemadmodum, fi eum, qui toti radio fuperftratus caput in brachium conjicit, a capite tetenderis, fic quoque fupina manus tota evadit. Quippe hi duo mufculi contrarias invicem actiones obeunt; utrique autem movent inferiorem finem radii, qui brachiale refpicit; verum longior inter eos carnofiorque, folus ipfi paffim defuper injectus agensque extrorfum, manum fupinam figurat; quare et exterioribus eum annumerant; alter vero, qui radium intro circumducit, pronam efficit. Reliqui duo mufculi, radium in fuperiori parte moventes, et ipfi quodam modo oblique invicem opponuntur. Unus ab interna parte fitus ex brachii nodo prodit; idem capiti flectentis brachiale ad

συμφυής ἐστι τῇ κεφαλῇ τοῦ κατὰ τὸν μέγαν δάκτυλον κάμπτοντος τὸν καρπὸν, ἐκ τῶν ὑψηλοτέρων μερῶν ὁρμώμενος τοῦ κονδύλου· ὁ δὲ ἕτερος ἔξωθεν μέν ἐστιν, ἐλάττων δὲ τοῦδε, καὶ διὰ τοῦτο μᾶλλον ἐγκαρσίαν τὴν θέσιν ἔχει τῶν ἰνῶν, ἐμφύεταί τε τοῖς ὑψηλοτέροις τῆς κερκίδος διὰ νευρωδεστέρου πέρατος, ἥπερ ὁ πρότερος εἰρημένος ὁ ἔνδον, ος συνεχῆ μὲν αὐτῷ την κατάφυσιν εἰς την κερκίδα ποιεῖται, κατωτέρω δὲ τεταγμένος· ὥστε μέχρι τοῦ μέσου πολλάκις ὀλίγου δεῖν ἐκτείνεσθαι τῶν κατὰ τὴν κερκίδα μερῶν. εὔδηλον δ', ὅτι τοῦ μὲν ἔνδον ταθέντος ἐπὶ τὸ πρηνὲς ἡ χεὶρ περιάγεται, τοῦ δ' ἔξωθεν ἐπὶ τὸ ὕπτιον, ὃς ἐκπέφυκεν ἐκ τοῦ περὶ τὸ ἄρθρον ὑμενώδους συνδέσμου, προσεφαπτόμενός τι καὶ τοῦ πήχεως. εἴρηνται δέ μοι πάντες οἱ κατὰ τὸν πῆχύν τε καὶ τὴν κερκίδα μύες ἐν κύκλῳ.

Κεφ. θ'. Καί σοι λοιπὸν ἰτέον ἐστὶν ἐπὶ τοὺς κατὰ ἄκραν τὴν χεῖρα, τοὺς μικρούς. τῶν μὲν οὖν ἐκτὸς μυῶν συναφαιρεῖν σε χρὴ καὶ τοὺς τένοντας ἅπαντας ἄχρι τῶν περάτων ὧν ἔχουσι καθ' ἕκαστον δάκτυλον, οὐ μην ἁπάντων

magnum digitum mufculi cohaeret, qui ex elatioribus nodi partibus emergit. Alter externus quidem eft, fed hoc minor; atque ideo transverfum magis fibrarum fitum obtinet; et radio, qua magis eminet, per extremum nervofius inferitur, quam prior dictus interior, qui continuam fane ipfi infertionem in radium facit, caeterum inferius confiftit, ut fere ad medias usque radii partes fubinde extendatur. Conftat autem omnibus, interiore tenfo pronam manum conftitui, fupinam exteriore, qui ex ligamento articuli membraneo proceffit, attingens aliquatenus cubitum quoque. Porro dicti mihi funt omnes, qui cubitum radiumque in orbem ambiunt.

Cap. IX. Ac poftea fummae manus exiguos aggredere mufculos Itaque exteriorum mufculorum tendines univerfos adusque extrema, quae fingulis in digitis habentur, auferre convenit, non tamen omnium interio-

γε τῶν ἔνδον, ἀλλὰ πρότερον ἐπισκεψάμενον τοὺς παραπεφυκότας τοῖς τὸ τρίτον ἄρθρον κινοῦσι τένουσιν μῦς τοὺς μικρούς, τότ᾽ ἤδη πάντας ἀποτέμνειν αὐτούς. οἱ γάρ τοι μύες οὗτοι τὴν ἀρχὴν μὲν ἔχουσιν ἐκ τῶν τεττάρων περικειμένων ἀμφιεσμάτων ἑκάστῳ τένοντι, καθήκουσι δέ γε εἰς τὰ πλάγια μέρη τῶν δακτύλων ἀποφύοντες τένοντα, καθότι καὶ πρόσθεν εἴρηται, πάνυ λεπτόν. ἀπὸ τοῦ σαρκώδους [41] οὖν αὐτοῦ, ὃς κατὰ τὴν πρώτην ἐστὶν ἔκφυσιν, ἀρχόμενος εἴ τις ἀνατέμνων ἐπιμελῶς ἀποδέρων τε τῶν παρακειμένων μορίων, ἐξευρήσει τὸν μικρὸν τένοντα παραφυόμενον ἅπαντι τῷ δακτύλῳ. τέσσαρες δ᾽, ὥσπερ οἱ τένοντες οὗτοι, καὶ οἱ μύες εἰσὶν οἵδε μικροῦ καὶ παραμέσου καὶ μέσου καὶ λιχανοῦ δακτύλου. τὸν γάρ τοι μέγαν ἕτεροι κινοῦσι δύο μύες, ὁ μὲν ἀπάγων ἐπὶ πλεῖστον ἁπάντων τῶν δακτύλων, ὁ δὲ προσάγων τῷ λιχανῷ· μακρότερος μὲν ἐξ ἀνάγκης γενόμενος ὁ μέλλων ἐπὶ πλεῖστον ἀπάξειν, καὶ διὰ τοῦτο τὴν κεφαλὴν ἔχων ἐκπεφυκυῖαν ἐκ τοῦ πρώτου κατὰ τὸν καρπὸν ὀστοῦ, βραχύτερος δὲ καὶ πλατύτερος καὶ

rum; ſed prius examinabis muſculos exiles, tendinibus tertium articulum moventibus adnatos, deinde eos omnes amputabis. Etenim hi muſculi ex quatuor involucris tendini cuique circumdatis originem deducunt; mox digitorum latera ſubeunt, tendinem producentes, ut prius quoque eſt dictum, admodum tenuem. Proinde ſi a carnoſa muſculi parte, quae prope primam ipſius propaginem habetur, diſſectionem et diligentem a vicinis partibus avulſionem aggreſſus fueris, parvum invenies tendonem toti digito adhaereſcentem. Quatuor autem ut tendines iſti, etiam muſculi digitorum hi ſunt, parvi, annularis, medii et indicis. Etenim magnum alii movent duo muſculi; alius longiſſime ab omnibus digitis abducit, alius indicem verſus adducit. Longior quidem factus eſt neceſſario, qui quam longiſſime abducturus erat, eoque caput ex primo brachialis oſſe exortum obtinet; brevior vero latiorque eſt, et obliquis conſtat fibris, qui

λοξὰς ἔχων τὰς ἶνας ὃ τὸν λιχανὸν προσάγων αὐτόν. ἐποχεῖται δ᾽ οὗτος τοῖς ἄλλοις μυσὶ τοῖς μέλλουσι λεχθήσεσθαι, τὴν κεφαλὴν ἀνηρτημένην ἔχων εἰς τὸ πρὸ τοῦ μέσου δακτύλου μετακάρπιον. ὥσπερ δὲ τὸν μέγαν δάκτυλον ἐπὶ πλεῖστον ἀπάγει τῶν ἄλλων ὃ καὶ τοῦ πρώτου τῶν κατὰ τὸν καρπὸν ὀστῶν ἐκφυόμενος, οὕτω τὸν μικρὸν ἕτερος τοιοῦτος μῦς ἐπὶ πλεῖστον ἀπάγει τῶν ἄλλων, ἐκ τοῦ κατ᾽ ἐκεῖνον ὀστοῦ τοῦ εὐθέος πρώτου τῶν ἐν καρπῷ τὴν γένεσιν ἔχων, εἰς ὅπερ καὶ ὁ κάμπτων ὅλον τὸν καρπὸν κατὰ τοῦτο τὸ μέρος ἐμφύεται τένων. οὗτοι μὲν οὖν οἱ ἑπτὰ μύες εἰκότως οὐκ ἔλαθον τοὺς ἀνατομικούς· οὐδὲν γὰρ αὐτοῖς ἐπίκειται σῶμα τεχνικωτέρας ἀφαιρέσεως δεόμενον εἰς τὸ φανῆναι σαφῶς. οἱ μὲν γὰρ μέχρι πλείστου τόν τε μέγαν καὶ τὸν μικρὸν ἀπάγοντες μύες οὐ μόνον ὑπ᾽ οὐδενὸς κατακρύπτονται μυὸς ἢ τένοντος, ἀλλὰ καὶ πρότεροι γυμνοῦνται τῶν τοὺς δακτύλους καμπτόντων τενόντων κατὰ τὴν ἀνατομὴν ἐκείνην, ἐν ᾗ τὸν ὑποπεφυκότα τῷ ψιλῷ καὶ ἀσάρκῳ τῆς χειρὸς ἔνδον ἀφαιροῦμεν ὑμενώδη τένοντα· τῶν δ᾽ ἄλλων ἕκαστος αὐτοῖς τοῖς διὰ βάθος τέτταρσι τένουσι παραπέ-

ipfum indicem adducit; caeterum aliis mufculis, quos referam, infidet, capite ante medium digitum poftbrachiali affixus. At ut magnum digitum longiffime ab aliis diducit mufculus ex primo brachialis offe procedens, fic parvum alius ejusmodi mufculus a caeteris plurimum abducit, originem ducens ex brachialis offium primo, quod fecundum illum eft, cui etiam tendo totum inibi brachiale flectens inferitur. Hi igitur feptem mufculi merito anatomicos non latuerunt; quippe nulla pars, quae artificiofius adimi defideret, quo fint confpicui, ipfis incumbit. Siquidem, qui mufculi et magnum et parvum longiffime abducunt, non folum a nullo occultantur mufculo vel tendone, fed prius etiam, quam tendones digitos flectentes, deteguntur in ea diffectione, qua tendonem membraneum depili excarnique manus parti fubditum auferimus; alii finguli quatuor ipfis tendonibus in imo fitis adhaerefcunt. Merito autem, ut dixi, hos

φυκεν. εἰκότως δ', ὡς ἔφην, οἱ κατὰ τὸ μετακάρπιον ὑποκείμενοι τούτοις ἠγνοήθησαν, ὥσπερ κἀμοὶ μέχρι πολλοῦ. εἰ μὴ γὰρ ἀφέλοι τις πρότερον αὐτούς τε τοὺς μεγάλους τένοντας, ὑφ' ὧν οἱ δάκτυλοι κάμπτονται, καὶ τοὺς νῦν εἰρημένους μῦς τοὺς ἑπτὰ, τῶν μικρῶν ἐκείνων μυῶν οὐδεὶς φαίνεται τούτων δ' ἀρθέντων, ἕν τι συνεχὲς ὁρᾶται σῶμα σαρκοειδὲς ἐξ ἁπάντων συγκείμενον, ἐπιμελεστέρας διακρίσεως δεόμενον εἰς τὸ χωρισθῆναι τοὺς μῦς ἀπ' ἀλλήλων. εἰσὶ γὰρ καθ' ἕκαστον δάκτυλον δύο, πρὸς μὲν την πρώτην ἐξικνούμενοι διάρθρωσιν ἐκ τῶν ἔνδον μερῶν· ἐπιλαμβάνονται δ' ἔτι καὶ τῶν πλαγίων. διὸ καὶ τὴν καμπὴν ουκ ἀπαρέγκλιτον οὐδ' αῤῥεπῆ ποιοῦνται τὸ πάμπαν, ἀλλὰ βραχύ τι πρὸς τὸ πλάγιον ἐγκλίνουσιν, ὥσθ' ἕνα ἕκαστον αὐτῶν ταθέντα κάμπτειν την πρώτην διάρθρωσιν μετὰ παρεγκλίσεως βραχείας, αμφοτέρους δὲ καθ' ἕκαστον δάκτυλον εὐθεῖαν καὶ ἀπαρέγκλιτον ἐργάζεσθαι τὴν καμπήν. ἐκπεφύκασι δ οἱ μὲν ἄλλοι πάντες ἐκ τοῦ κατὰ τὸν καρπόν τε καὶ τὸ μετακάρπιον συνδέσμου, κατ' αὐτην σχεδὸν τὴν συνάρθρωσιν τῶν ὀστῶν. οἱ δὲ τοῦ μεγάλου καλουμένου την ἔκφυσιν ·

latuere, ficut et me haud paucis annis, qui in poftbrachiali fubjacent. Nifi enim prius magnos ipfos tendones, a quibus digiti flectuntur, et feptem illos mufculos, quorum mentio facta eft, aliquis adimat, nullus ex illis mufculis exiguis apparet. His autem fublatis, unum quoddam continuum corpus et carnofum ex omnibus conflatum fpectatur, quod exquifitius ad mufculos ab invicem fegregandos difcernas oportet. Sunt enim bini, qui ad priorem cujusque digiti articulum intrinfecus perveniunt ac ipfius latera jam quoque attingunt; quapropter et flexum non rigidum omnino neque indeclinabilem efficiunt, fed leviter in latus inclinant; ut unusquisque ipforum tenfus primum flectat articulum modice inclinando, utrique vero tenfi rectam ac indeclinabilem efficiant flexionem. Reliqui omnes ex brachialis et poftbrachialis ligamento juxta offium fere commiffuram processerunt. At pollicis mufculi elatiorem his proceffum exigunt, et

ὑψηλοτέραν ἔχουσι τούτων, ἐκ μὲν τοῦ συνδέσμου καὶ αὐτοὶ πεφυκότες, οὐ μὴν τῶν εἰρημένων ὀστῶν, ἀλλὰ τοῦ σφίγγοντος τὰς δύο κεφαλὰς τῶν μεγάλων μυῶν, ὑφ᾽ ὧν οἱ δάκτυλοι κινοῦνται. (127) ἐκπέφυκε δ᾽ ὁ σύνδεσμος οὗτος ἐκ τῶν κατὰ τὸν καρπὸν ὀστῶν ἑκατέρωθεν, οὔτε τῶν τοῦ πήχεως ἐφαπτόμενος περάτων, οὔτε τῆς ἀρχῆς τῶν μετὰ τὸ μετακάρπιον ὀστῶν. ἐὰν δὲ καὶ τούτους ἀφέλῃς τοὺς μῦς, οὐκ ἔτι ἄλλος ὑπολειφθήσεταί σοι δεόμενος ἀνατομῆς οὔτε τῶν κατ᾽ ἄκραν τὴν χεῖρα μυῶν, οὔτε τῶν καθ᾽ ὅλον τὸν πῆχυν, ἀλλ᾽ ἐπὶ τὴν τῶν ὀστῶν σύνθεσιν ἰέναι σε χρὴ τοὐντεῦθεν ἐπισκοπούμενον, ὁπόσα τε τὸν ἀριθμόν εἰσιν, ὅπως τε ἔχοντα πρὸς ἄλληλα, καὶ ὅπως συγκείμενα. λέλεκται δὲ περὶ αὐτῶν αὐτάρκως ἐν τῷ περὶ τῶν ὀστῶν συγγράμματι.

Κεφ. ί. [42] Πειρῶ δὲ καὶ τοὺς συνδέσμους ἅπαντας ἀνατέμνειν ὀξείᾳ σμίλῃ τοὺς ἔθ᾽ ὑπολειπομένους, ἀφῃρημένων τῶν εἰρημένων μυῶν. ἐννοήσας πρότερον, ὡς τριττὴ χρεία τῆς τῶν τοιούτων σωμάτων ἐστὶ φύσεως. πρώτη μὲν, ἐφ᾽

ipfi ex ligamento nati, non quidem offium dictorum, fed quod mufculorum, quos vocavi magnos, bina capita, unde moventur digiti, conftringit. Porro ligamentum hoc ex brachialis offibus utrinque prodiit, nec cubiti extremum attingens, nec initium offium, quae in poftbrachiali habentur. Quod fi jam mufculos hos ademeris, nullus tibi diffecandus reftabit, vel ex iis, qui fummam manum explent, vel ex illis, qui totum occupant cubitum; verum inde ad offium compofitionem eundum erit, infpiciendumque, quot numero fint, quem invicem fitum, quemque inter fe contextum habeant. Diximus autem abunde de iis in commentario de offibus.

Cap. X. At et adoriar ligamenta omnia, quae adhuc funt reliqua, mufculis, quos retulimus, ablatis, acuto fcalpello incidere, meditatus antea, triplicem hujusmodi corporum naturae ufum exiftere. Primus quidem eft, a

ἧσπερ καὶ τοὔνομα αὐτοῖς· ἐξ ὀστοῦ γὰρ εἰς ὀστοῦν ἐμφυόμενα σύνδεσμος ἀμφοῖν γίγνεται κοινὸς, ἓν τοῦτο μόνον ἐργαζόμενα, συνέχειν ἀλλήλοιν τὰ συνδεσμούμενα τῶν ὀστῶν. ἡ δευτέρα δὲ χρεία, προβλήματά εἰσι τοῖς ὑποκειμένοις σώμασιν, ὥσπερ ἐπὶ τῶν κατα τον καρπὸν ἐλέχθη τενόντων. ἡ τρίτη δ', ὅταν ἀμφιέσματα τοῖς αυτοῖς τουτοις τένουσιν ἔξωθεν ᾖ περικείμενα. τετάρτη δὲ ἄλλη κατὰ γένος αὐτῶν οὐκ ἔστι χρεία. καὶ γὰρ ὅσοι μύες ἀκριβεῖς συνδέσμους ἔχουσι κατὰ τὰς κεφαλὰς ἑαυτῶν, ἡ αὐτη καὶ τούτων ἐστὶ χρεία τῇ περὶ τῶν ὀστῶν εἰρημένῃ, πλὴν ὅτι γε οὐκ ὀστοῦν ὀστῷ συνδοῦσιν οἱ τοιοῦτοι σύνδεσμοι, διὰ μέσου δὲ αὐτῶν τους ὑποκειμένους μῦς συνάπτουσι τοῖς οστοῖς, ὧν ἐκπεφύκασιν. ἀλλὰ τοιούτους μὲν συνδέσμους ἀκριβῶς οὐδεὶς ἔχει τῶν εἰρημένων ἁπάντων μυῶν· ἄλλοι δέ τινες τῶν αὖθις εἰρησομένων, ὥσπερ καὶ ὁ πρόσθεν τοῦ βραχίονος, ὑπὲρ ου μικρον ὕστερον ἐρῶ. τύπον μέντοι τινὰ συνδέσμου τοῖς δυναμένοις ἐν μικρῷ τὸ μέγα θεάσασθαι καὶ τῶν

quo et nomen ipforum derivatur; nam ex offe in os inferta ligamentum utriusque commune redduntur, hoc folo nomine, ut offa invicem deligata contineant; fecundus vero ufus, munimenta funt corporibus fubditis, quemadmodum in brachialis tendonibus dictum mihi eft; tertius autem, quum fint indumenta his ipfis tendonibus extrinfecus circumjacentia. Quartus autem ipforum ufus fecundum ipforum genus alius non eft. Etenim qui mufculi exacte ligamenta in fuis ipforum capitibus tenent, eorum fimilis eft quoque ufus ei, quem de offibus oftendimus, nifi quod hujusmodi ligamenta os offi non committant, fed medio ipforum mufculos fubjectos offibus, ex quibus ducunt originem, connectant. Verum talia ex amuffi ligamenta nullus mufculorum, quos memoravi, obtinet; alii autem nonnulli habent, quorum iterum meminero, quemadmodum et brachii anterior, de quo mox plura. Formam vero quandam ligamenti etiam dictorum mufculorum aliqui iis videntur habere, qui in parvo

εἰρημένων ἔχουσί τινες μυῶν. ὥσπερ ἀμέλει καὶ ὁ τοῦ μεγάλου δακτύλου, καίτοι μικρὸς ὤν, ὁ τῶν ἄλλων αὐτὸν ἐπὶ πλεῖστον ἀπάγων, ὅμοις καὶ οὗτος ὑπογραφήν τινα συνδέσμου τὴν ἐκ τοῦ πρώτου τῶν κατὰ τὸν καρπὸν ὀστῶν ἔκφυσιν ἔχει. σύνδεσμοι δὲ ἀκριβεῖς εἰσι κατὰ τὴν δευτέραν χρείαν ἐν τοῖς προειρημένοις μυσὶν, κατὰ μὲν τὸν καρπὸν ε' τὸν ἀριθμὸν, ἔνδον μὲν εἷς, ὁ κατὰ τῶν μεγάλων δύο μυῶν ἐπικείμενος τῶν τοὺς δακτύλους καμπτόντων, ἔξωθεν δὲ τέτταρες, ὅ τε μέσος ὁ τῶν τοὺς δακτύλους κινούντων τενόντων, καὶ κατὰ τὴν κερκίδα δύο, καὶ τέταρτος ἐπ' αὐτοῖς ὁ κατὰ τὸν πῆχυν. ἕτεροι δὲ τούτων οἱ περὶ τὰς διαρθρώσεις ἑκάστου τε τῶν κατὰ τὸν δάκτυλον ἄρθρων καὶ τοῦ καρποῦ παντὸς ὑμενώδεις εἰσὶ σύνδεσμοι, καί τινες ἄλλοι σκληροὶ καὶ παχεῖς, οἱ τά τε τοῦ καρποῦ συνδοῦντες ὀστᾶ πρὸς ἄλληλα καὶ τὰ τοῦ μετακαρπίου, περὶ ὧν ὁ λόγος ἐνέστηκέ μοι. τῶν γὰρ εἰρημένων ἁπάντων μυῶν ἀφῃρημένων, ἐναργῶς οὗτοι φαίνονται. καὶ δὴ, συνεχομένων μὲν

magnum fpectare poffunt; quemadmodum certe magni quoque digiti motor, qui quamvis fit exiguus, ab aliis digitis quam longiffime ipfum abducens, tamen et hic fimilem quandam fubfcriptionem ligamenti, quae ex primo brachialis offe prognatam exigit. Verum exacta fecundo ufu ligamenta in mufculis commemoratis habentur, ad brachiale quidem quina numero; intus unum magnis duobus mufculis, qui digitos flectunt, incumbit; extrinfecus quatuor, medium videlicet tendonum, qui digitos moveant, et in radio bina, quartum praeterea folius cubiti eft. Alia vero ab iis, quae in fingulorum digitorum articulis et totius brachialis commiffura habentur, membranea funt ligamenta; ac alia quaedam videas dura ac craffa, quae brachialis offa ac poftbrachialis invicem colligant, de quibus mihi fermo erit. Nam mufculis omnibus, quos dixi, exemptis, haec apparent evidentius. Ac fane, invicem cohaerentibus adhuc

ἔτι τῶν ὀστῶν, δυνήσῃ θεάσασθαι κίνησίν τινα τῶν ἐν τῷ μετακαρπίῳ κατὰ τὴν συνάρθρωσιν, ἣν ἔχουσιν πρὸς τὰ τοῦ καρποῦ. καὶ διαιρεθέντων μὲν τῶν συνδέσμων ἐναργῶς ὁρᾶται λυόμενα παραχρῆμα καὶ διϊστάμενα τὰ πρότερον ἡνῶσθαι δοκοῦντα. διά τε γὰρ τὴν βραχύτητα τῶν ὀστῶν καὶ τὴν ἀκρίβειαν τῶν ἄρθρων οὐ πάνυ τι κατάδηλος αὐτῶν ἡ κίνησίς ἐστιν, ἀλλὰ καὶ πολλοῖς ἓν εἶναι ταῦτά τε πάντα δοκεῖ, καὶ πολὺ μᾶλλον ἔτι τὰ τοῦ καρποῦ. χρὴ δὲ κἀκεῖνα λύειν ἀπ᾽ ἀλλήλων κατὰ τὰς συμβολὰς αὐτῶν τέμνοντας τοὺς συνδέσμους. φανοῦνται δὲ συμβολαὶ, πρὶν καταξηρανθῆναι, διακινουμένων αὐτῶν. ἀρθριτικὴ γάρ τίς ἐστι κίνησις ἐν αὐτοῖς βραχεῖα, τοῖς προσέχουσι τὸν νοῦν ἐνδεικνυμένη σαφῶς τὴν χώραν, ἔνθα χρὴ τέμνειν τοὺς συνδέσμους. ἐκτείνοντι γὰρ τὸν καρπὸν, ἔπειτα συνάγοντι, τῶν ὀστῶν ἡ συμβολὴ φαίνεται, καὶ διὰ τῶν συνδέσμων [43] κίνησίν τινα βραχεῖαν, ὡς ἔφην, ἐνδεικνυμένη. κατ᾽ ἐκεῖνα τοίνυν τέμνων τὰ μόρια λύσεις ἀπ᾽ ἀλλήλων ἅπαντα καὶ κατόψει τὴν ἰδέαν αὐτῶν ποικίλην ὑπάρχουσαν. ὄψει δ᾽ ἐν

ossibus, motum quendam in postbrachialis cum brachiali commissura spectare poteris. Quapropter, divisis inter se ligamentis, manifesto solvi statim conspiciuntur et disjungi, quae prius unita videbantur. Ac propter ossium brevitatem et exactam articulorum structuram non admodum perspicuus ipsorum motus est, sed etiam plerisque haec omnia unum esse videntur, maxime vero ossa brachialis. Oportet autem ipsa ad commissuras ligamentis praecisis invicem dissolvere. Commissurae autem si commoveantur prius, quam exaruerint, apparent; articularis siquidem motus quidam brevis cum sit, clare animum advertentibus ostendit, ubi ligamenta secare conveniat. Nam dum extendis brachiale, deinde contrahis, ossium coitus apparet, qui etiam per ligamenta motum aliquem exiguum (ut dictum est) repraesentare videtur. Illic itaque particulas incidens omnia invicem dissolves, formamque ipsarum variam esse videbis. Item, dum lata

τῷ γυμνοῦν τους πλατεῖς τούτους συνδέσμους ἕτερόν τινα σύνδεσμον στρογγύλον, ἀντιτεταγμένον τῷ κάμπτοντι τὸν καρπὸν τένοντι κατὰ τὸν μικρὸν δάκτυλον. ὑπὲρ οὗ λέλεκται σαφῶς ἤδη κατὰ τὸ πρῶτον περὶ χρείας μορίων, ὅπως ἀντισπᾷ το κατὰ τοῦτο τὸ μέρος ἐπικείμενον τῇ διαρθρώσει τοῦ καρποῦ χονδρῶδες ὀστοῦν. ὄψει δὲ καὶ θατέρου μυὸς τοῦ κάμπτοντος τὸν καρπὸν κατὰ τὸν μέγαν δάκτυλον ἐν τῷ γυμνοῦν τοὺς συνδέσμους τὸν τένοντα τὸν ἐμφύεσθαι δοκοῦντα τῷ κατὰ τοῦτο μέρος οστῷ πρώτῳ τοῦ καρποῦ, παραπεφυκότα μὲν αὐτῷ, διεξερχόμενον δὲ τοῦ συνδέσμου μέχρι τῆς κεφαλῆς τοῦ πρώτου κατὰ τὸ μετακάρπιον ὀστοῦ. καὶ πάνυ γε πολλῆς ἀκριβείας δεῖ τῇ γυμνώσει ταύτῃ τοῦ τένοντος, ἵνα μήτε διατέμῃς αὐτὸν, μήθ᾽ ὑπολάβῃς, ὥς τινες, αὐτόθι που τελευτᾷν, ἔνθα καὶ φαίνεται τοῖς ἀμελῶς ἀνατέμνουσι κατὰ τὸ πρῶτον ὀστοῦν, ὡς εἴρηται, τοῦ καρποῦ. κατασκέψῃ δ᾽ ἐν τούτῳ καὶ τὴν γραφοειδῆ τοῦ πήχεως ἀπόφυσιν, ἣν ποιεῖται κατ᾽ εὐθὺ τοῦ μικροῦ δακτύλου, (καλοῦσι δ᾽ αὐτὴν οἱ ἀνατομικοὶ στυλοειδῆ,)

haec ligamenta detegis, aliud quoddam rotundum ligamentum ſpectas, tendini oppoſitum brachiale parvum digitum verſus inflectenti; qua de re jam manifeſte in primo de partium uſu dictum eſt, quomodo revellat os cartilaginoſum, hac in parte articulo brachialis incumbens. Praeterea, ligamentis detectis, conſpicies alterius muſculi brachiale magnum digitum verſus inflectentis tendinem, qui primo indidem oſſi brachialis inſeri creditur, adhaerens quidem ei, ſed ligamentum adusque caput primi poſtbrachialis oſſis perreptans. Atque hic tendoni detegendo curam omnem adhibeas oportet, ne perſeces, neque opineris, ut quidam, ibidem deſinere, ubi etiam apparet iis, qui oſcitanter juxta primum brachialis os, ut dixi, diſſecant. Conſideres autem in hoc quoque cubiti apophyſin graphoidem, quam e directo parvi digiti porrectam a ſtyli modo diſſectores ſtyloidem appellant,

καί σε διδάξει πρὸς τὰ πλάγια περιάγοντα τὴν διάρθρωσιν ὅλην, ὅπως ἐπιτήδειός ἐστιν εἰς τὰς λοξὰς τοῦ καρποῦ κινήσεις, ἃς ἐν τῷ περιστρέφειν ἄκραν τὴν χεῖρα ποιούμεθα. κατασκέψῃ δ' ἀκριβέστερον ἐπὶ τῷδε καὶ τὰς τῆς κερκίδος κινήσεις πρὸς τὸν πῆχυν, ἃς ἐνεργοῦμεν ἐν τῷ περιάγειν ὅλην τὴν χεῖρα.

Κεφ. ια'. Τὰς μέντοι τοῦ πήχεως πρὸς τὸν βραχίονα τὰς ἐν τῷ κάμπτειν ἢ ἐκτείνειν οὐδέπω σοι θεάσασθαι δυνατὸν ἀκριβῶς, πρὶν γυμνοῦν τῶν περικειμένων μυῶν ἁπάντων ὅλον τὸν βραχίονα. καὶ τοίνυν ἤδη τοῦτο γιγνέσθω, μεμνημένων ἡμῶν, ὅτι τὸν ἐπικείμενον τῇ κερκίδι μῦν ἔφαμεν εἰς τὸ τοῦ βραχίονος ὀστοῦν ἀνήκειν, ἀνήκειν δ' ἐπὶ βραχὺ καὶ τὸν ὑποκείμενον αὐτῷ, τὸν εἰς τὸ πρὸ τοῦ λιχανοῦ τε καὶ μέσου μετακάρπιον ἐμφυόμενον. καὶ κάλλιον γοῦν, ὡς ἔφην, φυλάττειν τούτων τῶν μυῶν τὰς κεφαλάς· εἰ δὲ μὴ, ἀλλὰ πάντως γε τοῦ κατὰ τῆς κερκίδος ἐπικειμένου.

ac nimirum docebit te, fi totam diarthrofin in latera circumagas, quomodo obliquis brachialis motibus miniftret, quos extremae manus circumductu molimur. Ad haec exquifitius contemplare radii motus ad cubitum, quos manum totam circumagendo efficimus.

Cap. XI. Verum cubiti motus ad brachium, qui vel in flexione, vel in extenfione fiunt, nequaquam exacte tibi prius videre licet, quam totum brachium omnibus mufculis ambientibus detexeris. Itaque hoc jam agamus, memores, quod fuperftratum radio mufculum in brachii os pervenire dixerimus, nec non ei fubjacentem ftatim illuc procurrere, qui poftbrachiali ante indicem mediumque digitum inferitur. Praeftat igitur, ut oftendimus, obfervare horum mufculorum capita; fin minus, at certo illius, qui radio incumbit: fiquidem apparebit

φανεῖται γάρ σοι τότε πρῶτον σαφῶς, ὅταν τὸν πρόσθιον τοῦ βραχίονος γυμνώσῃς μῦν. γυμνώσεις δ᾽ αὐτὸν τοῖς δύο τούτοις προσέχων σκοποῖς, τῇ τε φλεβὶ τῇ κατὰ τοῦ βραχίονος ὅλου φερομένῃ, τῇ ὠμιαίᾳ καλουμένῃ, καὶ τῷ τὴν ἐπωμίδα κατειληφότι μυΐ· κάλλιον δ᾽ ἴσως εἰπεῖν ἐργαζομένῳ, μόνος γὰρ οὗτος ἐπίκειται κατὰ τοῦτο τὸ χωρίον. ἡ μὲν οὖν κατὰ τὴν φλέβα τομὴ κατάντης σοι γενέσθω, προσαφῃρημένου δηλονότι τοῦ δέρματος ἅπαντος τοῦ τῇδε καὶ τῶν περὶ τοὺς μῦς ὑμένων ἁπάντων· ἡ δὲ κατὰ τὴν ἐπωμίδα ταῖς τῶν ἰνῶν ὁμοιότησί τε καὶ ἀνομοιότησι προσέχοντι τὸν νοῦν. ἐξ ὧνπερ καὶ τὴν περιγραφὴν ὅλην γνωρίσεις τοῦ μυὸς εἰς μίαν κορυφὴν ἀνήκουσαν, ὥσπερ τριγώνιον τὴν εἰς τὸν βραχίονα γιγνομένην αὐτοῦ κατάφυσιν· ὅστις ἴδιος μέν ἐστι τῆς κατ᾽ ὦμον διαρθρώσεως, ἀναγκαῖος δὲ μόνος ἐκ τῶν κινούντων αὐτὴν ἀφαιρεῖσθαι νῦν, ἵνα ἡ τοῦ προσθίου μυὸς τοῦ βραχίονος φανῇ κεφαλὴ διφυὴς ὑπάρχουσα. νόησον γάρ μοι, τὸ μὲν τῆς κλει-

tunc primum evidenter, quum anteriorem brachii muſculum detexeris. Detrahes autem eum ad duos hosce ſcopos attendens, ad venam videlicet, quae per totum fertur brachium, humeralem vocant, et muſculum, qui ſuperiorem humeri partem epomidem occupat; ſatius forſan erit dicere, qui eam efficit, ſolus enim hic in eam partem incumbit. Proinde ſectio prope venam declivis adminiſtretur, tota, quae inibi adhaeret, cute ablata et omnibus muſculorum membranis. Sectionem vero, quae in epomide facienda eſt, adminiſtrabis, fibrarum ſimilitudinem diſſimilitudinemque obſervans; ex quibus etiam totam muſculi circumſcriptionem ad unum cacumen pervenientem cognoſces, quod tanquam triangulare in brachium inſeritur. Peculiaris quidem eſt humeri articulo; verum ſolus ex iis, qui movent ipſum, neceſſario nunc aufertur, ut anterioris muſculi brachii caput biceps appareat. Itaque cogitatione complectaris

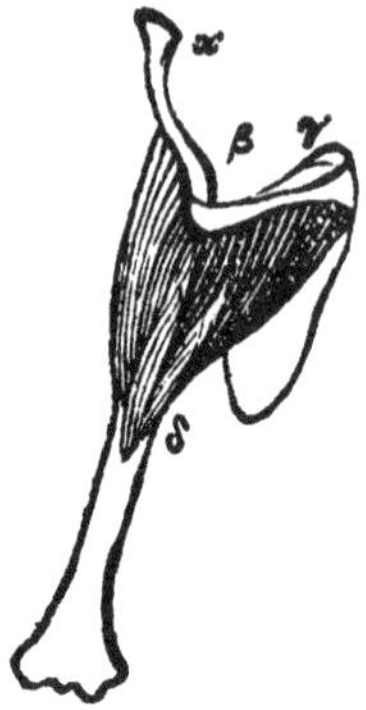

α β γ δ

δὸς ὀστοῦν ἐστι τὸ α' καὶ β', τὴν δὲ τῆς ὠμοπλάτης ῥάχιν τὸ β' γ'· τῶν μυῶν (128) δ' αὐτῶν ἀρχομένων ἀπὸ τῶν πρώτων καὶ τρίτων [44] κεφαλῶν ἥκειν, τῷ μὲν ἑτέρῳ πέρατι πρὸς τὸ β', τῷ δ' ἑτέρῳ προς τὸ δ'· καὶ εἶναι τὸ μὲν β' ἀκρώμιον, τὸ δὲ δ' τὸν ἔσχατον αὐτῶν τῆς καταφύσεως ἐν τῷ βραχίονι τόπον· ὅλην δὲ τὴν κατάφυσιν τὸ β' δ'. περὶ μὲν δὴ τούτου τοῦ μυὸς ἀναγκαῖόν ἐστι καὶ αὖθις εἰπεῖν, ὅταν τοὺς κινοῦντας τὸ κατ' ὦμον ἄρθρον διερχώμεθα μῦς. νυνὶ δὲ ἀφαιρεῖσθαι νοήσας αὐτὸν ἀκολούθει τοῖς ἐφεξῆς εἰρημένοις. ὁ τοῦ βραχίονος πρόσθιος μῦς, ὁ παρὰ τὴν φλέβα τὴν ὠμιαίαν ἐναργῶς ἅπασι καὶ πρὸ τῆς ἀνατομῆς φαινόμενος, ἐπὶ τῶν γυμναστῶν μάλιστα, δύο ἔχει κεφαλὰς ἀνηρτημένας, τὴν μὲν ἑτέραν ἐς τὴν ὀφρὺν τοῦ τῆς ὠμοπλάτης αὐχένος, τὴν δ' ἑτέραν εἰς τὴν ἀπόφυσιν, ἣν ἔνιοι μὲν

A B C D

volo, claviculae os eſſe A et B; ſcapularum ſpinam B C; muſculis autem incipientibus a primis et tertiis capitibus, uno extremo ad B pervenire, altero ad D; ac B quidem ſummum humerum eſſe, D vero extremum locum ipſorum inſertionis in brachio; at totam inſertionem B D Caeterum de hoc muſculo iterum nobis dicendum eſt, quum eos, qui humeri articulum movent, muſculos exponemus. Nunc vero complexus animo ipſum auferri, quae deinceps dicuntur, aſſequère. Brachii anterior musculus, qui juxta venam humeralem omnibus vel ante diſſectionem manifeſte apparet, maxime in gymnaſtiois, duo habet capita ſuſpenſa, unum ad ſcapularum cervicis ſupercilium, alterum ad apophyſin, quam non-

ἀγκυροειδῆ καλοῦσιν, ἔνιοι δὲ κορακοειδῆ. σύνδεσμος δ' ἐστὶν ἑκατέρων τῶν κεφαλῶν εὔρωστος ἱκανῶς, ὀλίγου δεῖν ἀκριβῶς στρογγύλος. ἀκολουθεῖν σε τοίνυν αὐτοῦ προσήκει ταῖς κεφαλαῖς ταύταις κάτω φερομέναις διὰ τοῦ βραχίονος. αὗται γάρ; ὅταν ἐς ταὐτὸν ἀλλήλαις ἀφίκωνται, τον μῦν τοῦτον γεννῶσιν, οὐκέτι μετέωρον, οὐδ' ἀφεστῶτα τῶν ὀστῶν, ὥσπερ ἐκείνας, ἀλλὰ συμφυόμενον αὐτίκα τῷ τοῦ βραχίονος ὀστῷ, καὶ μέντοι καὶ τῷ ἑτέρῳ μυῒ τῷ μικροτέρῳ τῷ ὑποβεβλημένῳ μετέωρον ἐποχούμενον ἄχρι τῆς κατ' ἀγκῶνα διαρθρώσεως. ἔνθα καὶ τὴν ἀπονεύρωσιν ἑαυτοῦ ποιούμενος ἰσχυρὸν τένοντα γεννᾷ καταφύεταί τε δι' αὐτοῦ τῇ κερκίδι, συνεπιλαμβάνων τι καὶ τοῦ περὶ τὸ ἄρθρον ὑμενώδους συνδέσμου, δι' οὗ καὶ σύμπασαν κάμπτει τὴν διάρθρωσιν, ἐγκλίνων ἀτρέμα ἐς τὴν ἔσω χώραν. ἀφαιρεθέντος δὲ τούτου τοῦ μυὸς, ἕτερον ὑποκείμενον εὑρήσεις, περιπεφυκότα τῷ βραχίονι καὶ τοῦτον ἀπὸ δυοῖν ἀρχῶν σαρκοειδῶν, τῆς μὲν ἑτέρας ἐν τοῖς ὀπίσω τοῦ βραχίονος, τῆς δὲ ἑτέρας ἐν τῷ πρόσω μᾶλλον· πολὺ δ' ὑψηλοτέρα τῶν κεφα-

nulli ob anchorae fimilitudinem ancyroidem, *anchorariam*, quidam a corvini roftri figura coracoidem, *corvinam*, nuncupant. Ligamentum utriusque capitis abunde robuftum eft, paulo minus exacte rotundum. Quapropter haec ipfius capita deorfum in brachium procurrentia fequi te convenit. Quum enim ipfa in idem mutuo coierint, mufculum hunc non amplius fublimem neque ab offibus, quemadmodum illa, diffidentem generant, fed brachii offi mox cohaerentem, infuper alteri mufculo minori fubdito elatius ad cubiti articulum usque infidentem, ubi et fuam edens aponeurofin validum tendinem procreat, et per ipfum radio adnafcitur, pariter portionem membranofi ligamenti articulum connectentis comprehendens, quo totum etiam articulum flectit paulatim ad interiora declinans. Ablato jam hoc mufculo, alterum ei fubjectum comperies, brachio et hunc ex duobus carnofis principiis circumdatum, uno in pofteriori brachii fede, altero in anteriore magis; verum pofterius caput longe

λῶν ἐστιν ἢ ὀπίσω. καὶ ταύτας δ' ἐς ταὐτὸν ἀλλήλαις ἡκούσας θεάσῃ καὶ γεννώσας ἕνα μῦν, ὃς ἀπονευρούμενος ἐμφύεται διὰ τοῦ γεννηθέντος τένοντος τῷ τοῦ πήχεως ὀστῷ κάμπτων τε ἅμα τὴν διάρθρωσιν, ἐγκλίνων τε πρὸς τοὐκτὸς ἀτρέμα. ἀμφοτέρων δὲ τῶν μυῶν ἐνεργησάντων ἀκριβῶς, καμπὴ διαρθρώσεως οὐδετέρῳ ἐγκεκλιμένη ἐστίν. δυο μὲν οὖν οἱ μύες, οἵ τε πρόσθιοι τὴν κατ' ἀγκῶνα κάμπτουσι διάρθρωσιν, ὡς εἴρηται· τρεῖς δ' ἄλλοι, συμφυεῖς ἀλλήλων γιγνόμενοι, ταύτην τὴν διάρθρωσιν ἐκτείνουσιν. ἐγχειρεῖν δὲ καὶ τούτοις ᾧδε χρή. πρῶτον μὲν ἀνατέμνειν τὸν μῦν τὸν ἐν τοῖς ἔνδον μέρεσι τοῦ βραχίονος ἐγκείμενον ὑπὸ τῷ δέρματι, τὴν μὲν κεφαλὴν ἔχοντα πρὸς τῷ πέρατι τοῦ κατὰ τὴν μασχάλην ὀπισθίου μυος (ὑπὲρ οὗ τῆς φύσεως εἰρήσεται διὰ τῆς ἀνατομῆς τῶν κινούντων μυῶν τὸ κατ' ὦμον ἄρθρον), τὴν δὲ τελευτὴν ἐπὶ τὴν διάρθρωσιν ἐξικνουμένην τὴν κατ' ἀγκῶνα, κατὰ τὸν ἔνδον κόνδυλον τοῦ βραχίονος, ὑμενώδη τε καὶ λεπτὴν οὖσαν. ἀρθέντος δὲ τούτου δύο ἀρχὰς ἐπισκέπτου τῶν ἐκτεινόντων ὅλην τὴν

altius eminet. Atque haec mutuo in idem coitu musculum unum generare spectabis, qui in aponeurosin desinens in cubiti os per tendinem procreatum insertatur, et flectens simul diarthrosin, et in exteriora paulatim inclinans. Verum utrisque musculis probe functionem obeuntibus, articuli flexus in neutram partem deflectit. Duo igitur musculi anteriores sunt, qui cubiti articulum flectunt, sicut ostensum est; tres vero alii, connexi invicem, hunc articulum extendunt; quibus etiam manum admoliri sic oportet. Primum incides musculum in internis brachii partibus situm, cujus caput sub cute juxta posterioris axillae musculi extremum habetur (naturam ipsius in musculorum humerum moventium dissectione explicabimus), finis autem ad cubiti articulum pervenit, juxta interiorem brachii condylum membranosus tenuisque. Caeterum ubi hunc sustuleris, duo principia musculorum totam manum extendentium considerato, quo-

χεῖρα μυῶν. ὧν ἡ μὲν ἑτέρα τῆς ταπεινῆς πλευρᾶς ἐκφύεται τῆς ὠμοπλάτης, οὐχ ὅλης, ἀλλ ἐκ τοῦ ἡμίσεως σχεδὸν αὐτῆς μέρους τοῦ ἄνω· ἡ δ᾽ ἑτέρα τῶν ὀπίσω μερῶν τοῦ βραχίονος ὑποκάτω τῆς κεφαλῆς. προερχόμεναι δ᾽ αὐται συμφύονται κατὰ τὸν βραχίονα, κἄπειτα προελθοῦσαι διὰ τένοντος πλατέος ἐμφύονται τῷ τοῦ πήχεως ἀγκῶνι. καί σοι ταῖς ἄνωθεν ἰσὶν ἑπομένῳ κατ᾽ εὐθυωρίαν ο τένων οὗτος φανεῖται διφυής· τὸ μὲν ἔξω μέρος ἀπο τοῦ προτέρου τῶν εἰρημένων ἔχων μυὸς, [45] τὸ δ ἔνδον ἀπο τοῦ δευτέρου. καὶ εἰ χωρίσας ἀπ᾽ ἀλλήλων ἑκάτερον μέρος τοῦ μυὸς ἕλκειν ἐπιχειροίης, ἐκτεινομένην ὄψει την ὅλην χεῖρα πρὸς ἑκατέρου, διαφορὰν δ᾽ ἐν τῇ πρὸς τὸ πλάγιον ἐγκλίσει γενομένην· ὁ μὲν γὰρ πρότερος εἰς τοὔκτος, ὁ δὲ δεύτερος τῶν εἰρημένων ἔσω λοξὴν ποιεῖται τὴν ἔγκλισιν. ὑποπέφυκε δὲ τούτου ἕτερος μῦς, τῷ τοῦ βραχίονος ὀστῷ περιπεφυκὼς, ὃς ἑνοῦται τῷ δευτέρῳ μυῒ, καὶ τούτου νομίζεται μόριον εἶναι τοῖς ἀνατομικοῖς, ὥσπερ οὖν καὶ ἔστιν, εἴ τις ἕνα διφυῆ λογίζοιτο τὸν μῦν εἶναι τοῦτον ὅλον. ἔνεστί γε μὴν καὶ χωρίζειν αὐτοὺς ἀπ᾽ ἀλλήλων κατὰ τὴν τῶν ἰνῶν

rum alterum ab humili costa scapularum non tota, sed ex dimidio fere ipsius partis superioris prodit; alterum vero ex posteriore brachii regione subter caput. Haec jam praecedentia in brachio c ëunt: deinde per tendinem latum posterius cubiti tuberculum ingrediuntur. Ac fibrarum rectitudinem desuper sequenti tendo hic duplex apparebit, externam quidem partem a priori ex iis, quos recensuimus, musculo obtinens, internam vero a secundo. Jam vero, si disjunctam utramque musculi partem attrahis, totam extendi manum ab utroque videbis, hoc discrimine inclinationis ad latus facto, quod prior in exteriora, secundus intro oblique deflectat. Caeterum sub hoc alius delitescit musculus brachii os ambiens, qui secundo musculo adunitur, adeo ut ipsius pars anatomicis esse putetur, sicut etiam est, si quis unum bifidum hunc totum musculum esse consideret. Integrum est etiam pro fibrarum rectitudine ipsos separare; ita

εὐθύτητα· καὶ εἰ οὕτως πράξαις, εὑρήσεις ὅλον σαρκώδη διαμένοντα τὸν μῦν τοῦτον, ἐμφυόμενόν τε τοῖς ὀπίσω μέρεσι τοῦ ἀγκῶνος. τεινομένου δ᾽ αὐτοῦ, ποτὲ μὲν ἔδοξεν ἡμῖν εὐθεῖα καὶ ἀπαρέγκλιτος ἔντασις γίνεσθαι περὶ τὴν κατ᾽ ἀγκῶνα διάρθρωσιν, ἐνίοτε δ᾽ εἴσω βραχὺ ῥέπειν. εἴρηνταί μοι πάντες οἱ καθ᾽ ὅλην τὴν χεῖρα μύες. ὃ δέ γε καὶ περὶ τούτων ἐπίστασθαι χρὴ, καὶ πάντων ἁπλῶς τῶν φαινομένων ἐν ταῖς ἀνατομαῖς, ἀκούσας ἅπαξ νῦν εἰς ἀεὶ μεμνημένος ἔσο. καὶ γὰρ εὑρίσκεταί τινα μετακεκλιμένα βραχὺ κατὰ τὴν πρώτην ἀρχὴν ἢ τὴν μεταξὺ πορείαν ἄχρι τῆς τελευτῆς, ἄλλα δέ τινα κατ᾽ αὐτὴν μόνην τὴν τελευτὴν, ἔνια δὲ καὶ συμπεφυκότα τοῖς ἀεὶ προσηρτημένοις, ἢ προσηρτημένα τῷ συμπεφυκότι, ἤ τινα τοιαύτην ἑτέραν ἔχοντα βραχεῖαν διαφοράν. ἐὰν καὶ σοί ποτε μέλος ἀνατέμνοντι παρὰ τὰ γεγραμμένα πρὸς ἡμῶν φανῇ τι, γίγνωσκε τοῦτο τῶν σπανίων ὑπάρχον. διόπερ οὐδὲ προκαταγιγνώσκειν σε χρὴ τῶν πεπραγμένων πρὸς ἡμῶν, ἄχρι περ ἂν αὐτὸς καὶ σὺ, καθάπερ ἡμεῖς, ἴδῃς πολλάκις. ὁ μὲν οὖν

enim hunc perpetuo carnofum pofteriori tuberculo cubiti committi fpectabis. Quem fi tendis, interim recta ac indeclinabilis circa cubiti articulum intenfio fieri videtur, nonnunquam intro paululum vergere. Dicti jam mihi funt omnes totius manus mufculi. Quod autem de his et omnibus, quae in diffectionibus apparent, fcire convenit, auditum femel memoriae ita mandabis, ut nunquam excidat. Etenim inveniuntur quaedam, quae paulum a primo initio vel a medio itinere ad usque finem immutentur, alia in ipfo folo fine, nonnulla etiam connexa femper appenfis, vel appenfa funt connexis, vel hujusmodi quandam aliam parvam differentiam fortiuntur. Si igitur tibi aliquando membrum diffecanti aliquod praeter ea, quae a nobis fcripta funt, quippiam inveniatur, fcito, hoc rarum exiftere. Quare nec antea damnare opera noftra oportet, quam ipfe, quemadmodum nos, frequenter corpora infpexeris. Itaque primus hic

πρότερός μοι λόγος ἐνταυθοῖ τελευτάτω. κατὰ δὲ τὸν δεύτερον ἀνατομικὰς ἐγχειρήσεις ἐρῶ τῶν ἐν τοῖς σκέλεσι μυῶν καὶ συνδέσμων, προσθήσω δὲ καὶ τὸν περὶ τῶν ὀνύχων λόγον, κοινὸν ὄντα τῶν κώλων ἀμφοτέρων.

liber colophonem accipiat. Secundo de cruris mufculorum ligamentorumque diffectionibus adminiftrandis peragam, adjiciens etiam de unguibus fermonem utrisque artubus communem.

ΓΑΛΗΝΟΥ ΠΕΡΙ ΑΝΑΤΟΜΙΚΩΝ ΕΓΧΕΙΡΗΣΕΩΝ

ΒΙΒΛΙΟΝ Β.

Ed. Chart. IV. [46.] Ed. Bas. I. (128.)

Κεφ. α΄. Οὔτε τοῖς παλαιοῖς μέμφομαι μὴ γράψασιν ἀνατομικὰς ἐγχειρήσεις, καὶ Μαρῖνον ἐπαινῶ γράψαντα. τοῖς μὲν γὰρ περιττὸν ἦν αὑτοῖς ἢ ἑτέροις ὑπομνήματα γράφεσθαι παρὰ τοῖς γονεῦσιν ἐκ παίδων ἀσκουμένοις, ὥσπερ ἀναγινώσκειν καὶ γράφειν, οὕτως ἀνατέμνειν. ἱκανῶς γὰρ ἐσπουδάκασιν οἱ παλαιοὶ τὴν ἀνατομὴν, οὐκ ἰατροὶ μόνον, ἀλλὰ καὶ φιλόσοφοι. οὔκουν φόβος ἦν ἐπιλαθέσθαι τοῦ

GALENI DE ANATOMICIS ADMINISTRATIONIBVS

LIBER II.

Cap. I. Neque veteres accuſo, quod anatomicas adminiſtrationes minime ſcripſerint, et Marinum, quod ſcripſerit, laude proſequor. Quippe ſupervacuum erat illos ſibi aut aliis commentarios ſcribere, qui domi apud parentes a pueritia exercebantur, ut lectione et ſcriptura, ſic etiam cadaverum diſſectionibus; multum enim veteres, non modo medici, verum philoſophi quoque, anatomae ſtuduerunt. Quare ne diſſecandi rationes

τρόπου τῶν ἐγχειρήσεων οὐδενὶ τῶν οὕτω μαθόντων, οὐ μᾶλλον ἢ τοῦ γράφειν τὰ περὶ φωνῆς στοιχεῖα τοῖς ἀσκηθεῖσιν ἐκ παίδων καὶ ταῦτα. ἐπεὶ δὲ, τοῦ χρόνου προϊόντος, οὐ τοῖς ἐγγόνοις μόνον, ἀλλὰ καὶ τοῖς ἔξω τοῦ γένους ἔδοξε καλὸν εἶναι μεταδιδόναι τῆς τέχνης, εὐθὺς μὲν τοῦτο πρῶτον ἀπολώλει, τὸ μηκέτι ἐκ παίδων ἀσκεῖσθαι τὰς ἀνατομὰς αὐτῶν· ἤδη γὰρ τελέοις ἀνδράσιν, οὓς ἐτίμησαν ἀρετῆς ἕνεκα, ἐκοινώνουν τῆς τέχνης. εὐθὺς δ' ἐξ ἀνάγκης εἵπετο καὶ τὸ χεῖρον μανθάνειν, ἀπολωλυίας τῆς ἐκ παίδων ἀσκήσεως. ἣν, ὅσον εἰς ἅπαντα δύναται, δοκοῦσί μοι σαφῶς ἐνδείξασθαι πάντες οἱ παλαιοὶ, μὴ μόνον τοὺς ἐν ταῖς τέχναις ἀγαθοὺς, ἀλλὰ καὶ σύμπαντας ἁπλῶς τοὺς καθ' ὅλον τὸν βίον εὐδοκιμοῦντας ὀνομάζοντες πεπαιδευμένους, ὥσπερ γε τοὺς ἐναν(129)τίους αὐτῶν ἀπαιδεύτους. ἐκπεσοῦσα τοίνυν ἔξω τοῦ γένους τῶν Ἀσκληπιαδῶν ἡ τέχνη, κἄπειτα διαδοχαῖς πολλαῖς ἀεὶ χείρων γιγνομένη, τῶν διαφυλαξόντων αὐτῆς τὴν θεωρίαν ὑπομνημάτων [47] ἐδεήθη-

cuiquam ſic edocto memoria exciderent, non magis erat metuendum, quam ne vocis elementa ſcribere obliviſcerentur ii, qui ab ineunte aetate ipſa didiciſſent. Poſteaquam vero temporis proceſſu non liberis modo, ſed alienis etiam artem communicare honeſtum eſſe cenſuerunt, quam primum ſane factum eſt, ut non amplius in corporum diſſectionibus pueri exercerentur. Nam abſolutis jam viris, quos virtutis nomine colebant venerabanturque, artem impartiebant. Unde protinus neceſſario accidit, ut eam infelicius condiſcerent, exercitatione, quam in pueritia auſpicari ſolebant, abolita. Quae quantum ad omnia valeat, omnes priſci palam videntur oſtendiſſe, non ſolum eos vocantes a pueris inſtructos, qui in artibus excellunt, ſed breviter univerſos, qui tota vita probitatis titulo inclaruerunt; quemadmodum et his contrarios a pueris non inſtructos. Quum igitur ars ex familia Aſclepiadarum excidiſſet, deinde multis ſucceſſionibus in deterius ſemper vergeret, opus fuit commentariis, quae ſpeculationem ipſius integram conſerva-

σαν. ἔμπροσθεν δ' οὐ μόνον ἐγχειρήσεων ἀνατομικῶν, ἀλλ' οὐδὲ συγγραμμάτων ἐδεῖτο τοιούτων· ὁποῖα Διοκλῆς μὲν ὧν οἶδα πρῶτος ἔγραψεν, ἐφεξῆς δ' αὐτῷ τῶν ἀρχαίων ἰατρῶν ἕτεροί τινες, οὐκ ὀλίγοι τε τῶν νεωτέρων, ὧν ἔμπροσθεν ἐμνημόνευσα. πρὸς γὰρ τοῖς ἄλλοις οὐδὲ δεδήλωται κατὰ τὰ τοιαῦτα τῶν συγγραμμάτων ἡ χρεία τῶν γραφομένων, ἀλλ' ὁμοτίμως ἔῤῥιπται πάντα, τά τε μεγίστην παρεχόμενα χρῆσιν τῇ τέχνῃ καὶ τὰ μηδὲν ὅλως ἢ εἰς μικρόν τι συντελοῦντα. βέλτιον μὲν οὖν, ὡς ἔφην, αυτοῖς τοῖς ἰατρικοῖς βιβλίοις, ἐν οἷς ἤτοι διαγνώσεις παθῶν, ἢ προγνώσεις, η θεραπείας ἔγραψέ τις, ἀναμεμίχθαι τὴν ἀνατομικὴν θεωρίαν, ὅνπερ τρόπον Ἱπποκράτης φαίνεται διαπράττων. ἐπεὶ δὲ κίνδυνός ἐστι, διά τε τὴν ὀλιγωρίαν, ἣν ἔχουσιν οἱ νῦν ἄνθρωποι περὶ τὰς τέχνας, ἔτι τε διότι τῆς ἐκ παίδων ἀσκήσεως ἀπολείπονται, διαφθαρῆναι τὰ τοιαῦτα τῶν θεωρημάτων, εἰκότως ὑπομνήματα γράφομεν, ὡς, εἴ γε τῇ παρ' ἀλλήλων διαδοχῇ τοῖς ἀνθρώποις ὑπῆρχε διασώ-

rent. Antea enim non tantum adminiſtrationibus anatomicis, ſed ne libris quidem indigebant, cujusmodi Diocles ſane primus, quorum memoria ad nos pervenit, poſteritati reliquit; poſt hunc alii quidam veterum medicorum, neque pauci ex junioribus, quorum prius mentio facta eſt. Quandoquidem vero praeter alia uſus eorum, quae in id genus libris continebantur, non oſtenſus eſt, ſed ex aequo omnia rejecta ſunt, tum quae maximam utilitatem arti praebebant, tum quae nihil penitus aut parum adeo momenti ad eam conferebant; potius erat, ut dixi, libris medicis, in quibus aut affectuum dignotiones, aut praeſagia, aut curationem deſcripſeris, contemplationem anatomicam intermiſcere; quomodo Hippocrates factitare videtur. At quia periculum eſt, ne hujusmodi ſpeculationes pereant, tum propter hujus aetatis hominum negligentiam, qua circa artes laborant, tum quia a pueritia exercitari non aſſueverunt, merito commentarios ſcribimus. Nam ſi a majoribus veluti per manus nobis traditas conſervare poſſemus, ſupervacane-

ζειν αὐτὰ, περιττὸν ἂν ἦν τὸ γράφειν. ἐγὼ μὲν οὖν ἁπάντων, ὧν ἐξ ἀρχῆς ἔγνων, ἐκοινώνησα τοῖς δεομένοις, βουλόμενος, εἰ οἷόν τε, πάντας ἀνθρώπους ἐκμαθεῖν αὐτά. τῶν δ' ὑπ' ἐμοῦ διδαχθέντων ἤδη τινὰς ὁρῶ φθονοῦντας ἑτέροις μεταδιδόναι, οἷς ἐὰν ἐξαίφνης ἀποθανεῖν συμβῇ μετ' ἐμὲ, συναπολεῖται τὰ θεωρήματα.

Κεφ. β'. Διὰ τοῦτ' οὖν κἀγὼ Μαρῖνον γράψαντα τὰς ἀνατομικὰς ἐγχειρήσεις ἐπαινῶ, γράφειν τ' αὐτὸς ἑτέρας ἠναγκάσθην, ἐκείνας ὁρῶν ἐλλιπεῖς τε ἅμα καὶ ἀσαφεῖς, ἔτι δὲ μᾶλλον, ἐπειδὴ μὴ δοκοῦσι τὸ χρησιμώτατον τῆς τέχνης παντάπασιν ἐναργῶς μετακεχειρίσθαι σχεδὸν ἅπαντες οἱ ἀνατομικοί. τί γὰρ ἂν εἴη χρησιμώτερον ἰατρῷ πρός τε τὰ κατὰ πόλεμον τραύματα, καὶ βελῶν ἐξαιρέσεις, ἐκκοπάς τε ὀστῶν, ἐξαρθρήματά τε καὶ κατάγματα μεθ' ἕλκους γιγνόμενα, καὶ συρίγγων καὶ κόλπων καὶ ἀποστημάτων τομὰς, ὅσα τε ἄλλα τοιαῦτα, τοῦ γιγνώσκειν ἀκριβῶς ἅπαντα μὲν τὰ μόρια τῶν τε χειρῶν καὶ τῶν σκελῶν, ἅπαντα δὲ τὰ

um effet fcribere. Ego itaque omnia, quorum cognitionem ab initio adeptus fum, iis, qui requirebant, impartii, cupiens univerfos homines, fi fieri poffit, ea perdifcere; etfi jam nonnullos, qui mihi operam dederunt, intelligam aliis nolle, quae eft ipforum invidia, communicare; quibus fi repente fato fungi contigerit, poft me fimul fpeculationes interibunt.

Cap. II. Quamobrem Marinum laudo, quod anatomicas adminiftrationes fcripferit; quod autem parum integras nec perfpicuas fimul prodiderit, tum multo magis, quod anatomici prope omnes utiliffimam artis portionem non plane evidenter tractare videantur, ipfe alios libros exarare coactus fum. Quid enim utilius effe poffit medico ad vulnera, quae in bello accipiuntur, ad telorum extractiones, offium excifiones, luxata, fracturas cum ulcere factas, item ad fiftularum, finuum, absceffuum fectiones et quaecunque alia hujus generis, quam omnes et manuum et crurum partes accurate cognofcere? univerfas autem exteriores magis, quam interiores,

ἐκτὸς μᾶλλον, ἤπερ τὰ ἔνδον, ὠμοπλατῶν καὶ μεταφρένου, καὶ στήθους, καὶ πλευρῶν, ὑπογαστρίου τε καὶ τραχήλου, καὶ κεφαλῆς. ἐξαιρεῖν τε γὰρ ἐκ τούτων ἀναγκαζόμεθα βέλη, τὰ μὲν ἐπιτέμνοντές τινα τῶν συνεχῶν, τὰ δὲ δὴ ἐκτέμνοντες, τὰ δὲ δὴ ἐκβάλλοντες, ἔν τε ταῖς σηπεδόσι, καὶ τοῖς ἀποστήμασι, καὶ ταῖς τῶν κόλπων χειρουργίαις· ἐπί τε τῶν ὀστῶν ταῖς ἐκκοπαῖς ἤ τι περιτέμνειν ἀναγκαζόμεθα τῶν μορίων, ἢ ἀνατέμνειν· ἐν οἷς εἰ μήτις εἰδείη, ποῦ μὲν ἐπίκαιρον τέτακται νεῦρον ἢ μῦς, ποῦ δ' ἀρτηρία ἢ φλὲψ μεγάλη, ποτὲ μὲν θανάτου μᾶλλον, ἢ σωτηρίας αἴτιος ἔσται τοῖς ἀνθρώποις, ἔστιν ὅτε δ' αὐτὸς ἀναπήρους αὐτοὺς ἐργάσεται. τὸ δὲ τοὺς μῦς τῆς γλώττης ἐπίστασθαι, πόσοι τέ εἰσι τὸν ἀριθμὸν, ποῖοί τε τὴν ἰδέαν, ἐκ περιουσίας μὲν ἂν εἴη χρήσιμον, οὐ μὴν ὡς πρῶτόν γε, οὐδ' ὡς ἀναγκαῖον. ἐκ περιουσίας δὲ λέγω, διότι καὶ τὰ τοιαῦτα τῶν σοφιστῶν ἕνεκ' ἀναγκαζόμεθα πολυπραγμονεῖν, οὐκ [48] ἀρκουμένων ἐν τοῖς χρησίμοις μόνον ἐγνωκέναι τῆς φύσεως τὴν τέχνην, ἀλλὰ προβαλλόντων ἑκάστοτε, τίνος ἕνεκα τουτὶ γέγονε τὸ

ſcapularum videlicet, dorſi, pectoris, coſtarum, abdominis, colli et capitis? Ex his enim tela extrahere cogimur, partim continuata quaedam incidentes, partim excidentes, nonnulla quoque ejicientes in putridis ulceribus, abſceſſibus ſinuumque curatione, quae manu adminiſtratur. In oſſium quidem exciſione aut ex partibus aliquid praecidere, aut diſſecare res poſtulat; in quibus, niſi noveris, ubi aut nervus, aut muſculus praecipuus ſitus ſit, ubi vero arteria aut vena magna, interim mortis magis quam ſalutis hominibus erit auctor, interdum vero mancos efficies. Linguae autem muſculos pernoſcere, quot videlicet numero ſint, et quales ſpecie, ſupra uſum artis conducit; non tamen ut praecipuum eſt, neque ut neceſſarium. Dico ſupra uſum, quod talia curioſius inquirere ſophiſtarum gratia cogimur, quibus non ſatis eſt, naturae artificium in utilibus tantum didiciſſe, ſed paſſim proponunt, cujus rei cauſa particula

Ed. Chart. IV. [48.] Ed. Baſ. I. (129.)

μόριον, ἢ τοιοῦτο, ἢ τηλικοῦτο. εὐγνώμονι δὲ ἀνθρώπῳ τὴν τέχνην τῆς φύσεως ἐνῆν αὐτάρκως κατανοῆσαι καὶ δι᾽ ἑνὸς ἢ δυοῖν ἀκριβῶς ἀνατμηθέντων, ἐν οἷς τό τε κατὰ τὴν ἰατρικὴν τέχνην χρήσιμον πάμπολυ, κατά τε τὸ πάρεργον ἡ σοφία τῆς φύσεως καταφανὴς γίνεται. ὡς μάλιστα δέ μοι πάντων ἔξεστι λέγειν, ἄχρηστ᾽ εἶναι τὰ τοιαῦτα τῆς ἀνατομῆς εἰς ἰάσεις τε καὶ διαγνώσεις παθῶν καὶ προγνώσεις, ἐκπεφευγότας τὰς τῶν πανούργων σοφιστῶν ἀντιλήψεις, οἳ παρέντες ἐξετάζειν τὸν λόγον ἐπὶ τοὺς εἰπόντας αὐτὸν τρέπονται, διὰ τοῦτο φάσκοντες ἀχρηστίαν αὐτοὺς κατηγορεῖν τῶν τοιούτων θεωρημάτων, ὅτι μὴ γινώσκουσιν αὐτά. καὶ διὰ τούτους οὖν ἐγὼ σὺν τῷ χρησίμῳ τῆς ἀνατομῆς ἐξειργασάμην τὸ περιττὸν, ὅπως μηδ᾽ ἐκ τῆς τοῦ κατηγοροῦντος ἀγνοίας οἱ σοφισταὶ τὴν εὐπορίαν τῆς ἀντιλογίας πορίζοιντο. τουτὶ μὲν οὖν αὐτοῖς αὐτάρκως ἐπεδειξάμην διὰ τῆς περὶ χρείας μορίων πραγματείας. ἐροῦμεν δὲ καὶ νῦν οὐδὲν ἧττον ἀνατομικὰς ἐγχειρήσεις ἁπάντων

haec facta ſit, aut cur talis tantave. At homo dexterioris animi contentus fuerit artem naturae ex accurata unius aut duarum partium diſſectione intelligere; in quibus et id, quod permultum arti medicae conducit, et ex addito operi naturae ſapientia innoteſcit. Licet autem mihi potiſſimum dicere, hujusmodi diſſectiones ad affectus curandos dignoſcendosque et ad illorum praeſagia non eſſe iis commodas, qui vafrorum ſophiſtarum contradictiones evitare cupiant; qui ſophiſtae, rationis inquiſitione neglecta, in eos, qui illam adducunt, convertuntur, dicentes, ipſos hoc nomine talium theorematum inutilitatem reprehendere, quod ea ignorent. Quorum gratia et eam anatomes partem, quae utilis eſt, et eam, quae ſuperabundans ac ſuperflua eſt, conſcripſi, ne vel ex damnantis inſcitia ſophiſtae contradicendi facultatem nanciſcantur. Atqui hoc abunde ipſis in opere de uſu partium demonſtravi; quanquam et nunc nihilo ſecius dicturus ſum, quomodo omnium corporis partium diſſe-

τῶν μορίων τοῦ σώματος. ἀλλ' ἡμεῖς μὲν, ὥσπερ τοῦτο πράττομεν, οὕτω καὶ τὴν ἀξίαν ἑκάστου τῶν θεωρημάτων διαιρούμεθα, καὶ τὸ χρήσιμον ἐπιδείκνυμεν. ἄλλη μὲν γὰρ ἀνδρὶ φυσικῷ χρεία τῆς ἀνατομικῆς ἐστι θεωρίας, αὐτὴν δι' ἑαυτὴν ἀγαπῶντι τὴν ἐπιστήμην· ἄλλη δὲ τῷ μὴ δι' ἑαυτὴν, ἀλλ' ἵνα ἐπιδείξῃ μηδὲν εἰκῆ γεγονὸς ὑπὸ τῆς φύσεως· ἄλλη δὲ τῷ πρὸς ἐνεργείας τινὸς γνῶσιν, ἤτοι φυσικῆς, ἢ ψυχικῆς, ἐξ ἀνατομῆς ποριζομένῳ λήμματα· καὶ πρὸς τούτοις ἄλλη τῷ σκόλοπας ἢ βελῶν ἀκίδας ἐξαιρήσειν μέλλοντι καλῶς ἢ ἐκκόπτειν τι προσηκόντως, ὥστ' οὖν ἢ κόλπους, ἢ σύριγγας, ἢ ἀποστήματα χειρουργήσειν ὀρθῶς. ταῦτα γὰρ, ὡς ἔφην, εἰσὶν ἀναγκαιότατα, καὶ χρὴ μάλιστα ἠσκῆσθαι περὶ αὐτὰ τὸν ἄριστον ἰατρόν· ἐφεξῆς δὲ ἐν ταῖς τῶν κατὰ βάθους σπλάγχνων ἐνεργείαις, εἶθ' ἑξῆς περὶ τῆς τῶν χρειῶν, ὅσαι διαφέρουσι τοῖς ἰατροῖς εἰς τὴν τῶν παθῶν διάγνωσιν. ἔνιαι γὰρ οὐκ ἰατροῖς, ἀλλὰ φιλοσόφοις εἰσὶ χρησιμώτεραι κατὰ διττὸν, ὡς εἴρηται, τρόπον,

ctiones adminiftrabis. Verum nos quidem, uti hoc agimus, fic quoque dignitatem cujusque fpeculationis dividemus, tum ufum oftendemus. Alius etenim eft viro phyfico anatomicae fpeculationis ufus, qui fcientiam ipfam propter fe adamat; alius ei, qui non propter fe ipfam, fed ut nihil temere a natura factum effe demonftret; alius ei, qui argumenta ex diffectione ad actionem quandam vel naturalem vel animalem cognofcendam invenit; ad haec alius ei, qui aculeos, fpinas telorumque cufpides probe eximet, vel apte quippiam excifurus eft; vel qui finus, fiftulas, abfceffus manu recte curabit; haec enim, ut dixi, maxime funt neceffaria, oportetque in ipfis medicum optimum in primis effe exercitatum, mox in latentium vifcerum functionibus, deinde ufus fingulorum cognofcere, qui ad affectuum dignotionem medicis conducunt. Alii namque philofophis utiliores funt, non medicis, duplici, ut dictum eft, modo; vel folius

ἢ ψιλῆς τῆς θεωρίας ἕνεκεν, ἢ τοῦ διδάξαι τὴν τέχνην τῆς φύσεως ἐν ἅπαντι τῷ μορίῳ κατωρθωμένην.

Κεφ. γ'. Οὐ μὴν οὕτω γ' ἔπραξαν οἱ ἀνατομικοί· φαίνονται γὰρ ἀκριβέστερον μὲν ἐξειργασμένοι τῆς ἀνατομικῆς τό τ' ἄχρηστον ὅλως τοῖς ἰατροῖς καὶ τὸ βραχεῖαν ἢ ὀλιγάκις ὠφέλειαν παρεχόμενον, ἀμελέστερον δε τὸ κατεπεῖγόν τε καὶ χρησιμώτατον ἀναγκαιότατόν τε καὶ πᾶσιν ἐγνῶσθαι. τοῦτο δ' ἐστὶν, ὡς ἔφην, τὸ κατὰ τοὺς μῦς, καὶ τὰ νεῦρα, καὶ τὰς ἀρτηρίας, καὶ τὰς φλέβας, οὐχ ὅσα περὶ καρδίαν εἰσὶν, ἤ τι τῶν σπλάγχνων, αλλὰ ὅσα ἐν σκέλεσι καὶ χερσὶ, καὶ τοῦ θώρακος ἔξω κατα ῥάχιν, ἢ στῆθος ἢ πλευρας, ἢ ὠμοπλάτας, ἢ ὑπογάστριον, ἢ τράχηλον, ἢ κεφαλὴν ὁρᾶται. οἶδα γοῦν ὁσημέραι τοὺς τούτων ἀμαθεῖς δεδιότας τε τὰ μὴ φοβερὰ καὶ θαῤῥοῦντας τὰ φοβερά. τοιοῦτος γὰρ ἦν καὶ ὁ τὸν ἔξω τοῦ μηροῦ μῦν τὸν πλατυν ὑποπτεύων ὡς ἐπίκαιρον, ᾧ μήτε τένων ὑπάρχει μέγας, [49] μήτ' ἀρτηρία, μήτε φλεψ, μήτε ἐνέργεια τῶν

ſpeculationis gratia, vel ut docerent artificium naturae in qualibet parte probe expreſſum.

Cap. III. Non equidem anatomici ſic egerunt, ut qui eam anatomes partem diligentius videantur excoluiſſe, quae prorſus medicinae ex uſu non eſt et parum commodi, idque raro, ſolet exhibere; illam vero, quae praecipua eſt ac utiliſſima maximeque neceſſaria omnibus, negligentius obſervaſſe. Ea vero eſt, ut dixi, quae verſatur circa muſculos, nervos, arterias et venas, non cordis aut alicujus viſceris, verum quae in cruribus manibusque ac thoracis exteriori regione juxta ſpinam, aut pectus, aus coſtas, aut ſcapulas, aut abdomen, aut collum, aut caput ſunt conſpicuae Novi ſi quidem horum ignaros quotidie in rebus ſecuris timidos, in metuendis ſecuros extitiſſe. Talis enim erat, qui latum exteriorem femoris muſculum tanquam primarium ſuſpicioſus obſervabat; cui neque tendo magnus, neque arteria, neque vena, neque functio aliqua movendis cruribus neceſſaria commiſſa

ἀναγκαίων τινὸς ἐν σκέλεσι κινήσεων ἡγουμένη, καθάπερ ἡ τῶν ἐκτεινόντων τε καὶ καμπτόντων τὴν κατὰ γόνυ διάρθρωσιν. ὅλης οὖν καὶ τῆς ἀνατομῆς τὸ χρησιμώτατον ἐν τούτοις ἐστὶν, ὧν μάλιστα παραλελοίπασι τὴν ἀκρίβειαν οἱ περὶ τὰς ἀνατομὰς δεινοί. βέλτιον γὰρ ἦν, οὐ πόσους ἔχει καθ᾽ ἕκαστον τῶν στομάτων ὑμένας ἡ καρδία γιγνώσκειν, οὐδὲ πόσαι φλέβες αὐτὴν τρέφουσιν, ἢ πόθεν, ἢ πῶς φερόμεναι, καὶ πῶς τὸ τῶν ἀπ᾽ ἐγκεφάλου συζυγιῶν ἀποσχιζόμενον εἰς αὐτὴν ἀφικνεῖται νεῦρον, ἀλλ᾽ ὑπὸ τίνων μὲν ἐκτείνεται βραχίων, καὶ πῆχυς, καὶ καρπὸς, καὶ μηρὸς, καὶ κνήμη, καὶ ποὺς μυῶν, (130) ὑπὸ τίνων τε κάμπτεται· τίνες δὲ εἰς τὰ πλάγια μέρη περιάγουσιν ἕκαστον τῶν εἰρημένων μορίων, ὁπόσα τε καθ᾽ ἕκαστόν ἐστιν νεῦρα, καὶ ὁπόθεν ὡρμημένα, καὶ ὅπως τεταγμένα, καὶ ποῦ μὲν ὑπόκειται φλὲψ ἢ ἀρτηρία μεγάλη, ποῦ δὲ σμικρά. ταῦτα γὰρ οὕτως εἰσὶν ἀναγκαῖα τοῖς ἰατροῖς, ὥστ᾽ οὐδ᾽ οἱ κατὰ τῆς ἀνατομῆς γράψαντες ὅλας βίβλους ἐμπειρικοὶ καταγνῶναι τῆς ἐπιστήμης αὐτῶν ἐτόλμησαν, ἀλλ᾽ ὁμολογοῦσιν, εἶναι

eſt, quemadmodum illis, qui genu articulum extendunt inflectuntque. Totius itaque anatomes pars utiliſſima in his conſiſtit, quorum potiſſime accuratam tractationem magni illius profeſſores omiſerunt. Satius enim erat cognoſcere, non quot membranas ſingulis cor orificiis habeat, neque quot venae ipſum nutriant, aut unde quomodove procedant, aut quo pacto nervus ex paribus illius, quae a cerebro deorſum feruntur, recurrens eidem inſeratur, verum a quibus quidem muſculis extendatur brachium, cubitus, brachiale, femur, tibia et pes; a quibus rurſum inflectatur; quinam in obliquum ſingulas partes enumeratas circumagant; quotque unamquamque nervi perreptent, unde progrediantur, quemve ſitum nacti ſint, ad haec ubi vena aut arteria inſignis, ubi parva ſubſtrata ſit. Haec ſi quidem medicis tam ſunt neceſſaria, ut ne ipſi quidem empirici, qui contra anatomen libros integros commentati ſunt, ipſorum ſcientiam audeant damnare, ſed fateantur potius, omnium id genus

Ed. Chart. IV. [49.] Ed. Baf. I. (130.)

χρησιμωτάτην ἁπάντων τῶν τοιούτων τὴν γνῶσιν· ἐκ δὲ τῶν ἑκάστοτε γιγνομένων τραυμάτων αὐτάρκως διδάσκεσθαί φασι τὴν φύσιν αὐτῶν. τούτους μέν γε θαυμάσειεν ἄν τις τῆς προπετείας. ὅπου γὰρ οὐδ᾽ οἱ μετὰ σχολῆς πολλῆς ἐπὶ τὴν ἀνατομὴν αὐτῶν ἐλθόντες ἠκριβώκασι τὴν θεωρίαν, σχολῇ γε ἄν τις ἐκ τῆς τῶν τραυμάτων θέας διδαχθείη. ταῦτ᾽ οὖν ἐπὶ μὲν τοῦ θρόνου τις ὑψηλὸς καθήμενος δύναται λέγειν τοῖς μαθηταῖς, ἐπ᾽ αὐτῶν δὲ τῶν ἔργων τῆς τέχνης οὐ δύναται διδάξαι, πρῶτος αὐτὸς ἀγνοῶν ἅπαντα τῶν εἰρημένων ὀργάνων τοῦ ζώου τὰ μόρια· μόνα γὰρ, ὅσα προφανῶς ὑπὸ τῷ δέρματι φαίνεται, γινώσκουσιν οἱ πάνυ δοκοῦντες αὐτῶν εἶναι τρίβωνες. οὔκουν χρὴ διὰ λόγων ἰέναι τοιούτοις ἀνδράσιν, οὐδὲ φιλοτιμεῖσθαι δεικνύειν, ὡς οὐ μόνον ἡ κατὰ περίπτωσιν ἀνατομὴ καὶ τραυματικὴ θέα, ταῦτα γὰρ ἐκείνων τὰ ῥήματα, διδάσκειν ἀκριβῶς ἑκάστου τῶν μορίων τὴν φύσιν οὐχ οἷαί τέ εἰσιν, ἀλλ᾽ οὐδὲ κατ᾽ ἐπιτήδευσιν, ἄνευ τοῦ πολλάκις ἐπὶ πολλῶν γεγυμνάσθαι μετὰ παραγγελμάτων, ὧν ἐγὼ κατὰ τήνδε τὴν πραγματείαν διέρ-

cognitionem eſſe utiliſſimam; verum ajunt, ex frequenti vulnerum factorum inſpectione naturam ipſorum abunde ſatis intelligi: quorum temeritatem quis non demiretur? ubi enim ne vel ii, qui magnam in anatomis ipſorum induſtriam collocarunt, exactam cognitionem ſunt aſſecuti, multo minus ex vulnerum intuitu quispiam didicerit. Haec itaque in cathedra ſublimis aliquis ſedens diſcipulis dicere, in ipſis autem operibus artis docere non poteſt, ut qui ipſemet primus omnes dictorum animalis inſtrumentorum partes ignoret; nam ſola, quae manifeſto ſub cute apparent, cognoſcunt, qui admodum periti inter illos eſſe videntur. Quare verbis contendendum cum talibus viris non eſt, neque enitendum oſtendere, quod non ſolum fortuita illa anatome et vulneraria ſpeculatio (haec enim illorum vocabula ſunt) cujusque particulae naturam accurate, qualisnam ſit, non poſſit edocere, verum ne vel ipſa, quae ſtudio diligentiaque adminiſtratur, niſi frequenter multis cum praeceptis, quae ego hoc com-

χομαι. τῶν μὲν οὖν ἐμπειρικῶν ἰατρῶν ἧττον ἄν τις φροντίσειεν, ἐριζόντων προφανῶς, μέμψασθαι δὲ δεῖ καὶ ἅπασι τοῖς ἀνατομικοῖς ὀλιγώρως τὰ τοιαῦτα ζητήσασιν. ὅπου γὰρ οὐκ ὀλίγους τένοντας ἠγνοήκασι μυῶν, ἢ τοὺς μῦς ὅλους ἐπ' ἐνίων μορίων, τί χρὴ νομίζειν αὐτοὺς πεπονθέναι περὶ τὴν τῶν νεύρων φύσιν, εἰς ἄκραν μὲν ἡκόντων ἐνίοτε λεπτότητα, μεγίστην δ' ἐχόντων τὴν δύναμιν; ἐγὼ τοίνυν παρακαλῶ τοὺς νέους, ἐάσαντας ἐν τῷ παρόντι τὰς ἐγκεφάλου τε καὶ καρδίας, καὶ γλώττης, καὶ πνεύμονος, ἥπατός τε καὶ σπληνὸς, καὶ νεφρῶν, καὶ στομάχου, καὶ λάρυγγος, ἐμβρύων τε καὶ μήτρας ἐγκύμονος ἀνατομὰς, ἐκμαθεῖν πρότερον, ὅπως μὲν ὁ βραχίων διήρθρωται, καὶ ὠμοπλάτη τε καὶ πῆχυς, ὅπως δὲ τῶν ἄλλων ἕκαστα τῶν κατὰ κῶλα, τίνες τε οἱ κινοῦντες αὐτὰ μύες εἰσὶ, καὶ τίνα τὰ νεῦρα, καὶ τίνες ἀρτηρίαι καὶ φλέβες ἐν ἑκάστῳ τῶν μορίων ὑπάρχουσι. καὶ δι' αὐτό γε τοῦτο προὔταξα τὰς χειρὸς καὶ σκέλους ἀνατομικὰς ἐγχειρήσεις ἁπασῶν τῶν ἄλλων, ἐπὶ τὰ

mentario recenſebo, exerciteris. Empiricorum itaque medicorum minorem aliquis curam habuerit, qui manifeſto cavillandi ſtudio tenentnr, verum omnes anatomes profeſſores accuſandi mihi ſunt, quod tam neceſſaria negligentius et veluti defunctorie inquiſierint. Ubi enim non paucos muſculorum tendones vel integros muſculos in quibusdam partibus ignorarunt, quid exiſtimandum eſt ipſis in nervorum natura accidiſſe, qui quidem in ſummam interim exilitatem porriguntur, vim autem maximam obtinent? Quamobrem adhortor juvenes, relictis in praeſentia cerebri, cordis, linguae, pulmonis, jecinoris, lienis, renum, ſtomachi, laryngis, foetus, uteri gravidi diſſectionibus, prius ediſcant, quali brachium, ſcapulae et cubitus connexu deligentur; quomodo rurſus alia artuum membra ſingula; quinam muſculi ea moveant; qui nervi, quae arteriae et venae quamque partem intercurrant. Atque ob id ipſum manus et cruris anatomicas adminiſtrationes aliis omnibus praepoſui, quod ad

κατεπείγοντα καὶ μεγάλην χρείαν τῇ τέχνῃ παρέχοντα πρῶτον ἰέναι τοὺς νέους ἀξιῶν. εὐθέως δέ μοι τοῦτο καὶ τὴν αὐτὴν τάξιν τῆς διδασκαλίας ἔμελλε παρέξειν τῇ γεγενημένῃ κατὰ τὴν περὶ χρείας μορίων πραγματείαν, [50] ἥτις, ὡς ἔφην, οὐχ ἧττον τοῖς φιλοσόφοις ἢ ἰατροῖς ἐστι χρήσιμος. ἀλλ᾽ ἐν ἐκείνῃ μὲν τῇ πραγματείᾳ, διότι περὶ τῶν ἐν ἀνθρώπου σώματι μορίων ὁ λόγος ἦν μοι, διὰ τοῦτο προὔταξα τὸν περὶ χειρῶν, ἐπειδὴ τοῦτο τὸ μόριον ἴδιόν ἐστιν ἀνθρώπου· νυνὶ δ᾽, ὡς ἔφην, οὐδὲ τούτου μόνον, ἀλλ᾽ ἔτι δὴ καὶ μᾶλλον ἕνεκα τοῦ γυμνάσαι τοὺς νέους ἐν πρώτοις τοῖς ἀναγκαιοτάτοις. ὡς νῦν γε τοὐναντίον ὁρῶ πράττοντας αὐτοὺς, ὅσοι γε μεταχειρίζεσθαι τὴν ἀνατομικὴν θεωρίαν ἀξιοῦσιν. ἀγνοοῦσι γὰρ ἔτι, ποίᾳ φλεβὶ τῶν κατ᾽ ἀγκῶνα νεῦρον, ἢ κεφαλὴ μυὸς, ἢ ἀπονεύρωσις, ἢ ἀρτηρία τις ὑπόκειται, καὶ διὰ τοῦτο ἐν ταῖς φλεβοτομίαις μέγιστα σφαλλόμενοι, καρδίαν ἀνατέμνουσι καὶ γλῶτταν βοείαν, οὐδ᾽ αὐτὸ τοῦτο γιγνώσκοντες, ὡς ἔστιν ἀνομοιότατον ταῖς ἀνθρώπων.

ea, quae tum ufui hominum neceffario, tum arti maxime conducant, ire primum juvenes operae pretium fit; deinde vero, quod eundem ita difciplinae ordinem commentariis de ufu partium obfervem. Quod opus, ut dixi, non minus philofophis, quam medicis, utile exiftit. Quoniam igitur in illo de partibus humani corporis fermo nobis fuerat, ideo prius de manu (nam haec propria hominis eft pars) commentationem inftitui. Nunc autem, ceu retuli, ne hujus quidem folius gratia, fed praeterea ac potius, ut juvenes in primis illis maxime neceffariis exerceantur. Nam hoc tempore fecus ipfos factitare video, qui anatomica fpeculatione adminiftranda dignos fe exiftimant. Ignorant enim adhuc, quali cubiti venae nervus, vel caput mufculi, vel aponeurofis, vel arteria quaepiam fubfternatur. Unde fit, ut in venarum fectionibus maxime errent, quippe cor diffecant et linguam bubulam, hoc ipfum nefcientes, quod plurimum ab humanis difcrepent.

Κεφ. δ'. Ἐν μὲν οὖν τῷ πρὸ τούτου βιβλίῳ τὴν ἐγχείρησιν, ὁποίαν τινὰ χρὴ ποιεῖσθαι τῶν περὶ τὴν χεῖρα μυῶν, ὑφηγησάμην, ἐνταῦθα δὲ κατὰ τὸν αὐτὸν τρόπον ἐπὶ τῶν σκελῶν ὁ λόγος ἔσται μοι. πρὶν γὰρ τοὺς μῦς ἀκριβῶς ἐπιγνῶναι, νεύρων ἢ ἀγγείων ἀνατομὴν οὔτε αὐτὸν ποιήσασθαι δυνατὸν, οὔτ' ἄλλον διδάξαι. χρὴ τοίνυν ἀποδεῖραι μὲν κἀνταῦθα τὸ δέρμα, προσέχοντα τὸν νοῦν ἀκριβῶς τῇ πρώτῃ τοῦ πέλματος γενέσει, κατὰ τὴν ἀρχὴν τῆς πτέρνης τεταγμένῃ, μήπως κατὰ τοῦτο τὸ χωρίον ἀποσπάσῃς ἅμα τῷ δέρματι τὸν ὑποκείμενον αὐτῷ τένοντα, δι' οὗ, ὥσπερ ἐπὶ τῆς χειρὸς εἴρηται, πλατυνθέντος τὸ ἄτριχόν τε ἅμα καὶ δυσπερίτρεπτον ὑποβέβληται δέρμα τῷ κώλῳ. ὡς κείμενον οὖν ἐᾷν χρὴ κατὰ τὰ ὑποκείμενα σώματα τὸ δέρμα κατὰ τοῦτο τὸ χωρίον, ὥσπερ ἐπὶ τῆς χειρὸς εἴρηται· τὸ δ' ἄλλο πᾶν ἀφαιρεῖν ὅλου τοῦ κώλου, τοῦτ' αὐτὸ πρότερον ἐπ' αὐτοῦ μαθόντας, ὅτι πρώτους χρὴ πάντων ἀνατέμνειν τοὺς πέρὶ τὸν μηρὸν μῦς, ἐφεξῆς δὲ τούτων, ὁποτέρους ἂν ἐθέλῃς, εἴτ' οὖν τοὺς περὶ τὴν κνήμην, εἴτε τοὺς κατ' ἰσχίον, ὅσοι κινοῦσι τὴν κεφαλὴν τοῦ μηροῦ, καὶ σὺν αὐτῇ δηλονότι τὸν ὅλον μηρόν. εἰ μέντοι ποτὲ δεηθείης ἀνατέμνειν ἤτοι

Cap. IV. Superiore igitur libro inftitui, quo modo manus mufculorum diffectio fit adminiftranda, hic fimili modo de cruribus verba facturus. Priusquam enim mufculos exacte cognofcas, nervos aut vafa diffecare nec ipfe poteris, nec alium docere. Quare et hic cutis auferenda eft, attendendumque diligenter, ne in primo plantae exortu, juxta calcis initium fito, una cum cute tendinem ei fubjectum eo loco avellas; cujus, ut in manu oftenfum eft, explicati interventu cutis depilis fimul et circumactu difficilis membro fubtenfa eft. Hanc igitur fubjectis ibidem corporibus obductam finere, veluti in manu diximus, oportet; reliquam omnem membro toti adimere, id ipfum prius indidem difcens, femoris mufculos omnium primos effe diffecandos; mox, qualefcunque velis, five tibiae, five coxae, qui femoris caput et cum eo videlicet totum femur movent. Si vero interim vel ti-

τους ἐν κνήμῃ προτέρους τῶν κατ᾽ αὐτὸν τὸν μηρὸν, ἢ τοὺς κατ᾽ ἰσχίον, ἀφαιρήσεις ἐπὶ μὲν τῆς κνήμης τὰ καθήκοντα πέρατα τῶν ἐκ τοῦ μηροῦ μυῶν εἰς αὐτὴν, ἐπὶ δὲ τῶν κατ᾽ ἰσχίον τὰς ἀνατεινομένας κεφαλὰς ὑπὲρ τὴν διάρθρωσιν. ἐξευρήσεις δὲ αὐτοὺς, ὡς ἐγὼ διδάξω, ῥᾳδίως, ἀπό τινων οἷον σκοπῶν ὁρμώμενος ἅπασιν ἀνθρώποις γνωρίμων. ἰγνύαν γὰρ καὶ γόνυ καὶ ἀντικνήμιον οὐδεὶς ἀγνοεῖ. τούτοις δή σε προσέχοντα τὸν νοῦν ἄρχεσθαι χρὴ τῆς ἀνατομῆς, ἀποδεδαρμένου τοῦ κώλου παντὸς ἅμα τοῖς ὑποκειμένοις ὑμέσι τῷ δέρματι· λέλεκται γάρ μοι καὶ πρόσθεν, εὐφωρότατον οὕτως καὶ μάλιστα γίγνεσθαι τὸν μῦν, περιγραφῇ γνωριζόμενον κατὰ τὰς τῶν ἰνῶν διαφοράς. ἁπάντων οὖν πρῶτος ἐπιπολῆς ὑπὸ τῷ δέρματι φανεῖταί σοι τένων πλατὺς ἠρέμα σαρκώδης, ἐμφυόμενος τῇ κνήμῃ κατωτέρω τοῦ γόνατος, ἵνα ἐστὶν αὐτῆς τὸ καλούμενον ἀντικνήμιον. ἐνταῦθα γοῦν ὁ τένων οὗτος καταφύεται παρ᾽ αὐτὸ τὸ προπετὲς τῆς κνήμης, ὅπερ ἄσαρκόν τέ ἐστι καὶ ψιλὸν, ἄνωθεν κάτω τεταμένον,

biae priores quam ipfius femoris mufculos, vel coxae diffecare libeat, auferes in tibia quidem mufculorum extrema, quae ex femore ad eam pertinent in coxae vero mufculis capita fupra articulum afcendentia. Sed ex facili ipfos mufculos, quemadmodum ego dicturus fum, reperies, a quibusdam veluti fcopis nulli non cognitis aufpicatus. Nullus enim poplitem, genu et anticnemium ignorat. His jam animum accommodans diffectionem exordieris, toto membro cute fimul et membranis ei fubditis detecto; dictum namque mihi eft prius, minimo fic negotio potiffimumque mufculum deprehendi, utpote cujus circumfcriptio pro fibrarum differentiis cognofcatur. Omnium itaque primus tendo latus, paulatim carnofus evadens, fumma fub cute apparebit, qui tibiae infra genu innafcitur, ubi ipfius vocatum anticnemion habetur; ibi liquidem is tendo inferitur, ubi tibia ipfa praeceps eft, quae pars carne vacat nudaque eft, fuperne deor-

οἷόν περ ῥάχις ὅλης αὐτῆς. ἡ δ᾽ ἄνωθεν ἀρχὴ τοῦδε τοῦ μυὸς, ἣν ὀνομάζουσι κεφαλὴν αὐτῆς, τὴν ἔκφυσιν ἔχει σαρκώδη κατὰ μέσην μάλιστα τὴν ῥάχιν τοῦ τοῦ λαγόνος ὀστοῦ, μακρὰ δὲ καὶ αὐτὴ κατὰ τὸ μῆκος ἐκτέταται τοῦ ζώου, προπετὴς ἐπὶ τῶν ἰσχνῶν φαινομένη πᾶσι καὶ πρὸ τῆς ἀνατομῆς. καὶ μέντοι καὶ διορίζουσα καὶ αὐτὴ ἀπὸ τῶν ὀπίσω μερῶν τὰ πρόσω τελευτᾷ [51] καθ᾽ ὅλον τὸ μῆκος εἰς ἄκανθαν ὀξεῖαν, οἵα πέρ ἐστι καὶ ἡ τῆς ὠμοπλάτης ῥάχις ἐν τοῖς ὑψηλοτάτοις ἑαυτῆς. ἐκπεφυκὼς οὖν ὁ μῦς οὗτος ἐκ μέσης μάλιστα τῆς εἰρημένης ἀκάνθης κατὰ τὸ τοῦ λεγομένου λαγόνος ὀστοῦν ἐπὶ τὴν ἔνδον χώραν καταφέρεται τοῦ μηροῦ, λοξὸς ἠρέμα γιγνόμενος· ἐντεῦθεν δὲ καταβαίνει μὲν πρὸς τὴν κατὰ γόνυ διάρθρωσιν, ἔπειτα δὲ καὶ ταύτην διεξελθὼν περὶ τὸν ἔνδον κόνδυλον τοῦ μηροῦ, πάλιν ἐντεῦθεν ἐπιστραφεὶς λοξὸς εἰς τὸ τῆς κνήμης ὀστοῦν καταφύεται, καθ᾽ ὃ μάλιστά ἐστιν ἑαυτοῦ ἀσαρκότατος καὶ γυμνότατος. τοῦτον εἰ τείναις τὸν μῦν ἐπὶ τὴν ἰδίαν ἀρχὴν, ἐν τοιούτῳ σχήματι καταστήσεις τὴν κνήμην, οἵῳ καθιστᾶσιν αὐτὴν οἱ μεταλλάττοντες ἐν παλαίστραις τὸ σκέλος παῖδες,

fum porrecta, ceu totius ipfius fpina. Superius autem mufculi hujus initium, quod caput ipfius nominant, ex media maxime ilium offis fpina carnofo exortu procedit. Prolixa vero et ipfa ad longitudinem animalis porrigitur, et in gracilibus vel ante diffectionem cuilibet eminens confpicitur. Quin etiam et ipfa pofteriores partes a prioribus diftinguens per totam longitudinem in fpinam acutam definit, qualis eft et fcapularum fpina maxime in fummo ipfius faftigio. Hic itaque mufculus, a media potiffimum dicta fpina ortus, per ilium os ad internam femoris regionem defertur, in obliquum paulatim tendens; hinc ad genu articulum defcendit, mox hunc circa femoris condylum interiorem permeans; inde rurfus obliquo ductu tibiae offi ea parte injicitur, qua maxime excarnis nudusque eft. Hunc mufculum fi ad originem ipfius protendas, ita tibiam figurabis, ficut pueri eam ftatuunt, in palaeftris crus invertentes, quum alterum femori crus

ὅταν ἐπιβάλωσιν τῷ μηρῷ (131) θάτερον σκέλος. ἔσται δὲ τοῦτό σοι καταφανὲς, ἀφηρημένων τῶν πολλῶν τῆς κνήμης σαρκῶν· ἔτι δὲ μᾶλλον, ἐὰν καὶ τὸν πόδα κατὰ τὴν διάρθρωσιν ἀποτέμῃς. οἱ μὲν γὰρ μεγάλοι τῶν μυῶν καὶ μετὰ τὴν τελευτὴν τοῦ ζώου δύνανται τεινόμενοι τὰς ἑαυτῶν ἐνεργείας ἐπιδεικνύναι χωρὶς τοῦ περικόψαι τὰς σάρκας· οἱ μικροὶ δ᾽ οὐ δύνανται πρὸ τοῦ τὰς πλείστας αὐτῶν ἀφελεῖν. ἐφεξῆς δὲ τῇ τούτου τοῦ μυὸς ἀπονευρώσει καὶ ἄλλη τίς ἐστι τένοντος ἀκριβῶς ἔμφυσις εἰς τὸ τῆς κνήμης ὀστοῦν κατὰ τὸ ἀντικνήμιον, ᾗ συνεπόμενος ἀνατέμνων τε τὸν ὑπερκείμενον αὐτῷ μῦν ἐπὶ τὸ μόριον, ὅθεν ἀποπέφυκεν, ἀναβήσῃ διὰ τῶν ἐπιπολῆς τοῦ μηροῦ μερῶν ἔνδον ἐπὶ τὸ τῆς ἥβης ὀστοῦν, ἔνθα την κεφαλὴν ὁ μῦς οὗτος ἔχει· καὶ κατ᾽ ἐκεῖνο μάλιστα το μέρος πρόσθιόν τέ ἐστιν ἀκριβῶς ἄνωθεν κάτω κατὰ τὸ μῆκος ἐκτεταμένον, ἀτρέμα περιφερὴς, ἀλλήλοιν τε συμβάλλει κἀνταῦθα τὰ καλούμενα τῆς ἥβης ὀστᾶ, καὶ συμφύεται διὰ χόνδρου. καὶ οἵ γε μύες οὗτοι, δύο τὸν ἀριθμὸν ὄντες καθ᾽ ἑκάτερον σκέλος, ἀλλήλων ψαύουσι

injiciunt; quod tibi clare innotefcet, fi multas tibiae carnes ademeris, atque hoc magis, fi pedem juxta articulum abfecueris. Magni fiquidem mufculi etiam mortuo animante tenfi functiones fuas citra carnium praecifionem poffunt indicare; exigui vero, nifi multis ipfarum ablatis, non poffunt. Caeterum poft hujus mufculi aponeurofin etiam alia quaedam ex amuffi tendonis in anticnemium infertio; quam fecutus diffecansque mufculum ipfi incumbentem ad partem, unde prodiit, afcendes, idque per fumma femoris interius ad os pubis, ubi hic mufculus caput habet; atque in hac maxime parte anterior eft et exacte fuperne deorfum verfus in longum exporrectus fenfim teretem figuram repraefentat. Hic autem vocata pubis offa committuntur, et cartilaginis interventu coeunt. Atque hi duo numero mufculi, in utroque crure unus, fefe mutuo juxta primas apophyfes con-

κατὰ τὰς πρώτας ἐπιφύσεις. ἔκ τε οὖν αὐτῆς τῆς χώρας, ὅθεν ἐκπεφύκασι, καὶ τῆς διὰ τῶν ἔνδον φορᾶς τοῦ μηροῦ καὶ τοῦ χωρίου, καθ᾽ ὃ τῇ κνήμῃ καταφύονται, διδάξαι δύνανταί σε τὴν ἐνέργειαν, ἣν ἔχουσιν. ἀλλὰ καὶ χωρὶς τῆς ἐνδείξεως, ἣν ἐκ τῆς ἑαυτῶν φύσεως ποιοῦνται, δυνήσῃ ταῖς σαυτοῦ χερσὶ τὴν κίνησιν αὐτῶν ἐξευρεῖν, ἣν κινοῦσι τὴν κνήμην· ἕλκοντος γάρ σου πρὸς τὴν τῆς ἐκφύσεως χώραν τῶν μυῶν, ἡ κνήμη πρός τε τὸ ὑψηλότερον ἅμα καὶ εἴσω μέρος ἀνατεινομένη φαίνεται. μάλιστα δὲ χρὴ τὰς τοιαύτας διαγνώσεις ἐπὶ τεθνεῶτος τοῦ ζώου ποιεῖσθαι, τὰ πλεῖστα μέρη περιδιαιροῦντα τῶν κινηθησομένων κώλων καὶ, εἰ οἷόν τε, μόνον αὐτὰ καταλιπόντα γυμνὰ τῶν σαρκῶν τὰ ὀστᾶ. τρίτη μετὰ τὰς προειρημένας δύο κατάφυσις τένοντος πλατέος ἁπτομένη τῆς προειρημένης ἐστὶ κατὰ τὸ ἀντικνήμιον ἐκ τῶν ἔνδον αὐτοῦ μερῶν μᾶλλον, ἠρέμα δ᾽ ὡς τὰ πολλὰ καὶ κάτω ῥέπουσα εἰς μυὸς λοξοῦ τὴν θέσιν. εὑρήσεις δὲ αὐτὴν ἀκολουθῶν, ὥσπερ κἀπὶ τῶν πρότερον δυοῖν, κατὰ βραχὺ τῷ τοὺς εἰρημένους τένοντας γεννήσαντι μορίῳ τοῦ

tingunt. Ex ipſa igitur regione, unde prodierunt, et per interiora femoris ductu, nec non ex loco, per quem tibiae innaſcuntur, actionem ſuam docere te valent. At etiam citra demonſtrationem, quam ex ſua natura ipſi efficiunt, tu quoque motum, quo tibiam movent, manibus propriis invenire poteris; quippe, dum ad exortus muſculorum ſedem attrahis, tibia elatius ſimul et interius attolli videtur. Verum hujusmodi examina mortuo animante potiſſimum faciunda ſunt, plurimis artuum movendorum partibus undequaque ablatis, et, ſi fieri poteſt, oſſibus ſolis carne vacuis relictis. Porro tertia a duabus praedictis inſertio lati tendinis eſt, nominatae in anteriori tibiae parte contigua, idque magis ab internis ipſius partibus: paulatim vero magna ex parte deorſum verſus ad obliqui muſculi ſitum vergit. Invenies ipſam, ſi, ut in prioribus duabus, pedetentim muſculi partem ſequaris, quae tendines praedictos procreavit, intrinſecus quidem

μυὸς, ἐκ μὲν τῶν ἔνδον μερῶν τὰ πρῶτα τεταμένην τῆς κνήμης τε καὶ τοῦ γόνατος, ἔπειτα δὲ κατὰ τὴν ἰγνύαν ἄνω φερομένην λοξώδη διὰ τῆς ὀπίσω χώρας τοῦ μηροῦ, κἄπειθ᾽ οὕτως ἐπί τε τοὐκτὸς καὶ κάτω μέρος ἀφικνουμένην τοῦ ἰσχίου κατὰ τὸ ὀστοῦν, παρὰ τὸ ψιλὸν καὶ ἄσαρκον τῆς πυγῆς τοῦ πιθήκου. τούτου γὰρ ἐκπεφυκὼς καὶ ταύτῃ ἔχων τὴν κεφαλὴν λοξὸς διὰ τοῦ μηροῦ φερόμενος, ἔπειτ᾽ εἴσω πρὸς τὴν ἐξ ἀρχῆς εἰρημένην ἀφικνεῖται κατάφυσιν, ἐξελίττων, ὡς ἄν τις φαίη, πρὸς τοὐπίσω τὴν κνήμην, ὥσπερ εἰώθασιν πράττειν οἱ ὀρχησταί. χρὴ γὰρ ἐπίστασθαι τοῦτο κοινὸν περὶ πάντα μυῶν, ὡς οἱ μὲν ἐπ᾽ εὐθείας εὐθεῖαν ἔχουσι τὴν κίνησιν, οἱ δὲ λοξοὶ λοξήν. λοξοτέραν δὲ οὐδεὶς ἔχει ἄλλος τούτου τῶν κατὰ [52] τὸν μηρὸν μυῶν τὴν θέσιν, εἴ γε ἄρχεται μὲν ἀπὸ τῶν ἔξωθεν μερῶν τοῦ ἰσχίου, καταφύεται δὲ εἰς τὸ τῆς κνήμης ἔνδον. ἀνάγκη γάρ ἐστι ταύτῃ τῇ λαβῇ τὴν κνήμην ἑλκομένην εἰς τοὐπίσω τε καὶ ἄνω καὶ ταῦτα φέρεσθαι συστρεφομένην, καὶ κατὰ τοῦτο σύνθετον γίγνεσθαι τὴν κίνησιν ταύτην, οὐχ ἁπλῆν. οὗτοι μὲν δὴ τρεῖς μύες εἰσὶν, εἰς τὴν κνήμην καταφυόμενοι τοῖς τένουσιν,

primum juxta tibiae genuque interiora fitam, deinde vero per poplitem furfum oblique afcendentem juxta pofteriorem femoris fedem, poftea fic ad exteriorem inferioremque coxae offis partem (ubi fimiae nates carne pilisque carent) emergentem. Hinc enim exortus ac caput indidem obtinens per femur obliquus defertur; deinde intro ad infertionem, quam dixi, pervenit, tibiam, ut ita dicam, retrorfum evolvens, quemadmodum faltatores factitare confueverunt. Nam fciendum eft id de omni aeque mufculo, nempe rectos motum rectum miniftrare, contra obliquos obliquum. Verum nullus femoris mufculus alius obliquiorem hoc fitum habet; fiquidem ab externa ifchii parte incipit, in internam vero tibiae partem inferitur. Neceffe enim eft tibiam hac tractam anfa retrorfum furfumque ferri, et hac in orbem convolvi, cujus ratione compofitus, non fimplex, hic motus efficitur. Hi ergo tres mufculi in tibiam tendinibus inferun-

οὓς ἀφαιρεῖν δεήσει, ἐὰν τὴν κνήμην αὐτὴν πρότερον ἀνατέμνειν βουληθῇς· ἀδύνατον γὰρ, ἐπικειμένων αὐτῶν, ἐναργῶς ὀφθῆναί τι τῶν ὑποκειμένων. ἄλλος δὲ τέταρτος μῦς ἐστι τῶν εἰς την κνημην καταφερομένων, οὐκ ἔθ᾽ οὗτός γε κατὰ τὰ ἔνδον αὐτοῦ, ἀλλ᾽ ἐκ τῶν ἔξω μερῶν μόνος ἀντιτεταγμένος τοῖς τρισὶν, ὅσον γ᾽ ἐπὶ τῇ καταφύσει· το πέρας δ᾽ αὐτοῦ σαρκῶδές τε ἅμα καὶ πλατὺ σαφῶς φαινόμενον, εἰς τὰκτὸς, ὡς εἴρηται, μέρη τῆς κνήμης ἐμφύεται, καὶ μέντοι καταπλατυνόμενος ἔτι δὴ καὶ μᾶλλον ἀναφέρεται περὶ την ἑαυτοῦ κεφαλην, ἐξωτάτω κειμένην τοῦ κατ᾽ ἰσχίον ὀστοῦ· καὶ γὰρ τοῦ προειρημένου μυὸς τοῦ την ἔκφυσιν ἐντεῦθεν ἔχοντος, ὡς εἶπον, ἡ κεφαλὴ τοῦδε τοῦ μυος ἔξωθεν τέτακται· ὥστε εὔδηλον μὲν εἶναι κακ τῆς θέσεως αυτοῦ την ἐνέργειαν, εἰς τὰκτὸς ἀπάγοντος ὅλην την κνήμην ἁπλῇ κινησει, πρόδηλον δὲ καὶ διὰ τῆς πείρας, ἐκτείνειν εἰ ἐθέλεις ἐπὶ τὴν ἰδίαν κεφαλην ὅλον τὸν μῦν· ἀκολουθήσει γαρ η κνημη, καθάπερ εἴρηται. τοῦτον τον μῦν ἐθεασαμεθα δρομέως τινὸς, οὐ τοῦ τυχόντος, ἀποῤ-

tur, quos auferre oportebit, si tibiam ipsam prius dissecare cogites; nam, quid subter lateat, ipsis incumbentibus, videre nullo queas modo. Jam alius est quartus musculus ex iis, qui in tibiam deferuntur, qui non interna ipsius parte, verum externa solus tribus opponitur, quantum ad loci rationem attinet, cui inseritur; extremum ipsius carnosum, simul et latitudine manifesta conspicuum, tibiae extrinsecus, uti dictum est, connectitur; quinetiam magis adhuc dilatescens ad suum ipsius caput, in extima ossis ischii parte situm, sursum protenditur; etenim praedicto musculo hinc, ut docui, exoriente, caput hujus musculi exterius, ut dixi, locatum est; ut ex situ facile innotescat ipsius functio, tibiam totam simplici motu in externam partem abducentis. Porro notum est etiam experientia, si universum musculum ad proprium caput voles extendere, secuturam tibiam, quemadmodum diximus. Eundem musculum spectavimus cur-

ῥαγέντα τε καὶ διασπασθέντα κατὰ μέσον αὐτὸν, ἀγωνιζομένου τοῦ ἀνθρώπου· καὶ ἦν ἡ χώρα μετὰ ταῦτα κενὴ καὶ κοίλη, καταλιπόντων αὐτὴν τῶν μερῶν τοῦ διασπασθέντος μυὸς, καὶ τοῦ μὲν ἄνω πρὸς τὴν κεφαλὴν ἀνασπασθέντος, τοῦ δ' ἐπὶ τὴν κνήμην κατασπασθέντος. ὅ γε μὴν δρομεὺς ἐκεῖνος, ἐπειδὴ τῆς ὀδύνης ἐπαύσατο καὶ ἡ φλεγμονὴ κατέστη, περιπατῶν οὐδὲν ἐβλάπτετο καὶ κατατολμήσας αὖθις ἔτρεχε· καὶ ὡς οὐδὲ εἰς τοῦτο βλάβης ἠσθάνετό τινος, καὶ ἠγωνίσατο πάλιν, ἐνίκησέ τε πάλιν, ὥσπερ καὶ πρόσθεν. εἰκότως δ' αὐτῷ τοῦθ' ὑπῆρξεν· ἐν γὰρ τῷ τρέχειν οὐ δεόμεθα τῶν εἰς τὸ πλάγιον ἐπιστροφῶν τῆς διαρθρώσεως, ἀλλ' ἀρκεῖ μόνον ἐκτείνειν τε καὶ κάμπτειν αὐτήν· ὅθεν οὐδ' οἱ προειρημένοι τρεῖς μύες, οἱ πρὸ τοῦδε τοῦ πλατέος τε καὶ σαρκώδους, ἐπικαίρων κινήσεων ἐξηγοῦνται τῇ κνήμῃ πρός γε τὰς πολιτικάς τε καὶ τὰς ἐν δρόμῳ χρείας τοῦ σκέλους. ἄλλος ἐπὶ τοῖς εἰρημένοις τέτρασι μυσὶ πέμπτος ἐστὶ μῦς, ἀλλ' οὐκ εἰς τὸ ἀντικνήμιον ἥκων ὁμοίως τοῖς πρώτοις τρισὶν, ἀλλ' εἴς τε τὴν κάτω κεφαλὴν τοῦ μηροῦ καὶ τὴν

sori cuidam haud vulgari abruptum, certanteque homine in ipsius medio avulsum; cujus deinde sedes inanis erat et concava, ut quam partes avulsi musculi relinquerent, haec quidem sursum ad caput revulsa, altera vero ad tibiam detracta. Cursor tamen ille postea, quam dolor cessasset et inflammatio destitisset, obambulando nihilo laedebatur, adeo ut audacter cursum iteraret; ex quo etiam nullam sentiens laesionem rursus certavit, iterumque ceu prius victoriam retulit. Quod illi obtigisse non est vero dissimile; nam in cursu non est opus articulos in obliquum torquere, verum sufficit eos extendere atque inflectere; unde nec hi tres commemorati musculi lato isti et carnoso praepositi motus tibiae praecipuos administrant, quantum sane ad civiles cursoriosque cruris usus pertinet. Jam post quatuor dictos musculos quintus alius existit, non in anticnemium tribus primis similiter perveniens, verum ad inferius femoris caput et musculi tibiae

ἀρχὴν τοῦ τῆς κνήμης ἐκ τῶν ἔνδον μερῶν μυός. ἀνατέμνεσθαι μὲν οὖν οὐκ ἐντεῦθεν μόνον, ἀλλὰ κἀκ τῆς ἄνωθεν ἀρχῆς οὐδὲν ἧττον δύναται, καὶ κατ' ἀμφοτέρας γε τὰς ἐπιβολὰς ἐγχειρεῖν τε καὶ γυμνάζεσθαι βέλτιόν ἐστιν· εἰ μὲν κάτωθεν ἄρξαιο, ποδηγούμενος ἐπὶ τὴν κεφαλὴν αὐτοῦ διὰ τῶν ὀπίσω μερῶν τοῦ μηροῦ μέχρι τοῦ κατ' ἰσχίον ὀστοῦ, σαφέστατα φαινομένης ἐνταῦθα τῆς πρώτης ἐκφύσεως ὅλου τοῦ μυὸς συμφυοῦς τῇ τοῦ τρίτου κατὰ τὴν διήγησιν εἰρημένου· εἰ δὲ ἄνωθεν ἄρξαιο, ἐντεῦθεν τὴν κεφαλὴν σκοπὸν ἔχων τοῦ προανατετμημένου μυός. τέτταρες γὰρ ἐφεξῆς κεφαλαὶ μυῶν ἐκ τοῦ κατ' ἰσχίον ὀστοῦ πεφύκασιν· ἐξωτάτω μὲν ἁπασῶν ἡ τοῦ πλατέος, ὃν ἔφην διασπασθῆναι τῷ δρομεῖ· δευτέρα δὲ ἡ τοῦ τὴν κνήμην ἐξελίττοντος πρὸς τοὔκτός· ἡ τρίτη δὲ τοῦ δευτέρου, περὶ ἧς νῦν ὁ λόγος ἐστὶν, ἔξω περιστρέφοντος ἀτρέμα καὶ τούτου τὴν κνήμην ὅλην, ὁμοειδῆ μὲν κίνησιν τῷ τρίτῳ τῶν εἰρημένων, οὐ μὴν ἴσην γε ποσότητα· ταύτῃ δ' ἐφεξῆς τῇ κεφαλῇ τετάρτην ἄλλην εὑρήσεις, ὡς εἶπον· [53] ἐφ' ἑνὸς γὰρ στίχου τεταγμέναι

principium a parte interna. Diſſecari itaque poteſt non hinc modo, verum non minus etiam a ſuperiore initio; qum et ex utroque exorſu *diſſectionem* adminiſtrare exercerique melius eſt Si quidem infra inceperis, manum per poſteriores femoris partes usque ad os iſchii verſus ipſius caput evidentiſſime duces, quod ibidem primus totius muſculi proceſſus connatus apparet capiti illi muſculi, qui tertius inter narrandum dictus eſt. Sin autem deſuper auſpiceris, ad muſculi ſuper inciſi caput animum diriges. Quatuor enim continua muſculorum capita ex iſchio oſſe prodeunt; lati quidem, quem curſori avulſum dixi, omnium extimum habetur; ſecundum vero tibiam extrorſum evertentis; tertium autem, de quo nunc verba facimus, quod etiam in exteriora paulatim totam tibiam circumvertit, ſimili quidem tertio praedicto motu, ſed non aeque magno; hoc denique caput ſubſequitur aliud quartum, ut dixi; nam omnia, uno ſita ordine, ex oſſe

Ed. Chart. IV. [53.] Ed. Baſ. I. (131. 132.)

πᾶσαι τοῦ κατ' ἰσχίον ἐκπεφύκασιν ὀστοῦ. καὶ ὅταν γε ἀπὸ τῶν ἄνω μερῶν ἄρξαιο τῆς ἀνατομῆς, καταβαίνειν ἀπ' αὐτοῦ πειρῶ διά τῶν ὀπίσω τε καὶ τῶν ἔνδον μερῶν τοῦ μηροῦ· προσάξει γάρ σε πρὸς τὸν κόνδυλον αὐτοῦ κατ' ἐκεῖνο τὸ μέρος, καθ' ὃ καὶ ὁ ἕτερος τῶν κατὰ τὴν γαστροκνημίαν μυῶν ἐκπέφυκεν ὁ ἔνδον· ἐφ' οὗ τὴν τελευτὴν αὐτοῦ θεάσῃ κειμένην ἅμα τῷ συνεπιλαμβάνειν τι τοῦ περὶ τὴν διάρθρωσιν συνδέσμου. τοῦτον τὸν μῦν εἰ καὶ πρὸς τὴν ἑαυτοῦ κεφα(132 λὴν ἀνατείνῃς, σὺν τῷ μηρῷ καὶ ἡ κνήμη πρός τε τὴν ὀπίσω καὶ τὴν ἔνδον χώραν ὁρᾶται φερομένη. συμβαίνει δὲ τοῦτ' αὐτῇ διὰ τὴν κοινωνίαν τῆς εἰρημένης τελευτῆς τοῦδε τοῦ μυὸς, ἐπιπεφυκυίᾳ τῇ κεφαλῇ τοῦ κατὰ τὴν γαστροκνημίαν ἐκ τῶν ἔνδον τε καὶ ὀπίσω μερῶν. ἄμεινον οὖν καὶ τούτων τὰς κοινωνούσας ὁπωσοῦν τῇ κνήμῃ τελευτὰς ἀφαιρεῖν, ὅταν ἐγχειρήσῃς ποτὲ ἐκείνους τοὺς μῦς ἀνατέμνειν προτέρους. οὕτως γάρ σοι φανεῖται καὶ ὁ μῦς οὗτος δι' ἑαυτοῦ μὲν τὸν μηρὸν προσεκτείνων, συνεπισπώμενος δὲ καὶ τὴν κνήμην διὰ τὴν προειρημένην σύμφυσιν πρὸς τὸν μῦν αὐτῆς.

iſchii procedunt. At a ſuperioribus anatomen exorſus, inde per poſteriora internaque femoris deſcendere conaberis, deducet enim te ad condylum ipſius, ea nimirum parte, qua et muſculorum ad ſuram pertinentium alter interior procedit; in quo loco finem ipſius jacere ſimulque etiam aliquid ligamenti, quod circa articulum eſt, comprehendere intueberis. Hunc muſculum ſi ad caput ſuum extendas, cum femore etiam tibia retrorſum introrſumque ferri videtur. Id vero ei accidit, quod praedictus hujus muſculi finis communis ſit adnato illius capiti, qui in ſura ab interna parte et poſteriore habetur. Satius igitur fuerit et horum fines quoquo modo tibiae communes auferre, quum illos aliquando muſculos priores diſſecare fueris aggreſſus. Sic namque tibi et hic muſculus per ſe quidem femur extendere, tibiam vero praedicti cum muſculo ipſius connexus beneficio contrahere quoque apparebit.

Ed. Chart. IV. [53.] Ed. Bas. I. (132.)

Κεφ. ε΄. Ἀλλὰ νῦν γε; περὶ γὰρ τῶν κατὰ τὸν μηρὸν ὁ λόγος ἐστὶ μυῶν, ἐὰν ἀφέλῃς ἅπαντας, οὓς εἶπον, ἔτι σοι λειφθήσονται μεγάλοι μύες ἔν τε τοῖς πρόσω τοῦ μηρου καὶ κατὰ τὴν ὀπίσω τε καὶ ἔνδον ἅπασαν αὐτοῦ χώραν· ὧν προτέρους ἀνάτεμνε τοὺς προσθίους, ἐνέργειαν μὲν ἅπαντας ἔχοντας μίαν ἐκτείνειν τὴν κατὰ τὸ γόνυ διάρθρωσιν, οὐ μὴν οὔτε τὴν θέσιν ὁμοίαν, οὔτε τὰς κεφαλάς· εἰσὶ γὰρ ἅπασαι δ΄. ἡ μὲν ὑψηλοτάτη τῆς ῥάχεως ἐκφυομένη τοῦ τῆς λαγόνος ὀστοῦ, κατ᾽ εὐθὺ τοῦ πρώτου πάντων ῥηθέντος μυὸς ἐκ τῶν ὑποκάτω μερῶν αὐτοῦ. μετὰ ταύτην δ᾽ ἑτέρα πολὺ μείζων, ταπεινοτέρα τε τῆς προειρημένης, καὶ ἐν τοῖς ἔξω μέρεσι μᾶλλον τοῦ μηροῦ κατ᾽ αὐτὸν μάλιστα τὸν γλουτόν· ἀφ᾽ ἧς ὁ μέγιστος πέφυκε τῶν προσθίων τοῦ μηροῦ μυῶν, ᾧ καὶ συνεχὴς ἐστι καὶ συμφυὴς, ἀπὸ μέσου σχεδὸν ἀρξάμενος τοῦ μηροῦ μέχρι τῆς κάτω τελευτῆς, ὁ ἔξωθεν ἁπάντων, ὁ πρῶτος εἰρημένος, ὁ πλατὺς καὶ σαρκώδης μῦς, ὁ διασπασθεὶς τῷ δρομεῖ. ἥκει δ᾽ εἰς ταὐτὰ

Cap. V. Atqui, si nunc omnes enarratos (de femoris musculis agimus) exemeris, adhuc magni tum in priore, tum in posteriore internaque universa femoris parte musculi tibi restabunt, ex quibus priores anteriores dissecabis, qui sane unam omnes actionem habent, nempe qua genu articulum extendant, non tamen situm similem, neque capita; haec enim cuncta quatuor numero existunt. Elatissimum quidem ex ilium ossis spina procedit, e directo musculi omnium primi dicti idque parte ipsius inferiore; huic vero succedit aliud multo majus priore et humilius, quod in externa potius femoris regione prope ipsam natem potissimum eminet, a quo capite maximus anteriorum femoris musculorum exortus est. Huic contiguus connexusque est exteriorum omnium primus dictus latus carnosusque musculus, a medio propemodum femore usque ad finem infernum procedens, qui cursori fuerat avulsus. Ad eundem hujus musculi locum pervenit et

τῷδε τῷ μυὶ καὶ ἡ ἑτέρα ἔκφυσις ἡ πρώτη λελεγμένη τῆς ῥάχεως ἐκφύεσθαι τοῦ τῆς λαγόνος ὀστοῦ. καὶ φαίνονταί γε ὡς εἷς μῦς ἑνωθέντες ἀμφότεροι μέχρι τῆς ἐπιγονατίδος τε καὶ μύλης ὀνομαζομένης, εἰς ἣν εὐρωστοτάτῳ καταφύονται τένοντι πλατεῖ, μετα τοῦ καὶ περιλαμβάνειν αὐτὴν ὅλην ἐν τοῖς πρόσω μέρεσι. καθήκει δ' οὗτος ὁ τένων καὶ εἰς τὴν κνήμην ἰσχυρότατός τε αὐτὸς ὢν καὶ πάνυ δύσλυτος, ἐγκαταφυόμενος αὐτῷ τῷ μετὰ τὴν διάρθρωσιν μέρει προσθίῳ. τούτων δὲ ἀνατμηθέντων, ἄλλαι σοι φανοῦνται σαφῶς ὑποκείμεναι δύο κεφαλαὶ μυῶν, ἡ μὲν ἑτέρα τῆς τε πρώτης ἐκφύσεως τοῦ μεγάλου τροχαντῆρος ἁπτομένη, καὶ προσέτι τοῦ κατὰ τὴν κεφαλὴν αὐχένος τοῦ μηροῦ· ἡ λοιπὴ δὲ κατωτέρω ταύτης ἐκ τῆς προσθίου χώρας τοῦ κατὰ τὸν μηρὸν ὀστοῦ. καταφέρεται δ' αὕτη μὲν ἀκριβῶς εὐθεῖα διὰ τῶν πρόσω τοῦ μηροῦ μερῶν ἄχρι τῆς ἐπιγονατίδος, ὅλη διαμένουσα σαρκώδης· ἡ δ' ἑτέρα, ἡ ἄνωθεν ἀρχομένη, κατὰ τὴν ἐντὸς κεφαλὴν τοῦ μηροῦ τελευτᾷ, τὸ πέρας ὑμενωδέστερον λαμβάνουσα. συνῆπται δ' αὐτῶν καὶ ἥνωται τὰ

alius proceſſus, qui primus e ſpina ilium oſſis exoriri dictus eſt; atque ambo juncti unius muſculi modo adusque patellam molamque nominatam apparent, in quam per valentiſſimum latumque tendinem inſeruntur, cum quo etiam totam ipſius priorem partem comprehendunt. Idem tendo ad tibiam quoque pervenit, firmus adeo, ut vix diſſolvi queat, anteriori poſt articulum parti inhaereſcens. His autem diſſectis alia muſculorum capita duo ſubjecta maniſeſto tibi in conſpectum veniunt; alterum quidem primum proceſſum magni trochanteris attingit, praeterea capitis femoris cervicem; reliquum vero hujus infra magis, quam hoc, ex anteriori oſſis femoris ſede emergit; defertur autem ipſum prorſus recta per priores femoris partes usque ad patellam, totum carnoſum permanens; alterum autem, deſuper incipiens, juxta internum femoris caput membranoſiore extremo deſinit; caeterum fines ipſorum cohaereſcunt unitique ſunt; atque hac de

πέρατα, καὶ διὰ τοῦτο ἕνα μῦν τίθενται τοῦτον οἱ ἀνατομικοὶ, καίτοι γε δύο κεφαλὰς ἔχει, καθάπερ οἱ μείζους αὐτῶν οἱ ἐπιπολῆς, [54] οἱ τὸν εὐρωστότατον γεννῶντες τένοντα, περὶ ὧν ἄρτι διῆλθον. ὅτι δὲ πάντων τῶν κινούντων τὴν κατὰ γόνυ διάρθρωσιν μυῶν ἰσχυροτάτην ἐνέργειαν ἔχειν οὗτοι πεπίστευνται τὴν τῆς ἐκτάσεως, εὔδηλον οἶμαι παντί. χωρὶς γὰρ τοῦ ταθῆναι τούτους ἰσχυρῶς ἀδύνατον ἡμῖν ἐστιν ὀρθοῖς ἵστασθαι· καὶ εἴ γε ἐπινοήσαις ἅπαντας τοὺς ἄλλους ἀπολωλότας, ἀρκοῦσιν οὗτοι μόνοι πρὸς τὸ τῆς τάσεως ἑδραῖον. ἡ γάρ τοι καμπὴ τῆς ἰγνύας ἐν ταῖς ἀσθενέσιν αὐτῆς ἐνεργείαις ἀναφέρεται, γίγνεται δὲ ὥσπερ τι μετέωρον ἀπὸ τῆς γῆς αἴρειν ἐπιχειρούντων τὸ σκέλος, ὁπόταν ἐπὶ θατέρου βεβαίως ἑδρασθέντος ὅλον ὀχῶμεν τὸ σῶμα. διὰ τοῦτο οὖν οὔτε πολλοῖς, οὔτε μεγάλοις μυσὶν ἐπέτρεψεν αὐτὴν ἡ φύσις, ἀλλὰ τῶν εἰρημένων κινδυνεύει μόνος εἷς ὢν ἐπιπεφυκὼς τῇ κεφαλῇ τοῦ κατὰ τὴν γαστροκνημίαν ἔνδον μυὸς, ὃν ἔφην, ἕνεκα τοῦ κάμπτειν τὴν κνήμην γεγονέναι, καίτοι γε οὐ μᾶλλόν τι κάμπτων αὐτὴν, ἢ πρὸς

caufa profeffores anatomici hunc mufculum pro uno numerant, etfi duo capita habeat, veluti majores quoque ipfis in fuperficie locati, qui validiffimum ex fe tendinem producunt, de quibus nuper egimus. At, quod omnium mufculorum, qui genu articulum movent, validiffimam hi extentionis functionem obire creduntur, cuivis notum effe arbitror; quippe, nifi hos firmiter extenderis, nullo pacto queas pedibus rectus confiftere; fin autem omnes alios periiffe finxeris, foli hi ad tenfionis ftabilitatem fufficiunt. Nam poplitis flexura inter leves infirmasque ejus actiones refertur; fit autem, ubi crus ceu quiddam fublime a terra elevare conamur, innixique firmiter altero totam corporis molem eo fuftinemus. Quamobrem natura neque magnis neque multis mufculis ipfam commifit; verum ex commemoratis unus folus effe videtur capiti interioris furae mufculi infinuatus, quem dixi, tibiae flexus auctor exiftere; quanquam non magis ipfam flectere, quam ad

τὴν ἔνδον ἀπάγων χώραν φαίνεται. οὗτος μὲν ὁ μῦς βραχεῖάν τινα καὶ ἀμυδρὰν καμπὴν ποιεῖται τῆς κατὰ γόνυ διαρθρώσεως. ὃν δ' οἴονταί γε κάμπτειν αὐτὸν τὸν μέγαν μῦν, ὃς ἅπασαν σχεδόν τι κατείληφε τοῦ μηροῦ τήν τ' ὀπίσω καὶ τὴν ἔνδον χώραν, οὗτος ἢ οὐδ' ὅλως ἐπισπᾶται τὴν κνήμην, ἢ βραχύ τι παντελῶς· διότι καὶ τὸ πέρας αὐτοῦ βραχύ τι ψαύει τῶν κατὰ τὴν διάρθρωσιν ὅλην, ἐν κύκλῳ περικειμένου συνδέσμου. τῷ μὲν γὰρ ὀστῷ τῆς κνήμης, οὐδὲ κατ' ἐλάχιστον ἑαυτοῦ μέρος ἐμπέφυκεν, ἀλλ' ἠναγκάσθησαν τοῦτον εἰπεῖν αἴτιον εἶναι τῆς κατ' ἰγνύαν καμπῆς ἀγνοήσαντες ἕτερον μῦν ἐγκατακεκρυμμένον μὲν τῇ διαρθρώσει, καὶ τοῦ κάμπτειν δ' αὐτὴν ἤτοι μόνον δυνάμενον, ἢ τὴν πλείστην δύναμιν ἔχοντα. θεάσασθαι δ' αὐτὸν οὐκ ἔστι, πρὶν ἀφελεῖν τῆς κνήμης τοὺς τὴν γαστροκνημίαν διεργαζομένους μῦς. ὅθεν οὐδέ μοι νῦν ἀναγκαῖον ὑπὲρ αὐτοῦ λέγειν, ἀλλ' ὅταν πρῶτον ἐκ τῆς κατὰ τὴν ἀνατομὴν τάξεως γυμνωθῇ, τότε κἀγὼ τὴν φύσιν ἅπασαν αὐτοῦ διηγήσομαι.

internam regionem abducere apparet. Hic quidem musculus leviter et obscure quodam modo genu articulum flectit. At, quem magnum musculum putant ipsum flectere, qui totam prope regionem femoris posteriorem interioremque occupat, is vel omnino non attrahit tibiam, vel certe parum, quia et finis ipsius leviter attingit ligamentum toti articulo in orbem circumpositum; nam in os tibiae ne minima quidem sui parte inseritur, verum coacti sunt hunc poplitis flexurae auctorem dicere, quod nimirum ignorarent alterum musculum articulo latenter quidem insinuatum, qui vel solus ipsum flectere potest, vel maxima facultate praeditus est. Porro hunc prius cernere non est, quam a tibia musculos ademeris, qui suram efficiunt. Quapropter nec mihi nunc de eo dicere necessarium est; sed, quum primum ex ordine anatomico fuerit detectus, tunc et ego naturam ipsius universam exponam.

Κεφ. ϛ΄. Νῦν δὲ τῶν περὶ τὸν μηρὸν ἀνατετμημένων μυῶν, πλὴν μόνου τοῦ μεγάλου, δυνατὸν μέν ἐστί σοι καὶ τους τὸ κατ᾽ ἰσχίον ἄρθρον κινοῦντας ἐφεξῆς ἀνατέμνειν, δυνατον δὲ καὶ τοὺς περὶ τὴν κνήμην πάντας. ὑποκείσθω δὴ τοῖς τὸ κατ᾽ ἰσχίον κινοῦσιν ἐγχειρεῖν προτέροις, ὧν ἔφαμεν εἶναι καὶ τὸν μέγιστον τὸν περὶ τὸν μηρὸν μῦν, ὃν οὐκ ὀρθῶς, ἔφην, οἴονται τὴν κατὰ γόνυ διάρθρωσιν κάμπτειν. ἀπὸ τούτου οὖν αὐτοῦ ἀρχόμενος ἐπισκέπτου τὰς ἶνας, ὅσαι μὲν ἐκ τῶν ὀπίσω μερῶν μᾶλλόν εἰσιν ὅλου τοῦ μηροῦ πρὸς τὸ κατ᾽ ἰσχίον ὀστοῦν ἀναφερόμεναι, ὅσαι δὲ ἐν τοῖς ἔνδον ἐπὶ τὸ ἔσω τῆς ἥβης· ἐκ τούτου μὲν γὰρ ἅπαντος ἐκπέφυκεν. ἐπιλαμβάνεται δὲ καὶ τοῦ κατ᾽ ἰσχίον, ὅσον ἔζευκται ταπεινοτάτῳ μέρει τοῦ τῆς ἥβης ὀστοῦ. ταῖς μὲν οὖν εὐθείαις ἰσὶ ταῖς ὀπίσω κάμπτει τὴν κατ᾽ ἰσχίον διάρθρωσιν· εἰ δὲ καὶ τὴν κατὰ γόνυ συγχωρηθείη μικρὸν αὐτὸν κινεῖν, οὐκ ἄλλαις ἢ ταύταις κινήσει· ταῖς δ᾽ ἐν τοῖς πλαγίοις μέρεσιν, ἃς ἐπὶ τὸ τῆς ἥβης ὀστοῦν ἀναφερομένας θεάσῃ, λοξὴν εἴσω ποιεῖται την κίνησιν ὅλου τοῦ

Cap. VI. Nunc autem femoris muſculis praeter magnum duntaxat diſſectis licebit tibi et iſchii articulum moventes, nec non circa tibiam univerſos deinceps diſſecare. Fingamus jam nos iſchii articulum moventes primos adminiſtrare, ex quorum numero maximum quoque femoris muſculum eſſe diximus, quem perperam, ut retuli, genu articulum flectere arbitrantur. Ab hoc igitur ipſo exordiens fibras contemplare; quae quidem in poſteriore magis parte totius femoris habentur, usque ad iſchii os furſum tendunt, quae vero interiorem perreptant, intro ad pectinem porriguntur. Ex hoc enim toto procedens coxarum quoque jam os amplexatur, quatenus humillimae pectinis oſſis parti jungitur. Rectis igitur fibris poſterioribus coxae articulum flectit; ſi vero ipſum et genu articulum parvum movere quis permiſerit, non aliis quam rectis his fibris eum motum obibit; iis autem, quae in lateribus ad pubis os perveniunt, obliquum ad interiora totius femoris motum adminiſtrari de-

μηροῦ. φαίνεται δέ ποτε μὲν δύο τινὰς ἢ τρεῖς περιγραφὰς μυῶν λαμβάνων ὁ μῦς οὗτος ἐν ἑαυτῷ περιεχομένας, ὥσπερ μικρῶν τινῶν μυῶν, ποτὲ δὲ μίαν ἢ δύο· πάντως [55] δ' οὖν τινα λαμβάνειν περιγραφὴν, ἐμφυομένην τοῖς ἔνδον τοῦ μηροῦ μέρεσι κατὰ μέσον τε καὶ ἀνωτέρω τοῦ μέσου βραχύ. προσέχων οὖν ἀκριβῶς ἀπότεμνε τὸν μῦν τοῦτον τοῦ τῆς ἥβης ὀστοῦ, τὸν ὑποκείμενον αὐτῷ φυλάττων ἄτμητον, ὃς καὶ κατείληφε πᾶν τὸ τρῆμα, μέγιστον ὑπάρχον, ἀπονεύρωσιν ἰδίαν ποιούμενος, ὑπὲρ ἧς ὀλίγον ὕστερον εἰρήσεται. τὸν δ' οὖν μέγαν τοῦτον, ὑπὲρ οὗ νῦν ὁ λόγος ἐνέστηκεν, ἀποτέμνων ἀπὸ παντὸς τοῦ τῆς ἥβης ὀστοῦ, πρῶτον μὲν, ὡς εἴρηται, φείδου τοῦ κατειληφότος τὸ τρῆμα, δεύτερον δὲ τοῦ ταπεινοῦ μυὸς, ὃς καὶ διὰ παντὸς ὤφθη μοι πελιδνὸς ἐν τοῖς ζώοις τούτοις, ἐκφυόμενος μὲν ἐκ τῶν κάτω μερῶν τοῦ τῆς ἥβης ὀστοῦ, καταφυόμενος δὲ εἰς τὸ κάτω τοῦ μικροῦ τροχαντῆρος οὐκ ἀῤῥώστῳ τένοντι, καίτοι σμικρὸς αὐτὸς ὤν· συνεπιλαμβάνει δὲ τὰς ἔνδον μοίρας τοῦ τροχαντῆρος ὁ τένων αὐτὸς σαρκωδέστερος (133) ὑπάρχων,

prehendes. Interdum vero hic mufculus bina quaedam videtur vel tria ceu exiguorum mufculorum delineamenta in fe contenta affumere, interdum unum vel duo; omnino vero quoddam accipit delineamentum, quod internis femoris partibus juxta ipfius medium pauloque fuperius medio innafcitur. Animum igitur advertens diligenter hunc offis pubis diffeca mufculum, praecavens, ne ipfi fubjacentem praecidas, qui totum in offe pubis foramen magnitudine fua alioqui maximum occupat, in fuam aponeurofin definens, qua de mox agetur. Itaque magnum hunc, cujus eft nunc mentio, a toto pectinis offe refecans, abftineto primum, ut dictum eft, ab eo, qui foramen comprehendit; deinde ab humili mufculo, quem etiam in hisce animantibus femper lividum vidimus, orientem fane ex inferioribus pectinis offis partibus, inferiori autem exiguo trochanteri infertum tendine haud invalido, licet ipfe magnus non exiftat; verum tendo ipfe dicti trochanteris partes interiores car-

ουχ ἁπλῶς νευρώδης ὅλως φαινόμενος. ἕτερος δὲ μῦς απονεύρωσιν ἰσχυροτέραν τοῦδε, συνεχῆ τῷ προειρημένῳ καθήκουσαν εἰς τὸ λοιπὸν ἅπαν τοῦ τροχαντῆρος τοῦδε ποιεῖται, πᾶν αὐτὸ καταλαμβάνων. ἀφικνεῖται δὲ οὗτος ἐκ τῶν ἄνω μερῶν, τῶν κατὰ τὰς ψόας τε καὶ τὸ τῆς λαγόνος ὀστοῦν, ἐξ ἀμφοτέρων γεννώμενος τῶν μερῶν. εὔδηλον οὖν, ὡς οὐχ οἷόν τέ ἐστι θεάσασθαι τὸν μῦν τοῦτον ἄνευ τοῦ διατέμνειν πάντας τοὺς κατ' ἐπιγάστριον, ἀφελεῖν τε τα κατὰ τῆς ὀσφύος ἐπικείμενα σύμπαντα. μόνος γὰρ οὗτος ὁ τῆς ψόας ἐναργῶς ὀφθήσεται τριφυής τις ὤν, καὶ καθήκων τῇ μὲν ἔνδον ἑαυτοῦ μοίρα δι' ἀπονευρώσεως ἰσχυρᾶς, συνδέσμου ῥώμην τε καὶ φύσιν ἐχούσης, εἰς ἐκεῖνο τὸ μέρος, ἔνθα παύεται τὸ τῆς ἥβης ὀστοῦν, συνάπτον τῷ ἰσχίῳ· τῇ δ' ἔξω δι' ἑτέρας ἀπονευρώσεως, οὔτε μακρᾶς, ὡς ἡ πρότερον, ἀλλὰ λεπτοτέρας μᾶλλον ἐμφυόμενος τῷ τῆς λαγόνος ὀστῷ. τὸ δ' ἄλλο μέρος αὐτοῦ, τὸ μεταξὺ τῶν ἀπονευρώσεων προερχόμενον ἐπὶ τὸ κάτω, τὸν πεφυκότα μῦν ἔνδον ἅπαντι τῷ τῆς λαγόνος ὀστῷ δεξάμενον ἅμα ἑαυτῷ, τὸν προειρημένον

nofior, non ex toto fimpliciter nervofus apparens, fimul excipit. Alter mufculus valentiorem hoc aponeurofin, praedicto contiguam defcendentemque in totam reliquam trochanteris partem ducit eam totam amplexus; procedit hic ex fuperioribus lumborum iliumque offis partibus, ex utrisque mufculis oriundus. Hinc jam perfpicuum evadit, mufculum hunc, nifi omnibus in abdomine recifis, ablatisque univerfis, quae lumbis incumbunt, non poffe confpici. Solus enim hic lumborum mufculus evidenter apparebit triplex, ac interna quidem fui parte per validam aponeurofin, quae ligamenti robur naturamque habeat, in illam partem defcendere, ubi pectinis os ifchio commiffum definit; externa autem altera aponeurofi, non longa, ut prior, fed tenuiore multo ilium offi inferitur. Alia denique ipfius pars, quae media inter aponeurofes infra tendit, mufculo interiore toti ilium offi inhaerente una fecum excepto, tendinem modo nominatum produ-

ἀποφύει τένοντα, τὸν εἰς τὸν μικρὸν τροχαντῆρα καταφυόμενον, ὅστις ἤδη μέν σοι κἀξ αὐτῆς τῆς θέσεως εὔδηλός ἐστιν ἀνατείνων τὸν μηρὸν ἅμα τῷ παρεγκλίνειν ἔσω. ἀλλὰ καὶ πειρωμένῳ καὶ τείνοντι, καθότι λέλεκται, πολλάκις ἤδη φανεῖται τοῦτ᾽ ἐργαζόμενος, ἐναντίαν δηλονότι τὴν ἐνέργειαν ἔχων τῇ τοῦ προειρημένου μεγάλου μυὸς ὄπισθεν μοίρᾳ. ὅ γε μὴν μικρὸς ὁ πελιδνὸς μῦς, εὔδηλον, ὅτι λοξῆς τῆς ἔσω κινήσεως ἡγεῖται τῷ μηρῷ. κατὰ μὲν δὴ τοῦτο τὸ μέρος οὐκ ἂν εὕροις ἔτ᾽ ἄλλον μῦν ἐμφυόμενον τῷ μηρῷ. παραγενόμενος δὲ ἐπὶ τοὺς ἐκτὸς μῦς, εὑρήσεις ἅπαντας εἰς τὰ περὶ τὴν κεφαλὴν τοῦ μηροῦ κατὰ τὸν μέγαν ἐμφυομένους τροχαντῆρα. πρῶτος μὲν οὖν αὐτῶν ἐπιπολῆς ὑπὸ τῷ δέρματι τέτακται μῦς, ἐκφυόμενος ἁπάσης τῆς ὀρθίας ῥάχεως τοῦ τῆς λαγόνος ὀστοῦ. τοῦτο μὲν δὴ τὸ μέρος αὐτοῦ σαρκῶδες ὅλον. ἐφεξῆς δὲ ἄλλο τούτῳ συνεχὲς ὑμενῶδες ἤδη κατὰ βραχὺ γινόμενον, ὥστ᾽ οὐ μετὰ πολὺ παντάπασιν ἀκριβῶς ὑμὴν εἶναι συνδέσμου φύσιν ἔχων. ἐπιτέτακται τοῖς ὑψηλοτέροις τε ἅμα καὶ λοξοτέροις εἰς τοὐπίσω μέρεσι τοῦ τῆς

cit, exiguo trochanteri infertum, qui jam vel ex ipfo fitu palam deprehenditur fimul, dum femur intro flectit, etiam furfum erigere. Atque experienti tendentique, ut dictum eft, tibi faepius hoc facere videbitur, contrariam videlicet poftremae grandis mufculi, cujus mentionem fecimus, parti actionem obiens. Atqui parvum mufculum liventem obliqui intro motus auctorem effe femori quis ignorat? Ibidem haud alium praeterea mufculum femori infertatum reperias; profectus autem ad exteriores mufculos, univerfos comperis, qui femoris caput ambientes in magnum trochantera immittuntur. Primus itaque ipforum fub cute fumma pofitus eft, ex tota ilium offis fpina recta procedens, quae quidem ejus pars tota carnofa eft, cui dein alia adhaeret contigua, paulatim jam membranea evadens, ut non multo poft exacta prorfus membrana fit ligamenti naturam habens. Incumbit hic mufculus eminentioribus retrorfum offis ilium

λαγόνος ὀστοῦ, συνεχὴς ὢν τῷ πέρατι τῶν ῥαχιτῶν μυῶν. ὅπου δ᾽ αὐτοῦ παύεται τοῦτο τὸ ὑμενῶδες, ἑτέρα τ᾽ ἔκφυσίς ἐστι σαρκοειδὴς ἀντιτεταγμένη κατ᾽ ἀντικρὺ τῇ πρώτῃ λεγμένῃ, τῇ κατὰ τὸ τῆς λαγόνος ὀστοῦν· ἐκφύεται δ᾽ αὐτὴ τοῦ καλουμένου κόκκυγος ἐκ τῶν πλαγίων μερῶν, ἠρέμα καὶ τῶν ὀπίσω συνεπιλαμβάνουσα. χρὴ τοίνυν ἀφαιρεῖν αὐτὴν, ἀποτείνοντα μὲν εἰς τὰ κάτω τὰς ἶνας, ἀποδέροντα δὲ διὰ σμίλης ἀμβλυτέρας μᾶλλον, ἤπερ ὀξυτέρας, ἁπάντων τῶν ὑποκειμένων σωμάτων. [56] ὑμενώδη δ᾽ ἐστὶ ταῦτα καὶ γλίσχρα, τό τ᾽ ἐπίπαν ἐν τῇ μεταξὺ χώρᾳ κείμενα τῶν τε εἰρημένων μερῶν τοῦ κόκκυγος καὶ τῶν ἔξω περάτων τοῦ κατ᾽ ἰσχίον ὀστοῦ. καὶ μέντοι καί τι μέρος τούτου τοῦ μυὸς ὑμενῶδές ἐστι μᾶλλον, ἢ σαρκῶδες· ὅσον δ᾽ αὐτῷ συνεχὲς ἔζευκται τοῦ κατ᾽ ἰσχίον ἐμφυομένου, τοῦτο σαρκῶδες ἅπαν ἐστὶ μεμιγμένον αὐτίκα τῇ τοῦ κόκκυγος ἐκφυομένῃ κεφαλῇ. κατὰ βραχὺ τοίνυν ἀπόδερε τῶν ὑποκειμένων καὶ ταύτας τὰς σάρκας, καὶ τὰς ἀντιτεταγμένας αὐταῖς, τὰς ἀπὸ τοῦ τῆς λαγόνος ἐκπεφυκυίας ὀστοῦ, καὶ τὸ μέσον αὐτῶν τὸ

partibus, fimulque obliquioribus, caeterum fpinalium mufculorum extremo connexus eft. Ubi vero hoc ejus membraneum definit, alius proceffus carnofus occurrit, e regione primi, qui ex ilium offe emergere dictus eft. Enafcitur autem ipfe ex lateribus coccygis appellati, fenfim etiam pofteriores ipfius partes amplexus. Auferendus igitur is eft, fed ita, ut deorfum quidem verfus fibras protendas, ab omnibus vero fubjectis corporibus fcalpello retufiore potius, quam acutiore, ipfum divelles; quae membranea vifcofaque in totum funt coccygis nominati et externi ifchii offis extremi intermedia. Quin etiam pars hujus mufculi membranofa magis eft quam carnea; quae vero ipfi contigua conjuncta eft hujus, quae in ifchium inferitur, ea omnino carnofa eft, capiti ftatim, quod ex coccyge derivatur, admixta. Paulatim itaque tum has carnes, tum ipfis oppofitas, quae ex ilium offe prodeunt, mediumque ipforum

ὑμενῶδες. οὕτως γὰρ γυμνώσεις τε τὴν κεφαλὴν τοῦ μηροῦ, διφυές τε πέρας εὑρήσεις τοῦ μυὸς, τὸ μὲν ἕτερον συμφυόμενον τοῖς ὀπίσω τοῦ μηροῦ, κατ᾽ εὐθὺ μάλιστα ταῖς ἐξ ἰσχίου καὶ κόκκυγος ἐκφύσεσι τεταγμένον, τὸ δ᾽ ἕτερον εἰς ὑμενώδη τένοντα πλατὺν περαιούμενον, ὃς περιλαμβάνει τοὺς ἐμπροσθίους τοῦ μηροῦ μῦς, συνεχὴς γιγνόμενος τῇ λελεγμένῃ πρόσθεν ἐπὶ τὸ γόνυ καθήκειν ἀποφύσει. πρόδηλον οὖν, ὅτι εἰς μὲν τοὐπίσω τον μηρὸν ὅλον ὁ μῦς οὗτος ἀπάγων ἐκτείνει, τῇ καταφύσει τῇ λεγομένῃ γίγνεσθαι κατ᾽ εὐθὺ τῇ τε τοῦ κόκκυγος ἐκφυομένῃ κεφαλῇ καὶ τῇ τοῦ κατ᾽ ἰσχίον ὀστοῦ μικρόν τι παρεκκλίνων ἐπὶ τὴν ἐκτὸς χώραν· τῷ δ᾽ ἑτέρῳ τῷ πλατυνθέντι πέρατι ἐπὶ τὸ πλάγιον μᾶλλον ἀνατείνει τὸν μηρὸν, ἀμφοτέραις δὲ ταθείσαις ἅμα τελεωτάτην ἔκτασιν ἐργάζεται παντὸς τοῦ κώλου. μετὰ δὲ τοῦτον τὸν μῦν ἀφαιρεθέντα καὶ ἕτερός ἐστιν εὔρωστός τε καὶ σαρκώδης ὅλος, ἐκ πάσης σχεδόν τι τῆς ὀπίσω χώρας ἐκφυόμενος τοῦ τῆς λαγόνος ὀστοῦ, συνεπιλαμβάνων δέ τι καὶ τῶν πλαγίων ὀστῶν. ὁ τένων δ᾽ αὐτοῦ τῇ κορυφῇ κα-

membraneum a fubjectis refolvas. Sic namque et femoris caput nudes et bipartitum mufculi finem invenias, alterum poftremis femoris partibus connexum, e directoque potiffimum ad eos, qui ex ifchio et coccyge funt, exortus fitum; alterum in membraneum tendinem latum ceffantem, qui anteriores femoris mufculos complectitur, contiguus apophyfi, quam ad genu defcendere antea diximus. Unde liquet, mufculum hunc totum femur retrorfum abducendo extendere qui per eam nimirum infertionem, quae dicta eft fieri e directo capitis tum ex coccygis offe, tum ex ifchio offe producti, femur paulum in exteriora declinat: verum altero ipfius extremo dilatato, in latus magis femur furfum tendit; ambobus autem fimul tenfis, perfectiffimam totius membri extenfionem efficit. Ubi jam hunc mufculum fuftuleris, alius occurrit valens et totus carnofus, qui ex tota propemodum pofteriore ilium offis fede progrediens vicinis etiam offibus fimul incumbit; verum tendo ipfius vertici

ταφύεται τοῦ μεγάλου τροχαντῆρος, ἐπεκτεινόμενος ἔτι καὶ τοῖς πρόσω. χρὴ δὲ προσέχειν ἐπὶ τούτου τοῦ μυὸς ἀνατεμνομένου μικρῷ τινι μυῒ τῶν ἔξω τε καὶ κάτω περάτων τοῦ πλατέος ὀστοῦ τὴν ἔκφυσιν ἔχοντι. καὶ δόξει γέ σοι τοῦ μεγάλου μυὸς ὁ μῦς οὗτος εἶναι μέρος, εἰ μὴ καλῶς αὐτοῦ φυλάξεις τὴν περιγραφὴν, οὐ μόνον τῷ συμφυῆ τὴν ἔκφυσιν ἔχειν, ἀλλὰ καὶ τῷ μέχρι τοῦ τροχαντῆρος, εἰς ὃν ὁ μέγας μῦς ἐλέχθη καταφύεσθαι, συνεχὴς ὑπάρχειν αὐτῷ. καὶ δὴ καὶ τὴν κατάφυσιν ἐν τοῖς ἔσω μέρεσι μᾶλλον ἐκείνων ποιεῖται, ἀνατείνων δηλονότι καὶ οὗτος τὸν μηρὸν εἰς τοὐπίσω μετὰ παρεγκλίσεως βραχείας τῆς ἐπὶ τὰ ἔσω. καταχεκρυμμένος δ᾽ ἄλλος μῦς ἐνταυθοῖ πελιδνὸς τὴν χρόαν ὑπὸ τῷ μεγάλῳ μυῒ, καὶ αὐτὸς ὁμοίως ἔχων τὴν θέσιν, ἑτοιμοτέρως εὑρίσκεται τοῦ προειρημένου διὰ τὴν χρόαν. οὗτος ὁ μῦς ἐκ τῶν ἔνδον τε ἅμα καὶ τῶν πλαγίων μερῶν ἐκφύεται τοῦ πλατέος ὀστοῦ· καὶ δῆλον, ὡς καὶ περιστρέφειν ἐπ᾽ ἐκεῖνα δύναται τοῦ μηροῦ τὴν κεφαλήν. ἐμφύεται γὰρ καὶ αὐτὸς εἰς τὸν μέγαν τροχαντῆρα ταπεινοτέρᾳ καταφύσει τοῦ

magni trochanteris inferitur, adeoque ulterius adhuc ad anteriora procedit. Porro animum, dum hic mufculus inciditur, parvo quidam mufculo adhibe, qui ab externis infernisque lati offis finibus oritur; ac putabis, hunc, nifi exacte circumfcriptionem ipfius obferves, magni mufculi partem effe, non modo quod connatum exortum obtinet, verum etiam quod ad trochantera, cui grandis mufculus immitti dictus eft, contiguus ipfi exiftat; quin etiam paulo interiorem, quam ille, infertionem obtinet, erigens nimirum et hic femur retrorfum cum levi ad interiora deflexu. Porro alius inibi mufculus colore livido delitefcens, ipfe quoque grandi mufculo fimiliter fubjacet, qui hoc nomine promptius praedicto invenitur ob colorem. Hic mufculus originem ducit ex interioribus fimul et lateralibus partibus offis lati; quem poffe femoris caput ad eas partes circumvertere cuivis eft perfpicuum: etenim et ipfe magno trochanteri, fed humilius,

μεγάλου μυός. οὗτοι μὲν οἱ τρεῖς μῦς εἰς τὸν μέγαν ἐμφύονται τροχαντῆρα, καθότι λέλεκται. μετ᾽ αὐτοὺς δὲ ἕτεροι δύο, κατακεκρυμμένοι τελέως, ἔσω περιστρέφουσι τοῦ μηροῦ τὴν κεφαλὴν ἰσχυροῖς τένουσιν ἐμφυόμενοι τῇ κατὰ τὸν μέγαν τροχαντῆρα κοιλότητι. πεφύκασι δὲ ἀμφότεροι μὲν ἐκ τοῦ τῆς ἥβης ὀστοῦ, κατειληφότες, ὁ μὲν ἔσωθεν, ὁ δὲ ἔξωθεν, τὸ τρῆμα. διεξέρχονται δὲ ἔξω παρ᾽ αὐτὸν τὸν αὐχένα τοῦ μηροῦ, κἄπειθ᾽ οὕτως ἀνίασιν ἐπὶ τὸν τροχαντῆρα κατὰ τὴν προειρημένην κοιλότητα. καταφύεται δ᾽ εἰς αὐτὴν ὁ μὲν ὀπίσθιος ὑψηλότερος, ὁ δὲ πρόσθιος ταπεινότερος. ἀποτέμνων δὲ καὶ τούτου τὰς κεφαλὰς ἀπὸ τοῦ τῆς ἥβης ὀστοῦ φυλάττειν πειρῶ τὸν ὑποβεβλημένον ἀμφοτέροις κοινὸν σύνδεσμον ὑμενώδη, κατειληφότα πᾶν τὸ τρῆμα τοῦ τῆς ἥβης ὀστοῦ. καὶ ἥ γε ἔκφυσις ἡ πλείστη τῶν μυῶν ἐντεῦθέν ἐστιν, ἐξηκόντων δηλονότι καὶ πρὸς τὰ παρακείμενα τῷ τρήματι καθ᾽ ἑκάτερον τὸ μέρος ὀστᾶ. τὸν μὲν οὖν ἔξωθεν μῦν ῥᾳδίως [57] ἀπολύσεις· τὸν δ᾽ ἔνδον εἰ βούλοιο σαφῶς ὅλον θεάσασθαι, διαλύσεις πρότερον

quam grandior muſculus, inſeritur. Hi ſane tres muſculi in magnum trochantera, ſicut dictum eſt, inſeruntur. Ab his alii duo conditi plane introrſus ſemoris caput circumvertunt, per validos tendines in grandioris trochanteris ſinum inſerti. Utrique ex oſſe pubis procedunt, foramen occupantes, hic intus, ille extrinſecus; mox ad ipſam femoris cervicem a foris emergunt: unde ſic ad magnum trochantera juxta ſinum praedictum aſcendunt; cui rurſus anterior quidem demiſſius, poſterior vero elatius immittitur. Quum jam pariter hujus capita a pectinis oſſe abripueris, ligamentum membraneum communiter utrisque ſubjectum ſervato, quod totum pectinis oſſis foramen comprehendit. Equidem numeroſus hinc eſt exortus muſculorum, qui videlicet etiam ad vicina foramini oſſa utrinque porriguntur. Itaque muſculum quidem exteriorem ex facili diſſolves; interiorem vero ſi totum voles exquiſite contemplari, oſſium pectinis commiſſuram prius ſcalpello valente dirimes;

Ed. Chart. IV. [57.] Ed. Baf. I. (133. 134.)

ἰσχυρᾷ σμίλη τὴν συμβολὴν τῶν τῆς ἥβης ὀστῶν· ου χαλεπῶς δὲ ἐργάση τοῦτο, χόνδρος γὰρ κεῖται μέσος ἀμφοτέρων συνάγων αὐτα καὶ συμφύων. ἐὰν οὐν κατ᾿ ἐκεῖνον τέμνης, ἡ τομή σοι ῥᾳδία γενήσεται, καὶ προχωρήσει τοὔργον, ὥστε, λυθέντων αὐ(134)τίκα τῶν ὀστῶν ἀπ᾿ ἀλλήλων, ἑτοίμην εἶναι τὴν θέαν τοῦ μυός. ἔτι δὲ μᾶλλον ἐργάση τοῦτο, μετὰ τὸ λυθῆναι τὰ τῆς ἥβης ὀστᾶ διὰ τῆς σμίλης ἀπ᾿ ἀλλήλων ἑκατέρᾳ τῇ χειρὶ τῶν τοῦ λαγονος ὀστῶν λαβόμενος, εἶτ᾿ ἀνακλῶν ἰσχυρῶς ἐπὶ τὰ ἔξω μέρη· λύεται γὰρ καὶ ταῦτα καὶ χωρίζεται τοῦ πλατέος ὀστοῦ κατὰ τὴν τοιαύτην ἐνέργειαν, ὥσθ᾿ ἅπαν ἐκεῖνο το χωρίον ὕπτιον ἤδη καὶ καταφανὲς εἶναι, καὶ σαφῶς ὁρᾶσθαι τὴν ἔνδον μοῖραν ἅπασαν τοῦ τῆς ἥβης ὀστοῦ. νῦν μὲν οὖν ἀρκεῖ σοι τὴν ἔκφυσιν τοῦ κατὰ ταῦτα τα μέρη μυὸς ἀφαιρεῖν, ὕστερον δ᾿ ἀκούσεις ἐν τῇ τῆς ἕδρας ἀνατομῇ, πῶς χρὴ γυμνοῦν αὐτὸ πρότερον τὸ ἐπιπολῆς ὑμενῶδες, ὃ δόξει μέν τι εἶναι σκέπασμα τοῦ μυός, ἔστι δὲ τοῦτο οὐ σκέπασμα τοῦ νῦν προκειμένου κατὰ τὸν λόγον, ἀλλά τις μῦς ὑμενώδης τε καὶ

quod levi admodum negotio confeceris, nam cartilago utraque intercedit, quae ipfa connectat committatque. Quapropter, fi in illa diffectionem moliaris, facile administrabis opusque promovebis adeo, ut, folutis ftatim inter fe offibus, mufculum prompte queas intueri. Infuper magis hoc efficies, fi, ubi pectinis offa fcalpello diremeris, ilium offa manu utraque prehenfa extrorfum valide reflectas; quippe haec quoque tali functione folvuntur feparanturque ab offe lato, ut tota illa regio fupina jam et confpicua evadat, univerfaque pectinis offis pars interior clare omnibus appareat. Qua de caufa nunc fatis tibi eft mufculi ex his partibus exortum amputare: nam poftea in diffectione fedis auditurus es, quo modo priorem ipfam fuperficiem membraneam detegere conveniat, quam mufculi operculum effe putaveris. Non eft autem hoc operculum ejus mufculi, qui nunc in fermone proponitur, verum potius quidam mufculus membraneus te-

λεπτὸς εἰς τὴν ἕδραν καθήκων, εἷς ἑκατέρωθεν, οὐ πάνυ τι γιγνωσκόμενος τοῖς ἀνατομικοῖς, ὥσπερ οὐδ᾽ οἱ προειρημένοι. ἀλλὰ περὶ μὲν ἐκείνων τῶν μυῶν, ὅταν ἐπὶ τὴν τῆς ἕδρας ἀνατομὴν ἀφικώμεθα, λεχθήσεται πάλιν ἀκριβέστερον. ὁ δὲ μῦς οὗτος, ὁ νῦν ἀνατεμνόμενος, ὁ ἔνδον τοῦ τῆς ἥβης ὀστοῦ, καθότι λέλεκται, πρὸς τὸν τοῦ μηροῦ μέγαν τροχαντῆρα τὴν ἐναντίαν μὲν, ὁμογενῆ δὲ κίνησιν ἐργαζόμενός ἐστι τῷ προσθίῳ. περιστρέφουσι γὰρ ἔσω ἄμφω τοῦ μηροῦ τὴν κεφαλὴν, ὁ μὲν διὰ τῶν πρόσω μερῶν ὅλης τῆς διαρθρώσεως, ὁ δὲ διὰ τῶν ὀπίσω. τοιαύτη μέν τίς ἐστι καὶ ἡ τῶν τὸ κατ᾽ ἰσχίον ἄρθρον κινούντων μυῶν ἀνατομή.

Κεφ. ζ'. Μεταβῆναι δ᾽ ἤδη καιρὸς ἐπὶ τοὺς περὶ τὴν κνήμην μῦς, δυναμένους μὲν, ὡς εἴρηται, καὶ πρὸ τῶν κατ᾽ ἰσχίον ἀνατέμνεσθαι, δυναμένους δὲ καὶ πρώτους ἁπάντων, ἐάν τις ἀφέλῃ τοὺς καθήκοντας εἰς τὴν κνήμην ἐκ τῶν παρὰ μηροῦ μυῶν. ἀφῃρημένων γὰρ αὐτῶν ἐναργῶς ὁρῶνται δύο μυῶν κεφαλαὶ τὴν ἔκφυσιν ἐκ τῆς ὀπίσω χώρας τοῦ μηροῦ λαμβάνουσαι, κατ᾽ ἐκεῖνα μάλιστα τὰ μέρη, καθ᾽

nuisque ad anum pertinens, unus utrinque, non admodum anatomicis cognitus, quemadmodum neque praedicti. Verum de illis, quum ad fedis anatomen ventum erit, accuratius dicetur. Porro hic quoque mufculus, qui nunc diffecatur, offis pectinis internus, ficut docui, ad grandem femoris trochanterem contrarium quidem motum, fed genere fimilem priori fubminiftrat; quippe ambo femoris caput introrfus circumagunt, unus per totius articuli anteriora, alter per pofteriora. Talis eft certe mufculorum ifchii articulum moventium diffectio.

Cap. VII. Jam vero opportunum eft ad tibiae mufculos transire, quos etiam, veluti eft dictum, ante ifchii mufculos licet diffecare, imo et primos omnium convenit, fi eos abftuleris mufculos, qui ex femore in tibiam defcendunt. His enim ademptis, duo mufculorum capita manifefto confpiciuntur, quae ex pofteriore femoris regione illa potiffimum ducunt originem, qua condylorum

ἃ τῶν κονδύλων ἐστὶν ἡ ῥίζα. καὶ τοίνυν καὶ περιλαμβάνουσι τοὺς κονδύλους τούτους αἱ τῶν μυῶν κεφαλαί. καὶ διὰ τοῦτο ἐπίφυσιν ἔχουσι χονδρώδη τε καὶ κοίλην κοινὴν πρὸς τὸ κυρτοτατον ἑκατέρου τοῦ κατ᾽ αὐτὴν κονδύλου. διελθοῦσαι δὲ την ἰγνύαν αἱ κεφαλαὶ κατὰ τὸν τῆς γαστροκνημίας καλούμενον τόπον, αλλήλους μιγνύντες γεννῶσι μῦν ἕνα. κατ᾽ αὐτὸ τοῦτο τῆς ἔξωθεν κεφαλῆς ἀποσχίζεται μέρος οὐ σμικρὸν, αὐτὸ καθ᾽ αὐτὸ μῦς γιγνόμενον. εἰς τένοντα πλατὺν ἀτρέμα τελευτῶν, ὃς ὑποφύεται τῷ ποδὶ, καθάπερ ἐπὶ τῆς χειρὸς ἐν τῷ προ τούτου λέλεκται γράμματι. γυμνώσεις ουν αὐτὸν ὁμοίως ἐκείνῳ διττῶς, ὡς εἴρηται, θεάσῃ τε σαφῶς ομοειδῆ τε καὶ συμφυῆ τῷ λεγομένῳ μυΐ. τοῦ δὲ κατα την γαστροκνημίαν, ὡς εἶπον, ἄρτι γεννηθέντος μυὸς ἐξ ἀμφοτέρων των κεφαλῶν ἀπόφυσις γίγνεται τένοντος, ὑποκειμένη καὶ ψαύουσα τῆς προειρημένης. [58] ἐμφύεται δὲ τοῖς ὀπίσω τῆς πτέρνης πέρασιν, ἕλκειν αὐτὴν εἰς ἐκεῖνα δυναμένη. τουτῳ τῷ τένοντι συνεχῆ κατά-

radix habetur. Unde fit, ut musculorum etiam capita condylos hosce comprehendant. Atque ob id epiphysin habent cartilaginosam ac ca am, quae communis est gibbosissimac utriusque condyli, qui secundum ipsam est, parti. Ubi autem poplitem praetergressa fuerint capita, invicem in eo loco, quae sura appellatur, miscentur, musculum unum gignentes. Hoc eodem in loco haud exigua capitis exterioris portio separatur, quae musculus per se efficitur, in tendinem latum paulatim cessans, qui pedi subhaerescit, quemadmodum de manu superiore libro enarratum est. Ipsum igitur similiter ac illum bifariam, ceu monstravimus, deteges evidenterque spectaois, tum figura conformem, tum musculo, cujus mentionem facimus, connexum. At ex utroque musculi in sura, ut dixi, nuper geniti capite tendo producitur, qui memorato contiguus incumbit; posteriori autem calcis extremo inseritur, quod ad se ipsum trahere est idoneus. Huic tendoni continuum alterius musculi ex tibia orti,

φυσιν ὑψηλοτέραν εὑρήσεις ἑτέρου μυὸς ἐκ τῆς κνήμης πεφυκότος, ὡς τὰ πολλὰ πελιδνοῦ την χροιάν· ἡ κεφαλὴ δὲ αὐτοῦ κατὰ το τῆς περόνης ὑψηλότατόν ἐστιν. ουτοι μὲν οἱ μύες ὀπίσω τεταγμένοι κατὰ τὴν γαστροκνημίαν, εἴτε τρεῖς ἐθέλεις αὐτοὺς, εἴτε τέτταρας ἀριθμεῖν, εἰς τὲ τὴν πτέρναν, ὡς εἴρηται, καὶ τὸ κάτω τοῦ ποδὸς ἀφικνοῦνται. συνεχεῖς δὲ αὐτοῖς ἕτεροι μύες εἰσὶν, οὐκ ἔτ' ἀκριβῶς ἐν τοῖς ὀπίσω, μᾶλλον δὲ ἐν τοῖς πλαγίοις μέρεσι τοῖς ἔνδον τῆς κνήμης πεφυκότες, εἰς τὰ κάτω τοὺ ποδος ἀφικνούμενοι πάντες. ἔνθα δὲ πρῶτον ἀποφύουσι τους τένοντας, ἐνταῦθα σύνδεσμος αὐτοῖς ἔξωθεν ἐπιβέβληται, διήκων ἐκ τῆς κνήμης εἰς τὴν πτέρναν· ὃν διελων εὐθείᾳ τομῇ, καθάπερ ἐπὶ τῆς χειρὸς εἴρηται, κἄπειτα τοῖς τένουσιν ἀκολουθῶν, εὑρήσεις αὐτοὺς εἰς τοὺς δακτύλους ἐμφυομένους. οὐ μὴν, ὥσπερ ἐπὶ τῆς χειρὸς, ὁ μὲν ἕτερος αυτῶν τὸ μέσον ἄρθρον, ὁ δ' ἕτερος τὸ πρῶτόν τε καὶ τρίτον, ἀλλ' ἀμφότεροι τὸ πρῶτον καὶ τὸ δεύτερον καὶ τὸ τρίτον κινοῦσι, πλην τοῦ μεγάλου δηλονοτι δακτύλου· πρὸς γὰρ τὸ δεύτερον καὶ τρίτον ὁ τένων ὁ κινῶν αὐτὸν ἀφικνεῖται, καθάπερ ἐπὶ τῆς χειρός.

colore magna ex parte lividi, processum altiorem deprehendes; caput ipsius, qua secundum peronam plurimum eminet, habetur. Hi quidem musculi retro in sura siti, sive tres, sive quatuor ipsos numerare libeat, et ad calcem, velut dictum est, et ad inferiora pedis deferuntur. Jam alii ipsis cohaerent, qui non adhuc exacte in postremis partibus, sed potius ex lateribus tibiae intus exorti, ad infimum pedum omnes porriguntur. At, ubi tendines primum generant, ibi ligamentum ipsis extrinsecus injectum est, ex tibia ad calcem pertinens; quo recta linea diviso, quemadmodum de manu diximus, si tendones deinde sequaris, digitis ipsos insertari comperies; non tamen, ut in manu, alterum medium articulum, alterum primum et tertium, sed ambo primum, secundum tertiumque movent, si magnum videlicet digitum excipias, nam ad secundum ac tertium tendo, qui ipsum movet,

ἐπιπλέκονται δ' ἀλλήλαις καὶ αἱ τῶν εἰρημένων δύο κεφαλῶν ἀποφύσεις οὐχ ὡσαύτως ἀεί· πολλάκις γὰρ ὁ ἕτερος αὐτῶν μῦς τόν θ' οἷον λιχανὸν καὶ τὸν μικρὸν δάκτυλον, ὁ δ' ἕτερος τὸν μέσον καὶ τὸν παράμεσον, ἀμφότεροι δὲ κοιναῖς ἀποφύσεσιν ἑνωθέντες τὸν μέγαν κινοῦσιν· ἔσθ' ὅτε δ' ἑτέρως ἡ μίξις αὐτῶν γίνεται. τούτων μὲν οὖν τενόντων αἱ κεφαλαὶ μεταξὺ πτέρνης καὶ κνήμης τεταγμέναι, καθότι πρόσθεν εἴρηται, τούτῳ μόνῳ διαφέρουσι, τῷ τὴν ἑτέραν αὐτῶν κατὰ τὸ πέρας ἐπικεῖσθαι τοῦ ἀστραγάλου τὸ κάτω, καθ' ὃ τῇ πτέρνῃ παράκειται, σύνδεσμόν τινα πάλιν ἔχουσα ἴδιον ἔξωθεν τοῦ κοινοῦ. τρίτος δ' ἄλλος τένων αὐτῷ τῷ πέρατι τῆς κνήμης παραπέφυκεν, ἐπὶ τούτου στηριζόμενος, ὑπὸ συνδέσμου πάλιν ἰδίου καὶ οὗτος σφιγγόμενος, ὅστις καὶ αὐτὸς κάμπτει εἰς τοὐπίσω ὅλον τὸν πόδα, καθάπερ οἱ εἰς τὴν πτέρναν ἐμφυόμενοι. καταφύεται δ' αὐτοῦ τὸ πέρας εἰς τὸ πρῶτον ὀστοῦν τοῦ ταρσοῦ τυ ἔνδον. ἀνατμηθέντων δ' ἑκάστων τούτων, μεταβαίνειν αὖθις ἐπὶ τοὺς ἐν τοῖς ἔξω μέρεσι τῆς κνήμης τεταγμένους

porrigitur, ficut in manu fe habet. Caeterum capitum duorum, quae retuli, proceffus invicem connectuntur non eodem femper modo; faepe enim alter ipforum mufculus quafi indicem et parvum digitum movet, alter medium et annularem, utrique eadem uniti propagine magnum. Eft quum aliter ipfi mifcentur. Horum igitur tendinum capita inter calcem et tibiam fita, ut prius dictum eft, hoc folo discrimine variant, quod alterum ipforum inferiori tali extremo infideat, qua talus calci adjacet, quod quidem caput rurfus habet ligamentum proprium praeter commune. Tertius vero alius tendo ipfi tibiae fini adhaerefcit; eique innixus ligamento iterum peculiari conftringitur; qui et ipfe pedem univerfum, ficut qui calcem ingrediuntur, retrorfum inflectit; verum ipfius extremum in primum tarfi os interius inferitur. His fingulatim diffectis, divertendum rurfus eft ad exteriores tibiae mufculos, qui, quantum fane ad fuperi-

μῦς, οἵτινες, ὅσον μὲν ἐπὶ ταῖς ἄνωθεν ἐκφύσεσι, τρεῖς εἰσιν, ὅσον δ' ἐπὶ τοῖς τένουσι καὶ τῇ διαφορᾷ τῶν κινήσεων, ᾗ μάλιστα χρὴ προσέχειν, πλείους. τούτους οὖν τους ὑμένας ἀφελὼν κἀνταῦθα, τοὺς ὑπο τῷ δέρματι, θεάσῃ σύνδεσμον ἀνάλογον τῷ τῆς χειρὸς ἔξωθεν, ὑφ' ὃν πάντες ἦσαν οἱ τοὺς δακτύλους ἐκτείνοντες τένοντες. ἀλλ' οὗτός γ' ὁ σύνδεσμος ἐκείνου μακρότερός ἐστι συχνῷ καὶ λεπτότερος, καὶ μάλιστα εἰ λογίζοιο τὴν διαφορὰν τῶν κώλων. οἱ γὰρ ἐν τῷ ποδὶ σύνδεσμοι, καθότι πλείους ὑπὸ τῆς φύσεως ἐγένοντο, κατὰ τοῦτο καὶ ῥωμαλεώτεροι πρὸς ἰσχυροτέρας ἐνεργείας παρεσκευασμένοι τῶν ἐν ταῖς χερσίν. ἔστι δ' ἀτρέμα λοξὸς τὴν θέσιν ὁ σύνδεσμος οὗτος, οὐκ ἐγκάρσιος, ὥσπερ ὁ ἐπὶ τοῦ καρποῦ, καὶ συνάπτει τῷ τῆς κνήμης πέρατι καὶ τῷ τῆς πτέρνης. χρὴ δὲ καὶ τοῦτον τέμνειν, ὡς εἴρηται, κατὰ τὸ μῆκος τοῦ κώλου. εἶθ' ἑκατέρωθεν τὰ μέρη πρὸς τὰς ἰδίας ῥίζας ἀνατείνοντα καὶ γυμνοῦντα τὰς κεφαλὰς τῶν υποκειμένων τενόντων, ἐντεῦθεν ἄρχεσθαι τῆς ἀνατομῆς ὅλων τῶν μυῶν. κάτω μὲν γάρ σε ποδηγοῦσιν

ores proceſſus attinet, tres exiſtunt; ſin autem tendines motuumque differentiam ſpectes, cui in primis eſt attendendum, plures. Has itaque membranas adimens, hic etiam ſub cute ligamentum conſpicies ei, quod in manu extrinſecus eſt, proportionatum, ſub quo erant omnes tendines, qui digitos extendunt. Verum hoc ligamentum i lo tum multo longius, tum tenuius eſt, praeſertim ſi artuum differentiam conſideres: nam qua ratione pedis ligamenta plura creavit natura, eadem quoque vehementioribus functionibus obeundis robuſtiora effecit, quam quae in manu ſunt. Porro ligamentum hoc ſitu paulatim obliquum eſt, non, ut quod in brachiali habetur, transverſum; item extremitatem tibiae calcanei extremitati connectit. Oportet autem hoc quoque, ſicut praedictum eſt, juxta membri longitudinem incidere, mox partes ad originem ſuam erigere, ac capitibus ſubjectorum tendinum detectis, hinc totorum muſculorum diſſectionem auſpicari. Infra ſiquidem ad tarſum, ſupra

ἐπὶ τὸν ταρσὸν, ἄνω δὲ ἐπὶ τὴν κνήμην. πρῶτον μὲν ὄψει τῇ περόνῃ παραπεφυκότα μῦν ἄχρι τῆς ἄνω κεφαλῆς, οὗ τὸ πέρας ὑπὸ τῶν συνδέσμων συνεχόμενον ἐμφυές τε τῷ ταρσῷ πρὸ τοῦ μεγάλου δακτύλου, μικρὸν [59] ὑπερβαῖνον εἰς τὴν ἔσω τε καὶ κάτω χώραν αὐτῶν. δεύτερον δὲ μῦν ἄλλον ὄψει παρακείμενον τούτῳ, καὶ μέρος αὐτοῦ νομιζόμενον, ὅτι τε τὴν ἔκφυσιν ἄνωθεν ἔχει κοινὴν, ὅτι τε παραπέφυκεν αὐτῷ δι' ὅλου τοῦ μήκους τῆς κνήμης ἔξωθεν· ἀλλ' ὅ γε τένων αὐτοῦ τῇ κεφαλῇ τῆς πρώτης φάλαγγος ἐμφύεται τοῦ μεγάλου δακτύλου. δήλη τοίνυν, εἰ μέμνησαι τῆς τῶν χειρῶν ἀνατομῆς, ἡ ἀναλογία τοῦδε τοῦ διφυοῦς μυὸς πρὸς τὸν ἐν ἐκείναις κοινὸν καρποῦ τε καὶ τοῦ (135) μεγάλου δακτύλου. τούτῳ δὲ συνεχής ἐστιν ἕτερος μῦς ἰσχνὸς, ἐν τῇ μεταξὺ χώρᾳ τεταγμένος περόνης τε καὶ κνήμης, καταφύεται δὲ εἰς τὸ πλάγιον μέρος ὅλου τοῦ μεγάλου δακτύλου, τὴν αὐτὴν ἀναλογίαν ἔχων τῷ κατὰ τὴν χεῖρα μικρῷ μυῒ, τῷ μέρος εἶναι νομιζομένῳ τοῦ τρεῖς δακτύλους τοὺς μείζονας ἔξωθεν κινοῦντος τὴν λοξὴν κίνησιν.

ad tibiam ceu manu deducunt. Primum fane contueberis mufculum fibulae usque ad fuperius caput porreetum, cujus extremum ligamentis continetur, et tarfo ante magnum digitum innafcitur, paulum in interiorem ac inferiorem ipforum regionem excedens. Secundum deinde mufculum alium fpectabis, huic adeo vicinum, ut pars ipfius effe putetur, idque ob caufam duplicem, tum quod exortum defuper communem habeat, tum quod ipfi per totam tibiae longitudinem extrinfecus adhaerefcat, verum tendo ejus in caput primi majoris digiti internodii inferatur. Itaque conftat, fi manuum disfectio tibi fuccurrat, hujus bipartiti mufculi proportio cum eo, qui in illis tum brachiali, tum magno digito communis eft. Huic autem cohaeret alius mufculus gracilis, medio inter tibiam fibulamque loco fitus, inferitur autem in totius digiti majoris latus, proportione fimilis parvo manus mufculo, qui pars effe creditur mufculi tres majores digitos extrinfecus obliquo motu moventis.

ἀλλ' οὗτός γε ὁ κατὰ τὸν πόδα τένων, ὅταν ἐγγύθεν ῇ τῷ μεγάλῳ δακτύλῳ, σύνδεσμόν τινα διεξέρχεται τὴν αὐτὴν ἔχοντα χρείαν τοῖς ἐπὶ τῶν ἁρμάτων κυκλίσκοις. ἐφεξῆς δὲ τούτων τῶν εἰρημένων μυῶν ἐπισκέπτου τενόντων κεφαλὴν ὑπὸ τῷ τεταγμένῳ κειμένην συνδέσμῳ, ὡσαύτως ταῖς προειρημέναις ἱκανῶς σαφῆ τῷ γε προσεχοντι τὸν νοῦν. ἀπὸ ταύτης οὖν ἀρχόμενος εἰς μὲν τὸ κάτω τοὺς τέσσαρας τένοντας ἐξευρήσεις σαφῶς, ὅσοι τοὺς τέσσαρας δακτύλους ἐκτείνουσιν ἀνάλογον τοῖς κατὰ τὰς χεῖρας ἔξωθεν· εἰς δὲ τὸ ἄνω τῇ περόνῃ παραπεφυκότα τὸν μῦν τοῦτον ὄψει μέχρι τῆς ἄνω κεφαλῆς αὐτῆς, οὗ τὸ πέρας ἐμφύεται τῷ ταρσῷ πρὸ τοῦ μεγάλου δακτύλου, μικρὸν ὑπερβαῖνον ἐκ τῆς ἔσω· ἔνθα καὶ τοῦ μυὸς αὐτοῦ τὴν κεφαλὴν θεάσῃ, συνδέσμου τινὸς ἁπτομένην, ἐκ τῶν ἔξω μερῶν τῆς κνήμης εἰσπεφυκότος παρ' αὐτὴν ἀκριβῶς τὴν κεφαλὴν τῆς περόνης· ὅστις σύνδεσμος ἅμα πολλοῖς ἄλλοις, ὁμοίως ἑαυτῷ λεπτοῖς, συναπτομένοις σαρξὶ μικραῖς, κεφαλὴ γίνεται μυὸς, ὃς ἐφεξῆς γέγραπται.

Verum hic pedis tendo, quum prope magnum digitum fit, ligamentum quoddam permeat, eundem praeftans ufum, quem circuli in curru. Porro deinceps mufculorum, quos nominavi, tendinum caput ligamento fubjectum contemplator, quemadmodum praedicta, iis abunde manifeftum, qui animum adhibent. Ab hoc itaque incipiens, deorfum verfus tendines quatuor, digitos quaternos extendentes, manifefto invenies, iis refpondentes, qui manum extrinfecus perreptant; furfum vero mufculum hunc videbis fibulae adusque fuperius caput infertum, cujus extremum tarfo ante magnum digitum inferitur, paulum interna parte exuperans, ubi etiam mufculi ipfius caput confpicies, ligamento cuidam externis tibiae partibus ad ipfum fibulae caput inferto contiguum. Quod ligamentum, dico tenuium, parvarumque carnium coitu multis aliis fimile, mufculi caput efficitur, qui deinceps talis circumfcriptus eft.

Κεφ. η'. Οὗτοι μὲν οὖν οἱ μύες ἐν τοῖς πρόσθεν πως μᾶλλόν εἰσι τῆς ὅλης κνήμης· ἄλλοι δὲ τρεῖς ἀπὸ μιᾶς κεφαλῆς ἐν τοῖς ἔξω μέρεσι μᾶλλον, ἔχοντες καὶ οὗτοι προκείμενον ἑαυτῶν σύνδεσμον, ἐκ τῆς περόνης εἰς τὴν πτέρναν αὐτὴν καθήκοντα. καὶ λυθέντος γε αὐτοῦ τὰς τρεῖς ἀπονευρώσεις θεάσῃ τῶν μυῶν, μίαν μὲν ἀξιόλογον τὸ μέγεθος, λοξὴν ἐπὶ τὴν ἔξω χώραν τοῦ ταρσοῦ φερομένην· ἐντεῦθέν τε πάλιν λοξὴν ὑποδυομένην τῷ πέλματι, κἄπειτα πρὸς τὴν κεφαλὴν ἀφικνουμένην τοῦ πρώτου κατὰ τὸν μέγαν δάκτυλον ὀστοῦ, καὶ δῆλον ὅτι κατὰ τὴν διάρθρωσιν ταύτην κάμπτουσαν τὸν μέγαν δάκτυλον. ἔνθα δὲ τὴν οἷον καμπὴν ποιεῖται περὶ τὸν ταρσὸν, ἐκ τῶν ἄνω μερῶν ἀφικνουμένη πρὸς τὰ κάτω, χόνδρον εὑρήσεις συμφυόμενον τῷ τένοντι. κεχώρισται δὲ κατὰ τοῦ τῶν ἀνθρώπων ποδὸς καὶ ὁ τοῦ πιθήκου, διότι καὶ ἡ τῶν δακτύλων φύσις ἀνομοία τῷ ζώῳ τούτῳ τοῖς ἀνθρώπου δακτύλοις ἐστίν. ἐκεῖνοι μὲν γὰρ πολὺ μικρότεροι τῶν ἐπὶ τῆς χειρός εἰσιν· οὗτοι δὲ καὶ τῶν κατὰ τὴν χεῖρα μείζους, οἷοι καὶ τοῖς ἕρπουσι ζώοις, ἐπὶ πλεῖστον ἐσχισμένοι τε καὶ διεστῶτες ἀλλή-

Cap. VIII. Hi igitur mufculi in anterioribus magis totius tibiae partibus confiftunt; alii tres ab uno capite in exterioribus magis habentur, et hi praepofitum ligamentum ex fibula ad calcem ipfam porrigunt; quo foluto tres mufculorum aponeurofes fpectabis, unam quidem eximiae magnitudinis obliquam ad exteriorem deferri; et hinc rurfus ex obliquo plantam fubire; mox ad caput primi offis magni digiti porrigi; notumque eft, ipfam in hoc articulo majoris digiti flexum moliri. Caeterum ubi ad tarfum tendo ille reflectitur ex fuperioribus partibus ad inferiores productus, cartilaginem ipfi connatam deprehendes. Jam vero fimiae pes hac parte ab humano difcrepat, quod etiam natura digitorum huic animali disfimilis fit humanis. Illi fiquidem multo minores, quam qui in manu, exiftunt; hi vero majores etiam iis, in quos manus eft difcreta, quales repentibus quoque animantibus plurimum fiffi, tum invicem diftantes adfunt; que-

λων, δι᾽ οὓς καὶ ῥᾳδίως ἀνέρχεται πρὸς τὰ μετέωρα ὁ πίθηκος, ὥσπερ αἱ γαλαῖ, καὶ οἱ μύες, ἰκτίδες τε καὶ ὅσα τοιαῦτα. τοῦτον μὲν οὖν, ὡς ἔφην, τὸν τένοντα κατὰ τὸν τῶν ἀνθρώπων οὐχ εὑρήσεις πόδα, τὸν δὲ παρακείμενον αὐτῷ τὸν ἰσχνὸν, ὃς ἐκ μικροῦ μυὸς ἀποφύεται, τὸν μικρὸν δάκτυλον ἀπάγων ἐκτὸς, εὑρήσεις [60] ἐπ᾽ ἀνθρώπων, ὥσπερ καὶ τὸν ἐφεξῆς αὐτῷ τὸν ἀνακλῶντα καὶ σιμοῦντα κατὰ τοῦτο τὸ μέρος ὅλον τὸν πόδα, τῷ κατὰ τὸν μικρὸν δάκτυλον ἐν πήχει τὴν αὐτὴν ἀναλογίαν ἔχοντα. δισχιδὴς οὗτος ὁ τένων ἐνίοτε γίνεται πρὸς τῆς ἐκφύσεως, καὶ διεξέρχεται τῶν μερῶν αὐτοῦ τηνικαῦθ᾽ ὁ τὸν μικρὸν δάκτυλον ἐκτὸς ἀπάγων τένων. εἰ δέ ποτε μὴ σχισθείη αὐτὸς, ὁ περιέχων αὐτὸν ὑμενώδης σύνδεσμος ἑαυτοῦ τε καὶ τοῦ τένοντος μεταξὺ δέχεται τὸν διεξερχόμενον ἐπὶ τὸν μικρὸν δάκτυλον, ἐν χρείᾳ καθιστάμενος αὐτῷ παραπλησίᾳ τοῖς ἐπὶ τῶν ἁρμάτων κυκλίσκοις, δι᾽ ὧν τοὺς ἱμάντας διεκβάλλουσιν, οἷς ἡνιοχοῦσι τοὺς ἵππους. τοιοῦτος δέ τίς ἐστι κατὰ τὸν μέγαν δάκτυλον ἕτερος ἐκ συνδέσμου κύκλος

rum beneficio ex facili fublimia confcendit fimia, quemadmodum muftelae, mures, feles et id genus alia. Hunc igitur, ut dixi, tendinem in pede humano haud reperies; gracilem vero ei proximum, qui ex parvo mufculo procedit parvum digitum extrorfum abducens, invenies in hominibus, ut et ipfi vicinum, qui totum pedem intorquet redditque hac in parte fimum, illi refpondens, qui ex cubito verfus parvum digitum procedens brachiale extendit. Hic tendo biceps interdum ab exortu redditur, ejusque partes tunc permeat alius tendo, qui parvum digitum extrorfum agit. Sin autem aliquando non fciffus ipfe in ramos fuerit, ligamentum membraneum continens ipfum inter fe et tendinem excipit eum, qui ad parvum digitum pertendit, eundem ufum exhibens, quem parvuli circuli in curribus, per quos lora trajiciunt equis aurigandis appofita. Talis autem eft quidam alius in magno digito ex ligamento circulus ad tendinie

εἰς διέξοδον τῷ τένοντι παρεσκευασμένος, ὡς ἔμπροσθεν εἴρηται. τὰς δ' ἐκφύσεις οἱ τρεῖς ουτοι μύες ἔχουσιν αλλήλαις συμφυεῖς, ὁ μὲν πρῶτος ῥηθεὶς ὁ περὶ τὸν ταρσὸν, ἁπτόμενος εἰς τὰ κάτω τοῦ ποδὸς ἐκ τῶν ἄνω τῆς περόνης ἐπιπολῆς ὑπὸ τῷ δέρματι τεταγμένος, ἐκ λεπτῶν συνδέσμων σαρξὶ συναπτομένων γεγονώς· ὁ δὲ δεύτερος, ἔνθα παύεται τῆς τοῦ προτέρου λεχθέντος ἡ κεφαλή· καὶ οὐ μετὰ πολύ γε τῆς ἀρχῆς οὗτος ο μῦς εἰς τένοντα τελευτᾷ στρογγύλον, ἰσχνὸς ὑπάρχων ὅλος· ὁ δὲ τρίτος, ὃ σιμῶν ὅλον τὸν πόδα, τοῦ λοιποῦ τῆς περόνης ἐκφύεται μέρους. οὗτος μὲν οὖν ἀνατείνει τὸν πόδα μετὰ παρεγκλίσεως τῆς εἰς τὸ ἔνδον, ὁ δὲ τῷ τοῦ μεγάλου δακτύλου συμφυὴς ἐκκλίνει πρὸς τοὐκτὸς, ἀμφοτέρων δ' ἅμα ταθέντων, ακλινῆ τὴν ἀνάτασιν ἐργάζονται τοῦ ποδός. οὕτως δὲ καὶ τῶν εἰς τὰ ὀπίσω μέρη κινούντων τὸν πόδα μυῶν ἑκάτερος μὲν ἐκκλίνει πρὸς τὸ πλάγιον ἀτρέμα, συναμφότεροι δὲ τὴν εὐθεῖαν εἰς τοὐπίσω φορὰν ποιοῦνται τοῦ ποδός.

Κεφ. θ'. Οὗτοι μὲν οἱ μύες, εἰ καὶ μὴ τελέως μηδ' ἀκριβῶς, ἀλλὰ μετρίως γέ πως ἀνατέτμηνται τοῖς ἡμῶν

transitum, ut praedictum eſt, conſtructus. Caeterum tres hi muſculi connatas invicem propagines obtinent. Prior dictus, qui circa tarſum eſt, ex ſupernis fibulae partibus ad infimum pedem pertingens, ſumma ſub cute tenſus ex tenuibus ligamentis carni connexis conſtat; alter, ubi prioris appellati caput definit, et ipſe non multo poſt principium in tendinem teretem degenerat gracilis totus exiſtens; tertius vero, qui pedem totum efficit ſimum, ex reliqua fibulae parte procedit. Hic itaque pedem elevat ſimul et extrorſum declinat; at qui connatus eſt ei, qui in magnum digitum injicitur, extrorſum ducit: verum utrique ſimul tenſi indeclinabilem pedis elevationem moliuntur. Hoc modo etiam ex muſculis, qui pedem retrorſum movent, uterque in latus ſenſim declinat; ambo autem ſimul directe pedem ducunt retrorſum.

Cap. IX. Hi quidem muſculi, etſi minus abſolute ac ad amuſſim, certe mediocriter a majoribus noſtris dis-

πρεσβυτέροις, οἱ δ' ἐφεξῆς εἰρησόμενοι πάντες ἄγνωστοι σχεδὸν ἅπασίν εἰσιν. πρῶτος ἀξιόλογος μὲν τό τε πάχος καὶ τὴν ῥώμην ὢν, εἰ καὶ μὴ τὸ μῆκος, ὁ κατακεκρυμμένος ἐν τῇ διαρθρώσει τῇ κατ' ἰγνύαν· εὑρήσεις δ' αὐτὸν, ἀφῃρημένων τῶν ὀπίσω μυῶν τῶν εἰς τὴν γαστροκνημίαν ἡκόντων, οὓς πρώτους ἀνέτεμον τῷ λόγῳ· ἐν γὰρ τῷ μεταξὺ τῶν κεφαλῶν ἀμφοτέρων τῶνδε τῶν μυῶν ὁ μῦς οὗτος ἔγκειται, κατειληφὼς ὅλον ὀλίγου δεῖν ἐνταῦθα τὸ πλάτος τῆς κνήμης. ἡ κεφαλὴ δ' αὐτοῦ σύνδεσμός ἐστιν εὐρωστότατος, ἐκπεφυκὼς τοῦ μηροῦ κατὰ τὸν ἔξω κόνδυλον. εὑρήσεις δ' αὐτὸν ἀποτεμὼν τον ὅλης τῆς διαρθρώσεως σύνδεσμον, ὃς ἐκ τῶν ἐκτὸς μερῶν μηροῦ τε καὶ περόνης ἐκφυόμενος, ἀλλήλοις μὲν συνάπτει ταῦτα, συνέχει δὲ καὶ σφίγγει τὴν διάρθρωσιν ὅλην. ὑπὸ τούτῳ γάρ τοι κατακέκρυπται, καὶ περὶ τοῦτον ἀναβαίνει λοξὸς ἐκ τῆς σαρκώδους ουσίας τῆς κατὰ τὴν κνήμην ἐπὶ τον κόνδυλον τοῦ μηροῦ, διὰ τῆς ἰγνύος φερόμενος ἐπὶ τὴν ἑαυτοῦ κεφαλὴν, ἥτις ἐκπέφυκε μὲν, ὡς εἶπον, ἐκ τοῦ κονδύλου τοῦ μηροῦ, κεῖται δ' ἐκ

fecti funt; verum qui ulterius dicentur, omnes fere omnibus funt incogniti. Primus notatu dignus tum craffitudine, tum robore, licet non longitudine, qui in articulo poplitis conditus eft; invenies eum, ablatis pofterioribus mufculis ad furam porrectis, quos primos fermone diffecui; nam inter capita horum amborum mufculorum hic mufculus fitus eft, totam fere ibidem latitudinem tibiae comprehendens. Caput ipfius ligamentum eft valentiffimum ex femoris condylo exteriore productum; comperies autem ipfum, ligamento totius articuli abfciffo, ut quod ab exteriore femoris et fibulae parte ducens originem haec invicem connectat ac totum articulum contineat conftringatque; fub hoc enim occultatur, juxtaque ipfum obliquus afcendit, ex carnofa tibiae fubftantia per poplitem ad condylum femoris, ubi caput ipfius eft, procurrens; quod caput ex femoris condylo, ut dixi, ortum, ab interna et priore parte ligamenti, quod

τῶν ἔνδον καὶ πρόσω μερῶν τοῦ τὴν διάρθρωσιν ὅλην εἰρημένου σφίγγειν συνδέσμου· καὶ εἰ τείνεις ταύτην, καμπτομένην θεάσῃ τὴν κνήμην. ἐπεὶ δὲ βραχύς τέ ἐστιν αὐτὸς ὁ μῦς οὗτος τὸ μῆκος, ἥ τε κνήμη πολλαῖς σαρξὶν ἐν κύκλῳ περιβεβλημένη βραχεῖα δι᾽ ἐκείνας ἐστὶν, ἐὰν ταύτας τε τὰς σάρκας ἀφέλῃς καὶ προσέτι τὸν πόδα γυμνὸν καταστήσῃς, τὸ τῆς κνήμης ὀστοῦν ὄψει ῥᾳδίως ὑπὸ τοῦ προκειμένου κατὰ τὸν λόγον συνδέσμου τε καὶ μυὸς ἑλκόμενον [61] εἰς τοὐπίσω μετὰ τοῦ παρεγκλίνειν ἐκτός. οὗτος μὲν οὖν ὁ μῦς εἰκότως ἠγνοήθη, κατακεκρυμμένης αὐτοῦ τῆς κεφαλῆς. οἱ δὲ ἐπὶ τοῦ ποδὸς οὐκ ἔχω φάναι διὰ τί παρώφθησαν ἐνίοις, καὶ μάλιστά γ᾽ ὅσοι τοὺς ἔνδον τῆς χειρὸς ἑπτὰ μύας ἐθεάσαντο. παρέλιπον μὲν γὰρ κἀκεῖ τοὺς ἐν τῷ βάθει κειμένους ἐπ᾽ αὐτοῖς τοῖς ὀστοῖς, ὡς ἔμπροσθεν εἶπον, οὐ μὴν τούς γε προφανεῖς τοὺς ζ΄. κατὰ δὲ τὸν πόδα τέτταρα γένη μυῶν εἰσιν, οὐχ, ὡς ἐν τῇ χειρὶ, δύο· τρία μὲν ἐν τοῖς κάτω τοῦ ποδὸς, ἓν δὲ ἐν τοῖς ἄνω κατὰ τοῦ ταρσοῦ τεταγμένον. (136) εἰσὶ δ᾽ οὗτοι μὲν οἱ μύες ἔτι λοξῶν κινήσεων ἐξηγούμενοι τοῖς δακτύλοις ἀνά-

articulum totum conftringere dictum eft, confiftit; hoc fi tendis, tibia flectitur. Quoniam vero brevis hic longitudine mufculus eft, tibiaque multa carne orbiculatim circumdata brevis propter illam eft; hac carne adempta ac pede praeterea detecto, tibiae os facile a ligamento, cujus memini fupra, mufculoque retrorfum attrahi extrorfumque inclinare videbis. Hic itaque mufculus merito illos latuit, ut cujus caput fit reconditum. Verum pedis mufculi cur a quibusdam non fint animadverfi, non poffum explicare, praefertim qui feptem intra manum confpexerint. Omiferunt enim et illic in alto offibus ipfis incumbentes, ficut prius dixi, non tamen feptem confpicuos. In pede quatuor mufculorum funt genera, non, ut in manu, duo; tria quidem infra pedem; unum fupra in adverfa tarfi parte fitum eft, quod duos complectitur mufculos, qui obliquos motus quatuor digitis fubminiftrant, proportione iis refpondentes, qui in

λογον τοῖς ἐπὶ τῆς χειρὸς ἔξωθεν. οἱ δ' ὑποκάτω τοῦ ποδὸς, ἑπτὰ μὲν κἀνταῦθα ἀνάλογον τοῖς ἐπὶ τῆς χειρὸς ἑπτὰ μυσὶ, λοξὰς κινήσεις ἕκαστον τῶν δακτύλων κινοῦντες· ὧν οἱ δύο καθάπερ ἐν τῇ χειρὶ τῶν πρώτων κατὰ τον καρπὸν ὀστῶν ἀπεφύοντο, καὶ αὐτοὶ κατὰ τὸν πόδα τῶν πρώτων κατὰ τὸν ταρσὸν ἐπιπλεῖστον ἀπάγονται τῶν ἄλλων δακτύλων ἔξωθεν· οἱ λοιποὶ δὲ πέντε μικρὸν ὕστερον εἰρήσονται. ἄλλοι δ ἐκ τῶν κάτω μερῶν εἰσι μικροὶ μύες, ἐκπεφυκότες τῶν τοὺς δακτύλους καμπτόντων τενόντων, πρὶν ἀκριβῶς εἰς ἕκαστον αὐτῶν σχισθῆναι. τὸ δ' ἔργον τούτων τῶν μυῶν κάμπτειν τὸ μέσον ἄρθρον ἑκάστου δακτύλου. τοῖς γὰρ ἐσχισμένοις ἤδη τένουσιν ἕτεροι μικρότεροι μύες ἐπιφύονται, τοῖς ἔνδον ἐν τῇ χειρὶ τῆς λοξῆς κινήσεως ἐξηγουμένοις ἑκάστῳ δακτύλῳ τὴν αὐτὴν ἀναλογίαν ἔχοντες. τέτταρες δ' εἰσὶ καὶ ουτοι τὸν ἀριθμὸν, ὥσπερ κἀκεῖνοι. προσελθόντων δ' αὐτοῖς δύο μὲν μυῶν τῶν τοὺς ἐσχάτους δακτύλους ἐπιπλεῖστον ἀπαγόντων, οὓς προειρήκαμεν, ἑνὸς δ' ἔτι τοῦ τὸν μέγαν προσάγοντος τῷ οἷον λιχανῷ, τὸ σύμπαν πλῆθος ζ

manus exteriori parte habentur. Qui fub pede habentur, feptem et hi cum feptenis, qui in manu vifuntur, conveniunt, fingulos digitos in obliquum moventes; quorum duo, ut in manu ex primis brachialis offibus exoriebantur, etiam ipfi in pede a tarfi offibus enati, magnum et parvum pedis digitos plurimum ab aliis abducunt; reliqui quinque paulo pofterius dicentur. Alii in inferioribus partibus funt mufculi exigui, qui ex tendinibus digitos flectentibus, prius quam exacte fingulatim fcindantur, procedunt, quorum munus eft medium uniuscujusque digiti articulum flectere. Nam, fciffis jam tendinibus, alii minores mufculi adhaerefcunt iis, qui intus in manu obliquum motum digitis fingulis fuppeditant, proportione fimiles; quatuor hi funt numero, ficut et illi; verum acceffione duorum mufculorum, qui extremos digitos longiffime ab aliis abducunt, quos nuper nominavimus, item ejus, qui magnum hunc indici veluti adducit, to-

γίνεται. τρίτον δ' ἄλλο γένος ἐστὶ μυῶν ἐν τοῖς ποσὶ κάτω τῶν αὐτοῖς τοῖς ὀστοῖς ἐπιπεφυκότων, ἀνάλογον τοῖς ἀγνοηθεῖσι τελέως ἐν χερσὶν, οὓς δηλονότι θεάσῃ τοὺς τένοντας ἅπαντας ἐκτεμὼν, ὥσπερ κἀκεῖ. καὶ ἥ γε θέσις αὐτῶν πᾶσα, καὶ ὁ ἀριθμὸς, καὶ ἡ χρεία κατὰ τοὺς ἐν τῇ χειρὶ προειρημένους ἐστί. δύο γὰρ ἑκάστου δακτύλου τῆς πρώτης διαρθρώσεως προτεταγμένοι κάμπτουσι μετρίως αὐτοὺς, ἅμα μὲν ἐνεργήσαντες ἰσόῤῥοπον, ἰδίᾳ δ' ἑκάτερος ἀμβλύνων ἀτρέμα πρὸς τὸ πλάγιον. εὑρίσκονται δ' ἐνίοτε συνεχεῖς ἀλλήλοις οὕτως, ὡς ἕνα δοκεῖν εἶναι καθ' ἕκαστον δάκτυλον. ἀνατμηθέντων δὲ καὶ τούτων τῶν μυῶν, οὐκ ἔτ' ἄλλος ὑπολείπεται τῶν καθ' ὅλον τὸ σκέλος.

Κεφ. ι'. Ἀλλὰ χρή σε, καθάπερ ἐπὶ τῆς χειρὸς ἐπεσκέψω τους συνδέσμους τῶν ὀστῶν, οὕτω καὶ νῦν ἐπισκέψασθαι πασῶν τῶν γεγυυνωμένων διαρθρώσεων, πρώτης μὲν τῆς κατ' ἰσχίον, ἐχούσης ἕνα μὲν ἐν κύκλῳ σύνδεσμον, ἁπάντων τῶν ἄρθρων κοινὸν, (οὐδὲν γάρ ἐστιν, ὅτῳ μὴ

tus numerus feptenarius efficitur. Ad haec tertium quoddam genus mufculorum eft, qui fubter pedem offibus inhaerefcunt, et in manu plane incognitis antea mufculis proportionantur; in confpectum hi prodeunt, fi tendines omnes, quemadmodum et illic, excidas. Situs ipforum totus, numerus, et ufus pro illorum ratione habet, quos in manu effe praediximus. Duo enim cujusque digiti primo articulo praepofiti modice ipfos flectunt, atque, fi fimul quidem pari actione fungantur, fecundum rectum movent; fi privatim autem, uterque in latus fenfim declinat. Interdum vero tam continui invicem fibi inveniuntur, ut unum in fingulis digitis effe putes. Diffectis his mufculis, nullus praeterea ex iis reftat, qui in toto crure confiftunt.

Cap. X. Verum confiderare te convenit, ut in manu ligamenta offium, ita nunc quoque omnium articulorum, quos detexeris; primi quidem ifchii, qui unum in orbem ambiens ligamentum habet omnium articulorum commune; nullus enim eft, cui tale ligamentum non fit

περιβέβληται τοιοῦτος σύνδεσμος,) ἕτερον δὲ τὸν διὰ τοῦ βάθους ἐν τῇ διαρθρώσει κατακεκρυμμένον, ὃς συνάπτει τὴν κεφαλὴν τοῦ μηροῦ τῇ κατ᾽ ἰσχίον κοιλότητι, πάνυ σκληρὸς ὤν, ὡς ἤδη δύνασθαι λέγεσθαι νεῦρον χονδρῶδες. καὶ μέντοι τοῦ περικειμένου κατὰ κύκλον ὅλῃ τῇ διαρθρώσει συνδέσμου κατασκέπτου τὰ μόρια πρὸς τὸ γινώσκειν, εἴτ᾽ ἐστὶν ὁμότονα πάντα κατὰ τὸ πάχος καὶ τὴν ῥώμην, εἴτε πλεονεκτικὰ τὰ ἕτερα τῶν ἑτέρων. οὕτω δὲ κἀπὶ τῆς κατὰ γόνυ διαρθρώσεως ποιήσεις, καὶ προσέτι τῶν κατὰ τὸν πόδα, [62] διατείνων εἰς πᾶν μέρος ὁμοίως τὸν σύνδεσμον· εἰ γὰρ ἐάσῃς τὸ μέν τι μέρος αὐτοῦ συνδραμεῖν εἰς ἑαυτὸ, τὸ δ᾽ ἔτι τείνων τοῖς σεαυτοῦ δακτύλοις πλατύνῃς, ἀῤῥωστότερόν σοι φανεῖται τὸ πλατυνθὲν τοῦ συνδραμόντος. ἐν μὲν οὖν ταύταις ταῖς διαρθρώσεσιν οὐδεμίαν εὑρήσεις μεγάλην ὑπεροχὴν τῶν μερῶν τοῦ περιέχοντος αὐτὰς συνδέσμου, κατὰ δὲ τὸν πόδα φανοῦνταί τινες, ὡς ἐροῦμεν. ἀλλ᾽ ἥ γε κατὰ γόνυ διάρθρωσις ἔχει καὶ ἄλλους συνδέσμους πλείονας, ἕνα μὲν τὸν διὰ τοῦ βάθους ἀνάλογον τῷ κατ᾽ ἰσχίον ἐν τῇ διαρθρώσει κατακεκρυμμένῳ· ἔστι δέ πως ἐν τοῖς κατὰ τὸν

obductum. Aliud autem inſpice, quod in imo articuli reconditum femoris caput iſchii ſinui connectit, durum adeo, ut jam nervus cartilagineus dici queat. Praeterea partes ligamenti, quod totum articulum orbiculatim ambit, conſidera, quo noſcas, ſintne omnes aeque valentes tum craſſitudine tum robore, an aliae aliis praepolleant. Pari modo in genu articulo facies; inſuper in iis, qui in pede habentur, ligamentum in omnem aeque partem diſtendens; nam, ſi partem ipſius aliquam in ſe concurrere ſinas, aliam vero tendens adhuc digitis tuis dilates, invalidior tibi videbitur dilatata concurrente. In his igitur articulis nullam inſignem partium ligamenti, quod ipſos continet, eminentiam invenies; in pede apparebunt *nonnullae*, ut dicemus. Verum genu articulus etiam alia plura ligamenta habet; unum in imo iſchii ligamento reſpondet in ipſius commiſſura condito; quod in femoris

μηρὸν μέρεσι διφυής· ἑτέρους δὲ δύο ἐν τοῖς πλαγίοις, ὧν ὁ μὲν ἔξωθεν, οὗ καὶ ἔμπροσθεν ἐμνημόνευσα διηγούμενος τὸν παραλελειμμένον τοῖς ἀνατομικοῖς μῦν ἐν ἰγνύϊ, συνδεῖ πρὸς ἄλληλα τό τε τοῦ μηροῦ καὶ τὸ τῆς περόνης ὀστοῦν, καὶ ὑποβέβληται δ' αὐτοῦ τὸ κάτω πέρας, το πρὸς τῇ περόνῃ, τῇ κεφαλῇ τοῦ μυὸς, οὗ τὸν τένοντα τοῖς ἔξω μέρεσι τοῦ ταρσοῦ περιελιττόμενον ἐπὶ τὴν πρώτην διάρθρωσιν ἔφην ἀφικνεῖσθαι τοῦ μεγάλου δακτύλου· καὶ γάρ πως καὶ παράγεται μᾶλλον εἰς τὰ πρόσω μέρη τῆς περόνης, οὐκ ἀκριβῶς ἐν τοῖς πλαγίοις καταμένων. ὁ δὲ ἕτερος σύνδεσμος ὁ ἔνδον ἰσχνότερός τε τοῦδε καὶ μαλακώτερός ἐστιν, ἐκφυόμενος μὲν καὶ αὐτὸς ἐκ τοῦ κατ' ἐκεῖνα τὰ μέρη κονδύλου τοῦ μηροῦ, καταφυόμενος δ' οὐδ' αὐτὸς εἰς τὰ πλάγια τῆς κνήμης, ἀλλ', ὥσπερ καὶ ὁ ἕτερος ὁ ἔξωθεν, εἰς τὰ πρόσω μᾶλλον αὐτῆς ἀφικνούμενος. ἄλλοι δ' εἰσὶ σύνδεσμοι κατὰ τὴν διάρθρωσιν χονδρώδεις, ἑκατέρᾳ κοιλότητι τῆς κνήμης κύκλῳ περιβεβλημένοι, συνερχόμενοι δ' ἀλλήλοις εἰς ταὐτὸν ἐκείνῳ τῷ μέρει τῆς διαρθρώσεως, ἔνθα παράκεινται τῆς κνήμης αἱ κοιλότητες ἀλλήλαις, εὐρωστότερον ἕνα

partibus bifidum porrigitur; alia duo in lateribus habentur, unum externum (cujus et antea memini, quum musculum in poplite ab anatomicis praetermissum recenserem) femoris fibulaeque os invicem colligat; ejusque extremum inferius, quod juxta fibulam habetur, capiti musculi subjectum est, cujus tendinem externas tarsi partes perrepiantem ad primum majoris digiti articulum protendi diximus; siquidem transit magis in priorem fibulae partem, non omnino in latere permanens. Alterum ligamentum internum hoc tum gracilius tum mollius est, quanquam et ipsum ibidem ex femoris condylo procedat, neque idem in tibiae latus inseratur, sed, veluti et alterum externum, in anteriora majore sui parte concedat. Caeterum alia ligamenta sunt in articulo cartilaginea, utrique tibiae sinui orbiculatim circumdata, quae invicem ea articuli parte coëuntia, ubi tibiae sinus invicem

κατὰ τοῦτο ποιοῦσι σύνδεσμον χονδρώδη, καταφυόμενον μὲν εἰς τὸ μεταξὺ τῶν κονδύλων τοῦ μηροῦ, τέμνοντα δ' ὅλην τὴν διάρθρωσιν δίχα· μέσος γὰρ ἔγκειται τῶν τῆς κνήμης κοιλοτήτων καὶ τῶν τοῦ μηροῦ κονδύλων· ἀποπίπτοντος δὲ αὐτοῦ τῷ χρόνῳ, κοῖλος ὁ μεταξὺ φαίνεται τόπος τῶν ἐπὶ τῆς κεφαλῆς τῆς κνήμης κοιλιῶν, καίτοι γ' ὑψηλότερος ὢν, ἡνίκ' ἔζη τὸ ζῶον. λοιποὺς δὲ τοὺς ἐν τῷ ποδὶ συνδέσμους ἐφεξῆς ἐπισκέψομαι, πρότερον δ' ἀναμνησθεὶς ὧν ἀφεῖλες ἕνεκα τοῦ θεάσασθαι τοὺς τένοντας. ἔνιοι μὲν γὰρ αὐτῶν οὐδὲν βοηθοῦσι ταῖς διαρθρώσεσιν, ὅσοι καθ' ἕν τι μόριον ὀστοῦ γεγόνασιν, ὥσπερ ὅ τε περιλαμβάνων τὴν ὀπίσω κεφαλὴν τὴν τοὺς δακτύλους κινοῦσαν τῶν τενόντων, ὅ τε τὸν τένοντα τὸν ὅλον τὸν πόδα σιμοῦντα, ὃν ἔφην παραπεφυκέναι τῷ πέρατι τῆς κνήμης· ἐν αὐτοῖς γὰρ τοῖς ὀστοῖς οἷς πεφύκασιν αἱ εἰρημέναι κεφαλαὶ τῶν τενόντων τοὺς συνδέσμους ἔχουσιν, οὐκ ἐξ ἑτέρου διήκοντας εἰς ἕτερον, ὥσπερ ὁ ἐπικείμενος αὐτῷ ἄνωθεν· οὗτος γὰρ ἐκ τοῦ τῆς

adjacent, validius quoddam inibi producunt ligamentum cartilaginofum, quod in medio condylorum femoris infe-ritur; totum vero articulum bipartito interfecat, quippe medium inter tibiae finus et femoris condylos fitum eft. Hoc quum temporis fpatio excidit, locus, qui tibiae capitis finus intercedit, concavus apparet, etfi erat elatior, quum animal viveret. Reliqua pedis ligamenta deinceps confiderabo, fed ita tamen, ut eorum prius mentionem faciam, quae tendinibus fpectandis exemeris. Quaedam fiquidem ipforum articulos nihil juvant, quae in una aliqua offis particula provenerunt, quemadmodum tum quod pofterius caput tendinum digitos movens amplectitur, tum illud, quod eum tendinem, qui totum pedem fimum efficit, continet, tibiae, ut dixi, extremo adnatum: in iis enim offibus, quibus praedicta tendinum capita infinuantur, ligamenta habent, non ex altero in alterum pervenientia, ficut id, quod defuper ipfi incumbit; hoc enim ex tibiae extremo in calcem delinens

κνήμης πέρατος εἰς τὴν πτέρναν διήκων ἅμα μὲν σφίγγει τοὺς ὑποβεβλημένους τένοντας, ἅμα δὲ καὶ τοῖς ὀστοῖς αὐτοῖς γίγνεται σύνδεσμος. οὕτως δὲ καὶ ὁ πρόσθιος σύνδεσμος, ὁ τὴν κνήμην τῇ περόνῃ συνάπτων, ἅμα τε ταῦτα πρὸς ἄλληλα συνδεῖ καὶ πρόβλημά ἐστι ταῖς ὑποκειμέναις κεφαλαῖς τῶν τενόντων, ὥσπερ γε καὶ ὁ κατὰ τὰ ἔξω μέρη προβεβλημένος τῶν κατὰ τοῦτο τενόντων οὐ μόνον ἐκείνους ἀσφαλῶς φρουρεῖν καὶ σφίγγειν πέφυκεν, ἀλλὰ καὶ τὴν περόνην μᾶλλον συνάπτειν τε καὶ συνδεῖν τῇ πτέρνῃ. τοὺς μὲν οὖν τοιούτους συνδέσμους κοινοὺς εἶναι συμβέβηκε τῶν ὀστῶν αὐτῶν, ἃ συνδοῦσι, καὶ τῶν ὑποβεβλημένων μυῶν, οὐ τὴν αὐτὴν ἑκατέροις παρέχοντας χρείαν, ἀλλὰ τὰ μὲν ὀστᾶ συνδοῦντας, οἷον πρό[63]βλημά τι καὶ τεῖχος γιγνομένους τοῖς τένουσιν· ἑτέρους δ' εὑρήσεις συνδέσμους αὐτῶν μόνων τῶν διαρθρώσεων ἰδίους, νευροχονδρωδεστέρους. εἴσῃ δὲ τούτους ἐν τῷ βάθει κατακεκρυμμένους, καί τινας ἄλλους ἔξωθεν ἐπιτεταμένους ὁμοίως τοῖς φρουροῦσι τοὺς τένοντας. ἔστι γοῦν τις ἐπιμήκης σύνδεσμος, οὐκ ἔτ' ἰσχυρὸς, ἐκ μὲν τῆς αὐτῆς ῥίζης ἐκφυόμενος τῷ προσθίῳ συνδέσμῳ

una tendines fubjectos conftringit, unaque ipfis offibus ligamentum efficitur. Simili modo et anterius ligamentum tibiam cum fibula connectens fimul haec invicem deligat, et fubjecta tendinum capita ceu vallo munit, quemadmodum et quod exterius tendinibus, qui ibi funt, objectum eft, non modo illos fecure tueri poteft et conftringere, verum etiam fibulam calci connectere et coarctare. Itaque hujusmodi ligamenta offium ipforum, quae vinciunt, et mufculorum fubjacentium communia effe contingit, fed non eundem utrisque ufum praebent, verum alia offa ligant, tanquam munimenta quaedam et muri tendines ambientia; alia articulorum tantum propria invenies, quae nervicartilagineos magis referunt. Jam vero haec in alto recondita, tum alia quaedam extrinfecus porrecta fimiliter iis, quae tendines tuentur, reperies. Eft praeterea ligamentum quoddam oblongum, non etiam validum, ex eadem radice procedens cum

τῷ τῆς κνήμης μὲν ἐκπεφυκότι, καταφυομένῳ δ' εἰς τὴν περόνην. οὐ μὴν συνάπτων γε καὶ αὐτὸς ὁμοίως ἐκείνῳ τὴν κνήμην τῇ περόνῃ. ταπεινότερος γὰρ αὐτὸς φέρεται πρός τε τὴν ἐκτὸς (137 χώραν καὶ κάτω παρὰ τὴν προσθίαν ἐξοχὴν τοῦ ἀστραγάλου, κατακεκρυμμένος πως ὑπ' αὐτοῦ· καθήκει δ' αὐτοῦ τὸ πέρας εἰς το τῆς πτέρνης ὀστοῦν. τῆς δὲ ἀρχῆς τούτου τοῦ συνδέσμου σύνδεσμος ἕτερός ἐστιν ὑποκάτω τῶν κατὰ τοῦτο περάτων τῆς κνήμης ἐκφυόμενος, συνεχὴς τῷ τὴν διάρθρωσιν ὅλην περιέχοντι συνδέσμῳ. καθήκει αὐτοῦ τὸ πέρας οὐ μετὰ πολὺ τῆς ἐκφύσεως εὐθέως ὑπερβαῖνον τὴν διάρθρωσιν εἰς τὸ τῆς περόνης ὀστοῦν. ἐφεξῆς δὲ τούτῳ τῷ συνδέσμῳ κατὰ τὸ κάτω τῆς κνήμης σύνδεσμός ἐστι νευροχονδρώδης μᾶλλον, καθ' ὃν ἡ κνήμη τῷ ἔνδον μέρει τοῦ ἀστραγάλου συμφύεται, κατ' ἐκεῖνα μάλιστα τὰ μέρη, καθ' ἅπερ εἴληφεν αυτό. ἕτερος δὲ ὁμοίως ἐκ τῶν ἔξω μερῶν τοῦ ἀστραγάλου συνάπτει τὴν περόνην αὐτῷ. καί τις ἄλλος τρίτος, κατ' αὐτὴν τὴν ῥίζαν τοῦ κατὰ τὸν ἀστράγαλον αὐχένος ἐκφυόμενος, εἰς τὸ τῆς πτέρνης ὀστοῦν διήκει. καὶ τέταρτος ἄλλος ἐν τοῖς πρόσω

priore ligamento, quod ex tibia ortum fibulae inferitur; non tamen et ipfum fimiliter, ut illud, tibiam fibulae connectit. Quippe humilius fertur extrorfumque et deorfum verfus juxta priorem tali prominentiam quodam modo ab ipfo reconditur; extremum ipfius ad calcis os defcendit; principium alio ligamento conftat, quod inferius ex iis, quae inibi habentur, tibiae finibus procedit, connexum ligamento totum articulum complectenti; finis autem ipfe non multo poft exortum, ftatim articulum praetergrediens, in os fibulae devenit. Sequitur hoc ligamentum aliud juxta inferiorem tibiae partem nerveum et cartilaginofum magis, quo tibia cum interiore tali parte coit, illic potiffimum, ubi ipfum excipit. Aliud fimiliter extrinfecus fibulam talo conjungit. Item aliud tertium, ex ipfa radice tali cervicis procedens, in os calcis pervenit. Ad haec quartum aliud in prioribus partibus

μέρεσι τὴν κεφαλὴν αὐτοῦ συνάπτει πρὸς τὸ σκαφοειδές. οὗτοι πάντες οἱ τέτταρες σύνδεσμοι τὸν ἀστράγαλον τοῖς περικειμένοις συνδέσμοις συνδοῦσιν, ὡς εἴρηται, νευροχονδρώδεις ἱκανῶς ὄντες, ἀναλογίαν τὴν αὐτὴν ἔχοντες τοῖς τὴν κατ᾽ ἰσχίον τε καὶ γόνυ διάρθρωσιν ἐν τῷ βάθει συνάπτουσιν. οὕτω γοῦν καὶ κατὰ τὸν πόδα τέτρασιν ὀστοῖς διαρθρουμένου τοῦ ἀστραγάλου, πρὸς ἕκαστον αὐτῶν διὰ βάθους ὁ νευροχονδρώδης γέγονε σύνδεσμος, ἔξωθεν μὲν πρὸς τὴν περόνην, ἔσωθεν δὲ πρὸς τὴν κνήμην, ἐν δὲ τοῖς κάτω πρὸς τὴν πτέρναν, ὥσπερ γε καὶ τοῖς πρόσω μέρεσι πρὸς τὸ σκαφοειδές. ὥσπερ δὲ ἐν τῇ χειρὶ περιλαμβάνεται πάντα τὰ κατὰ τὸν καρπὸν ὀστᾶ συνδέσμῳ ῥωμαλέῳ, κατὰ τὸν αὐτὸν τρόπον καὶ μᾶλλον ἔτι πάντα περιείληφε τὰ κατὰ τὸν ταρσὸν ὀστᾶ σύνδεσμος ἰσχυρὸς ἐν τοῖς κάτω τοῦ ποδός· ἔνια δ᾽ αὐτῶν καὶ δι᾽ ἄλλων τινῶν μικρῶν μὲν συμφύσεων, ἀλλ᾽ ἰσχυρῶν ἑνοῦται πρὸς ἄλληλα.

Κεφ. ια'. Κατάλοιπον δ᾽ ἂν εἴη περὶ τῆς τῶν ὀνύχων φύσεως εἰπεῖν λόγον διττὸν, ἕνα μὲν κοινὸν ἁπάντων

caput ipſius connectit oſſi, quod a cymbae ſimilitudine σκαφοειδὲς appellant. Haec omnia quatuor ligamenta talum ambientibus oſſibus colligant, et, ut dictum eſt, nervicartilaginea admodum ſunt, eandem proportionem habentia cum iis, quae coxae et genu articulum in imo conjungunt. Ita igitur et in pede, talo quatuor oſſibus dearticulato, ligamentum nervicartilagineum ad unumquodque ipſorum per profundiora creatum eſt, extrinſecus juxta ſibulae os, intus ad tibiam, inferius ad calcem, ſicut in priori etiam parte ad os ſcaphoides. Porro, quemadmodum in manu omnia brachialis oſſa forti ligamento excipiuntur, ita quoque omnia tarſi oſſa valentius ligamentum in infimo pede comprehendit: nonnulla ipſorum etiam parvis quibusdam coalitibus, ſed validis, invicem aduniuntur.

Cap. XI. At ſupereſt, de unguium natura ſermonem duplicem inſtituamus, unum omnium ſimilarium

τῶν ὁμοιομερῶν σωμάτων, ἕτερον δὲ τῶν ὀνύχων ἴδιον. οἴονται γὰρ αὐτὰ ἔνιοι, κραθέντων ἀλλήλοις ὀστοῦ καὶ νεύρου καὶ δέρματος, γεγονέναι· τινὲς δὲ αὐτοῖς καὶ τὴν σάρκα προστιθέασιν. ὅτι μὲν οὖν συμπεφύκασι τοῖς εἰρημένοις ἅπασιν οἱ ὄνυχες, ἐναργῶς φαίνεται· την δ' οὐσίαν οὐδαμῶς ἐστιν ἰδεῖν ἐκ τούτων αὐτοῖς γεγεννημένην, ἀλλ' ἕκαστον τῶν ὁμοιομερῶν σωμάτων ἐκ τῆς ὑποβεβλημένης ὕλης τῷ ζώῳ διαπλαττόμενον πρὸς τῆς φύσεως ἐγένετο τοιοῦτο, οἷόν πέρ ἐστιν, καὶ οὔτ' ἐκ τοῦ βραχίονος ὁ πῆχυς ἔχει τὴν γένεσιν, ὡς ἐξ ἐγκεφάλου τὸ νεῦρον, οὔτ' ἐκ τοῦ πήχεως ὁ καρπὸς, οὔτ' ἐκ τούτου τὰ τῶν δακτύλων ὀστᾶ. διαφέρει γὰρ οὐ σμικρῷ τὸ συμπεφυκέναι τινὶ τοῦ τὴν ἔκφυσιν ἐξ ἐκείνου ποιεῖσθαι, καθάπερ ἐκ τῶν πρέμνων οἱ κλάδοι, [64] κἀκ τούτων οἱ ἀκρέμονες, οἵῳ περ τρόπῳ καὶ τὰς ἀρτηρίας καὶ τὰς φλέβας ὁρῶμεν ἐσχισμένας· ὁμοειδὲς γὰρ εἶναι δεῖ τὸ φυόμενον ἔκ τινος, ὡς ἂν ἀποβλάστημά τι τῆς οὐσίας ὑπάρχον αὐτοῦ. τοιοῦτο μὲν οὖν ἀποβλάστημα τὰ νεῦρα φαίνεται τῆς κατὰ τὸν ἐγκέφαλον οὐσίας· ὁ δ' ὄνυξ οὐ τοιοῦτο τῆς ἐσχάτης σκυταλίδος ἀποβλάστημά

partium communem, alterum unguium proprium. Putant enim nonnulli, ipfos ex offis, nervi et cutis concretione procreari: quidam carnem etiam addunt. Quod ungues igitur praedictis omnibus coalefcant, manifefto conftat; verum fubftantiam hinc ipfis creatam nusquam eft videre. Nam fingulae partes fimilares ex materia animanti fubjecta tales a natura finguntur, quales funt: neque cubitus ex brachio, ficut nervus ex cerebro, oritur, neque brachiale ex cubito, neque hinc digitorum offa: quippe non parum differunt cohaerefcere cuipiam et ex illo oriri, quemadmodum ex truncis rami, ex his furculi, quos eodem fciffos modo videmus, quo arterias et venas: nam, quod ex aliquo nafcitur ceu ipfius quaedam propago fubftantiae, ejusdem cum origine fua fpeciei effe oportet. Sic igitur nervi ex cerebri fubftantia propagantur: ungues autem non talis extremi digitorum inter-

ἐστιν, ἀλλ' ἕτερον εἶδος οὐσίας, ὡς ἐν οἰκίᾳ λίθου, κεραμίδος καὶ πλίνθου. παραπλήσιος γὰρ ὁ τρόπος ἐστὶ τῆς τοῦ ζώου συστάσεως ταῖς τῶν ἐκτὸς ἁπάντων, ὅσα δημιουργοῦσιν ἄνθρωποι, συνάγοντες οὐσίας διαφερούσας ἐς ταὐτόν. συνάπτουσι μὲν γὰρ αὐτὰς πρὸς ἀλλήλας ἓν ὅλον ποιοῦντες, ὅ περ ἂν ἐξ αὐτῶν διαπλάττωσιν, οὐ μὴν ἐκφύεταί γε πλίνθος ἐκ κεραμίδος ἢ λίθου· τῆς δὲ ἑνώσεως αὐτοῦ εὑρημέναι τινές εἰσιν οὐσίαι, πηλὸς, καὶ κόλλα, καὶ ἧλοι, καὶ πάτταλοι, καὶ σχοινία· καί ποτε καὶ τῆς συνθέσεως μόνης ὁ τρόπος, ὡς ἐπὶ τῶν ἐγγομφουμένων. ὅμοια δὲ τούτοις εἰσὶ τὰ τῆς φύσεως ἔργα· τὰ μὲν γὰρ ἐγγομφοῖ, καθάπερ τοὺς ὀδόντας εἰς τὰ φάτνια, τὰ δὲ γιγγλυμοειδῶς συντίθησιν, ὡς τὰ κατὰ τὰς ῥαφὰς ὀστᾶ τῆς κεφαλῆς, τὰ δ' ὡς κόλλῃ συνάπτει, τὰ διὰ χόνδρου συμφυόμενα, τὰ δ' ὡς πηλῷ, τὰ διὰ σαρκὸς, τὰ δ' ὡς σχοινίῳ, τὰ διὰ συνδέσμου. κατὰ τὸν αὐτὸν δὴ τρόπον καὶ τοὺς ὄνυχας ἥνωσε διὰ συνδέσμου τινὸς τῷ πέρατι τῆς ἐσχάτης φάλαγγος· διὰ συμφύσεως δὲ

nodii foboles, fed diverfa fubftantiae fpecies eft, ut in domo lapidis, tegulae et lateris. Animalis enim conftitutionis ratio omnium exteriorum, quaecunque homines fubftantiis fibi diverfis in idem collectis effingunt, compofitioni refpondet: quippe illas invicem connectunt, totam molem, quamcunque inde fingunt, unam reddentes; non tamen later ex tegula aut lapide gignitur; verum unitatis ipfius quaedam fubftantiae funt inventae, lutum, gluten, clavi, paxilli, funes: interim etiam compofitionis folius ratio eft, ut in iis, quae inftar clavi inferuntur. Atque his naturae opera refpondent: alia namque inftar clavi infertat, ut dentes fuis alveolis; alia rerum fefe invicem ingredientium modo, *ut in vertebris quibusdam et in cubito cum brachio*, condit; alia per futuras, ut capitis offa; alia tanquam glutine connectit, nempe cartilaginis interventu coëuntia; alia ceu luto, ut quae carne connectuntur; alia quafi fune, ut quae ligamento junguntur. Pari modo fane et ungues ligamento quodam extremi digitorum internodii termino conjunxit; quoniam

τῇ σαρκὶ καὶ τῷ δέρματι, τὴν μὲν ὑποστορέσασα δι᾽ ὅλου, τὸ δ᾽ ἔξωθεν ἁπάσῃ τῇ ῥίζῃ περιφύουσα. περαίνει δ᾽ εἰς τὴν ῥίζαν αὐτὴν οὐ νεῦρον μόνον, ἀλλὰ καὶ ἀρτηρία καὶ φλὲψ, ἐξ ὧν αἴσθησίν τε καὶ ζωὴν καὶ τροφὴν ἔχουσι τοῖς ἄλλοις ὁμοίως, ὧν οὐδὲν οὔτε ἐκ κράσεως ἐγένετο τῶν τριῶν τούτων ἀγγείων, οὔτε πολὺ μᾶλλον ἐκ πλοκῆς, ὡς Ἐρασίστρατος ὑπελάμβανε, παρὰ τὸ φαινόμενον ἐναργῶς ἀποφαινόμενος· ἕτερον γὰρ τὸ σῶμα αὐτὸ τῶν ὀργάνων ἑκάστου φαίνεται τῆς τῶν τριῶν οὐσίας, ὡς κἀν τῷ τρίτῳ περὶ τῆς Ἱπποκράτους ἀνατομῆς ἐδείκνυον. ἡ γοῦν γαστὴρ καὶ ἡ κύστις καὶ ἡ μήτρα, τοιοῦτον ὑπὸ τῆς φύσεως ἕκαστον αὐτῶν γενόμενον, οἷόν περ φαίνεται, τὸ νεῦρον μὲν ἔχει, ἵν᾽ αἴσθησις γένηται, ἵνα δὲ τρέφηται καὶ ζῇ, τὴν φλέβα καὶ ἀρτηρίαν, καὶ πάντα ταῦτα σαφῶς εἰς ἑαυτὰ διασπειρόμενα, καθάπερ εἰς τοὺς κήπους οἱ ὀχετοί. κατὰ δὲ τοὺς ὄνυχας οὐ διασπείρεται ταῦτα, διότι καθ᾽ ὑπόφυσιν αὔξονται, καθάπερ αἱ τρίχες· ἄμεινον γὰρ ἦν καὶ τούτους,

vero carni cutique illos cohaerefcere voluit, hanc extrinfecus univerfae radici circumdedit, illam interius usquequaque fubdidit. Caeterum in radicem ipfam non modo nervus, fed etiam arteria venaque porrigitur, unde fenfum, vitam et alimentum, ficut aliae partes, accipiunt; quarum nulla neque ex trium horum vaforum coitu, multo minus ex complexu facta eft, ut Erafiftratus existimabat, contra ipfam rei evidentiam fentiens; nam corpus ipfum cujusque inftrumenti a trium horum fubftantia diverfum apparet, ficut in tertio de Hippocratis diffectione demonftravi. Quippe ventriculus, vefica et uterus talem a natura fingula ftructuram fortita funt, qualem nervus habere videtur; ut autem nutriatur vivatque, venam et arteriam; omniaque haec manifefto in fe difperfa funt, quemadmodum in hortos alveoli. Verum in ungues haec non dispenfantur eo, quod pilorum modo ab radice exeuntes augentur; fatius enim erat et

ὥσπερ καὶ τὰς τρίχας, ἀεὶ νέους γίνεσθαι, καὶ μηδέποτε παύεσθαι τὴν αὔξησιν αὐτῶν ἐκτριβομένων. ἕτερον οὖν τι γένος οὐσίας ὄντες οἱ ὄνυχες, ἀρτηρίᾳ μὲν καὶ φλεβὶ καὶ νεύρῳ κατὰ τὴν ῥίζαν ἐζεύχθησαν αἰσθήσεως ἕνεκα καὶ ζωῆς καὶ τροφῆς, τῷ δ᾽ ὀστῷ καὶ δέρματι συνήφθησαν, ὅπως μὴ κατακρέμωνται· μέρος γὰρ ἐχρῆν εἶναι καὶ τούτους ὅλῳ τῷ ζώῳ συμφυὲς, ὥσπερ καὶ τἄλλα. εἰ δὲ, ὅτι νεύρου μέν εἰσι καὶ δέρματος σκληρότεροι, μαλακώτεροι δ᾽ ὀστοῦ, διὰ τοῦτο ἐκ τῆς τούτων οὐσίας αὐτοὺς κεκρᾶσθαι λέγουσιν, ὥρα καὶ τἄλλα αὐτοὺς λέγειν οὕτω γεγονέναι πάντα, χόνδρον μὲν ἐξ ὀστοῦ καὶ συνδέσμου κραθέντων, σύνδεσμον δὲ ἐκ χόνδρου καὶ νεύρου, τὸ νεῦρον δ᾽ αὐτὸ πάλιν ἐξ ἐγκεφάλου τε καὶ συνδέσμου. μέσον γὰρ καὶ τοῦτό ἐστι τῆς ἑκατέρας συστάσεως, οὐ τῷ κραθῆναι τὸν ἐγκέφαλον συνδέσμῳ τοιοῦτον γενόμενον, ἀλλὰ τῷ πιληθῆναι μόνον. καὶ γὰρ καὶ ὁ κρύσταλλος ἐξ ὕδατος τῇ ψύξει πιληθέντος ἐγένετο. λεγέτωσαν οὖν καὶ τοῦτον ἐξ ὕδατος καὶ λίθου δι᾽ ὅλων ἀλλήλοις κραθέντων, εἴπερ

hos, ſicut pilos quoque, ſemper renovari et, cum atteruntur, nunquam incrementum ſuum intermittere. Quum igitur alio ſubſtantiae quodam genere comprehendantur ungues, arteriae quidem et venae nervique propter radicem junguntur ſenſus, vitae et alimenti gratia; oſſi vero et cuti committuntur, ne ſuſpenſi vacillent; partem enim oportebat et hos eſſe toti animanti cohaereſcentem, ſicut alias quoque. At ſi, quod cute et nervo duriores ſint, oſſe vero molliores, ideo ex horum ſubſtantia conſtare dicantur, objiciemus, etiam alia omnia ſic eſſe facta: cartilaginem ex oſſe et ligamento conflatam; ligamentum ex cartilagine et nervo; hunc ipſum rurſus ex cerebro ligamentoque, quippe mediam inter utrumque conſiſtentiam obtinet, non quod cerebrum ex mixtura ligamenti, ſed concretione ſola tale evaſerit. Quin etiam glacies ex aqua frigore congelata efficitur. Dicant igitur, et hanc ex aqua et lapide inter ſe per tota mixtis eſſe procrea-

ἅπαντα τὰ μεταξὺ δύο σωμάτων, μὴ τούτων τὴν χρείαν ἢ τὴν σύστασιν ἔχοντα, κραθέντων ἐκείνων γεγονέναι νομίζουσιν.

tam, fi quidem univerfa duorum corporum intermedia, non horum ufu aut confiftentia praedita, ex eorum temperamento fieri arbitrantur.

ΓΑΛΗΝΟΥ ΠΕΡΙ ΑΝΑΤΟΜΙΚΩΝ ΕΓΧΕΙΡΗΣΕΩΝ

ΒΙΒΛΙΟΝ Γ.

Ed. Chart. IV. [65.] Ed. Bas. I. (158)

Κεφ. α'. Ὅσοι μὲν οὖν ἀμελοῦντες τῶν ἔργων τῆς τέχνης ἐσπουδάκασι μᾶλλον ἐπὶ τοῖς τῶν σοφιστῶν λόγοις, ἧττον αὐτοῖς μέλει γινώσκειν ἀκριβῶς τὴν φύσιν τῶν κώλων· οὔτε γὰρ ἐξαρθρήματα σὺν ἕλκει τε καὶ χωρὶς ἕλκους, οὔτε κατάγματα καὶ σφακέλους τῶν ἐν αὐτοῖς ὀστῶν ἐπιχειροῦσιν ἰᾶσθαι. τί δεῖ λέγειν, ὡς οὐδ' ἀποσκήμματα τέμνειν, ἢ σηπεδόνας ἐκτέμνειν, ἢ βέλος ἢ σκόλοπα κομίσασθαι καλῶς,

GALENI DE ANATOMICIS ADMINISTRATIONIBVS

LIBER III.

Cap. I. Qui igitur, artis operibus neglectis, majorem in ſophiſtarum cavillis induſtriam poſuerunt, minus ipſis curae eſt, ut artuum naturam accurate pernoſcant. Neque enim luxationes, et cum ulcere, et citra ulcus, neque fracturas oſſium et ſiderationes in eis ſanare aggrediuntur. Quid opus eſt verbis? neque humorum decubitus ſecare, vel putridas carnes excidere, vel telum vel ſpicula probe eximere poſſunt, imo nec cruris venam

οἳ οὐδ᾽ ἄχρι τοῦ σχάσαι τὴν φλέβα προσηκόντως ἐσπούδασαν; ἐγω δὲ ἀξιῶ τοὺς νέους τὰ τοιαῦτα πάντα πρῶτον ησκῆσθαι, διότι καὶ τὴν χρείαν αὐτῶν ἀναγκαίαν ὁρῶ, καὶ τὴν τῆς ἀγνοίας αἰσχύνην τοσούτῳ χαλεπωτέραν, ὅσῳ τὴν γνῶσιν, ὡς αὐτοὶ νομίζουσι, βραχυτέραν. ἔστι τοίνυν σύμπασα φύσις τῶν κώλων ἐξ ὀστῶν συγκειμένη καὶ συνδέσμων, καὶ μυῶν, ἀρτηριῶν τε καὶ φλεβῶν, καὶ νεύρων, ἔτι τε τοῦ κοινοῦ πάντων ἀμφιέσματος, ὃ καλεῖται δέρμα. καὶ γὰρ καὶ περὶ τὴν τούτου φύσιν ἐσφάλησαν οἱ δεινότατοι τῶν ἀνατομικῶν, ἐν ἄλλοις τέ τισι μέρεσι, καὶ περὶ τὸ τῆς ἄκρας χειρὸς ἔνδον, ὅσον τε κάτω τοῦ ποδός ἐστιν, ὃ προσαγορεύουσι πέλμα. δι᾽ ἣν ἄγνοιαν ἀνὴρ ἐπὶ χειρουργίᾳ δόξαν οὐ σμικρὰν ἔχων, ἐκκόπτων ποτὲ καρποῦ σφακελίσαντος ὀστοῦν, ἀναίσθητον ἀπέφηνε τὸ τῆς χειρὸς ἔνδον. ἑτέρῳ δὲ οὐ πρὸ πολλοῦ περὶ τον αὐτὸν τόπον ἐνεργοῦντι παραγενόμενος, ἔδειξα τὴν χώραν, ἐν ῇ πρῶτον ὁ ὑποφυομενος τῷ ψιλῷ τῆς χειρὸς τένων ἄρχεται πλατύνεσθαι,

quidem, ut par eſt, ferire ſtuduerunt. Ego autem malim juvenes in ejusmodi omnibus inprimis eſſe exercitatos, tum quod uſum ipſorum neceſſarium videam, tum quod ignorationis ipſorum nota hoc gravior ſit, quanto cognitio (ut ipſi opinantur) brevior. Itaque tota artuum natura conſtat oſſibus, ligamentis, muſculis, arteriis, venis et nervis, ad haec communi omnium velamento, cui nomen eſt cutis. Etenim circa hujus quoque naturam anatomicorum peritiſſimi errarunt, cum in aliis quibusdam partibus, tum circa interiorem ſummae manus regionem et eam, quae infra pedem eſt, quam plantam appellant. Cujus rei inſcitia factum eſt, ut vir quidam haud parvae in chirurgia exiſtimationis, quum aliquando brachialis ſideratione laborantis os excideret, interiorem manum ſenſu expertem reddiderit. Alteri vero non multo ante circa eundem locum exciſionem molienti cum adeſſem, indicavi ſedem, qua primum tendo, qui nudam manus regionem ſubit, dilateſcere incipit, admonens, ne

[66] φυλάξασθαί τε διελεῖν αὐτὸν ὑπεθέμην, καὶ διὰ τοῦτ' ἐσώθη τοῦ χειρισθέντος ἡ αἴσθησις. ἀλλ' εἰ καὶ φθάσειέ ποτε σαπεὶς ὁ τένων, ἀνέγκλητος ἔσῃ προειπὼν τὴν ἐξ ἀνάγκης ἑπομένην ἀπώλειαν τῆς αἰσθήσεως. οὕτω δ', εἰ καὶ πρός τινος ἔξωθεν ὀξέος ὅλος διατμηθείη, καθάπερ τινὶ συμβέβηκε, καὶ τότ' ἀναίτιος ὁ ἰατρὸς ἔσται, προειπών, ἐς ὅ τι τελευτήσει τὸ πρᾶγμα. ταῦτα μὲν οὖν ἐπί τε τῷ τῆς χειρὸς ἔνδον ἐγνωκέναι προσήκει, καὶ τῷ κάτω τοῦ ποδός· ἄλλα δ' οὐκ ὀλίγα περὶ τὰς ἀρτηρίας τε καὶ τὰς φλέβας καὶ τὰ νεῦρα. καὶ πρῶτον μέν, ὡς οὐκ ἐκ τῶν αὐτῶν νεύρων ἥ τ' αἴσθησίς ἐστι καὶ ἡ κίνησις ἑκάστῳ τῶν δακτύλων. ἔπειθ', ὅτι, πάντων τῶν ἐπ' αὐτοὺς ἡκόντων νεύρων, ἐν μὲν τῇ χειρὶ διὰ τοῦ βραχίονός τε καὶ πήχεως, ἐν δὲ τῷ σκέλει διά τε τοῦ μηροῦ καὶ τῆς κνήμης, ἐνίοτε μὲν ἐν τῷ μηρῷ τεμόντων τὸ νεῦρον, ἐνίοτε δ' ἐν τῇ κνήμῃ τῶν κατ' ἄκρον τὸν πόδα καὶ τὴν χεῖρα δακτύλων, ἀναισθήτους ἢ ἀκινήτους εἰργάσαντό τινας. ἀλλὰ ταῦτα μὲν αὐτοῖς συμβαίνει διὰ τὴν τῶν νεύρων ἄγνοιαν. ἕτερα δὲ

ipfum divideret; eoque fenfu, qui curabatur, non eft deftitutus. At, fi quandoque tendo etiam computruerit, culpa vacabis, fi abolitionem fenfus neceffario fecuturam praedixeris. Pari modo, fi etiam a quodam extrinfecus incidenti, quod acutum fit, fubito totus fuerit diffectus, ficut cuidam accidit, neque tunc quicquam medico objici poterit, fi, quorfum re finiet, praefagierit. Haec itaque tum in interna manus regione et pedis parte inferiori cognoviffe convenit, aliaque non pauca circa arterias, venas nervosque: ac primum, non ex iisdem nervis et fenfum et motum fingulis digitis difpenfari; deinde, quod nervis ex omnibus iis, qui ad illos, in manu quidem per brachium cubitumque, in crure vero per femur et tibiam pertinent, aliquo fecto, nonnunquam in femore, alias in tibia, digitos quosdam extremi pedis manusque infenfibiles vel immobiles reddiderint. Verum haec ex nervorum ignoratione ipfis acciderunt. Alia autem fex-

μυρία διὰ τας ἀρτηρίας τε καὶ τὰς φλέβας, ἃς οὐδ' ἄχρι τοσούτου γιγνώσκουσιν ἔνιοι τῶν ἰατρῶν, ὡς φυλάττεσθαι κατα τὰς χειρουργίας τιτρώσκειν αὐτάς. καὶ διὰ τοῦτο ἐκκοπτοντες ὀστᾶ καὶ ἀποστήματα τέμνοντες, ἐνίοτε μὲν ἀξιολόγους φλέβας διακόπτουσιν, ἐνίοτε δὲ μεγάλας ἀρτηρίας τέμνοντες αἱμοῤῥαγίᾳ περιπίπτουσιν ἀνεπισχέτῳ. ἔνιοι δ' αὐτῶν καὶ φλεβοτομοῦντες διεῖλον ἀρτηρίαν, ἀγνοοῦντες, ἐν τίσι τῶν κατα τὰ κῶλα φλεβῶν ὑποβέβληταί τις ἀρτηρία. τὸ δὲ τοῦ βεβλαμμένου τὴν αἴσθησιν τῶν μικρῶν ἐν τῇ χειρὶ δακτυλων καὶ τοῦ μέσου κατὰ τὸ ἥμισυ μέρος, ὃν ἡμεῖς ἐθεραπεύσαμεν, οὐδεὶς ἀγνοεῖ διὰ τὴν ἐπιφάνειαν τοῦ θεραπευθέντος σοφιστοῦ, προνοουμένων μὲν αὐτοῦ τῶν ἀπο τῆς τρίτης αἱρέσεως ἰατρῶν, καὶ πράγματα παρεχόντων τοῖς δακτύλοις, ὡς αὐτοῖς πεπονθόσιν, οὔσης δὲ τῆς διαθέσεως, ἔνθα πρῶτον ἐκφύεται τοῦ νωτιαίου μυελοῦ τὸ νεῦρον. οἱ μὲν οὖν μεθοδικοὶ χαλαστικὰ μὲν ἐν ἀρχῇ, συγκριτικὰ δὲ ὕστερον, ὡς αὐτοὶ καλοῦσι, φάρμακα προσέφερον τοῖς δακτύλοις, οὐδὲν τῶν προηγησαμένων αἰτιῶν πολυ-

centa ob arterias ac venas eveniunt, quarum ex medicis nonnulli ne tantillam quidem cognitionem habent, ut, dum manu curant, earum vulnerationem queant vitare. Atque ideo offa excidentes et abfceffus fecantes interdum infignes venas perfecant: interdum, dum magnas arterias fecant, in fanguinis profluvium incurrunt, quod fupprimi nequeat. Quidam ipforum venam ferientes arteriam diviferunt, ignari, quibus artuum venis arteria aliqua fubftrata fit. Illud vero, quod fophiftam fenfu exiguorum in manu digitorum mediique in parte dimidia oblaefum curaverimus, nemo propter ejus, qui curatus eft, celebritatem ignorat; qui ex tertia quidem fecta medici praefecti, negotium digitis exhibebant, tanquam in ipfis effet affectus, qui illinc potius manarat, ubi nervus primum ex fpinali medulla oritur. Methodici itaque initio relaxantia medicamenta, mox fyncretica ipfis dicta digitis applicarunt, nihil de caufis praecedentibus folliciti, nec curiofe indagentes, fed hoc unum

πραγμονήσαντες, αὐτό γε μόνον τοῦτο γνόντες, ὅτι τοῖς δακτύλοις ἀπὸ ταυτομάτου δυσαισθησία τε καὶ ναρκώδης διάθεσις ἐγγενομένη κατὰ βραχὺ προσαύξοιτο. μηδὲν δ' ὑπὸ τῶν φαρμάκων ὀνινάμενος ὁ κάμνων ἐκοινώσατο κἀμοὶ περὶ τῆς ἰάσεως. ἠρόμην οὖν αὐτὸν, εἰ μηδὲ κατὰ τὸν πῆχυν ἢ τὸν βραχίονα γεγενημένη τις εἴη πληγὴ πρόσθεν· ὡς δ' οὐδεμίαν ἔφη, πάλιν ἠρόμην, εἰ μὴ κατὰ τὴν ἀρχὴν τοῦ μεταφρένου· ὁ δὲ ὡς πρὸ τριῶν ἢ τεττάρων μηνῶν ἔφη, ἐκπεσὼν ὀχήματος, ἐν τῷ καταφέρεσθαι πρὸς τὴν γῆν ὀρθίῳ τινὶ λίθῳ προστυχεῖν, ὑφ' οὗ πληγῆναί τι τὴν ἀρχὴν τοῦ μεταφρένου, καὶ σφοδρῶς ὀδυνηθεὶς ἐντὸς τῆς ζ ἡμέρας ἀνώδυνος γενέσθαι, ιε' δ' ὕστερον ἀπὸ τῆς πρώτης πληγῆς ἡμέρᾳ βραχεῖάν τινα γενέσθαι τῆς ἐν τοῖς δακτύλοις δυσαισθησίας καὶ ναρκώδους διαθέσεως αἴσθησιν, ἣν αὔξεσθαι μέχρι δεῦρο μηδὲν ὠφελουμένην ὑπὸ τῶν φαρμάκων. ἐλογισάμην οὖν, ὑπόλειμμά τι τῆς γενομένης φλεγμονῆς ἐν τῇ ῥίζῃ τοῦ νεύρου τοῦ παραγιγνομένου πρὸς τοὺς πεπονθότας δακτύλους σκιῤῥωθὲν, αὐτὸ μὲν ἀνώδυνον εἶναι,

ſcientes, puta ſenſus difficultatem ſtupidumque affectum digitis ſponte oborientem paulatim increſcere. Quum autem aeger nihil a medicamentis auxilii perciperet, curationem mecum etiam communicavit. Rogabam igitur ipſum, nunquid in cubito vel brachio antea ictum quendam accepiſſet; quum autem nullum diceret, iterum percunctabar, an neque in metaphreni principio: ille ante tres quatuorve menſes inquit vehiculo ſe delapſum, interea dum peſſum iret, in rectum quendam lapidem impegiſſe, unde metaphreni principium nonnihil illideretur; ac vehementi dolore affectum, intra ſeptimum diem a dolore convaluiſſe; decimo quinto vero die ab ictu accepto levem quandam ac ſtupidam ſentiendi difficultatem in digitis percepiſſe eamque augeſcere, nihil hactenus medicamentis adjuvantibus. Conſideravi igitur, inflammationis ad radicem nervi, qui in digitos affectos porrigitur, ortae reliquias quasdam ſupereſſe; nervumque ipſum ſcirrho obductum, a dolore quidem liberari, ſed

τοῖς δακτύλοις δ', εἰς οὓς ἀφικνεῖται, τῆς δυσαισθησίας αἴτιον ὑπάρξαι. καὶ δὴ καὶ μεταθεὶς αὐτοῦ τὰ τοῖς δακτύλοις ἐπιτιθέμενα φάρμακα κατὰ τῆς τοῦ πληγέντος ἐν ἀρχῇ χώρας, τὴν ἴασιν τοῦ πάθους ἐποιησάμην. ἐπιλείποι δ' ἄν με [67] ἡ ἡμέρα διηγούμενον, ὅσα τοιαῦτα τεθέαμαι κατὰ τοὺς πόδας καὶ τὰς χεῖρας, ἐπί τε στρατιωτῶν ἐν πολέμοις τετρωμένων, καὶ τουτωνὶ τῶν καλουμένων μονομάχων, ἄλλων τε πολλῶν ἰδιωτῶν κατὰ τὰς πολλὰς περιστάσεις πραγμάτων συμβάντα, διὰ πάντων ἀσχημονούντων ἐπ' αὐτῶν τῶν ἀμαθῶν τῆς ἀνατομῆς. ἢ γὰρ αὐτοὶ χειρουργοῦντες ἐνίοτε βραχύ τι τέμνουσι νεῦρον οὐ σμικρὰν ἔχον δύναμιν, ἐφ' ᾧ ποτὲ μὲν αἴσθησις μόνη τῶν ὑποκειμένων τινὸς ἀπόλλυται, ποτὲ δὲ κίνησις, ἐνίοτε δ' ἄμφω, ἢ δὴ, κατά τινα περίστασιν πραγμάτων οὕτω τρωθέντος τινὸς, ἐκ τοῦ μὴ προειπεῖν αὐτοὶ τοῦ γενέσθαι τὸ πάθος αἰτίαν ἔσχον. ὁρῶν γοῦν ἐγὼ τὴν τῶν κώλων γνῶσιν ἀναγκαιοτάτην μὲν οὖσαν, ὥσπερ καὶ τὴν τῶν ἐκτὸς ἁπάντων ἀνατο-

digitis, ad quos pervenit, fenfus hebetudinis auctorem exiftere; ideoque medicamentis, quae digitis admovebantur, in eum locum, qui primus contufionem acceperat, translatis, affectus curationem molitus fum. Dies me deficeret, fi omnia percenfere vellem, quae id genus juxta pedes manusque, tum in militibus in bello convulneratis, tum hisce gladiatoribus (ut vocant), tum aliis multis privatis, (ut funt pleraque rerum infortunia,) confpexi accidiffe medicis anatomes imperitis, per omnia fe turpiter in ipfis gerentibus. Vel enim, dum manu curant, interim exiguum quendam nervum haud mediocri potentia praeditum praecidunt, cujus caufa alias fenfus duntaxat cujusdam fubjectae partis obliteratur, alias motus, eft quum uterque perit; vel certe ex tali rerum cafu, quodam fic vulnerato, ipfi medici generationis affectus, quod non praedixerint, caufam fuftinent. Quum igitur artuum cognitionem maxime neceffariam, ficut etiam exteriorum omnium partium diffectionem, fed extreme neglectam

μὴν, ἠμελημένην δ' ἐσχάτως, ἐδικαίωσα πρώτῃ τῇ κατὰ τὰ κῶλα τῶν μυῶν ἀνατομῇ γεγονυίᾳ καὶ τὴν τῶν ἀρτηριῶν καὶ φλεβῶν καὶ νεύρων τῶν ἐν αὐτοῖς ἐφεξῆς προσθεῖναι, καὶ προτρέπειν γε τοὺς νέους, ὅσοι περὶ τὰς ἀνατομὰς ἔχουσιν, ἐν τούτοις πρώτοις γυμνάσασθαι, θεωροῦντας ὁσημέραι τῶν ἰατρῶν τοὺς ἐπισταμένους μὲν, ὁπόσοι τέ εἰσι καὶ ὁποῖοι κατὰ τὴν καρδίαν ὑμένες, ἢ τῆς γλώττης οἱ μύες, ὅσα τ' ἄλλα τοιαῦτα, μὴ γινώσκοντας δὲ τὴν ἐκτὸς ἀνατομὴν, ἐν προγνώσει τε καὶ χειρουργίᾳ τῶν κατὰ ταῦτα τὰ μέρη γινομένων παθῶν μέγιστα σφαλλομένους, τοὺς δὲ ταύτην μὲν γινώσκοντας, αγνοοῦντας δ' ἐκεῖνα, κατορθοῦντας ὁσημέραι.

Κεφ. β'. Λέγωμεν οὖν ηδη, καθ' ὅντινα τρόπον ἐγχειρεῖν προσήκει τῇ τῶν ἀγγείων τε καὶ νεύρων ἀνατομῇ τῇ κατὰ τὰ κῶλα, καὶ πρότερον περὶ ὅλης τῆς χειρὸς εἴπωμεν. ἄρξασθαι δὲ τοῦ λόγου καλῶς ἂν ἔχοι τὴν Ἱπποκράτους ῥῆσιν εἰπόντας πρῶτον, ἡνίκα φησί· Πους δὲ ἀνθρώπου ἐκ πολλῶν καὶ μικρῶν ὀστέων σύγκειται, ὥσπερ καὶ

viderem, par esse duxi post administratam musculorum in artubus dissectionem deinceps et arteriarum, et venarum, et nervorum ipsos perreptantium anatomen subdere hortarique juvenes, qui ad dissectionum studium incumbunt, ut in hisce primum sese exerceant, cum spectent quotidie, medicos, qui quidem sciant, quot et quales in corde sint membranae, vel quot linguae musculi sint, aliaque his similia, ignorent autem exteriorum anatomen, in praesagiis et affectuum has partes infestantium curatione, quae manu perficitur, vehementer aberrare; eos autem, qui hanc calleant, illam ignorent, nunquam non recte munus suum obire.

Cap. II. Dicamus igitur jam, quomodo vasorum nervorumque dissectionem in artubus administrare conveniat; ac prius de manu tota sermonem instituamus. Initium autem hujus commode ab Hippocratis sententia sumetur, quae in hunc modum habet: *Pes humanus ex multis parvisque constat ossibus, quemadmodum etiam manus*

χεὶρ ἄκρη. πόδα μὲν γὰρ ἁπλῶς (139) εἶπε, χεῖρα δ' οὐκ ἔθ' ἁπλῶς, ἀλλ' ἄκρη προσέθηκεν. οὐ γὰρ ἀνάλογον ἔχει ταῖς προσηγορίαις τὰ κῶλα, καίτοι ταῖς κατασκευαῖς ἀνάλογον ἔχοντα· ὁποῖον μὲν γὰρ ἐν τῷ σκέλει μηρός ἐστι τοιοῦτον ἐν ὅλῃ τῇ χειρὶ βραχίων· ὁποῖον δὲ ἐν τῷ σκέλει ἡ κνήμη, τοιοῦτον ἐν ὅλῃ τῇ χειρὶ πῆχυς· ὁποῖον δὲ ἐν τῷ σκέλει πούς, τοιοῦτον ἐν ὅλῃ τῇ χειρὶ χεὶρ ἄκρα· τὸ γὰρ ἀπὸ τῆς τῶν καρπῶν διαρθρώσεως εἰς τοὺς δακτύλους ἐσχισμένον ὀνομάζεται χεὶρ ἄκρα, καθάπερ ποὺς τὸ τελευταῖον τοῦ σκέλους, ᾧ βαίνομεν. οὕτως οὖν καὶ ἡμεῖς χρησόμεθα τοῖς ὀνόμασιν· ἄνευ μὲν γὰρ προσθήκης χεῖρα λέγοντες ὅλον τὸ κῶλον, ὅταν δὲ ἀπὸ τοῦ καρποῦ πέρας αὐτῆς δηλῶσαι βουληθῶμεν, ἄκραν χεῖρα καλοῦντες. ἄρχεται δὲ δηλονότι τόδε τὸ κῶλον ἀπὸ τῆς κατ' ὦμον διαρθρώσεως· διήρθρωται δὲ ἐνταῦθα τῆς ὠμοπλάτης ὁ αὐχὴν τῇ κεφαλῇ τοῦ βραχίονος. ὥστε, κἂν ἀποτεμὼν κατὰ τοῦτο τὸ ἄρθρον ὅλην τὴν χεῖρα, βουληθῇς ἀνατέμνειν αὐτὴν καθ' ἑαυτὴν ἄνευ τοῦ παντὸς σώματος, οὐδὲν ἕξεις ἔλαττον.

ſumma. Pedem namque ſimplici ſermone dixit: manum non item ſimplici, verum ſummam adjecit. Non enim appellationibus mutuo ſibi artus reſpondent, etſi in ſtructura proportionem habent; quale ſiquidem in crure femur eſt, tale in manu tota brachium; qualis in crure tibia, talis in manu tota cubitus; qualis in crure pes, talis in manu integra manus extrema habetur; quippe, quod ab articulo, quo brachiale cubito coarctatur, in digitos diviſum eſt, ſumma ſeu extrema manus appellatur, ſicut pes cruris poſtremum, quo incedimus. Atque ſic nos etiam vocabulis utemur: quum enim ſine appendice manum dicimus, totum artum, quum ſummam manum, a brachiali terminum ipſius innuere volumus. Incipit autem videlicet hic artus ab humeri articulo, ibique ſcapularum oſſis cervix cum brachii capite connectitur. Quare, ſi, tota manu propter hunc articulum reſecta, ſeorſim ipſam, toto corpore remoto, volueris diſſecare, nihilo minus efficies. Sic namque et me frequenter

Ed. Chart. IV. [67. 68.] Ed. Baf. I. (139.)

οὕτω γοῦν κἀμὲ πολλάκις ἑωράκατε τὰ κατ' αὐτὴν δεικνύντα. τῆς δ' ἐγχειρήσεως ἀρχὴ, πᾶν ἐν κύκλῳ περιελεῖν τὸ δέρμα τῶν ὑποκειμένων σωμάτων, οὐ μὴν ὡς ἔτυχέ γε, καθάπερ οἱ σκυτοδέψαι συναφαι[68]ροῦντες αὐτοῦ καὶ τὸν ὑποβεβλημένον ὑμένα, καθ' ὃν αἱ τὸ δέρμα τρέφουσαι διέρχονται φλέβες. ἀλλὰ τὸν μὲν ὑμένα προσκαταλιπεῖν τῷ σώματι χρὴ, περιβεβλημένον τοῖς ὑποβ βλημένοις αὐτῷ μυσὶ, τὸ δέρμα δὲ μόνον αὐτὸ καθ' αὑτὸ διὰ σμίλης ὀξείας αποκρίνειν τε καὶ χωρίζειν ἀπὸ τοῦ υμένος, αρχῇ τῆς χωρίσεως τῇδε χρώμενον. ἕν τι μέρος τοῦ κώλου προχειρισάμενος, ὅπερ ἂν ἐθελήσῃς, ἄφελε τας τρίχας, ὡς γυμνωθῆναι τοσοῦτον τοῦ δέρματος, ὁπηλίκον ἂν σοι δόξῃ ποιήσασθαι τὴν πρωτην τομὴν κατ' αὐτό· ῥᾷον γὰρ τεμεῖς, εἰ ψιλὸν ἐργάσαιο τριχῶν. εἰκος μὲν οὖν σε κατὰ την πρώτην ἐπιβολὴν ἢ καταλιπεῖν τι τοῦ δέρματος ἄτμητον, ἢ τον ὑποκείμενον ἅμ αὐτῷ διατεμεῖν ὑμένα. δεύτερον μέντοι καὶ τρίτον ἐγχειρῶν τέμνειν, ἤτοι προσθείς τι τῷ βάθει τῆς τομῆς, ἢ ἀφελὼν, οὐκ εἰς μακραν ὑπ' αὐτῆς τῆς πείρας διδαχθήσῃ

vidiftis ea, quae continet, indicantem. Primum autem in hoc opere eft, ut univerfam cutim a fubjectis corporibus circulatim adimas, non temere tamen, quemadmodum coriarii fimul cum ea membranam quoque fubjacentem auferentes, quam venae cutem nutrientes permeant; fed membranam quidem corpori affixam ac fubjectis illi mufculis circumdatam relinques, cutem vero folam per fe acutiore fcalpello a membrana fecernes ac feparabis. Principio feparationis hoc utere. Partem unam membri quamlibet in manum fumptam pilis exue, ut in ea tantum cutis nudum pateat, quantum in ea primum fecare ftatueris; promptius enim depilem, quam pilofam, incides. Vero igitur fimile eft, primo te conatu vel cutis aliquid infectum relinquere, vel membranam fimul, cui illa incumbit, diffecare. Secundo vero et tertio diffecare aggreffus, vel penitius, quam antea, fcalpellum demittens, vel magis per fumma circumagens, paulo poft ab

τῇ συμμετρίαν τῆς τομῆς. εὔδηλον δ', ὅτι σύμμετρον ὀνομάζω τομὴν τὴν μήτε ἀπολείπουσάν τι τοῦ δέρματος ἄτμητος, μήτε τὸν ὑποκείμενον ὑμένα σὺν αὐτῷ τέμνουσαν. ὅταν οὖν ἀκριβῶς ἴδῃς τοῦτό σοι κατωρθωμένον, ἀνατείνας ἀγκίστροις ἑκάτερον τῆς τομῆς τὸ χεῖλος, ὑπὸ τὸ δέρμα πειρῶ τέμνειν ἀποχωρίζων αὐτοῦ τὸν ὑμένα. μόνοις δ' οὐ χρὴ τοῖς δακτύλοις ἄνευ σμίλης ἐπιτρέπειν τοὔργον, ὥσπερ ὅταν ἐκδέρωμέν τι ζῶον. ὁ γὰρ ὑμὴν τῶν ὑποκειμένων σωμάτων ἑαυτῷ ἀπολύεται κατὰ δάρσιν, ὡς Ἡρόφιλος ὠνόμαζεν, ἀπὸ τοῦ δέρω ῥήματος ὄνομα ποιήσας τῆς ἐνεργείας τε καὶ τοῦ πάθους κοινὸν, ὥσπερ γε καὶ ἀπὸ τοῦ τέμνω τὸ τῆς τομῆς ὄνομα γέγονεν, ἐνέργειαν μὲν σημαῖνον τοῦ τέμνοντος ἀνθρώπου, πάθος δὲ τοῦ τεμνομένου σώματος. οὕτως οὖν καὶ ἡ δάρσις ἓν οὖσα πρᾶγμα κατὰ τὸ ὑποκείμενον, ὥσπερ καὶ ἡ τομὴ, πάθος μέν ἐστι τοῦ δερομένου σώματος, ἔργον δὲ τοῦ δέροντος ἀνθρώπου. τὸ τοίνυν δέρμα, περὶ τούτου γὰρ ἦν ὁ λόγος, οὐ κατὰ δάρσιν ἀπολύεται τοῦ ὑμένος, ὅτι

ipfa experientia fectionis mediocritatem doceberis. Notum autem eft omnibus, moderatam me fectionem appellare, quae nec cutis quippiam carni reliquum faciat, nec membranam fubjacentem una incidat. Quum igitur hoc tibi accurate fuccedere animadvertas, utroqu fectionis labro hamis elevato, fub cute incidere moliaris membranam ab ea fecernens. Verum folis digitis citra fcalpellum opus committendum non eft, quemadmodum quum animali cuipiam corium detrahimus. Nempe membrana a partibus fibi fubjectis fejungitur excoriatione, ut Herophilus appellavit, nomen a verbo *δέρω* derivans, tum actioni tum affectui commune; ficut etiam a feco vocabulum fectio deduxit, quae actionem quidem hominis fecantis, paffionem vero corporis fecti fignificat. Hac igitur ratione excoriatio, una licet res, quemadmodum fectio, pro fubjecti ratione exiftat, paffio quidem eft corporis, quod excoriatur, functio autem hominis excoriantis. Itaque cutis, de hac enim dicebamus, non excoriatione a membrana liberatur, eo quod neque in

μηδ' ἐν τῷ κατὰ φύσιν ἔχειν προσήρτηται μόνον αὐτῷ, καθάπερ ὁ ὑμὴν τοῖς ὑποκειμένοις, ἀλλὰ συμπέφυκεν, οὐ μὴν ἰσχυράν γε σύμφυσιν, οὐδὲ δυσχώριστον, ὥσπερ ἔνια τῶν μορίων ἔχειν φαίνεται. χρὴ γάρ σε γιγνώσκειν, ὅτι πολὺ τὸ μᾶλλόν τε καὶ ἧττόν ἐστιν ἔν τε ταῖς συμφύσεσιν καὶ ταῖς προσαρτήσεσιν· τὰ μὲν γὰρ μᾶλλον, τὰ δ' ἧττον ἀλλήλοις συμπέφυκέ τε καὶ προσήρτηται. κοινὸν δ' ἦν τῶν μὲν κατὰ σύμφυσιν ἡνωμένων τό τε μὴ δύνασθαι χωρισθῆναι ἀπ' ἀλλήλων ἄνευ τομῆς, ἢ πάντως γε τοῦ βιαίως διασπασθῆναι, καὶ τὸ χωρισθέντων ἕλκος ἐν ἑκατέρῳ φαίνεσθαι· τῶν δὲ προσαρτωμένων σωμάτων ἥ θ' ἕνωσις ἀσθενὴς ἦν λεπταῖς ἰνῶν γιγνομένη διαφύσεσιν, ὅ τε χωρισμὸς ῥᾷστος, ὃν ὀνομάζουσι δάρσιν. ὁ τοίνυν ὑποκείμενος ὑμὴν τῷ δέρματι συνέχεταί τε τοῖς σώμασιν, οἷς περιτέτακται κατά τινας ἰνῶν διαφύσεις λεπτοτέρας τῶν ἀραχνίων, ἀπολύεταί τε κατὰ δάρσιν αὐτῶν, οὐδὲν δεομένων ἡμῶν, εἰ μὴ βουληθείημεν, εἰς τοῦτο σμίλης· ἱκανοὶ γὰρ καὶ οἱ δάκτυλοι μόνοι. οὐ μὴν τοῦ γε δέρματος οἷόν τε χωρίσαι

naturali habitu folum ipfi veluti membrana fubjacentibus appendet, fed connata eft, non tamen firmiter adeo, ut feparari nequeat, quemadmodum particularum nonnullas habere videmus. Etenim fciendum tibi venit, permaguam minoris majorisque rationem tum in partium coitu, tum in adhaefione confiftere; aliae fiquidem magis, aliae minus coëunt et appendent. Nam commune eft iis, quae coitu uniuntur, tum ut citra fectionem aut violentam omnino divulfionem ab invicem feparari nequeant, tum ut feparatorum ulcus in utroque appareat. At partium, quae adhaerent, et unitás eft infirma, tenuibus facta fibrarum fegmentis, et divortium facillimum, quod excoriationem appellant. Quamobrem cuti fubdita membrana et corporibus, quae obvelat, per fibrarum deductus telae aranearum modo fubtilium continetur, et excoriatione ab eis feparatur, nihil ad hoc nobis (nifi libeat) fcalpelli ufum requirentibus, ut quod digitis folis perfici queat. Non tamen a cute membrana folis digitis

τον ὑμένα διὰ μόνων τῶν δακτύλων, ἀλλὰ χρεία σμίλης, συμπέφυκε γὰρ αὐτῷ. καὶ χρὴ πρὸς τὸ δέρμα την σμίλην ἐρείδοντας τὸν ὑμένα χωρίζειν, ὡς, εἴ γε πρὸς τὸν ὑμένα τὴν σμίλην ἐγκλίνοις, τρώσεις αὐτόν· εἰ δ' ἀποξέων τοῦ δέρματος τὸν ὑμένα τρώσαις ποτὲ τὸ δέρμα, βλάβην ουδεμίαν ἐργάσῃ τῇ προκειμένῃ πράξει· οὐ μὴν οὐδὲ τρῶσις ἐν αυτῷ γίνεται τοῦ δέρματος, εἰ καὶ βιαιότερον ἐρείσεις, ἀλλ' ἀμυχή τις ἐπιπολῆς. δεῖται [69] δὲ τὸ ἔργον τοῦτο χρονου πλείονος. ὅθεν, ὅταν ἑτέρῳ τινὶ τῶν φιλομαθῶν ἐπιδεικνύῃς τὰ κατὰ τὴν χεῖρα, φθάνων προαπόξυε τὸν ὑμένα τοῦ δέρματος, ὡς εἴρηται, πρὶν ἀφικέσθαι τὸν θεώμενον. εἰ δέ τινι τῶν ἑταίρων ἐθέλοις κοινωνῆσαι τῆς ἀνατομῆς, ὃς καὶ αὐτὸς ἄλλῳ ποτὲ δεῖξαι βουλήσεται, παρόντος αὐτοῦ ποιοῦ τὴν ἐγχείρησιν. ἔστι γὰρ τὸ ἔργον ἀκριβείας πολλῆς δεόμενον, ἀνδρὶ φιλοπόνῳ τε καὶ φιλομαθεῖ πρέπον. ἔγωγε οὖν πολλάκις ἐπιτρέψας αὐτὸ τῶν ἑταίρων τινὶ, διεσπασμένον μὲν ἐν πολλοῖς μέρεσιν εὗρον τὸν ὑμένα, προσεχόμενον δὲ ἐν

fed potius fcalpro fecerni poteft, utpote ei connata. Ac oportet fcalpellum cuti leviter applicantes membranam fecernere; nam, fi ad hanc fcalprum inclines, ipfam convulnerabis; fin autem a cute membranam deradens interim illam vulneres, nihil propofitam functionem offenderis; neque vero in cute vulnus, quamvis fcalpellum violentius adegeris, concitabitur, fed fuperficialis quaedam rafura. Defiderat autem hoc opus longioris temporis intervallum. Quare, quum alteri cuipiam ftudiofo manus pofituram oftendis, cutem prius a membrana, veluti monftratum eft, deradito, quam fpectator accefferit. At fi familiari cuidam diffectionem voles impartire, qui etiam ipfe alteri nonnunquam oftenfurus fit, praefente ipfo rem aggredere. Nam munus eft, quod exactae multum diligentiae poftulet, viro induftrio difcendique cupido conveniens. Quod quum ego frequenter alicui ex familiaribus obeundum delegaffem, offendi equidem membranam in partibus plurimis avulfam, in aliis cuti con-

ἄλλοις τῷ δέρματι. καθ' ὅ τι δ' ἂν μέρος γένηταί τι τοιοῦτο, οὐδὲν ἔτι φαίνεται τῶν ὑπὸ τῷ δέρματι φλεβῶν τε καὶ νεύρων τῶν μικρῶν, καὶ μάλιστα ἐν πιθήκῳ. κατὰ μὲν γὰρ τοὺς ἵππους, καὶ τοὺς ὄνους, καὶ τοὺς ἡμιόνους, καὶ τοὺς βοῦς οὐκ ἀφανίζεται μὲν διὰ τὸ μέγεθος, ἀποσπασθέντος δὲ τῆς συνεχείας τῶν ὑποκειμένων, οὐκέτ' ἐναργῆ τὴν γνῶσιν ἔχει· κατὰ δὲ τὰ μικρὰ ζῶα τὸ σύμπαν διαφθείρεται, τῶν εἰρημένων τινὸς γενομένου περὶ τὸν ὑμένα. καὶ τοίνυν ἤδη σοι γεγυμνώσθω τοῦ δέρματος ἡ πᾶσα χεὶρ, περιβεβλημένου τοῖς ὑποκειμένοις σώμασι τοῦ μετὰ τὸ δέρμα παντὸς ὑμένος. ἐν τούτῳ δὲ κατασκέπτου παραχρῆμα, πρὶν ξηρανθῆναι τὸν ὑμένα, τὰς ἐπιπολῆς φλέβας καὶ τὰ νεῦρα. φαίνεται δ' οὐχ ὡσαύτως ἐπὶ πάντων ἐναργῶς τὰ μὲν νεῦρα, διά τε τὸ φύσει τισὶ τῶν πιθήκων, ὥσπερ καὶ τῶν ἀνθρώπων, ὑπάρχειν ἰσχνότερα, καὶ διὰ τὸ πιμελὴν ἔχειν ἢ μὴ ἔχειν τὸ ζῶον· ἐν μὲν γὰρ τοῖς ἰσχνοῖς ἐναργέστερον ὁρᾶται τὰ νεῦρα, κατακρύπτεται δὲ ἐν τοῖς πιμελώδεσιν· τὰς δ' ὑπὸ τῷ δέρματι φλέβας, ὅταν μὲν πολύαιμος ὁ

tinuam. In quacunque autem parte ejusmodi quippiam acciderit, nullae neque venae, neque nervi exigui fub cute delitefcentes amplius confpiciuntur, idque potiffimum in fimia. Nam in equis, afinis, mulis, bobus magnitudinis gratia fenfum non effugiunt; at fi a fubjectis fibi continuis avellantur, non amplius claram cognitionem fui praebent: in minutis autem animalibus, ubi ex praedictis quippiam in membranam committatur, omnia corrumpuntur. Atque ideo jam a tota manu cutem detrahes, tota poft cutem membrana fubjectis corporibus circumjecta. In ea autem venas nervosque fumma perreptantes confeftim intuere prius, quam membrana inarefcat. Verum nervi non aeque in omnibus evidenter apparent, quod et natura quibusdam fimiis, ficut etiam hominibus, graciliores exiftant, et quod pinguedinem animans habeat, aut nullam habeat; etenim in macilentis nervi magis funt confpicui, in obefis occuluntur. At venae cuti fubjacentes, quum fimia multo abundat

πίθηκος ᾖ, πάσας ἐναργῶς ἐστιν ἰδεῖν, ὅταν δ' ὀλίγαιμος, ἀμυδρῶς· ἀλλ' ὅμως ἐπὶ πάντων ὁρᾶν τε καὶ μεμνῆσθαι πειρῶ τάς τε ῥίζας τῶν ἐπιπολῆς νεύρων καὶ τὸν τῆς φορᾶς τρόπον, ὅπως καὶ αὐτὸς, ὅταν ἀναγκασθῇς τέμνειν, κατὰ τὸ μῆκος τῆς φορᾶς ἄγῃς τὴν τομήν. ἢ γὰρ ἓν, ἢ οὐδὲν οὕτως διατεμεῖς νεῦρον· εἰ δ' ἐγκαρσίαν ἐπιβάλοις τὴν σμίλην, πολλὰ διαιρήσεις ἅμα. μάλιστα δὲ τῶν ῥιζῶν ἀποχωρεῖν πειρῶ, γινώσκων, ὅτι, καθάπερ ἐπὶ δένδρου κλάδον μὲν ἢ ἀκρέμονα τέμνων ὀλίγον ἔβλαψας τὸ φυτὸν, τὸ στέλεχος δ' εἰ διακόψεις, διέφθειρας ὅλον (140) τὸ φυτὸν, οὕτω καὶ ἐπὶ τῶν νεύρων, ἐὰν πρὸς τῇ ῥίζῃ ποιήσῃς τὴν διαίρεσιν, ὅλον τὸ χωρίον, ὃ παρ' ἐκείνου τοῦ νεύρου σχιζομένου τὴν αἴσθησιν ἐλάμβανεν, ἀναίσθητον ἀποδείξεις. εἰ δὴ μέμνησαι τῆς τῶν μυῶν ἀνατομῆς, ἣν ἐν τῷ πρώτῳ διῆλθον γράμματι, μαθήσῃ καὶ νῦν εὑρίσκειν ῥᾳδίως τὰς ἀρχὰς τῶν εἰς τὸ δέρμα διασπειρομένων νεύρων· εἰ δ' οὐ μέμνησαι, καταλιπὼν ἐν τῷ παρόντι τοῦτο τὸ βιβλίον, ἐπ' ἐκεῖνο πρότερον ἐλθὲ, κἀπειδὰν ἀκριβῶς ἤδη μνημονεύσῃς

ſanguine, omnes manifeſto in conſpectu ſunt; quum pauci ſanguinis compos eſt, obſcureſcunt. Attamen in omnibus tum radicem nervorum in ſuperficie extantium, tum lationis modum penitus intueri et meminiſſe conator, ut, ſi et ipſe ſecare coactus fueris, juxta longitudinem lationis ſectionem ducas: hoc enim pacto vel unum vel nullum nervum perſecas; ſin autem transverſim ſcalpellum admoveas, multos ſimul divides. Caeterum a radicibus longiſſime abscedas, haud ignarus, te, uti, quum ex arbore ramum vel ſurculum amputas, leviter ſtirpem offendere, ſin autem truncum interſecas, totam ſtirpem perdere, ita in nervis quoque, ſi ad radicem dividas, totum locum, qui a nervo illo propagato ſenſum mutuabatur, ſenſus redditurum eſſe expertem. Itaque, ſi muſculorum diſſectio animo ſubit, quam priore libro expoſui, diſces etiam nunc ex facili principia ſeu radices nervorum per cutem discurrentium invenire; ſin memoria exciderit, relicto in praeſenti hoc libro, ad priorem illum te conferas; atque, ubi cujusque muſculi po-

ἑκάστου τῶν μυῶν τὴν θέσιν, οὕτως ἀναγίνωσκε τὸν ἐφεξῆς λόγον ἐνταυθοῖ γεγραμμένον. ὡς οὖν πράξοντί σοι τοῦτο, τὰ συνεχῆ τοῖς προπαρεσκευασμένοις εἰρήσεται.

Κεφ. γ'. Λέλεκται δή σοι κατὰ τὸ πρῶτον βιβλίον, ὁποῖός τίς ἐστιν ὁ τὴν ἐπωμίδα κατειληφὼς μῦς· ὑπερ οὗ καὶ ὁ Ἱπποκράτης ἔγραψεν· Εἴ τις τοῦ βραχίονος ψιλώσειε μὲν τῶν σαρκῶν [70] τὴν ἐπωμίδα, ψιλώσειε δ' ᾖ ὁ μῦς ἀνατείνει. τούτου ἔχειν σε τὴν μνήμην πρόχειρον ἀξιῶ, καὶ μάλιστα κατ' ἐκεῖνο το μέρος τοῦ σώματος, ἔνθα τὸ δελτοειδὲς ἐργάζεται σχῆμα, διότι καί τινες ὅλον αὐτὸν ὠνόμασαν δελτοειδῆ. ἔστι δὲ τὸ μέρος τοῦτο, καθ' ὃ περιβαίνει τὴν κεφαλὴν τοῦ βραχίονος, ὃ δη καὶ ἀρχὴ τῆς ὅλης ἐστὶ χειρός. κατὰ γὰρ τὴν κορυφὴν τοῦ δελτοειδοῦς σχήματος ὄντος τριγώνου τὴν εἰς τὸν βραχίονα ποιεῖται κατάφυσιν. ὅταν οὖν ἐναργῶς ἴδῃς τὴν κορυφὴν τοῦ τριγώνου κατὰ τὴν ἐκτὸς αὐτοῦ πλευρὰν, ἀνάβαινε την θέαν, μέχρι περ ἂν φανῇ σοι νευρίων σμικρῶν ἐκ τοῦ βάθους ἄνοδος. ἡ φορὰ δὲ αὐτῶν

ſiturae exactius jam memineris, ita ſermonem infra hic ſcriptum legito, quum tibi hanc rem gerenti, quae praedictis confinia ſunt, explicata fuerint.

Cap. III. Primo equidem tibi commentario explicatum eſt, qualisnam ſit muſculus, qui epomidem amplexus eſt; de quo etiam Hippocrates ſcripſit: Si quis brachii carnibus detexerit, ſuperiorem humeri regionem deteget et qua muſculus aſſurgit. Horum tibi memoriam expromtam habendam cenſeo, potiſſimumque in illa corporis parte, ubi literae Graecorum Δ figura repraeſentatur, quoniam nonnulli totum etiam ipſum deltoidem nominarunt. Eſt porro haec pars, qua brachii caput ambit, qua jam etiam totius manus initium eſt; nam ad verticem deltoidis figurae trianguli aemulae in brachium inſertionem facit. Quum igitur manifeſto trianguli verticem in exteriori ipſius latere conſpexeris, pergito ſurſum inſpicere, quoad tibi nervulorum ex imo prodeuntium propago apparuerit, quae obiter in ſoboles

ἐστι τριχοειδῶν ὑπαρχόντων κατὰ τὴν ἰσχνότητα, παραπλησίων θαμνίσκῳ κλῶνας ἀπὸ μιᾶς βάσεως ἀνατεταμένους λοξοὺς ἄλλον εἰς ἄλλο μέρος ἔχοντι. καθάπερ οὖν ἐκείνων οἱ μὲν ὀρθίαν ποιοῦνται τὴν φορὰν, οἱ δ' εἰς τὰ πλάγια βραχὺ λοξουμένην, οὕτω καὶ τῶν νεύρων τούτων ἀπὸ μιᾶς ἀρχῆς ἡ φορὰ γιγνομένη, τινῶν μὲν κατὰ τὸ μῆκός ἐστι τοῦ κώλου, τινῶν δ' ἐγκλίνεται μὲν πρὸς τὰ πλάγια. προσέρχεται δ' οὖν ταῦτα τῶν μέσων τοῦ βραχίονος ἐπέκεινα· τὰ γάρ τοι κάτω τῶν ἐκτὸς αὐτῶν μερῶν ἑτέρα ῥίζα διαπλέκει νευρίων μικρῶν, ἀνίσχουσα ὁμοίως ἐκ βάθους, διασπειρομένη θ' ὡσαύτως τοῖς προειρημένοις, συνεπιλαμβάνουσα δὲ καὶ τῶν περὶ τὴν διάρθρωσιν χωρίων τά τ' ἔξωθεν νεῦρα καὶ τὰ κάτω. ὡς τὸ πολὺ δέ μοι νόει καὶ τὰ τοιαῦτα νεῦρα καὶ τὰς φλέβας τὰς μικρὰς τὰς ὑπὸ τὸ δέρμα φαινομένας οὕτως ἔχειν, ὡς ἂν ἐγὼ διηγήσωμαι· τὸ γὰρ διηνεκὲς ἐπ' αὐτῶν οὐκέτ' ἐστὶν οὔτε κατὰ τὴν θέσιν, οὔτε κατὰ τὸν ἀριθμὸν, οὔτε κατὰ τὴν ἰσχνότητα, καθάπερ ἐπὶ τῶν μεγάλων ἀγγείων τε καὶ νεύρων οὔτ' ἀριθμὸς, ὡς ἔφην,

pilorum modo praetenues diffunditur, nimirum ut frutex parvus, qui ramulos ab una basi in aliam atque aliam partem obliquos expandit. Quemadmodum igitur illorum quidam recti feruntur, quidam paulum in latera declinant: sic etiam nervorum horum series, ab uno orta principio, partim in membri longitudinem porrigitur, partim ad latera deviat. Procedunt igitur hi paulo ulterius, quam medium brachii est: nam ima exteriorum ipsius partium altera exilium nervorum radix pertexit, quae praedictis similiter ex alto emergit, et eodem modo in ramulos spargitur, praeterea regionem et nervos tum exteriores, tum inferiores, quae articuli commissuram ambiunt, una comprehendit. Iam vero tales nervos venasque exiguas subter cutem apparentes magna ex parte sic habere fingito, quemadmodum ego sum narraturus; non enim eandem perpetuo vel posituram, vel numerum, vel gracilitatem retinent, sicut in majoribus vasis et nervis neque numerus, ut dixi, neque situs,

οὔτε θέσις, οὔτε τὸ μέγεθος ἀκριβῶς κατηνάγκασται. αἵ γε μὴν ἀρχαὶ κατά τε τὴν αὐτὴν ἀνίσχουσι χώραν, ἀπό τε τῶν αὐτῶν ἥκουσιν ἀγγείων καὶ νεύρων, οἷον αὐτίκα τῶν εἰρημένων ἄρτι δυοῖν ὡσπερεὶ θαμνίσκων. ὁ μὲν οὖν ἕτερος ἀπὸ τοῦ τὸν δελτοειδῆ μῦν διαπλέκοντος νεύρου γέγονε· ὁ δ' ἕτερος ἀπὸ τοῦ μεγίστου τῶν ἐπὶ τον βραχίονα φερομένων, ὃς τούς τε ὄπισθεν μῦς διαπλέκει, διεξέρχεταί τε πρὸς τὴν ἔξω χώραν τοῦ κώλου, εἶτ' εἰς τὸν πῆχυν ἀφικνεῖται παρὰ την ὑψηλοτέραν τοῦ βραχίονος κεφαλὴν, ἣν καὶ κόνδυλον ἔφην ὀνομάζεσθαι. ἀλλὰ τούτου μὲν τοῦ νεύρου μόριόν τι σμικρότατον εἰς τὴν εἰρημένην χώραν διεξέρχεται, τοῦ δ' εἰς τὸν δελτοειδῆ μῦν διασπειρομένου τὸ λείψανον ὅλον εἰς τὸ δέρμα διεκπίπτει. αυται μὲν οὖν αρχαὶ δύο τῶν ἔξωθεν τοῦ βραχίονος νεύρων εἰσὶν ἐπιπολῆς ὑπὸ τῷ δέρματι. τὸ δὲ πρόσω δέρμα νευρία λαμβάνει, κατὰ μὲν τὴν ἄνω χώραν ἐκ τῆς πρώτης ἐπιβάσεως τοῦ δευτέρου τῶν εἰς τὸν βραχίονα παραγιγνομένων νεύρων ἀπὸ τοῦ νωτιαίου, κατὰ δὲ τὴν κάτω προ τῆς κατ' ἀγκῶνα διαρθρώ-

neque magnitudo exacte neceſſario permanet. Principia vero tum in eodem loco, tum ab eisdem vaſis nervisque, ut jam duorum antea dictorum, ceu de parvis fruticibus, procedunt. Unius itaque a nervo, qui muſculum a litera Δ, quam imitatur, deltoidem dictum intercurrit, propagatio eſt: alter a maximo ad brachium pertinentium, qui et poſteriores muſculos intertexit, et ad exteriorem membri regionem permeat, deinde in cubitum juxta elatius brachii caput, quod etiam condylum diximus appellari, pervenit. Atqui hujus nervi particula quaedam exigua in praedictam regionem pertendit; reliquum ejus, qui in muſculum Δ literam figura imitantem ſpargitur, totum in cutem excidit. Haec itaque exteriorum brachii nervorum principia duo ſumma ſub cute eſſe dicimus. Anterior cutis nervulos accipit ſuperiore quidem parte ex primo ortu ſecundi nervi inter eos, qui de ſpinali medulla in brachium porriguntur; inferiore vero ante cubiti articulum ex alio quopiam

σεως ἄλλου τινὸς νεύρου τῶν ἀπὸ τοῦ νωτιαίου φερομένων εὐθὺς ἐξαρχῆς μόνου, περὶ οὗ μικρὸν ὕστερον εἰρήσεται. τὸ δ' ἐντὸς καὶ ὀπίσω τοῦ βραχίονος ἅπαν δέρμα μέχρι τῶν ἐνταῦθα περάτων τῆς ὠμοπλάτης ἕτερόν τι νεῦρον διαπλέκει τὴν ἔκφυσιν ἐκ τοῦ δευτέρου μεσοπλευρίου πεποιημένον. ἥκει δὲ δηλονότι καὶ τοῦτο πρὸς τον βραχίονα, καθάπερ καὶ τἄλλα πάντα, διὰ τῆς μασχάλης, καὶ χρὴ τὸν βουλόμενον αὐτὰ σαφῶς θεάσασθαι τὸν παραλελειμμένον τοῖς ἀνατομικοῖς τὸν μικρὸν μῦν ἀνατέμνειν πρότερον· ὑπ' ἐκείνῳ γὰρ ἅπαντα τὰ τεταγμένα φέρεται. πρῶτον μὲν ἐπιπολῆς μετὰ τὸν μῦν τουτὶ τὸ νεῦρον, ὃ τὴν μὲν ἔκφυσιν ἔχειν ἔφην ἐκ τοῦ δευτέρου μεσοπλευρίου, καταοχίζεσθαι δ' εἰς τὸ τοῦ βραχίονος ἔνδον τε καὶ ὀπίσω δέρμα πάνυ. ἐφεξῆς δὲ διὰ βάθους, ἀρθέντων πρότερον [71] τῶν ἀδένων τε καὶ τῶν ὑμένων καὶ τῶν ἀγγείων, ἡ φορὰ τῶν μεγάλων ἐστὶ νεύρων. ἀλλὰ τοῦτό γε τὸ τοῦ δέρματος νεῦρον ἐπιβαίνει μὲν τῷ βραχίονι, καθ' ὃ χωρίον ἐπὶ τῶν πιθήκων ἐστὶν ἡ κεφαλὴ τοῦ μικροῦ μυὸς, ἀρχομένου μὲν ἀπὸ τοῦ μεγίστου τῶν ἐνταῦθα μυῶν, ὃς τὸ τῆς μασχάλης

ſpinali, ſolo mox ab origine deſcendente; quo de paulo poſterius agetur. Sed internam poſterioremque brachii cutem univerſam adusque ſcapularum quae ibi ſunt extrema alius quidam nervus interreptat, ex ſecundo intercoſtali intervallo progreſſus. Porrigitur nimirum et hic in brachium, ſicut et alii omnes, per axillam. Ac oportet eum, qui clare ipſos contueri velit, muſculum parvum anatomicis praetermiſſum prius diſſecare; ſub illo namque omnes ordine, quorum ſitus hic eſt, deferuntur. Primus quidem in ſuperficie poſt muſculum hic nervus extat, quem ex ſecundo intercoſtali intervallo dixi procedere; ramorum autem ſerie in brachii interiorem poſterioremque cutem admodum diſſunditur. Deinde per profundum, glandibus, membranis vaſisque exemptis, magni nervi porriguntnr. At hic cutis nervus brachium ſubit, ubi in ſimiis caput parvi muſculi conſiſtit, qui quidem a maximo hujus loci muſculorum, unde exterior

ἔξωθεν ἐργάζεται, τελευτῶντος δὲ εἰς τὴν ὀπίσω χώραν τοῦ ἀγκῶνος ἐκ τῶν ἔνδον μᾶλλον μερῶν· ἔσχισται δὲ εὐθέως κατὰ τὴν ἐπίβασιν τριχῆ, τῇ μὲν ὑψηλοτέρᾳ μοίρᾳ τῶν ἔνδον τινὰ μέρη τοῦ βραχίονος διαπλέκων ἄχρι τῆς κατ' ἀγκῶνα διαρθρώσεως ὀπίσω, τῷ δὲ ἐφεξῆς μορίῳ τὴν ὀπίσω χώραν ἅπασαν τοῦ ταύτῃ δέρματος, τῷ τρίτῳ δὲ μέρει τὰ συνεχῆ πάντα μέχρι τῆς ὠμοπλάτης. τὸ μὲν δὴ τοῦ βραχίονος δέρμα τὰς εἰρημένας ἀρχὰς ἔχει τῶν νεύρων, τὸ δὲ τοῦ πήχεως ὀλίγον ὕστερον εἰρήσεται· πρότερον γὰρ ἁπάντων τῶν κατὰ τὸν βραχίονα νεύρων ἐπισκεψαμένῳ σοι τήν φύσιν ἥ τ' ἀνατομὴ, ἥ τε γνῶσις ἔσται σαφεστέρα τῶν κατὰ τὸν πῆχυν, οὐκ ἐπιπολῆς μόνον, ἀλλὰ καὶ διὰ βάθους. ὁ βραχίων δὲ ἀπὸ τῆς κατὰ τὸν ὦμον ἄρχεται διαρθρώσεως, ὥστε κἂν ἀποτεμὼν αὐτὸν ἐντεῦθεν ἐθέλῃς ἀνατέμνειν ἄνευ τοῦ παντὸς σώματος, οὐδὲν ἕξεις ἔλαττον. ἡ δ' ἀρχὴ τῆς ἐγχειρήσεως γιγνέσθω σοι κατὰ τὴν ὠμιαίαν φλέβα καὶ τὸν πρόσθιον ἐν τῷ βραχίονι μῦν, τὸν δύο μὲν ἔχοντα

axillae portio conflatur, incipit; in posteriorem vero cubiti regionem paulo interius terminatur, ac statim in ingressu triplicem de se ramorum sobolem diffundit: elatiore internas quasdam brachii partes adusque nodum cubiti retro intercurrit; altera totam hujus articuli cutis regionem posteriorem adit; tertia omnes partes, quae usque ad scapulas sibi vicinae sunt. Cutis sane brachii praedicta nervorum principia habet; quae vero cubiti cutis sortiatur, paulo posterius exequemur. Si enim omnium brachii nervorum naturam prius inspexeris, tum dissectio, tum cognitio eorum, qui cubitum non in superficie solum, sed in imo etiam perreptant, clarior evadet. Brachium itaque ab humeri articulo incipit; quare, si ipsum hinc abscissum sine toto corpore velis dissecare, nihilo minus habebis. Initium vero operis sumes ad venam humeralem, eumque musculum, brachii anteriorem, duo quidem habentem capita, ut didicisti, a vali-

κεφαλὰς, ὡς ἔμαθες, ἀπὸ συνδέσμων ἰσχυρῶν ἀρχομένας, τὴν δ' ἀπονεύρωσιν εἰς τὴν ἀρχὴν τῆς κερκίδος ποιούμενον. ὅπου τοίνυν αἱ δύο κεφαλαὶ τοῦδε τοῦ μυὸς ἑνοῦσθαι μέλλουσιν, τὸ πρῶτον νεῦρον εὑρήσεις ἐπιβαῖνον τῷ τοῦ βραχίονος ὀστῷ. τὸ δὲ χωρίον ἐκεῖνο καὶ τοῦ τῆς μασχάλης ὀπισθίου μυὸς τοῦ μεγάλου τὴν εἰς τὸν βραχίονα καταφυσιν ἔχει δι' εὐρώστου τένοντος πλατέος. ἐφεξῆς δ' αὐτῇ τῶν ἀπὸ τοῦ στέρνου μυῶν τοῦ μεγίστου τένων καταφύεται, σαρκωδέστερος ὢν τοῦ προειρημένου, καὶ τούτῳ πάλιν ἐφεξῆς ὁ τοῦ τῆς ἐπωμίδος, ὃν ὑπό τινων ἔφην ὀνομάζεσθαι δελτοειδῆ. τὸ τοίνυν ἀπὸ τοῦ νωτιαίου διὰ τῆς μασχάλης ἧκον ἐπὶ τὸν βραχίονα πρῶτον νεῦρον ἐπιβαίνει κατ' ἐκεῖνον μάλιστα τὸν τόπον τοῦ βραχίονος, καθ' ὃν ὁ τένων ἐμφύεται τοῦ τῆς μασχάλης ὀπισθίου μυὸς, ὃν ἔφην μέγιστον εἶναι τῶν τὸ κατ' ὦμον ἄρθρον κινούντων· εἶτα κατὰ τὴν ἐπίβασιν ὑποδύεται τῷ προσθίῳ μυῒ, μηδέπω κατὰ τοῦτο τὸ χωρίον ἡνωμένων αὐτοῦ τῶν κεφαλῶν, ἀλλ' ἔτι διεστηκυιῶν. ὑπὸ τὴν ἑτέραν οὖν αὐτῶν τὴν ἔνδον τεταγμένην

dis ligamentis prodeuntia, aponeurofin vero in radii principium immittentem. Ubi igitur duo hujus mufculi capita in unitatem coitura funt, primum nervum brachii os ingredi comperies; eodemque loco pofterior axillae mufculus eximiae magnitudinis in brachium lato tendine valentique inferitur; deinde mufculorum, qui a pectore mittuntur maximi, tendo praedicto carnofior eodem protendit; poft hunc rurfus tendo fuperiorem humeri partem complectentis mufculi, quem a quibusdam deltoidem appellari diximus. Itaque nervus, qui a fpinali medulla per axillam primus in brachium defcendit, eo potiffimum loco brachium ingreditur. cui inhaerefcit tendo pofterioris axillae mufculi, quem maximum effe inter humeri juncturae motores commemoravi; deinde, qua ingreditur, anteriorem fubit mufculum, capitibus ipfius hac parte nondum counitis, fed adhuc diremptis. Sub altero igitur interius fito procedens, partem aliquam fui

ὑποφυόμενον, ἑαυτοῦ τι μέρος εὐθέως δίδωσιν ἑκατέρᾳ τῶν κεφαλῶν, ἐντεῦθέν τε φέρεται κάταντες ὁμιλοῦν μᾶλ(141)λον τοῖς κατ' εὐθὺ τῆς ἑτέρας κεφαλῆς τῆς ἔνδον, ἣ καὶ λεπτοτέρα κατὰ τὸ πλάτος ἐστὶ, τὴν ἀρχὴν ἔχουσα σύνδεσμον ἐκπεφυκότα τῆς ἀγκυροειδοῦς ἀποφύσεως. συμφύονται δὲ εὐθέως αἱ κεφαλαὶ, καὶ ποιοῦσιν ἕνα μῦν ἡγωμένον τὸν ἀπὸ τῶν προσθίων, οὓς ἔμαθες ἐν τῷ πρώτῳ γράμματι κάμπτειν τὴν κατ' ἀγκῶνα διάρθρωσιν. ὄψει δὲ τοῦτο τὸ νεῦρον σαφῶς ἀπολύσας ἀμφοτέρας τὰς κεφαλὰς τῶν ἄνωθεν ἐκφύσεων, εἶτα ἀνατέμνονται καὶ χωρίζονται ἀπ' ἀλλήλων τὸ κατ' εὐθὺ μέρος ἑκατέρου τοῦ μυὸς, ἐπειδὰν εἰς ταὐτὸ ἀφίκωνται· κατὰ τοῦτο γὰρ αὐτὸ καὶ τὸ νεῦρον φέρεται κάτω. πράττοντι δέ σοι τοῦτο καὶ ἄλλο νεῦρον ὀφθήσεται τοῦδε πολλῷ κατωτέρω βραχεῖαν τὴν ἐπίβασιν ἴσχον ἐπὶ τὸν βραχίονα, καλυπτομένην εὐθέως ὑπὸ τοῦ αὐτοῦ μυὸς, ὑφ' οὗ καὶ τὸ πρῶτον ἐῤῥήθη καλύπτεσθαι νεῦρον. ἐν δὲ τῷ προϊέναι τὰ δύο ταῦτα νεῦρα, ποτὲ μὲν ἀπὸ θατέρου, ποτὲ δ' ἀπ' ἀμφοτέρου ἀποφύσεις εἰς τὴν κεφαλὴν γίνον-

utrique capiti ſtatim mittit: inde declivis fertur inſinuans ſe magis partibus, quae e directo ſunt alterius capitis interni, quod caput et ſecundum latitudinem tenuius eſt, ex ligamento natum, quod a ſcapularum anchorario proceſſu procedit. Porro capita mox coëuntia muſculum unum unitum generant ex numero anteriorum, quos cubiti articulum flectere primo didiciſti commentario. Videbis autem hunc nervum manifeſte, ubi utraque capita a ſupernis exortibus fuerint liberata; deinde, quum in unum coierint, ſecantur ſeparanturque ab invicem per directam utriusque muſculi partem, nam juxta eam nervus quoque deorſum mittitur. Jam vero, dum hoc agis, alius quoque nervus multo hoc inferior conſpicietur, brevem aditum habens in brachium; qui ſtatim ab eodem muſculo occultatur, quo etiam primus nervus contegi dictus eſt. In proceſſu vero hi duo nervi interdum ab altero, interdum ab utroque propagines in caput

ται τοῦ μικροτέρου τῶν προσθίων τοῦ πήχεως μυῶν, καὶ μετὰ ταῦτα δίδωσιν ἀπόφυσιν ἑαυτοῦ τὸ δεύτερον νεῦρον τῷ πρώτῳ τηλικαύτην, ἡλίκην ἐν ἐκείνῳ τῷ χωρίῳ τὸ λείψανον ἤδη τοῦ πρώτου φαίνεται γεγονός· ἐξ ἀμφοῖν δὲ γεννηθὲν ἓν νεῦρον [72] ἐπὶ τὸν πῆχυν ἀφικνεῖται διὰ μέσης τῆς κατ᾿ ἀγκῶνα καμπῆς· τὸ δὲ δεύτερον νεῦρον, ὡς ἐξ ἀρχῆς ἐφέρετο διὰ τῶν ἔνδον μερῶν, κάταντές τε καὶ παράλληλον τῷ πρώτῳ, ταπεινοτέραν τε ἔχει τὴν θέσιν ἐποχούμενον τῷ κατὰ τοῦτο κονδύλῳ τοῦ βραχίονος, ἔνθα λειότατός ἐστιν ἑαυτοῦ. καταλιπὼν οὖν ἤδη ταυτὶ τὰ νεῦρα, πάλιν ἐπὶ τὴν ἀρχὴν τοῦ βραχίονος ἐλθέ. μετὰ γάρ τοι τὰ λελεγμένα δύο τρίτον τι νεῦρόν ἐστιν, ὡς ἐγγὺς τῷ δευτέρῳ, βυθιωτέραν τὴν εἰς τὸν βραχίονα ποιούμενον ἔμφυσιν ἅμα τοῖς μεγάλοις ἀγγείοις, τῇ τε ἀρτηρίᾳ καὶ τῇ φλεβὶ, τοῖς διὰ τῆς μασχάλης ἐπ᾿ αὐτὸν ἥκουσι. καὶ τοίνυν καὶ συγκατασχίζεται τὸ νεῦρον τοῦτο τοῖς ἀγγείοις εἰς τοὺς μεγάλους μῦς τοῦ βραχίονος, ὑφ᾿ ὧν ἡ κατ᾿ ἀγκῶνα διάρθρωσις ἐκτείνεται, καὶ δίδωσί γε μεγάλας ἑαυτοῦ μοίρας ἀμφοτέροις αὐτοῖς, λοξὸν ἐπὶ τὴν ἐκτὸς

minoris ex cubiti anterioribus mufculi transmittunt; deinde fecundus nervus primo tantum de fe ramum impartit, quantum illic primi reliquum fuiffe apparet; unus autem ex duobus nervus conflatus ad cubitum per medium ipfius articuli cubiti flexum porrigitur; fecundus vero nervus, ceu ab initio per internas partes ferebatur declivis et aeque a primo diftans, humiliorem fitum habet, infidetque ibidem brachii condylo, ubi planiffimus eft. Relictis igitur his nervis, denuo ad principium brachii revertere. Siquidem duos illos praedictos tertius quidam nervus infequitur, fere prope fecundum, profundiorem infertionem in brachium faciens una cum grandibus vafis, arteria ac vena, quae per axillam ad brachium perveniunt. Atque ideo nervus hic cum vafis in magnos brachii mufculos propagatur, a quibus cubiti articulus extenditur; atque magnos fui ramos utrisque ipfis transmittit, obliquus in externam partem emergens

χώραν ἀφικνούμενον. ἔστι δὲ καὶ μέγιστον τοῦτο τῶν εἰς τὰς χεῖρας ἰόνταιν νεύρων, ἀκούοντός σου δηλονότι μέγιστον ὑπὸ τῶν ἀνατομικῶν συνήθως λεγόμενόν τι νεῦρον, ἢ ἀρτηρίαν, ἢ φλέβα, μὴ συνενδεικνυμένων αὐτὴν τὴν κατὰ τὸ μῆκος διάστασιν, ἀλλὰ μόνην τὴν κατὰ κύκλον, ὡς εἰ καὶ παχύτατον ἢ πάχιστον ἔτυχον εἰπόντες. ὅταν δὲ τὸ τοῦ βραχίονος ὀστοῦν ἐκπεριελθὸν τὸ νεῦρον τοῦτο διὰ τῆς ὀπίσω χώρας ἔξωθεν ἑαυτοῦ γένηται, μικρὸν ὑπεράνω τῆς κατ' ἀγκῶνα διαρθρώσεως, ἐνταῦθά τινα μοῖραν ἑαυτοῦ πρὸς τὸ δέρμα διεκπίπτειν, περὶ ἧς ἔμπροσθεν εἴρηται κατὰ τὴν ἀνατομὴν τῶν ἐπιπολῆς νεύρων τοῦ βραχίονος. ἐντεῦθεν δὲ ὅπως ἐπὶ τον πῆχυν ἀφικνεῖται τὸ λοιπὸν τοῦ τρίτου νεύρου πᾶν, ὅπως τε ἐν αὐτῷ σχίζεται, μαθήσῃ μικρὸν ὕστερον ἐν τῇ τοῦ πήχεως ἀνατομῇ. γεγυμνωμένων γάρ σοι τῶν πλείστων μερῶν ἤδη τοῦ βραχίονος, ἐπισκέπτου λοιπὰ δύο νεῦρα κατὰ τὴν ἔνδον αὐτοῦ χώραν, ἐν ᾗ καὶ τὰ προειρημένα τρία την ἐπίβασιν εἶχεν ὀλίγῳ τινὶ κατωτέρω τοῦ τρίτου νεύρου. τὸ μὲν ἕτερον ἐπιπολῆς ὑπὸ τῷ δέρματι, καὶ χωρὶς τοῦ τους μῦς τοῦ βραχίονος ἀνατμηθῆναι, φαινό-

Eft etiam maximus hic eorum, qui manus intercurrunt, nervorum, fi inaudias videlicet, maximum ab anatomicis nervum aliquem dici folere, aut arteriam, aut venam, ubi non longitudinis diftantiam fimul indicant, verum folam circularem, quafi etiam dixerint craffiffimum. Ubi vero nervus hic brachii os retro per exteriorem partem egreffus paulo fupra cubiti articulum effertur, ibi pars quaedam ipfius ad cutem elabitur; de qua prius dictum eft, cum de fummis brachii nervis diffecandis ageremus. Hinc autem quomodo omnes tertii nervi reliquiae ad cubitum pertendant, quomodoque in ipfum ramorum fobolem diffundant, paulo pofterius in cubiti diffectione difces. Detectis enim plurimis jam brachii partibus reliquos duos nervos ad internam ipfius regionem confpice, in quam etiam praedicti tres ingrediebantur paulo inferius, quam tertius nervus eft. Alter quidem fumma fub cute etiam citra mufculorum brachii

μενον ἁπάντων πρῶτον. ἐμνημόνευσα δ' ἤδη τοῦ νεύρου τοῦδε καὶ κατὰ τὴν τῶν ἐπιπολῆς νεύρων ὀλίγον ἔμπροσθεν ἀνατομὴν, ἀνεβαλόμην τε τὴν νομὴν αὐτοῦ πᾶσαν ἐρεῖν ἐν τῇ τοῦ πήχεως ἀνατομῇ. τῆς μέντοι σχίσεως ἄρχεται τὸ νεῦρον τοῦτο κατὰ τὸν βραχίονα πρὸ τῆς κατ' ἀγκῶνα διαρθρώσεως, καὶ φέρεται διὰ τῆς καμπῆς αὐτοῦ σχεδὸν ὅλης, ἐσχισμένον ἤδη πολυειδῶς, μόνων τῶν ὑψηλοτέρων μερῶν τῆς καμπῆς οὐκ ἐχόντων ἀπόφυσιν αὐτοῦ· τὰ δ' ἄλλα μέρη τῶν πρόσω τοῦ βραχίονος, ὅσα πρὸ τῆς κατ' ἀγκῶνα διαρθρώσεώς εἰσι, τὰ ἐπιπολῆς δηλονότι, παρὰ τούτου τοῦ νεύρου τὰς ἀποφύσεις λαμβάνει. πέμπτον δὲ ἄλλο νεῦρον ὑπόλοιπόν ἐστι τῶν ἐπὶ τῷ βραχίονι παραγιγνομένων ἀπὸ τοῦ νωτιαίου, διὰ τῆς ἔνδον αὐτοῦ χώρας φερόμενον, ὥσπερ καὶ τἄλλα. τοῦτο τὸ νεῦρον οὐδεμίαν αὐτοῦ μοῖραν οὐδενὶ τῶν κατὰ τὸν βραχίονα δίδωσι μορίων, οὔτ' οὖν τῶν ἐπιπολῆς, οὔτε τῶν διὰ βάθους. ἔστι δὲ τῷ πάχει παραπλήσιον τῷ δευτέρῳ, καθάπερ καὶ τῷ πρώτῳ καὶ τετάρτῳ· καὶ ἀμφότερά γέ σοι δόξει, τό τε δεύτερον καὶ τὸ πέμπτον, ὡς τριπλάσιον τοῦ πρώτου τε καὶ τετάρτου τὸ πάχος·

diſſectionem omnium primus apparet; cujus jam nervi etiam paulo ante in ſuperficialium diſſectione memini diſtulique diſtributionem ipſius totam dicere, quoad cubitum diſſecandum aggrediar. Verum idem nervus in brachio ante cubiti commiſſuram in ramos propagari incipit ferturque per totum fere ipſius flexum, ſciſſa jam numeroſiore ramorum ſerie. Solae autem elatiores flexionis partes ramos ipſius non participant; reliquae brachii anteriores, quae ante cubiti condylum habentur, nimirum ſuperficiariae, hujus nervi proceſſus excipiunt. Inſuper quintus alius nervus reſtat ex iis, qui de ſpinali medulla brachium adeunt. Hic per intimam ipſius regionem aliorum modo fertur, ſed nulli brachii parti, ſive ſuperficiariae, ſive penitiori, aliquam ſui portionem communicat; craſſitie quidem ſecundo reſpondet, ſicut etiam primo et quarto; ac utrique, nempe ſecundus et quintus, ceu triplicatam primi quartique craſſitiem explere tibi

πάντων δ' αὐτῶν ἁδρότατόν ἐστι τὸ τρίτον εἰρημένον. μέμνησαι δ', ὅτι καὶ ἄλλο τι νεῦρον ἐπὶ τὸ δέρμα τοῦ βραχίονος ἐῤῥήθη φέρεσθαι, τοῦ δευτέρου μεσοπλευρίου διεκπίπτον. ὥστε δύο μὲν εἶναι νεῦρα τῶν ἀπὸ τοῦ νωτιαίου φερομένων ἐπὶ τὰς χεῖρας εἰς τὸ δέρμα κατασχιζόμενα, τέτταρα δ' ἄλλα διὰ βάθους εἴς τε τους μῦς διανεμόμενα πάντας ὅλου τοῦ κώλου, καί τινας ἀποφύσεις λεπτὰς εἰς τὸ δέρμα διεξερχομένας.

Κεφ. δ'. [73] Καὶ τοίνυν ἤδη καταλιπὼν τὸν βραχίονα προς τὴν τοῦ πήχεως ἀνατομὴν ἧκε. χωρίσας τὸ δέρμα τῆς συναποδερομένης ὑμενώδους οὐσίας αὐτῷ, καθότι πρόσθεν εἴρηται, πρώτην μὲν ἀρχὴν νεύρων ὄψει τοῦ τετάρτου κατα την διήγησιν εἰρημένου νεύρου τῶν ἐν τῷ βραχίονι, πᾶσαν ολίγου δεῖν τὴν ἔνδον χώραν τοῦ πήχεως ἐπειληφυῖαν, ὑποφυομένην δὲ καὶ τῷ κάτω παντὶ, καὶ τῶν ἔξω μερῶν οὐκ ὀλίγοις. ὅσον δὲ ὑψηλόν ἐστι πρὸς τῇ κερκίδι μέρος τοῦ πήχεως, ἑκατέρωθεν, ἔξωθέν τε καὶ ἔσωθεν, ἑτέρων νεύρων ἀποφύσεις λαμβάνει, το μὲν ἔσωθεν ἀπὸ τοῦ

videbuntur: omnium pleniffimus eft, quem tertium pofuimus. Ac meminifti, alium quendam nervum ex fecundae coftae intervallo elabentem in brachii cutem deferri: ut duo nervi fint, qui de fpinali medulla profecti ramorum fobole manuum cutem adeant; quatuor alii per profundiora in omnes totius membri mufculos diffeminantur ac propagines quasdam tenues cuti transmittunt.

Cap. IV. Jam igitur, brachio relicto, ad cubiti disfectionem accede. Separata cute a membranofa fubftantia, quae fimul, uti prius dictum eft, cum illa detrahi folet, primum quidem principium nervorum intueberis, ejus nervi, qui in enarratione eorum, qui in brachio funt, quartus eft dictus nervus; quod principium internam cubiti regionem fere totam occupans inferiori univerfae et exteriorum partium non paucis inferitur. Quantacunque vero cubiti pars ad radium eminet, utrinque, tum exterius, tum interius, aliorum nervorum pro-

πρώτου πάντων ῥηθέντος, τὸ δ' ἔξωθεν ἀπὸ τοῦ τρίτου. περὶ δὲ τῶν ἐν ἄκρᾳ τῇ χειρὶ νεύρων ἐπιπολῆς ὑπὸ τῷ δέρματι τῇ τῶν μεγάλων νεύρων ἀνατομῇ συναφθήσεται· πέρα γὰρ ἐκείνων εἰσὶ πέντε τὰ πάντα, ἃ διὰ τῆς κατ' ἀγκῶνα καμπῆς εἰς τὸν πῆχυν ἐθεάσω φερόμενα νεῦρα κατὰ τὴν τοῦ βραχίονος ἀνατομήν. ἀλλὰ τούτων ἓν εἰς τὸ δέρμα μόνον αὐτοῦ διεσπείρετο, σχιζόμενον ἀνωτέρω τῆς κατ' ἀγκῶνα καμπῆς. ὑπόλοιπα τοιγαροῦν εἰσι τέτταρα· πρῶτον μὲν, ὑπὲρ οὗ πρώτου τὸν λόγον ἐποιησάμην ἐν τῇ τοῦ βραχίονος ἀνατομῇ, παραγιγνόμενον εἰς μέσην τὴν κατ' ἀγκῶνα διάρθρωσιν· δεύτερον δὲ το τούτου ταπεινότερον, ἐπιβαῖνον τῷ ἔνδον τε καὶ κάτω κονδύλῳ τοῦ βραχίονος, ἔνθα μάλιστά ἐστιν αὐτὸς ἑαυτοῦ λειότατος καὶ ἥκιστα κυρτός· τὸ δὲ τρίτον νεῦρον, ὅπερ καὶ ἄνω ἔφην εἶναι τῶν εἰς ὅλας τὰς χεῖρας ἀφικνουμένων, ὁμιλοῦν τῷ ἔξω τε καὶ ἄνω κονδύλῳ τοῦ βραχίονος, εἰς τὸν πῆχυν παραγίνεται ψαῦον τῆς κερκίδος· τὸ δ' ὑπόλοιπόν τε καὶ τέταρτον νεῦρον τῶν διὰ βάθους εἰς τὸν πῆχυν ἀφικνουμένων μεταξὺ

ceſſus exigit; interna ab omnium primo dicto, exterior a tertio nervo mutuatur. Porro de ſuperficiariis ſummae manus nervis cuti ſubjectis in magnorum nervorum diſſectione ſimul pertractabimus; nam omnes illorum fines quinque numero ſunt, quos per condylum, quo brachium cubito committitur, ad cubitum ipſum ferri in brachii anatome ſpectaſti; ſed horum unus in ſolam ipſius cutem ſpargitur, ſciſſa ramorum ſerie paulo ſuperius, quam brachium cum cubito connectitur. Superſunt igitur quatuor: primus, quo de antea in brachii diſſectione verba feci, in medium cubiti articulum inſinuatur; ſecundus hoc humilior ſuper interiorem inferioremque condylum brachii, ubi planiſſimus et minime gibbus eſt, ingreditur; tertius nervus, quem et ſupra illorum gregi aſcripſi, qui in totas manus porriguntur, exteriori ſuperiorique brachii condylo circumdatus, in cubitum protendit, radium contingens; reliquus quartus eorum numero, qui per profunda cubitum adeunt, in medio ole-

τοῦ τε ὠλεκρανίου καὶ τῆς ἔνδον τε καὶ κάτω κεφαλῆς τοῦ βραχίονος ἔχει τὴν θέσιν. ἀκολουθῶν οὖν ταύταις ταῖς ἐμφύσεσι καὶ θέσεσιν αὐτῶν, ἀνατέμνων τε τοὺς μῦς, ὡς ἔμαθες ἐν τῷ πρώτῳ γράμματι, κατανοήσεις ἁπάντων τὴν νομὴν, ἀρξάμενος ἀφ᾽ ουπερ αν ἐθελήσῃς πρώτου· κάλλιον δ᾽ ἴσως ἐστὶ τὴν αὐτὴν τάξιν τῆς διδασκαλίας φυλάξαι τῇ κατὰ τὸν βραχίονα. τὸ τοίνυν εἰς τὸν πῆχυν παραγιγνόμενον νεῦρον διὰ μέσης τῆς καμπῆς εὐθέως μὲν ἐνταῦθα δίδωσιν ἀπόφυσιν ἑαυτοῦ (142) πάνυ λεπτὴν, τῇ φλεβὶ παραφυομένην τῇ κατὰ μέσον μάλιστα τὸν πῆχυν ἐκτεταμένῃ κατὰ τὸ μῆκος ἐπιπολῆς τοῦ κώλου, κἄπειτα τῇ πρὸς τὸν καρπὸν ἀρτηρίᾳ παραγιγνομένῃ, τῇ προφανῆ τὸν σφυγμὸν ἐχούσῃ. καὶ μέντοι καὶ ἄλλην τινὰ πάνυ λεπτὴν ἀπόφυσιν τῇ κεφαλῇ τοῦ τῆς κερκίδος ἰδίου μυὸς τοῦ μακροῦ τὸ νεῦρον τοῦτο δίδωσιν, ὑψηλότατον ἁπάντων τῶν εἰρημένων, ἐφεξῆς δὲ αὐτῆς ἑτέραν τῷ λειψάνῳ τῆς ὠμιαίας παραφερομένην δι᾽ ὅλης τῆς κερκίδος ἀραχνοειδεστάτην. τὸ δ᾽ ὑπόλοιπον τοῦ κατὰ τὴν διήγησιν νεύρου, μετὰ τὸ διεξελθεῖν ὑποκάτω τῆς φλεβὸς, ἣν ἀπὸ

crani gibberi et interioris inferiorisque brachii capitis intervallo consistit. Sequens igitur has insertiones positurasque et musculos etiam dissecans, quemadmodum in primo volumine didicisti, omnium distributionem examines, auspicatus a quocunque visum fuerit primo: sed praestiterit forsan eundem disciplinae ordinem servare, quem in brachio. Itaque nervus per medium brachii flexum in cubitum derivans ibi statim ramum ex se valde tenuem mittit venae adhaerescentem, quae in medii maxime cubiti superficie secundum membri longitudinem extensa est; mox arteriae, quae ad brachiale profecta evidentem pulsum repraesentat. Jam vero et aliam quandam propaginem admodum tenuem nervus hic omnium, quos dixi, elatissimus ad peculiaris radii musculi oblongi caput dispensat, deinde humeralis venae reliquo aliam mittit, quae totum radium modo telae araneorum praetenuis intercurrit. Qui superest ramus nervi praedicti, postquam permeaverit subter venam, quam ab hu-

τῆς ὠμιαίας ἀπεσχισμένην λοξὴν τέμνομεν, ἐπιπολῆς λοξὸν ἀνατεινόμενον ἀτρέμα πρὸς τὸν τῆς κερκίδος ἴδιον μῦν τὸν μακρὸν, ἐκ τῶν ἔνδον αυτοῦ τῶν ἄνω μερῶν φέρεται μέσον τῶν εἰρημένων τεττάρων πάνυ λεπτῶν ὄντων. ἔνθα δ' οὗτος ὁ μῦς παύεται, καὶ αὐτὸ καταναλίσκεται βραχύ τι προσεκτεινόμενον αὐτῷ λείψανον ἐπὶ τὰ πλησίον τῆς κερκίδος μέρη τοῦ μεγάλου δακτύλου. τοῦτο μὲν οὖν τὸ νεῦρον τῆς ἑτέρας τῶν κατ' ἀγκῶνα φλεβῶν τῆς ὑψηλοτέρας ὑποκάτω κείμενον· [74] ἃ δ' ἔφην ἑκατέρωθεν αυτοῦ τετάχθαι, πολλάκις ἐπ' αὐτῆς ὀχούμενα, καὶ διὰ ταῦτα ἀποδερομένου τοῦ δέρματος, ἀφανίζεται μὲν ταῦτα συνεχῶς, τὸ δὲ ὑποκείμενον τῇ φλεβὶ διὰ παντὸς φαίνεται. τὸ μὲν οὖν πρῶτον ἁπάντων τῶν ἐν τῇ διηγήσει λελεγμένων νεῦρον οὕτως ἀναλίσκεται τοὐπίπαν. εἴδομεν γὰρ τοῦθ' ἅπαξ, τουτὶ μὲν αὐτὸ τὸ νεῦρον ἄχρι τῆς κατ' ἀγκῶνος καμπῆς ἐν τῷ βραχίονι καταναλισκόμενον, ἀπὸ δὲ τοῦ δευτέρου μόριόν τι πρὸς τὸν πῆχυν διεξερχόμενον. ἡ νομὴ δὲ κἀκείνῳ τῷ νῦν εἰρημένῳ νεύρῳ παραπλησία ἐγένετο. τὸ δὲ δεύτερον νεῦρον

merali propagatam oblique incidimus, in fuperficiem obliquus emergit, deinde paulatim ad proprium radii mufculum oblongum ex fuperiore parte, quae intus habetur, accidit, medius dictorum quatuor nimis quam exilium; ubi vero hic mufculus ceffat, et ipfae propagines abfumuntur, aliquantulum ad magni digiti partes radio propinquas cum eo exporrectae. Hic itaque nervus alteri cubiti flexus venae elatiori fubjacet: quos autem ab utraque ejus parte fitos effe dixi, frequenter ipfi venae infident, eoque, cute detracta, hi quidem fenfum perpetuo effugiunt, ille vero, qui venae fubftratus eft, perpetuo confpicitur. Primus itaque omnium nervorum, quos commemoravi, fic in totum abfumitur. Vidimus enim femel, hunc ipfum nervum usque ad cubiti flexum in brachio confumi; a fecundo particulam quandam ad cubitum permeare; atque illi nunc explicato nervo diftributio data eft perfimilis. Secundus vero nervus una

ἅμα τῷ τετάρτῳ τοὺς ἔνδον τοῦ πήχεως μῦς διαπλέκει, καθάπερ καὶ τὸ τρίτον τὸ παχὺ τοὺς ἔξωθεν ἅπαντας. εἴπωμεν οὖν ἤδη περὶ πρώτου τοῦ ἔξωθεν, ἵνα μὴ διακόπτωμεν τὴν τῶν ὑπολοίπων δυοῖν νεύρων διδασκαλίαν, τῶν εἰς τὰ τοῦ πήχεώς τε καὶ τῶν δακτύλων ἐντὸς ἅπαντα μέρη διανεμομένων. κατασχιζόμενον γὰρ τοῦτο τὸ νεῦρον, μετὰ τὸ τὰς εἰρημένας ἔμπροσθεν ἀποφύσεις εἰς τὸν βραχίονα ποιήσασθαι, φέρεται κάτω πρὸς τὴν διάρθρωσιν μεταξὺ τοῦ τε μικροτέρου μυὸς τῶν ἐμπροσθίων ἐν τῷ βραχίονι καὶ τῆς κεφαλῆς τοῦ τῆς κερκίδος ἰδίου τοῦ μακροῦ, πρώτην μὲν ἀπόφυσιν ποιούμενον εἰς τὰ τοῦ πήχεως ἐκτὸς, ἐπιπολῆς ὑπὸ τῷ δέρματι διασπειρομένην εἰς τὰ τοῦ πήχεως ἐκτὸς ἅπαντα καὶ τοῦ καρποῦ, δευτέρας δὲ ἀποφύσεις ἐν τῷ διεξέρχεσθαι τὴν κατ᾽ ἀγκῶνα διάρθρωσιν, ἑτέρας δὲ κατ᾽ ἐκεῖνο τὸ μέρος, ἔνθα κατὰ τῆς κεφαλῆς ἐπιβαίνει τοῦ τὸν καρπὸν ἐκτείνοντος μυὸς τῷ δίκρῳ τένοντι· την μὲν ἑτέραν εἰς τὴν κεφαλὴν τοῦ μυὸς διασχιζομένην τούτου, τὴν δὲ ἑτέραν ἄσχιστον προερχομένην· καὶ φέρεταί γε τοῦτο

cum quarto interiores cubiti mufculos perreptat, quemadmodum et tertius craffus exteriores univerfos. Dicamus itaque jam de primo nervo exteriore, ne reliquorum duorum, qui in univerfas partes interiores cubiti et digitorum emergunt, difciplinam interrumpamus. Siquidem hic nervus, poftquam dictas prius ramorum propagines in brachium deduxit, deorfum ad articuli juncturam fertur medio fpatio inter minorem ex brachii anterioribus mufculum et caput mufculi oblongi, qui radio peculiaris eft; et primam quidem propaginem externis cubiti partibus transmittit, fub cute fumma in univerfam cubiti ac brachialis exteriorem regionem differninandam; fecundas vero propagines, dum cubiti articulum permeat; alias autem in eam partem difpergit, qua caput mufculi bifido tendine brachiale extendentis afcendit, quarum haec quidem in caput hujus mufculi dividitur, illa vero non divifa progreditur. Et defertur

τὸ νεῦρον ἐποχούμενον τῷ μυῒ σαφῶς φαινόμενον, ὅταν ἐπικείμενος τῷδε τῷ μυῒ μῦς ὁ μακρὸς ὁ τῆς κερκίδος ἤδη ἀνατμηθῇ πᾶς. ἐν γὰρ τῷ μεταξὺ τῶν δυοῖν φέρεται μυῶν, ὡς τὸ πολὺ τῷ μὲν ἐποχούμενον, τῷ δὲ ὑποτεταγμένον, οὐκ ὀλιγάκις τε κἀκ τῶν ἔνδον μερῶν ὅλον φαίνεται παρατεταμένον τοῖς εἰρημένοις μυσὶ, καθ' ὃ ψαύουσιν ἀλλήλων. διεξέρχεται δ' αὐτοῦ τὸ πέρας ἐπὶ τὸν καρπὸν εὐθὺ τῶν μεγάλων δακτύλων, κατασχιζόμενον ἔξωθεν εἰς αὐτοὺς ἐπιπολῆς, οὓς δύο μὲν ὅλους, τὸ δὲ ἥμισυ μέρος τοῦ μέσου. προσλαμβάνει γε μὴν οὐκ ὀλιγάκις ἐπὶ τῷ τέλει τῆς κερκίδος ἀπὸ τοῦ προειρημένου κατ' αὐτῆς ἐκτετάσθαι νεύρου βραχύ τι μέρος. τὸ δὲ ὑπόλοιπον τοῦ μεγάλου νεύρου τοῦ τρίτου πρὸς τὴν ἐκτὸς χώραν ἐγκλίνεται τοῦ πήχεως, λοξὸν διὰ βάθους φερόμενον, εὐθέως μὲν ἐπὶ τὸν τοῦ καρποῦ δίκρουν μῦν, οὗ κατὰ τῆς κεφαλῆς ἔφην ἐπιβαίνειν αὐτὸν, πρὶν τὴν προειρημένην ἀπόφυσιν ποιήσασθαι. μετὰ δὲ ταῦτα διεξέρχεται τῶν τῆς κερκίδος μυῶν τῶν πρὸς ἀγκῶνα τὸν ἔξωθεν, οἷς ἀμφοτέροις ἀπονεμήσεις

ſane hic nervus muſculo inſidens, clareque apparet, quum oblongus radii muſculus illi incumbens totus jam diſſectus fuerit: caeterum medius inter duos muſculos excurrit, magna ex parte alteri inſidens, alteri ſubjectus, ac non raro totus cum muſculis praedictis, qua ſe mutuo contingunt, extenſus ab interiore parte conſpicitur. Terminus ipſius per brachiale recta pergit ad magnos digitos, ramorum ſobolem extrinſecus ipſis ſub cute ſumma communicans, duobus quidem totis, medio autem dimidio; ſubinde quidem aſſumit in radii extremo aliquam portiunculam nervi, quem ſuper ipſum expanſum eſſe diximus. Reliqua ſoboles magni nervi, qui tertius eſt, externam cubiti regionem adit, obliquusque per profunda vergit ſtatim quidem ad brachialis muſculum bifidum, cujus caput retuli ipſum ſuperare prius, quam ramum praedictum emiſerit; deinde radii muſculorum extimum ad gibberum ſpectantem perreptat. Quibus utrisque aponeuroſes quasdam tenues impartit; dein-

Ed. Chart. IV. [74. 75.] Ed. Baf. I. (142.)

τινὰς ἰσχνὰς διδὸν, ἐφεξῆς τῷ τοὺς τέτταρας δακτύλους ἐκτείνοντι μυῒ δίδωσι, καὶ μετὰ ταῦτα καὶ τῷ τοὺς μικροὺς δύο τὴν λοξὴν κίνησιν κινοῦντι, κἄπειθ' ἑξῆς τῷ τὸν καρπὸν ἀνακλῶντι κατὰ τὸν μικρὸν δάκτυλον. ταύτας μὲν οὖν ἁπάσας τὰς ἀποφύσεις κατὰ τὰς κεφαλὰς τῶν εἰρημένων ποιεῖται μυῶν, οὐκ ἀπὸ πολλοῦ τῆς διαρθρώσεως· ἐντεῦθεν δὲ φέρεται κατὰ τὸν διφυῆ μῦν, ὃς τόν τε μέγαν δάκτυλον καὶ τὸν καρπὸν κινεῖ, καὶ δῆλον ὅτι καὶ τούτῳ δίδωσί τινας ἀποφύσεις. ἐν δὲ τῇ φορᾷ ταύτῃ μέχρι μέν τινος ὁ τένων τοῦ τὸν μέγαν δάκτυλον κινοῦντος μυὸς τὴν λοξὴν κίνησιν ἔγγιστα παράκειται συμπαρεκτεινόμενος αὐτῷ μέχρι τῆς ἐπὶ τὸν καρπὸν φορᾶς· ἐφεξῆς δὲ ὁ τοὺς δύο δακτύλους, λιχανόν τε καὶ μέσον, ὡσαύτως κινῶν. ὅσον δ' ὑπόλοιπον τοῦ νεύρου τούτου καταλείπεται, προελθὸν ἄχρι τοῦ καρποῦ τοῖς περὶ τὴν διάρθρωσιν ἐνδιασπείρεται χωρίοις, [75] εἰς οὐδένα τῶν δακτύλων ἀφικνούμενον. τὸ μέγιστον δὲ αὐτοῦ τῶν περάτων ὑποδύεται κατὰ τὸ βάθος ἐκείνου τοῦ χωρίου, ἔνθα τὸν σύνδεσμον τὸν καλύπτοντα τὴν κεφαλὴν τῶν τοὺς τέτταρας δακτύλους ἐκτεινόντων τενόντων

de mufculo digitos quatuor extendenti; mox etiam ei, qui duos parvos obliquo motu movet; poftremo illi, qui brachiale ad parvum digitum extendit. Has igitur ramorum propagines univerfas in capite mufculorum, quos enumeravi, haud longe ab articulo difpenfat; inde ad mufculum bifidum, qui magnum digitum et brachiale movet, porrigitur, palamque eft, quod huic ramos quosdam impartiat. In tranfitu ipfius nervi tendo mufculi, qui magnum digitum in obliquum movet, aliquatenus adjacet, proxime cum eo ad brachiale usque porrectus; mox tendo, qui duos digitos, indicem et medium, pari motu movet. Pars hujus nervi reliqua ad usque brachiale excurrens locis prope articulum diffeminatur, in nullum digitum perveniens: maximus autem ipfius finis in illius loci profundum demergitur, ubi ligamentum effe dixi, quod caput tendinum digitos quatuor exten-

ἔφην εἶναι. αὕτη μὲν οὖν ἐστιν ἡ νομὴ τοῦ παρὰ τὸν ἔξω κόνδυλον ἐκ τοῦ βραχίονος εἰς τὸν πῆχυν ἀφικνουμένου νεύρου· τρίτον δ' ἦν, εἴ τι μεμνήμεθα, τοῦτο τῶν ἀπὸ μασχάλης εἰς ὅλας τὰς χεῖρας παραγιγνομένων. τὰ δ' ὑπόλοιπα δύο νεῦρα τοῖς ἐντὸς τοῦ πήχεως ἅπασι διανέμεται μυσὶν, οὓς ἀνατέμνων, ὡς ἔμαθες ἐν τῷ πρώτῳ γράμματι, παρακολουθήσεις τοῖς νεύροις εἰς αὐτοὺς σχιζομένοις, ἀρξαμένοις ἀπὸ τῆς κατὰ τὸν πῆχυν διαρθρώσεως. εὑρήσεις μὲν γὰρ εἰς τοὺς κάμπτοντας τοὺς δακτύλους μῦς ἀπ' ἀμφοτέρων τῶν νεύρων ἀποφύσεις ἐμφυομένας· εἰς δὲ τοὺς ἄλλους ἅπαντας πλὴν ἑνὸς ἀπὸ τοῦ δευτέρου ῥηθέντος ἐπιβαίνειν τῷ βραχίονι. τὸ γὰρ τέταρτον τῶν νεύρων, ὃ μεταξὺ τοῦ τ' ὀλεκράνου καὶ τοῦ κάτω κονδύλου τοῦ βραχίονος εἰς τὸν πῆχυν ἔφην ἀφικνεῖσθαι, δίδωσιν ἑαυτοῦ τι μόριον τῷ κάμπτοντι τὸν καρπὸν μυῒ κατὰ τὸν μικρὸν δάκτυλον. εὑρήσεις οὖν τὸ λοιπὸν νεῦρον τῷ διὰ τῆς κερκίδος ἐνταῦθα μυῒ διδὸν ἑαυτοῦ τι μόριον, εἶτ' ἐν τῷ προϊέναι τῷ θ' ὑψηλοτέρῳ τῶν καμπτόντων τὸν καρπὸν καὶ τῷ γεννῶντι

dentium contegat. In hunc itaque modum nervus juxta nodum brachii exteriorem ex brachio in cubitum deveniens difpergitur; tertius autem, fi quid meminimus, hic erat ex iis, qui ab illa in manus totas protendunt. Reliqui duo nervi internis omnibus intra cubitum mufculis diftribuuntur, quos diffecans (ut primo commentario didicifti) affequeris nervos in ipfos diffeminatos, qui a cubiti articulo incipiunt. Invenies enim, ab utrisque nervis proceffus in mufculos digitos flectentes propagari, in alios vero omnes, fi unum excipias, a fecundo nervo, qui brachium ingredi dictus eft. Quartus enim nervus, qui inter gibberum inferioremque nodum brachii in cubitum porrigitur, ramulum quendam mufculo brachiale flectenti verfus parvum digitum transmittit. Itaque deprehendes reliquum nervum, qui per radium hic collocato mufculo propaginem quampiam tribuit: deinde, dum progreditur, elatiori flectentium brachiale et ei, qui ten-

τὸν ὑποφυόμενον τένοντα τῷ ψιλῷ τῆς χειρὸς, καί τι διὰ βάθους λεπτὸν τῷ τῆς κερκίδος ἐνταῦθα μυῒ τῷ σμικρῷ. τὴν δὲ διὰ τοῦ πήχεως ἐνταῦθα φορὰν τὰ μεγάλα δύο νεῦρα ποιεῖται μεταξὺ τῶν καμπτόντων τοὺς δακτύλους μυῶν, τῷ μὲν ἐπικείμενα, τῷ δ' ὑποβεβλημένα· καὶ διδωσί γε αὐτῶν ἑκατέρῳ μορίῳ ἄττα τῆς ἑαυτῶν οὐσίας. παυσαμένων δὲ τῶν μυῶν τούτων εἰς τοὺς τένοντας, οὕτως ἤδη καὶ τὸ λείψανον ἑκατέρου τῶν νεύρων εἴς τε τον καρπὸν ὅλον καὶ τὸ μετακάρπιον ἀφικνεῖται τοῖς τ' ἐνταῦθα σώμασι διασπειρόμενα καὶ τῶν δακτύλων τοῖς ἔνδον μέρεσιν, τὸ μὲν ὑψηλότερον τοῖς μεγάλοις δύο καὶ τοῦ μέσου τῷ κατὰ τὸν λιχανὸν ἡμίσει μέρει, τὸ δὲ ταπεινότερον τῷ τε λοιπῷ τοῦ μέσου καὶ τοῖς λοιποῖς μικροῖς δακτύλοις. τὸ μὲν οὖν ὑψηλότερον τῶν νεύρων ἐνταῦθα καταναλίσκεται, τὸ δὲ ταπεινότερον ἑαυτοῦ τινα (143) μοῖραν οὐ σμικρὰν εἰς τὸ τῆς χειρὸς ἐκτος ἀποπέμπει κατὰ τὴν ἀρχὴν τοῦ καρποῦ. διαπλέκει δὲ τοῦτο τὸ νεῦρον ἅπαν τοῦ τῆς ἄκρας χειρὸς ἐκτὸς ἐπιπολῆς ὑπὸ τῷ δέρματι τὸ ἥμισυ μέρος, εἰς

dinem depili manus parti fubnatum procreat; ad haec aliquam fobolem per profundum tenuem parvo inibi radii mufculo concedit. Per cubitum vero hic magni duo nervi deferuntur, medio mufculorum digitos flectentium intervallo huic incumbentes, illi fubjecti, ac mittunt quosdam de fe ramos utrique ipforum parti. Ubi vero mufculi hi in tendines ceffaverint, fic jam et utriusque nervi reliquum tum in brachiale totum, tum in poftbrachiale pervenit, inibi corporibus et intimis digitorum partibus diftributum, quod quidem altius eft, duobus magnis et medii digiti juxta indicem parti dimidiae; quod vero humilius, medii reliquae fimul et parvis caeteris digitis. Itaque elatior nervus inibi abfumitur; humilior ramum quendam de fe haud exiguum in externam manum juxta brachialis initium transmittit. Caeterum hic nervus totam fummae manus exterioris partem dimidiam amplexatur, fub cute extrema ad fummos percur-

ἄκρους ἀφικνούμενον τοὺς δακτύλους, τοὺς μὲν μικροὺς ὅλους, τοῦ μέσου δὲ τὸ ἥμισυ μέρος· τὸ γὰρ ὑπόλοιπον αὐτοῦ μέρος τὸ ἥμισυ μετὰ τοῦ μεγάλου δακτύλου τὸ τοῦ τρίτου πᾶν εἰρημένου νεύρου δέχεται πέρας, ὡς ἔμπροσθεν εἴρηται. μῦς δ᾽ οὐδείς ἐστιν ἔξωθεν ἄκρας τῆς χειρὸς, ὥσπερ ἔνδοθεν.

Κεφ. ε'. Μία μὲν ἀρτηρία, δύο δὲ φλέβες εἰς ὅλην τὴν χεῖρα κατασχίζονται. ἀλλὰ τὴν μὲν ἑτέραν φλέβα πάντες ὁρῶσι καὶ πρὸ τῆς ἀνατομῆς· ἐπιπολῆς γὰρ ὅλη τέτακται μεταξὺ τοῦ δέρματος καὶ τῶν ὑποκειμένων αὐτῷ μυῶν. ὧν ὁ μὲν ἕτερος τὴν ἐπωμίδα γεννᾷ τρίγωνος ἐνταῦθα γιγνόμενος, ὁ δὲ ἕτερος τὸ σαρκῶδες τοῦ στέρνου, ἀμφότεροι δὲ ταῖς ἀπονευρώσεσιν ἐμφύονται κατὰ τὸ μῆκος τοῦ βραχίονος ἐν τοῖς πρόσω μέρεσιν οὐ μετὰ πολὺ τοῦ κατ᾽ ὦμον ἄρθρου. κατὰ τοῦτον οὖν τὸν μῦν ἡ ἐπιπολῆς αὕτη φλὲψ, ἣν ὠμιαίαν ὀνομάζουσι, [76] μεταξὺ κειμένη κατὰ τὴν ἔνδον πλευρὰν τοῦ δελτοειδοῦς μυὸς ἐπὶ τὸ πέρας αὐτοῦ παραγιγνομένη, τοὐντεῦθεν ἤδη κατὰ τὴν ἐκτὸς μᾶλ-

rens digitos, parvos fane totos, medii vero dimidium; nam reliquam ipfius partem dimidiam cum magnis digitis totus tertii dicti nervi terminus excipit, quemadmodum prius oftendimus. Mufculus autem ne unus quidem in exteriori fummae manus regione, ficuti in interiori, habetur.

Cap. V. Una fane arteria, duae autem venae in totam manum propagantur. Atque altera quidem vena etiam ante diffectionem omnibus eft confpicua, ut quae in fuperficie tota inter cutem et mufculos ei fubjectos fitum habeat; quorum alter humeri fuperiorem partem triangula inibi figura generat; alter, quod in pectore carnofum eft; utrique vero juxta fefe invicem aponeurofibus in priores brachii partes ad ipfius longitudinem, haud longe ab humeri articulo, inferuntur. Vena itaque ipfa in fuperficie pofita (quam humeralem appellant) in medio horum mufculorum intervallo locata, juxta interiorem coftam mufculi deltoidis, ad extremum ipfius proficifcitur: inde jam magis in externam brachii

λον ὅλου τοῦ βραχίονος χώραν φέρεται κατάντης, ψαύουσα τοῦ μείζονος μυὸς τῶν προσθίων κατὰ τὴν ὁρίζουσαν αὐτὴν ἐν τοῖς ἔξω μέρεσι γραμμήν. ἐγγὺς δὲ τῆς κατ᾽ ἀγκῶνα διαρθρώσεως γενομένη χωρίζεται τοῦ μυὸς τοῦδε, καὶ κατὰ τὸν ἀγκῶνα τῆς κερκίδος ἐπιβαίνει μῦν τὸν μακρόν. καὶ τοίνυν καὶ σχίζεται κατὰ τοῦτο τὸ χωρίον ἐγγύς πως ἴσοις τμήμασι τρισὶν, ὧν τὸ μὲν εἰς τὸ βάθος δύεται· καὶ κατὰ τὴν τῶν ἐπιπολῆς φλεβῶν θέαν ἐπίσκεψαι τὴν θέσιν αὐτοῦ καὶ τὴν φοράν· τὸ δὲ δεύτερον ἐπὶ τὴν καμπὴν ἀφικνεῖται τῆς ἐνταῦθα διαρθρώσεως, ἑνούμενον, ὡς εἴρηταί γε, μορίῳ τῆς ἑτέρας φλεβὸς τῶν ἐφ᾽ ὅλην τὴν χεῖρα φερομένων· τὸ δὲ λοιπὸν καὶ τρίτον τμῆμα τῆς ὠμιαίας φλεβὸς ἐγκλινόμενον ἠρέμα πρὸς τὴν ἔξω χώραν τοῦ πήχεως ἐν ἐκείνῃ κατασχίζεται. πρὸ μέντοι τοῦ σχισθῆναι τρίχα κατὰ τὸν ἀγκῶνα τὴν μεγάλην τήνδε φλέβα τὴν ὠμιαίαν ἐναργῶς ἐστιν ὁρᾷν μετὰ τὸ δέρμα τεταμένην καθ᾽ ὅλον τὸν βραχίονα, μηδαμόθεν δυομένην εἰς τὸ βάθος, ἀλλ᾽ ἱκανῶς ἐξέχουσάν τε καὶ προφανῆ, καὶ μάλιστα τῶν γυμναστικῶν

regionem declivis procurrit, ubi majorem ex anterioribus mufculum attingit, nimirum juxta lineam, quae in exterioribus partibus ipfum ab aliis difterminat: poftquam vero ad cubiti articulum prope acceflerit, ab hoc mufculo feparatur, et prope cubiti articulum radii mufculum oblongum confcendit, atque inibi in pares fere tres ramos fcinditur; quorum unus in altum demergitur, cujus fitum delationemque in fuperficialium venarum examine infpicies; alter vero ad articuli, qui hic eft, flexum protendit, unitus alterius (ut dicemus) venae parti ex iis, quae in totam manum excurrunt; reliquus tertius ramus humeralis venae paulatim in exteriorem cubiti regionem declinat, ibique in ramos diffunditur. At prius, quam magna haec humeralis vena prope cubiti articulum trifariam dividatur, ipfam evidenter eft videre toti brachio poft cutem porrectam, nusquam in altum vergentem, fed fatis eminentem et confpicuam, praefertim in iis gymna-

τοῖς ἰσχνοῖς φύσει καὶ μυώδεσιν. δι' ὅλου μὲν οὖν τοῦ βραχίονος ἀποφύσεις πάνυ λεπτὰς εἴς τε τὸ δέρμα καὶ τὸν μῦν τοῖς ἐπιπολῆς μέρεσι διανέμουσαν ὄψει τήνδε τὴν φλέβα κατὰ τὰς ἀνατομὰς ἐπὶ τῶν πολυαίμων τε καὶ μεγάλων πιθήκων, ἐπί τε τῶν ἄλλων ζώων ἁπάντων τῶν τετραπόδων, ὧν ἔμαθες ἓξ εἶναι τὰς πρώτας τε καὶ γενικὰς διαφοράς. ἔνθα δὲ ἐπιβαίνει τῷ τῆς κερκίδος μυῒ κατὰ τὴν κατ' ἀγκῶνα διάρθρωσιν, ἐνταῦθα, ὡς ἔφην, σχίζεται τρίχα, ποτὲ μὲν ἴσοις ἀκριβῶς τμήμασιν, ποτὲ δ' ἀνίσοις, καὶ γίνεται μείζονα ἄλλοτ' ἄλλα βραχείας ἀλλήλων ἔχοντα τὰς ὑπεροχάς. καὶ δὴ καὶ σαφεστέρας ἤδη τὰς ἀποφύσεις ποιεῖται τὸ διανεμόμενον εἰς τὴν ἐκτὸς χώραν τοῦ πήχεως, ὧν ἐποιεῖτο κατὰ τὸν βραχίονα, καὶ πᾶν ἐνταῦθα καταναλίσκεται συναναστομούμενον κατὰ τὰ πέρατα τοῖς εἰρησομένοις πέρασιν ἄλλων φλεβῶν. ὅθεν δ' ἥκουσιν ἐνταῦθα αὗται, διὰ τοῦδε τοῦ λόγου μαθήσῃ. ἡ διὰ τῆς μασχάλης φερομένη φλὲψ, πολὺ μείζων οὖσα τῆς ὠμιαίας, συγκατασχίζεται δι' ὅλου τοῦ βραχίονος τῇ κατὰ τοῦτον τὸν τόπον ἀρτηρίᾳ διὰ τῆς μασχάλης

ſticis, qui natura tum graciles tum muſculoſi ſunt. Videbis itaque hanc venam in grandibus ſimiis multique ſanguinis, dum diſſecantur, propagines admodum tenues per totum brachium in cutem ac muſculi ſuperficiarias partes dispenſantem; item in aliis univerſis quadrupedibus, quorum primarias ac generales differentias ſex eſſe didiciſti. Ubi vero ſuper radii muſculum prope cubiti articulum defertur, inibi, ut dictum eſt, triplici ramorum ſerie propagatur, qui interim aequales omnino, interim inaequales ſunt, redduntur que alias alii majores, parum ſe mutuo exuperantes. Et ſane, qui in externam cubiti partem ſpargitur, ramos jam manifeſtiores iis, qui in brachio videbantur, expandit, totusque ibi juxta terminos ſimul pateſcentibus orificiis cum aliarum venarum extremis, quae dicam, abſumitur; unde vero huc iſtae deducantur, inpraeſentiarum condiſces. Vena per axillam procurrens, quum humerali multo ſit major, ſimul cum hujus loci arteria, quae axillam perreptat, per to-

Ed. Chart. IV. [76.] Ed. Baf. I. (143.)

ἡκούσῃ, καὶ ψαύει δὲ ἀλλήλων τὰ δύο ἀγγεῖα ταῦτα κατά τε τὴν διὰ μασχάλης φορὰν καὶ τὴν ἐς τὸν βραχίονα κατάφυσιν. αἱ δὲ προειρημέναι τῶν νεύρων εἰς ἕκαστον μῦν ἐκφύσεις συνεμφυομένην ἔχουσιν ἑκατέρας αὐτῶν ἀπόφυσιν· ὁπόταν δὲ τὸν βραχίονα διεξέλθωσιν ὅλαι συγκαταφερόμεναι τῷ μείζονι τῶν προσθίων μυῶν ἔνδοθεν, ἐνταῦθα διὰ βάθους μὲν, ὡς ἐξ ἀρχῆς ἐφέρετο, καὶ νῦν ἔτι πρὸς τοὺς ἐν τῷ πήχει μῦς ἡ ἀρτηρία παραγίγνεται· σχισθεῖσα δ' ἡ φλὲψ δίχα βραχὺ πρὸ τῆς διαρθρώσεως, τῷ μὲν ἑτέρῳ τῶν μερῶν διὰ βάθους φέρεται, ψαύουσά τε τῆς ἀρτηρίας καὶ συγκατασχιζομένη διὰ παντὸς αὐτῇ, τῷ δ' ἑτέρῳ λοξὴ πρὸς τὸν ὑπὸ τῷ δέρματι τόπον ἐνεχθεῖσα φαίνεται καὶ πρὸ τῆς ἀνατομῆς σαφῶς ἐπὶ τῶν ἰσχνῶν τε καὶ μεγάλας ἐχόντων φύσει τὰς φλέβας. ἐναργέστερον δὲ αὐτὴν θεάσῃ, διαλαβὼν δεσμῷ τὸν βραχίονα. ταύτης οὖν τῆς φλεβὸς ἀπόφυσις φαίνεται πρώτη λοξὴ κάτω φερομένη πρὸς τὸ τοῦ πήχεως ὀστοῦν. ἡ φορὰ δὲ αὐτῆς γίγνεται μεταξὺ τοῦ τ' ἔνδον κονδύλου τοῦ βραχίονος καὶ τῆς πρὸς ἀγκῶνα καμπῆς.

tum brachium in ramos finditur; atque haec duo vafa mutuo fe contingunt, tum qua per alas feruntur, tum qua brachium fubeunt; ac praedicti nervi in fingulos mufculos editi utrorumque vaforum propaginem fibi connatam habent. Quum autem brachium perreptaverint, in totum cum majore ex anterioribus mufculis intro delatae, mox arteria quidem penitius, uti initio, fic etiam nunc ad cubiti mufculos porrigitur: vena autem bifariam fciffa paulo ante articuli commiffuram, altera parte in profundum dilabitur, ubi arteriam contingit, unaque in ramos cum ipfa perpetuo propagatur, altera oblique fub cutem producta confpicitur etiam ante diffectionem tum in gracilibus, tum in iis, qui latas natura venas obtinent; evidentius autem apparet brachio fune intercepto. Hujus igitur venae foboles prima deorfum ad cubiti os obliqua ferri videtur, nempe ut fpatium, quod intra brachii interius tuberculum et articuli cubiti flexum eft,

ἐπιβᾶσα δὲ τῷ πήχει παραφέρεταί τε τῷ λοιπῷ καὶ συμπροέρχεται μέχρι τῆς τελευτῆς αὐτοῦ. δευτέρα δ' ἀπόφυσις ἐκ τῆς αὐτῆς χώρας τῇ προειρημένῃ γενομένη φέρεται ἄχρι βραχέος ὑψηλοτέρα, σχίζεται δ' εὐθέως δίχα. [77] καὶ τῶν μορίων αὐτῆς τὸ μὲν ταπεινότερον ἐπὶ τὴν φλέβα παραφέρεσθαι τῷ τοῦ πήχεως ὀστῷ λελεγμένην ἀφικνεῖται, τὸ δ' ὑψηλότερον λοξὸν ἀτρέμα φερόμενον, ἐπιπλέον ἐκταθὲν, ἐνίοτε μὲν ἐπὶ τὴν αὐτὴν ἀφικνεῖται φλέβα τὴν παρατεταμένην τῷ πήχει, πολλάκις δὲ, πρὶν ἐκείνης ψαῦσαι, κατασχιζόμενον ἀναλίσκεται. τὸ γοῦν παρατεταμένον ἀγγεῖον τῷ πήχει μέχρι τοῦ πέρατος αὐτοῦ παραγίνεται. καὶ ποτὲ μὲν ἐναργῶς ἐκτείνεταί τινα τῶν περάτων αὐτοῦ πρὸς τὴν κάτω χώραν τοῦ καρποῦ, ποτὲ δ' ἀμυδρῶς. συμφύεται δ' αὐτοῖς ἕν τι τῶν ἐνταῦθα περάτων τὸ μέγιστον, ἐναργῶς ἐπιτεῖνον παρὰ τὴν κυρτὴν ἐπίφυσιν τοῦ πήχεως, ἐκ τῶν κάτω μερῶν αὐτῆς φερόμενον ἑτέρῳ πέρατι φλεβὸς ἐκ τῶν ἄνω φερομένῳ. καὶ ἡ σύμφυσις αὐτοῦ κατὰ τὸ πρόσω μέρος παραγίγνεται τοῦ κατὰ τὸν βραχίονα πήχεως πέρατος,

perreptet; at, ubi cubitum fuperaverit, reliquam ipfius partem oberrat, pariterque ad ipfius terminum usque procedit. Secunda propago, ex eadem, qua praedicta, regione orta, elatior aliquatenus defertur, mox bipartito dividitur: cujus pars demiffior verfus eam, quae ad os cubiti porrigi dicta eft, defertur: at elatior oblique paulatim tendit longiusque porrecta interim ad eam venam pervenit, quae cubito porrigitur; frequenter autem in ramos prius exhauritur, quam illam contigerit. Quod igitur vas cubito expanfum eft, adusque extrema ipfius pertingit. Ac termini ipfius aliquot evidenter nonnunquam in regionem brachialis inferiorem protenduntur, interdum obfcure, maximusque unus ex iis, qui inibi habentur, terminis committitur ipfis, et manifefto ad gibbam cubiti epiphyfin tendit, ab infernis ipfius partibus procedens cum altero venae extremo, quod ex fuperioribus porrigitur; et coitus ipfius ad anteriorem finis cubiti

ὥσθ᾽ ἠνῶσθαι κατὰ στόματος καὶ ἓν ἀγγεῖον ἄμφω γίγνεσθαι. ὅθεν δ᾽ ἥκει τὸ συναπτόμενον ἀγγεῖον αὐτὸ, μικρὸν ὕστερον ὄψει πρὸς τὴν μεγάλην αὖθις ἐπανελθὼν φλέβα τὴν ἐπιπολῆς, ἧς τὴν πρώτην ἀπόφυσιν ἐπὶ τὸ τοῦ πήχεως ὀστοῦν ἔφην καταφέρεσθαι λοξήν. ἐκείνη μὲν οὖν ἀρχὴ τῆς καταφύσεως ἀνωτέρω τῆς κατ᾽ ἀγκῶνα διαρθρώσεώς ἐστιν. ἡ δ᾽ ἐπιπολῆς φλὲψ ἡ μεγάλη φέρεται λοξὴ, τῇ τῆς ὠμιαίας ἀπεσχισμένῃ μέλλουσα συμφύεσθαι· πρὶν δ᾽ ἐκείνης ψαῦσαι, ποιεῖταί τινα ἀπόφυσιν δισχιδῆ. καὶ τούτων τῶν μερῶν τὸ μὲν ταπεινότερον, ὅπερ καὶ μικρότερόν ἐστι, κοινωνεῖ τῇ παρακειμένῃ φλεβὶ τῶν προειρημένων ἄρτι τελευταίᾳ λελεγμένῃ. μετὰ δὲ τὴν κοινωνίαν ἐπὶ τὰ πρὸς τῷ καρπῷ μέρη τοῦ πήχεως ἐκτείνεται, ἐκ τῶν μέσων τῆς ἔνδον αὐτῆς χώρας ταπεινότερον φερόμενον. τὸ δ᾽ ἕτερον τὸ ὑψηλότερόν τε τούτου καὶ μεῖζον μόριον τῆς δίχα σχισθείσης φλεβὸς ἐνίοτε μὲν ἀκριβῶς διὰ μέσης φέρεται τῆς ἔνδον χώρας τοῦ πήχεως, ἐνίοτε δ᾽ ὑψηλότερον αὐτοῦ βραχὺ, μέχρι τοῦ καρποῦ κατασχιζόμενον. ἑνοῦται δ᾽ ἁπάντων τῶν

verfus brachium partem accedit, ut oris counitis vas unum ambae fiant. Unde vero proficifcatur vas ipfum, quod annectitur, paulo pofterius videbis ad magnam iterum venam fuperficiariam reverfus, cujus primam fobolem ad cubiti os obliquam deferri diximus; illi namque principium infertionis paulo fupra cubiti articulum exiftit. Vena autem magna fuperficialis oblique procurrit, coitura mox cum ea, quae ex humerali ducta eft. Verum prius, quam illam contingat, duplicem quendam ramum emittit; ac horum demiffior, qui etiam minor eft, focietatem init cum vena adjacente, quae poftrema ex commemoratis dicta eft; poft focietatem vero ad cubiti partes brachiale verfus tendit, ex medio regionis ipfius internae humilior procedens; alter autem venae bifariam divifae ramus elatior hoc majorque alias per mediam exacte regionem cubiti internam, alias paulo altior procedit, usque ad brachiale propagatus. Jam vero omni-

εἰρημένων περάτων τὰ στόματα, καὶ σύῤῥουν ἓν ἀγγεῖον ἐξ ἀμφοῖν τῶν ἑνωθέντων γίνεται καθ' ἑκάστην ἕνωσιν, ὡς μηδ' ἀριθμεῖσθαι δύνασθαι τὰς ἑνώσεις διά τε τὸ πλῆθος καὶ σμικρότητα. καταλιπὼν οὖν ἤδη καὶ ταύτας τὰς φλέβας, αὖθις ἐπὶ τὴν μεγάλην ἐλθὲ (144) καὶ θέασαι συμφυομένην αὐτὴν τῷ τῆς ὠμιαίας μέρει, κἀξ ἀμφοῖν ἑνὸς ἀγγείου γενομένου παρακολούθει τῇ φορᾷ. θεάσῃ γὰρ ἐπὶ τῷ τῆς κερκίδος ὑψηλῷ ἀνερχομένην τήνδε τὴν φλέβα, κατωτέρω τοὔπίπαν τῆς μέσης χώρας τοῦ μήκους αὐτοῦ· ἐντεῦθεν δὲ κατὰ τὴν ἔξω χώραν ἤδη που τοῦ τῆς κερκίδος ὀστοῦ σχιζομένην δίχα τμήμασιν ἐγγὺς ἴσοις, ὡς γίγνεσθαι τὸ σχῆμα τῶν δύο ἀγγείων τῷ τρίτῳ γράμματι παραπλήσιον, τοῦ μὲν ἑτέρου τῶν μετὰ τὴν σχίσιν ἀγγείων εὐθὺ τοῦ μεγάλου δακτύλου φερομένου, τοῦ δ' ἑτέρου πρὸς τὸν μικρὸν δάκτυλον ἀποτεινομένου παρὰ τὸ πέρας τοῦ πήχεώς τε καὶ κατὰ τοῦτο τὸ χωρίον, ἔνθα τὴν ἐπίφυσιν λαμβάνει. τὸ μὲν οὖν εὐθὺ τοῦ μεγάλου δακτύλου φερόμενον ἐπὶ τῆς κερκίδος ὀχεῖται, κἀπειδὰν ἅψηται τοῦ καρποῦ, κατασχίζεται μὲν εἰς

um, quos retuli, terminorum ora coëunt, et ex unoquoque duorum coitu vas unum confluxile conflatur, ut, quot unita coierint, prae multitudine et parvitate ne quidem numerare queas. Relictis igitur et his venis, denuo magnam repetes, ipſamque ſpectabis, quae humeralis parti jungitur, et ſubſequere, quo te vas unum e duobus compoſitum deducat. Hanc enim venam cernes in altiorem radii partem emergentem inferius plane, quam ubi longitudo ipſius media eſt, inde jam per exteriorem oſſis radii ſedem binis ramis prope aequalibus expandi, ut duo haec vaſa γ, tertiam Graecorum literam, repraeſentent; quippe alterum vaſorum poſt ſciſſuram directe ad magnum digitum procurrit, alterum verſus parvum digitum tendit, penes cubiti extremum, quo in appendicem deſinit. Quod itaque recto tramite ad magnum digitum pergit, radio vehitur; et poſtquam brachiale contigerit, ramorum ſeriem aliam in poſteriorem

τὴν ὀπίσω χώραν τοῦ μεγάλου δακτύλου· κατασχίζεται δὲ καὶ εἰς τὴν μεταξὺ τούτου καὶ τοῦ λιχανοῦ· κατασχίζεται δὲ καὶ εἰς ὅλον τον λιχανὸν ὄπισθέν τε κἀκ τῶν πλαγίων. καὶ τό γε κατὰ τοῦτο το μέρος αὐτοῦ πέρας ἑνοῦται φλεβίῳ μικρῷ τῆς ὁμοειδοῦς αὐτῇ φλεβὸς ἀπεσχισμένῳ. μέμνησο γάρ μοι τῶν ἀρτίως εἰρημένων δυὸ φλεβῶν, ὧν τὸ σχῆμα τῷ τρίτῳ γράμματι προσεικάσας, διηγησάμην μέχρι δεῦρο τῆς ἑτέρας γραμμῆς τοῦ εὐθὺ τοῦ μεγάλου δακτύλου φερομένου τὴν φοράν. ἐπὶ τὴν λοιπὴν οὖν ἐλθὲ φλέβα τὴν ὡς ἐπὶ τὸν μικρὸν δάκτυλον ἐφιεμένην ἐκταθῆναι. θεάσῃ δ' αὖθις, πρὶν ἐπὶ τὸ πέρας ἐλθεῖν τοῦ πήχεως, ἀποφυόμενόν [78] τι φλεβίον, ὃ πρόσω φέρεται κατ' εὐθὺ τῆς μεταξὺ χώρας τοῦ τε λιχανοῦ καὶ μέσου δακτύλου. τοῦτο οὖν τὸ φλεβίον ἑνοῦται τῷ μικρῷ ἔμπροσθεν εἰρημένῳ· καὶ μετὰ τὴν ἕνωσιν ἀμφότερα μίαν ἐργασάμενα φλέβα πρὸς τὸ μέσον ἀφικνεῖται τῶν δυο δακτύλων, λιχανοῦ τε καὶ μέσου. τὸ δὲ ὑπόλοιπον μέρος τῆς ὡς ἐπὶ τὸν μικρὸν δάκτυλον ἀποτεινομένης φλεβὸς ἐν μὲν τῷ παρέρχεσθαι τὴν λοξὴν ἐπίφυσιν τοῦ πήχεως ἀπόφυσίν τινα σμικρὰν ἐπὶ τὴν ὀπίσω χώραν

magni digiti regionem porrigit, aliam in eam partem, quae inter hunc et indicem media eſt, aliam in totum indicem retro et per latera. Atque in hac parte ipſius extremum venulae parvae adunitur, quae ex vena ipſi conformi divaricata eſt. Reduces enim in memoriam venas duas nuper dictas, quarum figuram tertiae literae γ aſſimilavi. Enarravi hactenus alterius lineae rectitudinem magni digiti, dum ad mutationem loci fertur. Ad reliquam igitur venam divertes, quae ad parvum digitum quaſi cupit extendi. Conſpicis autem rurſus ante, quam ad cubiti extremum permeaverit, venulam quandam propagare, quae recta inter indicem mediumque digitum prorſum defertur, et cum exili prius nominata coit: deinde utraque in unam conflata mediam duorum digitorum regionem, indicis videlicet et medii, accedit. Reliqua pars venae, quae parvum digitum adit, dum obliquam cubiti appendicem perrepiat, ramum quendam ex-

τοῦ μέσου δακτύλου πέμπει, μετὰ δὲ ταῦτα δίχα σχισθὲν, τῷ μὲν ἑτέρῳ τῶν μέσων εἰς τὴν μεταξὺ τοῦ μέσου καὶ παραμέσου δακτύλου χώραν ἐμβάλλει· καὶ ταύτην τὴν φλέβα τέμνοντές τινες ἐν ἀριστερᾷ χειρὶ καὶ συγχωροῦντες ῥεῖν ἐξ αὐτῆς τὸ αἷμα, μέχρι περ ἂν αὐτομάτως στῇ, τὸν σπλῆνά φασιν ἐκ τῆς τοιαύτης κενώσεως ὀνήσασθαι. τῷ δ' ἑτέρῳ μορίῳ τῆς φλεβὸς τῷ ταπεινοτέρῳ, καὶ τούτῳ πάλιν εἰς τὰ μεταξὺ τοῦ παραμέσου τε καὶ μικροῦ φερομένῳ συνακολουθήσας, ἑξῆς ἐπίσκεψαι πάντων τῶν εἰρημένων ἀγγείων ἀποφύσεις γιγνομένας τριχοειδεῖς τε καὶ μείζους, ὧν αἱ πλεῖσται συμφύονται κατὰ τὰ πέρατα τοιαύταις ἑτέραις τῶν πλησιαζόντων ἀγγείων ἀποσχιζομέναις. ἔνιαι δὲ καὶ πάνυ σαφεῖς φλέβες ἐς ταὐτὸ ἀλλήλαις ἥκουσιν ἑνούμεναι κατὰ τὸ πέρας, ὡς φαίνεσθαι σαφέστατα καὶ πρὸ τῆς ἀνατομῆς ἐπὶ τῶν ἰσχνῶν τε καὶ φλέβας εὐρείας ἐχόντων φύσει. ἣν γοῦν ὀλίγον ἔμπροσθεν εἶπον τῷ τοῦ πήχεως ὀστῷ παρατεταμένην ταπεινὴν φλέβα φέρεσθαι πρόσω συνάπαξ τῆς νῦν ἀνατετμημένης τῷ λόγῳ φλεβὸς ἑνὶ τῶν περάτων, ἐν τοῖς

ilem ad posteriora medii digiti transmittit; mox bifariam scissa, altera quidem parte mediam digiti medii et annularis regionem ingreditur; quam venam nonnulli in sinistra manu secantes sinentesque sanguinem ex ea fluere, quousque ultro sistatur, lienem ex tali vacuatione juvari asserunt; alteram vero portionem venae humiliorem, et quae rursus medium spatium annularis et parvi digiti intercurrit, secutus, deinceps omnium, quorum mentio facta est, vasorum propagines considera, tum pilorum modo praetenues, tum ampliores ortas, quarum plures prope terminos cum aliis similibus ex vasis sibi proximis derivatis coeunt. Iam vero quaedam venae etiam conspicuae admodum mutuo complexu, qua cessant, in unum conjunguntur, ut vel citra dissectionem in gracilibus et iis, qui latiores natura venas obtinent, clarissime appareant. Proinde paulo ante dixi, venam cubiti ossi porrectam humilem ferri in priorem partem venae, quae termino uno, sicut audisti, propagatur in anteriora,

πρόσω τῆς ἐνταῦθα τοῦ πήχεως ἐπιφύσεως, ἀξιόλογον ἀγγεῖον ἐργάζεταί τισιν· οὐ γὰρ δὴ πᾶσι γίγνεται σαφές. τῇ δέ γε παρὰ τὸν πῆχυν φλεβὶ τῇ ταπεινῇ κατ᾽ ἔνια τῶν περάτων ἐπιμίγνυται καὶ τὸ τῆς ὠμιαίας φλεβὸς μόριον, εἰς τὴν ἔξω χώραν τοῦ πήχεως διανεμόμενον. καὶ αὐτῆς δὲ τῆς νῦν ἐν τῷ λόγῳ προκειμένης φλεβὸς, ἧς τὴν νομὴν διηγησάμην, ἐπιμίγνυται τὰ τῶν ἀποσχιζομένων φλεβῶν πέρατα. τῆς γοῦν κατὰ τὸ γ πλευρᾶς ἡ ἑτέρα μοῖρα, πρὸς τὸν μέγαν ἥκουσα δάκτυλον, ἐναργῶς φαίνεται κατὰ τὰ πέρατα συναναστομουμένη ταῖς διὰ τῶν ἐντὸς τοῦ πήχεως φερομέναις φλεψὶν ἄχρι τοῦ καρποῦ, οὗ τάσδε τὰς φλέβας ἔφην γεννᾶσθαι, κατασχιζομένης εἰς ταύτην τὴν ἀποπεφυκυῖαν, πρὶν ἐπὶ τὴν συμβολὴν ἀφικνεῖσθαι τὰς διὰ τῆς καμπῆς φερομένας δύο φλέβας. ἔφην δὲ καὶ ὅτι διχιδὴς ἤδη γίγνεται, καὶ ὅτι δύο τμημάτων αὐτῆς τὸ ἕτερον, ὅπερ καὶ μεῖζόν ἐστιν, ὡς τὸ πολὺ διὰ τοῦ πήχεως ἐνεχθὲν, ἄχρι τοῦ καρποῦ προσφέρεται εἰς τὸ σχιζόμενον. τοῦτ᾽ οὖν τὸ μέρος τὴν τοῦ μεγάλου δακτύλου χώραν ἔνδοθεν ἅπασαν

qua cubiti eſt appendix, ut notabile vas in quibusdam eſſiciatur; non enim omnibus eſt conſpicuum. Venae porro cubiti demiſſae per quaedam extrema jungitur etiam humeralis venae pars in exteriora cubiti diſſeminata, ipſique venae modo propoſitae, cujus diſtributionem retuli, extrema venarum in ramos ſciſſarum admiſcentur. Altera pars lateris tertiae literae γ ad magnum veniens digitum evidenter apparet, quae in extremis ſuis orificiis pateſcit ſimul cum venis per interiora cubiti usque ad brachiale tendentibus, ubi has venas generari dixi, ramorum ſerie prius hic diſperſa, quam venae duae per flexum excurrentes ad commiſſuram articuli perveniant. Ad haec commemoravi, binos de ſe ramos mittere, quorum alter, qui et grandior eſt, magna ex parte per cubitum vectus adusque brachiale defertur, illuc nimirum, ubi ſcinditur. Haec itaque portio totam digiti magni regionem internam amplectitur, et per latera aſcendens coit

διαπλέκει, καὶ διὰ τῶν πλαγίων μερῶν ἐπαναβαῖνον ἑνοῦται τοῖς πέρασιν τῶν ἀποσχιζομένων φλεβίων απο τῆς ἑτέρας γραμμῆς τοῦ τρίτου γράμματος, ὥσπερ αὖ πάλιν τοῖς ἀπὸ τῆς ἑτέρας γραμμῆς τοῦ τρίτου γράμματος, ἣν ὡς ἐπὶ τὸ τοῦ πήχεως πέρας ἔφην προσέρχεσθαι, συμφύεται κατά τινα τριχοειδῆ πέρατα τοῖς ἀπὸ τῆς ὠμιαίας φλεβὸς εἰς τὴν ἔξω χώραν τοῦ πήχεως διασπειρομένοις. ἐνίοτε δὲ καὶ πρὸ τοῦ σχισθεῖσαν τὴν φλέβα τῷ τρίτῳ γράμματι γενέσθαι παραπλησίαν, ἀποφύεταί τις φλὲψ αὐτῆς ἀναβαίνουσα πρὸς τὴν κερκίδα τε καὶ πρὸς τὴν εκτὸς τοῦ πήχεως χώραν ὑπερβαίνουσα, κἀνταῦθα διασπειρομένη. γίγνεται δὲ τὸ αὐτὸ μάλιστα τοῖς μικρὸν ἔχουσι τὸ τῆς ὠμιαίας φλεβὸς μέρος, ὃ τὴν ἐκτὸς τοῦ πήχεως χώραν ἔφην καταπλέκειν. πρόδηλον δὲ, ὅτι καὶ τῆς πρὸ τοῦ σχισθῆναι τὸν τρίγωνον γεννώσης ἀποφυομένην, ὑπὲρ ἧς ὁ λόγος μοι νῦν πρόκειται, ἀποσχισθείσης εἰς τὸ τοῦ πήχεως ἐκτὸς, [79] ἑνοῦται τὰ πέρατα τοῖς ἐκ τῆς ὠμιαίας. ταύτας ἁπάσας τας φλέβας ἐναργῶς ἰδεῖν ἐστι καὶ πρὸ τῆς ἀνατομῆς ἐπὶ πολλῶν ἀνθρώπων ἰσχνῶν τε ἅμα καὶ πολυαίμων, καὶ φλέβας εὐρείας ἐχόντων·

cum extremis venularum, quae ex altera tertiae literae γ linea ducuntur, quemadmodum rurfus, quae ab altera tertiae literae linea, quam ad cubiti extremum dixi procedere, per extrema quaedam pilis fimilia committuntur iis, quae de humerali vena in extremam cubiti regionem diffeminantur. Interdum quoque prius, quam fciffa vena literae γ aut Υ fimilis reddatur, ramus quidam ex ipfa procedens furfum ad radium confcendit, et ad externam regionem fupergreffus, inibi difpergitur. Id vero accidit iis maxime, quae parvam humeralis venae partem habent, quam exteriorem cubitum dixi intercurrere. Verum omnibus conftat, quod et ante fciffuram ex vena triangulum generante oriatur, de qua in praefentia fermonem inftitui. Mittit eadem propagines in extimam cubiti partem ac terminis cum humerali congreditur. Has fane omnes venas in gracilibus multis ac copiofo fanguine venisque amplioribus praeditis, palam vel ante

εἶναι δὲ χρὴ θερμὸν τὸ περιέχον, ἢ καὶ λελοῦσθαι τὸν ἄνθρωπον, καθέσθαι δὲ τὴν χεῖρα, καὶ διαλαμβάνεσθαι, καθ᾽ ὅ τι ἂν ἐθελήσῃς μέρος ἐναργῶς ὀφθῆναι πληρωθείσας τὰς φλέβας. ὃ δὴ καὶ ποιεῖν σε βούλομαι συνεχῶς ἐπὶ πολλῶν, ἕνεκα δυοῖν οὐ σμικρὸν χρήσιμον, τοῦ μὲν ἑτέρου, γνώσεως αὐτῶν τῶν ἀγγείων· οὐδὲν γὰρ τῶν αἰσθητῶν ἀκριβῶς τε καὶ ταχέως γνωρίζεται μὴ πολλάκις ὀφθὲν, ὡς τεκμηριοῦσιν, ὅσοι τῶν διδύμων ἀνθρώπων ἀκριβῶς εἰσιν ὅμοιοι, τοῖς μὲν ἀήθεσιν ἀδιάγνωστοι φαινόμενοι, πρὸς δὲ τῶν συνήθων ἐν τάχει διαγιγνωσκόμενοι· δευτέρου δὲ, ἕνεκα τοῦ πεισθῆναι περὶ τῆς ἀκριβοῦς ὁμοιότητος τῶν μορίων ἀνθρώπων τε καὶ πιθήκων. ταύτας οὖν ἁπάσας τὰς φλέβας, ἃς ἐπ᾽ ἀνθρώπων ὁρᾷς πρὸ τῆς ἀνατομῆς, ἐπὶ τῷ πιθήκῳ ἀνατεμνομένῳ ὄψει. δῆλον οὖν ὅτι καὶ τὰς διὰ τοῦ βάθους ὡσαύτως ἔχει τὰ ζῶα ταῦτα τοῖς ἀνθρώποις. ἐπ᾽ αὐτοῦ οὖν προγεγυμνάσθαι σε βούλομαι πολλάκις, ἵνα, κᾂν ἀνθρωπίνου ποτὲ σώματος ἀνατομῆς ἐπιτύχῃς,

diffectionem eft cernere; verum ambientem aërem calidum effe, vel etiam hominem lotum oportet. Manu autem immiffa intercipienda eft, quacunque in parte venas repletas manifefto videre libeat. Quod te crebrius in multis factitare velim, quandoquidem haud mediocriter duplici nomine conduxerit: hoc quidem, ut vaforum cognitionem affequaris (nulla fiquidem res, quae fenfibus noftris percipi poteft, exquifite et fubito, nifi vifa faepius, cognofcitur; argumento funt gemini admodum fibi fimiles, qui ab infuetis nequeant dignofci, ab iis, quibuscum habuerint confuetudinem, confeftim agnoscantur); altero, ut exactam partium humanarum fimiarumque fimilitudinem perceptam habeas. Has itaque univerfas venas, quas in hominibus ante diffectionem confpicis, in fimia diffecta videris; quare penitiores etiam particulas haec animantia, perinde ut homines, obtinere conftat. Quod quum ita fit, volo prius te in fimia ipfa fubinde exercitari, ut, fi humani corporis dis-

ἑτοίμως δυνηθῆς γυμνοῦν ἕκαστον τῶν μορίων· ὅπερ οὐ τὸ τυχόν ἐστιν, οὐδὲ ἀγυμνάστῳ περὶ τοὖργον ἀνθρώπῳ δυνάμενον ἐξαίφνης ἐπιτυγχάνεσθαι. κατὰ γοῦν πολλὴν σχολὴν οἱ ἀνατομικώτατοι τῶν ἰατρῶν ἐπισκοπούμενοι τὰ μόρια τοῦ σώματος, ἐν πολλοῖς ἐσφαλμένοι φαίνονται. διόπερ οὐδ' οἱ βουληθέντες ἀνατέμνειν σῶμα πολεμίου Γερμανοῦ τεθνεῶτος ἐπὶ τοῦ κατὰ Μάρκον Ἀντωνῖνον πολέμου πλέον ἠδυνήθησάν τι μαθεῖν τῆς τῶν σπλάγχνων θέσεως. ὁ δ' ἐπὶ τῶν ἄλλων ζώων καὶ μάλιστα πιθήκου προγεγυμνασμένος ἑτοιμότατα τῶν ἀνατεμνομένων μορίων ἕκαστον γυμνοῖ· καὶ ῥᾷόν ἐστιν ἀνδρὶ φιλοπόνῳ προγεγυ(145)μνασμένῳ κατὰ τὰς ἀνατομὰς ἐπισκεψαμένῳ τινὰ διὰ ταχέων ἐν ἀνθρωπίνῳ σώματι νεκρῷ μαθεῖν, ἢ φανερὰ ἑτέρῳ τῶν ἀγυμνάστων ἐπὶ πολλῆς σχολῆς ἐξευρεῖν ἀκριβῶς. τῶν τε γὰρ ἐπὶ θανάτῳ κατακριθέντων καὶ θηρίοις παραβληθέντων ἐθεάσαντο πολλοὶ πολλάκις ἐν τοῖς σώμασιν ὅπερ ἐβουλήθησαν ἑκάστοτε διὰ ταχέων, ἐπί τε λῃστῶν ἐν ὄρει κειμένων ἀτάφων.

fecandi quandoque copiam nactus fueris, prompte fingulas partes detegas; quod non vulgaris operae eft, neque quisquam in ipfa parum exercitatus repente poteft affequi. Etenim medicorum in anatomis exercitatiffimi, qui multa diligentia corporis partes infpexerint, in multis erraffe videntur. Quamobrem nihil, qui corpus hoftis Germani in bello mortui, quod adverfus Marcum Antoninum gerebatur, incidebant, amplius quam vifcerum fitum addifcere potuerunt. At, qui in aliis animantibus, et potiffimum in fimia prius fe exercuerit, promptiffime fingulas, quae inciduntur, partes detegit; et proclivius eft viro laboris cupido praeexercitatoque in anatomis antea confpecta quaedam in humano cadavere fubito condifcere, quam alteri non exercitato manifefta multo otio ad amuffim invenire: nam in eorum, qui morti erant damnati aut feris expofiti, corporibus multi faepe, quod ipfis liberet, celeriter confpexerunt; adhaec in latronibus, qui in monte jacerent inhumati. Jam vulnera magna et

Ed. Chart. IV. [79. 80.] Ed Baſ. I. (145.)

καὶ τραύματα δὲ μεγάλα καὶ σηπεδόνες εἰς βάθος ἐξικνούμεναι πολλὰ τῶν μορίων ἐγύμνωσαν, ἃ τοῖς μὲν προγεγυμνασμένοις ἐγνωρίσθη τὴν αὐτὴν ἔχοντα κατασκευὴν τοῖς πιθηκείοις σώμασιν, τοὺς δ' ἀγυμνάστους οὐδὲν ὠφέλησε. καὶ παιδία δὲ τῶν ἐκτιθεμένων νεκρὰ πολλάκις πολλὰ ἀνατέμνοντες ἐπείσθησαν, ὡσαύτως ἔχειν κατασκευῆς ἄνθρωπον πιθήκῳ. καὶ κατ' αὐτὰς δὲ τὰς χειρουργίας, ὅσας ἑκάστοτε ποιούμεθα, ποτὲ μὲν ἐκτέμνοντες σεσηπυίας σάρκας, ποτὲ δ' ἐκκόπτοντες ὀστᾶ, καταφανὴς ἡ ὁμοιότης γίγνεται τῷ προγεγυμνασμένῳ. τινὲς δὲ οὕτως εἰσὶν ἀμελεῖς τῶν καλλίστων, ὥστε οὐδ' ἃ πρὸ τῆς ἀνατομῆς ἔνεστι γνῶναι σαφῶς, ἐθελῆσαί ποτε μαθεῖν.

Κεφ. ϛ'. [80] Ἃ γοῦν εἶπον ἄρτι περὶ τῶν κατὰ τὸν πῆχύν τε καὶ ἄκραν τὴν χεῖρα φλεβῶν, ἅπαντ' ἐστὶ γνῶναι πρὸ τῆς ἀνατομῆς ἐπὶ πολλῶν ἀνθρώπων· ὥσπερ γε καὶ ὅτι μετὰ τὸ σχισθῆναι τὴν διὰ μασχάλης φλέβα πρὸ τῆς κατ' ἀγκῶνα διαρθρώσεως ἡ πρὸς τὴν καμπὴν ἀφικνουμένη μέχρι τινὸς ὑποκειμένην ἔχει τὴν ἀρτηρίαν, ἣν ἐπὶ

putrida ulcera in altum ſpectantia particulas complures detexerunt, quas prius exercitati ſimilem habere ſtructuram ſimiarum corporibus cognoverunt; qui nunquam ſe in his exercuere, nihil inde commodi perceperunt. Qui vero pueros mortuos expoſitos complures frequenter diſſecant, perſuaſum habent, corpora hominum ſimiarumque perſimili ſtructura conſtare. Quin et in ipſis curationibus, quas manu frequenter obimus, alias carnes putridas, alias oſſa praecidentes, manifeſta ſimilitudo praeexercitato apparet. Quidam vero tam negligentes rerum pulcherrimarum ſunt, ut ne vel quae ante diſſectionem cuivis manifeſto licet cognoſcere, unquam diſcere cupiant.

Cap. VI. Quae igitur de cubiti ac manus ſummae venis nuper retuli, omnia ante diſſectionem plerisque in hominibus obvium eſt cognoſcere; quemadmodum etiam, quod ea, quae, poſtquam axillae vena in ramos ante cubiti articulum ſciſſa fuerit, ad flexum pervenit, ſubjectam aliquousque arteriam continet; quae in macilentis

τῶν ἰσχνῶν τε φύσεων καὶ μεγαλοσφύκτων ἔνεστι γνωρίσαι διὰ τῆς ἁφῆς ἄχρι τινὸς χωρίου διασημαίνουσαν τὴν κίνησιν· ὥστε γε, κἂν φλεβοτομῆς ἐπὶ μὲν τῶν ὅλην τὴν φλέβα σαφῶς φαινομένην ἐχόντων, ἀποχωρεῖν ὅσον ὅτι πλεῖστον ἀπὸ τῆς ἀρτηρίας, ἐφ᾿ ὧν δὲ τὸ κατὰ τῆς ἀρτηρίας αὐτῆς ἐπικείμενον μόνον φαίνεται, τὸ δ᾿ ἄλλο πᾶν ἀφανές ἐστιν, προσέχειν ἐπιμελῶς. πρῶτα μὲν, ἰδίᾳ σφίγγοντός σου τὸν βραχίονα, τὸ περὶ τὴν ἀρτηρίαν χωρίον εἰς ὄγκον ἀξιόλογον αἴρεται· δεύτερον δὲ τῶν ἄλλων τινὰ φλεβῶν τέμνειν, ὧν ἐρῶ. μηδέποτε γὰρ τέμνε τὴν φλέβα τήνδε, διαφυσηθέντος τοῦ χωρίου, γιγνώσκων τὴν ὑποκειμένην ἀρτηρίαν εὐρεῖάν τε εἶναι καὶ εὔρωστον· εἶθ᾿, ὅταν ἐπὶ πλεῖστον ὀγκωθῇ, τὴν ἐπικειμένην φλέβα συνεξαίρειν τε καὶ περιτείνειν ἑαυτῇ. συμβαίνει τοιγαροῦν ἐν τούτῳ περὶ τὸ κυρτὸν τῆς ἀρτηρίας ὑψουμένην τὴν φλέβα κενωτέραν γίγνεσθαι, καθ᾿ ὃ περιτείνεται μέρος, ὥστε τὸν ἐπιβάλλοντα τὸν φλεβοτόμον αὐτῇ κατὰ τὴν εἰθισμένην αὐτῷ συμμετρίαν τῆς ἐπερείσεώς τε καὶ καταθέσεως ἐν τάχει μὲν ἐκείνην ὅλην διεξέρχεσθαι, τι-

naturis magnisque pulfibus praeditis tactu motum aliquatenus indicans deprehendi poteft. Quare, fi fanguinem detraxeris, in iis fane, qui totam manifefto venam habent confpicuam, quam longiffime ab arteria recedendum eft; in quibus autem id folum, quod arteriae incumbit, eft fpectabile, reliquum vero totum confpectum effugit, diligentius attendendum eft. Primo quidem, dum brachium per fe adftringis, regio arteriae vicina in tumorem notandum attollitur; fecundo vero aliam quampiam ex iis, quas relaturus fum, differare oportet; nunquam enim venam hanc loco inflato fecueris, fciens arteriam fubjacentem tum latam effe, tum validam; deinde, quum plurimum ea intumuerit, fimul cum fe ipfa extollere ac circumtendere incumbentem venam. Accidit igitur inde venam in gibba arteriae parte elevatam magis inaniri penes partem, qua circumtenditur, adeo, ut fcalpellus mediocriter injectus, prout folet illidi demittique, illam quidem to-

τρώσκειν δὲ τὴν ὑποκειμένην ἀρτηρίαν. ἀποχωρεῖν οὖν ἀπ᾽ αὐτῆς προσήκει ἐπί τινα τῶν πλησίον φλεβῶν, μάλιστα μὲν τῶν ἐπὶ τὸ τοῦ πήχεως ὀστοῦν καταφερομένων· εἰ δὲ μηδὲ τούτων τις φαίνοιτο, πρὸς τὴν ἐκ τῆς μίξεως τῶν ἐν τῇ καμπῇ φλεβῶν γενομένην, ἣν ἐπὶ τὸ τῆς κερκίδος ἔφην ὑψηλὸν ἀνατείνεσθαι· εἰ δὲ μηδ᾽ αὐτὸ φαίνοιτο, τὴν ἀπὸ τῆς ὠμιαίας εἰς τὴν κατ᾽ ἀγκῶνα καμπὴν ἥκουσαν. οὕτως δὲ κἂν εἰ τὴν ὠμιαίαν ποτὲ δέοι τέμνειν, ὅταν μὴ φαίνηται, τὴν ἀπ᾽ αὐτῆς ἥκουσαν εἰς τὴν καμπὴν ἀναγκαῖόν ἐστι διαιρεῖν· εἰ δὲ μηδ᾽ αὐτὴ φαίνοιτο, τὴν ἀνατεινομένην ἐπὶ τὴν κερκίδα λοξήν· εἰ δὲ μηδ᾽ ἐκείνη, τὴν ἀπὸ τῆς μασχάλης ἐπὶ τὴν κατ᾽ ἀγκῶνα καμπήν. αὕτη μὲν γὰρ ἡ φλὲψ ἐπιτηδειοτάτη τοῖς πεπονθόσι τὰ κάτω τῶν κλειδῶν, ἡ δ᾽ ὠμιαία τοῖς τὰ τούτων ἄνω. δευτέραν δὲ καὶ τρίτην ἐπ᾽ αὐτοῖς ἔχουσι τάξιν ὧν ἐμνημόνευσα· κοινὴ δ᾽ ἀμφοτέροις ἐστὶ ἡ πρὸς τὸ τῆς κερκίδος ὑψηλὸν ἀναφερομένη. διὸ καὶ τρίτην αὐτῇ τάξιν ἔνειμα κατ᾽ ἀμφοτέρας τὰς χεῖρας.

tam ſubito penetret, ſubjectam vero arteriam convulneret. Quare conſilium eſt ab hac recedere ad vicinarum aliquam, maxime ex iis, quae ad cubiti os deferuntur. Sin autem ex his quoque nulla appareat, eam adibis, quam in flexu ex venarum coitu factam ad radii ſuperiora dixi pervenire. Si ne haec quidem eſt conſpicua, eam feries, quae ab humeraria ad cubiti flexum porrigitur. Pari modo, ſi humeraria, quando ipſam ſecare oporteat, conſpectum effugiat, eam neceſſario divides, quae ab ipſa in flexum protendit; ſi nec ipſa, eam, quae ſurſum ad radium obliqua expanditur; ſi nec illa oculis obvenit, venam ab axilla ad cubiti flexum procurrentem incides. Haec enim vena accommodatiſſima eſt iis, qui in partibus infra claviculas ſitis laborant; humeraria, qui in ſuperioribus; at inibi commemoratae ſecundum tertiumque ordinem poſt ipſas obtinent. Communis utrisque eſt, quae ad radii ſuperiora conſcendit; quare tertium quoque ordinem in utrisque manibus ei attri-

ἐπὶ γὰρ τῶν διὰ τὸ τὰ κάτω τῆς κλειδὸς πεπονθέναι δεομένων τοῦ αἵματος ἀφαιρέσεως πρώτην μὲν ἔχει τάξιν ὠφελείας ἕνεκεν ἡ ἐπὶ τὴν καμπὴν ἐρχομένη, δευτέραν ἡ πρὸς τον πῆχυν καταφερομένη, τρίτην δὲ ἡ κοινὴ, τετάρτην δὲ ἡ ἀπὸ τῆς ὠμιαίας ἐπὶ τὴν καμπὴν ἐρχομένη φλὲψ, ἐσχάτην δ᾽ η ὠμιαία· τῶν δὲ τὰ τῆς κλειδὸς ἄνωθεν πεπονθότων ἔμπαλιν αἱ μὲν ὠμιαῖαι τὴν πρώτην, ἡ δ᾽ ἀπ᾽ αὐτῆς ἐπὶ τὴν καμπὴν ἐρχομένη τὴν δευτέραν, τὴν τρίτην δ᾽ ἡ κοίνη, καὶ τετάρτην ἡ κατα τας ἀρτηρίας προερχομένη, καὶ πέμπτην αἱ ἐπὶ τὸν πῆχυν καταφερόμεναι. περὶ μὲν δη τῶν ἐπιπολῆς φλεβῶν καθ᾽ ὅλον τὸν πῆχυν ἄχρι τῶν δακτύλων εἴρηται πάντα.

Κεφ. ζ΄. [81] Περὶ δὲ τῶν διὰ βάθους ἐφεξῆς ἐπίσκεψαι τὰς κατὰ τὴν καμπὴν ἐπιπολῆς ἐξελών. ἀρθεισῶν γὰρ τούτων καὶ τῶν μυῶν ἀνατμηθέντων, ὡς ἔμαθες, αὐτίκα φανοῦνταί σοι παραπλησίοις ταῖς ἐπιπολῆς καὶ αἱ διὰ βαθους εἰς ταὐτον ἀλλήλαις ἰοῦσαι. καὶ μέντοι καὶ μετὰ τὸ συνελθεῖν αὖθις αποσχιζονταί τε καὶ δύο γενόμε-

buimus. Nam in iis, qui infra claviculam afficiuntur, fiquidem fanguinem detrahere oporteat, principem locum praefidii ratione vena poffidet, quae ad cubitum accedit; fecundum, quae ad flexum defertur; tertium communis; quartum, quae de humeraria ad flexum pergit; poftremum humeraria. In aliis, quos fupra claviculam morbus infeftat, contra humeraria primum; quae inde ab ipfa ad flexum porrigitur, fecundum; tertium communis; quartum, quae juxta arterias procedit, et quintum, quae cubitum adit. De fuperficiariis itaque venis totius cubiti adusque digitos omnia dicta funt.

Cap. VII. Profundiores autem deinceps infpicito, iis, quae in flexus fuperficie extant, ademptis: quoniam, has ubi fuftuleris mufculosque, quemadmodum didicifti, diffecueris, mox tibi profundiores perinde ac fuperficiariae mutuo coeuntes apparebunt. Infuper, poftquam congreffae fuerint, iterum in ramos binos dirimuntur et

ναι φέρονται διὰ τοῦ πήχεως ἐπὶ τὸν καρπὸν κατ᾽ εὐθὺ παραλλήλως ἐκτεταμέναι, ταπεινοτέρα μὲν ἡ ἑτέρα κατὰ τὸ τοῦ πήχεως ὀστοῦν, ὑψηλοτέρα δὲ ἡ ἄλλη κατὰ τὰ τῆς κερκίδος, ἅμα ταῖς ἀρτηρίαις εἰς τοὺς μῦς κατασχιζομέναις. τῆς μὲν οὖν ταπεινοτέρας φλεβὸς, ὁπόθ᾽ ἥκεν ἐπὶ τὸν τῆς κερκίδος μῦν τὸν μικρὸν, ἐκπίπτει τι μόριον εἰς τὴν ἔξω χώραν, ἐν ᾗ κατασχιζομένη ἑνοῦται τοῖς προειρημένοις ἐνταῦθα μέρεσι τῶν ἐπιπολῆς φλεβῶν. καὶ μέντοι καὶ τὸ λοιπὸν αὐτοῦ μέρος, ὅσον ἔνδον ἔμεινεν, ἑνοῦται τοῖς εἰς τὸ βάθος ἰοῦσι τῶν εἰρημένων ἐπιπολῆς διανέμεσθαι τοῖς ἔνδον μέρεσι τοῦ πήχεως. καὶ πολλάκις ἔδοξέ μοι πλειόνων εἶναι μοῖρα τῶν ἐπιπολῆς εἰς τὸ βάθος ἰουσῶν φλεβῶν, εἴπερ ἐπ᾽ αὐτῆς τῆς ἐν τῷ βάθει κειμένης τῆς δευτέρας φλεβὸς αἱ ἀποφύσεις ὀλίγαις ἀναμίγνυνται τῶν ἐπιπολῆς φλεβῶν. δύο μὲν ἔφην εἰς τὴν χεῖρα φέρεσθαι φλέβας, τήν τε διὰ μασχάλης, ἀξιόλογον ἱκανῶς τῷ μεγέθει, καὶ τὴν ταύτης μὲν ἐλάττονα πολλῷ, μεγάλην δ᾽ ὅμως καὶ αὐτὴν, ἣν ὠμιαίαν ὀνομάζουσιν.

per cubitum ad brachiale recta tendunt, aequali invicem fpatio diftantes; demiffior quidem alter per os cubiti, elatior per radium una cum arteriis in mufculos propagatur. Venae igitur humilioris, quum radii mufculum exilem fubierit, particula quaedam in externam regionem elabitur, in qua fciffa cum praedictis ibi venarum, quae in fummo funt, partibus focietatem init. Ad haec reliqua ipfius pars, quanta intus delitefcit, ima fubeuntibus adunitur, quas intimis cubiti partibus per fuperficiem distribui diximus; ac faepius putavi, plurium effe portionem venarum, quae ex fummo vergunt in ima, fiquidem ipfius profundioris venae fecundae proceffus paucis fuperficiariis commifcentur. Duas quidem venas in manum ferri commemoravi, tum eam, quae per axillam excurrit fpectandae magnitudinis, tum hanc quidem multo minorem, magnam tamen et ipfam, quam humerariam appellant.

Κεφ. η΄. Ἀρτηρία δὲ μία μόνη παραγίνεται πρὸς τὴν χεῖρα, παρακειμένη τῇ διὰ τῆς μασχάλης ἰούσῃ φλεβί. διεκπίπτουσι δὲ τοῦ θώρακος ἀμφότεραι μετὰ τῆς ἐννάτης συζυγίας τῶν ἀπὸ τοῦ νωτιαίου νεύρων, ἐπιβαίνουσί τε τῷ βραχίονι κατ᾽ ἐκεῖνο τὸ μέρος, ἔνθα καὶ τὸ τρίτον ἔφην ἀφικνεῖσθαι νεῦρον· ἐντεῦθεν δὲ τοῖς μυσὶ ἅπασι τοῦ βραχίονος ἀποφύσεις ἀξιολόγους διδοῦσαι φέρονται κατάντεις ὡς ἐπὶ τὴν καμπὴν τῆς κατ᾽ ἀγκῶνα διαρθρώσεως. ἀλλ᾽ ἐπί γε τῷ πέρατι τοῦ βραχίονος ἡ φλεψ δίχα σχισθεῖσα τὸ μὲν ἕτερον αὐτῆς μέρος ὕψωσεν ἄχρι τοῦ δέρματος, ὡς ἔμπροσθεν ἔφην· ὅσον δ᾽ αὐτοῦ διὰ βάθους, ὡς ἐπὶ τὴν καμπὴν ἠνέχθη, μετὰ τῆς ἀρτηρίας τοῦτο προσλαβὸν τὸ τρίτον μέρος τῆς ὠμιαίας. εἶτα δίχα σχισθὲν ἐν ἑκατέρῳ τῷ μέρει τῆς ἀρτηρίας, καὶ αὐτῆς δίχα σχισθείσης, συμπαραφέρεταί τε καὶ συνδιανέμεται κατασχιζόμενον εἰς ἅπαντας τοὺς μῦς ἄχρι τῆς ἀρχῆς τῶν δακτύλων. τῆς μὲν οὖν ὑψηλοτέρας ἀρτηρίας παρὰ τὸ τῆς κερκίδος ὀστοῦν φερομένης ἁπτόμεθα κατὰ τὴν τῶν σφυγμῶν ἐπίσκεψιν ἐγγὺς τῆς κατὰ τὸν καρπὸν διαρθρώσεως. αἰσθητὴν δὲ ἴσχει τὴν κί-

Cap. VIII. Porro arteria una duntaxat in manum proficifcitur, vicina venae, quae axillam permeat: utraque autem thoracem elabitur cum nono pari nervorum a fpinali defcendentium: et brachium illic ingrediuntur, quo et tertium nervum dixi pervenire; inde omnibus brachii mufculis proceffus notandos mittentes, declives ad flexum articuli, quo brachium cubito conjungitur, excurrunt. At vena in brachii extremo in duas diffufa eft foboles, quarum altera ad cutem usque effertur, ut antea declaratum eft; quantum vero ipfius per profundiora, ceu ad flexum, cum arteria deducitur, id tertiam humerariae partem affumit; deinde bifariam fciffum, cum utraque parte arteriae, quae et ipfa bipartito divifa eft, fimul tum porrigitur, tum in univerfos usque ad digitorum initia mufculos ramorum ferie difpenfatur. Itaque clariorem arteriam, quae ad radii os decurrit, prope brachialis commiffuram tangimus, pulfum exploraturi. Senfibilem

νησιν ἐπί γε τῶν ἰσχνῶν καὶ ἡ μεταξὺ τοῦ λιχανοῦ τε καὶ μεγάλου τὴν γένεσιν ἀπὸ τούτου ἔχουσα τῆς ταπεινοτέρας ἀρ(146)τηρίας τῷ τοῦ πήχεως ὀστῷ παραφερομένης εὐθὺ τοῦ μικροῦ δακτύλου. τὴν δὲ κίνησιν οὐκ ἔστι διαγνῶναι σαφῶς, εἰ μὴ πάνυ μὲν ἰσχνὸς ὁ ἄνθρωπος εἴη, μέγιστον δ' ἔχοι σφυγμόν· ἀεὶ γὰρ ἡ φύσις ἐν τῷ βάθει φυλάττει τὰς ἀρτηρίας οὐδαμόθεν πρὸς τὸ δέρμα παράγουσα σαφῶς αὐτοῦ μόριον, ὥσπερ ἐπὶ τῶν φλεβῶν τε καὶ νεύρων ἀφικνεῖσθαι πρόσθεν εἶπον. [82] εἰκότως οὖν ἐπὶ τῶν ἄκρων τῆς χειρὸς ἔξωθεν μὲν οὐκ ἂν εὕροις ἀρτηρίαν οὐδεμίαν, ὅτι μηδὲ μῦς ἐστί τις ἐνταῦθα. τὸ δ' ἔνδον χωρίον ἐπειδὴ πολλοὺς ἔχει μῦς, διὰ τοῦτο καὶ πολλὰς ἀρτηρίας εἰς ἕκαστον αὐτῶν ἔσχεν ἀφικνουμένας. ὄψει δ' ἁπάσας τὰς κατὰ τὸν καρπὸν ἐκ τῶν ἔνδον μερῶν ἀρτηρίας ἅμα ταῖς ὁμοζύγοις φλεψὶν, ἀποτεμὼν τὸν πλατὺν τένοντα. μεταξὺ γὰρ τούτου τε καὶ τῶν τοὺς δακτύλους καμπτόντων τενόντων ἡ θέσις αὐτῶν ἐστιν ἅμα τοῖς λεπτοῖς νεύροις, ὧν ἔμπροσθεν ἐμνημόνευσα. τεταγμένων γὰρ ἐν τούτῳ τῷ χωρίῳ

quidem in macilentis motum arteria quoque edit, quae mediam indicis et magni digiti regionem perreptat, originem ab hac ducens. Humilioris vero arteriae, quae per os cubiti recta in parvum digitum procurrit, motum manifesto haud queas percipere, nisi homo fuerit extenuatus et maximum habeat pulsum: quippe natura in imo retinet arterias, nusquam particulam ipsarum manifesto in cutem emittens, quemadmodum a venis ac nervis perferri prius dictum est. Merito igitur nullam in extremis manibus a foris arteriam reperias, quia ne musculus quidem unus habetur; at interna regio, quoniam multis septa est musculis, ideo multas quoque arterias singulis ipsorum porrectas obtinet. Verum universas brachialis ab interioribus partibus arterias una cum venis conjugibus spectabis, lato tendine amputato. Etenim hunc inter et eos, qui digitos flectunt, situs ipsarum est pariter cum tenuibus nervis, quorum antea mentionem feci. Nam, cum hoc in loco musculi

τῶν τά τε πρῶτα τῶν δακτύλων ἄρθρα κινούντων μυῶν καὶ τῶν ὅλην αὐτῶν τὴν ἑτέραν τῶν λοξῶν κινήσεων, εἰκότως μεστὸν γίγνεται τὸ μέρος τοῦτο καὶ ἀρτηριῶν, καὶ φλεβῶν, καὶ νεύρων· ἕκαστος γὰρ τῶν μυῶν εἰς αὐτὸν δέχεται τῶν τριῶν ἑκάστου τι μόριον. ἐμοὶ μὲν ἤδη πάντα τὰ τῆς ὅλης χειρὸς εἴρηται μόρια.

Κεφ. θ'. Σὲ δ' οὐχ ὡς Ἡροδότου τὴν ἱστορίαν ἕνεκα τέρψεως ἀναγνῶναι προσήκει, ἀλλὰ τῇ μνήμῃ παραθέσθαι τῶν ὀφθέντων ἕκαστον, ὅπως εἰδῇς ἁπάντων τῶν μερῶν αὐτῆς ἀκριβῶς τὴν φύσιν. ἔνια μὲν γὰρ οὔτε ἀρτηρίαν, οὔτε νεῦρα, οὔτε φλέβα μεγάλην ἔχει· τινὰ δ' ἤτοι τὰ τρία γένη τούτων, ἢ ἕν, ἢ δύο. ταῖς μὲν οὖν ἀρτηρίαις καὶ φλεψὶ κατὰ τὸ μέγεθός ἐστιν ἡ δύναμις. οὐ μὴν καὶ τοῖς γε νεύροις ὁμοίως ἐστὶν ἅπασιν, ἀλλ' ἐπί τινων μορίων νεῦρον μικρὸν οὐ σμικρὰν ἔχει δύναμιν, οἷον ὅσα τοῖς κινοῦσι τὸν μέγαν δάκτυλον ἐνδιασπείρεται μυσὶν, ἐφεξῆς δ' ὅσα τοῖς τὸν λιχανόν. εἰ γὰρ οὗτοι σώζοιντο μόνοι κατὰ φύσιν ὄντες, ἤτοι παραλυθέντων τῶν ἄλλων, ἢ καὶ παντά-

confiftant, qui et primos digitorum articulos moveant, et alii, qui digitos in obliquum agunt, merito pars haec arteriis, venis et nervis fcatet; quippe finguli mufculi particulam cujusque horum aliquam in fe recipiunt. Ac jam quidem omnes totius manus particulas explicavi.

Cap. IX. At tu non, ceu Herodoti hiftoriam, animi gratia ifta leges, fed memoriae fingula fpectata mandabis, ut omnium ipfe partium naturam exacte pernofcas; nonnullae fiquidem neque arteriam, neque nervos, neque venam grandem habent; quaedam vel tria horum genera, vel unum, vel duo. Itaque arteriis venisque pro magnitudinis ratione virtus ineft, non item nervis omnibus, fed alicubi exiguus nervus haud exiguam obtinet poteftatem, exempli gratia, qui mufculos magni digiti motores intercurrunt, deinde, qui indicem moventibus infperguntur. Si enim hi foli in naturali habitu ferventur, vel aliis refolutis, vel etiam omnino abolitis, non

πασιν ἀπολομένων, οὐκ ἀκριβῶς ἂν εἴη κυλλὸς ὁ ἄνθρωπος, οὐδὲ τελέως ἄχρηστον ἔχων τὴν χεῖρα. προστεθέντος δὲ αὐτοῖς ἔτι καὶ τοῦ μέσου, βραχεῖα βλάβη τοῖς ἔργοις τῆς χειρος ἔσται, τῶν μικρῶν δακτύλων ἀπολλυμένων παντάπασιν. εἰ δέ γε, τῶν τεττάρων ὑγιεινῶν ὑπαρχόντων, ἤτοι γε ὁ κάμπτων τον μέγαν δάκτυλον, ἢ ὁ ἐκτείνων μῦς πάθοι τι, διαφθαρήσεται τὰ τῆς χειρὸς ἔργα πάντα. συναπόλλυται γὰρ ἀεὶ τῶν ἀντιτεταγμένων ἀλλήλοις μυῶν ἡ ἐνέργεια. τοῦ γοῦν ἐκτείνοντος τον μέγαν δάκτυλον μυὸς παραλυθέντος, ὁ κάμπτειν αὐτὸν πεφυκὼς μῦς ἐνεργήσας, αὐτίκα μὲν κάμπτει τον δάκτυλον, ὕστερον δὲ οὐκέτι δυνήσεται· τὸν γὰρ ἐν τῷ κεκάμφθαι διαμένοντα κάμπτειν αὖθις ἀδύνατον, εἰ μὴ πρότερον ἐκταθείη. γινώσκειν οὖν ἀκριβῶς προσήκει καὶ τῶν ἄλλων μεν μυῶν ἁπάντων ἑκάστου τὸ νεῦρον, ἐξαιρέτως δὲ τῶν ἐνέργειαν ἀξιόλογον ἐχόντων, ὅπως, ἐάν τε βέλος ἢ σκόλοπα δέῃ κομίσασθαι μετὰ τοῦ διατέμνειν ἢ περιτέμνειν τι, φειδώμεθα τῶν ἀξιολόγων ἀγγείων τε καὶ νεύρων, ἐάν τε σεσηπός τι μόριον ἐκ-

utique mancus in totum homo evaferit, neque manum prorfus inutilem habuerit. Quod fi medium adhuc ipfis addas, parvam in actionibus laefionem manus fentiet, parvis digitis in totum pereuntibus. Rurfus, fi quatuor exiftant incolumes, mufculus autem, qui magnum digitum vel inflectit, vel extendit, laboraverit, omnia manus officia interibunt; pariter enim mufculorum, qui fibi invicem funt oppofiti, actio femper vitiatur; fiquidem, mufculo, qui majorem digitum extendit, refoluto, is, qui ipfum flectere confuevit, obita quidem functione ftatim flectit digitum, caeterum poftea non amplius poterit: nam is, qui in flectendo perfiftit, rurfus flectere, nifi prius extenfus fuerit, qui poteft? Quare cognofcere ad amuffim convenit cum aliorum mufculorum omnium nervum, tum eorum praecipue, qui functionem mentione dignam obeant; ut, five telum, five fpicula auferre diffectione vel praecifione alicujus oporteat, ab infignibus vafis nervisque abftineamus, five putrefactam quam-

τέμωμεν, ἢ ὀστοῦν ἐσφακελικός. οἶδα γοῦν τινα τῶν ἐξ ἀπονοίας χειρουργούντων, ἐπειδὴ πρότερόν ποτε κατὰ τὴν ἐκτὸς χώραν τοῦ βραχίονος ἐκτεμών τι μέγα μέρος μυὸς οὐδὲν ἀξιόλογον ἔβλαψε τὸ κῶλον, ὕστερον ἀφειδῶς ἐπιβαλόντα τὴν σμίλην ἐκείνῳ τῷ τόπῳ τῆς ἔνδον περιγραφῆς τοῦ προσθίου μυὸς, ἔνθα τὸ τρίτον ἐπιβαίνει νεῦρον. ἅτε δὴ, ὡς Ἱπποκράτης ἔφη, τὴν ἀνόητον εὐχέρειαν ἠσκηκὼς, μιᾷ κυκλοτερεῖ τομῇ ταχείᾳ χρησάμενος, οὐ μόνον ἔτεμε τὸ τρίτον νεῦρον, ἀλλὰ [83] καὶ τὰ πρὸ αὐτοῦ δύο, καὶ πρὸς αὐτοῖς γε τήν τ' ἀρτηρίαν καὶ τὴν φλέβα· κατ' ἐκεῖνον γάρ τοι τὸν τόπον ἅμα ταῦτα πάντ' ἐστίν. ἐν μὲν οὖν τῷ παραχρῆμα, διὰ τὴν αἱμοῤῥαγίαν ταραχθεὶς, περὶ μόνην ταύτην ἔσχε, βρόχους τοῖς τετμημένοις ἀγγείοις περιβαλών· ὀλίγον δ' ὕστερον ὁ χειρουργηθεὶς οὔτε κινεῖν τι τῆς χειρὸς ἠδύνατο, καὶ τῶν ψαυόντων οὐκ ᾔσθάνετο κατὰ τὰ πλεῖστα τῶν τοῦ κώλου μερῶν, ἐκεκράγει τε πρὸς τὸν ἰατρὸν αὐτῷ τῷ ῥήματι χρώμενος τούτῳ, Ἐνευροκόπησάς με τὸν ταλαί-

piam particulam vel os ſideratione confectum praecidamus. Novi enim quempiam ex iis, qui ſegniter manu curant, qui, quum prius aliquando in exteriori brachii regione magnam partem muſculi praeciđiſſet, non tam inſignem membro noxam primum attulit; poſtea temere ſcalpello in eam partem internae circumſcriptionis muſculi anterioris injecto, ubi tertius nervus ingreditur, ſtultam (ut Hippocrates ait) exercens facilitatem, orbiculari linea velocique ſectionem ducens, non modo tertium nervum praecidit, ſed etiam duos ei praepoſitos, ad haec arteriam venamque; in eo ſiquidem loco haec omnia habentur. Quamobrem ille ſubito propter ſanguinis profluvium turbatus, hoc ſolum attendit, funibus vaſis, quae amputata erant, circumdatis. Paulo poſt aeger neque manum tantillum movere potuit, neque tangentes in multis membri partibus ſentire; clamavitque in medicum, hoc ipſo verbo utens, Ἐνευροκόπησας, nervos mihi

Ed. Chart. IV. [83.] Ed. Baf. I. (146.)

πωρον. οὗτος μὲν οὖν ὁ ἰατρὸς ἅπαν ἄχρηστον εἰργάσατο διὰ μιᾶς τομῆς το κῶλον· ἄλλοι δ᾽ ἄλλο τι μέρος ἓν ἢ δύο ἐν χειρὶ καὶ σκέλει, διὰ τὴν τῶν νεύρων ἄγνοιαν· ἵνα παραλείπω νῦν, ὅσα κατὰ τὰς φλεβοτομίας ἐργάζονται κακὰ, μὴ γινώσκοντες, ἃ χρη φυλάττεσθαι καθ᾽ ἑκάστην τῶν φλεβῶν τῶν ἐν ἀγκῶνι, περὶ ων εἴρηταί μοι καὶ διὰ τοῦ περὶ τῆς ἐπὶ τῶν τεθνεώτων ἀνατομῆς γεγραμμένου βιβλίου. τούτων γοῦν ἕνεκα πάντων ἀνατεμνέσθω σοι πολλάκις ἀκριβῶς πιθηκεία χείρ· καὶ γὰρ, εἴ τι σπάνιον ἐν αὐτῇ θεάσαιο, καὶ τοῦτ᾽ ἄν σοι γένοιτο χρήσιμον. εἶδον γοῦν ποτε κατὰ τῆς ἔνδον φλεβος τῆς ἐν ἀγκῶνι νευρίον ἐπικείμενον ἔν τινος ἀνατομῇ πιθήκου, καὶ αὖθις ἐφ᾽ ἑτέρου κατὰ τῆς ὁμοζυγούσης αυτῇ φλεβὸς ὡσαύτως. καὶ τούτων ἡ θέα χρησιμος ἐπί τινων ἰατρῶν γνωρίμων γέγονεν, ἐγκαλουμένων ὡς τεμόντων νεῦρον, ἐπειδη καὶ μετὰ τὴν τομην εὐθέως ᾔσθοντο ναρκώδη διάθεσιν οἱ τμηθέντες ἐν τῷ μήκει τῆς χειρὸς, ἐν δὲ τῷ μετὰ ταῦτα παντὶ χρόνῳ παρέμενε τὸ πάθημα τοῦτο τοῖς φλεβοτομηθεῖσιν. δηλώσας οὖν ἐγὼ τοῖς ἐγκαλοῦσιν,

misero praecidisti. Hic itaque medicus una sectione totum membrum reddidit inutile. Alii porro in alia quapiam parte una vel duabus manus et cruris propter nervorum imperitiam peccaverunt; ut nunc omittam, quae in sanguinis detractione mala designent ignorantes, quae observanda sint in singulis cubiti venis, de quibus etiam in libro de mortuorum dissectione tractatum est. Horum igitur omnium gratia saepius manum simiae diligenter disseces; etenim si rarum quippiam in ea conspexeris, etiam hoc usui tibi fuerit. Vidi enim aliquando in cujusdam simiae dissectione nervulum interiori cubiti venae incumbentem, ac rursus in altera venae ipsi conjugatae insidentem. Pari modo et horum speculatio medicis quibusdam illustribus utilis extitit, ut qui, tanquam nervum incidissent, accusabantur, quoniam et post sectionem acceptam aegri stupidum affectum per manus longitudinem statim senserunt, tempore vero insecuto affectus ille iis, quibus vena fuit incisa, permansit. Quapropter ego accusatoribus proprietatem structurae

ἰδιότητα κατασκευῆς σώματος γίγνεσθαί ποτε τοιαύτην, ἠλευθέρωσα τοῦ ψόγου τοὺς ἰατρούς. ἐπείσθησαν δέ μοι περὶ τούτου οἱ ἐγκαλοῦντες τοῖς ἰατροῖς, οὐ μόνον ἑτέρους τοὺς ἰδόντας ἐπικαλεσαμένῳ μάρτυρας, ἀλλὰ κἀν τοῖς ἀνατομικοῖς ὑπομνήμασιν, ἃ καθ᾽ ἕκαστον τῶν ἀνατεμνομένων ζώων ἐποιούμην, ἐπιδείξαντι γεγραμμένον. ὃ διῆλθον ἄρτι φαινόμενον ἐπὶ τῆς φλεβός. οἱ τὰ τῶν ἀνατομικῶν γράψαντες βιβλία νομίζουσιν, ἀπὸ τῶν ὑποκειμένων μυῶν λείψανα μικρὰ διεξέρχεσθαι πρὸς τὸ περικείμενον αὐτοῖς δέρμα· τὸ δ᾽ οὐχ οὕτως ἔχει, καθάπερ ἐθεάσασθε πολλάκις· ἀλλ᾽ εἰσὶν ἴδιαι ῥίζαι τῶν ἐπιπολῆς νεύρων, ἃς συναποδέροντες τῷ δέρματι διαφθείρουσιν, ὡς μηδ᾽ εἶναι δοκεῖν. ἔστι γὰρ, ὡς καὶ πρόσθεν ἐῤῥέθη, χαλεπώτατον γυμνῶσαι τὰ νεῦρα ταῦτα, συμφυοῦς ὄντος τῷ δέρματι τοῦ μετ᾽ αὐτὸ ὑμένος, ὃν χωρίζοντα χρὴ προσκαταλιπεῖν τοῖς μυσὶν, ἐναντίως τῇ φυσικῇ κατασκευῇ πράττοντας ἐν τῷδε.

Κεφ. ι΄. Τῆς δ᾽ οὖν ἐγχειρήσεως, ὡς ἐπὶ τῆς χειρὸς

corporis nonnunquam talem fieri indicans, medicos ab infamia liberavi. Crediderunt autem mihi, qui medicos increpabant, non folum quia alios ejus rei teftes citaverim, fed etiam quia in commentariis anatomicis, quos in fingulorum animalium diffectionibus feci, fcriptum oftenderim, quod nuper in vena accidiffe percenfui. Caeterum, qui libros anatomicos fcripferunt, parvas a fubjectis mufculis reliquias in cutem ipfis vicinam emergere arbitrantur; atqui aliter res habet, quemadmodum fubinde confpexiftis; verum propriae nervorum per fumma extantium radices habentur, quas cum cute fimul avellentes obliterant, ut ne effe quidem videantur. Eft enim, veluti et prius dixi, difficillimum nervos hosce detegere, quum cuti cohaereat membrana ipfi fubjecta, quam feparantem cum mufculis relinquere oportet contrarium naturali ftructurae ea in re facientes.

Cap. X. Hac igitur adminiftratione, ut in manu

εἴρηται, κατορθωθείσης, τέτταρες ῥίζαι κατὰ τὴν ἀρχὴν τοῦ μηροῦ φανοῦνταί σοι τῶν εἰς τὸ δέρμα διασπειρομένων νεύρων, ἰσάριθμοι ταῖς τῶν μεγάλων νεύρων ἀρχαῖς τῶν εἰς τοὺς μῦς διασπειρομένων, καὶ γὰρ ἀπ' ἐκείνων πεφύκασιν. μία μὲν οὖν ἐστιν ἡ τῶν προσθίων μυῶν ἄνωθεν κάτω κατὰ τὸ περικείμενον αὐτοῖς δέρμα πᾶν φερομένη καὶ διανεμομένη· ταύτης δ' ἔνδον ἡ διὰ τοῦ βουβῶνος ἐποχουμένη τῷ μακρῷ καὶ στενῷ μυῒ, καὶ τρίτη παρὰ τὸν καλούμενον κόκκυγα, δυσθεωρητοτέρα τῶν προειρημένων, καὶ τετάρτη ταύτης ἔτι δυσθεωρητοτέρα κατὰ τὸ τρῆμα τοῦ τῆς ἥβης ὀστοῦ. καὶ γάρ τοι καὶ τὰ διαπίπτοντα πρὸς τὸ δέρμα νεῦρα ταύτῃ μὲν πάνυ μικρὰ καὶ ὄντως ἀραχνοειδῆ, [84] τῶν δ' ἄλλων ἁδρότερα, τὰ μὲν ὡς τρίχες εὐτραφεῖς, τὰ δὲ καὶ τριχῶν παχύτερα, κατὰ δὲ τὰς ῥίζας ἐνίοτε καὶ (147) πάνυ σαφῆ. τὰ μὲν οὖν τοῖς προσθίοις ἐπιτεταμένα μυσὶν, εὔρωστον ὑμένα σὺν ἑαυτοῖς ἴσχοντα, τοῦ περικειμένου δέρματος ἀποξεσθέντος, αὐτίκα φαίνεται τὴν ῥίζαν ἔχοντα κατὰ τὸ μέσον τῆς προσθίας χώρας. οὐ χαλεπῶς δὲ φαίνεται καὶ

dictum eft, rite peracta, quatuor juxta femoris principium radices nervorum in cutem excurrentium apparebunt, pares numero principiis grandium nervorum, qui in mufculos difperguntur, unde proceffere. Proinde una eft, quae ab anterioribus mufculis deorfum verfus in totam cutem ipfis vicinam fertur difpenfaturque; hac interior per inguina longo anguftoque mufculo invehitur, et tertia juxta os, quod coccyga vocant, quae praedictis minus confpicua eft; quarta, hac adhuc magis condita, in pectinis foramine confiftit. Etenim nervos etiam, qui in cutem elabuntur, exiles admodum haec continet, et revera telae araneorum fimiles; reliquae autem pleniores, partim ut pilos bene nutritos, partim etiam pilis craffiores, ad radices interdum valde confpicuos. Qui igitur anterioribus mufculis expaffi validam membranam fecum retinent, cute ftatim, quae ambit ipfos, ablata, media anteriore fede radicem habere videntur. Porro, qui tenui angufto-

τὰ διὰ τοῦ βουβῶνος ἐποχούμενα τῷ λεπτῷ καὶ στενῷ μυΐ. τὴν γὰρ ἔνδον ἅπασαν χώραν τοῦ τε μηροῦ καὶ τῆς κνήμης διαπλέκοντα σύγκειται· συμφέρεται γὰρ τῇ φλεβὶ μέχρι τῆς ἔνδον ἀποφύσεως τῆς κνήμης πρὸς τὸν ἀστράγαλον. τὸ δ᾽ ὑπόλοιπον τῆς ἔνδον χώρας τοῦ μηροῦ μικρὸν ἓν, ὡς εἴρηται, μόριόν τι τοῦ διὰ τοῦ τρήματος τοῦ τῆς ἥβης ὀστοῦ ἐκπίπτοντος νεύρου διαπλέκει. τοῦ δὲ λοιποῦ καὶ τετάρτου νεύρου τοῦ παρὰ τον κόκκυγα διεκπίπτοντος ὅλον σχεδόν τι τὸ ὀπίσω καὶ ἔξω τοῦ μηροῦ τὰς ἀποφύσεις λαμβάνει, πλὴν τοῦ προς τῷ γόνατι πέρατος· ἐνταῦθα γὰρ ἕτερον νεῦρον διεκπίπτει κατὰ τὸν πλατὺν μῦν. ὥσπερ γε καὶ κατὰ τὸ πέρας αὐτοῦ πάλιν ἄλλο τὰ τῆς κνήμης ἐκτὸς διαπλέκει, ὡς εἴρηται, διότι καὶ τὸ ἔνδον αὐτῆς παρὰ τοῦ συγκαταφερομένου τῇ φλεβὶ νεύρου τὰς ἀπονεμήσεις ὑποδέχεται. λοιπὸν δὲ τὸ μὲν ὀπίσω μέρος τῆς κνήμης ἴδιον ἔχει νεῦρον, ἀπὸ τοῦ την γαστροκνημίαν διαπλέκοντος ἀποσχιζόμενον· τὸ δὲ πρόσω τοῦ διαπλέκοντος τους προσθίους μῦς τῆς κνήμης λαμβάνει τι μόριον. ἐπισκεψάμενος δ᾽, ὡς

que musculo per inguina invehuntur, haud difficilem conspectum habent; nam internam omnem femoris tibiaeque regionem amplexantes componuntur, quippe cum vena usque ad interiorem tibiae processum juxta talum feruntur, reliquum vero internae femoris regionis parva quaedam (ut dictum est) particula nervi ossis pubis foramen excidentis amplexatur. Quarti vero, qui restat, nervi, juxta os coccygis excidentis, tota fere posterior exteriorque femoris sedes ramos excipit, praeter ejus extremum genu versus spectans, huc enim alius nervus juxta latum musculum evadit. Quemadmodum et propter ipsius extremum rursus alius exteriorem tibiae regionem, ut dicetur, comprehendit, quoniam interior quoque ipsius pars a nervo, qui cum vena desertur, propagines suscipit; reliqua posterior tibiae pars peculiarem nervum ab eo, qui suram intercurrit, derivatum exigit; prior particulam quampiam ejus nanciscitur, qui anteriores tibiae musculos intercurrit. Caeterum intuitus, quo

εἴρηται, τὰ τοῦ δέρματος νευρία σμικρὰ τὰ ἐπιπολῆς, ἀνάτεμνε τοὺς περὶ τὸν μηρὸν ἅπαντας μῦς, ὡς ἔμαθες ἐν τῷ πρὸ τούτου γράμματι. χωριζομένων γὰρ αὐτῶν ἀπ᾽ ἀλλήλων, αἱ τῶν μεγάλων νεύρων διανεμήσεις φαίνονται ἐναργῶς, φερομένων ἁπάντων αὐτῶν μεταξὺ τῶν μυῶν. καὶ τοίνυν καὶ τὰς ἀποφύσεις αὐτῶν διδόασι τοῖς πλησιάζουσιν. ὄψει δὲ τέτταρας ἀρχὰς, ἃς καὶ τῶν ἐπιπολῆς ἐθεάσω. καὶ γὰρ ἐκεῖναι τῶν διὰ βάθους ἀποσχίζονται, καὶ ποδηγήσουσί σε καὶ αὗται προτεθεωρημέναι πρὸς τὴν τῶν μειζόνων μυῶν εὕρεσιν. ἀλλὰ καὶ χωρὶς τῶν ἐπιπολῆς ἑτοίμως ὁρῶνται τῶν μεγάλων νεύρων αἱ ἀρχαὶ, τῶν μυῶν, ὡς ἔμαθες, ἀνατεμνομένων. εἰσὶ μὲν δὴ τρεῖς ἀρχαὶ τῶν νεύρων, ἀλλήλαις παραπλήσιαι τὸ μέγεθος, ἃς πρώτας ἐρῶ· τετάρτη δ᾽ ἐπ᾽ αὐταῖς ἄλλη μεγίστη διφυὴς, ὑπὲρ ἧς εἰρήσεται ὕστερον. τῶν τοίνυν τριῶν ἀρχῶν ἡ μέν τις εἰς τοὺς προσθίους μῦς κατασχίζεται μόνους, ἡ δ᾽ ἑτέρα παραφέρεται τοῖς μεγάλοις ἀγγείοις, αὐτοῖς τε τοῖς ἀγγείοις ἀποφύσεις ἀραχνοειδεῖς διδοῦσα καὶ τοῖς ψαύουσι μυσί·

dixi modo, exiles fuperficiarios cutis nervulos, omnes femoris mufculos incidito, ut libro fuperiori didicifti. Nam, dum ipfos invicem feparas, grandium nervorum diftributiones, quae omnes mediae per mufculos feruntur, clare apparent; atque ideo etiam proceffus ipforum vicinis diftribuunt. Jam vera quatuor principia, quae et in fuperficiariis contemplatus es, videbis. Etenim illa ab iis, quae in imo latent, propagantur, et prius infpecta te quoque manu ducent ad majorum nervorum inventionem; imo etiam citra fuperficiarios prompte grandium nervorum principia videntur, mufculis, ut docui, diffectis. Sunt igitur tria nervorum initia magnitudine fibi invicem coaequalia, quae primum exequar. Quartum vero aliud maximum bifidum ipfis fuccedit, quo de pofterius peragam. Itaque ex tribus principiis unum in anteriores mufculos folos diffunditur. Alterum fimul cum magnis vafis porrigitur, ipfisque vafis ramos araneofos et mufculis contiguis impartit;

ψαύουσι δ' αὐτῆς ὑποκείμενος μὲν ὁ μέγιστος τοῦ μηροῦ μῦς, ἐπικείμενος δὲ ὁ λεπτὸς καὶ στενὸς, ὃν πρῶτον ἀνατέμνομεν τῶν περὶ τὸν μηρόν. ἡ δὲ λοιπὴ καὶ τρίτη τῶν νεύρων ἀρχὴ διεξέρχεται τὸ μέγα τρῆμα τοῦ τῆς ἥβης ὀστοῦ, καὶ δηλονότι τοὺς κατειληφότας αὐτὸ δύο μῦς μικροὺς, ἕνα καθ' ἕτερον μέρος, ἔξωθεν μὲν τὸν ἕτερον, ἔσωθεν δὲ τὸν λοιπὸν, οὓς ἐν τοῖς κινοῦσι τὴν κατ' ἰσχίον διάρθρωσιν ἤκουσας ὑπὸ τῶν ἀνατομικῶν παραλελεῖφθαι. σχίζεται δὲ τὸ νεῦρον τοῦτο δίχα, πρὶν διεξέρχεσθαι τοὺς μῦς· καὶ τῶν μερῶν αὐτοῦ τὸ μὲν ἕτερον ὑψηλότερον φερόμενον εἰς τὸν ἀπὸ τοῦ τῆς ἥβης ὀστοῦ πεφυκότα μῦν, ὃν δεύτερον ἔμαθες ἀνατέμνειν ὅλον, διασπείρεται· τὸ δὲ μεῖζόν τε καὶ ταπεινότερον, διεξελθὸν τὸ τρῆμα καὶ τοὺς ἀμφ' αὐτὸ μῦς τοὺς μικροὺς, εἴς τε τὸν μέγιστον τοῦ μηροῦ μῦν κατασχίζεται, καί τινας ἀπονεμήσεις ἑαυτοῦ πάνυ λεπτὰς εἰς τοὺς πλησιάζοντας αὐτῷ μῦς τοὺς μικροὺς ἀποπέμπει. ταύτας οὖν τὰς τρεῖς ἀρχὰς θεασάμενος, ὡς εἶπον, ἐπὶ τὴν τετάρτην ἧκε, δυοῖν νεύρων μεγάλων ἐπὶ τὸ

porro contingunt ipſum ſubjectus maximus femoris muſculus, incumbens vero tenuis et anguſtus, quem primum inter femoris muſculos diſſecamus. Quod reſtat tertium nervorum initium, amplum oſſis pubis foramen permeat, et nimirum duos parvos muſculos id amplexos, unum utrinque, extrinſecus alterum, intrinſecus reliquum, quos inter iſchii articuli motores audiſti anatomicis praetermiſſos. Verum ſcinditur nervus hic bipartito, priusquam muſculos permeet, ac partium ipſius altera quidem elatior in muſculum procurrens a pectinis oſſe ortum, quem ſecundum diſſecare didiciſti, univerſa disſeminatur; major vero et demiſſior, ubi foramen parvosque circa ipſum muſculos permeaverit, in maximum femoris muſculum finditur, et ramos quosdam admodum tenues muſculis exiguis ipſi vicinis communicat. Haec jam tria principia intuitus, ut dixi, ad quartum duorum ramorum grandium, qui in crus deferuntur mittuntque

Ed. Chart. IV. [84. 85.] Ed. Bas. I. (147.)

σκέλος καταφερομένων τε καὶ σχιζομένων ἄχρι δακτύλων ἄκρων. [85] ἔσται δὲ καὶ αὕτη σαφὴς, ἀνατμηθέντων τῶν κατὰ τὰς πυγὰς μυῶν, οὓς ἔμαθες ἐν τῷ πρὸ τούτου λόγῳ κατὰ τὴν ἀνατομὴν τῶν κινούντων τὴν κατ᾽ ἰσχίον διάρθρωσιν. ἅμα δ᾽ αὐταῖς ἀνατετμήσθωσαν αἱ κεφαλαὶ τῶν περὶ τὸν μηρὸν μυῶν, οὓς ἐκφύεσθαι τοῦ κατ᾽ ἰσχίον ἔφην ὀστοῦ τέτταρας ὄντας· ὑποκείμενα γὰρ ἐκείναις φαίνεται τὰ μεγάλα νεῦρα, διεκπίπτοντα πρὸς τοὔκτος ἐκ τῶν ἔνδον μερῶν τοῦ πλατέος ὀστοῦ μετὰ καὶ τῶν ἐξ αὐτοῦ πεφυκότων νευρίων λεπτῶν. ἀλλ᾽ ἐκεῖνα μὲν εἰς τοὺς περὶ τὴν διάρθρωσιν ἔξωθεν ἅπαντας μῦς διασπείρεται, τόν τε πρῶτον ἁπάντων ἐπιπολῆς, ὃς εἰς τοὐπίσω τὴν διάρθρωσιν ἀπάγει, καὶ τὸν ὑπ᾽ αὐτῷ σαρκώδη τε καὶ μέγαν, καὶ τοὺς ὑπ᾽ αὐτὸν μικροὺς, ἕνα μὲν ἐκ τοῦ τοῦ λαγόνος ὀστοῦ φυόμενον, ἕτερον δὲ ἐκ τοῦ πλατέος, ὃς ἀεὶ πελιδνὸς φαίνεται, καὶ τρίτον ἐπ᾽ αὐτοῖς τὸν ἕτερον, τὸν ἀπὸ τοῦ τῆς ἥβης ὀστοῦ φερόμενον ἐπὶ τὸν μέγαν τροχαντῆρα τοῦ μηροῦ. ἀναλωθέντων δ᾽ εἰς τούτους τῶν λεπτῶν νεύρων, ἐνίοτε δὲ καί τισι τῶν εἰρημένων τεττάρων μυῶν κεφαλαῖς

ad extremos usque digitos propagines, descendas. Evadit autem et hoc conspicuum musculis natium incisis, quos praecedente libro tradidi in dissectione eorum, qui coxendicis articulum movent. Cum his incidantur simul capita musculorum femoris, quos numero quatuor ex coxendicis osse ortum ducere commemoravi; quippe grandes nervi illis subjecti apparent, qui foras ab interiore lati ossis parte cum nervulis tenuibus ex eo productis emergunt. Verum illi in omnes, qui circa articulum sunt, musculos exteriores disperguntur; primum ex universis superficiarium, qui articulum retrorsum agit; mox carnosum sub ipso magnum; deinde parvos infra hunc latentes, unum ex ilium osse procedentem, alterum ex lato, qui livens semper apparet, et tertium post ipsos alium a pectinis osse ad magnum femoris trochantera procurrentem. Insumptis jam in hos nervis tenuibus, qui aliquando quidem et capitibus quatuor dictorum mu-

απονεμήσεις διδόντων, μετὰ ταῦτα φαίνεται τὰ μεγάλα μόνα νεῦρα διὰ τῶν ὀπίσω μερῶν τοῦ μηροῦ φερόμενα, μεγίστην μὲν ἀπονέμησιν τῷ πλατεῖ διδόντα μυΐ, σαφῆ δὲ καὶ τοῖς ἄλλοις τρισὶν, ἐνίοτε δὲ καὶ τῷ μεγίστῳ τῷ κατὰ τὸν μηρόν. ὁ δέ γε πλατὺς μῦς οὐ μόνον ἄνω πρὸς τῇ κεφαλῇ, καθάπερ οἱ ἄλλοι, λαμβάνει τὸ νεῦρον, ἀλλὰ καὶ μετὰ ταῦθ' ἕτερον, ἐπειδὰν τὸ μέσον τοῦ μηροῦ διέλθῃ τὰ μεγάλα νεῦρα, περὶ ὧν ὁ λόγος· ἀπὸ τούτου δὲ τοῦ νεύρου καὶ τὰ διεκπίπτοντα πρὸς τὸ δέρμα, ὡς μικρὸν ἔμπροσθεν εἴρηται. τὰ μὲν οὖν κατὰ τὸν μηρὸν οὕτως ἔχει.

Κεφ. ια'. Περὶ δὲ τῶν κατὰ τὴν κνήμην ἑξῆς ἐπισκέπτου. δύο μόνα πρὸς τὴν κνήμην νεῦρα μεγάλα, διὰ τῆς ὀπίσω χώρας τοῦ μηροῦ σαφῶς φαινόμενα, καθότι καὶ πρόσθεν εἴρηται, τοῦ πλατέος ἀνατμηθέντος μυός. καθ' ἅπερ γὰρ οὗτος ψαύει τοῦ παρακειμένου, κατὰ ταῦτα φέρεται μέχρι πολλοῦ. πλησίον δὲ τῆς κατὰ τὸ γόνυ διαρθρώσεως ὁ μὲν ἕτερος μῦς ὁ ψαύων αὐτοῦ πρὸς τὰ τῆς κνήμης ἔνδον ἀποχωρεῖ· τὰ νεῦρα δὲ ὑπὸ μόνῳ φέρεται

fculorum ramos communicant, poftea grandes foli per femoris regionem poftremam excurrentes apparent; qui maximum fane ramum lato mufculo, notabilem vero aliis quoque tribus difpenfant, interdum et femoris maximo. At latus mufculus non modo furfum ad caput, ficut alii, nervum capit, fed etiam alterum poftea, cum grandes nervi, de quibus agitur, femoris medium perreptaverint. Ab hoc autem nervo propagantur, qui ad cutem excidunt, uti paulo prius dictum eft. Qui igitur in femore confiftunt, in hunc modum fe habent.

Cap. XI. Tibiae vero nervos deinceps infpicito. Duo foli in tibia grandes nervi per femoris pofteriorem fedem confpicui apparent, quemadmodum antea quoque declaratum eft, latiore mufculo incifo. Qua enim hic adjacentem attingit, illac longiffime porrigitur; alter vero mufculus genu articulo vicinus adeo, ut ipfum contingat, ad internas tibiae partes recedit. Nervi autem fub uni-

Ed. Chart. IV. [85.] Ed. Baf. I. (147.)

τῷ πλατεῖ, πρὸς τὴν ἀρχὴν τῆς κνήμης ἀφικνούμενα, κἀνταῦθα χωρίζεται πρῶτον ἀπ' ἀλλήλων, τὸ μὲν ἕτερον τοὔλαττον εἰς τοὺς ἐκτὸς αὐτῆς μῦς νεμηθησόμενον, τὸ δ' ἕτερον τὸ μεῖζον εἰς τοὺς ἐντός. ἐπιβαίνει δὲ τῇ κνήμῃ τὸ μὲν ἔξωθεν ὑπ' αὐτὴν τὴν κεφαλὴν τῆς περόνης, τὸ δ' ἔσωθεν, ὅπερ ἔφην μεῖζον εἶναι, κατὰ τὴν ἀρχὴν τῆς γαστροκνημίας, εἰς βάθος αὐτῆς καταδυόμενον ἐν τῷ μεταξὺ τῶν δύο κεφαλῶν τῶν μεγάλων αὐτῶν μυῶν, οὓς ἐκπεφυκέναι τοῦ μηροῦ διὰ τοῦ πρὸ τοῦδε γράμματος ἔμαθες. ἀλλὰ τούτου μὲν τοῦ νεύρου λείψανον οὐ μικρὸν εἰς τὰ κάτω τοῦ ποδὸς ἀφικνεῖται, τοῦ δ' ἑτέρου λεπτὰ πέρατα τοῖς ἄνω τοῦ ταρσοῦ διανέμεται. μοῖρα δέ τις αὐτοῦ καὶ πρὸς τὸ ἕτερον ἀφικνεῖται νεῦρον, τὸ διὰ τῆς γαστροκνημίας φερόμενον, ἐγγὺς ἤδη τῶν κάτω περάτων τῆς κνήμης. εἰς μὲν οὖν τὸ κάτω τοῦ ποδὸς ἓν ἀφικνεῖται νεῦρον οὐ σμικρὸν, εἰς πάντα αὐτοῦ τὰ μέρη νεμόμενον. ἔστι δὲ τοῦτο τὸ νεῦρον λείψανον θατέρου τῶν μεγάλων, ὃ τοῖς ὀπίσω τῆς κνήμης μυσὶν ἔφην διανέμεσθαι· καταβαίνει τε πρὸς

co lato feruntur, ad tibiae principium excurrentes; atque ibidem primum feparantur invicem, alter, qui minor eft, exterioribus ipfius mufculis diftribuendus, alter, puta major, interioribus. Sed externus tibiam fubter fibulae caput ingreditur; interior, quem majorem effe retuli, juxta furae initium profundius immergitur, idque media regione inter duo grandium ipfius mufculorum, quae fuperiore libro ex femore enata didicifti, capita. Atque hujus nervi pars reliqua non mediocris in pedis inferiora porrigitur; alterius autem tenuia extrema fupremis tarfi partibus difpenfantur; portio quaedam ipfius etiam ad nervum al rum pervenit, qui per furam prope inferiores tibiae partes defertur. Itaque infimam pedis fedem nervus unus fubit haud exiguus, in omnes ipfius partes diftributus. Porro hic nervus ex altero grandium fupereft, quem in pofteriores tibiae mufculos digeri commemoravimus; caeterum in inferiores pedis partes de-

τὸ κάτω τοῦ ποδὸς ἅμα τοῖς τοὺς δακτύλους αὐτοῦ κάμπτουσι τένουσιν. ἐλέχθη δὲ, ὅτι τῷ νεύρῳ τούτῳ μίγνυταί τι καὶ τοῦ προσθίου νεύρου μόριον. [86] εἰς δὲ τὸ ἄνω τοῦ ποδὸς ἀφικνεῖται νευρία σμικρὰ τέτταρα, λείψανα νευρίων τριῶν, ἑνὸς μὲν τοῦ συγκαταφερομένου τῇ φλεβὶ κατὰ τὰ ἔνδον μέρη τῆς κνήμης, ἑτέρου δὲ τοῦ τῆς (148) γαστροκνημίας ὄπισθεν ἐπιπολῆς, οὗ σμικρὸν ἔμπροσθεν ἐμνημόνευσα, καταφύεσθαι λέγων εἰς τὴν ἀρχὴν τῆς γαστροκνημίας αὐτὸ μεταξὺ τῶν ἐκ τοῦ μηροῦ πεφυκότων μυῶν. ἀποφύεται δὲ τοῦ μεγάλου νεύρου, τουτέστι κατ᾽ αὐτὴν τὴν ἔμφυσιν, ἕτερόν τι νευρίον, ὃ κατὰ τῆς γαστροκνημίας φερόμενον ἀπὸ τοῦ παρατεταμένου τῇ περόνῃ μυὸς ἐπὶ τὸ πέρας αὐτῆς ἀφικνεῖται τὸ πρὸς τῷ ποδὶ, κἀνταῦθα τοῖς ἔξω μέρεσι τοῦ ταρσοῦ τοῖς κατὰ τοὺς μικροὺς δακτύλους διασπείρεται, καθάπερ γε τὸ προειρημένον, ὃ τῇ φλεβὶ συγκαταφέρεσθαι δι᾽ ὅλου τοῦ σκέλους εἶπον, ἐπὶ τοὺς μεγάλους δακτύλους ἐκτείνει τὰ πέρατα. μεταξὺ δὲ τούτων ἄλλα δύο λείψανα θατέρου νεύρου τῶν μεγάλων, ὃ τοὺς προσθίους τῆς κνήμης μῦς ἐλέχθη διαπλέκειν, ἀφικνεῖται κάτω τοῖς

fcendit una cum tendinibus, qui digitos ipfius inflectunt. Infuper anterioris nervi particulam quampiam huic mifceri dictum nobis eft. At in fupernam partem pedis exiles nervuli quatuor porriguntur, trium nervulorum reliquiae, unius certe, qui cum vena intra tibiam defertur; alterius, qui retro furam per fumma fe promit, cujus mentionem paulo prius feci, nempe quum dicerem, ipfum in furae initium inter mufculos ex femore ortos inferi. Procedit autem ex magno nervo, ubi is inferitur, alius quidam nervulus, qui per furam procurrens a mufculo fibulae porrecto ad extremum ipfius pedi proximum pervenit, atque inibi externis tarfi partibus prope exiguos digitos differminatur, quemadmodum praedictus, quem fimul cum vena per totum crus ferri retuli, ad magnos digitos fines expandit. Hos inter aliae duae alterius grandium nervorum reliquiae, qui anteriores tibiae mufculos amplexari dictus eft, deorfum verfus proten-

μέσοις ἐπιβαίνοντα τοῦ ταρσοῦ. τὸ μὲν οὖν ἕτερον αὐτῶν ἐπιπολῆς ὑπὸ τῷ δέρματι τέτακται τῷ κατὰ τὴν διάρθρωσιν ἐπικείμενον συνδέσμῳ, μόνοις τοῖς κατὰ τὸ δέρμα τοῦ ταρσοῦ διασπειρόμενον μορίοις· τὸ δὲ διὰ βάθους ὑπὸ τῷ συνδέσμῳ τοῖς ἐπικειμένοις τῷ ταρσῷ μυσὶ διανέμεται πᾶσιν, ὧν τοὺς τένοντας ἔμαθες τῆς λοξῆς τῶν δακτύλων ἡγεῖσθαι κινήσεως.

Κεφ. ιβ'. Μικρὰ μέν τις φλὲψ ἐπὶ τὸ σκέλος ἥκει διὰ τοῦ τῆς ἥβης ὀστοῦ, βραχύ τι μέρος αὐτοῦ τρέφουσα, περὶ οὗ ὕστερον εἰρήσεται. μία δ' ἄλλη μεγίστη φλὲψ εἰς ὅλον διανέμεται τὸ σκέλος, ἐκ τῶν ἔνδον αὐτοῦ φερομένη διὰ τοῦ βουβῶνος. ἀποφύσεις δ' αὐτῆς τινὲς μὲν ἄτακτοι πρὸς τὸ δέρμα διεξέρχονται· καὶ καλοῦσι τὰς τοιαύτας φλέβας ἔνιοι τῶν ἰατρῶν σποράδας· αἱ δ' εἰς τοὺς μῦς διανεμόμεναι τεταγμένην ἔχουσι τήν τε γένεσιν καὶ τὴν θέσιν. οὐ μὴν οὐδ' αὗται φυλάττουσι τὴν ἰσότητα τοῦ μεγέθους ἐπὶ πάντων, ὥσπερ οὐδὲ κατὰ τὰς χεῖρας. εἰρήσονται δ' ἡμῖν καὶ νῦν, ὅσαι πλειστάκις ἀποφύσεις φαίνονται τῆς

ſunt, medium tarſi conſcendentes. Altera quidem ipſarum in ſuperficie ſub cute conſiſtit, ligamento, quod eſt ad articulum, incumbens ac ſolis particulis, quae ad cutem tarſi ſunt, diſſeminata; altera vero in imo ſub ligamento ſuperſtratis tarſi muſculis dispenſatur omnibus, quorum tendines obliquo digitorum motui praeeſſe audiviſti.

Cap. XII. Exigua porro vena crus per os pectinis adit, modicam quandam ipſius partem nutriens, cujus mentionem poſtea facturus ſum. Una autem alia vena maxima totum in crus ab interiore ipſius parte per inguina procurrens diſſeminatur: propagines quaedam ipſius inordinatae ad cutem permeant, quas nonnulli medicorum σποράδας, *ſparſas*, appellant. Quae in muſculos digeruntur, ordinatum habent tum ortum, tum ſitum; nec tamen ipſae magnitudinis aequalitatem in omnibus conſervant, ut ne in manibus quidem. Dicentur autem nobis etiam nunc, quae plerumque ſoboles majoris venae

μεγάλης φλεβὸς, ἥτις οἷόν περ στέλεχός ἐστιν ἁπασῶν τῶν κατὰ τὸ σκέλος. εὐθέως μὲν οὖν εἴς τε τὰ πρόσω καὶ ἔνδον τοῦ μηροῦ φέρεταί τις ἀπόφυσις ἐπιπολῆς ὑπὸ τῷ δέρματι, πολυειδῶς εἰς αὐτὸ διασπειρομένη. μετὰ δὲ ταύτην ἄλλαι λεπταὶ σποράδες εἰς τὸ δέρμα διανέμονται τρεῖς που καὶ τέτταρες. εἶτα κατὰ μέσον τὸν μηρὸν ἀξιόλογος ἄλλη, παραπλήσιος τῇ πρώτῃ, σημαίνεται παρὰ τὸν στενὸν μῦν εἰς ὃν καὶ αὐτὸν ἐνταῦθα μάλιστα φλὲψ ἐμφύεται. κἄπειτ᾽ ἄλλαι σποράδες μικραὶ δύο που καὶ τρεῖς. καὶ μετὰ ταύτας ἀξιόλογος ἄλλη κατὰ τοῦ γόνατος ἔνδον. εἶτ᾽ ἐφεξῆς ἄλλη δισχιδής· καὶ ἐπὶ ταύτῃ ἄλλαι πλείους ἐφεξῆς. αὗται μὲν ἐπιπολῆς ὑπὸ τῷ δέρματι πᾶσαι, διὰ βάθους δὲ ἕτεραί τινες οὕτως ἔχουσαι. μετὰ μὲν τὸν βουβῶνα πρώτη τοῖς προσθίοις δύο μυσὶ διανέμεται· καὶ μετὰ ταύτην ἄλλη διὰ βάθους μᾶλλον, ἱκανῶς μεγάλη, μεταξὺ φερομένη τοῦ τε μεγίστου πάντων μυὸς καὶ τῶν προσθίων τοῦ ἔνδον, ἀφ᾽ ἧς πολλαὶ φλέβες [87] εἰς ἅπαντας σχεδὸν

apparent; quae omnium crus perreptantium veluti truncus eſt. Statim igitur ramus quidam in priorem internamque femoris regionem perfertur, multifariam ſumma ſub cute in ipſum diſtributus. Ab hoc alii tenues, modicis intervallis ſparſi, in cutem tres quatuorve diſſeminantur. Deinde alius notandae magnitudinis, primo ſimilis, medio in femore prope muſculum arctum conſideratur; in quem ipſum quoque vena indidem maxime inſeritur. Deinde aliae exiles propagines, duae forſan et tres, modicis ſpatiis digeruntur; poſt has alia inſignis genu interius ſubit; deinde ſequitur alia, duas in partes divaricata; huic ſuccedunt aliae plures. Hae quidem ſubter cutem ſummam omnes conſiſtunt. In imo aliae quaedam hunc in modum ſe habent. Poſt inguina prima anterioribus duobus muſculis diſpenſatur. Mox alia penitus, grandis ſatis, intra maximum omnium muſculum et ex anterioribus internum porrigitur; a qua plures venarum propagines in omnes propemodum femoris

τοὺς περὶ τὸν μηρὸν μῦς διανέμονται. ἐφεξῆς δὲ ταύτῃ, περὶ ἧς προεῖπον, ὡς ὑπὸ τῷ δέρματι διασπείρεται. καὶ μετὰ ταύτην ἄλλη τις εἰς τὸν τῶν προσθίων μέγαν μῦν ἐμφύεται, διὰ βάθους διεξερχομένη πρὸς τὴν ἔξω χώραν τοῦ μηροῦ. καὶ μετ' ἐκείνην ἀξιόλογος ἄλλη, διὰ βάθους μᾶλλον εἴς τε τὸν μέγιστον μῦν καὶ τοὺς παρακειμένους αὐτῷ. καὶ μετὰ ταύτας ἡ προειρημένη κατὰ τὴν τῶν ἐπιπολῆς διήγησιν, ἥτις κατὰ τὴν ἔνδον χώραν τοῦ γόνατος μέχρι τοῦ τῆς κνήμης πέρατος διεξέρχεται κατασχιζομένη πολυειδῶς ὑπὸ τὸ δέρμα. πλησίον δὲ τῆς εἰρημένης ἀποφύσεως ὄψει καὶ ἄλλας ἀπὸ τῆς μεγάλης φλεβὸς εἴς τε τὰ κάτω μέρη τοῦ μεγίστου μυὸς καὶ περὶ τὴν διάρθρωσιν ὅλην ἄχρι βάθους κατασχιζομένας. ἐπὶ δὲ ταῖς εἰρημέναις ἐνίοτε μεν εὐθέως ἡ μεγάλη φλὲψ διασχίζεται, ποτὲ δὲ πρὸ τοῦ σχισθῆναι φλὲψ αὐτῆς ἀποφύεται κατὰ τὴν ἀρχὴν τῆς γαστροκνημίας, διὰ τῶν ὑποκάτω μερῶν τῆς διαρθρώσεως εἰς τὴν ἐκτος χώραν περιερχομένη· παρατάττεται δ' αὐτῇ τῇ περόνῃ, δισχιδὴς γιγνομένη. καὶ τὸ μὲν ἕτερον αὐτῆς μέρος ἐπιπολῆς κατασχίζεται τοῖς ἔξωθεν μέρεσι τῆς περό-

musculos disperguntur. Post hanc, quam praedixi subter cutem distribui; ac post eandem etiam alia quaepiam deinceps in grandem ex anterioribus musculum ingreditur, elatius ad externam femoris regionem emergens. Insuper post illam alia notatu digna profundius in maximum musculum eique vicinos inseritur; atque post has in superficialium enumeratione praedicta, quae ab intima genu parte adusque tibiae extremum multiplici ramorum serie cutem subit. Caeterum prope jam dictam propaginem alias quoque spectabis, quae a majore vena in imas maximi musculi partes et totum penitius articulum diffunduntur. At praeter praedictas nonnunquam statim magna vena in ramos finditur; aliquando ante fissuram vena prope surae initium ex ea procedit, per infernas articuli partes in exteriora erumpens. Jam vero ipsi fibulae bipartita venae soboles apponitur, quarum altera in superficie externis partibus fibulae ad malleolum usque ra-

νης ἄχρι τοῦ σφυροῦ· τὸ δ' ἕτερον, διὰ βάθους τῶν ἔξωθεν μυῶν ἐνεχθὲν, ἀπονεμήσεις διδὸν ἑκάστῳ, διεξέρχεται μεταξὺ κνήμης τε καὶ περόνης πλησίον τοῦ κάτω πέρατος τῆς περόνης· ὥσθ' ἑκατέρῳ τῷ πέρατι, τούτῳ τε καὶ τῷ προειρημένῳ τῆς ἐπιπολῆς φλεβὸς, ἡ κυρτὴ τῆς περόνης ἀπόφυσις περιλαμβάνεται. φαίνεται δὲ ἐνίοτε, μετὰ τὸ σχισθῆναι δίχα τὴν μεγάλην φλέβα κατὰ τὴν ἰγνύαν, ἐκ θατέρου τῶν μερῶν ἡ προειρημένη φλὲψ ἀποβλαστάνουσα. ὅπως δ' ἂν σχισθῇ καὶ ἔχῃ κατ' αὐτὴν, ἥ τε ὑπόλοιπος φλὲψ ἡ μεγάλη δίχα σχίζεται κατὰ τὴν ἰγνύαν, κἄπειτα τῷ μὲν ἑτέρῳ μέρει τὴν γαστροκνημίαν διεξελθοῦσα πρὸς τὸ κατὰ τὰ σφυρὰ πέρας ἀφικνεῖται τῆς κνήμης, κἀντεῦθεν ἐπὶ τὸ κάτω τοῦ ποδὸς ἐνεχθεῖσα, διὰ τῆς μεταξὺ χώρας κνήμης τε καὶ περόνης εἰς τοῦτο διανέμεται· τῷ δ' ἑτέρῳ μέρει διεξελθοῦσα πρὸς τὸ ἀντικνήμιον, εἰς πλείους σχίζεται φλέβας, ἁπάσας ἐν τῷ πρόσω μέρει μεταξὺ κνήμης τε καὶ περόνης φερομένας· καὶ διεξέρχεταί γ' αὐτῶν τὰ πέρατα μέχρι τοῦ ταρσοῦ τε καὶ τοῦ ποδὸς καὶ τῶν δακτύλων

morum feriem fpargit; altera per ima exteriorum mufculorum ducta, ramos fingulis communicans, intra tibiam fibulamque juxta inferiorem fibulae finem pervadit; nam utraque hoc et praedicto venae fuperficialis extremo protuberans fibulae proceffus comprehenditur. Verum apparet nonnunquam, ubi major vena duplicem ramum juxta poplitem emiferit, altera ex parte venam, de qua mentionem feci, enafci. At quomodocunque fciffa fuerit fefève habeat, etiam reliqua vena major bifariam in poplite dividitur; deinde cum altera parte furam perreptans, ad malleolorum in tibia finem procurrit; hinc ad imam pedis regionem vecta, per medium tibiae ac fibulae in eam diftribuitur. Altera parte anteriorem tibiae offis regionem permeans, in plures venas fcinditur, quae omnes anteriore parte intra tibiam et fibulam deferuntur, atque extrema ipfarum ad tarfum usque et pedem digitosque permeant, tum inter fe, tum iis, quae

ἀλλήλοις τε καὶ ταῖς παρακειμέναις ἀναμιγνύμενα. ταύτης γάρ τοι τῆς φλεβὸς, τῆς παρὰ τὸ ἀντικνήμιον διεξελθούσης καὶ σχισθείσης, ὡς εἴρηται, κατὰ πάντα τὸν μεταξὺ τόπον περόνης τε καὶ κνήμης, ἀξιόλογοι δύο φλέβες ἐγγὺς ἥκουσι τοῖς κυρτοῖς πέρασι κνήμης τε καὶ περόνης, ἐν τῷ μέσῳ τας ἄλλας πάσας ἑαυτῶν ἔχουσαι. καὶ μίγνυνταί γε ταῖς προειρημέναις αἱ φλέβες αὗται καθ᾿ ἑκάτερον τῶν περάτων· ἡ μὲν ἔνδον τῇ κατὰ τὸ γόνυ μὲν ἀποσχισθείσῃ, διὰ δὲ τῶν ἐντὸς μερῶν κατά γε τῆς γαστροκνημίας καὶ τῆς κνήμης ὅλης ἐπὶ τὸ σφυρὸν ἐνεχθείσῃ· ἡ δ᾿ ἔξω ταῖς κατὰ τοῦτο τὸ μέρος εἰρημέναις ἀφικνεῖσθαι φλεψὶν ἀπὸ τῆς διὰ τῶν ἔξωθεν μερῶν παρὰ τὴν περόνην κατάντους ἐνεχθείσης. ἀπὸ δὲ τῶν ἑνουμένων ἀλλήλαις κατὰ τὰ πέρατα κνήμης τε καὶ περόνης μικραὶ μὲν ἥκουσιν ἐπὶ τὸν ταρσὸν τοῦ ποδὸς, μείζονες δ᾿ αὐτῶν ἐν τῷ κάτω διεξέρχονται, καὶ μάλιστα κατὰ τὴν ἔνδον χώραν, ἔνθα τῆς κνήμης ἐστὶ τὸ κυρτὸν πέρας, ὑφ᾿ ὧν τὰ κάτω τοῦ ποδὸς ἅπαντα τρέφεται. τὸ δὲ περὶ τὴν πτέρναν ὄπισθεν ἀπὸ τῶν πλησίον ἔσωθέν τε καὶ ἔξωθεν ἀποφύσεις ἑνουμένας ἀλλήλαις λαμβάνει.

adjacent, permixta. Hujus etenim venae, quae anteriorem tibiae partem intercurrit feinditurque, ut dictum eft, in totam fibulae tibiaeque offis regionem intermediam, venae duae notandae propter extuberantes tibiae fibulaeque terminos fubeunt, alias omnes medio fuo complexae. Ac praedictis in utroque extremo hae venae mifcentur, interior fane ei, quae prope genu propagatur, intrinfecus autem fupra furam tibiamque totam ad malleolos porrecta eft; exterior focietatem init cum venis ibidem relatis ab ea porrigi, quae per exteriores fibulae partes declivis fertur; verum ab iis, quae ad tibiae fibulaeque extrema invicem coeunt, exiles quaedam ad tarfum pedis excurrunt, majores autem ipfis ad imas partes evadunt, praefertim regione interna, qua tibiae finis extuberans habetur. Ex quibus venis tota pedis regio inferior alimentum accipit. Porro pofterior pars, quae ad calcem habetur, a proximis intus forisque ramos in-

κοινὸν γὰρ χρὴ τοῦτο γινώσκειν, ὥσπερ ἤδη καὶ πρόσθεν εἴρηται, τὰ πέρατα τῶν φλεβῶν ἐπιμίγνυσθαι μὲν καὶ τοῖς ἄλλοις μέρεσι, μάλιστα δ' ἐν τοῖς ἄκροις τοῦ σώματος. πρόδηλα δέ που τὰ τοιαῦτα, κᾂν ἐγὼ μὴ λέγω, τοῖς εἰρημένοις συνεπινοούμενα. τὰς γὰρ ἐπὶ τὸν ταρσὸν ἡκούσας φλέβας τε καὶ νεῦρα μέχρι τοῦ πέρατος ἀναγκαῖον ἐξικνεῖσθαι τοῦ ποδός. [88] εὔδηλον δ', ὅτι καὶ τῶν μὲν ἀπὸ τῆς περόνης ἐπ' αὐτὸν ἡκουσῶν τὰ πέρατα πρὸς τοὺς μικροὺς δακτύλους ἀφικνεῖται, τῶν δ' ἀπὸ τῆς κνήμης ἐπὶ τοὺς μεγάλους, ὥσπερ γε καὶ τῶν ἀπὸ τῆς μεταξὺ χώρας περόνης τε καὶ κνήμης ἐπὶ τοὺς μέσους. ἡ μὲν οὖν διὰ τοῦ βουβῶνος φλὲψ οὕτω κατασχίζεται· ἡ δὲ διὰ τοῦ τῆς ἥβης ὀστοῦ μόνοις τοῖς ἐνταῦθα σώμασι διανέμεται. πρόκειται δὲ τοῦ ὀστοῦ τοῦδε μῦς εἷς μικρὸς, ὁ κατειληφὼς ὅλον τὸ τρῆμα· τούτῳ δ' ἐπιπέφυκε τὰ (149) πρῶτα τοῦ μεγίστου μυὸς, ᾧ παραπέφυκε τρίτος ὁ ἐκ τῆς συμβολῆς τῶν τῆς ἥβης ὀστῶν ἐκφυόμενος εἷς ἑκατέρωθεν. ὁ μὲν οὖν μικρὸς ὅλος ὑπὸ τῆς φλεβὸς τῆσδε τρέφεται, τοῦ δὲ μεγίστου

vicem coëuntes fufcipit; fiquidem hoc communiter inaudiendum eft, ficut jam prius dixi, extrema venarum etiam aliis partibus commifceri, potiffimum in fummo corpore. Verum ejusmodi funt manifefta, ut quae una cum dictis vel me tacente intelligantur. Nam venas ac nervos in tarfum excurrentes usque ad pedis extremum porrigi neceffe eft. Jam vero quis ignorat, earum pariter, quae a fibula ad ipfum perveniunt, extrema in parvos digitos protendere, rurfus a tibia prodeuntium terminos magnos fubire, quemadmodum et a media regione tibiae fibulaeque procedentium fines in medios expandi? Vena igitur per inguina excurrens hunc in modum propagatur; quae vero pubis os perreptat, folis indidem partibus diftribuitur; praeponitur autem huic offi mufculus unus exilis foramen totum complexus; huic fupernafcuntur primae partes maximi mufculi, cui adnafcitur tertius ex pubis offium commiffura ortus, utrinque unus. Itaque vena haec parvum totum, fed maximi partem haud am-

μέρος οὐ πολὺ, τοῦ δ' ἐκ τῆς συμβολῆς συμφυομένου πλεῖστον· εἰς γὰρ τὰ κάτω μέρη τοῦ μυὸς τούτου καὶ φλὲψ ἄλλη, καὶ νεῦρον ἕτερον ἐμφύεται. τά γε μὴν πέρατα τῆς προκειμένης ἐν τῷ λόγῳ τῷδε φλεβὸς ἐς ταὐτὸν ἥκει τοῖς πέρασι τοῖς ἀπὸ μὲν τῆς μεγάλης, ἐμπεφυκόσιν δὲ τοῖς πρώτοις τοῦ μεγίστου μυὸς, ἐνταῦθα διασπειρομένοις.

Κεφ. ιγ'. Ἀρτηρία μεγίστη διὰ βουβῶνος ἐμφύεται τῷ σκέλει κατὰ τὸν αὐτὸν τόπον τῇ μεγάλῃ φλεβὶ, καὶ τοῖς ἰσχνοῖς τε καὶ μεγαλοσφύκτοις αἰσθητὴν ἐνταῦθα τὴν κίνησιν εὑρήσεις ἐπιβαλὼν τους δακτύλους. φέρεται δὲ ἀμφότερα τὰ ἀγγεῖα διὰ τῆς ἔνδον χώρας τοῦ μηροῦ, ἐπικείμενα κατ' αὐτὸν τοῦ στενοῦ μυὸς, εἰς ὃν, ὥσπερ καὶ τοὺς ἄλλους ἅπαντας τοὺς περὶ τὸν μηρὸν, ἀποφύσεις τῆς ἀρτηρίας ἥκουσι κατὰ τὴν ἀναλογίαν τοῦ μεγέθους. ἀλλ' ὥσπερ ἐπὶ τῆς χειρὸς, οὕτω καὶ ἐπὶ τοῦ σκέλους ταῖς μὲν ἐς τοὺς μῦς ἐμφυομέναις ἀρτηρίαις συνεμφύονται φλέβες· οὐ μὴν ταῖς ἐπιπολῆς φλεψὶν ἀρτηρίαι συναναβαίνουσιν, ἀλλ' ἀεὶ διὰ τοῦ βάθους ἐπὶ τοὺς μῦς ἥκουσιν. ὅσας οὖν φλέ-

plam nutrit, ejus autem, qui ex commiſſura exoritur, plurimam; ſiquidem in imas hujus muſculi partes tum vena, tum nervus alius inſeritur. Verum extrema venae, de qua diſſeruimus, in idem cum extremis coëunt, a majore quidem vena profectis, ſed primoribus maximi muſculi partibus inſertis, quae hic diſſipantur.

Cap. XIII. Porro arteria maxima cruri per inguina inſeritur, eo nimirum loco, quo vena magna, ac macilentis magnoque pulſu praeditis digitos admovens ſenſibilem inibi motum percipies. Utrumque autem vas per interiora femoris fertur, arctiori ipſius muſculo incumbens, in quem, veluti in omnes alios femur perreptantes, arteriae rami pro magnitudinis portione perveniunt. Sed quemadmodum in manu, ſic etiam in crure ſe habet. Venae quidem arteriis in muſculos inſertis cohaerent; non tamen arteriae ſuperficiarias venas una conſcendunt, verum altius ſemper per muſculos ingrediuntur. Quot igi-

βας ἔν τε τῷ μηρῷ καὶ κατὰ τὴν κνήμην ἔφην διὰ βάθους εἰς τοὺς μῦς κατασχίζεσθαι, ταύταις ἁπάσαις ἀρτηρία παράκειται, τῶν δ' ἐπιπολῆς οὐδεμιᾷ. δῆλον δὲ τοῦτο κἀκ τοῦ τοῖς εὐσάρκοις μηδαμόθι φαίνεσθαι σφυγμὸν ἐν τοῖς σκέλεσιν, ὅτι μὴ κατὰ τὸν ταρσὸν εὐθὺ τοῦ δευτέρου δακτύλου μετὰ τὸν μέγιστον. ἁπτόμεθα οὖν τῆς ἐνταῦθα κειμένης ἀρτηρίας πολλάκις, ὅταν μὴ δυνηθῶμεν ἅψασθαι τῆς κατὰ τὸν καρπόν. εἰσὶ δὲ καὶ ἄλλαι κατὰ τὸν ταρσὸν καὶ τὸν πόδα ἀρτηρίαι, διασημαίνουσαι πολλάκις ἐπι τῶν ἰσχνῶν τὸν σφυγμὸν, ὅταν εἰς τὸ μέγεθος ἀρθῇ. κατὰ δὲ τὸν καρπὸν ἔξωθεν οὐδεμίαν ἔφην ἀρτηρίαν εὑρίσκεσθαι, διότι μηδὲ μῦς ἐστιν ἐνταῦθα μηδείς. ἕνεκα γάρ τοι τῶν ἐπικειμένων τῷ ταρσῷ μυῶν τῶν μικρῶν, ἣν ἀρτίως εἶπον, ἀρτηρία εἰς αὐτοὺς διανέμεται, καθάπερ γε καὶ τῶν κάτω τοῦ ποδὸς ἕνεκα μυῶν ἀρτηρία σμικρὰ φαίνεται συγκαταφερομένη τῇ προειρημένῃ φλεβὶ, καὶ πρὸς τὸ χωρίον ἀφικνεῖσθαι τοῦτο· καταβαίνουσι δ' εἰς αὐτὸ διὰ τῆς μεταξὺ χώρας περόνης τε καὶ πτέρνης. περὶ δὲ τῆς διὰ τοῦ τῆς ἥβης

tur venas dixi profundius in femoris mufculos prope tibiam propagari, his omnibus adjacet arteria, in fuperficie extantium nulli. Id autem inde liquido conftat, quod carnofis nusquam in crure pulfus appareat, nifi in tarfo directe ad fecundum digitum poft maximum. Tangimus itaque fubinde arteriam inibi fitam, quum eam, quae brachiali fubeft, attingere non potuerimus. Sunt porro et aliae in tarfo ac pede arteriae, quae crebro in macilentis pulfum indicent, quando in magnitudinem elevantur. At in brachiali exteriore nullam afferuimus reperiri arteriam, quod videlicet nec mufculus quidem ullus ibidem habeatur. Nam ob exiles mufculos tarfo incumbentes arteria, quam nuper retuli, in ipfis diftribuitur; quemadmodum et imi pedis mufculorum gratia haud grandis arteria fimul cum vena, cujus prius mentio facta eft, procurrens huc tendere videtur; caeterum ad id loci per mediam fibulae calcisque regionem defcendunt. De arteria autem, quae per offis pubis foramen.

ὀστέου τρήματος, ὃ καλοῦσι θυρεειδὲς, ἐς τὸν μηρὸν ἡκούσης ἀρτηρίας, ἃ περὶ τῆς φλεβὸς εἶπον ὀλίγον ἔμπροσθεν, ἀκηκοέναι νόμιζε· τοῖς γὰρ αὐτοῖς μυσὶ τοῖς τρισὶν ὡσαύτως ἐκείνη διανέμεται.

θυρεειδὲς Graeci *ab ostii similitudine* appellant, in femur pervenit, eadem, quae paulo prius de vena commemoravi, inaudivisse te putato; nam iisdem tribus musculis perinde ac illa distribuitur.

ΓΑΛΗΝΟΥ ΠΕΡΙ ΑΝΑΤΟΜΙΚΩΝ ΕΓΧΕΙΡΗΣΕΩΝ

ΒΙΒΛΙΟΝ Δ.

Ed. Chart. IV. [89.] Ed. Baf. I. (149.)

Κεφ. α'. Ἐν μὲν τῇ περὶ χρείας μορίων πραγματείᾳ σκοπὸς ἦν μοι τοῦ λόγου τῶν ἐν ἀνθρώπου σώματι μελῶν ἁπάντων ἐξηγήσασθαι τὴν κατασκευὴν, εἰς ὅσον ἥκει τέχνης, κοινόν τι τοῦτο δόγμα μεταχειριζόμενος τοῖς ἀρίστοις τῶν παλαιῶν ἰατρῶν τε καὶ φιλοσόφων. ὥστ' εὐλόγως ἀπὸ χειρῶν ἠρξάμην ἐν ταύτῃ, διότι τὰ μόρια ταῦτα μόνοις ἀνθρώποις ἐστίν. εἰκότως δ' ἡ ἀκολούθησις εὐθέως

GALENI DE ANATOMICIS ADMINISTRATIONIBVS

LIBER IV.

Cap. I. In opere de partium ufu hoc mihi fuit inftitutum, ut omnium corporis humani partium ftructuram, quatenus arti conduceret, exponerem. Cujus rei argumentum ex veteribus tum medicis tum philofophis celeberrimi, ut ego, tractaverunt. Itaque a manibus haud temere fermonis hic fumpfi exordium, quod has partes videlicet in folis hominibus videre liceat. Merito autem

εἰπεῖν τι καὶ περὶ τῶν σκελῶν, ἐπειδὴ κἀν τούτοις ὁ ἄνθρωπος ἴδιον ἔχει τι παρὰ τἄλλα σύμπαντα ζῶα, διότι μόνος ἐπ᾽ αὐτῶν ὀρθὸς ἀκριβῶς βαδίζει. καὶ μέντοι καὶ ὅτι γελοῖον ἀνθρώπου μίμημά ἐστιν ὁ πίθηκος, ἐδείχθη, καὶ διὰ τοῦτο βαδίζει μὲν ὥσπερ ἄνθρωπος, χωλεύων δ᾽ ἐν αὐτοῖς τοῖς κυριωτάτοις, τῆς τῶν ὀρθίων σκελῶν κατασκευῆς ἀπολειπόμενος· ὁ μέγας δ᾽ ἐν τῇ χειρὶ δάκτυλος αὐτῷ κολοβὸς ἐγένετο, δι᾽ οὗ τὸ κῦρος ἅπαν αὐτῇ τῶν ἐνεργειῶν ἐστιν. ἐν δὲ τῇδε τῇ νῦν προκειμένῃ πραγματείᾳ σκοπός ἐστί μοι διττὸς, εἷς μὲν, ὅπως ἄν τις ἀκριβῶς θεάσαιτο τῶν μορίων ἕκαστον, ὧν τὰς χρείας ἐν ἐκείνῃ διῆλθον, ἕτερος δ᾽ εἰς τὸ τῆς ἰατρικῆς τέχνης ἀνῆκον τέλος. ἐπειδὴ γὰρ ὁρῶ τοὺς νῦν ἰατροὺς, ὅσοι γε δοκοῦσι περὶ τὴν ἀνατομὴν ἐσπουδακέναι, τοῦ χρησιμωτέρου μὲν αὐτῆς ὀλιγωροῦντας, ἀσκοῦντας δὲ τὸ σοφιστικώτερον, ἐπειράθην [90] αὐτό τε τοῦτο πρῶτον ἐπιδεῖξαι τοῖς νέοις, καὶ προτρέψαι πρὸς τὸ χρησιμώτερον αὐτῆς. καί μοι τοῦτο πέπρακται κατὰ τὴν ἀρχὴν τοῦ δευτέρου τε καὶ τρίτου γράμματος.

non abſurdum fuit ſtatim etiam de cruribus dicere, quum et in his homo praeter omne aliud animantium genus proprium quiddam ſibi vendicet, quod ſolus ad amuſſim rectus horum beneficio incedat. Simiam vero ridiculam hominis ſimulationem exiſtere monſtravimus, ac ob id hominis quidem modo graditur, ſed in ipſis principalioribus partibus manca eſt, ut quae minus rectam crurum ſtructuram ſortita ſit, magnum vero manus digitum, qui totum ſunctionum firmamentum ipſi eſt, mutilum obtinet. At in praeſenti commentario duplex mihi ſcopus eſt; unus, ut ſingulas accurate partes contempleris, quarum uſus illic percenſui; alter ad medicinae artis finem pertinet. Quoniam enim hujus aetatis medicos video, qui quidem diſſectionibus operam dediſſe putantur, utiliore illarum parte neglecta, eam, quae captioſa magis eſt, exercere, conatus ſum hoc ipſum primum juvenibus oſtendere, deinde ad meliorem ipſos adhortari. Atque id initio ſecundi tertiique libri a me ſactitatum eſt;

εἶχε δὲ τοῦ λόγου τὸ κεφάλαιον σχεδὸν ἁπάσας ὅσας ἑκάστης ἡμέρας ποιούμεθα χειρουργίας, αἳ περί τε τὰ κῶλα γίγνονται καὶ τοῦ παντὸς σώματος ἐν τοῖς ἐπιπολῆς, ἅπερ οἵ τε μύες εἰσὶ καὶ τὰ κατ᾽ αὐτοὺς ἀγγεῖα καὶ νεῦρα. καὶ γὰρ τὰ βέλη καὶ τοὺς σκόλοπας ἐκκόπτομεν τούτων, οὐχ ἥπατος, ἢ καρδίας, ἢ πνεύμονος, καὶ σύριγγας, καὶ κόλπους, ἀποσκήμματά τε καὶ διαπυήματα, καὶ σηπεδόνας ἐν τούτοις χειρουργοῦμεν. ἐβουλόμην μὲν οὖν μοι τὰς πραγματείας ἀμφοτέρας τὴν αὐτὴν ἐσχηκέναι τάξιν ἐν ἅπασιν, ὥσπερ ἐν τοῖς πρώτοις δύο βιβλίοις. ἐπεὶ δ᾽, ὡς ὁρῶ, καθ᾽ ἑκάστην ἡμέραν ἀεὶ καὶ μᾶλλον ἐπιδίδωσιν ἡ περὶ τὸ φαυλότερον μέρος τῆς ἀνατομῆς σπουδὴ, τοῦ χρησιμωτέρου σχεδὸν ἁπάντων ἀμελούντων, οὐ λόγῳ μόνον ἔγνων προτρέψαι τοὺς νέους ἐπὶ τὸ κατεπεῖγον αὐτῆς, ἀλλὰ καὶ διὰ τῆς κατὰ τὴν διδασκαλίαν τάξεως. ἃ γὰρ ἀξιῶ πρότερα μανθάνειν αὐτοὺς, ταῦτα καὶ γράφω πρότερον κατὰ τήνδε τὴν διέξοδον τῶν λόγων. καὶ διὰ τοῦτο μετὰ τὴν τῶν κώλων ἀνατομὴν ἐν τοῖς πρὸ τοῦδε γεγραμμένην ἐφεξῆς γράψω κατ᾽ ἄλλα δύο τὴν ἐκτὸς ἀνατομὴν ὅλου τοῦ σώματος, ὅση

ubi fermonis caput curationes prope univerfas continebat, quas manibus quotidie adminiftramus, tum in artubus, tum per totius corporis fumma, quae mufculos et in his vafa nervosque comprehendunt. Etenim tela aculeosque ex his, non ex jecinore vel corde vel pulmone, excindimus; item fiftulas, finus, abfceffus, fuppurata et putrida ulcera in his manu medicamur. Quam ob caufam optarem utrumque commentarium eundem in omnibus, ut in primis duobus libris, ordinem obtinuiffe. At quia, ut video, juvenes quotidie majorem induftriam in pejore diffectionis parte collocant, utiliorem prope omnes refpuunt, ftatui non folum ratione, fed etiam difciplinae ordine ad rei ipfius dignitatem eos exhortari. Quae enim prius eis difcenda cenfeo, ea quoque priora in hac enarratione profequar. Ac ideo poft artuum diffectionem fuperioribus libris comprehenfam deinceps reliquis duobus externam totius corporis diffectionem, quae-

γε κατὰ τοὺς μῦς ἐστιν, ἀρξάμενος ἀπὸ τῶν κατὰ τὸ πρόσωπόν τε καὶ τὴν κεφαλὴν μορίων· καὶ τούτων δ᾽ αὐτῶν ὅσα τῷ περικειμένῳ δέρματι συμπέφυκεν, ὧν ἠγνοήθη μὲν τὸ κυριώτατον ἅπασι τοῖς ἀνατομικοῖς, οἱ δύο μύες οἱ πλατεῖς και λεπτοὶ, οἱ εἴς τε τὰς γνάθους καὶ τὰ χείλη τελευτῶντες, ἄρχονται δ᾽ ἀπὸ τῆς κατὰ τον τράχηλον ἀκάνθης, ὅθεν ὑμενώδης ἐκφυόμενος σύνδεσμος, ἐπιτρεφομένων δ᾽ αὐτῷ τοιούτων ἰνῶν, ὁποίας ἅπαντες οἱ μύες ἔχουσι, τὴν οὐσίαν αὐτῶν συνίστησι. πολλαὶ δὲ κἀκ τῶν κατὰ τὴν ῥάχιν τῆς ὠμοπλάτης ἀνέχονται χωρίων ἶνες, ὥσπερ κἀκ τῶν κατὰ τὴν κλεῖν, ἐπὶ τὰ κῶλα πασαι τελευτῶσαι. καὶ χρὴ τέμνειν τούσδε τοὺς μῦς, ὅταν τις χρεία καλῇ, κατὰ τὴν τῶν ἰνῶν φύσιν, ἣν ἀγνοοῦντες, ἐπειδὰν ποτε μείζονα ποιήσωνται τομὴν ἐγκαρσίαν διαιροῦντες αὐτὰς, παρεσπασμένας ἐπὶ θάτερα μέρη τὰς γνάθους ἐργάζονται. τούτους μὲν οὖν ἅπαντες ἠγνοήκασι, καὶ μικρὸν ὕστερον αὖθις ὑπὲρ αὐτῶν ἐρῶ. τὴν δ᾽ υποτεταγμένην τῷ κατὰ τὸ μέτωπον δέρματι μυώδη φύσιν ἐγνώκασι μεν οἱ

eunque circa mufculos eft, exarabo, orfus a faciei et capitis partibus, atque in his ipfis ab iis nimirum, quae cuti circumdatae cohaerefcunt: inter quas anatomici ignorarunt principaliores, nempe duos mufculos latos ac tenues, qui in buccam et labra ceffant, a fpina vero colli incipiunt; unde membraneum procedens ligamentum, quod talibus conftat fibris, quales univerfi mufculi obtinent, fubftantiam ipforum conftituit. Complures etiam fibrae ex fcapularum fpinae regionibus emergunt, quemadmodum et ex univerfa claviculae fede in buccam terminantur. Atque oportet hosce mufculos, cum ufus aliquis poftulaverit, pro fibrarum natura incidere, quam ignorantes, ubi nonnunquam ampliore fectione transverfa ipfas diviferint, buccas ad alteram partem avulfas efficiunt. Hi fane omnes latuerunt, et paulo ulterius iterum de ipfis fum dicturus. Verum mufculofam compaginem cuti in fronte fubjectam ipfiusque actionem

περὶ τὰς ἀνατομὰς ἔχοντες, αὐτήν τε καὶ τὴν ἐνέργειαν αὐτῆς· ἀνατείνεσθαι γοῦν φασι τὸ κατὰ τὰς ὀφρῦς ὑπ᾿ ἐκείνης ἅπαν, τῷ τε κατὰ τὸ μέτωπον δέρματι τὴν κίνησιν ἐξ ἐκείνης ὑπάρχειν. οὐ μὴν οἵ γε πολλοὶ τῶν χειρουργῶν ἐπίστανται, καὶ γὰρ διὰ τοῦτό γ᾿ ἐγκαρσίας μᾶλλον ἐπὶ τοῦ μετώπου ποιοῦνται τὰς τομὰς, ἤπερ ὀρθίας. συμβαίνει τοίνυν, ὅταν ποτὲ μείζονά τε ποιήσωνται τὴν τομὴν ἐνταῦ(150)θα καὶ μάλιστα πλησίον τῶν ὀφρύων, ἐπὶ τὰς ῥίζας τῶν βλεφάρων κατασπᾶσθαι τάς τε ὀφρύας αὐτὰς καὶ τὸ συνεχὲς αυταῖς δέρμα, καὶ βαρύνειν τοὺς ὀφθαλμοὺς ἐπικειμένας αὐτοῖς, ὡς μήτ᾿ ἀνοίγνυσθαι καλῶς, ἐμποδίζεσθαί τε κατὰ τοῦτο τὴν ἐνέργειαν αὐτῶν. ἐνταῦθα μὲν οὖν ἄνωθεν κάτω τέτακται τῶν ἰνῶν ἡ εὐθύτης· ἐπὶ δὲ τῶν τὰς γνάθους κινούντων, ὡς ἀρτίως εἶπον. εἶτ᾿ οὐκ αἰσχρὸν, ἀγνοοῦντάς τινας ἔτι πολλὰ τῶν τοιούτων, εἰ χονδρῶδές τι κατὰ τὸ κωνάριον ἢ ὀστῶδες ἔγκειται, ζητεῖν; ὡσαύτως δὲ, εἰ καὶ κατὰ τὰς καρδίας ἐστὶν ἁπάσας εὑρεῖν χονδρῶδες ἢ ὀστῶδές τι μόριον, ἢ μόνον τὰς μεγάλας;

diffectionum profeffores noverunt; totam fiquidem fuperciliorum molem ab ea dicunt attolli, et cutis frontis motum eidem ferunt acceptum; non tamen vulgus chirurgorum novit, nam propterea transverfas potius quam rectas fectiones in fronte moliuntur. Accidit igitur, quum majorem quandoque fectionem inibi, et maxime propius fupercilia peregerint, ad palpebrarum radices tum fupercilia tum contiguam ipfis cutem deorfum avelli, tum oculos, quibus incumbunt, aggravare, ut neque aperiri probe queant, neque functionem fuam libere obire. Hic itaque fibrarum rectitudo fuperne deorfum tendit, in iis autem, quae buccas movent, ut nuper dixi. Non igitur turpe eft ignaros quosdam multa infuper hujusmodi quaerere, puta num cartilaginofum quippiam penes conarium vel offeum inhaereat? pari modo num etiam in omnibus cordibus cartilaginem vel offeam quandam particulam fit inve-

ἃ μᾶλλον τῶν χρησίμων ὁρῶ τοῖς νῦν σπουδαζόμενα. διὰ τοῦτ᾽ οὖν ἐγὼ τῇ τῶν κώλων ἀνατομῇ προσθεῖναι διέγνων ἕτερα δύο βιβλία· τουτὶ μὲν τέταρτον ὅλης τῆς πραγματείας ἐσόμενον, [91] ἕτερον δ᾽ ἐπ᾽ αὐτῷ πέμπτον. ἐν οἷς ἁπάσης τῶν μυῶν της ἀνατομῆς πληρωθείσης, ἐπανήξω πάλιν ἐπὶ τὴν αὐτὴν τάξιν τῇ περὶ χρείας μορίων πραγματείᾳ. καὶ πρῶτον μὲν ἐρῶ περὶ τῶν τῆς τροφῆς ὀργάνων, εἶτ᾽ ἐφεξῆς περὶ τῶν τοῦ πνεύματος, ἐπ᾽ αὐτοῖς δὲ περὶ τῶν κατὰ τὸν ἐγκέφαλόν τε καὶ νωτιαῖον ἁπάντων μορίων, εἶτα τῶν γεννητικῶν ὀργάνων, οἷς ἕπεται τὰς ἐπὶ τῶν ἐμβρύων ἐγχειρήσεις εἰπεῖν. ἑκκαιδεκάτου δ᾽ ὄντος ἐν ἐκείνῃ τῇ πραγματείᾳ βιβλίου τοῦ περὶ τῶν ἀρτηριῶν τε καὶ φλεβῶν καὶ νεύρων, ἐν ᾧ ἃ μὲν κοινὰ καὶ καθ᾽ ὅλου τοῦ γένους αὐτῶν ἐγνῶσθαι χρήσιμα, διῆλθον, ἕκαστον δὲ τῶν κατὰ μέρος ὁποῖόν τι τὴν φύσιν ἐστὶν, ἐν ταῖς ἀνατομικαῖς ἐγχειρήσεσιν ἔφην διδάσκεσθαι, διὰ τοῦτο νῦν ἀκριβέστατα ἐπελθεῖν ὑπὲρ αὐτῶν ἀναγκαῖόν ἐστιν· ἐν γὰρ

nire, an in magnis dumtaxat? Cujusmodi frivolis potius quam utilibus operam accommodare hujus tempeftatis medicos videmus. Quae res me adducit, ut artuum dissectioni alios duos libros fubjungam, hunc fane quartum totius operis futurum, alterum deinde quintum. In quibus tota mufculorum diffectione abfoluta, ad eundem rurfum ordinem me convertam, quem in commentario de ufu partium fervavi. Ac primum de cibi inftrumentis dicturus fum; mox de fpiritalibus, deinde cerebri et fpinalis medullae partibus univerfis; poftea generandi inftrumenta exequar, quibus proximum eft de foetibus adminiftrandis dicere. Sed decimus fextus illius operis liber agit de arteriis, venis et nervis, ubi quae quidem communiter et generatim de ipfis cognofcere profuerit, explicavi, membratim vero, qualem fingula naturam habeant, opere de diffectionibus adminiftrandis doceri diximus. Quamobrem accuratiffime de his inpraefentiarum agere neceffarium eft, nam in prioribus adminiftrationi-

ταῖς προτέραις ἀνατομικαῖς ἐγχειρήσεσι λέλειπται πολλά. διὸ δὲ ἐπὶ τῇ τελευτῇ τοῦ λόγου παντὸς ἄμεινον εἶναί μοι δοκεῖ τὴν περὶ τῶν ἀρτηριῶν καὶ φλεβῶν καὶ νεύρων ἀνατομὴν γράψαι, κατ᾽ ἐκεῖνο δηλώσω τὸ βιβλίον, ἐν ᾧ καὶ τὰς ἐγχειρήσεις ἄρξομαι λέγειν, αἷς ἄν τις ἄριστα χρώμενος γυμνάσειεν αὐτόν.

Κεφ. β΄. Νυνὶ δ᾽ ἐπὶ τὴν τῶν μυῶν ἀνατομὴν ἰτέον, ὧν πρώτους διηγήσομαι τοὺς κινοῦντας ἅμα τοῖς χείλεσι τὰς γνάθους, ἡσυχαζούσης τῆς κάτω γένυος. ἔνεστι δὲ τῷ βουληθέντι τοὺς ὀδόντας ἐπ᾽ ἀλλήλων ἐρείσαντι τῶν γνάθων ἑκατέραν ἕλκειν ἐπὶ τἀναντία πρὸς τὰ τοῦ τραχήλου πλάγια· συμβήσεται γὰρ ἐν τούτῳ καὶ αὐτὸ τὸ δέρμα τείνεσθαι, πρὸς τὸ ἀκρώμιον μὲν μάλιστα καὶ τὸ ταύτῃ πέρας τῆς κλειδός. ἤδη δὲ καὶ πρὸς τὰ πλάγια τοῦ τραχήλου πάντα διοίγειν ἐφ᾽ ἑκάτερον τὸ στόμα πεφύκασιν οἱ μύες οὗτοι, καθάπερ ἄλλοι μύες, οὓς μασσητῆρας ὀνομάζουσι, τοῖς πλατέσι τῆς κάτω γένυος ἐπιβεβλημένοι, περιάγουσι πολυειδῶς ὅλην αὐτήν. οἱ κροταφῖται γὰρ οὐ περιάγειν

bus anatomicis multa nobis omiſſa deſiderantur. Cur autem ad operis totius calcem ſatius mihi videatur arteriarum, venarum et nervorum diſſectionem perſcribere, in eo libro indicabimus, ubi etiam adminiſtrandi rationes exponemus, quibus probe utens in illis queat ſe exercere.

Cap. II. Nunc ad muſculorum diſſectionem eundum, inter quos primum commemorabo, qui buccas una cum labris movent, inferiore maxilla quieſcente. Licet autem, cui viſum fuerit, dentes utriusque maxillae invicem firmiter committenti, utrasque buccas in adverſum, nempe colli latera, diſtorquere; ſiquidem in hoc contingit cutem quoque ipſam ad acromion maxime et extremum inibi claviculae diſtendi. Jam etiam utrique oris parti ad omnia cervicis latera aperiundae hi muſculi ſunt accommodati, quemadmodum alii, quos maſſeteras nominant, latis maxillae inferioris partibus injecti variis totam ipſam modis circumagunt. Nam temporales muſculi ſeu

τὴν γένυν, ἀλλὰ προσάγειν πεφύκασιν ἐν τῷ δάκνειν ὁτιοῦν, ἢ ἀποτρώγειν, ἢ κλείειν τὸ στόμα. καλεῖ μὲν οὖν καὶ τούτους τοὺς μῦς ὁ Ἱπποκράτης μασσητῆρας. ἀλλ᾽ ἔγωγε, φεύγων τὴν ὁμωνυμίαν, κροταφίτας μὲν ὀνομάσω τούσδε δι᾽ ὅλου τοῦ λόγου, μασσητῆρας δὲ τοὺς ἐπιβεβλημένους ὅλῃ τῇ γνάθῳ, κινοῦντας ἑκατέρως, ὡς εἴρηται, τὴν γένυν. ἅπασι γὰρ οἷς ἴσμεν ζώοις πλὴν κροκοδείλου τὴν κάτω κινεῖν ὑπάρχει γένυν, ἀκινήτου φυλαττομένης τῆς ἄνω. τρεῖς δ᾽ εἰσὶν ἅπασαι αἱ κινήσεις αὐτῆς, μία μὲν ἐν τῷ μασσᾶσθαι, δευτέρα δ᾽ ἐν τῷ κλείειν, ἡ τρίτη δ᾽ ἐν τῷ ἀνοίγειν τὸ στόμα. τούτων τῶν κινήσεων ἡ προειρημένη κίνησις ἡ τῶν γνάθων ἀφώρισται, δυναμένη γίγνεσθαι παντάπασιν ἀτρεμούσης τῆς γένυος. οὐ μόνον δὲ τούτων ἀποκεχώρηκεν, ἀλλὰ καὶ τῆς τῶν χειλῶν, ὑφ᾽ ἑτέρων μυῶν κἀκείνης ἐπιτελουμένης. ὥστ᾽ εἶναι πέντε μὲν ἐνεργείας περὶ τὸ στόμα, πέντε δὲ γένη μυῶν, ἃ σύμπαντα ἐφεξῆς δίειμι τὴν ἀρχὴν ἀπὸ τῶν εὑρημένων ὑπ᾽ ἐμοῦ ποιησάμενος. εἰσὶν οὖν ἐν πᾶσι τοῖς τῶν ζώων γένεσιν, ὅσα σύνηθες ἀνατέμνειν τοῖς

crotaphitae non circumagere maxillam nati ſunt, verum adducere, dum mordemus aliquid, vel edimus, vel os claudimus. Qua de cauſa vocat et hos Hippocrates maſſeteras. Ego autem, evitans homonymiam, temporales toto ſermonis proceſſu appellabo, maſſeteras autem, qui toti buccae ſuperpoſiti ſunt, maxillam utrinque, ut dictum eſt, moventes. Nam omnia, quorum nobis obtigit cognitio, animantia praeter crocodilum inferiorem maxillam movere, ſuperiore immobili, natura voluit. Univerſi porro motus ipſius tres ſunt: unus in mandendo, alter in ore claudendo, tertius in aperiundo peragitur. Atque ab his motibus ſecernitur ille, quem in buccis, maxilla omnino immota, fieri praediximus: non ſolum autem ab his ſeparatur, verum etiam a labrorum motu, qui et ipſe aliis muſculis perficitur. Ut quinque ſint in ore functiones, quina vero muſculorum genera, quae deinceps univerſa referam, ab eis, quae ipſe comperi, auſpicatus. In omnibus itaque animalium generibus, quae

ἰατροῖς, ὡς οὐ πόῤῥω τἀνθρώπου φύσεως ὄντα, πλατεῖς καὶ ἰσχνοὶ μύες, ἀπάγειν εἰς τὰ πλάγια πεφυκότες ὅλας τὰς γνάθους. ἔστι δ', ὡς τύπῳ φάναι, τὰ γένη τῶν ζώων, ὅσα μὴ πολὺ διενήνοχε τἀνθρώπου φύσεως, ἓξ τὸν ἀριθμὸν, [92] ὑπὲρ ὧν ἔμπροσθεν εἴρηται. κατὰ δὲ τὸ παρὸν ἀπὸ τῶν πιθήκων ἄρξομαι, διότι παντων τῶν ζώων ἀνθρώπῳ μάλιστ' ἐοίκασιν. ἐπὶ τούτων οὖν ἐν ὕδατι πνιγέντων, ἕνεκα τοῦ μηδὲν βλαβῆναι τῶν κατὰ τὸν τράχηλον ὀργάνων ἀγχόνης περιβληθείσης, ὀρθὴν χρὴ τὴν τομὴν ἄγειν ὀξείᾳ σμίλῃ κατὰ τὸ τοῦ τραχήλου μῆκος ἀπ' ἀνθερεῶνος ἐπὶ τὸ στέρνον, οὕτω συμμέτρως ἐρείδοντα κατὰ τοῦ δέρματος, ὥστε μόνον αὐτὸ διελεῖν. ἐθίσεις δὲ ῥᾳδίως τοῦτο πράττειν οὐκ ἐνταῦθα μόνον, ἀλλα καὶ καθ' ὅλον τὸ ζῶον, ἀφαιρῶν τὰς τρίχας ἐκείνου τοῦ μέρους, ὃ μέλλεις τέμνειν. τῷ μὲν οὖν ἄλλῳ μικροῦ δεῖν ἅπαντι δέρματι τῷ κατὰ τὸ σῶμα σύμπαν ὑμὴν ὑποτέτακται συναφαιρούμενος αὐτῷ κατὰ τὰς δοράς. ἐνταυθοῖ δὲ πλατὺς καὶ λεπτὸς μῦς ἅμα νεύροις πολλοῖς, τοιαύτην ἔχουσιν ἐν ἑκάστῳ μέρει τὴν θέσιν,

medici ceu hominum figurae proxima folent diffecare, lati gracilesque mufculi habentur, totas buccas in latera deducere idonei. Sunt porro, ut fummatim dicam, fex numero genera animantium, quae haud multum ab hominum natura discrepant, de quibus prius mentionem fecimus. Inpraefentiarum a fimiis exordiar, quod omnium proxime ad hominum figuram accedant. His igitur in aqua fuffocatis, ne videlicet ullum colli inftrumentum fune injecto offendatur, rectam a mento ufque ad pectorale os lineam juxta cervicis longitudinem incidere fcalpello acutiore oportet, tam leviter ac moderate cuti admoto, ut folam ipfam dividas; quod fine negotio facere confuefces non modo hic, fed etiam in toto animali, pilos ab ea parte auferens, quam incifurus es. Itaque alii propemodum univerfae corporis totius cuti membrana fubjacet, quae inter excoriandum fimul avellitur. Ibidem vero latus tenuisque musculus una cum numerofa ferie nervorum continetur, talem in unaqua-

οἵαν περ αἱ ἶνες, αἷς παραφύεται. τελευτῶσι μὲν γὰρ πᾶσαι πρὸς τὰ χείλη, πάμπολλαι δ᾽ αὐτῶν εἰσιν αἱ ἀρχαί· καὶ γὰρ ἀπὸ τῶν τοῦ τραχήλου σπονδύλων ἁπάντων ἄρχονται, καὶ μετ᾽ ἐκείνους ἀπὸ τῶν ὠμοπλατῶν, καὶ τούτων ἑξῆς ἀφ᾽ ἑκατέρας κλειδός. ὅσαι μὲν οὖν ἀπὸ τῶν ὠμοπλατῶν ἄρχονται, λοξαὶ φέρονται πᾶσαι διὰ τῶν γνάθων εἰς τὰ πλάγια μέρη τοῦ στόματος· ὅσαι δ᾽ ἀπὸ τῶν σπονδύλων, ἐγκάρσιαι μᾶλλον· ἐγγὺς δ᾽ ὀρθίων εἰσὶν αἱ ἀπὸ τῶν κλειδῶν ἀναφερόμεναι. τούτων μέν γε πολλαὶ πρὸς ἄκρον ἀφικνούμεναι τὸ γένειον ἐμφύονται τοῖς χείλεσιν ἐναλλαττόμεναι πρὸς ἀλλήλας, ὥσπερ τὰ συσπαστὰ βαλάντια, τῶν μὲν ἐκ τῆς ἀριστερᾶς ἐπὶ τὸ δεξιὸν χεῖλος ἐκτεινομένων, τῶν δ᾽ ἀπὸ τῆς δεξιᾶς ἐπὶ τὸ λαιόν. ο δ᾽ ὑμὴν αὐτός, ᾧ περιπεφύκασιν αἱ ἶνες, οὐ κατὰ τοὺς ἄλλους ὑμένας ἐστὶν οὔτε τὸ πάχος οὔτε τὴν ῥώμην, ἀλλὰ καὶ παχύτερος ἁπάντων ὑπάρχει, καὶ ῥωμαλεώτερος, καὶ τοσούτῳ ῥωμαλεώτερος, ὅσῳ παχύτερος· ἐκ γὰρ τῆς τῶν συνδέσμων ἐστὶν οὐσίας τε καὶ φύσεως, οὓς ἐξ ὀστῶν ἔφην ἐκφύεσθαι,

que parte ſitum habentium, qualem fibrae habent, quibus ille adnaſcitur; quippe omnes ad labra deſinunt, quamplurimae vero ex ipſis ſunt principia; etenim ab univerſis colli vertebris incipiunt, mox a ſcapulis, deinde ab utraque clavicula. Quae igitur a ſcapulis ducunt originem, oblique omnes per buccas in oris latera porriguntur; quae a vertebris, transverſae magis; quae vero a claviculis emergunt, propemodum rectae ſunt. Harum ſane complures, ubi ad ſummum mentum excelſerint, labris inſeruntur, in ſe mutuo ac variatis vicibus et quaſi crumenae invicem contractae coaleſcentes; dum hae quidem a ſiniſtra in dextrum labrum, hae vero a dextra in ſiniſtrum extenduntur. Membrana ipſa, cui fibrae cohaereſcunt, non aliis membranis craſſitie vel robore reſpondet, ſed et craſſior omnibus et valentior eſt, tantoque valentior, quanto craſſior; nam ex ligamentorum et ſubſtantia et natura conſtat, quae, quum dura ſint et ſenſus

σκληροὺς καὶ ἀναισθήτους ὄντας. ὀνομαζέσθω τοιγαροῦν οὗτός τε καὶ οἱ ἄλλοι πάντες, ὅσοι τοιοῦτοι, σύνδεσμοι μὲν, ἐπειδὴ τοῦτ᾽ εἰσὶν ὄντως, ὑμενώδεις δὲ σαφοῦς ἑρμηνείας ἕνεκεν, ὅτι λεπτοὶ δίκην ὑμένων εἰσίν· ἐκπέφυκε δ᾽ οὗτος ὁ σύνδεσμος ἐξ ἄκρας τῆς ἀκάνθης τῶν ἐν τῷ τραχήλῳ σπονδύλων, καὶ πρὸς τούτους ὅλον ἀναρτᾷ τε καὶ συνδεῖ τὸν εἰρημένον μῦν. εἰκότως οὖν ἐκδερόντων τὸ ζῶον ὁ μῦς ἀφανίζεται συναποδερόμενος ὥσπερ ὑμένι τῷ συνδέσμῳ. καὶ διττήν γέ σοι τὴν ἐγχείρησιν ἔνεστι ποιήσασθαι καθ᾽ ἓν ζῶον, ἐπὶ μὲν θατέρου μέρους, ἤτοι τοῦ κατὰ τὸ δεξιὸν, ἢ τὸ λαιὸν, ἀποξέσαντι τὸ δέρμα τοῦ μυὸς, ἐπὶ δὲ τοῦ λοιποῦ μετὰ τοῦ συνδέσμου τὸ δέρμα καὶ τὸν μῦν ἀποδείραντι ἄχρι τῶν σπονδύλων· τὸ δέρμα δὲ διατείνοντί σοι ταῖς σαυτοῦ χερσὶ, θεάσασθαι διὰ λεπτοῦ τοῦ συνδέσμου τὸ πλῆθος τῶν νεύρων ἐφεξῆς ἀλλήλων κατὰ στίχον κείμενον ὁμοίως ταῖς ἰσίν. ἐναργέστερον δὲ ὁρῶνται ἐπὶ τῶν γηρασκόντων ζώων καὶ τῶν ἄρτι γεγεννημένων. ἑκάτερα γὰρ οὐκ ἔχει πιμελὴν, ἥτις ἐπιτρέφεσθαι πέφυκεν

expertia, de offibus dixi procedere. Vocetur itaque tum hoc tum alia id genus omnia ligamenta fane, quoniam id revera funt, membranea vero clarae interpretationis gratia, quandoquidem tenuia membranarum modo apparent. Verum hoc ligamentum ex fumma in collo vertebrarum fpina exortum eft, et ad has totum, quem nominavi, mufculum fufpenfum conftringit alligatque. Confentaneum igitur eft, dum animal excoriamus, mufculum evanefcere, qui cum ligamento fimul ceu membrana detrahitur. Ac bifariam in uno animante diffectionem licet adminiftrare, in altera quidem parte aut dextra aut finiftra cutem a mufculo deradere, in reliqua cutem ac mufculum cum ligamento adusque vertebras detrahere, et cute tuis ipfius manibus diftenta fpeculari per tenue ligamentum numerofam nervorum fobolem ordine continuo inter fe fibrarum modo fitam. Evidentius autem in fenio confectis et nuper natis animalibus confpiciuntur; utraque enim pinguedinem non habent, quae membranis,

ὑμέσι, καὶ συνδέσμοις, καὶ τένουσι, καὶ νεύροις, καὶ συλλήβδην φάναι τοῖς ἀναίμοις ἅπασι καὶ τοῖς ψυχροῖς σώμασιν. ἀλλ ἐπὶ μὲν τῶν ἄρτι γεγεννημένων τά τε νεῦρα σμικρὰ, καὶ σύνδεσμος (151) ἄῤῥωστος, ἥ τε σαρκώδης οὐσία μαλακή· διόπερ ἂν τις εἰκότως φεύγοι τὰ τοιαῦτα κατὰ τὴν προκειμένην ἐγχείρησιν· ὅσα δ᾽ ὑπὸ γήρως ἰσχνὰ, πάντων ἐπιτηδειότατα· καὶ γὰρ αἱ σάρκες τούτοις ὀλίγαι καὶ ξηραὶ, καὶ πολὺ δὴ μᾶλλον ἔτι τὸ νευρῶδες ἅπαν ἀξιόλογόν τε τὸ μέγεθος. εἰ δὲ καὶ ἐκ δυοῖν ζώων ἀνεπιτηδείων αἱρεῖσθαι δεήσειεν, ἑτέρου μὴ παρόντος, ἄμεινον αἱρεῖσθαι τὸ νεογενὲς τοῦ μεγάλου καὶ πιμελώδους· οὐδὲν γὰρ [93] οὕτω συσκιάζει νεύρων ἀνατομὴν, ὡς ἡ πιμελή. πρόσεχε δὴ τὸν νοῦν ἐπὶ τοῦ μυὸς τοῦδε τῇ θέσει τῶν ἰνῶν, ἀφ᾽ ὧν εἴρηκα χωρίων ἐπὶ τὰς γνάθους τε καὶ τὸ γένειον ἀναφερομένων· αὗται γὰρ ποδηγοῦσί σε πρὸς τὰς τῶν νεύρων ἀρχὰς ἐκ πολλῶν χωρίων φερομένας. ἀλλὰ τὰ μὲν ἐν τοῖς προσθίοις τε καὶ πλαγίοις τῆς κεφαλῆς ἐκ τῶν ὑποκειμένων ἀνίσχει μυῶν, τὰ δ᾽ ἐκ τῶν ὄπισθεν ἥκοντα

ligamentis, tendinibus, nervis et, ut femel expediam, omnibus fanguine vacuis frigidisque corporibus obduci folet. At in nuper natis nervi exiles funt, ligamentum invalidum, carnofa fubftantia mollis; quamobrem merito hujusmodi animantia in propofito opere vitaveris. Quae vero prae fenio extenuata funt, omnium aptiffima; etenim carnes his modicae et aridae funt, longe vero aridior tota nervorum fubftantia, tum magnitudine infignior. Quod fi e duobus animalibus parum idoneis delectum facere oportet alterius inopia, praeftat recens natum capere quam magnum et pingue; nihil enim tam nervorum diffectionem obumbrat, quam pinguedo. Jam mentem adhibeto mufculi hujus fibrarum pofiturae furfum, a quibus dixi locis ad buccas mentumque tendentium; hae fiquidem ad nervorum principia variis e regionibus prodeuntia viam indicant. Quorum alii in anterioribus et lateralibus capitis partibus ex fubjectis procedunt mufculis; alii ex pofteriore venientes

ἐκ τῆς ἀκάνθης ἐκπεφυκέναι σοι δόξει καὶ συνάρχεσθαί τε καὶ συγγεννᾶσθαι τῷ λεπτῷ καὶ πλατεῖ συνδέσμῳ. κάλλιον οὖν, ὑποβαλόντα βελόνην λεπτὴν λίνον ἔχουσαν, ἑκάστῳ νεύρῳ περιτιθέναι βρόχον ἐγγυτάτω τοῦ γένυος, ἔπειτα τείνοντα διὰ τοῦ λίνου τὸ νεῦρον, ἀφαιρεῖν τὰς ἶνας ἑκατέρωθεν αὐτοῦ, καὶ τοῦτο πρᾶξαι καθ᾽ ἕκαστον τῶν νεύρων, ὅπως, ἐκτμηθέντος ὅλου τοῦ μυὸς, ὑπολειφθῇ τὰ νεῦρα φυλαττόμενα σῶα σύμπαντα πρὸς τὸ φανῆναι τὰς πρώτας ἐκφύσεις αὐτῶν, ὅταν τοὺς ὑποκειμένους μῦς τοὺς παχεῖς ἀφαιρῇς. ἀλλ᾽ ἀρκεῖ τοῦτο κατὰ τὸν ἕτερον εἰργάσθαι τῶν μυῶν, ἤτοι τὸν δεξιὸν, ἤτοι τὸν ἀριστερόν. ἐπὶ δὲ θατέρου τὰ καθήκοντα πέρατα τῶν ἰνῶν ἐπί τε τὴν ὠμοπλάτην καὶ τὴν κλεῖν καὶ τὴν ῥάχιν ἀποτεμὼν, ἀποδείρας τε τῶν ὑποκειμένων τὸν μῦν, ἕλκειν πειρῶ πρὸς τὰς εἰρημένας ἀρχὰς ἕκαστον αὐτοῦ μόριον, ὑπὲρ τοῦ θεάσασθαι συνεπομένας τοῖς συνελκομένοις τὰς γνάθους τοῦ ζώου. χρὴ δ᾽ ἤτοι θερμὸν ἔτι τὸ ζῶον εἶναι νεωστὶ τεθνεὸς, ἢ θερινὸν τὸ περιέχον, ἢ πάντως γε καταχεῖν ὕδωρ αὐτοῦ θερμόν· ἐὰν γὰρ φθάσῃ ψυχθῆναι τὰ κατὰ τὰς γνάθους

de ſpina prodiiſſe tibi videbuntur, et cum ligamento tenui ac lato ſimul incipere et progigni. Satius igitur eſt, acu, quae tenue linum ducat, ſubmiſſa, laqueum ſingulis nervis proxime maxillam circumdare, deinde nervo per linum tenſo fibras ab utroque ipſius latere adimere; atque hoc in unoquoque nervo erit faciundum, ut, muſculo toto exciſo, nervi univerſi relinquantur inviolati, quo ipſorum exortus, muſculis craſſioribus, qui ſubjacent, ablatis, appareant. Verum ſatis eſt id in altero muſculo vel dextro vel ſiniſtro obſervaſſe. In altero autem, fibrarum extremis, quae tum ad ſcapulas, tum claviculam, tum ſpinam pertinent, abſectis liberatoque a ſubjacentibus muſculo, conator quamque ipſius partem ad relata principia trahere, ut animantis buccas iis, quae ſimul trahuntur, conſentire videas. Sed animal recens mortuum vel calidum adhuc eſſe convenit, vel aërem aeſtivum, vel calidam certe ipſi ſuperfundere; nam, ſi buccarum particulae re-

μόρια, δυσκίνητα γίνεται, πηγνύμενα δίκην βύρσης. ἡ μὲν οὖν ὄπισθεν ἀρχὴ τοῦ μυὸς τοῦδε τῆς ἀκάνθης ἀφώρμηται διαπαντὸς, ἐντεῦθεν παραφερομένη τῇ βάσει τοῦ κατ᾽ ἰνίον ὀστοῦ, κἄπειθ᾽ ὑπὸ τὸ οὖς, ὡς ψαύειν τῆς ἐκφύσεως αὐτοῦ, διεξερχομένη, κατὰ τοῦ μασσητῆρος μυὸς ἐπιβαίνει παντὸς, συμφυομένη κατὰ τοῦτο διὰ τοῦ συνδέσμου πρὸς τὸ τῆς ἄνω γένυος ὀστοῦν, ὥστε ἀκριβῶς ὡρίσθαι τὰς δύο ταύτας, ὡς ἂν εἴποι τις, πλευρὰς τοῦ μυός. αἱ λοιπαὶ δὲ τρεῖς οὐχ ὁμοίως εἰσὶν ἀφωρισμέναι· τὰ μὲν γὰρ πολλὰ ἡ τῆς ὠμοπλάτης ἄκανθα περιορίζει τὸ ταύτῃ μέρος τοῦ μυός· ἔστι δ᾽ ὅτε βραχύ τι τῶν ἰνῶν ὑπερεκπίπτει καὶ ταύτης ἐπὶ τὰ κάτω. τὰ δ᾽ αὐτὰ κἀπὶ τῆς κλειδὸς εἰρῆσθαί μοι νόμιζε. θᾶττον μέντοι τῶν εἰρημένων ὅρων οὐκ ἂν εὕροις ἶνα παυομένην. οὕτως δὲ καὶ τὰ πρόσω μέρη τῶν μυῶν ἐπὶ μὲν πιθήκων ἐς ταὐτὸν ἀλλήλοις ἀφικνεῖται τὰ πολλὰ, καί σοι δόξουσιν εἷς ἄμφω μῦς ὑπάρχειν. ἐπὶ δὲ τῶν ἄλλων ζώων ἀφεστήκασι μὲν ἀλλήλων αἱ ὄρθιαι πλευραὶ τῶν εἰρημένων μυῶν· ὅμως μὴν ἐπ᾽ ἐνίων συνάπτονται

frixerint, immobiles fiunt, corii modo concrefcentes. Pofterius itaque mufculi hujus initium ex fpina omnino procedit; inde ad occipitii offis bafim defertur; mox fub aurem, ut exortum ipfius perreptando contingat, deinde mufculum maffetera totum afcendit, offique fuperioris maxillae per ligamentum inibi committitur tam exquifite, ut duo haec (liceat ita loqui) latera mufculi definiantur. Reliqua vero tria haud aeque funt diftincta: nam magna ex parte fcapularum fpina mufculi inibi extremum circumfcribit, interdum ex fibris pauxillum quippiam fupergreditur, idque deorfum verfus. Eadem vero de clavicula quoque dixiffe me arbitrator, licet fibras citius quam fines commemoratos ceffare haud inveneris. Simili modo partes mufculorum priores in fimiis plerumque invicem coëunt, ut duo mufculi unus effe tibi videantur. In aliis animantibus recta mufculorum, quos recenfui, latera inter fe diffident, quae tamen in nonnullis mutuo pauculis

πρὸς ἀλλήλας ἐγκαρσίαις ἰσὶν ὀλίγαις, καὶ μάλιστα κατὰ τὰ τοῦ λάρυγγος μέρη. καὶ τοσούτῳ γε πλεῖον ἀλλήλων οἱ εἰρημένοι μύες ἀφεστήκασιν ἐπὶ τῶν ἄλλων ζώων, ὅσῳ περ ἂν ᾖ μακροτραχηλότερα. τούτους οὖν ἁπάντων πρώτους ἀφελὼν τοὺς μῦς ἐξουσίαν ἔχεις ἤτοι τοὺς ἀπ' ἰνίου δεικνύειν, ἢ τοὺς περὶ τὸ πρόσωπον.

Κεφ. γ'. Ἀλλ' ἐπεὶ πέντε κινήσεις ὀλίγον ἔμπροσθεν εἶπον ἐν τοῖς περὶ τὸ στόμα μορίοις εἶναι διαφερούσας ἀλλήλων, ἄμεινον εἶναί μοι δοκεῖ πάσας αὐτὰς ἐπελθεῖν. ἀρκτέον δ' ἀπὸ τῶν χειλῶν, οἷς ἔλεγον ἐμπεφυκέναι δι' ἀλλήλων ἰούσας ἐνίας [94] τῶν ἰνῶν ἑκατέρου τῶν ἰσχνῶν καὶ πλατέων μυῶν. πρὶν δ' ἄρξασθαι τοῦδε, διορίσασθαι βέλτιον, ὡς ἐπὶ μὲν τῶν πιθήκων ἐναργής ἐστιν ἡ εἰρημένη πλοκὴ τῶν ἰνῶν, ἐπὶ δὲ τῶν ἄλλων ζώων, ὅσα μὲν ὀλίγῳ μακροτραχηλότερα, τοσούτῳ τῆς ἐν τοῖς πιθήκοις ἐναργὴς ἧττον, ὅσῳ μείζων ὁ τράχηλος· ὅσα δὲ πολλῷ, τούτοις τῆς εἰρημένης ὑπαλλάξεως τῶν ἰνῶν ὀλίγον σώζεται· διότι

fibris transverfis connectuntur, praefertim juxta laryngis partes. At tanto magis praedicti mufculi in aliis animantibus invicem diftant, quanto haec longiore collo praedita funt. His igitur omnium primis mufculis ademptis, licebit vel occipitio vel faciei adhaerefcentes oftendas.

Cap. III. Quoniam vero quinque motus inter fe diverfos in oris partibus effe paulo ante dixi, melius effe mihi videtur omnes ipfos explicare. Incipiendum porro eft a labris, quibus utrorumque mufculorum gracilium et latorum fibras quasdam mutuo coeuntes inferi diximus. At prius, quam exordiamur, diftinguere praeftiterit, in fimiis quidem dictum fibrarum complexum evidenter apparere, in aliis autem animalibus, quae paulo prolixiora colla obtinent, tanto minus, quam in fimiis, innotefcere, quanto collum majus extiterit. Quibus id multo longius eft, ea praedictam fibrarum variationem modicam repraefentant; quod nimirum tum prior tum

καὶ ἡ προσθία θέσις αὐτῶν ἥ τ᾽ ὀρθία τελέως ἐπὶ τῶν τοιούτων ζώων ἀπόλλυται, τῶν πλαγίων ἰνῶν ἅμα ταῖς ἐγκαρσίαις διὰ τὸ μῆκος τοῦ τραχήλου τὸ πᾶν ἔργον ἱκανῶς ἐργαζομένων ἄνευ τῆς παρὰ τῶν ὀρθίων βοηθείας. καὶ γάρ τοι καὶ ἡ γένυς ἅπασιν αὐτοῖς μακροτέρα τῆς ἐν πιθήκοις ἐστίν. ἁπάντων γὰρ τῶν ζώων ὁ ἄνθρωπος ἔχει βραχυτάτην τὴν γένυν ὡς πρὸς τὴν ἀναλογίαν δηλονότι τοῦ παντὸς σώματος, εἶθ᾽ ἑξῆς ἀνθρώπῳ πίθηκος, εἶτα λύγκες, καὶ σάτυροι, κἄπειθ᾽ ἑξῆς κυνοκέφαλοι. τούτων δὲ καὶ ὁ τράχηλος οὕτω μακρὸς, καὶ κλεῖν ἔχει πάντα, καθάπερ ὁ ἄνθρωπος. καὶ ἵσταται τὰ μὲν μᾶλλον αὐτῶν, τὰ δ᾽ ἧττον. ἵσταται δ᾽ οὖν ὀρθὰ καὶ βαδίζει τὰ μὲν χεῖρον αὐτῶν, τὰ δὲ βέλτιον· ἀλλ᾽ οὖν βαδίζει γε πάντα, δυοῖν ἐπερειδόμενα ποσίν. ἄλλο δὲ οὐδὲν ὧν ἴσμεν ζώων πεζῶν ἐπὶ δυοῖν βαδίζει σκελῶν. ἐφεξῆς δὲ τούτων τὸ τῶν ἄρκτων γένος, εἶθ᾽ οἱ ὕες, εἶθ᾽ ἑξῆς τὰ καρχαρόδοντα καλούμενα· κἄπειτ᾽ ἄλλα δύο γένη ζώων, τὸ μὲν κερασφόρον καὶ δίχηλον καὶ μηρυκάζον, τὸ δὲ ἄκερόν τε καὶ

rectus ipſarum ſitus in id genus animantibus aboletur, lateralibus ſibris una cum transverſis ob colli prolixitatem munus totum ſine priorum ſubſidio probe ſatis obeuntibus. Iam vero maxilla cuilibet animalium prolixior eſt, quam ſimiae. Nam ex omni animantium genere homo breviſſimam pro totius corporis videlicet portione ſortitus eſt, mox ſimia, deinde lynces et ſatyri, poſtea cynocephali. Haec autem omnia et collum ita prolixum et claviculas hominis modo poſſident. Ac quaedam ipſorum magis inſiſtunt, quaedam minus. Inſiſtunt igitur recta gradiunturque alia pejus, alia melius; at certe gradiuntur omnia binis innixa pedibus. Aliud autem nullum, quod ſcimus, pedeſtre animal duobus cruribus incedit. Verum his proximum eſt urſorum genus; his ſuccedunt ſues, deinde quae a ſerratis ſunt dentibus carcharodonta vocata; poſt haec alia duo animantium genera, aliud cornutum, ungula biſida et ruminans, aliud cornua

ἄχηλον, ὁπλαῖς μονοφυέσιν ἐπερειδόμενον. ὅσα δ᾽ ἄλλα γένη ζώων ἐστὶ πεζῶν καὶ τετραπόδων, ἐκπεπτωκέναι δὲ δοκοῦσι τῶν εἰρημένων ἕξ γενῶν, οὐ χαλεπὸν εὑρεῖν, ὅτῳ μᾶλλον ὁμοιώσεις αὐτά. τὰ τοίνυν χείλη φύσιν ἰδίαν ἐξαίρετον ἔχει· πρὸς γάρ τοι τὸ πολυειδὲς αὐτῶν τῆς κινήσεως, ἧς ἕνεκεν ἐγένετο, βελτίω σώματος οὐσίαν οὐδ᾽ ἐπινοῆσαι δυνατόν. ἐκτρέψαι τε γάρ αὐτήν ἐστι, καὶ παρατρέψαι, καὶ συναγαγεῖν, καὶ παρα εἶναι, καὶ σφίγξαι, καὶ χαλάσαι, πρὸς ὅ τι περ ἂν ἐσθιόντων, ἢ πινόντων, ἢ διαλεγομένων, ἤ πως ἄλλως ἐνεργούντων ἡ χρεία καλῇ. συνημμένων δ᾽ αὐτῶν τῷ δέρματι καὶ τοῖς προειρημένοις πλατέσι μυσὶν, ἀρχὴν τίθεσο πρώτην, ὁπόταν ἀποδέροιτί σοι τὸ δέρμα μηκέθ᾽ ὑπακούῃ. καὶ μήν γε καὶ τῷ τῆς γένυος ὀστῷ τὰ χείλη συμπέφυκεν ἀκριβῶς, ἔχοντά τινα καὶ τρίτην μίξιν οὐσίας ἐν ἑαυτοῖς σηραγγώδους, ὥστε τὴν ὅλην φύσιν αὐτῶν ἔκ τε τῆς τοιαύτης οὐσίας καὶ τοῦ δέρματος, ἔκ τε τῶν περάτων τοῦ πλατέος μυὸς ἀλλήλοις τῶν τριῶν κραθέντων γεγονέναι. τὰς μὲν οὖν εἰς τὰ πλάγια κινήσεις

non habet, nec bifidam ungulam, verum folidae innititur. Quae jam alia funt genera pedeftrium ac quadrupedum, quae fex enumeratis generibus excidiffe videntur, haud negotiofum eft invenire, cui potius ipfa affimiles. Labra itaque naturam fingularem eximiamque obtinent; etenim praeter varios ipforum motus, quorum gratia condita funt, potiorem corporis fubftantiam ne vel excogitare poteris. Nam invertere ipfam poffis ac avertere, contrahere et diftendere, ftringere et laxare, quocunque edentium, vel bibentium, vel differentium, vel aliam quandam functionem obeuntium ufus vocaverit. Commiffis autem tum ipfis cuti, tum latis mufculis praedictis, initium primum ftatuito, ubi excorianti cutis non amplius obedierit. Adhuc maxillae offi labra exacte connafcuntur, tertiam quandam mixtionem fubftantiae fungofae in fe ipfis habentia, ut tota ipforum natura ex tali fubftantia, cute et lati mufculi terminis, tribus his invicem concretis, fit conflata. Proinde latiorum mufculo-

ἐκ τῶν πλατέων ἔχει μυῶν κατὰ τὰς ἐγκαρσίας ἶνας αὐτῶν· τὴν δ᾽ εἰς τὸ κάτω τε καὶ ἄνω προσείληφεν ἐκ τῆς ὅλης αὐτῶν οὐσίας· καὶ διὰ ταύτας τὰς κινήσεις ἡ φύσις ἔδωκεν αὐτοῖς νεῦρα διατρήσασα λεπτοτάταις ὀπαῖς τὴν γένυν. ἔστι δὲ τὰ τρήματα κατ᾽ ἄκραν αὐτὴν ἑκατέρωθεν τῆς συμφύσεως. ἐκπίπτει δὲ δι᾽ αὐτῶν τὰ λείψανα τῶν παραπεφυκότων τοῖς φατνίοις νεύρων, ἀφ᾽ ὧν τά τε οὖλα, καὶ οἱ ὀδόντες, καὶ οἱ ὑμένες οἱ περὶ ταῦτα τὴν αἴσθησιν ἔχουσιν. ἀκριβῶς οὖν πρόσεχε τὸν νοῦν ἐν τῷ τὰ χείλη τῆς γένυος ἀποδέρειν, ὅπως μὴ διακόψῃς τὰ νεῦρα. φέρεται δὲ καὶ ταῦτα κατὰ τὴν χειλῶν φύσιν ἐκ τῶν κάτωθεν ἄνω. διὰ μὲν δὴ ταῦτα τὰ νεῦρα κατασπᾶσθαι πέφυκε τὰ χείλη, συνάγεται δὲ ὑπὸ τῶν ἐμπεφυκότων αὐτοῖς περάτων ἑκατέρου τῶν ἰσχνῶν καὶ πλατέων μυῶν κατὰ τὰς ἀπὸ τῶν κλειδῶν ἀναφερομένας ἶνας. ὑπὸ γάρ τοι τούτων ὥσπερ τὰ σύσπαστα βαλάντια πρὸς ἑκατέραν τῶν (152) πλαγίων ἑλκό[95]μενα νεύρων, ὅσον ἀπολέσει τοῦ

rum beneficio in latera fecundum transverfas ipforum fibras moventur; deorfum vero furfumque verfus motum tota ipforum fubftantia fuppeditat. Atque hos ob motus natura nervos ipfis maxillam tenuiffimis foraminibus perforans transmifit; foramina autem utrinque juxta fummitatem patent, ubi duo maxillae inferioris offa invicem coalefcunt. Per eadem elabuntur reliquiae nervorum, qui dentium fedibus adhaerefcunt, a quibus gingivae, dentes ipfi et membranae ambientes fenfum accipiunt. Diligentem itaque curam adhibeto, dum labrorum a maxilla fectionem aggrederis, ne fcalpello nervos differes, qui etiam pro labrorum natura ex imo furfum verfus deferuntur. Horum fane nervorum beneficio labra deorfum retrahi nata funt. Contrahuntur autem ab extremis utrorumque mufculorum gracilium et latorum ipfis infertis pro fibrarum fitu, quae a claviculis furfum porriguntur; ab his enim ceu crumenae convulfae ad utramque lateralium nervorum fedem attracta tantum craffitudine au-

μήκους, τοσοῦτον εἰς πάχος ἐπιδιδόασιν. ὥσπερ οὖν, εἰ δύο δακτύλους περιθεὶς αὐτοῖς ἐκ τῶν πλαγίων μερῶν, ἑκατέρωθεν ἕνα, τούτοις θλίβων συνῆγες εἰς ὀλίγον αὐτὰ, τοσοῦτον ἂν εἰς ὕψος τε καὶ πάχος ἐπήγειρας, ὅσον τοῦ πλάτους ἀφῄρου σφίγγων ἑκατέρωθεν, οὕτως ἡ τάσις τῶν μυῶν ἐκ τῆς ἐπὶ τἀναντία καθ᾽ ἕνα χρόνον ὁλκῆς εἰς τὸ μέσον ἐπισπᾶται τὰ πέρατα, συμβαλλούσης αὐτοῖς τι καὶ τῆς σηραγγώδους οὐσίας οὐκ ὀλίγον. ἡ γὰρ τοιαύτη πᾶσα καὶ κενοῦται ῥᾳδίως καὶ πληροῦται· καὶ συστέλλεται μὲν κενουμένη, εἰς ὄγκον δ᾽ αἴρεται πληρουμένη. λέγεται δ᾽ ἐπιπλέον ὑπὲρ αὐτῆς ἐν τῇ τῶν ἀπόρων κινήσεων πραγματείᾳ. ὥσπερ δὲ τούτοις τὰ νεῦρα παρὰ τῆς κάτω γένυος, οὕτω τοῖς ἄνω χείλεσι παρὰ τῆς ἄνω χορηγεῖται, διεξερχόμενα καὶ ταῦτα διὰ λεπτῶν τρημάτων ἐπὶ πάντων τῶν ζώων. εἰ δὲ μὴ φανείη ποτὲ τὰ τρήματα, τῶν ὁμοειδῶν τι μεῖζον ἀνατεμὼν εὑρήσεις αὐτά. καλῶ δ᾽ ὁμοειδῆ νῦν ἵππον ἵππῳ, καὶ πίθηκον πιθήκῳ, καὶ κύνα κυνί. διαφέρει δ᾽ οὐδὲν, οὐδ᾽ ἢν ὁμογενῆ ποτε προσαγορεύσῃς αὐτά.

gentur, quantum ipfis longitudinis adimitur. Quemadmodum igitur, fi, digitis duobus ipfis circumpofitis, utroque latere comprimens in anguftum ipfa contrahas, tantam in altitudinem craffitiemque attolles, quantam latitudinem conftringendo utrinque ademeris, hac ratione tenfio mufculorum, dum in diverfum uno tempore diftrahuntur, ad medium extrema deducit, fungofa fubftantia non parum ipfis opitulante. Quippe talis omnino et inanitur ex facili et repletur; inanita quidem fubmittitur, repleta vero in tumorem attollitur. At de ipfa uberius dicetur in opere de motibus dubiis. Ut autem his nervi ab inferiore maxilla, ita fuperioribus labris a fuperiore fubminiftrantur, ipfi quoque in univerfis animantibus tenuia foramina percurrentes. At, fi nonnunquam foramina minus apparuerint, in ampliore quodam fpecie fimili diffecto ipfa comperies. Voco autem nunc fpecie fimilia equum equo, fimiam fimiae et canem cani. Nihil porro intereft, etiamfi aliquando genere fimilia ipfa no-

κινεῖται δὲ καὶ ταῦτα τοῖς κάτω παραπλησίως, ἀνασπώμενα μὲν ὑπὸ τῶν εἰρημένων νεύρων, ἰδίους δέ τινας μῦς λεπτοὺς τῶν ἄνω χειλῶν κινούντων, εἰς δὲ τὰ πλάγια ταῖς εἰς ταῦτα καθηκούσαις ἰσὶ τῶν πλατέων μυῶν ἑλκόμενα, συναγόμενα δ᾽ εἰς ἑαυτὰ διὰ τῶν ἀντεμπλεκομένων ἰνῶν. ὄψει γὰρ ἐναργῶς ἐπὶ τῶν μεγάλων ζώων ἐνίας μὲν αὐτῶν εἰς τὰς ἀρχὰς ἰούσας τῶν χειλῶν αὐτόθι τε παυομένας, ἐνίας δὲ ἀντιπλεκομένας ἀλλήλαις. ἐν δὲ τῷ τὰ χείλη γυμνοῦν καὶ τὰ κάτω τῶν μασσητήρων ἐποχούμενα νεῦρα, προϊόντα δ᾽ ἄχρι τῶν πλαγίων μερῶν ἑκατέρου χείλους ἔκλαβε βρόχοις, ὅπως καὶ τούτων αὖθις ἐπισκέψαιο τὰς ἀρχάς. ἀκριβῶς δὲ κατάσκεψαι, πότεροι ὀρθῶς ἢ οὐκ ὀρθῶς ἔνιοι τῶν ἀνατομικῶν ὑπὸ δυοῖν εἰρήκασι μυῶν ἑκάτερον τῶν χειλῶν κινεῖσθαι, λοξῶν ἑκατέρων ἐμβαλλόντων αὐτοῖς, ἐκ μὲν τῶν ὑπερκειμένων εἰς τὸ ἄνω χεῖλος, ἐκ δὲ τῶν ὑποκειμένων εἰς τὸ κάτω, ἢ βέλτιόν ἐστιν ὅλως ἑκάτερον λέγειν μῦν εἶναι δερματώδη, βοηθούμενον ὑπὸ τῶν ἰνωδῶν μυῶν.

mines. Caeterum et haec moventur eodem, quo inferiora, modo; nempe furfum retrahuntur a nervis quidem commemoratis, qui proprios quosdam fuperiorum labrorum tenues mufculos movent; at in latera aguntur fibris mufculorum latiorum eo pertinentibus; in fe contrahuntur fibris e diverfo complicatis. In magnis vero animantibus oftendere eft aliquas ipfarum in labrorum principia porrigi ibique ceffare: nonnullas contrario inter fe modo implicari. Caeterum, ubi labra detegis, nervos etiam, qui mufculos mafleteras perreptant, (porriguntur autem usque ad labri utriusque latera,) excipito laqueis, ut horum quoque originem denuo infpicias. Summa vero cura confiderato, rectene an minus quidam anatomici dixerint, utrumque labrum a duobus mufculis moveri, oblique ambobus ea ingredientibus, ex fuperiore parte labrum fuperius, ex infima inferius, an potius fit dicere, utrumque mufculum ex toto cuticularem effe, a fibrofis autem mufculis adjuvari.

Κεφ. δ'. Τοὺς μέντοι κινοῦντας τὰ τῆς ῥινὸς πτερύγια σαφῶς ἀποφαίνεσθαι χρὴ μῦς εἶναι τοιούτους τὴν φύσιν, οἷόν περ καὶ τὸν πλατὺν μῦν, ὃν ἡμεῖς εὕρομεν. ὑπόκεινται γὰρ κἀνθάδε τῷ δέρματι συμφυεῖς ἶνες, ὑφ' ὧν κινεῖται. ἔτι δὲ μᾶλλον ἐπὶ τοῦ κατὰ τὸ μέτωπον δέρματος ἡ τοιαύτη φύσις ἐστί. συνάγεται μέντοι τὰ πτερύγια τῇ πρὸς τὸ ἄνω χεῖλος συμφύσει, μηδενὸς ἰδίου πρὸς τοῦτο εὐποροῦντα μυός. ἀναβαίνειν οὖν χρὴ κατὰ βραχὺ μέχρι τοῦ μήλου καλουμένου, περιαιροῦντα τὸ δέρμα παρὰ τῶν ἐνταῦθα σωμάτων. πράξαντι γάρ σοι τοῦτο καὶ οἱ μασσητῆρες μύες ὀφθήσονται σαφῶς, ἐπιτεταμένων αὐτοῖς τῶν νεύρων, ἃ πρὸς τὰς γνάθους τελευτᾷ. καὶ ταῦτ' οὖν αὐτὰ τὰ νεῦρα, πρὶν ἀνατέμνειν τοὺς μασσητῆρας, ἀγκίστροις ἀνατείνων ἀπόλυε τῶν ὑποκειμένων ἄχρι τῆς ἑαυτῶν ἀρχῆς ὀπίσω τῶν ὤτων τεταγμένης, ἐνταῦθά τε καταλιπὼν αὐτὰ μέμνησο [96] θεάσασθαι κατὰ τὴν ἀνάτρησιν τῆς κεφαλῆς, ὅθεν ἐκπέφυκε. πρότερον δ' ἐπί τε τοὺς μασσητῆρας ἐλθὲ καὶ τοὺς ἔνδον τῆς γένυος ἐν τῷ στόματι καὶ τοὺς κροταφίτας. αὗται γὰρ αἱ τρεῖς

Cap. IV. At vero musculos, qui narium alas movent, tales natura esse pronuntiare palam oportet, qualem et latum musculum, quem nos invenimus. Nam et hic fibrae subter cutem cohaerescunt, a quibus movetur. Atque magis adhuc in frontis cute talis natura conspicitur; verum alae, qua cum superiore labro coëunt, contrahuntur, nullum peculiarem ad hoc musculum sortitae. Hinc igitur ad malas usque paulatim ascendes, cutem a vicinis illarum partibus auferens; hoc enim confecto musculi masseteres dicti clare videbuntur, nervis ipsos intercurrentibus, qui ad buccas desinunt. Prius quam igitur masseteras incideris, hos ipsos nervos hamulis elevans a subjectis liberato usque ad ipsorum initium, quod post aures oritur. Atque hic ipsis demissis accurate inspicias capitis foramen, unde processerint. Sed prius masseteras musculos adi, tum eos, qui intra maxillam in ore habentur, tum temporales ipsos. Haec enim tria

συζυγίαι τῶν μυῶν κινοῦσι τὴν γένυν, ἀνασπῶντες μὲν οἱ κροταφῖται σὺν τοῖς ἔνδον, εἰς δὲ τὰ πλάγια περιάγοντες οἱ μασσητῆρες. ἑκάστην δὲ αὐτῶν ἀνατέμνειν ὧδε χρή. τῶν μασσητήρων μυῶν τέμνε τὰς καταπεφυκυίας ἶνας ἐκ τῆς ἄνω γένυος εἰς τὴν κάτω, μὴ πάσας ἅμα, χάριν τοῦ καταμαθεῖν, ὅπως ἀλλήλαις ἐπαλλάττονται. πρώτας οὖν ἀποτέμνων αὐτῶν τὰς ἐπιπολῆς, εἶτ᾽ ἄγκιστρα κατασπείρων, ἀνάσπα, καὶ ἀνάδερε, καὶ ἀνάτεμνε μέχρι τῆς ἄνω γένυος, ὅθεν ἐκπεφύκασιν, ἄχρις ἂν ἐπὶ τὰς ὑποκειμένας ἀφίκῃ, διαφέρουσαν ἐχούσας τὴν θέσιν· ἐπαλλάττονται γὰρ, ὡς εἴρηται, πρὸς ἀλλήλας, καὶ οὐκ ὀρθαὶ φέρονται κάτω. διότι μὴ μόνον ἀνατείνεσθαί τε καὶ προσάγεσθαι τῇ ἄνω γένυϊ τὴν κάτω μασσωμένων τῶν ζώων ἐχρῆν, ἀλλὰ καὶ λοξὴν ἀτρέμα ποτὲ μὲν εἰς τὰ πρόσω, ποτὲ δ᾽ εἰς τοὐπίσω φέρεσθαι· τοιαύτης γὰρ τῆς ἐνεργείας εἰς τὸ μασσᾶσθαι δεόμεθα. δύο τοίνυν εἰσὶ μύες ἑκάτερος τῶν μασσητήρων, ἀπὸ κεφαλῆς ἰδίας εἰς κοινὴν τελευτὴν ἰόντες. ἡ μὲν οὖν τελευτὴ τῶν μυῶν

musculorum paria maxillam movent, temporales quidem cum interioribus surfum contrahentes, masseteres autem in latera circumagentes. Singuli hunc in modum incidendi sunt. Masseterum musculorum fibras ex superiore maxilla in inferiorem editas disseca, non omnes, ut condiscas, quomodo invicem evarient. Itaque superficiariis ipsorum primis absectis, deinde hamo injecto surfum attrahes, separabis et incides adusque superiorem maxillam, unde processerunt, dum ad subjectas, quae situm habent diversum, perveneris. Etenim hoc atque illo modo, ut dictum est, procedunt, nec recta deorsum feruntur; quoniam non modo attolli adducique inferiorem maxillam superiori, dum mandunt animalia, oportebat, sed etiam obliquam paulatim nunc in anteriora nunc in posteriora protendi; quippe tali functione ad cibum mandendum indigemus. Duo igitur musculi sunt masseteres utrique, ex proprio singuli capite in commune extremum profecti, quod in maxilla in-

ἐπὶ τῆς κάτω γέννος ἐστιν, ἐπειδὴ ταύτην ἔδει κινεῖσθαι. τῶν δὲ κεφαλῶν η μὲν ἑτέρα κατὰ τὸ μῆλον καλούμενον ἰσχυρὰ καὶ νευρώδης φανεῖταί σοι, συνδέσμῳ ῥωμαλέῳ συναπτομένη τῆς σαρκοειδοῦς οὐσίας· ἡ δ' ἑτέρα καθ' ὅλον τὸ ζύγωμά ἐστιν ἥκιστα νευρώδης· πρόσω μὲν ἀτρέμα λοξὴν ἡ προτέρα τὴν γένυν ἀνασπῶσα, τῆς δ' ἐναντίας ἕνεκα κινήσεως ἡ δευτέρα γεγονυῖα· τοσούτῳ γὰρ οπίσω την γένυν ἀπάγειν πέφυκεν, ὅσον εἰς τοὔμπροσθεν η προτέρα. καὶ μέντοι καὶ τείνοντί σοι τῶν κεφαλῶν ἑκατέραν ἐν μέρει σαφῶς ἡ τῆς κάτω γένυος ὀφθήσεται κίνησις. ὅπως δὲ χρὴ τοῦτο πράττειν, ἤδη μοι πρόσεχε τον νοῦν. ὁ γαρ τοι λογος ὁ μέλλων ῥηθήσεσθαι κοινὸς ἁπάσης ἐστὶν ἀνατομικῆς ἐγχειρήσεως, ἐν ᾗ τεθνεῶτος τοῦ ζωου κίνησιν ἐπισκοπούμεθα μορίου. χρὴ τοίνυν ἀφαιρεῖν ἁπάσας τὰς σάρκας ἐκείνων τῶν ὀστῶν, ὑπὲρ ὧν ἂν ἡ σκέψις ἑκάστοτε γίγνηται, μόνους φυλάττοντας τοὺς κινοῦντας αὐτὰ μῦς· ἀνατέμνοντας δὲ καὶ τούτους ἄχρι τῶν ὀρθίων κεφαλῶν ἀποτέμνειν μεν ἐκείνας ἀπὸ τῶν ὀστῶν, ὧν ἐκπεφύκασιν, αὐτὸν δὲ μετα-

feriore habetur, quandoquidem hanc moveri conveniebat. Ex capitibus vero alterum in malis, quas vocant, valens nerveumque tibi apparebit, carniformi ſubſtantiae robuſtiori ligamento conjunctum; alterum juxta totum zygoma conſiſtit, minime nervoſum. Primum quidem maxillam ſenſim obliquam prorſum ad ſuperiora trahit; ſecundum contrarii motus gratia creatum eſt, nam tantum maxillam retrorſum abducit, quantum primum in priora agit. Quin et tendenti tibi utrumque viciſſim caput manifeſto inferioris maxillae motus conſpicietur. Quomodo autem faciundum ſit, diligenter attende; ſiquidem futurus ſermo de qualibet diſſectione adminiſtranda tractabit, qua mortui animantis particulae motum conſideramus. Itaque univerſas auferre carnes ab illis oſſibus oportet, quorum frequenter examen inſtituimus, ſolos muſculos, qui ipſa movent, intactos relinquentes. At ubi hos quoque ad recta ipſorum capita uſque incidimus, illa ſane ab oſſibus, ex quibus enaſcuntur, amputare

χειρισάμενον αὐτὰς ἐφέλκεσθαι, τείνοντα καθ' ἣν ἐξ ἀρχῆς ἔκειντο θέσιν· ἐν γὰρ τῷ καλῶς τοῦτο πράττειν ὀφθήσονταί σοι τῶν ὀστῶν αἱ κινήσεις, οἷς ἰσόῤῥοποι μύες ἐμπεφύκασιν. οὕτως οὖν χρὴ καὶ τῆς κάτω γένυος ἀφελεῖν ἅπαντα τὰ πέριξ σώματα, καὶ γυμνὴν ἀκριβῶς ἐργασάμενον ἐπισκέψασθαι τὰς κινήσεις ἑκατέρου τῶν μασσητήρων μυῶν, αἳ κινοῦσιν αὐτήν. ἔτι δὲ μᾶλλον ἐναργῶς αὐτὰς θεάσῃ, μὴ μόνον τἄλλα σύμπαντα περιελὼν τῆς γένυος, καὶ μάλισθ' ὅσα κάτωθεν ἐκπέφυκεν, ἀλλὰ καὶ τοὺς κροταφίτας αὐτοὺς, οὓς ἔνεστι μέν σοι καὶ μετὰ τοὺς μασσητῆρας ἀνατέμνειν, ἔνεστι δὲ καὶ πρὸ τούτων, ἑκατέρως δὲ ἀναγκαῖον ἐκκόψαι τὸ καλούμενον ζύγωμα· τούτου γὰρ ἀρθέντος ἐναργῶς ὁ κροταφίτης ὅλος φαίνεται δι' εὐρέος τοῦ τένοντος ἐμφυόμενος τῷ κορωνῷ τῆς γένυος. ὄψει δὲ καὶ τὴν κοινωνίαν τῶν τριῶν μυῶν, ἀρθέντος τοῦ ζυγώματος. λέγω δὲ τριῶν μυῶν τοῦ τε μασσητῆρος, καὶ τοῦ κροταφίτου, καὶ προσέτι τοῦ κατακεκρυμμένου μὲν ἔνδον ἐν αὐτῷ τῷ

convenit; manu vero eadem attrahere tendendo, quo prius erant collocata; quoniam, fi hoc probe peregeris, offium motus palam confpicabere, quibus pares mufculi innati funt. Hoc pacto etiam inferioris maxillae univerfas ambientes particulas adimere convenit, et hac renudata ex amuffi motus utriusque maffeteris mufculi, a quibus ipfa movetur, examinare. At evidentius eos fpectabis, fi non tantum alias omnes maxillae partes ademeris, praefertim quae ab imo procefferunt, fed temporales quoque ipfos, quos certe poft maffeteras, ut etiam ante hos, diffeces licet. Verum os jugale nominatum utrinque excindere neceffum eft; hoc enim fublato, temporalis totus evidenter apparet, maxillae acutiori proceffui, quem corωnen nominant, per tendinem latum infertus. Ad haec trium mufculorum focietatem, jugali adempto, confpicies; dico autem trium mufculorum, maffeteris, temporalis et praeterea ejus, qui intus in ore de-

στόματι, συνεχοῦς δὲ ἀκριβῶς ὄντος τῷ κροταφίτῃ. συμπέφυκε μὲν οὖν καὶ ὁ μασσητὴρ μῦς τῷ κροταφίτῃ δι' ὀλίγων μερῶν, [97] ὁ δέ γε κατακεκρυμμένος ἔνδον ἐν τῷ στόματι διὰ πολλῶν ἱκανῶς, ὥστε κἂν μέρος αὐτὸν εἴπῃ τις εἶναι τοῦ κροταφίτου, μὴ δοκεῖν ἡμαρτηκέναι. περιπεφυκὼς γὰρ ὁ κροταφίτης μῦς ὅλον ἐν κύκλῳ τὸ κορωνὸν τῆς γένυος ἑνοῦται τῷδε τρίτῳ μυΐ, τὴν κεφαλὴν μὲν ἔχοντι κατὰ τὰς πτερυγοειδεῖς ἐκ(153)φύσεις τοῦ τῆς κεφαλῆς ὀστοῦ, τὸ κάτω δὲ πέρας ἐπιβάλλοντι τοῖς πλατέσι τῆς κάτω γένυος, ἔνθα δὴ καὶ χώρα τίς ἐστιν ἀτρέμα κοίλη τῆς ἐπιβάσεως ἕνεκα τοῦ μυὸς γεγενημένη· κατὰ μέντοι τὴν κεφαλὴν αὐτοῦ μεγίστη κοιλότης ἐστὶ περὶ τὰς τοῖς πτερυγίοις ὁμοίας ἐκφύσεις τῶν ὀστῶν τῆς κεφαλῆς. ἀλλὰ τοῦτον μὲν οὐχ οἷόν τε θεάσασθαι τὸν μῦν, πρὶν ἀπολῦσαι τὴν γένυν, ἤτοι τῆς κεφαλῆς κατὰ τὴν διάρθρωσιν, ἢ σχίσαντα τὸ κάτω πέρας, ἔνθα σύμφυσίς ἐστιν ἑκατέρου τῶν μερῶν αὐτῆς. ὁ κροταφίτης δ' ἱκανῶς ὁρᾶται, καὶ μόνον ἂν ἐκκόψῃς τὸ ζύγωμα. λέγει μὲν οὖν καὶ ὁ Ἱπποκράτης, ὡς ἡ κάτω γένυς ἐκ δυοῖν

litefcit, temporali admodum contiguus. Jam mafleter mufculus temporali paucis partibus cohaerefcit; qui vero intus in ore reconditus eft, multis, adeo ut, fi partem temporalis ipfum effe dixeris, haud aberraffe videaris. Siquidem temporalis mufculus toti acutiori maxillae extremo orbiculatim circumdatus cum tertio hoc mufculo adunitur; qui initium quidem juxta capitis offis proceffus alarum modo formatos obtinet, inferius autem extremum latis humilioris maxillae partibus immittit; ubi jam regio quaedam habetur paulatim cava, ut mufculus infinuetur, effecta; circa caput vero ipfius maxima cavitas eft in capitis offium proceffibus alis fimilatis. Atqui hunc mufculum prius videre non eft, quam maxillam diffolveris, vel a capite in articulo, vel inferiore fine fciffo, ubi utraeque ipfius partes coëunt. Crotaphita abunde confpicitur, idque fi os jugale duntaxat excideris. Proinde Hippocrates quoque innuit, *inferiorem maxillam*

ὀστῶν σύγκειται συμπεφυκότων ἀλλήλοις κατὰ τὸ κάτω πέρας· εἴρηται δὲ καὶ τοῖς ἄλλοις ἅπασιν, ὅσοι γ᾽ ἀκριβῶς ἐξηγήσαντο τὴν τῶν ὀστῶν φύσιν. οὐ μὴν ἐναργῶς ἐπὶ τῶν πιθήκων ἁπάντων ἐστὶ δεῖξαι τὴν σύμφυσιν· οἱ πλεῖστοι γὰρ αὐτῶν ἓν ὀστοῦν ἔχειν σοι δόξουσι τῆς κάτω γένυος. ἀλλ᾽ ἐπί γε κυνῶν ἐναργὴς ἱκανῶς ἡ σύμφυσις φαίνεται, καὶ ῥᾷστον χωρίσαι κατὰ τοῦτο τὴν γένυν. ἔστι δὲ κἀκείνοις τοῖς ζώοις ἕκαστος τῶν εἰρημένων τριῶν μυῶν, περὶ ὧν ὀλίγον ἔμπροσθεν εἴρηται. πᾶσι γὰρ ὑπάρχουσι τοῖς προγεγραμμένοις γένεσι τῶν ζώων οἱ τρεῖς οὗτοι μύες, ἕνεκα τῆς αὐτῆς ἐνεργείας γεγονότες, ἁπλοῦς μὲν ἑκάτερος τῶν ἄλλων, ὁ μασσητὴρ δὲ διττὸς, ὡς εἶπον. ἐφ᾽ ὧν οὖν εὐπετῶς ἡ κάτω γένυς λύεται, τὴν γυμνασίαν χρὴ πρότερον ποιεῖσθαι, κἄπειθ᾽ οὕτως ἐπὶ τοὺς πιθήκους μεταβαίνειν. εἰ δὲ καὶ ἐξ ἀρχῆς ἐπ᾽ αὐτῶν γυμνάζεσθαι βούλοιο, δι᾽ ἐκκοπέως λύσεις τὴν γένυν, ἔνθα μάλιστ᾽ ἐστὶν ἑαυτῆς ὀξυτάτη. προσέχων γὰρ τὸν νοῦν τούτῳ τῷ κάτω πέρατι τῆς γένυος, ἄνωθέν τε τῇ συμβολῇ τῶν προσθίων ὀδόντων, οὓς

e *duobus offibus invicem juxta imam partem junctis conftare*; dixerunt porro et alii omnes, qui quidem accurate offium naturam explicaverunt. Non tamen in fimiis omnibus manifefto poteris oftendere maxillae commiffuram; complures fiquidem ipfarum unum inferioris maxillae os habere tibi videbuntur; verum in canibus evidens fatis commiffura apparet, facileque eft maxillam inibi feparare. Caeterum illa quoque animalia fingulos tres mufculos obtinent, quorum paulo ante mentionem fecimus. Omnibus enim praepofitis animantium generibus tres hi adfunt mufculi, functionis ejusdem gratia facti; horum duo quidem fimplices, maffeter autem duplex exiftit, ut diximus. In quibus igitur inferior maxilla prompte folvitur, prius exerceri convenit; deinde fic ad fimias digredi. At fi in his etiam ab initio exercitium fubire volueris, cultro excifório maxillam divides, ubi parte fui acutiffima prominet. Nam cura huic inferioris maxillae extremo adhibita, tum fuperiori commiffurae primorum

καλοῦσι τομεῖς, ἐπιχειρήσεις οὕτω διασχίζειν αὐτὴν ἐκκοπεῦσιν, ἀρξάμενος ἀπὸ τῆς μέσης χώρας τῶν τομέων ὀδόντων. ἐπειδὰν δὲ σχίσας ἀπαγάγῃς ἑκάτερον αὐτῆς τῶν μερῶν ἀπ' ἀλλήλων, ἐπιχείρει τηνικαῦτα κατασκέπτεσθαι τὸν τρίτον μῦν, εἰς τὸ πλατὺ τῆς κάτω γένυος ἐμφυόμενον ἐκ τῶν ἔνδον αὐτῆς μερῶν. ὄψει δ' ἐναργῶς αὐτὸν ἀποδείρας τὸν ἐπιφυόμενον χιτῶνα πᾶσι τοῖς κατὰ τὸ στόμα χωρίοις. ἀκολουθῶν δὲ ἐντεῦθεν ἤδη ταῖς ἰσὶν αὐτοῦ τὴν κεφαλὴν ἀκριβῶς κατόψει τοῦ μυὸς ἐκπεφυκυῖαν, ὡς λέλεκται, τῶν κοιλοτήτων τῆς κεφαλῆς, ἃς γεννῶσιν αἱ πτερυγοειδεῖς ἐκφύσεις. ἐπὶ τοίνυν τοῖς μασσητῆρσιν, ὡς εἴρηται, προπαρεσκευασμένοις, ἐπειδὰν καὶ τοὺς κροταφίτας ὅλους γυμνώσας ἀποτέμῃς, ὡς μηδαμόθεν προσέρχεσθαι μηδ' ἀνθέλκεσθαι τὴν γένυν, ἔνεστί σοι θεάσασθαι σαφῶς, ὅπως κινοῦσιν αὐτήν. εἰ δ' ἐξ ἀρχῆς εὐθέως, πρὶν καὶ τούτοις ἐγχειρῆσαι, τοὺς κροταφίτας ἐθέλεις ἀνατέμνειν, ἐκκόπτειν μὲν χρὴ πρότερον τὸ ζύγωμα, γυμνώσαντα δὲ οὕτω τὸν μῦν τοῦ τε δέρματος ἅμα καὶ τῶν ὑμένων, ἐπισκέπτεσθαι τὰς ἶνας, ὅπως ἐκ

dentium, quos inciſores nominant, aggredieris ſic ipſam findere, a media primorum dentium regione ſectionem auſpicatus. Poſtquam vero ipſius utramque partem ſciſſam a mutuo complexu diduxeris, ſtatim tertium muſculum inſpicito, qui ex internis maxillae inferioris partibus ad latitudinem ipſius inſeritur. Videbis ipſum liquido, tunicula, quae omnibus oris regionibus obducitur, avulſa. Hinc jam fibras ipſius ſequens caput muſculi exacte conſpicies, e capitis cavitatibus, ut docui, exortum, quas proceſſus alarum modo figurati generant. Itaque maſſeteres muſculi prius, ſicut dictum eſt, adminiſtrati, cum et temporales ex toto nudatos abſcideris, ut nulla parte maxilla adhaereat, neque retrahatur, quo modo ipſam moveant, clare ſpeculeris licet. At ſi initio ſtatim, antequam his quoque manum fueris admolitus, temporales incidere cogites, os jugale quidem prius excidendum eſt, fibrae autem, muſculo ſic tum cute tum membranis detecto, inſpiciundae, quomodo ex multis or-

πολλῶν ἀρχόμεναι χωρίων ἐπὶ μίαν ἅπασαι σπεύδουσιν οἷαν περ κορυφὴν ἑαυτῶν τὸν εἰρημένον τένοντα. καὶ μετὰ ταῦτα συμπάσας ἀποτέμνειν τὰς κεφαλὰς, εἶτα λαβόμενον αὐτῶν ἀνατείνειν ἰσχυρῶς· ὀφθήσεται γάρ σοι ἥ τε κάτω γένυς ἀκολουθοῦσα καὶ κλειόμενον τὸ στόμα. διοίγειν οὖν αὐτὸ ταῖς σεαυτοῦ χερσὶν, εἶτ᾿ ἀνασπᾷν αὖθις ἄνω τὸν κροταφίτην μῦν ὑπὲρ τοῦ φανῆναι συνεπομένην τε πάλιν αὐτῷ τὴν γένυν καὶ κλειόμενον αὖθις τὸ στόμα. [98] θεωρηθέντων δὲ τούτων, ἐκτέμνειν αὐτὸν ὅλον ἄχρι τοῦ φανῆναι τὸν ἔνδον ἐν τῷ στόματι μῦν, συμφυόμενον αὐτῷ κατὰ πολλά. φανήσεται δέ σοι, πρὶν ἐκτέμνειν, καὶ ὁ μασσητὴρ αὐτῷ κατ᾿ ὀλίγα συμφυόμενος, ὃν καὶ αὐτὸν ὅλον ἀνατέμνειν ἤδη βέλτιον, ἵν᾿ ἀκριβέστερον ἴδῃς τὸν ἔνδοθεν· ὀφθήσεται δ᾿ οὗτος ἀκριβῶς ἄνευ τοῦ λυθῆναι τὴν γένυν. λύσεις οὖν αὐτὴν ἤτοι κατὰ τὴν διάρθρωσιν, ἢ κατὰ τὴν σύμφυσιν, ὥστε ἐκτραπείσης ὁρᾶσθαι τὸν ἔνδον μῦν· εἰ δὲ καὶ κατ᾿ ἄμφω λύσεις, ἅμα σαφεστέραν ἐπιδείξεις τὴν θέαν. εὔδηλον δ᾿, ὅτι κἀπὶ τούτου τοῦ μυὸς ἡ μὲν ἀρχὴ

tae regionibus in unum omnes ceu verticem ipſarum tendinem commemoratum procurrant; deinde omnia praecidere capita oportet; inde prehenſa valide extendere; deprehendes enim et inferiorem maxillam ſequi, et os occludi; quo tuis manibus aperto, mox temporalem muſculum ſurſum denuo attrahe, ut tum maxilla ipſum conſequi, tum os recludi appareat. Haec contemplatus totum ipſum excidito, quoad muſculum ori intus plerisque in partibus cohaereſcentem conſpicias. Nondum autem exciſo, maſſeter etiam apparet, in pauculis ipſi connatus; quem ſimul ipſum totum incidere jam praeſtiterit, ut interiorem ſpectes accuratius; quod fiet etiam citra maxillae diſſolutionem. Solves igitur ipſam vel in articuli nodo, vel in commiſſura, ut facto ipſius divortio interior muſculus videatur; at ſi utrinque ſeparaveris, examen reddetur manifeſtius. Conſtat autem hujus etiam muſculi principium in capitis

κατὰ τὸ τῆς κεφαλῆς ὀστοῦν, ἡ τελευτὴ δὲ κατὰ τὸ τῆς κάτω γένυός ἐστι· ταύτῃ μὲν γὰρ ἐμπέφυκε κατὰ τὸ πλατύτατον τῶν ἔνδον, ὃ δὴ καὶ κοῖλον ἀτρέμα ἐστί· τῆς κεφαλῆς δὲ ἐκπέφυκε κατὰ τὰς παρὰ τοῖς πτερυγοειδέσιν ὀστοῖς κοιλότητας. ἐκκόψας οὖν ὅλον ἤδη καὶ τοῦτον τὸν μῦν ἅμα τῷ τῆς κάτω γένυος ἡμίσει μέρει σκοπεῖσθαι δυνήσῃ σαφῶς ἅπαντα τὰ κατὰ τὸ στόμα μόρια, πρῶτα μὲν τὰ περὶ τοῖς φατνίοις οὖλα, μετὰ δὲ ταῦτα τά τε φατνία καὶ τοὺς ὀδόντας αὐτούς.

Κεφ. ε'. Ἀλλ' ἐπεὶ τοὺς μῦς προὔκειτο θεάσασθαι προτέρους, ἐπ' ἐκείνους ἴωμεν, ἀρξάμενοι πάλιν ἀπὸ τῶν περὶ τὸν ὀφθαλμόν. τοὺς μὲν οὖν κατὰ τὰ βλέφαρα κἂν τοῖς περὶ χρείας μορίων εἰς τοὺς περὶ τῶν ἀπόρων κινήσεων ἀνεβαλόμην λογισμούς. τοὺς δ' ἔνδον ἐν ταῖς χώραις τῶν ὀφθαλμῶν ἀνάτεμνε, ἤτοι γε ἐν κύκλῳ πρότερον ἐκκόψας τὰ περικείμενα αὐτοῖς, ἢ ὅλους ἐκτέμνων τοὺς ὀφθαλμούς. οὐ μὴν οὐδ' ἀνατέμνειν ἀναγκαῖόν ἐστι πιθήκειον

offe, extremum vero in maxilla inferiori confiftere; huic etenim inhaerefcit, qua latiffima intus habetur, ubi fane et leviter cava eft: fed a capite exoritur juxta concava alarium offium. Excifo igitur jam toto hoc quoque mufculo una cum maxilla inferiore dimidia, univerfas oris particulas manifefto poteris contueri, primum gingivas fedes dentium ambientes, deinde dentes ipfos eorumque fedes.

Cap. V. Verum, quia mufculos priores fpectare propofuimus, ad illos digrediamur, rurfus ab iis, qui oculos cingunt, orfi. Itaque palpebrarum mufculos etiam in opere de ufu partium ad commentarium de motibus non compertis rejecimus. Interiores in oculorum regionibus incidendos cenfuimus, vel iis, quae ipfos ambiunt, prius paulatim excifis, vel totis oculis exemptis. Nec vero fimiae oculum opus habet incidere.

ὀφθαλμὸν, ἀφθονίαν παμπόλλην ἔχοντα τῆς τοιαύτης ἀνατομῆς ἐπὶ τῶν μειζόνων ζώων. ἀναβεβλήσθω τοιγαροῦν καὶ περὶ τοῦδε κατ᾽ ἐκεῖνα διελθεῖν ἡμᾶς τῆς ἐνεστώσης πραγματείας, ἐν οἷς μέλλομεν ἀνατέμνειν τῷ λόγῳ τὰ τοιαῦτα μόρια τῶν ζώων, ἃ καὶ χωρὶς τῶν ἄλλων ζώων αὐτὰ καθ᾽ ἑαυτὰ διασκέψασθαι δυνατόν ἐστιν, ἐξαιροῦντας ὅλου τοῦ σώματος ἐγκέφαλον, ὀφθαλμὸν, γλῶτταν, λάρυγγα, πνεύμονα, καρδίαν, ἧπαρ, σπλῆνα, νεφροὺς, μήτραν, κύστιν, ὄρχεις, ἔντερα, κοιλίαν. ἐν τούτῳ δ᾽, ὅπερ ἐξ ἀρχῆς προυθέμεθα, διέλθωμεν, ὅσοι μεγάλοι τῶν μυῶν εἰσι συνάπτοντες μόρια μορίοις, οὐκ αὐτοὶ περιεχόμενοι καθ᾽ ἕν τι μόριον· τῶν γὰρ τοιούτων μυῶν τὴν φύσιν οὐδὲ γνῶναι δυνατὸν ἄνευ τοῦ παντὸς ζώου.

Κεφ. ς΄. Καταλιπόντες οὖν τοὺς ὀφθαλμοὺς, ἀποδέρωμεν ἤδη τῷ λόγῳ τὸ περὶ τὸ μέτωπον μυῶδες δέρμα. λέλεκται δὲ καὶ πρόσθεν, ὡς κατὰ τοῦτο τὸ χωρίον ὑποτέτακται τῷ δέρματι πλατυς μῦς συμφυὴς αυτῷ. κατὰ βραχυ δὲ ἀπολεπτυνόμενον οψει τοῦτον, ἣν ἄχρι τῆς κεφα-

cui talis diſſectionis in animantibus grandioribus facultas ampla ſuppetit. Quare etiam de hoc diſſerere in eum hujus commentarii locum differemus, ubi hujusmodi animantium particulas incidere ſumus docturi, quas et ſine aliis per ſe toto corpore exemptas contueri licet, puta cerebrum, oculum, linguam, laryngem, pulmonem, cor, jecur, lienem, renes, vulvam, veſicam, teſtes, inteſtina, ventriculum. In praeſentia vero, quod ab initio inſtitutum eſt, exequemur. Qui ex muſculis grandes ſunt, particulas connectunt particulis, non in una quadam particula ipſi comprehenduntur, quippe talium muſculorum naturam ſine toto animante ne cognoſcere quidem poſſis.

Cap. VI. Itaque, oculis relictis, cutem jam muſculoſam fronti obductam deinceps auferre docebimus. Dictum mihi eſt et antea, latum muſculum illic cuti connatum ſubjici, paulatim vero extenuari, ut vi-

λῆς ἀποτέμνῃς. ἀποδέροντι δέ σοι τὸ σύμπαν δέρμα τῆς κεφαλῆς ὀφθήσονταί τινες ὑπογραφαὶ μυῶν ἀμφὶ τὸ οὖς, ἃς ἐπὶ τῶν ἄλλων ζώων οὐχ ὑπογραφὰς μόνον, ἀλλὰ καὶ τελείους θεάσῃ μῦς. ἐπεὶ τοίνυν ἀφῄρηται ταῦτα [99] πράξαντί σοι τὸ περὶ τῇ κεφαλῇ δέρμα ἅπαν, ἀφῄρητο δ' ἤδη καὶ τὸ περὶ τὸν τράχηλον σύμπαν, ἡνίκ' ἐγυμνοὺς τοὺς ἰσχνοὺς καὶ πλατεῖς μῦς, καιρὸς ἂν εἴη προτέρους μὲν ἀνατέμνειν, ὅσοι τῇ κεφαλῇ συνάπτονται μύες, ἐφεξῆς δ' αὐτῶν τοὺς κατὰ τὸν τράχηλον. ἐπεὶ δ' ἀμφισβητεῖται περὶ τῆς ἀρχῆς τῶν μυῶν τῶνδε, διὰ τοῦτο τὴν πρὸς ἕκαστον ὀστοῦν αὐτῶν σύμφυσιν, ὡς ἂν ἐπέλθῃ, καλέσω· ποτὲ μὲν συμφύεσθαι λέγων αὐτοὺς τῷδέ τινι, ποτὲ δὲ ἐκφύεσθαι τοῦδε, ποτὲ δ' εἰς τόδε καταφύεσθαι, ποτὲ δ' ἐμφύεσθαι τῷδε. πάντων οὖν πρῶτος ἐπιπολῆς φαίνεται μῦς πλατὺς, ὀλίγου δεῖν τρίγωνος, οἷά περ οἱ γεωμέτραι καλοῦσι τὰ τραπέζια σχήματα. νοήσεις δ' ὃ λέγω σαφέστερον, εἰ τρίγωνον ὀρθογώνιον διατέμνοις εὐθείᾳ γραμμῇ παραλλήλῳ τῇ βάσει, τῶν δ' ἐπιζευγνυσῶν αὐτὰς τὴν μὲν ἑτέραν ὀρθὴν

debis, fi ad caput usque amputaveris. Porro, univerfa capitis cute ablata, lineamenta quaedam mufculorum circa aures confpicaberis, quae in reliquis animantibus non lineamenta folum, fed perfectos etiam mufculos fpectabis. Tota igitur hoc pacto capitis cute fublata, nec non cervicis univerfa, quum graciles latosque mufculos nudares, tempeftivum fuerit priores diffecare mufculos, qui capiti cohaerent, deinde cervicis. At, quum de mufculorum horum initio auctores ambigant, idcirco ipforum cum fingulis offibus commiffuram, ut in mentem venerit, nuncupabo; alias ipfas huic connafci inquiens, alias ab illo exoriri, alias in hoc inferi, alias huic inhaerefcere. Omnium itaque primus per fumma apparet mufculus latus, propemodum triangulus, quales geometrae vocant figuras trapezias. Intelliges autem rem manifeftius, fi triangulum linea recta interfeces aeque a bafi diftante. Has autem con-

πρὸς ἀμφοτέρας, τὴν δ' ἑτέραν λοξήν. (154) ἡ μὲν οὖν ὀρθὴ πρὸς ἀμφοτέρας γραμμὴ τῆς κατὰ τὸν τράχηλον ἀκάνθης ἐκπέφυκεν· ἡ δὲ βάσις ὅλου τοῦ σχήματος ἡ ῥάχις τῆς ὠμοπλάτης ὅλη ἐστί· παράλληλος δ' αὐτῇ μικρὰ γραμμὴ τοῦ κατ' ἰνίον ὀστοῦ τῆς κεφαλῆς τὸ τῷ πρώτῳ σπονδύλῳ πλησίον· ἡ δ' ἐπιζευγνῦσα ταύτην τε καὶ τὸ τῆς βάσεως πέρας, ἡ τετάρτη πλευρὰ τοῦ μυὸς ἡ λοξὴ πρὸς τὴν καλουμένην ἀκρωμίαν ἐξήκει βραχύ τι συνεπιφυομένη καὶ τῷ ταύτῃ πέρατι τῆς κλειδός. ἀνατέμνειν οὖν ἐγχειρῶν τὸν μῦν τοῦτον ἀπὸ τῆς ὑψηλοτάτης ἄρχου γραμμῆς, ἥτις ἐκπέφυκε μὲν ἐκ μέσου τοῦ κατ' ἰνίον ὀστοῦ τῆς κεφαλῆς, ἐγκαρσία δ' ὡς ἐπὶ τὴν ῥίζαν ἀνατείνεται τοῦ κατ' αὐτὴν ὠτός. εὔδηλον δ', ὡς ἔστιν εἷς ἐφ' ἑκάτερα τῆς ἀκάνθης ὁ μῦς οὗτος, οὐ μὴν ἐξικνεῖται πρὸς τὸ οὖς οὐδέτερος αὐτῶν, ἀλλ' ἀπολείπονται τοσοῦτον ἑκάτερος, ὅσον ἀπ' ἰνίου προέρχονται. τέμνε οὖν σὺ κατὰ τὴν πρώτην ἔκφυσιν ἐγκαρσίαν τομὴν ἀπολύουσαν αὐτὸν ἀπὸ τῆς κεφαλῆς, εἶτα καταπείρας ἄγκιστρον ἀπότεμνε τῶν ὑποκειμένων, προχωρῶν

nectunt altera fane recta ad utrasque protenfa, altera vero obliqua. Recta ad utrasque protenfa linea e cervicis fpina proceffit; bafis totius figurae fpina fcapularum tota eft; huic autem aeque diftans exigua eft linea, quae ex occipitii capitis offe prodit, quod primae vertebrae proximum eft; quae vero hanc cum bafis extremo copulat, quartum mufculi latus obliqua ad fummum humerum nominatum pertingit, leviter etiam claviculae extremo inibi pariter fupernata. Quum itaque mufculum hunc conaris diffecare, ab altiore ordire linea, quae ex medio occipitii offe orta transverfa ceu ad radicem auris ipfi vicinae porrigitur. Clarum autem cuivis eft, unum in utroque fpinae latere mufculum hunc haberi; neuter tamen ad aurem procurrit, fed tantum uterque abeft, quantum ab occipitio procedit. Quare transverfa linea, quae ipfum a capite liberet, ubi primum oritur, incidito; deinde hamulo exceptum a fubjectis amputato,

εἰς το κάτω κατὰ τοὺς εἰρημένους ὅρους, οἵπερ εἰσὶν ἡ τ' ἄκανθα τῶν ἐν τραχήλῳ σπονδύλων καὶ ἡ λοξὴ πλευρὰ τοῦ τραπεζίου σχήματος, ἐκτεινομένη μέχρι τῆς κλειδὸς ου πόῤῥοι τῆς ἀκρωμίας. καὶ δη πέπρακταί σοι ταῦτα, καὶ πέφηνεν ὁ μῦς ουτος ἐμπεφυκως τῇ ῥάχει τῆς ὠμοπλάτης. ὅπερ οὖν ὀλίγον ἔμπροσθεν ἀνεβαλόμην ζητῆσαί τε καὶ διορίσασθαι περὶ τῶν συναπτόντων μυῶν μόρια κινούμενα, τοῦτ' ἔοικεν ἥκειν ἤδη. κινεῖται μὲν γαρ καὶ ἡ ὠμοπλάτη μεγάλας κινήσεις, κινεῖται δ' οὐδὲν ἧττον αὐτῆς καὶ ἡ κεφαλή. καὶ μὲν δη καὶ εἰ περιελὼν τας σάρκας αὐτῶν ἔτι προσφάτων ὑπὲρ τοῦ ῥᾳδίως ἕπεσθαι τείνειν ἐν μέρει πειραθῇς δια τοῦ μυὸς, ἀκολουθοῦσιν ομοίως ἑκάτερα. διὸ καὶ βέλτιόν ἐστιν ἕνεκα τῆς ὠμοπλάτης τὸν μῦν τοῦτον ὑπὸ τῆς φύσεως, ουχ ἕνεκα τῆς κεφαλῆς ἡγεῖσθαι γεγονέναι. πρῶτον μὲν ουν ἐκ τοῦ διατμηθέντος αυτοῦ κατα τὸν τράχηλον ἐγκαρσίου κατασπᾶσθαι την ὠμοπλάτην εἰς τὸ κάτω, καὶ μηκέτ' αυθις εἰς τὸ ἄνω κινηθῆναι δύνασθαι. πράττειν δ' οὕτως ἔτι ζῶντος τοῦ ζώου προσήκει. δεύτερον

deorfum procedens ad terminos jam commemoratos, qui et cervicis vertebrarum fpinam, et obliquum trapeziae figurae latus ad usque claviculam haud procul a fummo humero exporrectum comprehendunt. Atque haec ita tibi peracta funt, manifeftoque mufculus hic fcapularum fpinae inferitur. Quod itaque paulo fuperius inquirere, et de mufculis partes mobiles connectentibus determinare *diftuli*, nunc explicandum venit. Etenim et fcapulae magnis aguntur motibus, nec minus ipfis caput movetur. Quod fi certe carne ipfarum circumprehenfa adhuc recenti, ut facilius obediat, tendere viciffim coneris, mufculi beneficio utraque fimili modo fequetur: quam ob caufam melius eft mufculum hunc fcapularum gratia, non capitis, a natura formatum exiftimare. Primum quidem eft, quod, ipfo per cervicem transverfim diffecto, fcapulae deorfum verfus convellantur, furfum vero non amplius moveri queant; hoc autem, dum vivit adhuc animal, agere convenit. Secundum autem eft, quoniam

δ', ὅτι τῇ μὲν [100] κεφαλῇ τῆς εἰς τὰ πλάγια κινήσεώς εἰσι καὶ ἄλλοι μύες ἐξηγούμενοι, τὴν δὲ ὠμοπλάτην ὅλην ἐπὶ τὴν κεφαλὴν οὗτος ἀνέλκει μόνος, ὥστε, εἴπερ ἀποστερήσομεν αὐτὴν καὶ τούτου, παντάπασιν ἀπορήσει τῆς τοιαύτης κινήσεως. καὶ μὴν ἔχει γ' αὐτὴν ἐναργῶς· ἔστιν ἄρα τις ὁ ταύτην ἐργαζόμενος μῦς· εἰ δέ ἐστι μέν τις, ἄλλος δ' οὐδείς ἐστιν, ἐξ ἀνάγκης οὗτός ἐστι. τρίτον ἐπὶ τοῖς εἰρημένοις, ὅτι τοῖς μακροτραχήλοις ζώοις οὐδ' ἀναβαίνει πρὸς τὴν κεφαλὴν ὁ μῦς οὗτος, ἀλλὰ τρίγωνος ἀκριβῶς ἐστι τῆς ἐπιζευγνυούσης τὰς περὶ τὴν ὀρθὴν γωνίαν εὐθείας, ἀρχομένης μὲν ἀπὸ τῶν κάτω μερῶν τοῦ τραχήλου, τελευτώσης δὲ, πρὶν ἐπὶ τὸ κατ' ἰνίον ὀστοῦν ἐξικνεῖσθαι. μάτην γὰρ ἂν ἐπέπρακτο τοῦτο τῇ φύσει, καίτοι γ' οὐδὲν ποιούσῃ μάτην, ἀνάγειν ἐπὶ τὴν κεφαλὴν μῦν, αὐτάρκως ἀνατείνεσθαι τῆς ὠμοπλάτης δυναμένης, εἰ κατωτέρω τελευτήσειε, διά τε τὸ κινεῖσθαι πλησίον τῆς ῥάχεως αὐτὴν ἐπὶ τούτων τῶν ζώων, ἀξιόλογόν τε τὸ μῆκος εἶναι τῷ τραχήλῳ. τέταρτον μαρτύριον τοῦ τὴν ὠμοπλάτην ὑπ' αὐτοῦ κινεῖσθαι τὸ

alii quoque musculi caput agunt in latera, hic autem solus totas scapulas ad caput sursum trahit; quapropter, si hunc quoque ipsis adimamus, tali omnino motu destituentur. Atqui habent eum omnibus evidentem: est igitur aliquis, qui ipsum efficiat, musculus: sin autem alius quispiam est, alius autem nullus est, hic necessario est. Tertium praedictis accedit, quod longiore collo praeditis animantibus ne quidem ad caput hic musculus ascendat, sed triangulus ad amussim est, linea, quae recti anguli tramitem directum conjungit, incipiente quidem ab inferioribus colli partibus, desinente vero prius, quam ad occipitii os perveniat. Frustra alioquin hoc natura fecisset, quae nihil supervacuum ac temere committit, ut quae videlicet musculum ad caput usque reduceret; qui, si inferius cessaret, scapulas satis attollere posset, quod nimirum in his animantibus propter spinam ipsae moveantur, tum cervici longitudo sit notabilis. Quartum, quod scapulas ab eodem moveri testatur, nervus est,

καθήκειν νεῦρον εἰς αὐτὸν ἐξ ἐγκεφάλου, καὶ εἴ τις ἐκεῖνο τέμοι, τὴν εἰρημένην τῆς ὠμοπλάτης παραλύεσθαι κίνησιν, οὐ τὴν τῆς κεφαλῆς· καίτοι τό γε Λύκου βιβλίον ἐπὶ τὴν ὠμοπλάτην ἔφασκε κατασπᾶσθαι τὴν κεφαλὴν ὑπ᾿ αὐτοῦ, μήτε τὸ νεῦρον ἐγνωκότος τοῦ γράψαντος αὐτὸ, μήτ᾿ ἄλλο τῶν εἰρημένων μηδέν. ἀλλὰ γὰρ οὐ πρόκειταί μοι διελέγχειν οὔτε Λύκον, οὔτ᾿ ἄλλον τῶν πρεσβυτέρων οὐδένα, πλὴν εἰ πάρεργον. οἶδα γὰρ, ὅτι παντὶ τῷ φιλοπονοῦντι καὶ τἀληθὲς εὑρεῖν ἐπιθυμοῦντι παμπόλλων ἁμαρτημάτων φανεῖται μεστὰ τὰ τῶν ἄλλων βιβλία. καὶ γὰρ καὶ τῶν κινούντων τὴν γένυν μυῶν ὁ Λύκος παρέλιπε μίαν συζυγίαν τὴν ἔνδον ἐν τῷ στόματι, καθάπερ καὶ τοὺς πλατεῖς μῦς τοὺς κατὰ τὸν τράχηλον ἅμα τοῖς εἰρημένοις ἠγνόησε. πολὺ δὲ πλείω τῶν ἑξῆς εἰρησομένων ἀγνοεῖ, τὰ μὲν οὖν αὐτὸς μόνος, τὰ δ᾿ ἅμα τοῖς ἄλλοις, ἃ παρακαλῶ κρίνειν τοὺς ἐντυγχάνοντας τοῖσδε τοῖς γράμμασιν, αὐτόπτας γιγνομένους τῶν ἀνατομῶν. ἐγὼ γὰρ διὰ τοῦτο τὴν πραγματείαν ἔγραψα ταύτην, ὥστ᾿ αὐτοὺς διδάσκειν δύνασθαι

qui ad ipſum ex cerebro pertinet; ac, ſi quis illum praeciderit, praedictus ſcapularum motus, non capitis, reſolvetur; quanquam Lyci liber caput ab eo ad ſcapulas convelli dicat, ut qui, quum eum ſcriberet, nec ipſum nervum, nec aliud eorum, quae dixi, quicquam cognoverit. Verum non hic inſtitui vel Lycum, vel alium ex majoribus quenquam, niſi obiter, redarguere; haud enim ſum neſcius, cuilibet ſtudioſo veritatisque indagatori permultis erroribus aliorum libros ſcatere deprehenſum iri. Quippe muſculorum maxillam quoque moventium par unum, intra os ſitum, Lycus omiſit; quemadmodum et latiores colli muſculos una cum his, quos retulimus, ignoravit. Sed multo plura ex iis, quae deinceps enarrabimus, ipſum latuerunt, quaedam ſolum, quaedam ſimul et alios; de quibus operis hujus lectores ſuismet oculis corpora examinantes decernere adhortor. Ego enim hoc nomine praeſentem commentarium conſcripſi, ut, ſi ſtudioſi magiſtros, qui indicent, deſideraverint, ipſe

τοὺς φιλοπόνους, ἐὰν ἀπορῶσι τῶν δειξόντων· ὡς οἵ γε παρακαλέσαντες ἑταῖροί με γράφειν αὐτὴν ὑπομνήσεως ἕνεκα, καὶ χωρὶς ταύτης ἀναμιμνήσκειν ἑαυτοὺς δυνήσονται τῶν ὑπ' ἐμοῦ διδαχθέντων αὐτοῖς, εἴ γε μὴ πρὸς τὸ ῥαθυμεῖν ἐκτρέποιντο. παραλείψω τοίνυν ἐξελέγχειν τοὺς πρεσβυτέρους ὑπὲρ τοῦ θᾶττόν μοι περαίνεσθαι τον λόγον αυτὰ τἀληθῆ μόνα διηγουμένῳ. δευτέρα συζυγία μυῶν ἐστι τὸ μὲν μῆκος ἴσων τοῖς προειρημένοις· ἀρχόμενοι γὰρ ἐκ τῆς αὐτῆς χώρας τοῦ κατ' ἰνίον ὀστοῦ τῆς κεφαλῆς ἐμφύονται τῇ μετεώρῳ γωνίᾳ τῆς κατὰ τὴν ὠμοπλάτην βάσεως· εὖρος δ' οὐκ ἴσον αὐτοῖς, ἀλλὰ παμπόλλῳ δή τινι λειπόμενον. στενοὶ γὰρ οἱ μύες οἵδε καὶ ἄῤῥωστοι παντάπασιν ἐκείνοις παραβάλλειν, οὓς γε καὶ πρὸ τῆς ἀνατομῆς οὕτως μεγάλους ἐστὶν ἰδεῖν, ὡς ὅλον εἰς ὄγκον ἐξηρκέναι τὸν τράχηλον, καὶ μάλιστα τοῖς γυμναστικοῖς. ἀλλὰ τῶν γε νῦν ἐν τῷ λόγῳ προκειμένων μυῶν τῶν λεπτῶν ἀρκτέον τῆς ἀνατομῆς, ὥσπερ καὶ τῶν πρώτων, ἀπὸ τῆς μέσης χώρας τοῦ κατ' ἰνίον ὀστοῦ τῆς κεφαλῆς. ὑποκείμενοι γὰρ τοῖς προειρημένοις τὴν μὲν ἔκφυσιν ἔχουσι κατὰ ἐγκαρσίαν, ὥσπερ ἐκεῖνοι, παρατεταμένοι

docere queat. Nam familiares, qui commentationis gratia ipfum fcribere me rogarunt, vel fine hoc ea, quae a me docti funt, ipfi fibi in memoriam revocare poterunt, nifi certe focordes extiterint. Quare majores arguere non eft confilium, quo fermo vera duntaxat percenfenti ad calcem citius perducatur. Secundum mufculorum par eft, quod praedictis longitudine refpondet; fiquidem ex eadem occipitii offis regione procedens fublimi fcapularum bafis angulo inferitur; verum latitudo aequalis ipfis non eft, fed multo minor; angufti enim enim hi mufculi et prorfus invalidi, fi cum illis conferas, quos etiam ante diffectionem tam magnos eft videre, ut totum collum, praefertim gymnafticis, in tumorem extollant. Porro mufculos tenues modo propofitos incidere aufpicaberis, quemadmodum primos, a media occipitii offis regione; fubjacent enim prius nominatis qui, ut illi, transverfim orientes, ipfi quoque

δὲ καὶ αὐτοὶ τῇ κατὰ ῥάχιν ἀκάνθῃ δι᾿ ὅλου τοῦ τραχήλου τῶν ὑποκειμένων ἀποδέρονται ῥᾳδίως, ὥσπερ οἱ πρόσθεν. ἀλλ᾿ ἐκεῖνοι μὲν δι᾿ ὅλου τοῦ τραχήλου ἔπασχον ἄχρι τῆς ὠμοπλάτης· οὗτοι δ᾿ ἐγγὺς αὐτῆς γενόμενοι συμφύονται τοῖς παρακειμένοις ἑκατέρωθεν μυσὶν, εἶθ᾿, ὅταν ἅψωνται τῆς ὠμοπλάτης, στρογγύλον τένοντα γεννῶσι, [101] τοῖς ἔνδον μέρεσι τῆς βάσεως παραφερόμενον ἄχρι μέσης αὐτῆς. ἀνασπῶσι καὶ οὗτοι τὴν βάσιν τῆς ὠμοπλάτης ὡς πρὸς ἰνίον· οἱ δέ γε πρότεροι μύες οὐ μόνον τὴν βάσιν, ἀλλ᾿ ὅλην ταύτην ἀνέλκουσιν. ἀρθέντων δὲ καὶ τούτων, εἰ μὲν ἀμελῶς σκοποῖο, καθάπερ ὁ Λύκος, ἐπιτεταμένους δόξεις ὄπισθεν ὅλῳ τῷ τραχήλῳ τοὺς ῥαχίτας ὀνομαζομένους ὁρᾷν μῦς· εἰ δ᾿ ἀκριβῶς προσέχοις τὸν νοῦν, ἄλλας εὑρήσεις πολλὰς ἐνθάδε μυῶν συζυγίας, οὐκ ἐπὶ πιθήκοις μονοις, ἀλλὰ καὶ τοῖς ἄλλοις ἅπασι ζώοις, διαφερούσας τῶν ῥαχιτῶν μυῶν ἐναργεστάτην διαφοράν. ἐκεῖνοι μὲν γὰρ, ἐξ ἑκάστου τῶν ὑπερκειμένων σπονδύλων διὰ συνδέσμων εὐρώστων ἐκφυόμενοι, τοῖς ἐφεξῆς ἐμπεφύκασιν, οὐκ ἐπὶ μακρὸν ἐκ-

dorfi fpinae per totum collum porrecti facile a fubditis, ut priores, detrahuntur. Verum hoc illis tota cervice adusque fcapulas accidit; ac, quum hi propius ipfas accefferint, vicinis utrinque mufculis connafcuntur; dein, ubi fcapulas contigerint, teretem producunt tendinem, qui ad mediam bafin usque internis ipfarum partibus porrigitur; hi etiam fcapularum bafin, ceu ad occiput, retrahunt; priores vero mufculi non modo bafin, fed totas ipfas furfum revellunt. His jam fublatis, fi negligenter, quemadmodum Lycus, intuearis dorfales mufculos (rhachitas appellant), opinaberis toti cervici retro exporrectos videre: fin autem exquifite animadvertas, alia pleraque mufculorum conjugia non folum in fimiis, fed aliis quoque univerfis animantibus, inibi comperies a dorfalibus nota maxime evidenti diverfa. Illi namque, ex fingulis, quae fuperpofitae funt, vertebris orti, per valida ligamenta proximis inferuntur, haud in longum

τείνοντες τὰς ἶνας· αἱ δὲ εἰρημέναι συζυγίαι σαρκώδεσι λαβαῖς εἰς τοὐπίσω τὴν κεφαλὴν ἀνακλῶσιν, ἐπιβεβλημέναι καθ᾽ ὅλου τοῦ τραχήλου, μῆκος οὐ μικρὸν ἐπὶ τῶν πλείστων ζώων ἔχοντες. ἀλλὰ καὶ τὰ νεῦρα κάτωθεν ἄνω φέρεται κατὰ ταύτας, ὡς εἰς τὴν κεφαλὴν τελευτῶντα, οὐ τὴν ἀρχὴν ἐκεῖθεν ἴσχοντα. ἡ μὲν οὖν πρώτη συζυγία πλατέων ἐστὶ μυῶν, κατὰ γραμμὴν ἐγκαρσίαν ὁμοίως τοῖς πρώτοις ῥηθεῖσι τὴν ἔκφυσιν ἔχουσα τοῦ κατ᾽ ἰνίον ὀστοῦ τῆς κεφαλῆς. εὔδηλον δ᾽, (155) ὡς καὶ κατὰ φύσιν ἢ ἔκφυσιν ἐν ταῖς τοιαύταις διηγήσεσιν οὐ διοίσει λέγειν. εἰσὶ δὲ τρίγωνοι τὸ σχῆμα, μίαν μὲν τῶν πλευρῶν τὴν εἰρημένην ἔχοντες γραμμὴν, ἑτέραν δὲ τὴν ὅλην ἄκανθαν τῶν ἐν τῷ τραχήλῳ σπονδύλων, καὶ τρίτην ἄλλην τὰς εἰρημένας ἐπιζευγνύουσαν ὥστ᾽ εἶναι λοξὰς τὰς ἶνας αὐτῶν ἀπὸ τοῦ κατ᾽ ἰνίον ὀστοῦ πρὸς τὴν ἄκανθαν ἐγκεκλιμένας. ἔμπαλιν δὲ ταύταις αἱ τῶν ὑποβεβλημένων αὐταῖς μυῶν ἐπὶ τὰ πρόσω φέρονται λοξαὶ πρὸς τὰς ἐγκαρσίας ἀποφύσεις τῶν σπονδύλων. ὅσον μὲν οὖν ἐπὶ τῷ πάσας ῥέπειν ἐνταῦθα, μῦν συνιστᾶσιν

fibras extendentes; at praedicta paria carnofis anfulis caput retrorfum reflectunt, totius colli longitudini injecta; quod in multis animantibus haud mediocrem longitudinem obtinet. Quin et nervi ab ima parte furfum ad ea feruntur, ut qui in caput finiunt, nec ortum illinc habent. Primum itaque par latorum mufculorum eft, quod linea transverfa primis dictis fimiliter ex occipitii offe ortum ducit. Conftat, in hujusmodi narrationibus nihil effe difcriminis, fi vel inferi, vel exoriri dicas. Porro trianguli figura funt, unum quidem latus habentes, quam diximus lineam, alterum vero totam vertebrarum cervicis fpinam, ac tertium aliud, quod commemorata conjungit, ut obliquae ipforum fibrae ab occipitii offe ad fpinam fint inclinatae. Contra has fibrae mufculorum ipfis fubjacentium in priora feruntur obliquae ad transverfas vertebrarum apophyfes. Quatenus autem huc omnes concurrant, mufculum utrinque

ἑκατέρωθεν ἕνα, τὸν μὲν ἕτερον ἐκ τῶν δεξιῶν μερῶν τῆς ἀκάνθης, τὸν δ' ἕτερον ἐκ τῶν ἀριστερῶν· ὅσον δ' ἐπὶ τῷ περιγραφάς τινας ἔχειν, ὡς τὰ πολλὰ μὲν τρεῖς, ἔστι δ' ὅτε δύο, ταύτῃ πάλιν οὐχ εἷς ἑκατέρωθεν μῦς, ἀλλ' ἤτοι τρεῖς, ἢ δύο φανοῦνταί σοι. ἀλλ' ὁπότε γε τρεῖς ἐναργῶς φαίνονται συζυγίαι μυῶν, μίαν μὲν ἐξ αὐτῶν θεάσῃ παρατεταμένην τῇ τῶν σπονδύλων ἀκάνθῃ, δευτέραν δὲ ταῖς ἐγκαρσίαις αὐτῶν ἀποφύσεσι, μέσην δὲ ἀμφοῖν τὴν τρίτην. περὶ δὲ τῆς ἐνεργείας τῶν εἰρημένων μυῶν ἔστι μὲν δήπου κατὰ τῆς τῶν ἰνῶν φύσεως μόνης τεκμήρασθαι, δυνατὸν δ', ὡς προείρηται, γυμνώσαντα τῶν περικειμένων ἁπάντων τὸ τῆς κεφαλῆς ὀστοῦν, εἰς τοὐπίσω διὰ τῶν μυῶν ἐπισπάσασθαι. φαίνεται γὰρ ἀνατεινομένη τε καὶ πρὸς τοὐπίσω πολλάκις ἀνακλωμένη πρὸς ἁπάντων αὐτῶν ἀλλ' ὑπὸ μὲν τῶν νῦν εἰρημένων ἑκάστου μετὰ τῆς ἐπὶ τὸ λοξὸν ἐγκλίσεως, ὑπὸ δὲ τῶν ἐπικειμένων αὐτοῖς ἑκατέρων τὴν ἀπὸ τῆς λοξῆς ταύτης ἐγκλίσεως ἐπὶ τὴν ἰσόῤῥοπον ὀρθότητα πρὸς τὸ κατὰ φύσιν ἐπάνοδον λαμβάνουσα. τῆς δ' ὅλης συζυ-

unum conftituunt, alterum ex dextris fpinae partibus, alterum ex finiftris. At quatenus circumfcriptiones quasdam plurimum tres, nonnunquam rurfus duas ibidem habeant, non unus utrinque mufculus, fed tres vel duo tibi apparebunt. Verum, quum tria mufculorum paria evidenter apparent, unum quidem ex eis vertebrarum fpinae expanfum videbis, alterum transverfis ipfarum apophyfibus, tertium vero horum duorum intermedium. Porro functionis mufculorum, quos commemoravimus, licet nimirum ex fibrarum natura fola conjecturam fumere. Jam vero capitis os, omnibus circumdatis, ut dictum eft, detectum, per mufculos in pofteriora potes retrahere. Ab ipfis fiquidem omnibus attolli videtur retrorfumque frequenter reflecti; verum a fingulis modo commemoratis fimul in obliquum declinari, ab utrisque autem ipfis incumbentibus de obliqua hac inclinatione ad rectitudinem aequalem, quae naturalis eft figura, reduci. Porro tota conjugatione fimul tenfa,

γίας ἅμα ταθείσης, ἤτοι τῶν ἐπικειμένων, ἢ τῶν ὑποκειμένων, ἰσόῤῥοπον ὄψει τὴν κεφαλὴν, ἐπὶ μὲν ταῖς μετρίαις τάσεσιν εἰς ὀρθὴν κατάστασιν ἀγομένην, ἐπὶ δὲ ταῖς σφοδροτέραις εἰς τοὐπίσω τινὰ λαμβάνουσαν ἀνάκλασιν ἐπὶ τὴν ῥάχιν τοῦ ζώου. πρόδηλον δ', ὅτι, περιῃρημένων ἁπασῶν τῶν σαρκῶν ἅμα τῷ δέρματι τῆς κεφαλῆς καὶ τοῦ προσώπου παντὸς, ἐπιχειρεῖν δεῖ τῇ τοιαύτῃ θέᾳ τῶν κινήσεων. ἄρξῃ μὲν οὖν τῆς εἰρημένης ἀνατομῆς τῶν τριῶν συζυγιῶν τῶνδε τῶν μυῶν ἀπὸ τοῦ κατ' ἰνίον ὀστοῦ τῆς κεφαλῆς, εἰς ὃ καταπεφύκασιν, εὐανατμητότεροι γὰρ ἐντεῦθέν εἰσι. προήξεις δ' ἄχρι τοῦ κάτω πέρατος, ὅπερ εἰ κεφαλήν τις ἢ ἀρχὴν ὀνομάζοι τῶν μυῶν, οὐκ ἂν ἁμάρτοι.

Κεφ. ζ'. [102] Ἀφαιρεθέντων δὲ αὐτῶν, περὶ τὸ τῆς κεφαλῆς ἄρθρον ὁρῶνται τρεῖς ἄλλαι συζυγίαι μυῶν μικρῶν. εἰσὶ δ' οὐ τρεῖς κατά γε τἀληθὲς, ἀλλὰ τέσσαρες αἱ ὄπισθεν ἄνευ τῶν κατὰ τὰ πλάγια τοῦ σπονδύλου τοῦ πρώτου μικρῶν ἐγκεκρυμμένων τῇ διαρθρώσει· διὸ καὶ λανθάνουσι. περὶ μὲν οὖν ἐκείνων ἐροῦμεν, ὅταν τοὺς ὑποβεβλημένους

vel ſuperiorum, vel inferiorum, in neutram vergere partem caput ſpectabis; inſuper in moderatis tenſionibus ad rectam agi ſtationem videbis; in vehementioribus retrorſum ad animalis ſpinam quodam modo reflecti. Perſpicuum vero eſt cuilibet, tota carne ſimul cum capitis totiusque faciei cute adempta, hujusmodi motus examinari oportere. Exordiens igitur tria horum muſculorum paria ab occipitii oſſe, cui inſeruntur, diſſecare, (nam hinc promptius inciduntur) perges usque ad extremum inferius; quod ſi caput ſive principium muſculorum appellaveris, minime peccabis.

Cap. VII. Jam vero ipſis circa capitis articulum ſublatis, alia quoque tria exilium muſculorum paria conſpiciuntur. At non tria ſunt ex rei veritate, ſed quatuor, quae poſteriores ſunt absque parvis in articulo juxta latera primae vertebrae reconditis, atque ideo etiam latentibus. Verum de illis agetur, quum muſculos

τῷ στομάχῳ μῦς ἀνατέμνωμεν. ἡ τετάρτη δὲ τῶν ὄπισθεν μυῶν τῶν μικρῶν συζυγία διὰ τάσδε τὰς αἰτίας παρώφθη τοῖς ἀνατομικοῖς. ὁ πρῶτος σπόνδυλος οὔτε τὴν ὄπισθεν ἀπόφυσιν ἔχει τὴν γεννῶσαν τὴν ἄκανθαν, ἁπάντων τε τῶν σπονδύλων ἐστὶ λεπτότατος, ᾧ περ οὖν καὶ περιβέβληκε τὸν δεύτερον, ὡς ὁμιλεῖν ἐν χρῷ. διά τε οὖν ταῦτα, καὶ ὅτι κατὰ τοῦ συνάπτοντος τὸν πρῶτον σπόνδυλον τῇ κεφαλῇ μυὸς ἐλαχίστου τὸ μέγεθος ὄντος ἔξωθεν ἐπιβέβληται μῦς ἕτερος συνάπτων τὸν δεύτερον σπόνδυλον τῇ κεφαλῇ, κατακρύπτεσθαι συμβαίνει τὸν μικρὸν μῦν. ὁ γὰρ ἐπικείμενος αὐτῷ ὄπισθεν μῦς ἄρχεται μὲν ἐκ τῆς ἀκάνθης τοῦ κάτω σπονδύλου, τελευτᾷ δὲ εἰς τὸ κατ᾽ ἰνίον ὀστοῦν τῆς κεφαλῆς παρ᾽ αὐτὴν μάλιστα τὴν μεσότητα. καὶ διὰ τοῦτό γε καὶ ψαύουσιν ἀλλήλων οἱ δύο μύες οἱ τῆς πρώτης τῶν εἰρημένων τεττάρων συζυγιῶν ὄρθιοι κατὰ τῆς διαρθρώσεως ὅλης ἐπιβεβλημένοι. καὶ πρὶν ἀρθῆναι τούτους, ἀδύνατόν ἐστιν ὀφθῆναι τοὺς μικροὺς μῦς, ὁμοίως μὲν ὀρθίους ὄντας, ὁμοίως δὲ ἐκπεφυκότας τῆς κεφαλῆς,

ſtomacho ſubjectos diſſecabimus. Quarta poſteriorum parvorum muſculorum conjugatio ob hasce cauſas anatomicis non eſt animadverſa. Prima vertebra poſteriorem apophyſin, quae ſpinam generat, non habet, ac omnium vertebrarum eſt tenuiſſima, atque ideo ſecundam etiam circumdat, ut propius connectatur. Horum igitur gratia, tum quia muſculo magnitudine minimo, qui primam vertebram capiti connectit, alter extrinſecus incumbit ſecundam vertebram capiti connectens, accidit, ut exilis muſculus viſum effugiat. Nam ſuperjacens ipſi poſteriore parte muſculus incipit quidem ex inferiore regione ſpinae ſecundae vertebrae, ceſſat autem in occipitii os praeſertim medium; propatereaque duo muſculi primae conjugationis ex quatuor praedictis recti mutuo ſe contingunt, toti articulo ſuperſtrati; quos niſi prius ademeris, haud videre queas exiguos, ſimiliter rectos, ſimiliter ex capite procedentes, ſimili-

ὁμοίως δ' ἀλλήλων ψαύοντας, ὥσπερ ἔψαυον οἱ κατ' αὐτῶν ἐπικείμενοι. καὶ μὲν δὴ καὶ καταφύονται τοῖς ὀπίσω μέρεσι τοῦ πρώτου σπονδύλου, καθάπερ οἱ πρὸ αὐτῶν τοῦ δευτέρου. καὶ τὴν αἰτίαν τοῦ μὴ ἔχειν ὄπισθεν ἀπόφυσιν τὸν πρῶτον σπόνδυλον οὐκ ἄλλην τινὰ νομιστέον, ἢ ὅτι συναφθῆναι τὴν κεφαλὴν ἔδει τῷ δευτέρῳ σπονδύλῳ χάριν τῆς ἀνανεύσεως. οὐ τοίνυν ἐχρῆν ὑποβεβλῆσθαι τοιαύτην ἄκανθαν ἐν τοῖς ἐνταῦθα μυσὶν, οἵα τοῖς ἄλλοις ἐστὶ σπονδύλοις· ἐτιτρώσκοντο γὰρ ἂν ὑπ' αὐτῆς, οἷον ὑπὸ σκόλοπος, ἢ πάντως γ' ἐθλῶντο. χρὴ τοίνυν ἀνατέμνοντα τὰς εἰρημένας δύο συζυγίας τῶν μυῶν ἐγχειρεῖν αὐτοῖς διττῶς· ἐνίοτε μὲν ἀποτέμνοντα τοῦ δευτέρου σπονδύλου τοὺς μῦς, εἶτ' ἀνατείνοντα καὶ συνεπόμενον τῇ σμίλῃ προέρχεσθαι μέχρι τῆς κεφαλῆς, ὅπερ καὶ ῥᾷόν ἐστιν, ἐνίοτε δ' ἀπὸ τῆς κεφαλῆς ἀρξάμενον ἐπὶ τὸν σπόνδυλον ἰέναι. καὶ ἤν γε μηδεμιᾶς ψαύσῃς ἰνὸς τῶν ὑποβεβλημένων μυῶν τῶν μικρῶν, ἰδίαν ἔχοντές σοι φανοῦνται περιγραφήν· εἰ δ' ἅψαιο κατά τι καὶ τέμοις αὐτὰς, συμπεφυκέναι σοι δόξουσι τοῖς ἐπιβε-

terque mutuo fe tangentes, eorum modo, qui ipfis incumbunt. Quin etiam pofteriori primae vertebrae regioni inferuntur, ficut et, qui ante ipfos habentur, fecundae. Ac quod prima vertebra pofteriorem proceffum non habet, haud alia quaepiam caufa exiftimanda eft, quam quod caput fecundae vertebrae renuendi gratia annexum effe oportebat. Non igitur talem fpinam mufculis inibi fubditam effe conveniebat, qualis reliquis eft vertebris: quippe convulnerarentur ab ipfis ceu aculeo, vel certe contunderentur. Ideo praedicta duo mufculorum paria duplici ratione incidere operae pretium eft; interdum quidem, a fecunda vertebra mufculis amputatis, in altum ipfos attollere, ac fcalpello deinde fequendo usque ad caput procedere, quod etiam facilius eft; interdum a capite incipiendo ad vertebram pergere. Et fi nullam exilium mufculorum, qui fubjacent, fibram contigeris, propriam tibi confcriptionem habere videbuntur; fin autem fcalpello alicubi tetigeris praeciderisque

βλημένοις. ἡ μέντοι κατάφυσις ἡ εἰς τὸν πρῶτον σπόνδυλον ἐναργῶς ὀφθήσεται κατὰ πάσας τὰς ἐγχειρήσεις αὐτῶν. αὗται μὲν οὖν αἱ δύο συζυγίαι τῶν μυῶν ἀνανεύουσιν εἰς τοὐπίσω μόνην τὴν κεφαλήν· ἑτέρα δὲ τρίτη συνάπτει τοῖς πλαγίοις μέρεσι τοῦ πρώτου σπονδύλου. καὶ παράκειταί γε τοῖς προειρημένοις οἱ μύες οὗτοι λοξοὶ, συνεχῆ μὲν αὐτοῖς ἔχοντες τὴν ἐκ τῆς κεφαλῆς ἔκφυσιν, ἀποχωροῦντες δ' εἰς τὰ πλάγια. καὶ τοίνυν κατὰ τοῦτ' αὐτὸ μᾶλλον ἡ μικροτέρα συζυγία μεθ' ὅλου τοῦ πρώτου σπονδύλου παραλέλειπται τοῖς ἀνατομικοῖς, διότι φαντασίαν ἑνὸς σπονδύλου προβάλλουσιν οἱ πρῶτοι δύο, [103] κατ' εὐθύ πως κειμένης τῆς ἀκάνθης τοῦ δευτέρου ταῖς πλαγίαις ἀποφύσεσι τοῦ πρώτου. ὥσπερ γὰρ τὰ μέσα μέρη τοῦ πρώτου κατακέκρυπται διὰ τὸ μήτ' ἄκανθαν ἔχειν αὐτὸν, εἶναί τε ταύτῃ λεπτὸν, ἐπιβεβλῆσθαί τε κατ' αὐτοῦ τέτταρας μῦς, οὕτω τὰ πλάγια πάντα τοῦ δευτέρου σπονδύλου τελέως ἠφάνισται, περιβεβληκότος αὐτῷ κατὰ ταῦτα τοῦ πρώτου μεγάλαις ἀποφύσεσιν. ἡ τοίνυν τρίτη συζυγία τῶν μυῶν λοξῆς κινή-

ipfas, fubjectis connafci putabis; at in priorem vertebram infertionem, quomodocunque ipfarum diffectionem adminiftraveris, manifefte confpicabere. Haec itaque duo mufculorum paria caput folum in pofteriora deflectunt; reliquum vero tertium lateribus primae vertebrae applicat. Ac mufculi hi obliqui praedictis adjacent, qui fane contiguum ipfis ex capite exortum obtinent, in latera autem recedunt. Et ob hoc ipfum potius minor conjugatio cum tota prima vertebra anatomicis praetermiffa eft, eo quod unius vertebrae imaginem primae duae repraefentent, fecundae videlicet fpina recto tramite ad laterales primae proceffus fita. Quemadmodum enim mediae partes primae vertebrae delitefcunt, quod videlicet fpinam ipfa non habeat fitque inibi tenuis, ac quatuor mufculi ipfi incumbant, fic omnia fecundae vertebrae latera penitus abolentur, quod prima hac parte ipfam magnis proceffibus ambiat. Tertium igitur mufculorum

τεως ἡγεῖται τῆς κεφαλῆς κατὰ τὴν τῶν ἰνῶν εὐθύτητα, πάντων τῶν μυῶν φύσιν ἐχόντων εἰς ἑαυτούς τε συνάγεσθαι καὶ συνεπισπᾶσθαι τὰ συνημμένα μόρια τοῖς πέρασιν αὐτῶν. εἴρηται δὲ ἐπὶ πλέον ὑπὲρ τῶν τοιούτων ἁπάντων ἐν τοῖς περὶ μυῶν κινήσεως, οἷς ὡμιληκέναι συμβουλεύω μὴ κατὰ τὸ πάρεργον, ὅστις ἐντεῦθεν ὀνήσεσθαί τι μέλλει. λοιπὴ δ᾽ ἄλλη τετάρτη συζυγία μυῶν ἐστι λοξὴ ἀντιστρόφως τῇ τρίτῃ. συνάπτουσιν οὗτοι τὸν πρῶτον σπόνδυλον τῷ δευτέρῳ, τὰ πέρατα δ᾽ αὐτῶν εἴς τε τὰς πλαγίας ἀποφύσεις ἐξήκει τοῦ πρώτου καὶ τὴν ἄκανθαν τοῦ δευτέρου. δόξουσι δέ σοι ποιεῖν αἱ τρεῖς αὗται συζυγίαι τρίγωνον ἰσόπλευρον, ἥ τε πρώτη πασῶν εἰρημένη καὶ ἡ τρίτη καὶ ἡ τετάρτη. περὶ γάρ τοι τῆς δευτέρας, ὅτι μηδ᾽ ὅλως φαίνεται, πρὶν ἀφαιρεθῆναι τὴν πρώτην, εἴρηται πρόσθεν. ἀλλ᾽ αἵ γε λοιπαὶ τρεῖς συζυγίαι φαίνονται σαφῶς ἀλλήλων ψαύουσαι καθ᾽ ἣν εἶπον ἰδέαν. ἐθαύμαζον οὖν, ὅπως ὁ Λύκος (156) οὗτος, οὗ νῦν εἰς τὸ μέσον ἥκει τὰ βιβλία

par obliquam capitis motionem pro fibrarum rectitudine fubminiftrat, quum omnes mufculi natura in fe ipfos colligi poffint, et particulas fimul extremis ipforum connexas trahere. Sed de hujusmodi univerfis plenius in opere de mufculorum motu tractatum eft, quod non transcurfim et obiter legendum ei confulo, quicunque utilitatis aliquid illinc fe confecuturum fperaverit. Succedit aliud quartum par mufculorum obliquum, tertio obverfim refpondens. Hi mufculi primam vertebram fecundae connectunt: eorum vero extrema ad laterales primae proceffus et fecundae fpinam evadunt. Porro tria haec paria, nempe primum ex omnibus, quae recenfui, tertium et quartum, triangulum aequis lateribus tibi conftituere videbuntur. De fecundo etenim, quod nequaquam, nifi priore ablato, apparet, prius diximus; verum reliqua tria conjugia manifefto fe invicem, qua retuli figura, tangere confpiciuntur. Itaque demirabar, Lycum hunc, cujus modo libri poft obitum in lucem

μετὰ τὸν θάνατον, ἐν τῇ τῶν μυῶν ἀνατομῇ μίαν οἶδε μόνην ἐξ αυτῶν συζυγίαν, τῷ πρώτῳ σπονδύλῳ συνάπτουσαν τὴν κεφαλήν. ὅτι μὲν γὰρ ἅπαντες παρεῖδον τὸν πρῶτον σπόνδυλον, αὐτὰ τὰ νῦν εἰρημένα σαφῶς ἐνεδείξατο, καὶ σὺν αὐτοῖς, ὅταν ἀνατέμνωμεν τὰ νεῦρα, δειχθήσεται. θαυμαστὸν δ᾽, ὅπως, ἰδόντες ἀκριβῶς τὴν πρώτην τῶν μυῶν συζυγίαν, οὐ καὶ τρίτην τε καὶ τετάρτην ἐθεάσαντο· φαίνονται γὰρ ἐναργῶς ὁμοίως πᾶσαι τῷ τὰς τρεῖς συζυγίας ἀνατέμνοντι τῶν κοινῶν τραχήλῳ τε καὶ κεφαλῇ μυῶν. ἀλλά μοι δοκοῦσιν, ὥσπερ οὖν καὶ γράφουσι τῶν ῥαχιτῶν μυῶν μόρια νομίσαντες εἶναι τοὺς κατὰ τοῦ τραχήλου παντὸς ἐπιβεβλημένους, οὐδ᾽ ὅλως ἅψασθαι τῆς ἀνατομῆς αὐτῶν· ἡγησάμενοι δὲ καὶ τοῦ τῆς κεφαλῆς ἄρθρου πάντως εἶναί τινας ἰδίους μῦς, ἀποπιστεῦσαι τῷ λογισμῷ χωρὶς τῆς ἀνατομῆς, εἶτ᾽ ἐν τοῖς ὑπομνήμασι γράφειν ὡς ἑωρακότες· οὐ γάρ οἷόν τε τοὺς κοινους τοῦ δευτέρου σπονδύλου καὶ τῆς κεφαλῆς μῦς θεασάμενον ἀγνοῆσαι ἄλλους. οὐ μόνον δὲ τῆς τούτου θέας ὀλιγώρως ἐσχή-

prodierunt, in mufculorum diffectione unum duntaxat ex ipfis par, quod caput primae vertebrae connectat, noviffe. Quod etenim univerfi primam vertebram minus adverterunt, tum ea, quae nunc dicta funt, manifefto indicant, tum etiam adhuc, quum nervos incidemus, demonftrabitur. Caeterum mirabile, quod, primum mufculorum par exacte contemplati, non etiam tertium quartumque viderint; quippe tria mufculorum paria collo et capiti communium diffecanti omnia ex aequo clare confpiciuntur. Verum ego putaverim, ficut etiam fcribunt, ratos fpinalium mufculorum particulas eos effe, qui toti collo obducuntur, ne quidem diffectionem ipforum attigiffe. Quod etiam capitis articuli peculiares quosdam mufculos omnino exiftere opinentur, ratione absque diffectione perfuafi, videntur commentariis mandare, tanquam viderint; non enim fieri poteft, ut fecundae vertebrae et capitis mufculos communes contuitus alios ignores. Atqui non folum in horum in-

κασιν, ἀλλὰ καὶ τῶν τῆς κεφαλῆς κινήσεων, ἃς ποιεῖται πρὸς τοὺς πρώτους δύο σπονδύλους.

Κεφ. η'. Ὁποῖοι μὲν οὖν τινές εἰσιν οἵδε, καὶ καθ' ὅντινα τρόπον ἀλλήλοις τε καὶ τῇ κεφαλῇ διήρθρωνται, λέλεκταί μοι πρόσθεν ἐν τῷ περὶ τῶν ὀστῶν ὑπομνήματι· καὶ ὅστις ἐπὶ τήνδε τὴν πραγματείαν ἥκει, πρὶν ἐν ἐκείνῳ γυμνάσασθαι, σαθροῖς οὗτος ἱστῇ θεμελίοις βάρη μεγάλα. νυνὶ δὲ, ὡς ἐπισταμένοις ἐκεῖνα, περὶ τῶν κατὰ τὸν πρῶτόν τε καὶ δεύτερον σπόνδυλον ἐρῶ κινήσεων. ἡ πρώτη καὶ δευτέρα συζυγία τῶν εἰρημένων τεττάρων μυῶν ἀνατείνει μόνην τὴν κεφαλὴν εἰς τοὐπίσω χωρὶς τοῦ τραχήλου. συμβαίνει τοιγαροῦν, οὕτως ἐνεργούντων, σφίγγεσθαι μὲν ἐν ταῖς κοιλότησι τοῦ πρώτου σπονδύλου τὰ κορωνὰ τῆς κεφαλῆς, ἐρείδεσθαι δὲ [104] αὐτοῖς τὸ κατ' ἰνίον ὀστοῦν ἐπὶ τοῦ πρωτου σπονδύλου, ψαύειν δ' οὐχ ἥκιστα καὶ τοῦ δευτέρου, καὶ τῆς ἐσχάτης ἀνανεύσεως αὐτῆς τοῦτον αὐτὸν ὑπάρχειν τὸν ὅρον· ἐπινευόντων δ' αὖθις, ἀποχωρεῖν μὲν εἰς τὰ

ſpectione negligenter verſati ſunt, ſed etiam in capitis motibus, qui cum primis duabus vertebris peraguntur.

Cap. VIII. Quales igitur hae ſint, et quem in modum inter ſe et cum capite articulis committantur, in commentario de oſſibus prius mihi dictum eſt: et qui ad hoc opus prius, quam in illo fuerit exercitatus, accedit, is nimirum fundamentis parum firmis magnam ponderum molem imponit. In praeſentia vero, tanquam illa ſcientibus, de primae et ſecundae vertebrae motibus ſermonem facturus ſum. Primum ac ſecundum quatuor muſculorum, quos retulimus, par caput duntaxat citra collum in poſteriora extendit, ex qua functione capitis extrema (corona vocata) in primae vertebrae finibus conſtringuntur, occipitii autem os cum ipſis primae vertebrae innititur, atque ſecundam praeterea nihilominus contingit. Atque ipſe extremus in renuendo capitis reflexus hos ipſos terminos obtinet. Annuentibus rurſus, in priora caput recedit, et ſuper anteriorem

πρόσω τὴν κεφαλὴν, ἐρείδεσθαι δὲ κατὰ τῆς προσθίας ἀποφύσεως τοῦ πρώτου σπονδύλου, χαλαρὰ δὲ ἐννήχειν τὰ κορωνὰ ταῖς κοιλότησιν, ἀφιστάμενα τῶν ὀπισθίων αὐτοῦ μερῶν, κἂν ὑπερήκῃ τὸν πρῶτον σπόνδυλον ἡ κεφαλὴ πρόσω, μηδεμιᾶς ὑπὸ τῆς φύσεως βοηθείας εἰς τοῦτο παρασκευασθείσης. οὐ γὰρ μόνον οἱ κατασπῶντες αὐτὴν μύες ἐν τῷ κάμπτειν ἱκανοὶ τοιοῦτον ἐπιφέρειν κίνδυνον, ἀλλὰ καὶ τὸ βάρος αὐτὸ μετὰ τὴν πρώτην ἐπίνευσιν ἑτοίμως εἰς τὸ κάτω ῥέπον. ἔστι μὲν οὖν τις, ὡς μὴ ῥᾳδίως ὑπερβαίνειν εἰς τὸ πρόσω, βοήθεια τῇ κεφαλῇ κατὰ τῆς προσθίας ἀποφύσεως τοῦ πρώτου σπονδύλου· στηρίζει γὰρ αὐτὴν ἐνταῦθα καὶ βαστάζει, καθ' ὅτι περ ἂν ὑπερβαίνῃ πρῶτον. ἀλλ' αὐτὴν μὲν μικρὰν, μεγίστην δὲ ἐκ τῆς πρὸς τὸν δεύτερον συμφύσεως ἀσφάλειαν ἡ φύσις αὐτῇ κατεσκεύασεν. ἀποφύσασα γὰρ αὐτοῦ τι κωνοειδὲς μόριον ὄρθιον, τοῖς πρόσω τὰ κάτω μέρεσιν ἐστήριξε, κατὰ τοῦ πρώτου σπονδύλου βραχεῖάν τινα παραγλύψασα κοιλότητα, καθ' ὃ μάλιστά ἐστιν ἡ κατὰ τὸ πρόσω μέρος ἀπόφυσις τοῦ πρώτου σπονδύλου. τῷ γὰρ ὄπισθεν αὐτῆς ἐπιβέβηκε μέρει τὸ

primae vertebrae processum innititur, verum *extrema* finubus laxa insident, a posterioribus ipsius partibus disjuncta, etsi caput primam vertebram ad anteriora transcenderit, nullo a natura auxilio ad hoc praeparato: non enim musculi solum, qui ipsum flectendo deorsum retrahunt, tale inferre periculum possunt, sed etiam gravitas ipsa, quae a prima nutatione prompte deorsum versus tendit; proinde auxilium aliquod ad anteriorem primae vertebrae processum caput obtinet, ne in priora facile ultra prolabatur; nam ibidem ipsum firmat et sustinet, qua primum transgreditur. Verum hinc exiguam securitatem, maximam vero inde, qua cum secunda vertebra committitur, natura ipsa condidit. Nam cum particulam quandam turbini similem rectam ex ipsa produxisset, inferiora anterioribus constabilivit, primam vertebram leviter excavans, ubi maxime in anteriora processum edit: nam posteriorem ipsius partem se-

πέρας τῆς ἀνάντους ἀποφύσεως τοῦ δευτέρου σπονδύλου, καὶ σύνδεσμος ἰσχυρὸς ἀπὸ τῆς κορυφῆς αὐτοῦ πεφυκὼς ἐμφύεται τῇ κεφαλῇ, καί τις ἕτερος ἐγκάρσιος ἐξ αὐτοῦ τοῦ πρώτου σπονδύλου γεννώμενος· ἀκριβῶς σφίγγει τὸ κωνοειδὲς πέρας τοῦ δευτέρου σπονδύλου. ταῦτ' οὖν εἰ βουληθείης θεάσασθαι, ῥᾷστον ἔσται σοι τῶν προειρημένων μυῶν τῶν μικρῶν ἀφῃρημένων. ἐκκόψας τε γὰρ τοῦ πρώτου σπονδύλου τὸ ὄπισθεν ἅπαν, ἐναργῶς θεάσῃ τοὺς εἰρημένους δύο συνδέσμους, ὑπηρετοῦντας εἰς ὅπερ εἴρηκα τῇ κεφαλῇ. κατέχει μὲν γὰρ αὐτὴν ὁ ἕτερος τῶν συνδέσμων, ὁ τῆς κορυφῆς ἐκπεφυκὼς τοῦ κατὰ τὸν δεύτερον σπόνδυλον ὀδόντος, ἢ πυρῆνος, ἢ ὅπως ἄν τις ὀνομάζειν ἐθέλῃ. αὐτὸν δὲ τοῦτον τὸν ὀδόντα κατέχει καὶ στηρίζει φυλάττων αὐτὸν ἀπαρέγκλιτον ὁ λοιπὸς σύνδεσμος. αἱ δ' εἰς τὸ πλάγιον ἐπιστροφαὶ τῆς κεφαλῆς γίγνονται μὲν ὑπὸ τῶν λοξῶν μυῶν, ἐγκλίνουσι δὲ αὐτὴν ἐπὶ θάτερον τῶν κορωνῶν, ἐφ' ὅπερ ἂν ὁ τείνων ἡγῆται μῦς. κατὰ τοῦτο μὲν οὖν ἐνστηρίζεται τῇ κοιλότητι, βιαίως ἐρείδουσα τὸ κορωνὸν εἰς

cundae vertebrae proceſſus acclivis extremum ingreditur, ligamentumque validum a vertice ipſius ortum capiti inſeritur; item aliud quoddam transverſum, ex ipſa prima vertebra profectum, ſecundae extremum turbinatum ad amuſſim conſtringit. Haec igitur ſi libuerit inſpicere, facillimum erit exiguis muſculis, de quibus mentio prius facta eſt, ademptis: nam tota poſteriore parte primae vertebrae excifa, clare commemorata duo ligamenta ſpectabis, quae capiti, ad quod dixi, ſubminiſtrant; alterum ſiquidem ligamentum, quod ipſum ex vertice ſecundae vertebrae dentis, ſive cuſpidis, ſive quocunque alio modo vocare libet, ortum, caput continet: ipſum vero dentem reliquum ligamentum continet, firmatque adeo, ut in neutram partem inclinet. Porro obliqui muſculi caput in latera convertunt; ad alterum ſiquidem corωnon, ſeu tuberculum, ad quod muſculus tendens duxerit, ipſum inclinant; ibidem igitur ſinui violenter inhaeret, corωno in hunc conjecto firmato-

ταύτην, ἐννήχει δὲ θατέρῳ κορωνῷ μετεώρῳ κατὰ τῆς ἀντικειμένης κοιλότητος ὀχουμένη· συνεπιστρέφει δ᾽ ἐν ταυτῃ τῇ κινήσει πρὸς τὴν ἑαυτῆς ἔγκλισιν ἡ κεφαλη διὰ τοῦ συνδέσμου τὸν δεύτερον σπόνδυλον. ὥστε εὐλόγως καὶ τοῦτον ἡ φύσις ἄλλῃ συζυγίᾳ μυῶν λοξῶν συνῆψε τῷ πρώτῳ, τὰς ἐπιστροφὰς αὐτοῦ κατευθύνειν τε καὶ πρὸς τὴν ἐξ ἀρχῆς κατάστασιν ἐπανάγειν πεφυκυίᾳ.

Κεφ. θ'. Περὶ μὲν δὴ τῶν κατ᾽ ἰνίον καὶ τράχηλον μυῶν τῆς κεφαλῆς αὐτάρκως εἴρηται· περὶ δὲ τῶν συναπτόντων αὐτὴν τῷ στέρνῳ καὶ τῇ κλειδὶ λεκτέον ἐφεξῆς. ἀρθέντων γὰρ τῶν εἰρημένων ἁπάντων ἕτοιμον ἤδη τούτοις τε καὶ τῇ ῥάχει συνάπτουσι τὰς ὠμοπλάτας ἐγχειρεῖν. ἀλλ ἐπεὶ πολλοὺς τῶν ἐκ τῆς κεφαλῆς πεφυκότων μυῶν ἀνέτεμον [105] τῷ λόγῳ, βέλτιον ἂν εἴη καὶ τοὺς περιστρέφοντας αὐτὴν ἐπὶ τὰ πρόσω προσθεῖναι. καθήκοντες γὰρ ἐπὶ τὸ στέρνον οὗτοι καὶ τὰ πρῶτα τῆς κλειδὸς ἀπὸ διττῶν ἀρχῶν, τῆς μὲν ὀπίσω τοῦ ὠτὸς, τῆς δ᾽ ὑπ᾽ αὐτῷ κειμένης

que; verum altero capitis corωno fublimiori reddito oppofito finui leviter infidet. Ac in hoc motu caput fecundam vertebram ad fuam ipfius inclinationem per ligamentum convertit. Quare natura merito hanc *fecundam vertebram* alio mufculorum obliquorum conjugio primae commifit, converfiones ipfius in rectum agere ad priftinumque ftatum redigere idoneo.

Cap. IX. Equidem de occipitii cervicisque mufculis capitis motibus fervientibus abunde fatis dictum eft: deinceps vero de iis, qui caput pectori et claviculis committunt, fermonem inftituemus; fiquidem omnibus, quorum meminimus, ademptis promptum eft jam tum hos tum illos aggredi, qui fcapulas fpinae connectunt. Verum, quia complures mufculos ex capite procedentes fermonis proceffu diffecui, fatius utique fuerit, et eos, qui ipfum in anteriora torquent, adjungere. Hi namque, quum ad fternum et primas clavicularum partes protendant, ex duplici orti principio, altero poft aurem, al-

Ed. Chart. IV. [105.] Ed. Baf. I. (156.)

ὅτι μὲν ἤτοι τὸ στέρνον καὶ τὴν κλεῖν σὺν αὐτῷ τῷ θώρακι περιστρέφουσί τε ἅμα καὶ ἄνω πρὸς τὰ πλάγια τῆς κεφαλῆς ἢ τὴν κεφαλὴν ἐπὶ τὰ πρόσω περιάγουσι, δῆλον, οἶμαι, παντί. δῆλον δ' οὐδὲν ἧττόν ἐστι, καὶ ὅτι τὸν θώρακα τὴν τοιαύτην κίνησιν ἀδύνατον αὐτοῖς κινεῖν. ὥστε ἀναγκαῖόν ἐστι περιστρέφεσθαι τὴν κεφαλὴν ὑπ' αὐτῶν πρόσω. κοινὸν γὰρ καὶ τοῦτο χρὴ περὶ πάντων ἐπίστασθαι μυῶν. ὅσοι μὲν εὐθεῖαν ἔχουσι θέσιν, ἁπλῆς ἐξηγοῦνται κινήσεως· ὅσοι δ' οὐκ εὐθεῖαν, συνθέτου. τοῖς μὲν οὖν προειρημένοις ἅπασι μυσὶν, ὅσοι τῆς κεφαλῆς ἐκπεφύκασιν, ἥ τε θέσις εὐθεῖα καὶ ἡ κίνησις ἁπλῆ. οἱ μὲν γὰρ εἰς τὰς ὠμοπλάτας καθήκοντες ἐκείνας ἀνέλκουσιν· οἱ δ' εἰς τὸν τράχηλον, ἔνιοι μὲν αὐτῶν ἀπαρέγκλιτον ἀνανεύουσιν, ἔνιοι δὲ ἐπὶ βραχὺ λοξὸν ἐργάζονται. τῷ δὲ μυῒ τῷ ἐκ τῶν ὀπίσω τοῦ ὠτὸς ἐκφυομένῳ, καθήκοντι δὲ εἰς τὸ πρὸς τῷ στέρνῳ πέρας τῆς κλειδὸς, ἡ θέσις οὐκ εὐθεῖαν γραμμὴν ἔχει, ἥ τε κίνησις ἀνάλογον τῇ θέσει. κατὰ δὲ τὸν αὐτὸν τρόπον

tero fub ipfa *aure* fito, quod fane vel pectoris os et claviculas cum ipfo thorace circumducant fimul et furfum verfus ad capitis latera, vel caput ipfum in anteriora circumagant, cuivis notum effe exiftimo. Caeterum nihilominus etiam omnibus conftat, ipfos thoracem hoc pacto movere non poffe; quare caput ab ipfis prorfum circumverti neceffarium eft. Nam hoc quoque de omnibus mufculis communiter intelligendum eft, qui quidem rectam pofituram obtinent, fimplici eos praeeffe motui; qui vero non rectam habent, compofito. Itaque omnibus antea commemoratis mufculis, qui ex capite ortum ducunt, tum rectus fitus, tum motus fimplex adeft. Qui enim ad fcapulas attinent, illas furfum verfus attrahunt; eorum vero, qui ad cervicem porriguntur, alii nulla ex parte inclinatum furfum reflectunt, alii leviter obliquum reddunt. At mufculus, qui ex pofteriore auris parte ortus ad claviculae extremum, quod fterno committitur, pertingit, fitum non recto tramite obtinet, et motum fitui refpondentem: pari modo et qui ipfi proximus

καὶ ὁ μετ᾿ αὐτὸν, ὅσος εἰς τὸ στέρνον ἐμφύεται. εὑρήσεις δὲ αὐτῶν τὰς ἐκφύσεις ἐν οἷς εἶπον χωρίοις, τοῦ μὲν ἑτέρου συνεχῆ τῷ πρώτῳ τῶν κοινῶν τραχήλου τε καὶ κεφαλῆς, κατὰ γραμμὴν ἐγκαρσίαν ἐπὶ τὸ οὖς ἀφικνουμένην, τοῦ δ᾿ ἑτέρου κατὰ τὴν ῥίζαν τοῦ ὠτός. αὕτη μὲν οὖν στενή τ᾿ ἐστὶ καὶ σκληρὰ καὶ μετρίως στρογγύλη· ἡ δ᾿ ἑτέρα σαρκώδης ὁμοίως ταῖς ἄλλαις ἁπάσαις, ἃς διῆλθον ἐν τῷ λόγῳ τοῦ κατ᾿ ἰνίον ὀστοῦ τῆς κεφαλῆς ἐκπεφυκυίας. αἱ μὲν οὖν ἐκφύσεις διτταὶ τῶν εἰρημένων μυῶν εἰσι· καταφύονται δ᾿ εἰς τὰ προειρημένα μόρια πέρασι διττοῖς. ὁ γὰρ ὑπὸ τῇ ῥίζῃ τοῦ ὠτὸς, ἐν τῷ προϊέναι διφυὴς γενόμενος, ἑνὶ μὲν τῶν περάτων εἰς τὸ στέρνον, ἑτέρῳ δ᾿ εἰς τὸ διαρθρούμενον αὐτῷ (157) τῆς κλειδὸς ἐμφύεται. τουτὶ μὲν οὖν τὸ πέρας τοῦ μυὸς σαρκῶδές ἐστι. τὸ δ᾿ εἰς τὸ στέρνον ἐμβαλὸν ἀναιμότερόν τε φαίνεται καὶ σκληρότερον, ὡς συνδέσμου μετέχον οὐσίας. ὁ δ᾿ ἕτερος μῦς ὁ σαρκώδης, τὴν ἐκ τῆς κεφαλῆς ἔχων ἔκφυσιν, ὁμοίαν ἐκείνῃ ποιεῖται καὶ τὴν εἰς τὴν κλεῖν ἔμφυσιν ἐζευγμένην καὶ συνεχῆ τῇ προειρη-

eft, quatenus fterno inferitur. Comperies autem exortus ipforum in quibus dixi locis, alterius quidem continuum primo inter communes cervici capitique mufculos juxta lineam transverfam, quae prope aurem porrigitur; alterius autem juxta auris ipfius radicem. Hic itaque anguftus durusque eft et modice teres; alter carnofus fimiliter aliis omnibus, quos ex occipitii offe ortos in fermone percenfui. Quapropter duplices dictorum mufculorum exortus funt; item duplici extremo in prius nominatas partes inferuntur. Nam, qui fub auris radice eft, in progreffu bifariam fpargitur; altero quidem extremo in fternum, altero in claviculae articulum ipfi commiffum ingreditur: atque hoc mufculi extremum carnulentum eft; quod autem in fternum injicitur, exangue magis duriusque apparet ceu ligamenti naturae particeps. Alter mufculus carnofus, qui ex capite procedit, quemadmodum ille, claviculae etiam inferitur, fed ita,

μένη σαρκώδει. οὐ μὴν εἰς ὅλην γ' οὕτως ἐμφύεται τὴν κλεῖν, ὥς ἔδοξέ τισιν, ἀλλ' ἐγγὺς ἀφικνούμενος τοῦ μέσου παύεται. τοῦτο μὲν οὖν διαπαντὸς εἴδομεν· οὐ μὴν διαπαντός γε τὰς τρεῖς ἐκφύσεις ἰδίαν ἑκάστην ἔχουσαν περιγραφὴν, ἀλλ' ἅπαξ ποτὲ ὤφθη διφυὴς αὐτῶν ἡ τελευτή. τάχα δ' ἄμεινον οὐ τελευτὰς, ἀλλ' ἀρχάς τε καὶ κεφαλὰς ὀνομάζειν αὐτῶν τὰ πρὸς τῇ κλειδὶ πέρατα, τὰς δ' εἰς τὴν κεφαλὴν ἐκφύσεις τελευτὰς, εἴπερ ὄντως ἐκείνην κινοῦσιν. ἀλλὰ διὰ τὴν τάξιν τῆς ἐγχειρήσεως ἐκφύσεις μὲν αὐτῶν ὠνόμασα ὁμοίως τοῖς πρὸ ἡμῶν ἀνατομικοῖς τὰς ἄνω πρὸς τῇ κεφαλῇ, καταφύσεις δὲ τὰς κάτω πρὸς τῇ κλειδί.

Κεφ. ι'. [106] Ἀποτμηθέντων δὲ τούτων τῶν μυῶν, ἐπὶ τοὺς τῆς ὠμοπλάτης ἔνεστι μεταβαίνειν· δύο μὲν κατὰ ῥάχιν, οὓς μόνους τὴν ὠμοπλάτην ἀπάγειν εἰς τοὐπίσω φαμὲν, ὡς ὁ Λύκος τῶν ἄλλων αὐτῆς ὠλιγώρησε κινήσεων, ἕτερον δὲ τρίτον, ἀπὸ μὲν τοῦ πρώτου σπονδύλου τὴν ἔκφυσιν ἔχοντα, τελευτῶντα δὲ εἰς τὸ πρὸς τῷ ἀκρωμίῳ πέρας

ut priori carnoſo junctus contiguusque exiſtat. Non tamen in totam ſic claviculam conjicitur, ut quibusdam viſum eſt, ſed circiter medium pertingens deſinit; id vero nunquam non vidimus, non tamen perpetuo tres exortus ſuam quemque habere circumſcriptionem; verum ſemel aliquando terminus ipſorum bipartitus viſus eſt. Praeſtiterit autem forſan non fines, ſed principia capitaque ipſorum extrema ad claviculam porrecta nominare, ad caput autem exortus fines, ſiquidem illud re vera movent. Verum ob adminiſtrationis ordinem exortus quidem ipſorum appellavi ſuperiores juxta caput anatomicorum more, qui nos praeceſſerunt, inſertiones autem inferiores ad claviculam.

Cap. X. Porro his muſculis amputatis ad eos, qui in ſcapulis habentur, digredi licet. Duo ſane juxta ſpinam haerent, quos ſolos ſcapulas retrorſum agere dicimus; nam Lycus alios ipſarum motus parvi pendit. Alius vero tertius a prima vertebra oritur; in extremo vero ſcapularum juxta ſummum humerum deſinit. Ad haec

τῆς ὠμυπλάτης, καὶ τέταρτον ἰσχνὸν καὶ μακρὸν, ὅστις αὐτὴν συνάπτει τῷ κατὰ τὴν ἀρχὴν τοῦ λάρυγγος ὀστῷ, τῷ καλουμένῳ ὑοειδεῖ. πειρᾶσθαι δ' ἐγχειρῶν ἑκάστῳ τῶν εἰρημένων κατὰ τάδε. μετὰ τὴν κεφαλὴν τοῦ ζώου, κατασκεψάμενος ἀκριβῶς τὴν ἄκανθαν τῆς ῥάχεως, ὑπέρβηθι μὲν τὴν τοῦ δευτέρου σπονδύλου, παραγενόμενος δὲ ἐπὶ τὴν τοῦ τρίτου· διάσκεψαί τινα ἐκ τῶν πλαγίων αὐτῆς μερῶν ἔκφυσιν μυός· εἰ γὰρ ταύτην φωράσεις, ἀκολουθεῖν σοι ῥᾷστον αὐτῇ τῶν ἐφεξῆς ἁπάντων ἐκπεφυκυίᾳ σπονδύλων. ἐπειδὰν δὲ τοὺς πέντε τοῦ τραχήλου διανύσῃς, ὡς εἴρηταί σοι, σκοπούμενος, ἀπαντήσει σοι κατὰ τὴν ἀρχὴν τοῦ θώρακος μῦς ὑπὸ τῷ δέρματι τὴν θέσιν ἔχων. οὗτος τοῦ παρατεταμένου τοῖς πέντε τοῦ τραχήλου σπονδύλοις κατακρύπτει τὸ λοιπὸν μέρος ἐξ ἄλλων ἑπτὰ τοῦ θώρακος ἐκπεφυκός· ὥστε σοι τὸν ἐπιπολῆς μῦν, ὅσπερ καὶ ταπεινοτέραν ἔχει τὴν θέσιν, ἀφαιρετέον ἐστὶ πρότερον, εἰ βούλοιο θεάσασθαι τὸν ἐκ τοῦ τραχήλου κατερχόμενον. ἀποτέμνειν οὖν προτέρου μὲν τοῦ ταπεινοῦ τὰς ἐκ τῶν δώδεκα τοῦ θώρακος σπονδύλων ἐκ-

quartus gracilis longusque ab oſſe initio laryngis praepoſito (quod hyoides vocatur) originem ducens ipſas illi connectit. Verum, ubi ſingulos commemoratos inibi paras incidere, poſt animantis caput exacte dorſi ſpinam contemplatus, ſecundae vertebrae ſpinam praetergredere. Ad tertiae vero ſpinam profectus, quendam ex lateralibus ipſius partibus exortum muſculi intuere; hunc enim ſi deprehendas, ſine ullo negotio ipſum ex omnibus inſequentibus vertebris exortum ſequeris, atque ubi quinque cervicis vertebras expedieris, eo quo dixi modo conſiderans, occurret tibi juxta thoracis principium muſculus ſub cute poſitionem habens: hic reliquam muſculi vertebris quinque cervicis porrecti partem ex aliis ſeptem thoracis profectam abſcondit. Quare muſculus ſuperficiarius, qui et humiliorem ſitum obtinet, antea tollendus eſt, ſi eum, qui ex cervice defertur, cogitas intueri. Amputabis igitur prius humilioris muſculi ex duodecim thoracis vertebris ſurculos, atque hinc usque

φύσεις, ἐντεῦθέν τε μέχρι τῆς εἰς τὴν ὠμοπλάτην ἐμφύσεως ἀποδέρειν αὐτὸν, ἐφεξῆς δὲ τούτῳ καὶ περὶ τὸν ἕτερον ὁμοίως ἐγχειρεῖν. ὅταν δ' ὀφθῶσιν ὁ μὲν ἐπιπολῆς καὶ ταπεινὸς εἰς τὴν ῥίζαν τῆς κατὰ τὴν ὠμοπλάτην ἀκάνθης ἐμπεφυκὼς, ὁ δ' ἕτερος εἰς ὅλην τὴν βάσιν, ἕλκειν ἑκάτερον ἐπὶ τὴν οἰκείαν ἀρχὴν κατὰ τὴν τῶν ἰνῶν φύσιν ὑπὲρ τοῦ γνωσθῆναι τὴν ἐνέργειαν αὐτῶν. ὀφθήσεται γὰρ ὑπὸ μὲν ἀμφοτέρων ἐπὶ τὴν ῥάχιν ἡ ὠμοπλάτη τεινομένη, κατὰ βραχὺ δ' ἐγκλίνων αὐτὴν ὁ μὲν ὑψηλότερος ἐπὶ τὸν τράχηλον, ὁ δ' ἕτερος ἐπὶ τὰ κάτω τῆς ῥάχεως. ἀμφοτέρων δ' ἅμα ταθέντων, ὅλην ὀπίσω τὴν ὠμοπλάτην ἀπαρεγκλίτως ὄψει φερομένην ἐπὶ τοὺς πρώτους ἑπτὰ τοῦ θώρακος σπονδύλους, οἷς παρατέταται. μετὰ τούτους τοὺς μῦς ἐπὶ τὸν ἀπὸ τοῦ πρώτου σπονδύλου τὴν ἔκφυσιν ἔχοντα μετέρχεσθαι προσήκει. δυοῖν δὲ οὐσῶν τοῦδε τοῦ σπονδύλου πλαγίων ἀποφύσεων, ἐξ ἑκατέρας πεφύκασι πολλοὶ μύες. ἀλλὰ τούτων μὲν ἤδη δύο μικροὺς ἀνετέμνομεν, ἕνα μὲν εἰς τὸ τῆς κεφαλῆς ὀστοῦν ἀνήκοντα, δεύτερον δὲ ἕτερον ἐπὶ τὸν δεύτερον σπόνδυλον ἰόντα, λοξὴν ἀμφοτέρους τὴν θέσιν ἀντιστρόφως

ad ipfius in fcapulas infertionem ipfum feparabis; poft hunc deinde alteri quoque fimiliter manum admovebis. Quum autem fuperficiarium quidem et humilem in fcapularum fpinae radicem infertum videris, alterum vero in totam bafin, utrumque ad fuum principium pro fibrarum natura trahito, quo ipforum functionem cognofcas; nam ab utrisque fcapula fpinam verfus tendi videbitur, ab elatiore quidem leviter ad cervicem inclinari, ab altero ad inferiores fpinae partes deduci; ab utrisque vero fimul tenfis totas fcapulas retrorfum nullam in partem inclinantes deferri ad primas feptem thoracis vertebras, quibus protenfae funt, confpicies. Poft hos mufculos ad eum transire convenit, qui a prima vertebra exortum habet. Quum vero hujus vertebrae laterale sduae apophyfes fint, multi ex utroque mufculi prodierunt; quorum duos jam exiguos diffecuimus, unum ad capitis os confcendentem, alterum ad fecundam vertebram fubeuntem, oblique ambos inter fe oppofitos

ἀλλήλοις ἔχοντας. ἐφεξῆς δὲ τούτοις κατὰ τὸ πέρας τῆς ἀποφύσεως δύο εἰσὶν ἄλλοι μεγάλοι μύες, ὁ μὲν ἕτερος αὐτῶν ἐπὶ την ὠμοπλάτην ἀνατεινόμενος διὰ τοῦ τραχήλου μετέωρος, οὐ πάνυ στηριζόμενος οὐδ᾽ ὀχούμενος ἐφ᾽ ἑτέρῳ, μᾶλλον δ᾽ αὐτὸν τὸν πρῶτον ἁπάντων τῶν εἰρημένων μέγαν καὶ πλατὺν μῦν, ὃν εἰς ὅλην τὴν ῥάχιν ἐμφύεσθαι τῆς ὠμοπλάτης ἔλεγον, ὁρίζει. ὑπὲρ θατέρου μυὸς, ἐκ τῆς πλαγίας ἀποφύσεως τοῦ πρώτου σπονδύλου τὴν ἔκφυσιν ἔχοντος, κατὰ τὸ πέμπτον εἰρήσεται γράμμα. τὸν γάρ τοι προκείμενον ἐν τῷ λόγῳ μῦν ἀποτεμὼν τοῦ πρώτου σπονδύλου μέχρι τῆς ὠμοπλάτης ἀνάτεμνε. κἄπειθ᾽, ὅταν εὕρῃς ἐμφυόμενον [107] τῷ πέρατι τῆς ῥάχεως αὐτῆς τῷ πρὸς τῷ ἀκρωμίῳ, τεῖνον ἐπὶ τὴν ἀρχὴν κατὰ τὴν τῶν ἰνῶν θέσιν ὑπὲρ τοῦ θεάσασθαι προσαγόμενόν τε καὶ ἀναγόμενον ὑπ᾽ αὐτοῦ τοῖς πλαγίοις μέρεσι τοῦ τραχήλου τὸ τῆς ὠμοπλάτης ὑψηλόν. σαρκοειδὴς ὁ μῦς οὗτος ὅλος ἐστὶ καὶ μᾶλλόν πως στρογγύλος, ἐμφύεταί τε τῷ τρίτῳ μέρει τῆς κατὰ τὴν ὠμοπλάτην ἀκάνθης, ὅσον ὑψηλόν ἐστι τὸ πρὸς ἀκρωμίῳ.

His fuccedunt alii duo grandes mufculi juxta proceffus extremum. Alter ipforum ad fcapulas per cervicem fublimis extenditur, non adeo adhaerefcens, nec alteri infidens, fed potius ipfum primum omnium, quos retuli, magnum latumque mufculum, quem in totam fcapularum fpinam inferi dicebam, terminat. De altero autem mufculo, qui ex laterali primae vertebrae proceffu principium exigit, libro fequenti peragemus. Nunc autem mufculum in oratione propofitum a prima vertebra amputans ad fcapulas usque incidito. Deinde cum fpinae ipfarum termino, qui ad fummum humerum eft, infertum repereris ipfum, verfus principium pro fibrarum pofitura tendito, ut fcapulae eminentiam ad cervicis latera ab ipfo adduci furfum moverique videas. Caeterum totus hic mufculus carnulentus eft magisque teres quodam modo, et in tertiam fcapularum fpinae partem, qua juxta fummum humerum eminet, inferitur.

ἐσφαλμένοι δ᾽ εἰσὶ περὶ αὐτὸν, ὡς καὶ περὶ πολλοὺς ἄλλους, οἱ τὰς τῶν μυῶν ἀνατομὰς γράψαντες, ὥσπερ καὶ αὐτὸς ὁ Λύκος, οὗ νῦν ἐκομίσθη τινὰ τῶν ἀνατομικῶν βιβλίων, ὃν οὐκ ἐθεασάμην μὲν ἐγὼ ζῶντα, καίτοι πᾶσι τοῖς Κοΐντου μαθηταῖς συγγενόμενος, καὶ μήθ᾽ ὁδοῦ μῆκος ὀκνήσας μήτε πλοῦν. ἀλλ᾽ οὐκ ἦν ὄνομα Λύκου παρὰ τοῖς Ἕλλησιν, ἡνίκ᾽ ἔζη· νυνὶ δ᾽ ἀποθανόντος αὐτοῦ βιβλίων τινὰ περιφέρεται σπουδαζόμενα. περὶ μὲν οὖν τῶν ἄλλων, οἷς οὐκ ἐνέτυχον, οὐδὲν ἔχω φάναι, τὰς δ᾽ ἀνατομὰς, ἃς γοῦν ἄχρι νῦν ἀνέγνων, ἁμαρτήματα ἐχούσας εὗρον πολλά. ἀλλ᾽, ὅπερ ἔφην, οὐ πρόκειταί μοι τοὺς πρεσβυτέρους ἐξελέγχειν, ὅτι μὴ πάρεργον, αὐτὰς δὲ μόνας ἐν ὑπομνήμασι γράψαι τὰς ἀνατομικὰς ἐγχειρήσεις, ὑπὲρ ὧν καὶ Μαρῖνος ἓν ἐποίησε μέγα βιβλίον, ἀσαφὲς μὲν τὴν ἑρμηνείαν, ἐλλιπὲς δὲ τὴν θεωρίαν. ἐπὶ τὸ προκείμενον οὖν ἴωμεν ἐάσαντες τῶν πρεσβυτέρων τὰ σφάλματα. μῦς ἰσχνὸς καὶ μακρὸς ἀπὸ τῶν κατὰ τὸν λάρυγγα χωρίων ἐκτείνεται πρὸς τὴν ὠμοπλάτην, ἐπι-

Verum in hoc, ut plerisque aliis, diffectionum mufculorum fcriptores errarunt, quemadmodum et ipfe Lycus, cujus libri quidam anatomici nunc allati funt. Virum fane viventem non vidi, quamvis cum omnibus Quinti difcipulis confuetudinem habuerim, neque itineris longitudinem, neque navigationem detractans. Verum Lyci nomen, cum adhuc in vivis effet, apud Graecos non erat cognitum; nunc autem, ipfo vita defuncto, libri quidam magno ftudio circumferuntur. De aliis, quorum copia mihi non contigit, nihil, quod dicam, habeo, fed diffectiones, quas in hunc usque diem legi, multis fcatere erroribus deprehendi. Atqui non inftitutum mihi eft, ficut dixi, majores redarguere, nifi id obiter accidat, fed potius ipfas diffectionum adminiftrationes in commentarios redigere, quas et Marinus libro uno praegrandi, obfcuro fane interpretatione, imperfecto autem doctrina comprehendit. Itaque relictis veterum erroribus ad id, quod inftitutum eft, revertamur. Mufculus gracilis longusque a laryngis partibus ad fcapulas porrigitur; quas

σπώμενος αὐτὴν εἰς τὰ πρόσω τοῦ τραχήλου. καταπέφυκε μὲν οὖν ἐκείνοις τοῖς μέρεσι τῆς ὠμοπλάτης, ἃ κατὰ τὴν ὑψηλοτέραν αὐτῆς ὄντα πλευρὰν ἐγγὺς ἥκει τῇ τῆς ἀγκυροειδοῦς ἀποφύσεως ῥίζῃ· τὴν δ᾽ ἄνωθεν ἔκφυσιν αὐτοῦ, βραχύ τι τοῦ λάρυγγος ὑψηλοτέραν ὑπάρχουσαν, ὅταν ἐκείνην ἀνατέμνω τῷ λόγῳ, τότε διηγήσομαι. ἀποτέμνων οὖν καὶ τοῦτον τὸν μῦν, ἴσθι σοι λοιπὸν ἔτι καταλειπόμενον ἕνα τῶν κινούντων τὴν ὠμοπλάτην, ὃς οὐδέπω δύναται θεωρεῖσθαι. καταλιπόντες οὖν αὐτὸν ἔν γε τῷ παρόντι, τοῦτο μόνον εἴπωμεν, ὡς, τῶν κινούντων τὴν ὠμοπλάτην μυῶν ἐν κύκλῳ περιβεβλημένων αὐτῇ, τοὺς μέν τινας ἰδίους ἔχει, τοὺς δὲ κοινοὺς ἄλλοις μέρεσιν. ἴδιοι μὲν οὖν εἰσι τῆς ὠμοπλάτης οἱ προειρημένοι μύες ἕξ· δύο μὲν οὖν οἱ κατὰ ῥάχιν, ἄλλοι δὲ πρὸς τὴν κεφαλὴν ἀνατεταμένοι δύο, καὶ πέμπτος γ᾽ ἐπ᾽ αὐτοῖς ὁ ἐκ τοῦ πρώτου σπονδύλου πεφυκὼς, ἐφ᾽ οἷς ἕκτος συνημμένος τῷ ὑοειδεῖ· κοινὸς δ᾽ ἄλλος εἷς ἐστι τῇ κατὰ τὸν ὦμον διαρθρώσει, κατασπῶν κάτω τὴν ὠμοπλάτην, ὑπὲρ οὗ κατὰ τὸν οἰκεῖον καιρὸν διαλέξομαι.

in priorem cervicis regionem attrahit; atque eam fcapularum regionem ingreditur, quae in altiore earundem latere prope radicem proceffus ancyroidis accedit. At fuperiorem ipfius proceffum larynge paulo altiorem tunc perfequar, cum illius diffectionem fermone tractabo. Proinde, hunc ubi mufculum amputas, unum adhuc reliquum effe ex fcapularum motoribus intelligito, qui nec dum in confpectum venire queat; quo inpraefentiarum relicto, id tantum dicamus, ex mufculis, qui fcapulis movendis funt circulatim ipfas ambientes, alios peculiares, alios reliquis etiam partibus communes exiftere. Peculiares fcapularum funt praedicti fex mufculi; quorum duo per fpinam, reliqui duo ad caput exporrecti, quintus deinde eft ex prima vertebra ortus, fecundum quos fextus offi hyoidi connectitur; alius autem humerorum articulo communis eft, fcapulas deorfum verfus detrahens; quo de fuo tempore et loco differam.

Κεφ. ια'. Νυνὶ δ', ἐπειδήπερ, ὅπως χρὴ γυμνοῦν τὰ μόρια τοῦ ζώου, πρόκειται διελθεῖν, ἐπὶ τὰ συνεχῆ τοῖς προδεδειγμένοις ἐπανέλθωμεν· (158) ἡ γὰρ ἀκολουθία τῶν γυμνουμένων μορίων ἐν ταῖς ἀνατομικαῖς ἐγχειρήσεσιν ὁρίζει τῆς διδασκαλίας τὴν τάξιν. ἐπὶ γοῦν τοῖς προειρημένοις μυσὶν ἀφαιρεθεῖσιν ἤδη φαίνοιτ' ἂν ὁ διοίγων τὴν κάτω γένυν, ἀρχόμενος μὲν ἐκ τοῦ λιθοειδοῦς ὀστοῦ τῆς κεφαλῆς, ἀναφερόμενος δ' ἐπ' ἄκρων τῶν γενύων, ὥσθ' ἥκειν ἐς ταὐτὸν ἑκάτερον τῶν μυῶν, τόν τε ἐκ τῶν δεξιῶν μερῶν τοῦ ζώου ὁρμώμενον καὶ τὸν ἐκ τῶν ἀριστερῶν. ἴδιον ἐξαίρετον ἔχουσιν οἱ μύες οὗτοι τὸ κατὰ μέσην τὴν ὁδὸν, ἣν ἀπὸ τῆς πρώτης ἀρχῆς ποιοῦνται μέχρι τῆς ἐσχάτης τελευτῆς, ἀπόλλυσθαι μὲν αὐτῶν τὸ σαρκῶδες, ἄναιμον δὲ καὶ [108] νευρώδη καὶ περιφερῆ πως γίνεσθαι τὴν ἰδέαν ἑκατέρου, καθάπερ τένοντος ἢ συνδέσμου τινὸς ἐλαχίστας ἶνας ἐπιβεβλημένου σαρκοειδεῖς. εἰ δ' ἀποτεμὼν αὐτῶν τὴν πρώτην ἔκφυσιν ἀνατεμών τε σύμπαν σῶμα μέχρι τοῦ γε-

Cap. XI. Nunc vero, quoniam propofui, quemadmodum partes animalis detegere conveniat, explicare, ad ea, quae fupradictis finitima funt, pergamus; confequentia namque partium detegendarum in adminiftrationibus anatomicis difciplinae ordinem praefcribit. Itaque mufculis, quos retuli, ademptis, apparebit nimirum is, qui maxillam inferiorem aperit, incipiens ab offe capitis, quod, quia petrae duritia refpondet, lithoides appellatur; furfum autem ad fummas maxillas protendit, ut uterque mufculus eodem coëant, nempe tum qui a dextra parte, tum qui a finiftra procedit. Atque his mufculis id praeter alios peculiariter accedit, ut medio itinere, quod ab exordio usque ad extremum fubeunt, pars ipforum carnofa aboleatur, exanguis vero ac nervofa quodammodo et rotunda forma utriusque fiat, ceu tendinis vel ligamenti cujusdam minimas fibras carniformes fuperjectas obtinentis. At fi, priore ipfo exortu recifo, totoque corpore ad mentum usque dif-

νείου, σωζομένης τῆς εἰς τὴν κάτω γένυν ἐμφύσεως, ἐπὶ τὴν ἰδίαν ἕλκοις ἀρχὴν, ἀκολουθήσει μὲν αὐτοῖς ἡ γένυς, ἀνοιχθήσεται δὲ τὸ στόμα. χρὴ δὲ δηλονότι τὰ τοιαῦτα πάντα ποιεῖν, ἀφῃρημένου μὲν τοῦ δέρματος ἅπαντος, ἔτι δὲ προσφάτων ἀπὸ τοῦ θανάτου καὶ διὰ τοῦτο μαλακῶν ὑπαρχόντων οὐ μόνον τῶν περὶ τὰς διαρθρώσεις συνδέσμων, ἀλλὰ καὶ τῶν μυῶν. ἡ δέ γε ἀκριβεστάτη τῶν ἐνεργειῶν ἑκάστου μυὸς ἐξέτασις γίγνεται, τῶν μὲν ἄλλων ἁπάντων περιαιρουμένων, καταλειπομένων δὲ μόνον τῶν ἀντιτεταγμένων ἀλλήλοις, ὧν ἂν ἑκάστοτε τύχῃς ἐξετάζων τὰς κινήσεις· αἱ γάρ τοι σάρκες αἱ τῶν ζώων η μεγίστη μοῖρα τῆς τῶν μυῶν οὐσίας εἰσί. διασπειρομένων γοῦν εἰς αὐτὰς συνδέσμων τε καὶ νεύρων, ὁ μῦς γεννᾶται. λέλεκται δὲ καὶ περὶ τούτων ἐν τοῖς περὶ τῶν τῶν μυῶν κινήσεων, καὶ πάντα ἀναγνῶναι χρὴ τοῖς μέλλουσιν ἀκολουθεῖν τῇδε τῇ πραγματείᾳ. φανείσης οὖν τῆς εἰρημένης ἐνεργείας τε καὶ χρείας τῶν μυῶν, ἤδη καιρὸς ἡμῖν εἰπεῖν, ὡς οὐ χρὴ ζητεῖν ἄλλην ἔτι μυῶν συζυγίαν ἀνοίγουσαν τὸ στόμα, μόνῃ ταύτῃ τῇ νῦν εἰρημένῃ

fecto, falva ea mufculi parte, quae inferiori maxillae inferitur, ad proprium retrahas principium, maxilla quidem ipfa fequetur, os autem aperietur. Verum hujusmodi omnia faciunda funt, cute tota adempta ac recentibus adhuc fecundum mortem mollibusque ob id non folum ligamentis articulorum, verum etiam mufculis. Caeterum exactiffime uniuscujusque mufculi functiones examinantur, reliquis quidem omnibus fublatis, iis autem, quae inter fe obverfim polita funt, relictis, quorum frequenter motus disquifieris, nam carnes animalium maxima portio ex mufculorum fubftantia conftant. Quippe ligamentis nervisque in ipfas diftributis mufculus gignitur; quorum in libris de mufculorum motibus mentio facta eft: atque haec omnia iis legenda funt, qui commentarium hunc affequentur. Quum igitur praedicta mufculorum tum actio, tum ufus apparuerit, tempeftivum jam nobis eft dicere, non aliud praeterea mufculorum par, quod os aperiat, inquirendum effe, folo

τῆς φύσεώς ἀρκεσθείσης, τῆς καὶ μόνην ἀντιταξάσης ταῖς κλειούσαις τὸ στόμα τρισίν. ἡ δ' αἰτία καὶ τούτων καὶ τῶν ἄλλων ἁπάντων ἐν τοῖς περὶ χρείας μορίων εἴρηται.

hoc jam relato natura contenta, quod etiam folum tribus ori claudendo creatis oppofuit. Caeterum caufam et horum et aliorum omnium in libris de ufu partium explicuimus.

ΓΑΛΗΝΟΥ ΠΕΡΙ ΑΝΑΤΟΜΙΚΩΝ ΕΓΧΕΙΡΗΣΕΩΝ

ΒΙΒΛΙΟΝ Ε.

Ed. Chart. IV. [109.] Ed. Baſ. I. (158.)

Κεφ. α'. Ἐφεξῆς δ' ἂν εἴη τοῖς εἰρημένοις τὰς ὠμοπλάτας χωρίσαι τοῦ θώρακος ὑπὲρ τοῦ φανῆναι τοὺς τὴν ἀναπνοὴν ἐργαζομένους ἅπαντας μῦς. ἐξετασθήσεται δ' ἐπὶ τῆς ἑτέρας αὐτῶν ὁ λόγος, ἐχουσῶν ἅπαντα ἀλλήλαις τὰ αὐτά. τὸ τοίνυν δέρμα τὸ περὶ τοῖς στήθεσιν ἀποδείραντα τῶν ὑποκειμένων ἐπισκέπτεσθαι χρὴ πρῶτον αὐτόθι μῦν ἐπιπολῆς τῶν ἄλλων, ἀρχόμενον μὲν ἀπὸ τῆς

GALENI DE ANATOMICIS ADMINISTRATIONIBVS

LIBER V.

Cap. I. At iis, qua edicta ſunt, proximum eſt, ut ſcapulas a thorace ſeparem, quo muſculi univerſi reſpirationem obeuntes in conſpectum veniant. In altera vero ipſarum dumtaxat examen ſermonis conſtituam, omnia ſiquidem in utraque ſibi reſpondent. Cute igitur, quae pectus contegit, a ſubjectis detracta, muſculum inibi ſpectabis in aliorum ſuperficie extantem, qui ſane

παρὰ τῶν τιτθῶν χώρας, λοξὸν δ' ἀνατεινόμενον ἐπὶ τὴν κατ' ὦμον διάρθρωσιν. οὗτος ὁ μῦς κατὰ δάρσιν ἀπολύεται τῶν ὑποκειμένων· ὀνομάζουσι δ' οὕτως, ὅταν οἷον ἀράχνια ἄττα λεπτὰ πάνυ πολλὰ συνάπτῃ πρὸς ἄλληλα τὰ δερόμενα σώματα. διὸ, κἂν ἐπὶ ζῶντος τοῦ ζώου διαλύῃς αὐτὰ, τὴν ἐπιφάνειαν ἑκατέρων ἀποσώζει τὴν ἰδίαν ὁμαλήν τε καὶ λείαν, οὐδαμόθεν διασπωμένην ἢ ἑλκομένην· ὡς ἔν γε τοῖς συμπεφυκόσι καὶ μάλιστα μυσὶν ἡ διαίρεσις ἑκατέρῳ τῶν χωριζομένων ἕλκος ἐργάζεται. καὶ μέντοι καὶ δεῖται πρὸς τὸ χωρισθῆναι σμίλης μὲν πάντως ταῦτα· τὰ δ' ὑπὸ τῶν ἀραχνοειδῶν διαφύσεων συνεχόμενα καὶ τοῖς δακτύλοις αὐτάρκως ἀποχωρίζεται. σοὶ μέντοι βέλτιον ἀνατέμνοντι χρῆσθαι σμίλῃ καὶ πρὸς ταῦτα χάριν τοῦ θεάσασθαι τὸ πραττόμενον· ἐν γὰρ τῷ τοῖς δακτύλοις δέρεσθαι κατακρύπτεται τῶν χωριζομένων σωμάτων ἡ ἀκριβὴς ὄψις. ἄμεινον οὖν, ἀνατείνοντα τῶν ὑποκειμένων τὸ χωριζόμενον, ἀποδέρειν αὐτὸ διὰ τῆς σμίλης. ἐπιτηδειότεραι δὲ πρὸς

ex mammarum regione incipit, ſurſum vero ad humeri articulum obliquus porrigitur. Hic muſculus avulſione a ſubjectis liberatur; dicunt autem ſic, quum veluti araneorum quaedam telae praetenues, ac numeroſae admodum corpora ſegreganda invicem connectunt. Quare, etiamſi in vivo animali ipſa diſſolvas, ſuperficiem utriusque propriam conſervant aequalem laevemque, nulla ex parte divulſam aut distractam. Etenim in connatis et praeſertim muſculis divortium utrique ſeparato ulcus parit. At vero haec ſcalpro plane ad ſeparationem indigent; quae autem filamentis araneorum telae modo ſubtilibus continentur, etiam digitis probe ſatis dirimuntur. Satius tamen fuerit, dum diſſectionem adminiſtras, etiam in his uti ſcalpello, ut quod agitur intuearis; nam dum ſeparas digitis, apertus partium ſegregandarum conſpectus obliteratur. Quamobrem praeſtat corpus, quod a ſubjectis liberare cogitas, elevatum ſcalpello avellere; ad id autem peragendum ſcalpelli myrtei ſunt

τοῦτο αὐτῶν αἱ μύρσιναι. καὶ τοίνυν οὕτω χρὴ καὶ αὐτὸν τοῦτον τὸν μῦν, τὸν ἀπὸ τῶν νόθων πλευρῶν αναφερόμενον, [110] ἀποχωρίζειν τῶν ὑποκειμένων σωμάτων, ἀγκίστρῳ μὲν πρῶτον ἀνατείνοντα τὸ πέρας αὐτοῦ τῶν ἰνῶν, ἀποδέροντα δὲ ἀτρέμα τὴν πρώτην. ἀκριβέστερον γὰρ ἔσφιγκταί τε καὶ πεπίληται καὶ συνῆπται τοῖς ὑποκειμένοις σώμασιν ἡ ἀρχὴ τοῦ μυὸς, ἤπερ τὰ ἄλλα σύμπαντα ταῦτα. ἀπολυθείσης δὲ ταύτης, θαῤῥῶν ἤδη τὸν μὲν μῦν αὐτὸν ἀνατείνειν, ἀπὸ δὲ τῶν ὑποκειμένων σωμάτων χωρίζειν τε τῇ σμίλῃ, καὶ τοῦτο πράττειν, ἄχρις ἂν ἐπὶ τὴν κατὰ τὸν ὦμον ἀφίξῃ διάρθρωσιν. ἔνθα καταθεώμενος εἴτ᾽ οὖν αἰωρούμενον εἴτ᾽ ἐπικείμενον τοῖς ταύτης σώμασι τὸν ἀνατετμημένον μῦν, ἐφ᾽ ἕτερον ἀφικνοῦ μῦν πολλῷ τούτου μείζονα, πρὸς μὲν τὴν αὐτὴν ἀναφερόμενον διάρθρωσιν, ἐκφυόμενον δ᾽ ἐξ ὅλου τοῦ στέρνου καὶ τὸν τιτθὸν ἐπικείμενον ἔχοντα. διφυὴς δέ πως ὁ μῦς οὗτός ἐστιν, ἐπαλλαττομένων αὐτοῦ τῶν ἰνῶν πρὸς ἀλλήλας ὁμοίως τῷ χ γράμματι. τὰς μὲν γὰρ ἀπὸ τῶν ταπεινοτέρων τοῦ στέρνου μερῶν πρὸς τὸ τῆς διαρθρώσεως ὑψηλότερον ἀναφερομένας ἔχει, τὰς δ᾽ ἀπὸ τῶν ὑψη-

accommodatiores. Sic itaque et ipſum hunc muſculum, qui de ſpuriis coſtis ſurſum tendit, ſubditis liberas partibus; hamo quidem primum ipſius fibrarum finem elevas, deinde initium leviter ſeparas. Hoc ſiquidem muſculi principium exactius ſubjectis corporibus deligatum, conſtrictum connexumque eſt, quam reliqua haec omnia. Ubi illud ſolveris, audacter jam muſculum ipſum attollito, ſcalpelloque a partibus ſubjectis ſecernito, idque donec ad humeri articulum deveneris; ubi contemplatus disſectum muſculum, ſive ſuſpenſum, ſive partibus inibi incumbentem, ad alium hoc majorem multo accedis, qui ad eundem nimirum articulum pervenit, ex toto pectoris oſſe oriens, mammae ſubjectus. Caeterum idem hic muſculus bipartitus quodam modo eſt, ſibris ipſius in ſimilitudinem X literae mutuo ſibi incumbentibus, aliis ab humiliori oſſis pectoris ſede ad articuli eminentiorem porrectis, aliis ab elatiore ad de-

λοτέρων πρὸς τὸ ταπεινότερον ἐγκλινομένας. ἔνθα δὲ μάλιστα παραπλησίως ταῖς γραμμαῖς τοῦ χ γράμματος αἱ ἶνες τοῦ μυὸς ἀλλήλας τέμνουσι, τὸ κατὰ τὴν μασχάλην ἐστὶ σαρκῶδες. ἡ γάρ τοι κοιλότης ἡ κατὰ τοῦτο τὸ χωρίον ὑπὸ δυοῖν γεννᾶται μυῶν, ἑνὸς μὲν τοῦ νῦν ἡμῖν ἐν τῷ λόγῳ προκειμένου, δευτέρου δὲ τοῦ παρατεταμένου ταῖς πλευραῖς, ὑπὲρ οὗ μετ᾽ ὀλίγον εἰρήσεται. τὸν τοίνυν μῦν τὸν ἐκ τοῦ στέρνου παντὸς ἐκφυόμενον ἔνεστι φάναι δύο συμφυεῖς ὑπάρχειν, οὐχ ἕνα, διά τε τὴν εἰρημένην ἐπάλλαξιν τῶν ἰνῶν καὶ τὴν τῆς ἐνεργείας διαφοράν. αἱ γὰρ ἀπὸ τῶν ὑψηλοτέρων τοῦ στέρνου μερῶν ἶνες ἀρχόμεναι προσάγουσι τῷ θώρακι τὸν βραχίονα μὴ κατασπῶσαι κάτω, τῶν ἑτέρων ἰνῶν λοξοτέραν αὐτοῦ τὴν κίνησιν ἐργαζομένων ἐπὶ τὰ κάτω μέρη. νόησον γάρ μοι τέτταρας κινήσεις ἐφεξῆς ἀλλήλων, ἃς ἐθεάσασθε πολλάκις ἐμοῦ δεικνύντος. ἔστω δ᾽ ἐν αὐταῖς πρώτη μὲν ἡ τοῦ βραχίονος ἐπὶ τὸν θώρακα φορὰ, συναγομένου κατὰ τοῦτο τὸ σχῆμα τοῦ προκειμένου μυὸς ἐν τῷ λόγῳ καὶ, ὡς ἂν εἴποι τις, ἀφαιρουμένου. δευτέρα δὲ

miſſiora inclinantibus. Vbi autem potiſſimum muſculi fibrae modo linearum X literae ſe invicem ſecant, ibi eſt quod in axilla carnoſum habetur; etenim hujus loci cavitas a duobus generatur muſculis, uno certe, quo de hic agimus, altero ad coſtas porrecto, cujus ſtatim mentionem ſumus facturi. Itaque muſculum ex toto pectoris oſſe enaſcentem duos eſſe connexos, non unum, licet dicere, tum propter fibras alias aliis, ut dixi, ſuperſtratas, tum propter actionis differentiam. Quae enim ab elatiore pectoris oſſis ſede incipiunt, brachium thoraci adigunt, non deorſum revellentes, quippe quum aliae fibrae obliquiorem ipſius motum deorſum verſus beant. Conſideres namque volo quatuor motus ſe mutuo conſequentes, quos ſubinde me indice conſpexiſti. Sed ponamus inter ipſos principem, quo brachium thoraci adducitur, muſculo, de quo ſermonem hic inſtituimus, ſecundum hanc figuram contracto et (ut ita di-

ταύτην ἐκδεχομένη κίνησίς σοι νοείσθω, προσάγουσα μὲν ἐπὶ τὸν θώρακα τὸ τοῦ βραχίονος ὀστοῦν ἅμα ταῖς περικειμέναις αὐτῷ σαρξὶ, παρεγκλίνουσα δ' ἀτρέμα ἐπὶ τὸ κάτω. τούτων τῶν κινήσεων ἡ μὲν προτέρα διὰ τῶν ὑψηλοτέρων τοῦ μυὸς ἰνῶν, ἡ δευτέρα δ' ὑπὸ τῶν ταπεινῶν. διαδέχεται δ' αὐτὰς ἑτέρα τρίτη κατὰ τὴν τοῦ πρώτου μυὸς ἐνέργειαν, ἣν ἀπὸ τῶν παρὰ τὸν τιτθὸν ἔφην ἄρχεσθαι χωρίων. ἄλλη δ' ἐστὶ τετάρτη κίνησις τοῦ βραχίονος, ταῖς πλευραῖς τοῦ θώρακος παρατεινομένου μακροῦ. διττὴ δ' ὑπάρχει καὶ ἥδε· μία μὲν ἐκδεχομένη τὴν τοῦ πρώτου μυὸς, ἐπαμφοτερίζουσά πως ἔτι, καὶ οἷον μικτή τις ἐκ τε τῆς ἐπὶ τὰ στήθη προσαγωγῆς καὶ τῆς ἐπὶ τὰς πλευρὰς θέσεως· ἑτέρα δ' ἀκριβῶς παρατείνουσα ταῖς πλευραῖς τὸν βραχίονα κατ' ὀρθὴν ἀπαρέγκλιτον εὐθεῖαν γραμμὴν, ἄνωθεν κάτω τεταμένην. ἑκατέρας (159) δὲ τῶν εἰρημένων ἴδιος ἐξηγεῖται μῦς, τῆς μὲν ἑτέρας αὐτῶν, ἣν ἐπαμφοτερίζειν ἔφην, ὁ ἐπιπολῆς ὑπὸ τῷ δέρματι, ὁ μικρὸς, ὃν ἡμεῖς εὕρομεν· εἰρήσεται δὲ ὑπὲρ αὐτοῦ μετὰ βραχύ· τῆς δ' ἑτέρας ὁ μέ-

cam) deducto. Hunc motum alter excipit, qui brachii os una cum obductis ei carnibus ad thoracem admovet, deorfum vero leviter declinat; ex quibus motibus prior ab elatioribus mufculi fibris, alter a demiffis administratur. Jam vero alius ipfius tertius fuccedit fecundum primi mufculi functionem, quem mufculum a regionibus prope mammas diximus incipere. Ad haec alius quartus brachii motus exiftit, quo ipfum ad coftas thoracis expanditur. Duplex autem hic quoque eft; unus, primi mufculi motum excipiens, ad utramque adhuc partem quodammodo vergit, et quafi mixtus quidam ex acceffu ad pectus et fitu prope coftas; alter exacte brachium ad coftas extendit directa linea nusquam inclinante deorfum verfus protenfa. Utrinque vero ex praedictis peculiaris praeeft mufculus, uni quidem ipforum, quem utramque in partem vergere dixi, exiguus, fumma fub cute latefcens, quem nos invenimus; fed de ipfo paulo poft agetur; alteri vero maximus indidem mufculorum,

γιστος τῶν ταύτῃ μυῶν, ὃν ἀρτίως ἔφην ἅμα τῷ κατὰ τὸ στέρνον ἐργάζεσθαι τὸ κοῖλον τῆς μασχάλης. εὐτραφέστατοι δὲ μάλιστά εἰσιν ἐπὶ τῶν γυμναστικῶν οἱ δύο μύες οὗτοι καὶ σαφεῖς ἐναργῶς. ἀλλὰ περὶ μὲν τοῦ κάτωθεν ἀναφερομένου κατὰ τὸν ἑξῆς λόγον ἐρῶ. νῦν δὲ ἐπάνειμι πρὸς τοὺς ἀπὸ τῶν τιτθῶν ἐπὶ τὴν τοῦ βραχίονος ἰόντας κεφαλὴν, ὧν τὸν μὲν πρῶτον ἔφην ἅμα τῷ κατὰ τὸ στέρνον ἐργάζεσθαι τὸ κοῖλον τῆς μασχάλης ἀπὸ τῶν κατὰ τὰς νόθας πλευρὰς ἄρχεσθαι [111] πλησίον τῶν ὑποχονδρίων, οὐ πόῤῥω που τοῦ τιτθοῦ, ταπεινῆς μὲν ἀγωγῆς αἴτιον ὑπάρχοντα τῷ βραχίονι· τούτῳ δ' ἐφεξῆς ἕτερον μῦν, ἀξιόλογον τὸ μέγεθος, ἐπαλλαττόμενον ταῖς ἰσὶ, διφυῆ πως ὑπάρχοντα, καὶ διὰ τοῦτο ἄν τινι μηδένα μῦν εἰκότως εἶναι νομισθησόμενον, ἀλλὰ δύο συμφυεῖς. ὀνομαζέσθω δ' οὖν ἡμῖν ὁ μῦς οὗτος ἐν τοῖς αὖθις λόγοις τῶν ἀπὸ τοῦ στήθους μέγιστος. ὑπόλοιπος δὲ τρίτος ἄλλος μῦς ἐστιν, ὅταν ὁ προειρημένος ἀνατμηθῇ, τότε φανερὸς γινόμενος. ἐκφύεται δὲ καὶ οὗτος ἐκ τοῦ στέρνου, καθὸ συναρθροῦνται πρὸς αὐτὸ ἡ δευτέρα καὶ τρίτη καὶ τετάρτη καὶ πέμπτη καὶ ἕκτη πλευρά,

quem nuper retuli una cum ipſo pectoris oſſis muſculo axillae concavum efficere. Sunt autem hi duo muſculi in gymnaſticis potiſſimum carnoſi inſigniter ac clare conſpicui. Verum de eo, qui ab imo ſurſum porrigitur, ſequenti oratione tractabo; nunc ad illos redeo, qui a mammis ad brachii caput accedunt, quorum primum commemoravi a coſtis ſpuriis prope praecordia, non procul a mammilla incipientem, qui humilis brachii deductionis opifex eſt. Deinde alium magnitudine notabilem. cujus fibrae aliae transverſae in alias transeunt, qui bipartitus quodammodo eſt, cujus gratia merito non unus, ſed duo connexi putandus eſt: caeterum hic muſculus in proceſſu ſermonis inter eos, qui a pectore ad brachium aſcendunt, maximus appellatur. Reſtat alius tertius, poſt diſſectionem praedicti apparens, qui ex pectore etiam ducit originem, qua ſecunda, tertia, quarta, quinta et ſexta coſta cum ipſo coarctantur;

προσαγωγῆς ὑψηλοτάτης αἴτιος τῷ βραχίονι. μετὰ τοῦτον γοῦν ἐστιν ὁ παρὰ τὴν ὑψηλὴν πλευρὰν τῆς ὠμοπλάτης ἀνατείνων ἐναργῶς ἤδη τὸν βραχίονα. προελομένῳ δή σοι χωρίσαι τοῦ θώρακος τὴν ὠμοπλάτην, ὅπερ ἐξ ἀρχῆς προὔκειτο, πρῶτος μὲν ἀνατμητέος ὁ ἀπὸ τῶν νόθων πλευρῶν ἀναφερόμενος ἄχρι τῆς διαρθρώσεως· ἐφεξῆς δὲ ὁ μέγας, ὁ τοῦ στέρνου παντὸς ἐκφυόμενος, οὗ μέρος ἔφαμεν εἶναι τὸ κατὰ τὴν μασχάλην σαρκῶδες· εἶτα τρίτος, ὑπὲρ οὗ νῦν διῆλθον, ὑπὸ τῷ δευτέρῳ κρυπτόμενος. αὐτὸς μὲν γὰρ ὁ δεύτερος ἐξ ἅπαντος τοῦ στέρνου πέφυκεν· ὁ τρίτος δὲ οὐκ ἐκ τῆς κατὰ τὴν πρώτην πλευρὰν συναρθρώσεως, οὔτ᾽ ἐκ τῆς κατὰ τὴν ἑβδόμην, ἀλλ᾽, ὡς εἴρηται πρόσθεν, ἐκ τῆς μεταξὺ χώρας τοῦ στέρνου, καθ᾽ ἣν ἡ δευτέρα καὶ τρίτη καὶ τετάρτη καὶ πέμπτη καὶ ἕκτη συναρθροῦται πλευρά. διὰ τοῦτ᾽ οὖν ὁ μὲν δεύτερος, ὅσπερ καὶ μέγιστός ἐστιν, ὅλῳ παρατείνεται τῷ μήκει τῆς κλειδὸς, τρίγωνός πως ὑπάρχων. αὕτη γὰρ ὑψηλοτάτη τῶν ὁριζουσῶν αὐτόν ἐστι γραμμῶν, ἐγκαρσίαν ἔχουσα θέσιν· ἡ δὲ κατὰ

ejusque beneficio brachium elatius thoraci admovetur. Secundum hunc fequitur, qui juxta eminentiorem fcapularum coftam evidenter jam brachium attollit. Quum itaque fcapulas a thorace animus eft feparare, quod initio propofitum eft, primus fane venit incidendus, qui a fpuriis coftis furfum usque ad articuli commiffuram porrigitur; deinde magnus, ex toto fterno procedens, cujus partem penes axillam carnofam effe diximus; poftea tertius, de quo nunc verba feci, a fecundo occultatus. Ipfe enim fecundus ex univerfo fterno exoritur; tertius autem non ex primae coftae articuli junctura, neque ex feptimae, fed, ut prius eft dictum, ex media fterni regione, qua fecunda, tertia, quarta, quinta et fexta cofta ei coarctantur. Quapropter fecundus, qui et maximus eft, toti claviculae in longum triangularis quodammodo exiftens expanditur: haec namque altiffima linea eft inter eas, quae ipfum definiunt, fitu transverfa; at a

τὸ στέρνον ἔκφυσις ὀρθία γραμμὴ τοῦ τριγώνου σχήματός ἐστι· λοιπὴ δ' ἡ τρίτη ταύτας ἐπιζεύγνυσιν. ὁ δ' ὑπ' αὐτῶν μῦς ὁ ὑψηλὸς τρίγωνος μέν ἐστι καὶ αὐτὸς, ἀλλ' οὔτε ὀρθογωνίῳ τριγώνῳ προσέοικεν, ὥσπερ ὁ δεύτερος, ἀλλ' ἀμβλυγωνίῳ μᾶλλον, ἰσχυρότερός τ' ἐστὶ πολλῷ τοῦ δευτέρου. τελευτῶσι δ' ἅπαντες οἱ εἰρημένοι τρεῖς μύες εἰς τένοντας πλατεῖς ἐμφυομένους τῷ βραχίονι. ἀλλ' ὁ μὲν τοῦ μεγάλου μυὸς ταπεινοτέραν ἔχει τὴν ἔμφυσιν, ὀρθίαν κατὰ τὸ μῆκος τοῦ βραχίονος ὑποκάτω τῆς κεφαλῆς αὐτοῦ, διττὴν ὑπάρχουσαν ὡσαύτως ὅλῳ τῷ μυΐ. τὸ μὲν γὰρ ἀπὸ τῆς ταπεινοτέρας αὐτοῦ μοίρας τὴν εἰς τὸν βραχίονα κατάφυσιν ἐκ τῶν ἔνδον ποιεῖται, θατέρου τοῦ τῶν ὑψηλοτέρων μερῶν ἀφωρμημένου ἐκ τῶν ἔξω. νευρωδεστέρου μέν πως πρώτου λεχθέντος μυὸς τένων ὑμενώδης τε καὶ λεπτὸς γιγνόμενος ἐπ' αὐτὴν ἀναβαίνει τὴν διάρθρωσιν, ἵνα πέρ εἰσιν αἱ τῆς κοιλότητος ὀφρύες, ἃς κατείληφεν ἡ μέση κεφαλὴ τοῦ κατὰ τὸν βραχίονα μυὸς τοῦ προσθίου. τοῦ τρίτου δ' ὁ τένων ἐπ' αὐτὸ τὸ ὑψηλότατον ἀνέρχεται τῆς

pectoris osse exortus, linea recta figurae triangulae est: reliqua vero tertia has conjungit. Qui sub ipsis musculus est sublimis, etiam ipse triangulus, sed neque triangulo rectangulo similis, ut secundus, verum retusiori potius; et longe gracilior est secundo. Caeterum omnes dicti tres musculi in tendines latos brachio se inserentes desinunt. Sed magni musculi tendo humilius subter brachii caput directe secundum ipsius longitudinem inseritur; estque is bipartitus musculi totius modo; tendinis enim pars, quae ab humiliori musculi sede proficiscitur, intus in brachium insertionem obtinet; quae vero ab altioribus ipsius partibus originem ducit, exterius brachio innascitur. Nervolioris sane primi dicti musculi tendo in membranosam exilitatem cessans ad ipsum conscendit articulum, ubi concavitatis supercilia seu eminentiae habentur; quas medium in brachio musculi anterioris caput occupat. Tertii vero tendo ad altissima brachii ca-

κεφαλῆς τοῦ βραχίονος, ἐμφυόμενος μάλιστα κατὰ τοῦτο τῷ περιέχοντι τὴν διάρθρωσιν υμενώδει συνδέσμῳ. τοὺς μὲν δὴ τρεῖς τούςδε μῦς ἀνατεμόντι σοι μέχρι τῆς διαρθρώσεως ἀποκεχώρισται τῶν κατὰ τὰ στήθη μερῶν ἡ ὠμοπλάτη. συνέχουσι δὲ αὐτὴν ἔτι πρὸς τὰ πλάγια μέρη τοῦ θώρακος οἱ κάτωθεν ἀναφερόμενοι δύο μύες. ὧν ὁ ἕτερος ἐπιπολῆς ὁ λεπτὸς ἐξ ὑμένων δή τινων γεννᾶται, συνημμένων τῷ κατὰ τοὺς λαγόνας δέρματι, τὴν πρώτην ἔκφυσιν ἐχόντων ἀπὸ τῶν κατ᾽ ὀσφὺν σφονδύλων· ἐντεῦθεν δὲ κατὰ βραχὺ σαρκωδῶν ἐπιστρεφομένων ἰνῶν, ἡ γένεσις αὐτῷ. τῷ δ᾽ ἑτέρῳ τῶν κάτωθεν ἀναφερομένων μυῶν, τῷ μεγάλῳ, τὴν ἀρχὴν καὶ τούτῳ τοὺς κατὰ ῥάχιν ἔχοντι σπονδύλους, καὶ μάλιστα τοὺς κατὰ τὰς νόθας πλευρὰς, πρὸς τὴν τῆς ὠμοπλάτης βάσιν οὐ μικρὰ κοινωνία. [112] κατὰ δάρσιν μὲν γὰρ ἀπολύεται· πρὶν δ᾽ ἐπιχειρεῖν δέρειν αὐτὸν, ἀκριβῶς συνέχεται πρὸς τοὺς ταύτῃ μῦς, ὡς συμπεφυκέναι νομίζεσθαι. καὶ γράφοντάς γε τοὺς ἀνατομικοὺς ἔστιν εὑρεῖν ἐνίοτε καὶ ἡμᾶς ὀνομάζοντας, ἐπιπεφυκέναι τὸν μῦν τόνδε τῷδε,

pitis emergit, hic praefertim ligamento membraneo, quod commiffuram continet, adnatus. Poftquam igitur tres hosce mufculos adusque articuli juncturam diffecueris, fcapulae a pectoris partibus feparantur. Verum duo adhuc mufculi ab imo furfum procurrentes ipfas ad thoracis latera continent. Quorum alter in fuperficie tenuis ex membranis quibusdam generatur ilium cuti connexis, quae primam ex lumborum vertebris originem deducunt; inde paulatim fibris in carnem degenerantibus mufculus hic gignitur. Alter vero magnus inter mufculos, qui ab imo furfum feruntur, initium fumens ex fpinae vertebris, quibus praecipue fpuriae coftae coarctantur, cum fcapularum bafi haud mediocre confortium obtinet, per avulfionem autem diffolvitur; priusquam vero ipfum auferre aggrederis, exacte cum mufculis inibi continetur adeo, ut connatum effe putes. Ac invenire eft anatomicos, qui fcribant, ut et nos dicimus, fupernatum effe hunc mufculum illi, etfi queat dicto nunc avulfionis mode

καίτοι ἀποδέρεσθαι δυνάμενον. ἔστι γὰρ τῷ γένει σύμφυσις καὶ ἡ τοιαύτη κοινωνία· τῷ δ᾽ εἶναι λεπτὰς τὰς ἶνας, ἥ τε περιγραφὴ σώζεται τῶν κατὰ δάρσιν ἀπολυθέντων, ἑλκωσίς τ᾽ οὐδεμία καταλείπεται. κατὰ ταύτην οὖν τὴν συνήθειαν ὁ μέγας οὗτος μῦς, ὑπὲρ οὗ νῦν ποιοῦμαι τὸν λόγον, ἀμφοτέροις λέγεται συμπεφυκέναι, τῷ τε θώρακι καὶ τῇ βάσει τῆς ὠμοπλάτης, ἀποδέρεσθαι δυνάμενος αὐτῶν. ἔστι δ᾽ ἐκ τῆς ῥάχεως ἡ ἔκφυσις αὐτοῦ συνεγὴς θατέρῳ μυῒ τῶν ὀπισθίων τῆς ὠμοπλάτης, τῷ ταπεινοτέρῳ. καθὸ γὰρ ἐκεῖνος παύεται, τὴν κορυφὴν τῆς ἐκφύσεως ὁ μῦς οὗτος λαμβάνει, τῇ κατ᾽ αὐτὸν μοίρᾳ τοῦ ῥαχίτου μυὸς ἐπιβεβλημένος. τοὺς τοίνυν προκειμένους ἐν τῷ λόγῳ τῷδε δύο μῦς τοὺς ἐκ τῶν κάτω μερῶν ἀναφερομένους ἐπὶ τὸ τοῦ βραχίονος ὀστοῦν ἀνατέμνειν μὲν, ὡς εἴρηται, κάτωθεν ἀρχόμενον, ἀκολουθήσαντα δ᾽ ἄχρι τῆς ἐμφύσεως, ἣν διὰ τένοντος πλατέος ὁ ἕτερος αὐτῶν ὁ μέγας εἰς τὸν βραχίονα ποιεῖται, κατασπᾷν ἐπὶ τὴν ἀρχὴν ἄμεινον, ἕνεκα τοῦ γνωσθῆναι σαφῶς τὴν ἐνέργειαν αὐτοῦ. καταφυόμενος

ſeparari. Etenim talis communio genere etiam coalitus eſt: quoniam autem ſibrae tenues ſunt, tum circumſcriptio eorum, quae per avulſionem liberantur, inviolata manet, tum exulceratio nulla relinquitur. Secundum hanc igitur conſuetudinem grandis hic muſculus, de quo ſermonem inpraeſentiarum facio, utrisque dicitur connaſci, puta thoraci et ſcapularum baſi, licet ab ipſis poſſit avelli. Ex ſpina ipſe prodit, alteri muſculo inter ſcapularum poſteriores demiſſiori contiguus; qua enim ille ceſſat, hic verticem exortus capit, portioni ſpinalis muſculi, qui prope ipſum eſt, injectus. Itaque propoſitos in oratione duos muſculos, qui ab imis partibus ad brachii os perferuntur, diſſecare convenit, ut dictum eſt, deorſum incipientem: verum inſecutum adusque inſertionem, quam alter ipſorum grandis per latum tendinem in brachii os molitur, ad originem detrahere eſt melius, quo ipſius functionem manifeſte internoſcas; nam, qui

γὰρ ὀλίγον κάτωθεν τῆς κεφαλῆς τοῦ βραχίονος ἐπισπᾶται κάτω πρὸς τὰς πλευρὰς αὐτόν. τούτῳ μὲν οὖν τῷ μυΐ τῶν μεγίστων ὄντι καὶ ὁ τένων ἐστὶν ἰσχυρός τε ἅμα καὶ μέγας, ἐγγὺς τῷ μεγάλῳ τῷ ἀπὸ τοῦ στέρνου μυΐ τὴν ἔμφυσιν ἔχων ἐκ τῶν ἔνδον αὐτοῦ μερῶν. τῷ δ᾽ ἑτέρῳ τῷ μικρῷ καὶ ὁ τένων μικρός ἐστιν, ἐποχούμενος τοῖς προειρημένοις τένουσιν ἐν τῷ κατὰ τὴν μασχάλην χωρίῳ, καὶ διὰ βραχυτάτης δὲ λαβῆς ἐμφυόμενος τῷ βραχίονι. πρόσεχε δ᾽ αὐτοῦ τῇ πρώτῃ γενέσει, κατὰ τοὺς λαγόνας γινομένῃ, μήπως ἐνταῦθα διασπάσας τοὺς ὑμένας ἐξαπατηθῇς ὁμοίως τοῖς πρὸ ἡμῶν, ὡς παριδὼν ὅλον τὸν μῦν ἰσχνὸν ὄντα.

Κεφ. β΄. Τούτων μέντοι τῶν μυῶν ἄχρι τοῦ τε βραχίονος ἀνατμηθέντων, ὡς εἴρηται, καὶ δι᾽ ἑνὸς μὲν δὴ ἔτι μεγάλου μυὸς ἡ ὠμοπλάτη συνέχοιτο ταῖς πλευραῖς, ὑποπεφυκότος αὐτῶν τῷ σιμῷ, καὶ δι᾽ ὀστοῦ δὲ τῆς κλειδὸς τῷ στέρνῳ· ἔτι δὲ διὰ τούτου, καὶ δι᾽ ἑτέρου μυὸς μικροῦ, καθήκοντος ἐκ τῆς κλειδὸς εἰς τὴν πρώτην πλευράν, ὃν

paulo infra brachii caput inſeritur, deorſum verſus ipſum ad coſtas attrahit. Hic itaque muſculus ex maximorum numero tendinem quoque habet validum ſimul et magnum, qui prope grandem a ſterno muſculum ab interiore ipſius parte ſe inſerit. Alter vero exiguus exilem tendinem obtinet, qui praedictis tendinibus, ubi axillae regio habetur, inſidet, ac breviſſima anſa in brachium conſeritur. Caeterum in prima ipſius origine ex iliis profecta cave, ne membranae inibi divulſae tibi, ut his, qui ante me fuerunt, imponant, tanquam gracilem muſculum totum praetereunti.

Cap. II. His vero muſculis usque ad brachium diſſectis, quemadmodum eſt dictum, et ſcapulae adhuc unius ſane grandis muſculi ipſarum partibus concavis ſubnati interventu, coſtis et oſſe claviculae intercedente ſterno continentur, connecti potuerint; praeterea et per hunc et per alium muſculum exiguum ex claviculis ad primam co-

ἀγνοήσεις καὶ διασπάσεις ὑπὸ τῇ κλειδὶ κατακεκρυμμένον, εἰ μὴ τῷδε τρόπῳ ποιήσαιο τὴν ἐγχείρησιν. ἀπότεμνε πρῶτον ἀπὸ τοῦ τῆς κλειδὸς ὀστοῦ τὸν τῆς ἐπωμίδος μῦν. ἔστι δὲ συνεχής τε καὶ συμφυὴς τῷ μεγίστῳ τῶν ἀπὸ τοῦ στέρνου κατὰ τὴν τῆς ὠμιαίας φλεβὸς χώραν, ὡς ἕνα δοκεῖν ὑπάρχειν ἀμφοτέρους. ἀλλὰ πρώτη μὲν ἡ τῶν (160) ἰνῶν θέσις ἐνδείκνυται τὴν διαφορὰν αὐτῶν· ἐπὶ δὲ ταῖς ἰσὶ καὶ οἱ τένοντες, ἔτι τε πρὸς τούτοις ἡ τοῦ τῆς ἐπωμίδος μυὸς ἐκ τῆς ὠμοπλάτης γένεσις. ὁρίζουσι γὰρ αὐτοῦ τὸ ὑψηλὸν εὐθεῖαι γραμμαὶ δύο, γωνίαν πρὸς ἀλλήλας ἐργαζόμεναι παραπλησίαν τριγώνου κορυφῇ. δύναιο δ' ἂν καὶ τῷ Δ γράμματι τὴν σύνθεσιν αὐτῶν εἰκάσαι, καὶ μέντοι καὶ τῷ γραφομένῳ κατὰ τὰς ἁμίλλας Γ, δύο καὶ τούτῳ γραμμὰς εὐθείας ἔχοντι. τῶν δὲ γραμμῶν ἡ μὲν ἑτέρα ὅλον τὸ μῆκός ἐστι κλειδὸς, ἡ δ' ἑτέρα τῆς ὠμοπλάτης ἡ ῥάχις. παρατέταται γὰρ αὐτῇ παρὰ τὸ ταπεινότατον μέρος ἡ ἑτέρα κεφαλὴ τοῦ κατὰ τὴν ἐπωμίδα μυός. [113] ἡ δ' οἷον κορυφὴ τῶν δύο πλευρῶν, ἔνθα

ftam pertinentem; quem, nifi hoc pacto diffectionem adminiftres, ignorabis et fub claviculis conditum divelles. Primum a clavicularum offe mufculum fuperiorem humeri partem amplexantem amputato; qui maximo ex fterno mufculo, qua humeralis vena porrigitur, continuus connexusque eft adeo, ut utrosque unum effe diceres. Verum fibrarum fitus primum difcrimen ipforum indicat; poft ipfas tendines; deinde mufculi in fuperiori humeri parte locati ex fcapulis origo; quippe elatiorem ipfius partem lineae duae rectae finiunt, angulum inter fe efficientes trianguli vertici perfimilem. Licet etiam compofitionem ipforum literae Δ affimilare; quin etiam ei, quae in certaminibus fcribitur, Γ, duas et ipfa lineas rectas obtinens; quarum altera tota clavicularum longitudo eft, reliqua fcapularum fpina: nam alterum altiorem humeri partem occupantis mufculi caput parte humiliore ipfi porrectum eft; at, quod veluti vertex eft duorum laterum, ubi coëunt invicem, fub

συμβάλλουσιν ἀλλήλαις, ὑπὸ τὸ ἀκρώμιόν ἐστιν. ὅταν οὖν ἀπὸ τῆς κλειδὸς ἀνατέμνων τὸ ἕτερον μέρος τοῦ μυὸς ἐπὶ τὴν ἀκρωμίαν ἀφίκῃ, τότ᾽ ἐντεῦθεν ἐπιστρέψας τὴν τομὴν, ἀνάτεμνε τὸν μῦν, ἀγκίστροις ἀνατείνων, ἀκολούθει τε τῇ συνεχείᾳ τῶν ἀνατετμημένων αὐτοῦ μορίων, ὡς, εἴγε τούτων καταφρονήσας ἄχρι τοῦ βάθους τῆς ὠμοπλάτης τεμεῖς, ἁμαρτήσεις. ὑπόκειται γὰρ ἐνθάδε μῦς ἕτερος, ἰδίαν ἔχων περιγραφὴν, κατὰ δάρσιν ἀπολυόμενος τοῦ τῆς ἐπωμίδος. ἀνατείνων οὖν ἰσχυρῶς ἀγκίστρῳ τὸ ἀνατεμνόμενον ἑκάστοτε τοῦ κατὰ τὴν ἐπωμίδα μυὸς, ὄψει ποτὲ σαφῶς τὸν ὑποκείμενον μῦν ἰδίᾳ περιγεγραμμένον. ἢν δ᾽ ἅπαξ ἐπιτύχῃς τοῦδε, ῥᾷστον ἤδη σοι τοὖργον, ὡς ἀπολῦσαί τε καὶ χωρίσαι τὸν ἐπικείμενον μῦν τόνδε τοῦ προσπεφυκότος τῷ τῆς ὠμοπλάτης ὀστῷ. καὶ μὴν καὶ ἄλλος τις αὐτῷ παραπέφυκε κατὰ τὴν πλευρὰν τῆς ὠμοπλάτης μῦς, ἀφ᾽ οὗ χωρίσεις αὐτὸν οὐ χαλεπῶς, ἢν φθάσῃς ἀκριβῶς ἀπολῦσαι τοῦ προειρημένου. μετὰ τοῦτον δ᾽ ἐστὶν ἔτι μῦς ἄλλος

humero ſummo habetur. Quum igitur alteram muſculi partem diſſecans a claviculis ad humeri ſummitatem perveneris, tunc inde convertens ſectionem muſculum hamulis elevatum praecidito, ac particularum ipſius, quas diſſecueris, continuitatem ſequere; nam, ſi his neglectis usque ad ſcapularum penitiora diſſecueris, errorem committes. Siquidem alius hic muſculus propriam circumſcriptionem continens ſubjacet, qui avulſione a muſculo ſuperiorem humeri partem occupante liberatur. Itaque hamo attollens valide, quod ex muſculo ſuperiorem humeri partem occupante continue inciditur, evidenter interdum ſubjacentem muſculum peculiariter circumſcriptum contueberis; quem ſi conſecutus ſemel fueris, ex facili jam diſſolves ac ſeparabis muſculum incumbentem ab eo, qui ſcapularum oſſi adhaereſcit. Item alius quidam ipſi juxta ſcapularum coſtam connexus eſt; a quo haud aegre ipſum, ſed a praedicto exacte prius liberatum, ſecernes. Huic ſuccedit alius inſuper

αὐτῷ παραπεφυκὼς ἐπὶ τοῦ βραχίονος ἄχρι τῆς ἐμφύσεως, ἣν εἰς τὰ πρόσω μέρη ποιεῖται κατωτέρω τῆς διαρθρώσεως. ὀρθία δ᾽ ἐστὶν ἡ ἔμφυσις, ἄνωθεν κάτω κατὰ τὴν τοῦ βραχίονος εὐθυωρίαν φερομένη. διαφέρει δ᾽ οὐδὲν εἴς γε τὰ παρόντα κατάντη καλεῖν ἢ ὀρθίαν αὐτήν. ἔστι δ᾽ ὡσαύτως ὀρθία κατὰ τὸ τοῦ βραχίονος μῆκος, ἐκ τῶν ἔνδον αὐτοῦ μερῶν παρατεταμένη, καὶ ἡ τοῦ μεγάλου τῶν ἀπὸ τοῦ στέρνου μυῶν ἔμφυσις. ἀλλ᾽ ἐκεῖνος μὲν ἔσω προσάγει τὸ κῶλον, ὁ δὲ τῆς ἐπωμίδος ἀνατείνει, μηδαμόσε παρεγκλίνων τὸν βραχίονα, μήθ᾽ ὡς πρὸς τὴν κλεῖν ἔσω, μήθ᾽ ὡς πρὸς τὰ ταπεινὰ τῆς ὠμοπλάτης ἐκτὸς, ἀλλ᾽ ἀπαρέγκλιτόν τε καὶ ἴσην ἀκριβῶς αὐτοῦ τὴν ἔκτασιν ἐργαζόμενος. ὑπάρχει δὲ τῷ μυὶ τῷδε τὸ τοιοῦτον τῆς ἐνεργείας εἶδος, ὅτι διττὰς ἔχει κεφαλὰς περιβεβηκυίας τὸ ἀκρώμιον, ὡς, εἴγε τείνοις ἐξ αὐτῶν τὴν ἑτέραν μόνην, ἤτοι γ᾽ ἐπὶ τὴν κλεῖν ἐντὸς, ἢ πρὸς τὰ ἐκτὸς τῆς ὠμοπλάτης ὁ βραχίων ἐνεχθήσεται μηκέτι ἀκριβῶς ὀρθῶς ἀνατεινόμε-

musculus, ei in brachio adhaerescens, usque dum in priores partes inferius, quam est articulus, inseratur; est autem recta insertio deorsum versus directo brachii tramite porrecta. Porro nihil ad praesentem disputationem interest, declivem dicas, an rectam ipsam. Jam vero magni a sterno orti musculi insertio similiter recta existit, in brachii longitudinem ab internis ipsius partibus protensa; verum ille introrsum membrum adigit, superiorem autem humeri partem occupans musculus attollit, nusquam brachium inclinans, neque ceu ad claviculam introrsum, neque ceu ad demissam scapularum regionem extrorsum, sed rectam aequalemque ad amussim ipsius extensionem molitur. Atque hic musculus tali actionis specie fungitur, quod duplicia habeat capita summum humerum ambientia: ut, si ipsorum alterum duntaxat tendas, vel ad claviculam interius, vel ad scapularum exteriora brachium deferatur, quum non omnino directe adhuc attollatur, sed ad latera inclinet.

νος, ἀλλ' ἐγκλινόμενος εἰς τὰ πλάγια. συμβαίνει δ' αὐτὸ τοῦτο καὶ διὰ δυοῖν κατ' αὐτὴν τὴν ὠμοπλάτην μυῶν, ὧν ὁ μὲν ὑψηλότερος, ὁ δὲ ταπεινότερος ἐκτέταται κατὰ τὸ μῆκος αὐτῆς· καὶ πρόδηλοί γε γίγνονται τοῦ τῆς ἐπωμίδος ἀνατμηθέντος, ὡς εἴρηται. τούτους δ' αὐτοὺς πάλιν ἐγχειρῶν ἀνατέμνειν, ἀπὸ τῶν κατὰ τὴν βάσιν τῶν αὐτῆς ἄρχου μερῶν, ἵνα περ αὐτῶν ἑκατέρου τὸ πέρας ἐστίν· ἐντεῦθεν δὲ προέρχου μέχρι τῆς κατὰ τὸν ὦμον διαρθρώσεως, ἀποτέμνων αὐτοὺς ἐκπεφυκότας ἀκριβῶς τοῦ τῆς ὠμοπλάτης ὀστοῦ, μέχρι περ ἂν ἑκατέρων εἰς εὖρος τὸν τένοντα πλατὺν ἴδῃς τελευτῶντα, δι' ὧν τὸν βραχίονα κινοῦσιν ἀνατείνοντες λοξὸν, ὁ μὲν εἴσω μᾶλλον, ὡς πρὸς τὴν κλεῖν, ο δ' εἰς τὰ ἐκτὸς, ὡς πρὸς τὰ ταπεινότερα τῆς ὠμοπλάτης. εἰ δ' ἅμα ταθεῖεν ἀμφότεροι, τὴν μέσην τῶν λοξῶν ἀνάτασιν ἐργάσονται τὴν εὐθεῖαν· ἣν δὴ κἀκ τοῦ τῆς ἐπωμίδος μυὸς ὁ βραχίων ἔχειν ἐλέχθη. ἐμφύεται δ' ὁ μὲν ὑψηλότερος τῶν μυῶν εἰς τὴν ἑτέραν κορυφὴν τῆς κεφαλῆς τοῦ βραχίονος, ἣν ἡ μείζων

Hoc autem ipfum per duos fcapularum mufculos etiam accidit, quorum hic elatior, ille demiffior ad ipfarum longitudinem expanfus eft; ac confpicuus uterque, mufculo fuperiorem humeri partem amplectente diffecto, quemadmodum docuimus, evadit. Caeterum hos ipfos denuo incidere aggreffus, a partibus ipfarum juxta bafin fitis exordire, ubi utriusque ipforum poftrema habentur: inde adusque humeri articulum procedito, abfcindens eos, qui plane ex fcapularum offe prodierunt, donec fingulos utrorumque tendines latos ceffare videas explicatius; quorum beneficio brachium movent obliquum attollentes, hic interius ceu ad claviculam, ille exterius, qua fcapulae dependent humilius: verum, fi utrique fimul tendantur, mediam obliquorum elevationem rectam efficiunt: quam fane a mufculo quoque, qui in fuperiori humeri parte collocatur, brachium habere dictum eft. Porro elatior mufculus in alterum brachii capitis verticem inferitur, quem majus anterioris in brachium mu-

κεφαλὴ τοῦ κατὰ τὸν βραχίονα προσθίου μυὸς ἐκτὸς ἀφορίζει· συνεχῆ δ᾽ αὐτῇ τὴν ἀπονεύρωσιν ὁ ταπεινότερος μῦς ἐμφύει τῇ κεφαλῇ τοῦ βραχίονος ἔξωθεν ἤδη μᾶλλον. [114] εἰ μὲν οὖν ἐπὶ τὴν ὅλην ἀνατομὴν τῆς χειρὸς τρέποιο, καὶ τούτους τοὺς μῦς εὐθὺς ἀνατέμνειν, ὡς εἴρηται, πειράσῃ, καὶ τοὺς ἐφεξῆς αὐτοῖς κατὰ τὴν τῆς φύσεως τάξιν. εἰ δ᾽ ἐπὶ τὸν θώρακα σπεύδοις, ἐάσας τούτους, ὡς ἔχουσιν, ἀπότεμνε τοῦ στέρνου τὴν κλεῖν, τοὺς περὶ τὴν διάρθρωσιν ὑμενώδεις συνδέσμους διατέμνων, εἶτ᾽ ἀνατείνων ἐπ᾽ ἀκρώμιον, ὡς ἀνακλᾷν ἀτρέμα, τοὺς ἄλλους ὑμένας τε καὶ συνδέσμους ἀπότεμνε, καθ᾽ οὓς τοῖς πλησιάζουσιν ἡ κλεῖς συνῆπται μορίοις, ἄχρις ἂν ἐναργῶς ἴδῃς ὑποφαινόμενον ἐκ τῶν ἔνδον τε καὶ κάτω μερῶν αὐτῆς τὸν εἰς τὴν πρώτην πλευρὰν ἐμπεφυκότα μῦν, μικρὸν μὲν τῷ μεγέθει, λοξὸν δὲ τῇ θέσει. ἡ κεφαλὴ μὲν αὐτοῦ κατὰ τὴν ὠμοπλάτην ἀνατεινομένης τῆς κλειδός ἐστιν, ἡ τελευτὴ δὲ, καθ᾽ ἣν ἐμφύεται τῇ πρώτῃ πλευρᾷ τὸ πρὸς τὸ στέρνον αὐτοῦ μέρος.

sculi caput extrinsecus determinat: caeterum humilior musculus continuam sibi nervosam propaginem in caput brachii paulo jam exterius conjicit. Si igitur ad totam manus dissectionem divertas, hos quoque musculos statim incidere, sicut dictum est, conaberis, atque ipsis proximos, prout naturae ordo postulat: sin ad thoracem properes, his, ut habent, relictis, claviculam a sterni osse tollito, membranosa circa articulum ligamenta intersecans; deinde ad summum humerum attollens, ut sensim reflectas, amputato alias membranas ac ligamenta, quibus vicinis clavicula partibus connexa est, idque tantisper facito, dum musculum ab interna infernaque ipsius parte in primam costam insertum evidenter conspicias, parvum quidem magnitudine, situ vero obliquum. Caput ipsius clavicula sursum elata juxta scapulas habetur; finis autem, quo primam costam ingreditur, pars ipsius est, quae ad pectoris os spectat.

Κεφ. γ'. Ἀποτεμὼν δὲ καὶ τοῦτον ἀπὸ τῆς κλειδὸς, φύλαττε προσκείμενον τῇ πρώτῃ πλευρᾷ. γυμνωθέντος γὰρ ὀλίγον ὕστερον τοῦ θώρακος ἀνατείνων αὐτὸν ὡς ἐπὶ τὴν αὐτοῦ κεφαλὴν, συναναςπάσεις ἐν τῷδε καὶ τὴν πρώτην πλευράν. ἔνεστι δὲ καὶ τὴν κλεῖν οὐ μόνον, ὡς εἴρηται νῦν, ἀπὸ τοῦ στέρνου χωρίζειν, ἀλλὰ καὶ τῆς ἀκρωμίας, διατέμνοντα τοὺς συνάπτοντας αὐτὴν τῇ ῥάχει τῆς ὠμοπλάτης δεσμούς. ἄλλο δὲ τρίτον ὀστοῦν ἐν πιθήκῳ μὴ ζήτει ἔξω τῶν εἰρημένων δυοῖν περάτων· οὐδὲ γὰρ οὐδ' Ἱπποκράτης ἐπ' ἄλλου φησὶν ὑπάρχειν αὐτὸ πλὴν ἀνθρώπου, καὶ προστίθησί γε τῷ λόγῳ τήνδε τὴν ῥῆσιν· Ἑτέρη γὰρ φύσις ἀνθρώπου ταύτῃ τῶν ἄλλων ζώων. ἐὰν οὖν ποτε ἀποτέμῃς κατὰ τοῦτο τὴν κλεῖν, ἀνάκλα πάλιν ἐπὶ τὸ στέρνον αὐτὴν, ἀποτέμνων τοὺς ὑμένας, οἷς συνέχεται πρὸς τὰ πλησιάζοντα. φανεῖται γάρ σοι καὶ νῦν ὁ τῆς πρώτης πλευρᾶς μῦς, ὃν ἀποτέμνων, ὡς εἴρηται, τῆς κλειδὸς, ἤτοι γ' ἀφαίρει τελέως, ἢ ἀνακλάσας ὡς πρὸς τὸ στέρνον ἔα κείμενον. ἢν δὲ δὴ ταῦτα πράξῃς, τὰ κατὰ τῆς μασχάλης

Cap. III. Hoc jam a clavicula quoque abfecto, primae coftae adhaerentem mufculum ferva. Etenim thorace paulo poft detecto, fi ipfum ceu ad caput fuum attollas, fimul interea et primam coftam furfum retrahes. Porro claviculam non tantum, ut dixi, a flerno, fed etiam ab humeri fummitate licet feparare, interfecando vincula, quae ipfam fcapularum fpinae connectunt. Aliud vero tertium os in fimia praeter commemorata duo extrema ne disquirito; neque enim Hippocrates in alio quam homine ipfum effe prodidit, additque fermoni hanc feriem: *Hominis namque natura hac parte ab aliis animantibus diverfa exiftit.* Si igitur quandoque claviculam hic abfcideris, rurfus ipfam ad fternum reflectito, membranas abfcindens, quibus cum vicinis partibus continetur; quippe et tunc apparebit primae coftae mufculus; quem abfcindens, ut monftratum eft, a clavicula, vel auferas penitus, vel ad pectus reflexum dimittas. His rite peractis, vafa axillam perreptantia et nervos

ἀγγεῖα καὶ νεῦρα τέμνε σὺν τοῖς ὑμέσιν, ὡς καὶ κατὰ τοῦτο τὸ μέρος ἡ χεὶρ τοῦ θώρακος χωρισθείη. λοιπὸν γὰρ οὐκέτ᾽ οὐδὲν αὐτὴν ἄλλο συνάπτει τῷ θώρακι πλὴν τοῦ μεγάλου μυὸς, ὃν ὑποπεφυκέναι τοῖς σιμοῖς τῆς ὠμοπλάτης ὀλίγον ἔμπροσθεν εἶπον. ἄρχεται δ᾽ ὁ μῦς οὗτος ἐκ τοῦ πρώτου σπονδύλου, κἄπειτα φέρεται κάτω δι᾽ ὅλου τοῦ τραχήλου καὶ τῆς ὠμοπλάτης ἐκείνου τοῦ μέρους, ἵνα περ ἐς ταυτὸν ἀλλήλαις ἴασιν ἥ θ᾽ ὑψηλοτέρα πλευρὰ καὶ ἡ βάσις τῆς ὠμοπλάτης, ὥστε καὶ γωνίᾳ τι παραπλήσιον ἐνταῦθά ἐστι κατὰ τὸ τῆς ὠμοπλάτης ὀστοῦν. λέλεκται δέ μοι καὶ πρόσθεν ἐπὶ τοῦτο τὸ χωρίον ἀφικνεῖσθαι μῦς ἰσχνὸς, ἐκ μὲν τοῦ κατ᾽ ἰνίον ὀστοῦ τῆς κεφαλῆς ἐκπεφυκὼς, ἐγγὺς δὲ τῇ ῥηθείσῃ γωνίᾳ τῆς ὠμοπλάτης τοῖς ἑκατέρωθεν αὐτοῦ μυσὶ συμφυόμενος. ὁ μὲν οὖν ὄπισθεν αὐτοῦ μῦς ἐστιν, ὁ τῶν ὀπισθίων τῆς ὠμοπλάτης ὑψηλὸς, ὁ δ᾽ ἔμπροσθεν, αὐτὸς οὗτος, ὑπὲρ οὗ νῦν ὁ λόγος. ἀφικνούμενος γὰρ ἐπὶ τὴν ἀρχὴν τῆς βάσεως τοῦ τῆς ὠμοπλάτης ὀστοῦ καταφύεται τούτῳ, καὶ δι᾽ ὅλου παραφύεται μέχρι τοῦ κάτω

cum membranis praecidito, ut etiam hac parte manus a thorace fejungatur; reliquum enim praeterea nullum ipfam thoraci committit, nifi grandis mufculus, quem fimis fcapularum partibus fubhaerefcere paulo ante commemoravi. Idem mufculus ex prima vertebra incipit, mox deorfum per totam cervicem defertur et eam fcapularum partem, ubi elatior cofta et fcapularum bafis invicem coeunt; ut et hic in fcapularum offe quippiam angulo perfimile habeatur. Sed antea quoque mihi dictum eft, gracilem ad hunc locum mufculum tendere, ex occipitii quidem offe natum, fed propter fcapularum dictum angulum mufculis ipfius utrinque cohaerefcentem. Itaque pofterior ipfius mufculus eft, qui inter pofteriores fcapularum mufculos eminet; anterior autem is ipfe, de quo nunc fermo eft; nam ad initium bafis fcapularum offis perveniens huic inferitur, et perpetuo usque ad inferius extremum adhaerefcit, univerfae ipfarum parti

πέρατος ὑποβεβλημένος αὐτὸς ἅπαντι τῷ σιμῷ. (161) ἀλλὰ τοῦτο μὲν ἕτερος μῦς κατείληφεν, οὗ κατὰ δάρσιν ὁ προ-[115]κείμενος ἐν τῷ λόγῳ μῦς ἀπολύεται. συμπέφυκε δὲ τῇ βάσει μόνῃ τῆς ὠμοπλάτης ὁ μῦς οὗτος, ὑπὲρ οὗ ποιοῦμαι τὸν λόγον. ἐνέργεια δ' αὐτοῦ, τοῖς μέσοις τῶν πλευρῶν, ἔνθα μάλιστά εἰσιν ἑαυτῶν κυρτόταται, καταπεφυκότος, ἀνασπᾷν τὸν θώρακα σύμπαντα πλὴν τῶν κάτω περάτων, ἃ τὸ διάφραγμα δειχθήσεται κινοῦν. συγκινεῖται μὲν οὖν ἐνίοτε βραχύ τι κἀκεῖνα τοῖς ἄνω κατὰ τὰς σφοδρὰς ἐνεργείας τοῦ μυὸς, ὥσπερ γε καὶ τῷ διαφράγματι τῶν ὑπερκειμένων ἔνια συγκινεῖσθαι πέφυκεν ἀμυδρῶς. τὸ μέντοι σύμπαν αὐτοῦ τῆς ἐνεργείας ἐν ἐκείναις μάλιστα φαίνεται ταῖς πλευραῖς, εἰς ἃς καταπέφυκεν· ἔσχισται γὰρ ὥσπερ εἰς δακτύλους τινὰς ἐμφυομένους αὐταῖς, οὐ συνεχὲς οὐδ' ἄσχιστον ἔχων τὸ ταύτῃ πέρας, ὥσπερ οἱ πλεῖστοι τῶν μυῶν, ἀφικνεῖταί τε μέχρι τῶν νόθων, ἁπάσας τὰς ὑπερκειμένας αὐτῶν ἀνασπῶν. ἑκατέρωθεν δ' αὐτοῦ μῦς ἕτερός ἐστιν, ὁ μὲν ἐν τοῖς πρόσω τοῦ θώρακος, ὁ δ' ἐν

concavae fubjectus. Verum hanc alius mufculus comprehendit, a quo per avulfionem praedictus in oratione mufculus diffolvitur: hic autem mufculus, de quo verba facio, foli fcapularum bafi connexus eft. Functio autem ipfius mediis coftarum, qua maxime curvantur, injecti eft thoracem univerfum praeter inferiora extrema revellere, quae feptum transverfum movere docebimus. Jam illa quoque interdum cum fupernis in vehementibus mufculi functionibus nonnihil moventur, quemadmodum et nonnulla ex iis, quae fepto transverfo fuperftrata funt, obfcure folent commoveri. Summa vero ipfius functionis in illis potiffimum coftis eft confpicua, in quas conferitur; hic enim fciffus eft veluti in quosdam digitos ipfis infertos, non contiguum neque individuum inibi extremum obtinens, quemadmodum plurimi mufculi, et usque ad fpurias coftas pertendit, omnes ipfis fuperpofitas furfum verfus attrahens. Alii autem mufculi utraque ipfius parte finguli continentur: hic in anteriore thoracis

τοῖς ὀπίσω, τὰς πλευρὰς ἀνασπῶντες, ὥστ᾽ εἶναι τρεῖς μῦς τούσδε τοῦ θώρακος ὑψηλοτέρους. οὕτως γὰρ αὐτοὺς ὀνομάζω, τὸν μὲν ὀπίσθιον, τὸν δ᾽ ἐμπρόσθιον, τὸν δὲ μέσον. ἔστι δ᾽ ὁ μέσος, ὑπὲρ οὗ διῆλθον ἀρτίως, ἀμφοῖν ἅμα συντεθειμένος. καὶ διὰ μόνης γε τῆσδε τῆς συζυγίας τῶν μέσων μυῶν κινούμενος ὁ θώραξ αὐτάρκως ὑπηρετεῖ τῷ ζώῳ. μαθήσῃ δὲ τὴν ἐγχείρησιν ἐν ταῖς ἐπὶ τῶν ζώντων ἀνατομαῖς. ἡ δ᾽ ἑτέρα συζυγία τῶν προσθίων μυῶν ἄρχεται μὲν ἐκ τοῦ δευτέρου σπονδύλου, πάντων δ᾽ ἐφεξῆς τῶν ἄλλων ἐκπεφυκυῖα δι᾽ εὐρώστων συνδέσμων ἐμπέφυκε ταῖς πρώταις πέντε πλευραῖς τοῦ θώρακος, ὥσπερ γε καὶ ἡ ὑπόλοιπος ἡ τρίτη τῶν ὑμενωδῶν μυῶν, καὶ γὰρ καὶ ταύτην δέχεσθαι δύνανται τὴν ἐπωνυμίαν, ἄρχεται μὲν ἀπὸ τῆς ἀκάνθης τῶν τελευταίων ἐν τραχήλῳ τριῶν σπονδύλων ἅμα τῷ πρώτῳ τοῦ μεταφρένου, σύνδεσμον ὑμενώδη τὴν κεφαλὴν ἑκάτερος αὐτῶν ἔχων ἐπεστορεσμένην τοῖς ῥαχίταις μυσίν. ὅταν δὲ ἀποχωρίσῃς αὐτὸν, πρῶτον ἶνες ἐπιφυόμε-

regione, ille in pofteriore, coftas furfum revellentes; ut hi tres thoracis mufculi fint elatiores. Ita fiquidem ipfos nomino, alium pofteriorem, alium anteriorem, alium medium; eft porro medius, de quo nuper differui, in medio amborum collocatus. Ac quum thorax folo hoc mediorum mufculorum conjugio movetur, abunde fatis animanti fubfervit; difces autem adminiftrationem in viventium diffectionibus. Altera anteriorum mufculorum conjugatio ex fecunda cervicis vertebra incipit; fed ab omnibus aliis confequentibus exorta in quinque priores thoracis coftas per valida ligamenta fe inferit, quemadmodum etiam reliqua tertia conjugatio mufculorum membranae modo fubtilium; etenim hanc quoque appellationem poffunt accipere. Incipit quidem a fpina extremarum trium colli vertebrarum et primae fimul dorfi, membraneum ligamentum, caput uterque ipfarum fpinalibus mufculis inftratum continens. Ubi vero ipfum feparaveris, primum fibrae tenues ligamento infertae mu-

ναὶ λεπταὶ τῷ συνδέσμῳ γεννῶσι τὸν μῦν, ἐπὶ μὲν τῶν πιθήκων ἐσχάτως ἄῤῥωστόν τε καὶ λεπτὸν, ἐπὶ δὲ τῶν ἄλλων ζώων καὶ μάλιστα ὑῶν καὶ κυνῶν ἰσχυρότερον· ἔστι δὲ καὶ ταῖς ἄρκτοις ὡσαύτως ἅπασί τε τοῖς καρχαρόδουσιν εὐρωστότερος οὗτος ὁ μῦς οὐκ ὀλίγῳ τοῦ κατὰ τοὺς πιθήκους. ἐπιφύεται μὲν οὖν τῇ τρίτῃ πλευρᾷ, καταπέφυκε δ᾽ εἰς τὴν τετάρτην τε καὶ πέμπτην καὶ ἕκτην καὶ ἑβδόμην· καὶ εἰ λαβόμενος αὐτοῦ τῆς κεφαλῆς ἕλκοις ἐπ᾽ αὐτὴν, τὰς πλευρὰς ἀνασπωμένας θεάσῃ καὶ διαστελλούσας τὸν θώρακα. ταὐτὸν δὲ κἀπὶ τοῦ μέσου τε καὶ προσθίου μυὸς ἐργασάμενος, ἀναλόγους αὐτῶν τοῖς μεγέθεσι τὰς διαστάσεις τοῦ θώρακος ὄψει γιγνομένας. αὗται μὲν οὖν τρεῖς συζυγίαι τῶν ὑψηλῶν τοῦ θώρακός εἰσι μυῶν ἀναπνοῆς δημιουργοί. τετάρτη δ᾽ ἐπ᾽ αὐταῖς ἡ τῶν πρώτων πλευρῶν· ὄψει γὰρ ἀνατείνων αὐτοὺς κατὰ τὴν ἀρχαίαν θέσιν ἀνασπώμενα μὲν τὰ τῶν πρώτων πλευρῶν ὀστᾶ, διαστελλόμενον δὲ τὸ ταύτῃ μέρος τοῦ θώρακος. δύο δ᾽ ἄλλαι μυῶν συζυγίαι, γεγυμνωμένου τοῦ θώρακος, ὡς εἴρηται, φανοῦνται κατὰ τὸ μῆκος, ἡ μὲν τῆς ῥάχεως,

fculum generant, in fimiis nimis quam invalidum tenuemque; in aliis animantibus, praefertim fuibus et canibus, valentiorem; jam urfis pariter et omnibus ferratis dentibus praeditis non paulo validior ineft hic mufculus eo, qui in fimiis vifitur. Supernafcitur igitur tertiae coftae; in quartam, quintam, fextam et feptimam inferitur; et, fi caput ipfius prehenfum in fe attraxeris, coftas furfum convelli diftendique thoracem fpectabis; idem et in medio prioreque mufculo molitus, paria ipforum magnitudine intervalla thoracis fieri confpicies. Hae igitur tres fublimium thoracis mufculorum conjugationes funt refpirationis opifices; quarta deinde in primis coftis exiftit; nam ad priftinam fedem ipfos attollens priorum fane coftarum offa retrahi furfum verfus fpectabis, partem vero thoracis, quae hic eft, relaxari. Caeterum alia duo mufculorum paria, thorace detecto, ut indicatum eft, juxta longitudinem apparebunt; hoc fpinae, illud fterni

ἡ δὲ τοῦ στέρνου παρατεταμένη· σαρκωδῶν μὲν ὅλων ἡ παρὰ τὴν ῥάχιν, ἁπάσαις δ' ἐπιβεβλημένη ταῖς πλευραῖς τοῦ θώρακος ἐγγὺς τῶν ῥαχιτῶν μυῶν, ὑμενωδῶν δὲ ἡ παρὰ τὸ στέρνον, ὅτι μὴ τὸ ἄνω πέρας αὐτῶν ἐστι σαρκῶδες· ἀλλὰ καὶ τοῦτο παντάπασιν ὀλίγην ἔχει τὴν σάρκα. τὸ δ' οὖν ὑμενῶδες αὐτῶν οὐ κατὰ τοὺς ἄλλους ὑμένας [116] ἐστὶ τὴν ῥώμην, ἀλλ' οἷα σύνδεσμός τις ἢ τένων πλατὺς εὔρωστος ἱκανῶς ὑπάρχει διαφύσει γραμμῆς λευκῆς. ᾗ δὲ ἀνέχουσι διοριζόμενοι ἀπὸ τοῦ κατ' ἐπιγάστριον ὀρθίου μυὸς, ἐγκαρσία ἐστὶν ἡ διάφυσις αὕτη, παρὰ τὸ ξιφοειδὲς ὀστοῦν ἐπιπεφυκυῖα τῷ χονδρώδει τῆς ἐνταῦθα νόθης πλευρᾶς, ἡ μὲν ἐν τοῖς δεξιοῖς, ἡ δ' ἐν τοῖς ἀριστεροῖς κειμένη, καθ' ἑκάτερον μῦν μία. καί που καὶ πρόσθεν αὐτῆς ἐμνημόνευσα, φείδεσθαι κελεύων ἐν τῇ τῶν ἀπὸ τοῦ στέρνου μυῶν ἀνατομῇ· τούτοις γὰρ ὑποβέβληται, καὶ τούτοις συναφαιρεῖται, καὶ διὰ τοῦτο ἀγνοεῖται τοῖς ἀνατομικοῖς. ἔστι δ', ὡς εἴρηται, συνεχὴς ὁ τένων οὗτος τῷ κατ' ἐπιγάστριον ὀρθίῳ μυΐ, τοῖς πέρασι τῶν πλευρῶν

expanſum; quod juxta ſpinam eſt, carnoſis in totum partibus conſtat, omnibus thoracis coſtis prope ſpinales muſculos ſuperpoſitum: quod autem juxta ſternum habetur, membranoſis, niſi quod ſuperior ipſorum finis carnoſus ſit, quanquam et hic paucam adeo carnem obtineat. Quod itaque membraneum ipſorum eſt, non pro aliarum membranarum robore, ſed veluti ligamentum quoddam vel tendo latus egregie validus albae lineae diductu habetur; qua autem aſcendunt, diviſi a recto abdominis muſculo, diductus hic tranſverſus eſt, et juxta os xiphoïdes cartilaginoſae eius loci ſpuriae coſtae parti eſt injectus, partim dextra regione, partim ſiniſtra, in utroque muſculo unus, cujus etiam antea quodam in loco memini, praecipiens in muſculorum ſterni diſſectione ab eo abſtinendum; his ſiquidem ſubhaereſcit, et cum his aufertur, unde etiam anatomicis ignoratur. Caeterum tendo hic recto abdominis muſculo continuus, ut dixi, eſt,

ἅπασι τοῖς πρὸς τὸ στέρνον ἀνήκουσιν ἐπιβεβλημένος. ἀνήκει δ' ἄχρι τῆς πρώτης πλευρᾶς ἐπὶ πάντων τῶν ζώων ὁ μῦς οὗτος, ἔνθα καὶ σαρκώδης ὁρᾶται, καί τι πλάτος λαμβάνει λεπτῆς σαρκὸς ἐπιτρεφομένης τῷ τένοντι, καὶ κατὰ τὰ πλάγια μέρη μάλιστα, καθ' ἃ μὲν τοῦ μεταφρένου ἡ πρώτη πλευρὰ φέρεται, τῆς πρὸς τὸ στέρνον ἀποχωροῦσα διαρθρώσεως. ὁμοίαν δὲ τῷ μυῒ τῷδε καὶ ὁ ἕτερος ἔχει τὴν ἐνέργειαν, ὁ τῷ ῥαχίτῃ παρατεταμένος, οὔτ' ἐπιμιγνύμενος οὕτως πρὸς ἕτερον μῦν, ὥστε μέρος εἶναί τινος ἄλλου νομισθῆναι δυνάμενος, ὥσπερ ὁ παρὰ τῷ στέρνῳ τοῦ κατ' ἐπιγάστριον, ἀλλὰ συναρχόμενός τε καὶ συμπαυόμενος τῷ θώρακι κατὰ περιγραφὴν ἰδίαν στρογγυλωτέραν μᾶλλον, ἤπερ πλατυτέραν. ἐπιφύεται δὲ αὐτοῦ τῷ ῥαχίτῃ μυῒ τὸ κάτω πέρας, ἐπιστρεφόμενον λοξὸν ὀπίσω, ὥστ', ἐπειδὰν ταθῇ, προστέλλειν τε καὶ σφίγγειν εἴσω τὰς πλευράς. ἔοικε δὲ χρῄζειν αὐτῶν ἡ φύσις, ὅταν ἰσχυρῶς δεήσῃ συστέλλειν τὸν θώρακα, καθ' ὃν καιρὸν ὁρῶνται καὶ οἱ κατ' ἐπιγάστριον ἐνεργοῦντες μύες. ἀλλὰ περὶ μὲν ἐκείνων αὖθις εἰρήσεται.

omnibus coftarum terminis, qui ad fternum pertinent, incumbens. Porro mufculus hic in omni animantium genere ad primam coftam usque pertendit, ubi et carnofus vifitur, et latitudinem quampiam tenui carne tendini fupernutrita accipit, idque in lateribus potiffimum, per quae prima cofta ad dorfum defertur ab articulo, quo pectoris offi jungitur, recedens. Iam vero alius mufculus huic fimilem habet functionem, fpinali porrectus, neque fic alteri mufculo commixtus, ut alterius cujusdam pars effe putari queat, ficut in fterno fitus ejus, qui in abdomine habetur; verum fimul cum thorace et incipit, et ceffat peculiari circumfcriptione orbiculata magis, quam latiore; caeterum finis ipfius inferior fpinae mufculo obhaerefcit, obliquus in pofteriora vergens, ut tenfus coftas intro contrahat ftringatque. Atqui indigere ipfis natura videtur, quoties thoracem vehementer comprimere defideret; quo tempore etiam abdominis mufculi functionem obire videntur. Sed de his poftea agemus.

λοιπὴ δ᾽ ἄλλη μία μυῶν συζυγία διφυής ἐστι τοῦ θώρακος ἐκτὸς, ἡ κατὰ τὰς υστάτας πλευρὰς κατασπῶσα τὸ ταύτῃ πέρας τοῦ θώρακος. ἡ κεφαλὴ δὲ καὶ ταύτης ἑνὶ τῶν κατ᾽ ἐπιγάστριον ἐπιμίγνυται μυῶν, ὑπὲρ ἧς σαφέστερον, ὅταν ἐκείνους ἀνατέμω, διηγήσομαι. νυνὶ δὲ ἀρκείτω γε τοσοῦτον εἰπεῖν, ὡς κατασπᾷ τὴν ἐσχάτην πλευρὰν τοῦ θώρακος ὁ μῦς οὗτος ἅμα τῇ μετὰ ταύτην ἐπὶ τῶν πλείστων ζώων καὶ μάλιστα τῶν καρχαροδόντων· ἐξήκει δ᾽ ἐνίοτε καὶ πρὸς τὴν τρίτην. ὀνομάζω δὲ ἐσχάτην πλευρὰν νῦν, οὐ τὴν ὄντως νόθην, τὴν μικρὰν, ἥτις ἀποκεχώρηκε τῶν ἄλλων ἐπιπέφυκέ τε τῷ σαρκώδει τοῦ διαφράγματος, ἀλλὰ τὴν μετ᾽ αὐτὴν, ᾗ σαφὴς ἤδη λεπτὸς ὑμὴν ἔνδοθεν ὑποτέταται συνεχὴς τῷ πάσας τὰς πλευρὰς ὑπεζωκότι. περὶ μὲν δὴ τούτου τοῦ μυὸς ὀλίγον ὕστερον εἰρήσεται σαφέστερον.

Κεφ. δ΄. Ἐν δὲ τῷ παρόντι καιρὸς ἤδη περὶ τῶν μεσοπλευρίων ὀνομαζομένων διέρχεσθαι μυῶν, ὧν οὐδ᾽ αὐτῶν ἔγνωσαν οὔτε τὴν φύσιν οὔτε τὴν ἐνέργειαν οἱ περὶ

Supereſt aliud unum muſculorum par extra thoracem bifidum, quod in extremis coſtis thoracis inibi finem deorſum verſus detrahit; caput quoque huius uni inter abdominis muſculos admiſcetur, de quo clarius, quum illos incidam, tractabo. In praeſentia tantum dixiſſe ſufficit, quod hic muſculus extremam thoracis coſtam deorſum ſimul cum alia, quae poſt ipſam habetur, in plurimis animantibus et maxime ſerratis detrahit; interdum vero ad tertiam quoque excedit. Nomino autem extremam nunc coſtam, non parvam illam, revera ſpuriam, quae ab aliis abſcedit et carnoſae parti ſepti tranſverſi obducta eſt, ſed ipſi proximam, cui manifeſta jam membrana tenuis intus ſubtenditur, ei continua, quae omnes coſtas ſuccingit. De hoc ſane muſculo paulo poſt dilucidius agetur.

Cap. IV. In praeſenti vero opportunum eſt de muſculis intercoſtalibus nominatis ſermonem exequi: quorum neque ipſorum naturam vel actionem anatomici profeſ-

τὰς ἀνατομὰς δεινοὶ, καθάπερ οὐδὲ τῶν προειρημένων ἁπάντων, ὑφ᾽ ὧν ὁ θώραξ ἐλέχθη κινεῖσθαι. μέχρι τοσούτου γοῦν ἥκουσι τῆς γνώσεως τῶν μεσοπλευρίων μυῶν, ὡς ἐπιτετάσθαι τὰς ἶνας αὐτῶν, οὐ κατὰ τὸ μῆκος τῶν μυῶν ἀπὸ τῆς ῥάχεως ἐπὶ τὸ στέρνον ἐκτεταμένας, [117] ἀλλ᾽ ἐκ τῆς ἑτέρας εἰς τὴν ἑτέραν διηκούσας· οὔτε δὲ, ὅτι λοξὴν τὴν θέσιν ἔχουσιν, οὔθ᾽, ὅτι διφυεῖς εἰσιν, ἐναντίαν λοξότητα τῶν ἐκτὸς ἰνῶν ἐχουσῶν ταῖς ἔνδον, ἔγραψέ τις αὐτῶν. ὅπου δὲ τοῦτο ἠγνόη(162)σαν, εὔδηλον, ὡς οὐδὲ περὶ τῆς ἐνεργείας ἔγνωσάν τι. νυνὶ μὲν οὖν ἀρκέσει τὴν φύσιν αὐτῶν ἐπιγνῶναι μόνον. ἐπειδὰν δὲ περὶ τῆς ἐπὶ ζῶντος ἔτι τοῦ ζώου γιγνομένης ἀνατομῆς τοῦ θώρακος ὁ λόγος ᾖ μοι, καὶ περὶ της ἐνεργείας αὐτῶν εἰρήσεται, καίτοι κἀν τῇ περὶ τῶν τῆς ἀναπνοῆς αἰτιῶν πραγματείᾳ πάντων ἤδη τῶν κινούντων τὸν θώρακα μυῶν ἐδήλωσα τὴν ἐνέργειαν. ἀλλ᾽ ἔν γε τῇ νῦν διεξόδῳ τοσοῦτον ὑπὲρ αὐτῶν ἱκανὸν εἰπεῖν, ὅτι, τῶν προειρημένων ἁπάντων ἀφῃρημένων μυῶν, ἡ θέσις τῶν ἰνῶν ἐναργῶς φαίνεται λοξὴ πᾶσι τοῖς κατὰ τὰ μέσα πλευ-

fores cognoverunt, ficut nec omnium praedictorum, a quibus moveri thoracem retulimus. Tantillum enim in mufculis intercoftalibus fcientiae habent, ut fibras ipforum, non ad mufculorum longitudinem a fpina ad fternum protenfas, fed ex alia ad aliam pertinere norint. Neque vero, quod obliquum habeant fitum, neque quod bipartitae fint, externis fibris obliquitatem intimis contrariam habentibus, quisquam ipforum confcripfit. Quoniam autem hoc ignorarunt, evidens argumentum eft, nec de functione quicquam intellexiffe. Nunc igitur fatis erit naturam ipforum duntaxat cognofcere. At quum de diffectione thoracis in animante adhuc vivo celebrata fermo mihi fuerit, functionem ipforum peragam; quamvis etiam in opere de refpirandi caufis omnium jam mufculorum thoracem moventium actionem explicuerim. Verum in hac enarratione tantum de ipfis dicere fuffecerit, quod, mufculis omnibus, quos percenfui, ablatis, fitus fibrarum manifefto apparet obliquus, fi omnes intercofta-

ρία μυσίν. ἄρξασθαι δὴ χρὴ τῆς ἐπισκέψεως αὐτῶν ἀπὸ τῶν ῥαχιτῶν μυῶν καὶ θεάσασθαι τῶν δύο περάτων ἑκάστης ἰνὸς τὸ μὲν ὑψηλότερον ἐγγυτέρω τῶν ῥαχιτῶν, τὸ ταπεινότερον δὲ ἐπὶ πλέον ἀποκεχωρηκὸς, ὡς ἂν λοξῆς ἐπὶ τὸ πρόσω φερομένης ἑκάστης ἰνὸς, οὐκ ὀρθῆς ἄνωθεν κάτω τεταμένης. εἰ δὲ καὶ τοὺς ῥαχίτας ἐκτέμοις, ὄψει κἀνταῦθα τὰς ὑποβεβλημένας αὐτοῖς ἶνας ὁμοίως λοξάς. ἔστω δὲ καὶ τὸ ζῶον ἰσχνὸν καὶ παλαιὸν, ἐφ᾽ οὗ ταῦτα χρὴ θεάσασθαι. μάλιστα γὰρ ἐπὶ τούτων ἐναργῶς ὁρᾶσθαι πεφύκασιν αἱ τῶν μυῶν ἶνες· ἐπὶ δὲ τῶν νέων τε καὶ λιπαρῶν ζώων ἥ θ᾽ ὑγρότης καὶ τὸ πλῆθος τῶν σαρκῶν ἐγκαλύπτουσι τὰς ἶνας. εἰ δὲ μὴ μόνον ἰσχνὸν εἴη καὶ παλαιὸν, ἀλλὰ καὶ μέγα τὸ ζῶον, ἐναργέστατα θεάσῃ τῶν ὀστῶν ἐκπεφυκότας συνδέσμους λεπτοὺς ἰνώδεις, οἷς ἡ σὰρξ ἐπιτέθραπται, παραπλησίου τοῦ θεάματος ὄντος τῷ κατὰ τοὺς ταλάρους τε καὶ τἄλλα πλόκαμα, καθ᾽ ἃ τὸ γάλα πηγνύουσιν οἱ περὶ τὰ τοιαῦτα δεινοί. ταῖς μὲν οὖν σχοίνοις ἀνάλογόν μοι τίθει τὰς διεκπεφυκυίας τῶν ὀστῶν ἶνας, ἃς

les muſculos respicias. Examen profecto ipſarum a ſpinalibus muſculis incipies, et duo cujusque fibrae extrema contuebere, altius prope ſpinales magis ſitum, demiſſius inde longius remotum, tanquam ſingulis fibris oblique in priora non recto tramite deorſum verſus procurrentibus. Praeterea ſpinalibus exemptis, fibras quoque ſimiliter obliquas ibidem ipſis ſubjectas ſpectabis. Verum macilentum vetusque animans eſt, in quo haec inſpicere oporteat; quippe in his praeſertim muſculorum fibrae clarius ſolent conſpici; nam juvenilium pinguiumque animalium fibrae tum humiditate, tum carnis copia conteguntur. At, ſi non modo macilentum vetusque animal fuerit, ſed etiam grande, evidentiſſime videbis ligamenta ex oſſibus orta tenuia et fibroſa, quibus caro obducta eſt. Hoc non aliter fieri cernitur, quam in calathis alisque fiscellis, in quibus lac harum rerum periti coagulant. Finge igitur, ſibras ex oſſibus orientes (quae liga-

συνδέσμους ὠνόμασα, διότι τὴν γένεσιν ἐξ ὀστῶν ἔχουσι, τῷ γάλακτι δ' αὐτῷ τὸ αἷμα καὶ τῷ τυρῷ τὴν σάρκα, γινομένην, ὡς ἐκεῖνος ἐκ γάλακτος, οὕτως ταύτην ἐξ αἵματος. ἀρξάμενον οὖν, ὥς ἔφην, ἀπὸ τῶν κατὰ ῥάχιν χωρίων ἀκολουθεῖν χρὴ ταῖς ἰσὶν, ἐπισκοπούμενον ἑκάστην, ὅπως ἐστὶ λοξή. οὕτως γάρ σοι πράττοντι συμβήσεται κατὰ τὴν ὄψιν αὐτῶν ἀεὶ καὶ μᾶλλον ἐπὶ τὸ στέρνον προχωροῦντι θεάσασθαί ποτε μεταπίπτουσαν ἅμα τῇ τῶν πλευρῶν ἐπιστροφῇ καὶ τὴν τῶν ἰνῶν θέσιν. οὐ γὰρ, ὥσπερ ἐξ ἀρχῆς ὥρμησεν ἕκαστον ὀστοῦν ἀπὸ τῆς ῥάχεως, ἐπὶ τὸ στέρνον ἀφικνεῖται λοξὸν, ἐγκεκλιμένον ἀπὸ τῶν ὑψηλοτέρων τοῦ ζώου μερῶν ἐπὶ τὸ ταπεινότερον· ἀλλ' ὅταν ἐγγὺς ἤδη τοῦ στέρνου φαίνηται, χόνδρος ἀντ' ὀστοῦ γενόμενον ἑτέραν ἴσχει θέσιν ἐναντίαν τῇ πρώτῃ, λοξὸν αὖθις ἐπιφερόμενον ἐπὶ τὸ στέρνον, ᾧ συναρθροῦται. κατὰ τοῦτ' οὖν αὐτὸ τὸ μέρος, ἵνα πρῶτον ὁ χόνδρος γεννᾶται, κυκλοτερὴς μέν πως μᾶλλον, οὐ κατὰ γωνίαν, ἡ καμπή γ' ἐστὶ ταῖς πλευραῖς· ὑπεναντίαν δὲ θέσιν ἔχουσιν αἱ ἶνες, ἐκ τῆς ταπεινοτέρας ἐπὶ τὴν ὑψηλοτέραν ἐπιφερόμεναι

menta nominavi, eo quod ex offibus proveniant) juncis refpondere, lacti vero ipfi fanguinem, et cafeo carnem proportionari; nam, ut ille ex lacte, ita haec ex fanguine nafcitur. Aufpicatus igitur a fpinae partibus, ut dixi, fibras fequeris, obliquum uniuscujusque fitum confiderans. Ex qua re fiet, ut, dum ipfas infpicis ac ad fternum magis femper abfcedis, etiam fibrarum fitum nonnunquam cum coftarum converfione variare cernas. Non enim, ut unumquodque coftae os a fpina prodiit, ad fternum obliquum porrigitur, ab elatioribus animantis partibus ad humiliores inclinans, fed, ubi prope fternum jam cartilago offis vice creata appareat, alium obtinet fitum priori contrarium, oblique rurfum ad pectoris os cui coarctatur, pertendens. In hac igitur ipfa parte, ubi cartilago primum gignitur, circulatim quodammodo magis, non in angulum, coftae flectuntur; fibrae autem ex imo furfum obliquius perlatae fubcontrariam obti-

λοξαί. καὶ γὰρ τοῦτο κατὰ πάσας αὐτὰς, πλὴν ἐκείνων μόνων, ὧν συναρθροῦται τῷ στέρνῳ τὰ πέρατα· μονοειδὴς γάρ ἐστι τούτων τῶν πλευρῶν ἡ ἐξ ἀρχῆς ἄχρι τελευτῆς φορὰ, μηδεμίαν ἔχουσα καμπὴν, οἵαν ἴσχουσιν αἱ τῷ στέρνῳ συναρθρούμεναι. καὶ τοίνυν καὶ καλοῦσι τὰς πλευρὰς ἐκείνας νόθας, τελευτώσας μὲν εἰς ἀξιόλογον χόνδρον, ἐκπεφυκὸς δ' ἐχούσας ἑαυτῶν τὸ διάφραγμα, καὶ τόν τε χόνδρον ἑκάστου οἷον πρόβλημά τι τῆς ἐκφυσεως αὐτοῦ. [118] προνοητικῶς κἀνθάδε τῆς φύσεως, ὥσπερ κἀπὶ τοῖς ἄλλοις ἅπασιν, ἐκφυούσης τὸ διάφραγμα, μήτ' ἐκ τῶν ἔξω μερῶν ἑκάστης πλευρᾶς, μήτε ἐκ τοῦ πέρατος, ἀλλ' ἐκ τῶν ἔνδον ἅμα καὶ πρὸ τοῦ πέρατος. αὗται μὲν οὖν αἱ πλευραὶ τὴν τῶν ἰνῶν θέσιν ἄνωθεν κατὰ λοξὴν ἐγκεκλιμένην ἔχουσιν. αἱ δὲ τῷ στέρνῳ συναρθρούμεναι τῇ τῆς φορᾶς μεταπτώσει συμβάλλουσι τὰς ἶνας. ἐκ μὲν δὴ τῶν ἔξω μερῶν αἱ τῶν μεσοπλευρίων ἶνες, ὡς ἔχουσι φύσεως, ἐκ δὲ τῶν ἔνδον ἐναντίως κατὰ τὴν τοῦ Χ γράμματος ἰδέαν τέμνουσι τὰς ἐκτός. ἐγχειρήσεις δὲ καὶ τῇ τούτων ὄψει,

nent pofituram. Etenim id in omnibus ipfis coftis cernitur, fi illas duntaxat exceperis, quarum extrema fterno non committuntur; uniformis enim harum coftarum ab initio adusque finem latio exiftit, nequaquam flexilis, ut quae cum pectore coarctantur; atque hac ratione coftas illas appellant fpurias, in notabilem definentes cartilaginem, quae exortus fepti transverfi, ex ipfis principium ducentis, veluti propugnaculum quoddam exiftit. Quippe et hic, ficut in aliis omnibus, providens natura fuit, quae feptum transverfum, neque ab externa fingularum coftarum parte, neque ab extremo, fed intrinfecus fimul et ante finem produxerit. Hae igitur coftae fibrarum fitum fuperne deorfum oblique declinantem tenent; quae vero pectori committuntur, fibras pro lationis varietate committunt. Ab externis fane partibus intercoftalibus fibrae hanc naturam fortiuntur; quae vero in partibus internis habentur, contrario modo, juxta X literae figuram, exteriores fecant. Porro has quoque, coftis a fterno diremp-

τὰς πλευρὰς ἀπολύσας τοῦ στέρνου· φανεῖται γὰρ οὕτως ἡ τ᾽ ἐντὸς εὐρυχωρία τοῦ θώρακος ἅπασα, καὶ σὺν αὐτῇ τὸ τῶν ἰνῶν σχῆμα. πρὸς δὲ τὸ τῆς διαγνώσεως ἕτοιμον ἀνάκλα ἁπάσας ἐπὶ τὴν ῥάχιν. αἱ μὲν δὴ νόθαι κἀκ τῶν ἔνδον μερῶν ἐκφανοῦνταί σοι, δι᾽ ὅλων ἑαυτῶν ἔχουσαι τὸ τῶν ἰνῶν εἶδος ἔμπαλιν ταῖς ἐκτὸς ἐκ τῆς ταπεινοτέρας πλευρᾶς ἐπὶ τὴν ὑψηλοτέραν ἀναφερομέναις λοξῶς· αἱ δ᾽ ἄλλαι πᾶσαι διττὸν, ἄχρι μὲν τῶν χόνδρων, ὅπως αἱ νόθαι, δι᾽ ὅλων ἑαυτῶν, ἐν τούτοις δ᾽ ἄχρι τοῦ στέρνου τοὐναντίον.

Κεφ. έ. Εἷς οὖν ἔτι τοῦ θώρακος ὑπολείπεται μῦς, οὐχ ὁ φαυλότατος, αἱ φρένες ὀνομαζόμεναι. διάφραγμα δ᾽ αὐτὰς μόνον ὑπάρχειν ἐνόμισεν ὁ Πλάτων δυοῖν τῆς ψυχῆς μορίων, ἐπιθυμητικοῦ τε καὶ θυμοειδοῦς. αἱ δ᾽ οὐ τοῦτο μόνον εἰσὶν, ἀλλ᾽, ὡς ἐν τοῖς περὶ τῶν τῆς ἀναπνοῆς αἰτιῶν ἐδείχθη, πάντων τῶν εἰρημένων μυῶν ὑπάρχουσι τῷ ζώῳ χρησιμώταται πρὸς τὴν τῆς ἀναπνοῆς ἐνέργειαν. ἡ γένεσις δ᾽ ἐστὶ καὶ τούτῳ τῷ μυῒ τοιαύτη τὸ

tis, conſpicari aggredieris; nam hoc pacto et ſpatioſa thoracis laxitas ex toto intus, et cum ea fibrarum ſigura apparebit: ut autem prompte dignoſcas, omnes ad ſpinam reflecte. Spuriae profecto etiam jam ab internis partibus innoteſcent, toto ſuo corpore fibrarum ſpeciem externis contrariam continentes, ab humiliore coſta ad elatiorem oblique procurrentem; reliquae vero omnes duplicem, ad cartilagines quidem usque, quomodo ſpuriae, per totam ipſarum ſtructuram, in his autem ad ſternum usque contrariam.

Cap. V. Unus itaque thoracis adhuc muſculus ſupereſt haud viliſſimus, phrenes appellatae. Septum autem transverſum ipſas tantum eſſe Plato exiſtimavit duarum animae partium, appetitricis et iraſcibilis. Verum hae non hoc tantum ſunt, ſed, ut in commentariis de reſpirationis cauſis demonſtratum eſt, inter omnes quos dixi muſculos ad reſpirandi ſunctionem animali ſunt utiliſſimae. Generatio huic muſculo talis eſt, qualem pau-

εἶδος, ὁποίαν ὀλίγον ἔμπροσθεν ἐπὶ τῶν κατὰ τὰς πλευρὰς διήγημαι, σύνδεσμοι πολλοὶ καὶ λεπτοὶ, τῶν ὀστῶν ἐκφυόμενοι, περιτρεφομένην ἑαυτοῖς ἔχοντες ἁπλῆν σάρκα. τό γε μὴν μέσον ἅπαντος τοῦ διαφράγματος,. οἷον κύκλου μεγάλου, μικρὸς ἔνδον ἀμφὶ τὸ κέντρον αὐτοῦ κύκλος ἕτερος ἀκριβὴς τένων ἐστὶ, μηδεμίαν ἔτι φυλάττον ὧν ἐκέκτητο σαρκῶν. ἀλλὰ ταῦτα μὲν ἐγχωρεῖ θεάσασθαι τοῦ διαφράγματος, ἐκ τῶν ἄνω μερῶν ἀπολελυμένων τῶν πλευρῶν τοῦ στέρνου, τὴν δ᾽ ὅλην αὐτοῦ φύσιν, οὐχ οἷόν τε κατανοῆσαι σαφῶς ἄνευ τοῦ προανατέμνειν τοὺς κατ᾽ ἐπιγάστριον ὀκτὼ μῦς. ἐπὶ τὴν τούτων οὖν ἀνατομὴν ἰτέον τῷ λόγῳ.

Κεφ. ς΄. Βούλομαι δὲ ὑμᾶς ἀναμνῆσαι τῶν συνεχῶς γιγνομένων ὑπ᾽ ἐμοῦ, μεμνημένους οἶδ᾽ ὅτι καὶ αὐτούς. ἀλλὰ γὰρ, ὡς καὶ πρόσθεν εἶπον, οὐκ ἐν ταῖς τῶν ἑταίρων μόνων χερσὶ τὴν πραγματείαν ταύτην εἰκός ἐστι φυλαχθήσεσθαι, πολλὰς δ᾽ ἀμείψειν ἀνθρώπων χεῖρας, ἑτοίμων μὲν ἐνίων ἅπαντα βασκαίνειν, ἑτοίμων δ᾽ ἑτέρων ἐκλέγειν τε καὶ μανθάνειν τὰ κάλλιστα. χρὴ τοίνυν κἀκείνων ἕνεκα τὰ

lo ante de iis, qui inter coſtas ſunt, enarravi, ligamenta complura tenuiaque ex oſſibus prodeunt; caro ſimplex ipſis circumducitur; media vero pars totius ſepti transverſi, ceu grandis circuli, exiguum circa centrum ipſius alium circulum exactum obtinet, qui tendo exiſtit, nullam adhuc carnem retinens, quam prius habebat. Sed haec conſpici in ſepto ex ſuperioribus partibus poſſunt, coſtis a pectoris oſſe diremptis; verum totam ipſius naturam manifeſto prius contemplari non licet, quam octo abdominis muſculos diſſecueris, ad quorum diſſectionem nunc divertendum eſt.

ap. VI. Atqui commonere vos volo, etſi memores eorum, quae ſubinde a me fiunt. Verum enimvero (ut et prius dixi) opus hoc non apud amicos duntaxat ſervatum iri ratio eſt, ſed ad multorum manus perventurum, ex quibus nonnulli omnia invidere, alii vero optima quaeque eligere ac diſcere parati ſunt. Convenit

γιγνωσκόμενα τοῖς ἑταίροις ἀναμιμνήσκειν τε καὶ λέγειν πολλάκις, ὅ περ καὶ λέξων ἤδη δίειμι. τοὺς κατ᾽ ἐπιγάστριον ἅπαντας μῦς οἶδα πολλάκις ἀνατεμὼν εὐθὺς [119] ἅμα τῷ πνιγῆναι τὸν πίθηκον, εἶθ᾽ ἑξῆς αὐτοῖς ἔντερα, καὶ γαστέρα, καὶ ἧπαρ, καὶ σπλῆνα, καὶ νεφροὺς καὶ κύστιν, εἰ δὲ καὶ θῆλυ τὸ ζῶον εἴη, καὶ μήτραν. καὶ τῇ πρώτῃ γε ἡμέρᾳ ταῦτ᾽ οἶδα πολλάκις ἀνατεμὼν τοῖς ἑταίροις μόνα, χάριν τοῦ μὴ σαπῆναι χρονίζοντα, κἄπειτ᾽ ἐν τῇ δευτέρᾳ τῶν ἡμερῶν ἐπὶ τἄλλα μεταβὰς ἀνατεμών τε κἀκεῖνα τῇ τάξει τῶν ἐν τῇδε τῇ πραγματείᾳ γεγραμμένων ἐξ ἀρχῆς. ὅπως μὲν οὖν ἐγχειρεῖν χρὴ τοῖς κατ᾽ ἐπιγάστριον, ὅταν ἀπ᾽ αὐτῶν τις ἄρχηται, μικρὸν ὕστερον ἐρῶ· νυνὶ δ᾽ ἀκόλουθον τοῖς προειρημένοις τὴν διδασκαλίαν ποιήσομαι. τὰς γὰρ ἀπολελυμένας τοῦ στέρνου πλευρὰς, ἃς ὑπὲρ τοῦ σαφῶς θεάσασθαι τὰς ἔνδον ἀνακλάσαι συνεβούλευσα, πάλιν ἐπαναγαγεῖν χρὴ πρὸς τὸ στέρνον ἐπὶ (163) τὴν ἀρχαίαν θέσιν, ὡς εἰ καὶ μηδ᾽ ὅλως ἐτέτμηντο, κἄπειτ᾽ ἀναδέρειν μὲν, οσον ὑπόλοιπον ἔτι τοῦ κατ᾽ ἐπι-

Igitur etiam illorum gratia, quae amici norunt, in memoriam reducere, ac faepius, quod etiam nunc commemorabo, dicere. Scio omnes abdominis mufculos, ftatim atque fimia fuerat ftrangulata, diffecuiffe; mox inteftina, ventrem, jecur, lienem, renes et veficam; fi autem foemina animal effet, etiam vulvam. Atque haec primo die fola amicis frequenter diffecui, ne videlicet diutius affervata computrefcerent; deinde fecundo die ad alia transgreffus diffecui fimul illa, ordine videlicet eorum, quae hoc in opere initio confcripta funt. Quomodo igitur abdominis partes aggredi oporteat, quum ab ipfis quis inceperit, paulo pofterius exequar; nunc autem difciplinam praedictis fuccedentem fum inftituturus. Nam coftas a fterno liberatas, quas (ut manifefto quae funt intus confpicerentur) confului reflectere, rurfum ad fternum, ubi prior ipforum fitus fuit, reducas oportet, tanquam fi nihil omnino fuiffet diffectum; deinde quod ex abdominis

γάστριον δέρματος, ἄρχεσθαι δὲ τῆς ἀνατομῆς τῶν ὑπ᾽ αὐτῷ μυῶν ἀπὸ τοῦ μεγίστου τε καὶ πάντων ἔξωθεν, ὃς ἀπὸ τοῦ θώρακος ἀρχόμενος ἐπιστρώννυται τοῖς κατ᾽ ἐπιγάστριον ἅπασι μυσίν. ὄψει δ᾽ αὐτοῦ τὰς ἀρχὰς ἐναργῶς, ἀνατετμημένων γε τῶν προειρημένων, ἐφεξῆς κειμένας τῷ μεγίστῳ τῶν ὑψηλῶν τοῦ θώρακος μυῶν, οἷον δακτύλοις τισὶ τοῖς ἑαυτοῦ πέρασιν ἐμφύεσθαι ταῖς πλευραῖς, ὡς ἔφην. ἔνθα τοίνυν ἐκείνων ἑκάστη τῶν καταφύσεων τελευτᾷ, παρακειμένας ἐνταῦθα τὰς ἀρχὰς θεάσῃ τοῦ προκειμένου κατὰ τὸν λόγον ἡμῖν μυὸς, ἑνὸς μὲν ἐκ τῶν δεξιῶν δηλονότι μερῶν, ἑτέρου δ᾽ ἐκ τῶν ἀριστερῶν. ὑπόκειταί δ᾽ ἡ πρώτη τῶν ἐκφύσεων, κατὰ τὴν ἕκτην μάλιστ᾽ οὖσα πλευρὰν, τῇ τελευτῇ τοῦ προσθίου μυὸς τῶν τὸν θώρακα κινούντων· ἐφεξῆς δὲ καὶ τῶν ἄλλων ἤδη πασῶν ἐκφύεται πλευρῶν πλησίον ἐκείνων τῶν μερῶν, ἔνθα πρῶτον εἰς χόνδρον μεταπίπτει τὸ καθ᾽ ἕκαστον αὐτῶν ὀστοῦν, ὡς εἴρηται πρόσθεν. ἀνάλογον δέ τι τῇ καμπῇ τῇδε καὶ ταῖς πρώταις ὑπάρχει τῶν νόθων, τῆς μὲν ὀγδόης, ἄνωθεν ἀριθμοῦντι, πρὸς τὸν

cute adhuc reliquum eſt, detrahas. Porro diſſectionem muſculorum ſub ea latentium a maximo et omnium extimo auſpicaberis; qui a thorace incipiens omnibus in abdomine muſculis ſuperſtratus eſt, cujus initia, iis quos praedixi diſſectis, evidenter conſpicies, maximos inter elatos thoracis muſculos confinia, quem ceu digitis quibusdam ſui ipſius terminis in coſtas inſeri diximus. Ubi igitur in illis ſingulae inſertiones deſinunt, adiacere principia muſculi, de quo propoſita habetur oratio, contueberis, unius quidem a dextris videlicet partibus, alterius a ſiniſtris. At primus exortuum prope ſextam potiſſimum coſtam fini muſculi anterioris inter eos, qui thoracem movent, ſubjacet; deinde ex aliis jam omnibus coſtis procedit, quae illis partibus vicinae habentur, ubi primum ſingularum os in cartilaginem degenerat, ſicut prius declaratum eſt. At non nihil etiam dictum in verſis coſtis flexum priores ſpuriarum coſtae referunt; octava namque (ſi deorſum numeres) ad mucronatam cartilagi-

ξιφοειδῆ χόνδρον ἀναφερομένης, τῶν δ' ἄλλων ἀπολειπομένων τοῦδε, διαφερουσῶν τῷ μᾶλλόν τε καὶ ἧττον· ἀεὶ γὰρ ἡ ταπεινοτέρα βραχυτέρα τῆς ὑψηλοτέρας ἐστίν. ἐκφύεται δὲ καὶ τούτων ἁπασῶν ἡ πρώτη τῶν κατ' ἐπιγάστριον μυῶν συζυγία λοξαῖς ἰσὶν ἐπὶ τὰ πρόσω τῆς γαστρὸς φερομένη. συνεπεκτείνεται δὲ παντὶ τῷ κατ' ἐπιγάστριον χωρίῳ τῷ διὰ τῶν κενεώνων, ἐπί τε τὰ τῶν λαγόνων ὀστᾶ παραγινόμενος καὶ τὸν βουβῶνα τὸν καθ' ἑαυτὸν ἑκάτερος, ἐμφυόμενός τε τοῖς τῆς ἥβης ὀστοῖς ὑμενώδει μὲν, ἀλλ' ἰσχυρῷ τένοντι, προ τοῦ βουβῶνος τὴν γένεσιν ἔχοντι. καὶ μέντοι καὶ χαλᾶταί ποτε ἡ συντονία τοῦ τένοντος τοῦδε κατὰ τὸν βουβῶνα· καὶ σὺν αὐτῷ χαλαρὸς ἀποτελεσθεὶς ὁ τόπος ὅλος οὗτος ὑποδέχεταί τινα μέρη τῶν ὑποκειμένων σωμάτων εἰς ἑαυτὸν, ἐντέρων ἢ ἐπίπλου, καὶ ἤδη τοῦτο κήλη καλεῖται. τέταται δ' ὁ τένων οὗτος ὁ ὑμενώδης μικρὸν ὑπεράνω τοῦ βουβῶνος, ἕνεκα τοῦ διεξελθεῖν τὸ περιτόναιον ἅμα τοῖς ἐν ἑαυτῷ περιεχομένοις, ὑπὲρ ὧν αὖθις εἰρήσεται. τὸ δ' ἐπὶ τὰ πρόσω τῆς γαστρὸς ἐκτεινόμενον μέρος τῶνδε τῶν μυῶν

nem furfum fertur; reliquae autem majoris minorisve ratione differunt, prout ab ea deficiunt; femper enim humilior elatiore brevior eft. Attamen ex his quoque omnibus prima abdominis mufculorum conjugatio enafcitur obliquis fibris ad ventris anteriora protendens; caeterum toti abdominis regioni per ceneonas expanditur; tum ad ilium offa, tum ad inguina uterque procedit, ac pubis offi per membraneum, fed validum tendinem ante inguina ortum inferitur. Quin etiam robur hujus juxta inguina tendinis nonnunquam laxatur, et cum eo totus hic locus laxior redditus partes nonnullas fibi corporum fubjacentium in fe recipit, veluti inteftinorum vel omenti; atque hec jam ramex aut *hernia* vocatur; jam hic tendo membranofus paulo fupra inguina fitum obtinet, ut tenuem membranam peritonaeum quidem dictam permeet, ac ea fimul, quae ab ipfo includuntur, de quibus poftea differemus. Pars autem horum mufculorum, quae ad ventris anteriora porrigitur,

εἰς λεπτὸν ἀκριβῶς τελευτᾷ τένοντα, τοῖς ὀρθίοις ἐπιβεβλημένον ἔξωθεν μυσίν. οὕτως δὲ καὶ δευτέρας συζυγίας τῶν κατ᾽ ἐπιγάστριον μυῶν, λοξὴν ἔμπαλιν ἐχόντων τοῖς πρώτοις τὴν θέσιν τῶν ἰνῶν, ὁ τένων ὑμενώδης γενόμενος, ἐπιβάλλει τοῖς προσθίοις μυσίν. [120] ἄρχεται δ᾽ ἑκάτερος τούτων ἐκ τοῦ τοῦ λαγόνος ὀστοῦ σαρκώδη τὴν ἔκφυσιν ἔχων. εἶτ᾽ ἐντεῦθεν ἀναφέρονται λοξοὶ κατὰ τῶν ἐγκαρσίων ἐποχούμενοι μυῶν, ἐμφύονται δὲ διὰ σαρκοειδοῦς οὐσίας τοῖς πέρασι τῶν τεττάρων νόθων πλευρῶν. ὁ δὲ τένων αὐτῶν ὁ λεπτὸς, εἰς ὃν ἐλέχθησαν τελευτᾷν, μέσος ἐστὶ τῶν τ᾽ ὀρθίων μυῶν καὶ τοῦ τῶν προειρημένων τένοντος. ἑνοῦσθαι γάρ σοι δόξουσιν οἱ δύο τένοντες ἀμφοτέρων τῶν μυῶν, καὶ χαλεπόν ἐστιν αὐτοὺς χωρίσαι, καὶ μάλισθ᾽ ὅταν ἀρχὴν τῆς ἀνατομῆς παντὸς τοῦ ζώου ταυτὶ ποιησώμεθα τὰ μόρια. κατὰ δὲ τὴν προκειμένην ἐγχείρησιν ἀρχομένοις τῆς ἀνατομῆς τῶν μυῶν τῶνδε ῥᾷον χωρίσαι τοὺς τένοντας, ἀκολουθοῦντας ἑκατέρῳ τῶν μυῶν· ἔνθα γὰρ πρῶτον αὐτῶν παύεται τὸ σαρκῶδες, ἐντεῦθεν ὁ τένων ἐκπέφυκε, συνεχὴς

in tenuem exacte tendinem definit, rectis extrinfecus mufculis fuperpofitum. Pari modo et fecundae conjugationis mufculorum abdominis (qui obliquum fibrarum fitum primis contrarium poffident) tendo membraneus factus anterioribus mufculis infidet. Uterque vero iftorum ex ilium offe ducit originem carnofam; hinc deinde obliqui furfum protenfi mufculis transverfis infident; poftea quatuor coftarum fpuriarum extremis carnofiore fubftantia inferuntur. Tendo autem ipforum tenuis, in quem ceffare dicti funt, medius inter rectos mufculos et praedictorum tendinem procedit; etenim duo amborum mufculorum tendines in unum coire videbuntur; ob quod feparare ipfos haud mediocris eft negotii, praefertim quum ab hifce particulis totius animantis diffectionem aufpicamur. In propofita adminiftratione mufculos iftos diffecare aggreffis proclive eft tendines utrumque mufculum consequentes fecernere; ubi enim primum carnofa portio definit inde nimirum tendo proceffit carni con-

ὑπάρχων τῇ σαρκί. ταύτην οὖν θεώμενος ὅροις ἰδίοις περιγεγραμμένην, οὐ χαλεπῶς εὑρήσεις τὸν ἐξ ἑκατέρας αὐτῶν ἐκφυόμενον ὑμενώδη τένοντα. καὶ μὲν δὴ γεννᾶται κατ᾽ ἐκεῖνο τὸ χωρίον ὁ τένων οὗτος, ἔνθα τῶν ὀρθίων μυῶν ἐστιν ἡ κατὰ τὸ πλάγιον ἑκατέρου πλευρά. κατὰ μὲν γὰρ τὰ πρόσω μέρη ψαύουσιν ἀλλήλων οἱ δύο μύες οἵδε ταῖς προσθίαις πλευραῖς· ἐκ δὲ τῶν πλαγίων, ὡς εἴρηται, τὰς τῶν ὑμενωδῶν τενόντων ἐπιβολὰς δέχονται. σὰρξ δ᾽ ἐστὶν αὐτῶν ἡ οὐσία δι᾽ ὅλου τοῦ μήκους ἄνωθεν αὐτοῖς, καὶ τένων οὐδαμόθεν σαφὴς, ὥστε καὶ τοῖς τῆς ἥβης ὀστοῖς ἐμφύονται διὰ σαρκός. ἐν τούτοις δὲ τοῖς μέρεσι καὶ συμπεφύκασιν ἀκριβῶς ἀλλήλοις, ἀρξάμενοι τοῦτο πάσχειν κατωτέρω τοῦ κατὰ τὸ ζῶον ὀμφαλοῦ. τὸ γὰρ ὑψηλότερον αὐτῶν, ὡς ὀλίγον ἔμπροσθεν εἴρηται, παράκειται μὲν, οὐχ ἥνωται δέ. τρίτην ταύτην συζυγίαν τίθεσο τῶν κατ᾽ ἐπιγάστριον ὀκτὼ μυῶν. ἡ δὲ λοιπὴ καὶ τετάρτη φύεται ἔκ τε τῆς ὀρθίας γραμμῆς τοῦ τοῦ λαγόνος ὀστοῦ καὶ τῶν πλαγίων ἀποφύσεων τῶν ἐν ὀσφύϊ σπονδύλων. ἔστι δὲ καὶ οὐκ

tinuus. Hanc igitur propriis finibus circumſcriptam inſpiciens tendinem membranoſum ex utraque ipſarum prodeuntem facile comperies. Inſuper ex ea regione tendo hic ducit originem, ubi rectorum muſculorum coſta in latere utriusque habetur, ſiquidem priore parte duo hi muſculi per anteriores coſtas mutuo ſe contingunt, ex lateribus autem, ut dictum eſt, membranoſi ipſis tendines accedunt; ſubſtantia ipsorum per totam longitudinem carne conſtat; ab elatiore parte etiam tendo nusquam eſt conſpicuus, quapropter et in pubis os carnis interventu conjiciuntur. Jam vero in hiſce partibus exacte invicem coëunt, atque hoc ipſis primum accidit inferius, quam animantis umbilicus eſt; quippe elatior ipſorum portio, ſicut paulo ante oſtendimus, adiacet quidem, non autem adunitur. Hanc conjugationem octo abdominis muſculorum tertiam ponito. Reliqua vero quarta tum ex recta ilium oſſis linea, tum ex lateralibus vertebrarum, qui in lumbis viſuntur, proceſſibus oritur

Ed. Chart. IV. [120.] Ed. Baf. I. (163.)

εὐθέως ἅμα τῷ πρῶτον ἐκφύεσθαι μῦς ἑκάτερος, ἀλλ᾿ ὑμενώδης σύνδεσμος ἰσχυρὸς, ἐκ τῶν εἰρημένων ὀστῶν ἐκπεφυκὼς, εἶτ᾿ ἐν τῷ προϊέναι προςκτώμενος ἶνας ἐγκαρσίας εἰς ἰδέαν ἀφικνεῖται μυός· ὑποφύεται δὲ καὶ τοῖς ἔνδον μέρεσι τῶν περάτων ἑκάστης τῶν νόθων πλευρῶν. ὥσπερ δὲ ἐν τῷ προσκτήσασθαι τὰς ἶνας ἐγένοντο μύες, οὕτως αὖθις ἐν τοῖς πρόσω μέρεσιν ἀποθέμενοι πάλιν αὐτὰς εἰς τένοντα πλατὺν τελευτῶσι. καὶ λανθάνει γ᾿ ὁ τένων οὗτος, ὥσπερ καὶ τῶν εἰρημένων τὰ πλεῖστα, τοὺς πολλοὺς τῶν ἰατρῶν· ὑμενώδης γὰρ ὢν καὶ λεπτὸς ἐπιφύεται τῷ περιτοναίῳ, καὶ τὸ συγκείμενον ἐξ ἀμφοῖν οὐχ, ὥσπερ ἐστὶν οὕτω καὶ φαίνεται σύνθετον, ἀλλ᾿ ἁπλοῦς εἷς ὑμὴν εἶναι δοκεῖ. πειρᾶσθαι τοιγαροῦν χρὴ, καθ᾿ ὃ πρῶτον οἱ τένοντες αὐτῶν, ἐκφυόμενοι τῆς σαρκὸς, ἐπιβαίνουσι τῷ περιτοναίῳ, κατὰ τοῦτο μάλιστα φυλάξαι τὴν ἕνωσιν, ὡς, ἤν γ᾿ ἀποσπασθῇ τῆς σαρκὸς ὁ τένων, οὐκέθ᾿ οἷόν τε χωρίζειν αὐτὸν, εἰ μή τις εἴη γεγυμνασμένος ἐπιστήμων τε τῆς φύσεως ἑκατέρων. ἀμέλει κἀν ταῖς καλουμέναις γαστροραφίαις ὡς περιτόναιον

verum non ſtatim, ſimul atque uterque enaſcitur, muſculus efficitur, sed membranoſum ligamentum robuſtum, ex commemoratis oſſibus productum; deinde in proceſſu fibris adauctum transverſis in muſculi figuram degenerat; ad haec partibus internis cujusque ſpuriae çoſtae finium ſubhaereſcit. Quemadmodum vero muſculi fibrarum acceſſione facti ſunt, ita rurſus in priori parte ipſis deſtituti in latum tendinem terminantur. Ac tendo hic, ceu etiam complures praedicti, haud paucos medicos latuit, ut qui membranoſus tenuisque peritonaeo obhaereſcat; et ex ambobus una ſitis compoſitus non, ut eſt, ſic etiam apparet, ſed ſimplex una membrana eſſe videtur. Itaque conandum eſt, qua tendines primum ex carne prodeuntes peritonaeum conſcendunt, ea maxime unitatem ſervare; nam ſi tendo a carne fuerit avulſus, non poteris amplius ipſum ſeparare, niſi exercitatus peritusque utrorumque naturae. Denique in abdominis ſuturis, ut vo-

ἀνατείνουσι καὶ διαῤῥάπτουσι τὸ συγκείμενον ἐξ ἀμφοῖν τῶν εἰρημένων· λέγω δ᾽ ἐκ τοῦ κατ᾽ ἀλήθειαν περιτοναίου καὶ τῆς τοῦ μυὸς υμενώδους τελευτῆς. ἔστι δ᾽ αὐτὸ τὸ περιτόναιον ἀραχνίοις πλατέσιν ὁμοιότατον, ἁπλοῦν καὶ λεπτὸν ἐσχάτως, οὐχ ὥσπερ ἔνιοι τῶν τενόντων, εἰς υμένος ἰδέαν ἀπολεπτυνθέντες, ὅμως ἐμφαίνουσι τοῖς γοῦν ἀκριβῶς ἐν αὐγῇ λαμπρᾷ σκοπουμένοις ἶνας λεπτὰς ἐν αὐτοῖς ἐμφερομένας· ἀλλ᾽ οὐ τό γε περιτόναιον. ἁπλοῦν γάρ ἐστιν, ὡς εἴρηται, συνεχὲς ἑαυτῷ πᾶν, ὁμοιομερὲς ἀκριβῶς, τῶν πρώτων σωμάτων ἕν τι. [121] καὶ μὲν δὴ καὶ φαίνεταί σοι σαφῶς, ὁποῖόν τι τὴν φύσιν ἐστὶν ἐν το ς κάτω μέρεσιν, ἔνθα μονοῦται, χωρισθέντων ἀπ᾽ αὐτοῦ τῶν ἐγκαρσίων μυῶν. ἀναμίγνυνται γὰρ οὗτοι καὶ συμφύονται τοῖς ὀρθίοις ἐνταῦθα μυσὶν, ἀπολιπόντες τὸ περιτόναιον. περὶ μὲν δὴ τῶν κατ᾽ ἐπιγάστριον ὀκτὼ μυῶν αὐτάρκως εἴρηται κατά γε τὴν πρώτην ἰδέαν τῆς ἀνατομικῆς αὐτῶν ἐγχειρήσεως, ἣν νῦν διῆλθον.

Κεφ. ζ΄. Πῶς δ᾽ ἄν τις ἐντεῦθεν ἀρχόμενος ἄριστα

cant, tanquam peritonaeum attollunt et ex ambobus dictis compolitum conluunt; dico autem ex peritonaeo revera et mulculi membranoli fine. Porro iplum peritonaeum latis araneorum telis limillimum elt, limplex et tenue inligniter, non ut quidam tendines membranae modo extenuati; qui, li clara luce inlpiciantur exacte, fibras tenues iplos intercurrentes repraelentant. Sed peritonaeum aliter habet; elt enim limplex, ut diximus, totum libi continuum, unum quoddam ex primis corporibus, ad amullim limilare. Quin etiam manifelto apparet, quale natura in imis partibus exiltat, ubi mulculis transverlis ab eo leparatis lolum habetur; nam hi commilcentur coëuntque rectis inibi mulculis a peritonaeo digrellis. De octo igitur in abdomine mulculis abunde latis dilputatum elt, idque lane juxta primam anatomicae iplorum adminiltrationis speciem, quam nunc expolui.

Cap. VII. Quomodo autem inde quis incipiens ma-

χειρουργοίη, λεκτέον ἐφεξῆς. ἀποδεῖραι χρὴ τὸ κατ' ἐπιγάστριον δέρμα, τὴν ἀρχὴν ἐκ τῶν μέσων αὐτοῦ ποιησάμενον; ἔνθα κίνδυνος οὐδείς ἐστι διατέμνειν ἢ διασπᾶσθαί τι τῶν ὑποκειμένων αὐτῷ κεχώρισται γὰρ ἐν τούτῳ τῷ χωρίῳ τῶν ὑποβεβλημένων μυῶν ὁ (164) συνεχὴς ὑμὴν τῷ δέρματι. καὶ πᾶς ὅστις οὖν, ποδηγούμενος ὑπ' αὐτῆς τῶν σωμάτων τῆς φύσεως, ἱκανός ἐστι δεῖραι τὸ ταύτῃ δέρμα χωρὶς τοῦ διαφθεῖραί τι τῶν ὑποκειμένων αὐτῷ. προχωρῶν δ' ἐπὶ τὰ πλάγια παρὰ τὰς νόθας πλευρὰς, εἰ μὴ προσέχοις τὸν νοῦν, διασπάσεις οἷον τὴν κεφαλὴν τοῦ μικροῦ μυὸς, ὃν εἰς τὴν μασχάλην ἔλεγον ἀναφέρεσθαι λαθόντα τοὺς ἀνατομικούς. ο γάρ τοι συνεχὴς ὑμὴν τῷ δέρματι ἔχει τὰς ἶνας σαρκώδεις ἐκ διαστημάτων, τὰ μὲν πρῶτα μειζόνων, εἶτ' ἐλαττόνων, αὖθις ἐπιτρεφομένας ἑαυτῷ λαμβάνων ἄχρι περ μυὸς ἐνταυθοῖ μὲν ἰσχνοτάτου τε ἅμα καὶ πλατέος, ἐν δὲ τῷ πρὸς τὴν μασχάλην ἀναφέρεσθαι, τῶν ἐκ τοῦ πλατέος ἰνῶν εἰς ἔλαττον ἀθροιζομένων χωρίον, σαρκοειδοῦς τε γιγνομένου καὶ στενοῦ. εἰ δὲ τὴν κάτωθεν ἀρχὴν αὐτοῦ

num probe admoliatur, deinceps venit explicandum. Cutem ex abdomine detrahis, ex medio ipfius fectionis principium aggreffus, ubi nullum eft periculum, quippiam ex iis, quae fubfunt ipfi, vel difcindere, vel divellere. Nam membrana cuti continua indidem a mufculis fubjectis diducta eft, ac, quicunque ab ipfa corporum natura veluti manu ducitur, is indubie cutem inibi obductam avellere idoneus eft, ut etiam nihil eorum, quae ipfi fubdita funt, vitiet. Procedens autem ad latera prope coftas fpurias, nifi curam adhibes, veluti caput exigui mufculi divulferis, quem ad axillam perferri afferuimus, anatomicis incognitum. Nempe membrana cuti continua fibras carnofiores per intervalla obtinet, primum majora, deinde minora; rurfus fibi fupernutritas accipit usque ad mufculum ibi gracillimum fimul et latum, dum vero ad axillam rurfum porrigitur, fibris ex lata regione in arctiorem coactis carnofum anguftumque factum. Quod fi inferius

τὴν πλατεῖαν τῷ δέρματι συναποδείραις, ἐξαίφνης ευρήσεις ἀπεσπασμένην σάρκα, τοῖς κατὰ τὴν μασχάλην ἐποχουμένην σώμασιν, ἣν, εἰ μὲν εἴης φιλόπονος, ἐπιζητήσεις, πόθεν ἀπέσπασται, κἄπειτα μηδὲν τῶν ἐκεῖ διεσπασμένων εὑρηκὼς ἀπορίας ἐμπλησθήσῃ, καθάπερ κἀγὼ τὸ πρῶτον· εἰ δ' ἀμελής τε καὶ ῥᾴθυμος, οἵους ἐν πολλαῖς ἀνατομαῖς ἐστι φωρᾶσαι τοὺς ἔμπροσθεν ἡμῶν ἀνατομικοὺς, ὡς οὐδὲν πρᾶγμα τὴν σάρκα ταύτην, ἤτοι γ' ἀποτεμὼν, ἢ ἀποσπάσας τῶν υποκειμένων σωμάτων, οἷς ἐποχεῖται, ῥίψεις χαμᾶζε. περὶ μὲν οὖν τοῦ δέρειν ἀκριβῶς χρῆναι τὸ ταύτῃ δέρμα, καθ' ὃν εἴρηται τρόπον, ἱκανὰ καὶ ταῦτα. γεγυμνωμένου δὲ παντὸς τοῦ κατ' ἐπιγάστριον χωρίου, τοὺς ὀκτὼ μῦς ἀνατέμνειν ὧδε. δίχα τέτμηται τὸ σῶμα δεξιοῖς τε καὶ ἀριστεροῖς κατὰ γραμμὴν εὐθεῖαν, ἄνωθεν κάτω δι' ὅλου τοῦ θώρακος τεταμένην, ἧς σκοποὺς ἐναργεῖς λαβὼν, οὓς ἐγὼ νῦν ἐρῶ, πολλαχόθι χρηστὸν ἕξεις θεώρημα. πρῶτος ἔσται σοι σκοπὸς τὸ πέρας τοῦ ξιφοειδοῦς χόνδρου· ἐντεῦθεν δ' ἄνω προχωροῦντι διὰ μέσου τοῦ στέρνου τελευ-

ipfius principium latum una cum cute ademeris, avulfam protinus carnem deprehendes, quae axillae partibus infidet. Hanc, fi induftrius laborisque patiens fis, undenam avulfa fuerit, difquires; mox, quum nihil ex iis, quae illic habentur, avulfum deprehendis, totus haefitabis, quemadmodum et ego primum. At fi negligentior ac fegnis extiteris, quales priores nobis anatomicos in multis diffectionibus eft invenire, tanquam rem nihili carnem hanc vel abfectam vel avulfam a fubditis corporibus, quibus infidet, effe, humi projicies. Itaque de cute hujus loci exactius detrahenda, quomodo dictum eft etiam, haec fufficient. Porro, tota abdominis regione detecta, mufculos octo fic incidere convenit. Corpus bifariam a dextra parte et finiftra recta linea fectum eft, quae deorfum verfum per totum thoracem porrigitur; hujus fcopos evidentes nactus, quos ego nunc recenfebo, undique utilem habiturus es fpeculationem. Primus fcopus erit mucronatae cartilaginis extremum; inde furfum per medium fter-

ταῖος ὅρος ἡ κορυφὴ τοῦ στέρνου. κοῖλος δ᾿ ἐστὶν ὁ τόπος οὗτος, ὑπό τε τῶν κλειδῶν ἑκατέρων ὁριζόμενος καὶ τῶν ἐκ τῆς κεφαλῆς καταφερομένων μυῶν, ὥστ᾿, ἀφῃρημένου του δέρματος, ἐναργῶς ὁρᾶσθαι. κάτω δ᾿ ἐκτείνοντι τὴν γραμμὴν τήνδε τελευταῖος μὲν ὅρος ἡ συμβολὴ των τῆς ἥβης ὀστῶν· ἐν δὲ τῷ μεταξὺ τὸ μέσον τοῦ κατὰ τὸν ὀμφαλὸν χωρίου. κατ᾿ αὐτὸ δὲ τοῦτο καὶ τοῦ διαστήματός ἐστι τὸ μέσον, ὃ διέστηκεν ἡ κορυφὴ τοῦ ξιφοειδοῦς χόνδρου. [122] προχώρει δ᾿ ἐντεῦθεν περὶ μέσον τὸν ὀμφαλὸν ἐπιπολῆς τέμνων, ὥστε φανῆναί σοι μετὰ τὴν πρώτην τομὴν λευκοτέραν τὴν ὑποτεταμένην γραμμὴν τῶν ἑκατέρωθεν σωμάτων· καί σοι τοῦτ᾿ ἔσται μέγιστον γνώρισμα τοῦ τετμῆσθαι καλῶς. οἱ γάρ τοι μύες οἱ σαρκώδεις, οὓς ὀρθοὺς ὀλίγον ἔμπροσθεν ὠνόμαζον, ὑπὸ τῆς εἰρημένης διορίζονται γραμμῆς, ἥτις εἰκότως ἐστὶ λευκοτέρα τῶν πέριξ, οὐδεμιᾶς ὑποκειμένης αὐτῇ σαρκός. οἱ γὰρ δὴ τένοντες οἱ ὑμενώδεις, οἱ περιλαμβάνοντες τοὺς ὀρθίους μῦς, οὓς

num procedenti poſtremus finis ſterni vertex eſt; qui locus cavus et a claviculis utrisque, et a muſculis utrisque, et a muſculis de capite productis circumſcribitur, ut, ablata cute, in conſpectum palam prodeat; at deorsum verſus lineam hanc protendenti poſtremus finis eſt pubis oſſium commiſſura; quod vero intercedit, medium umbilici regionis habetur; hoc ipſo loco etiam intervalli medium eſt, quo mucronatae cartilaginis cacumen diſtat a commiſſura oſſium pubis. Si igitur abdominis muſculos omnium primos ſecare aggrederis, ablata quidem cute ſectionem incipe a mucronatae cartilaginis extremo; hinc progredere circa medium umbilicum, in ſuperficie incidens, quo poſt primam ſectionem linea ſubdita candidior corporibus utrinque poſitis appareat; ex qua maximum ſumes indicium, probe diſſectionem eſſe adminiſtratam. Muſculi ſiquidem carnoſi, quos rectos paulo ſuperius nominavi, a linea commemorata diſtinguuntur, quae merito ambientibus eſt candidior, cum nulla ei caro ſubſit, nam tendines membranoſi rectos comprehendentes muſculos, quos

ἀπὸ τῶν λοξῶν μυῶν ἔφην γεννᾶσθαι, κατὰ τήνδε τὴν λευκὴν γραμμὴν ἐς ταὐτὸν ἀλλήλοις ἀφικνοῦνται. τέμνειν οὖν αὖθις αὐτὴν ἀτρέμα, ὡς μηδὲν τῶν ὑποκειμένων συντέμνειν, ἀλλὰ μόνον ἀπ᾽ ἀλλήλων χωρίσαι τοὺς τένοντας. εἰ γάρ τοι τοῦτο ποιήσαις καλῶς, ἔχοις ἂν ἤδη, κατὰ τὴν παροιμίαν, τὸ τοῦ παντὸς ἥμισυ, καίτοι γ᾽ ἡ παροιμία μὲν ἅπασαν ἀρχὴν ἥμισυ παντὸς ἔργου νομίζει, πολλῶν ἀρχῶν ἑτοίμως πραχθῆναι δυναμένων. ἣν δ᾽ εἶπον ἐγὼ νῦν ἀρχὴν τῆς ἀνατομῆς τῶν μυῶν, ὄντως ἐστὶν ἥμισυ τοῦ παντὸς ἔργου· καθάπερ, εἰ καὶ μὴ καλῶς τις αὐτὰ ἐνεργήσει, συγχεῖται καὶ ταράττεται καθ᾽ ὅλην τὴν ἐφεξῆς ἀνατομήν. ἀλλ᾽, ὡς εἴρηται, γενομένης, διττὴν ἴσθι διαδεξαμένην σε τὴν ἐντεῦθεν ἐγχείρησιν. ἄμεινον δ᾽ ἀσκῆσαι προτέραν τὴν ἑτοιμοτέραν· ἐλπὶς γὰρ, οὕτω καὶ τὴν χαλεπωτέραν ποθ᾽ ὕστερον ἐγχειρήσαντα μὴ διαμαρτεῖν τοῦ σκοποῦ. ἑτοιμοτέρα δέ ἐστι καὶ ῥᾴων ἐγχείρησις, ἤτοι γ᾽ ἀνατείνοντα διὰ καθέσεως ἀγκίστρου τὸν ὄρθιον μῦν, ἢ διὰ τῆς ἀριστερᾶς χειρὸς πρὸς τὸ πλάγιον ἀνατείνοντα,

ab obliquis dixi procreari, juxta hujus lineae candorem in idem coëunt. Rurſus igitur ipſam leviter ſecabis, ut nihil eorum, qui ſubſunt, diſſeces, ſed tendines dumtaxat a mutuo contextu ſecernas: id enim ſi rite peregeris, habebis jam juxta paroemiam dimidium totius; quanquam paroemia omne principium totius operis dimidium intelligat, cum multa principia prompte queant peragi. Quod vero diſſectionis muſculorum principium ego dixi, re vera totius operis dimidium exiſtit; quemadmodum, niſi etiam recte ea perſeceris, tota conſequens diſſectio confunditur turbaturque, ſed ea facta, quo dictum eſt modo, duplicem inde tibi ſucceſſuram adminiſtrationem ſcito. Profuerit autem priorem, quae facilior eſt, exercere; ita namque ſpes eſt, ut poſtea aliquando difficiliorem aggreſſus ab animi propoſito non aberres. Promptior faciliorque adminiſtratio eſt, qua muſculum rectum hamulo elevatum vel ſiniſtra manu ad latus actum diſſecas, pau-

τεμνειν ἀτρέμα χωρίζοντα τῶν ὑποβεβλημένων σωμάτων. οἵαν δ᾽ ἐν τῇ νῦν τομῇ διὰ τῆς ἀριστερᾶς χειρὸς υπηρεσίαν ἐποιήσω τῇ τεμνούσῃ, τοιαύτην ἄμεινόν σε μετὰ ἑτέρου καὶ τῇ πρώτῃ πασῶν ἐπιβολῇ ποιεῖσθαι· κάλλιον γὰρ οὕτως ἐργάσῃ τὴν εὐθεῖαν τομὴν ἀπὸ τοῦ ξιφοειδοῦς ἀρξάμενος. ἔστω δ᾽ ἡ τῆς χειρὸς ὑπηρεσία, τῶν τεττάρων δακτύλων κατὰ τὸ μῆκος τοῦ μυὸς ἐπιβαλλομένων, εἶθ᾽, ὅταν στηριχθῶσιν ἐπ᾽ αὐτοῦ, πρὸς τὸ πλάγιον ἀγομένων ἀτρέμα. εἰ γὰρ ἐφ᾽ ἑκατέρου τῶν μυῶν πραχθείη καλῶς τοῦτο, σαφέστερον αὐτῶν ἐστι τὸ μεταξὺ, καθ᾽ ὃ τὴν πρώτην ἐκέλευόν σε ποιεῖσθαι τομήν. ἀλλ᾽ ὅταν γε διέλῃς ὀρθῶς, ἀρκέσει καὶ μία χεὶρ, τὸν ἀνατεμνόμενον μῦν ἠρέμα πρὸς τὸ πλάγιον ἀπάγουσα. δυνατὸν δ᾽, ὡς ἔφην, ἐστὶ καὶ δι᾽ ἀγκίστρου πράττειν αὐτό. ποιεῖσθαι δὲ τὴν εἰρημένην ἐγχείρησιν ἕως τῶν κατὰ τὸν ὀμφαλὸν χωρίων, ἄχρι περ ἂν ἀξιόλογον εἴσῃ τὸ γεγυμνωμένον τοῦ μυός. ὑπόκειται γὰρ αὐτῷ τὸ περιτόναιον ἅμα ταῖς τῶν ἐγκαρσίων μυῶν ἀπονευρώσεσιν, ὧν ἀποδέρεσθαι πεφύκασιν οἱ μακροὶ μύες· ὥστ᾽ ἐγὼ καὶ τοῖς δακτύλοις αὐτοὺς χωρίζω τῶν ὑποκειμένων.

latim a ſubjectis corporibus ſeparans. Quale vero in praeſenti ſectione ſiniſtra manu miniſterium ſubieris, ejusmodi dextra ſecante melius cum altero etiam in prima omnium adminiſtratione peregeris; commodius enim hoc pacto rectam molieris ſectionem, a mucronata cartilagine auſpicatus. Porro manus miniſterium eſto digitis quatuor ad muſculi longitudinem injectis, deinde, quum in eo fixi ſint, ad latus modice agentibus; ſi enim hoc in utroque muſculo probe confeceris, medium ipſorum manifeſtius evadit, qua primam ſectionem fieri praecepimus. At, quum recte diremeris, vel una manus ſufficiet, quae muſculum incidendum leviter in latus abducat. Idem licet, ut dixi, hamo quoque peragere; eaque adminiſtratio ad umbilici loca fiet, quoad notabilis muſculi pars detecta cognoſcatur: nam peritonaeum ipſi una cum transverſorum muſculorum aponeuroſibus ſubjacet, a quibus muſculi oblongi avelli ſolent. Quapropter ego digitis quo-

ἀλλ᾽ οὐκ ἐξ ἀρχῆς προσήκει τοῦτο πράττειν ἅμα τῇ πρώτῃ τομῇ, προελθούσης δὲ τῆς ἐγχειρήσεως. καὶ σαφῶς ἤδη διωρισμένων αὐτῶν, ἕνεκα τοῦ ταχέως ἀνυσθῆναι τὸ πᾶν ὑποβάλλοντα τοὺς δακτύλους ἀποδεῖραι χρὴ τῶν ὑποκειμένων τὸ ὑπόλοιπον τῶν μυῶν. ἐπειδὰν δὲ τοῦτο πράξῃς, ἤτοι τὴν ἄνωθεν ἀρχὴν αὐτῶν, ἔνθα τὴν διάφυσιν ἔλεγον ὑπάρχειν, ἀποτεμὼν, ἐκτρέπειν ἐπὶ βραχὺ πειρῶ τοὺς μῦς, ὑπὲρ τοῦ σαφῶς ὀφθῆναι τὰς περιγραφὰς αὐτῶν· ἔξωθεν γὰρ ὁ κοινὸς τένων τῶν λοξῶν μυῶν, ἐπιβεβλημένος αὐτοῖς, ἐμποδίζει τῇ συναφείᾳ. εἴπερ δὲ μὴ βούλοιο αὐτῶν τὰς κεφαλὰς τέμνειν, ἀλλὰ φυλάττειν ὑγιεῖς ὅλας ἐθέλοις, ἀποδέρειν πειρῶ τὸν ἐπιβεβλημένον αὐτοῖς ὑμενώδη τένοντα, τοῖς ἀμελέστερον ἀνατέμνουσιν ἴδιον εἶναι σκέπασμα τῶν μυῶν τούτων νομιζόμενον, ὁποῖον οἱ πλεῖστοι κέκτηνται, συμφύτους τε καὶ οἰκείους ὑμένας. [123] ἀποδέρειν δὲ τὴν μὲν πρώτην ὡς ἁπλοῦν, υπὲρ τοῦ φανῆναι τὴν περιγραφὴν τῶν ὀρθίων μυῶν· αὖθις δὲ δίχα τέμνειν, ἀπονέμοντας τὴν μὲν μοῖραν αὐτοῦ τῷ πρώτῳ τε καὶ μεγίστῳ τῶν μυῶν,

que a fubjectis ipfos feparo; verum id ab initio, quum primum diffecas, agendum non eft; procedente vero adminiftratione, et manifefto ipfis jam diremptis, quo totum negotium maturius abfolvatur, digitis fubjectis reliquum mufculorum a fubjectis avellas, oportet. Pofteaquam hoc abfolveris, vel fuperius ipforum initium, ubi diductum dixi exiftere, abfcindens, mufculos paululum deflectere conaberis, quo circumfcriptiones ipforum clarius confpiciantur; fiquidem extrinfecus tendo obliquorum mufculorum communis fuperpofitus connexum impedit. Si vero capita ipforum nolis praecidere, fed integra fervare cupias, tendinem membranofum ipfis injectum avellito, qui peculiare horum mufculorum operculum parum ftudiofe diffecantibus effe putatur, cujus vice plurimi membranas connexas propriasque obtinent. Detrahes autem primum ut fimplicem, quo rectorum mufculorum circumfcriptio in confpectum veniat; rurfus bifariam incides, diftribuens aliam ipfius partem primo maximoque

τὴν δ' ὑπ' αὐτὴν τῷ δευτέρῳ. καὶ τοίνυν καὶ καλείσθωσαν, ὡς εἴρηται νῦν, οἱ μὲν λοξοὶ μύες, οἱ δὲ πρῶτοί τε καὶ δεύτεροι, ὑπ' αὐτοῖς δὲ τρίτος ὁ κατὰ μῆκος ἐκτεταμένος, ὑφ' ᾧ τέταρτος ὁ τῷ περιτοναίῳ συμφυόμενος ἐγκάρσιος μῦς. οὕτω δὲ καὶ τὰς συζυγίας αὐτῶν ὀνομάζειν· πρώτην μὲν τῶν μεγίστων τε καὶ λοξῶν μυῶν ἀπὸ τῆς ἕκτης πλευρᾶς τοῦ θώρακος ἀρχομένων, δευτέραν δὲ τῶν ὑπεναντίων τοῖςδε λοξῶν, καὶ τρίτην τῶν εὐθέων, καὶ τετάρτην τῶν ἐγκαρσίων. ἀλλ' ὅταν γ' ἱκανῶς ᾖς γεγυμνασμένος ἐν οἷς εἶπον, ἐπιχείρησον εὐθὺς ἐξ ἀρχῆς μετὰ τὴν εὐθεῖαν τομὴν ἀποχωρίζειν τῶν ὀρθίων μυῶν πρῶτον μὲν τὸν ἐπιπολῆς τένοντα τοῦ μεγίστου μυὸς, ἔπειτ' ἐφεξῆς τὸν ὑπ' αὐτῷ δεύτερον, ὃς ἀπὸ τοῦ δευτέρου φύεται. καὶ δείξας ἑκάτερον ἑκατέρῳ συμφυῆ, μετὰ ταῦτα ἐπιχείρει (165) τῇ τῶν εὐθέων μυῶν ἀνατομῇ. οὕτω γὰρ ἔσται σοι φανερὸν ἅπαν τοὔργον, ὡς ἂν μηδὲν συγκεχύσθαι, διωρισμένων τῶν μυῶν ἅμα ταῖς οἰκείαις ἀπονευρώσεσιν. ὅπερ οὖν ἔμπροσθεν ἔπραξας, ἄνωθεν ἀρχό-

musculorum, aliam, quae fub ea eft, fecundo. Atque ideo etiam vocentur, ut modo narratum eit, hi quidem partim obliqui mufculi, partim vero primi et fecundi, fub his autem ad longitudinem expanfus tertius; fub quo quartus mufculus transverfus peritonaeo cohaerefcens. Ita vero conjugationes ipforum voces licet, primam fane maximorum obliquorumque mufculorum, qui a fexta thoracis cofta incipiunt.; fecundam his fubcontrariorum obliquorum; tertiam rectorum, et quartam transverforum. Verum, quum abunde, in quibus dixi, fueris exercitatus, aggredere ftatim ab initio poft rectam diffectionem a rectis mufculis feparare primum quidem fuperficiarium maximi mufculi tendinem, deinde vero fecundum ab ipfo, qui a fecundo nafcitur; ac, ubi utrumque utrique connexum oftenderis, rectorum mufculorum diffectionem aggredere: fic enim totum opusclarum tibi evadet, ut nihil confundatur, mufculis fimul cum nervofis ipforum extremis diftinctis. Quod igitur prius feceris, defuper a

μενος ἀπὸ τοῦ θώρακος ἐπὶ τῆς πρώτης συζυγίας τῶν μυῶν. τοῦτό μοι νῦν ἔμπαλιν πρᾶττε, τὸν ὑμενώδη τένοντα μεταχειρισάμενος, ὃν ἀνατείνων ἀτρέμα, ἀποδέρειν πειρῶ τὸν πρῶτόν τε καὶ μέγιστον μῦν ἄχρι τῆς οἰκείας ἐκφύσεως. οὐ μὴν δυνήσῃ γε κατὰ τήνδε τὴν ἐγχείρησιν ἄχρι παντὸς ἀνελθεῖν, ἐπιβεβλημένων αὐτῷ τῶν κατὰ τὸ στῆθος μυῶν. τοῦτον ουν ἀνάτεμνε τοσοῦτον, ὅσον ἐστὶν ἱκανὸς γυμνωθεὶς ἐναργῶς ἐπιδεῖξαι τὴν ἔκφυσιν τοῦ μυός. τοὺς μέντοι λοιποὺς τρεῖς μῦς ἀποτέμνειν οἷόν τέ σοι καὶ χωρὶς τοῦ γυμνῶσαί τι τῶν υπερκειμένων. ὥσπερ γὰρ τὸν πρῶτον, ἀπὸ τοῦ τένοντος ἀρξάμενος, ἄχρι τῆς ἄνωθεν ἐκφύσεως ἀνέτεμες, ἀκολουθήσας τῇ συνεχείᾳ τῶν ἰνῶν, οὕτως καὶ τὸν δεύτερον ἀνατέμῃς, ἀπὸ τοῦ τένοντος μὲν πρῶτον ἐπὶ τὰς ἶνας αὐτοῦ μεταβὰς, ἐφεξῆς δὲ τὸ συνεχὲς ἐκείνων φυλάξας ἄχρι τῆς ἐκφύσεως, ἣν ὀλίγον ἔμπροσθεν εἶπον. ἀλλὰ καὶ τοῦ τρίτου μυὸς τοῦ σαρκοειδοῦς ἄχρι μὲν τῶν κατὰ τὸν ὀμφαλὸν χωρίων ἐπεποίησο τὴν ἀνατομήν· ἐκεῖθεν δ᾽ ὄψει συμφυόμενον ἐν τοῖς κάτω θατέρῳ μυῒ τὸν

thorace in primo mufculorum conjugio incipiens, id nunc rurfus facito, nempe tendinem membranofum aggreffus; quo leviter elevato, primum maximumque mufculum adusque ipfius originem fepares. Non tamen in hac adminiftratione usque ad totum pertingere queas, ut cui pectoris mufculi obhaerefcant. Hunc igitur eatenus incidito, quatenus detectus mufculi exortum evidenter poteft oftendere: reliquos vero tres mufculos amputare licet, etiamfi non ex fuperpofitis quippiam nudes. Quemadmodum enim primum a tendine incipiens usque ad fuperiorem exortum diffecuifti, fibrarum continuitatem fecutus, ita quoque fecundum incidas, a tendine quidem primum ad fibras ipfius transgreffus, deinde continuitatem illarum usque ad exortum, quem paulo ante commemoravi, refervans. Quin etiam tertii mufculi carnoli diffectionem usque ad umbilici regionem emolieris; illinc vero alterum mufculorum alteri imis in partibus coëuntem confpicies,

ἕτερον, ἐπιπλεκομένην τ᾽ αὐτοῖς κατὰ τοῦτο καὶ τῆς ὑποκειμένης συζυγίας τῶν ἐγκαρσίων μυῶν τὴν κάτω μοῖραν· ἀφίσταται γὰρ αὐτὴ κατὰ βραχὺ τοῦ περιτοναίου καὶ μόνον ἀπολείπει γυμνὸν αὐτό. ταυτὶ μὲν οὖν εἴς γε τὸ παρὸν ἱκανὰ περὶ τῶν κατ᾽ ἐπιγάστριον μυῶν.

Κεφ. η΄. Ἀναλαβόντες δ᾽ αὖθις ὑπὲρ τοῦ διαφράγματος εἴπωμεν, ὅσα ἀπελίπομεν αὐτοῦ τῆς φύσεως ἀνεξήγητα, ὅτι μηδέπω φαίνεσθαι δυνατὴν ἦν, πρὶν διαπτυχθῆναι τὸ ἐπιγάστριον. εὔδηλον δ᾽, ὡς ἔξεστιν ἡμῖν, εἰ μὴ πολλὰ δεικνύειν ἐθέλοιμεν ἐφ᾽ ἑνὸς ζώου, τὰ προτεταγμένα μόρια διακόπτουσιν, ως ἔτυχεν, ἐπὶ τὸ προβληθὲν ἑκάστοτε παραγίγνεσθαι. τί γάρ, εἴ τις ἐθελήσειεν ἐπιδειχθῆναι τῶν φρενῶν μόνων τὴν φύσιν, ἢ εἰ καὶ ζήτημά τι περὶ τῆς κατασκευῆς αὐτῶν γένοιτο, δεόμενον ἀνατομικῆς ἐγχειρήσεως; [124] ἆρ᾽ οὐκ εὔλογον ἐν τοῖς τοιούτοις καιροῖς, τὸ μὲν ἐπιγάστριον ὅλον ἅμα τῷ περιτοναίῳ διατέμνειν, ὡς ἔτυχεν, ἐξελόντα δὲ τὰ ἔντερα δεῖξαι τῶν φρενῶν πρώτην μὲν τὴν ἐκ τῶν νόθων πλευρῶν ἔκφυσιν, ὑπὲρ ἧς ὀλίγον

nec non transverſorum conjugationis ſubjectae infimam partem ipſis inibi contextam; nam ea paulatim a peritonaeo diſcedit et ſolum ipſum nudum relinquit. Haec igitur in praeſens de abdominis muſculis ſufficiunt.

Cap. VIII. Repetentes autem de ſepto transverſo dicamus, quae de ipſius natura indiſcuſſa dimiſimus, quoniam prius apparere non poteſt, quam abdomen aperiatur. Conſtat autem omnibus, licere nobis, ſi non multa in uno animante velimus oſtendere, praepoſitas partes obiter incidentibus, ad id, quod inſtituimus, frequenter digredi. Quid enim ſi aliquis de phrenum dumtaxat natura voluerit oſtendi, vel ſi etiam de ſtructura ipſarum quaeſtio quaedam fieret adminiſtrationis anatomicae indiga? An non in hujusmodi occaſionibus ratio eſt totum quidem abdomen una cum peritonaeo, prout evenerit, perſecare; caeterum inteſtinis exemptis primum ſepti ex ſpuriis coſtis exortum indicare, de quo paulo ſupra egi-

ἔμπροσθεν εἶπον, εἶθ᾽ ἑξῆς τὴν εἰς τὴν ῥάχιν κατάφυσιν, ἀναπτύξαι τε μετὰ τοῦτο καὶ διελεῖν αὐτῆς τὰ μόρια, καὶ ταῖς οὐσίαις μὲν αὐταῖς, ἀλλὰ καὶ ταῖς θέσεσιν αὐτῶν καὶ ταῖς ἐνεργείαις καὶ ταῖς χρείαις διαφέροντα; τὸ μὲν γὰρ μέσον ἐν αὐταῖς ἐστιν ὁ μῦς ἀπονευρούμενος εἰς τένοντα πλατὺν, ἀπὸ παντὸς μέρους περιλαμβανόμενον ὑπὸ τῶν σαρκωδῶν. ἑκατέρωθεν δ᾽ αὐτοῦ λεπτὸς ὑμὴν ἐπιπέφυκεν, ἄνωθέν τε καὶ κάτωθεν· οὓς γυμνώσεις ἀκριβῶς, εἰ προσέχοις τῷδε τῷ λόγῳ. τούτων οὖν ὁ μὲν ὑψηλὸς, διττὸς ὢν, ὅλον ὑπαλείφει τὸ τοῦ θώρακος κύτος, ἐκ μὲν τῶν δεξιῶν μερῶν ὁ ἕτερος, ἐκ δὲ τῶν ἀριστερῶν ὁ ἕτερος. οὐ γὰρ δὴ μία γέ τίς ἐστιν ἡ ἔνδον τοῦ θώρακος εὐρυχωρία συνεχὴς ἑαυτῇ, ἀλλ᾽ ὑπὸ τῶν εἰρημένων ὑμένων διαφράττεται, παρακειμένων ἀλλήλοις ὀρθῶν παρὰ τὸ μῆκος τοῦ στέρνου, πλὴν ὅσον ἀποχωροῦσί τε καὶ διΐστανται κατ᾽ ἐκεῖνο τὸ μέρος, ἵνα περ ἡ καρδία κεῖται. ταύτην γὰρ ἑαυτῶν μέσην λαβόντες, ἰδίῳ περιεχομένην ὑμένι παχυτέρῳ σφῶν αὐτῶν, οὕτω μέχρι τοῦ ξιφοειδοῦς ἀφικνοῦνται χόνδρου, περιλαμ-

mus; deinde, quomodo ſpinae inſeratur, pateſacere; poſtea particulas ipſius diſtinguere, et non ſolum ſubſtantiis, ſed etiam ſitu, actione et uſu differentes? Etenim medium ipſarum eſt muſculus, qui in tendinem latum omni ex parte a carnoſis comprehenſum deſinit; ex utraque autem ipſius parte, ſuperiore puta et inferiore, tenuis membrana obhaereſcit, quam accurate, ſi animum huic accommodes ſermoni, deteges. Harum itaque elatior, quae duplex eſt, totum thoracis cavum ſublinit, a dextra parte altera, a ſiniſtra quoque altera; non enim una quaedam eſt intra thoracem ſpatioſa laxitas ſibi continua, ſed a praedictis membranis intercipitur; quae recta linea ad pectoris longitudinem mutuo ſibi cohaerent, niſi quantum ea in parte abſcedunt diſtantque, qua cor ſitum eſt. Hoc enim inter ſe medium capientes propria inclusum membrana ipſis craſſiore, ita ad mucronatam cartilaginem usque porriguntur, utrinque comprehendentes, ut dictum

βάνοντες ἑκατέρωθεν, ὡς εἴρηται, τὸν περικάρδιον, εἴθ' ὑμένα βούλοιο καλεῖν, εἴτε χιτῶνα. ἅπασαν οὖν ἑκατέραν τοῦ θώρακος υπεζώκασι τὴν ἔνδον χώραν οἱ ὑμένες, ἁπλοῖ τὴν φύσιν ὑπάρχοντες, ὥσπερ ἀράχνια· καλοῦνται δὲ κατὰ μὲν τὰς πλευρὰς ὑπεζωκότες, ἔνθα δ' ὄρθιοι μέχρι τῆς σφαγῆς ἀναφέρονται, διαφράττοντες· ἵνα δὲ περιφύονται τῷ πνεύμονι, τούτου σκέπασμά εἰσιν. ἡ βάσις δ' αὐτῶν ἐπιβέβληται τοῖς ἄνω μέρεσι τῶν φρενῶν, ὥσπερ τοῖς κάτωθεν ὑποβέβληταί τις ἕτερος ὑμὴν, παραπλήσιος τῷδε, κορυφὴ δικαιότατα ὀνομασθεὶς τοῦ περιτοναίου. συνεχὴς δ' ἐστὶν ὁ υμὴν οὗτος ἑαυτῷ, πᾶσαν υπαλείφων τὴν κάτω χώραν τῶν φρενῶν· ἔνθα δ' ἐκειναι διατέτρηνται χρειῶν ἀναγκαίων ἕνεκεν, ἐνταῦθα τοῖς διεξερχομένοις αὐτοῖς περιφύεταί τε καὶ συναποτείνεται, κατὰ δὲ τὸν αὐτὸν τρόπον οἱ ἄνωθεν υμένες υπεζωκότες τὸν θώρακα συνεπεκτείνονταί τε καὶ συμπροέρχονται, τοῖς διεξερχομένοις αὐτῶν ἀγγείοις ἐν κύκλῳ περικείμενοι. δύο δ' ἐστὶ τὰ τρήματα τῶν φρενῶν, τὸ μὲν ἕτερον, τὸ μέγα, ἐστὶν, ἵνα τοῖς σπον-

eſt, cordis involucrum, ſive membranam, ſive tunicam tu velis nominare. Totam itaque utramque thoracis regionem internam membranae ſubcingunt, natura ſimplices, telae araneorum modo; vocantur autem in coſtis ſuccingentes, ubi vero rectae ad jugulum usque perferuntur, interſepientes; ubi pulmoni circumhaereſcunt, hujus operimentum exiſtunt. Baſis ipsarum ſupernis ſepti partibus objecta eſt, quemadmodum inferioribus alia quaedam membrana huic perſimilis ſubſtrata, quae peritonaei vertex optimo jure nuncupatur. Caeterum haec membrana ſibi continua totam inferiorem ſepti transverſi regionem ſublinit, ac, ubi illud uſus neceſſarii gratia perforatum eſt, ibi iis ipſis, quae permeant, circumhaeret, ſimulque expanditur: ſimili modo membranae, quae deſuper thoracem cingunt, etiam cum vaſis ipſas perreptantibus tum extenduntur, tum procedunt in orbem circumdatae. Duo ſunt foramina ſepti, alterum grande, qua vertebris via

θύλοις ἐπιπεφύκασιν, ὁδὸς τῷ τε στομάχῳ καὶ τῇ μεγάλῃ παρεσκευασμένον ἀρτηρίᾳ· τὸ δ᾽ ὑπόλοιπον, τὸ ἔλαττον, τὴν κοίλην φλέβα, τοῖς ἄνω τοῦ ζώου μέρεσι κομίζουσαν αἷμα, δέχεταί τε καὶ παραπέμπει σὺν ἀσφαλείᾳ πολλῇ. καὶ γὰρ περιπέφυκεν αὐτῇ πάνυ δυσλύτῳ συμφύσει, καὶ συναποπέμπει τὸν ἐν τοῖς δεξιοῖς τοῦ θώρακος ὑμένα. λάθοι δ᾽ ἂν οὐδένα τῶν ὀργάνων τούτων οὐδὲν, οὔθ᾽ ἡ κοίλη φλὲψ, οὔθ᾽ ὁ στόμαχος, οὔθ᾽ ἡ ἀρτηρία, καὶ μάλισθ᾽ ὅταν, ὡς εἴρηται, τὰ κάτω τῶν φρενῶν γυμνωθῇ. πρότερον δ᾽ ὑποπίπτει τοῖς ἀνατέμνουσιν ἡ κοίλη φλεψ, ὡς ἂν ἐν μετεώρῳ κειμένη καὶ μηδὲν ἑαυτῆς ἐπίπροσθεν ἔχουσα, τῶν μυῶν ἀρθέντων. εἰ δὲ καὶ θάτερον τρῆμα τῶν φρενῶν ἀκριβῶς ἐθέλοις θεάσασθαι, διτταῖς ἐγχειρήσεσιν ἐπιχείρει, καὶ τόδε, ποτὲ μὲν διοίξας κατὰ μῆκος τὸν θώρακα, κἄπειτ᾽ ἐκ τῶν ἄνω μερῶν ἀκολουθῶν ἐπὶ τὸ διάφραγμα καταφερομένῳ τῷ στομάχῳ, ποτὲ δ᾽ ἀνατείνων τε ἅμα καὶ παραστέλλων τὴν γαστέρα. τὸ γάρ τοι στόμα αὐτῆς ὄψει κατὰ τὰς φρένας κείμενον, οὐ μὴν ἰσχυρῶς γε

exhibetur, ſtomacho et magnae arteriae praeparatum; reliquum vero minus cavam venam ſupernis animalis partibus ſanguinem derivantem excipit, et magna cum ſecuritate transmittit; etenim haec commiſſura admodum pertinaciter cohaeret, et membranam ſimul, quae in dextra thoracis habetur, emittit. Porro nullum ex his inſtrumentis quenquam potuerit latere, neque vena cava, neque ſtomachus, neque arteria, praeſertim quum, ut expoſitum eſt, ima ſepti transverſi pars fuerit detecta. Prius autem ſuccurrit diſſecantibus vena cava, ceu in ſublimi ſuſpenſa, et nihil ante ſe continens, muſculis ſublatis. At, ſi alterum ſepti foramen exactius voles contueri, bifariam adminiſtrationem aggrederis. Nonnunquam thoracem in longum aperis, deinde ſtomachum ex ſupernis partibus ad ſeptum transverſum deſcendentem ſequeris; nonnunquam ventriculum attollis ſimul et retrahis; ſiquidem orificium ipſius prope ſeptum poſitum, non tamen

συμφυομενον, ὥσπερ ἡ κοίλη φλὲψ, [125] ἀλλὰ χαλαροῖς ὑμέσι διειλημμένον. ἔστι δ' οὐκ ἀκριβῶς κυκλοτερὲς ἐνταυθοῖ τοῦτο τοῦ διαφράγματος τρῆμα, τριγώνῳ δ' ἔοικε μᾶλλον, αἰωρουμένην μὲν ἔχοντι τὴν κορυφὴν, ἐστηριγμένην δὲ ἐπὶ τοῦ νώτου τὴν βάσιν. καὶ τί γὰρ ἄλλο, ἢ ὥσπερ Ἱπποκράτης· εἴπερ ἀμφιβεβήκασιν αἱ φρένες ἐν τῷδε τῷ χωρίῳ τήν τ' ἀρτηρίαν καὶ τὸν στόμαχον, κατὰ μὲν αὐτὴν τὴν μέσην χώραν τῆς ῥάχεως ἐστηριγμένης τῆς ἀρτηρίας, ἐν δὲ τοῖς ἀριστεροῖς αὐτῆς παρατεταμένου τοῦ στομάχου. καὶ μὲν δὴ καὶ φλέψ τις ἅμ' αυτοῖς μικρὰ καὶ νεῦρα δύο διεξέρχεται· περὶ ὧν οὐ καιρὸς ἀκριβολογεῖσθαι τὰ νῦν. οὐδὲ γὰρ ὁ περὶ τῆς ἀρτηρίας λόγος ἢ τοῦ στομάχου τούτων ἕνεκεν αὐτῶν εἴρηται, πάρεργον δὲ τῆς ἐξηγήσεως τοῦ ταύτῃ τρήματος τῶν φρενῶν ἡ διήγησις αὐτῶν ἐγένετο, μελλήσουν δὲ καὶ αὖθις ἐν οἰκείῳ καιρῷ διδαχθήσεσθαι τελεώτερον. ἀλλὰ τό γε διάφραγμα διὰ ταῦτα τὰ ἐκπίπτοντα μόρια, καὶ μέντοι καὶ διὰ τὰς ψόας οὐ συνέφυ τοῖς τῆς ῥάχεως σπονδύλοις ἐνταῦθα. καίτοι δεόμενον.

valide connexum, veluti cava vena, fpectatur, fed laxis membranis interceptum. Eft autem hoc fepti foramen non exacte orbiculatum inibi, verum triangulo potius fimile, cui vertex fit fublimior, bafis autem dorfo innixa; quid enim aliud, quam quod Hippocrates ait? *Siquidem phrenes feu feptum hoc in loco comprehendit arteriam et ftomachum, arteria in ipfa media regione fpinae innixa, ftomacho in finiftra ipfius parte porrecto. Quinetiam vena quaedam fimul cum ipfis exigua, et nervi duo permeant;* de quibus differere accuratius praefens tempus non poftulat. Neque enim de arteria fermo vel ftomacho horum ipforum gratia explicatus eft, fed veluti appendicis loco propter fepti foraminis inibi expofitionem inftitutam mentio ipforum facta eft; iterum tamen fuo tempore explicabuntur abfolutius. Verum feptum transverfum ob hafce particulas elabentes, imo etiam ob lumborum carnes non fpinae vertebris inibi connexum

ἔστι μὲν γὰρ, ὡς εἴρηται, κυκλοτερὴς μῦς, ἐνεργεῖ δὲ τῶν ἄλλων ἁπάντων μυῶν τοῦ θώρακος ἐν τῷ πλείστῳ χρόνῳ τῆς ζωῆς· καὶ διὰ τοῦτ᾿ ἐχρῆζεν ἐξηρτῆσθαί τινος ὀστοῦ τῶν ἐστηριγμένων ἀσφαλῶς δι᾿ εὐρώστου συνδέσμου. ἀλλ᾿ ἐπεὶ τοῖς εἰρημένοις ὀργάνοις ἀναγκαῖον ἦν ανωθεν κάτω φέρεσθαι, ταῖς ψόαις τ᾿ ἀνατείνεσθαι (166) προς τὸ τῶν φρενῶν ὑψηλότερον, ἀπεστερήθη διὰ ταῦτα τῆς πρὸς τὴν ῥάχιν συμφύσεως ὁ τοῦ διαφράγματος μῦς. ἄμεινον δ᾿ ουχ ἁπλῶς ἀπεστερήθη λέγειν αὐτῶν ἁπάσης συμφύσεως, ἀλλὰ τῆς κατὰ τοῦτο τὸ μέρος, ὡς ἥ γε φύσις εὐμήχανος οὖσα καὶ μηδὲν μηδαμόθι τῆς εἰς τὰ ζῶα κηδεμονίας ἀπολιποῦσα ἐν τοῖς κάτω μέρεσι τοῖς σπονδύλοις τὸ διάφραγμα συνέφυσε δι᾿ ἰσχυροτάτων συνδέσμων δυοῖν. τὰ γάρ τοι περιβεβηκότα τήν τε ἀρτηρίαν καὶ τὸν στόμαχον τῶν φρενῶν ἀποτείνεται κατὰ τῶν ἐφεξῆς σπονδύλων, ἐπ᾿ ἄλλων μέν τινων ζώων ἐπὶ πλέον, οἷς ὅλος ὁ θώραξ εὔρωστός τ᾿ ἐστὶ καὶ σύντονος· ἐπὶ δὲ τῶν πιθήκων οὐ

eſt, etſi requirebat; quippe muſculus circularis, ut comprehenſum eſt, habetur, qui ſupra omnes alios thoracis muſculos longiſſimo vitae tempore functionem ſuam obit; cujus gratia oſſi cuidam ex iis, quae ſecure affirmata ſunt, valido ligamento connecti deſiderabat; quia vero relatis inſtrumentis deorſum verſus protendere neceſſarium erat, lumborumque carnibus ad phrenibus eminentiora attolli, ideo ſepti transverſi muſculus ad ſpinam connexu privatus eſt. Praeſtat autem non ſimpliciter dicere, omni ipſorum connexu privatus eſt, ſed hujus partis. Natura enim ingenioſa, et quae nihil alicubi in animantibus conformandis curae ac diligentiae omittat, inferiori parte ſeptum transverſum vertebris per duo ligamenta valentiſſima connexuit. Nam partes illae ſepti transverſi, quae arteriam et ſtomachum circumprehendunt, ſuper vertebras conſequentes expanduntur, in aliis ſane quibusdam animantibus longius, quibus totus thorax et valens et robuſtus eſt; in ſimiis vero non tantum inſunt, verum

μόνον ἔπεστιν, ἀλλὰ καὶ δι᾽ ἀῤῥώστων συνδέσμων, ἢ κατ᾽ ἄλλα ζῶα. περὶ μὲν οὖν τῆς ἐν ἐκείνοις διαφορᾶς αὖθις εἰρήσεται.

Κεφ. θ'. Νυνὶ δ᾽ ἐπειδὴ πίθηκον ἁπάντων πρῶτον ὁ λόγος ἐξηγεῖσθαι προὔθετο, τοῦτον ἀνατέμνων καὶ σὺ θέασαι τὸ διάφραγμα. θεάσῃ δὲ καὶ τοὺς ὑποβεβλημένους τῷ στομάχῳ μῦς, ὅταν ἡ τῆς ἀνατομῆς τάξις ἐπ᾽ αὐτοὺς ἀφίκηται, μέχρι τοῦ τετάρτου κατὰ τὸν θώρακα σπονδύλου κατιόντας. τοίνυν ὅλης τῆς ῥάχεως ἔνδοθεν ἐχούσης μῦς, μόνου τοῦ θώρακος οἱ μέσοι σπόνδυλοι γυμνοὶ παντάπασιν ὑπάρξουσιν, ἓξ τὸν ἀριθμὸν ὄντες. οἱ μὲν οὖν ἄνωθεν ἀπὸ τῆς κεφαλῆς ἀρχόμενοι τὴν ἄνω μοῖραν ὅλην τῆς ῥάχεως κάμπτουσιν, αἱ ψόαι δὲ μόνην τὴν κάτω, τὸ δ᾽ ἐν τῷ μεταξὺ συγκινεῖται τοῖς ἑκατέρωθεν. ἀλλ᾽ ἐπειδὴ τὰ πλεῖστα τῶν κάτω τοῦ διαφράγματος ἐγύμνωσας, οὐδὲν ἂν εἴη χεῖρον ἀποδεῖραί σε τὸν ὑποβεβλημένον ὑμένα ταῖς ψόαις· ἔστι δ᾽ οὗτος, ὡς αὖθις εἰρήσεται, τὸ κατ᾽ ὀσφὺν περιτόναιον. [126] ἀποδαρέντος δ᾽ αὐτοῦ, σαφῶς ἤδη

etiam per ligamenta minus valida, quam in aliis animalibus, habentur. Verum de illorum difcrimine iterum differemus.

Cap. IX. Nunc, quoniam de fimia in primis fermo nobis eft inftitutus, hanc tu quoque diffecans feptum transverfum fpectabis; necnon mufculos ftomacho fubjectos fpectabis, cum ordo diffectionis eo pervenerit, usque ad quartam thoracis vertebram defcendentes. Itaque per totam fpinam, quae intrinfecus mufculos obtinet, folius thoracis mediae vertebrae nudae prorfus erunt, numero fenae. Qui igitur fuperius a capite incipiunt, fuperiorem totam fpinae portionem inflectunt, lumborum vero carnes folam inferiorem; quae in medio confiftunt, fimul cum iis, quae utrinque funt, moventur. At detectis magna ex parte, quae infra feptum habentur, nihil mali fuerit membranam lumborum carnibus fuperftratam detrahere: eft autem haec, ficut iterum docebitur, peritonaeum lumbis obhaerefcens. Quo avulfo, carnes ipforum clare

θεάση τὰς ψόας, ἀκριβῆ μῦν ἑκατέρωθεν ἕνα κατὰ τὸ μῆκος τῆς ῥάχεως, ἀλλήλοις συμφυομένας ἀφ᾽ ἧς εἶπον ἀρχῆς ἄνωθεν ἅπαντι τῷ μήκει τοῦ ὀσφύος. ἐπειδὰν δὲ πλησίον ἥκωσι τοῦ πλατέος ὀστοῦ, καλεῖται δ᾽, ὡς οἶσθα, τοῦτο πρός τινων ἱερὸν, ἀποχωροῦσιν ἀλλήλων, παραφυόμενοι τοῖς ἔνδον τῶν λαγόνων, ἅμα τῷ καὶ συνεμφύεσθαι κατὰ τοῦτο σάρκας ἑτέρας οὐκ ὀλίγας αὐτοῖς, ἐκ τοῦ τοῦ λαγόνος ὀστοῦ γεννωμένας. ἀκολουθῶν οὖν ταῖς κάτωθεν ἰούσαις σαρξὶν, ἃς ψόας ὀνομάζομεν, ταύταις ἀπὸ τῶν κατὰ τοὺς λαγόνας ὀστῶν προσέχοντας δύο τένοντας εὑρήσεις καθ᾽ ἑκατέραν τῶν ψοῶν, οὓς ἔθος τοῖς ἀνατομικοῖς ἀπονευρώσεις μυῶν ὀνομάζειν. ἐμφύεται δ᾽ ὁ μὲν ἕτερος αὐτῶν ὁ ἔνδον, ὅνπερ καὶ σύνδεσμον ἄμεινον, οὐ τένοντα νομίζειν, ἐκείνῳ μάλιστα τῷ χωρίῳ, καθ᾽ ὃ συνάπτει τὸ τῆς ἥβης ὀστοῦν τῷ κατ᾽ ἰσχίον· ὁ δ᾽ ἕτερος εἰς τὸν μικρὸν τοῦ μηροῦ καθήκει τροχαντῆρα. τὴν δ᾽ ἔκφυσιν ὁ μὲν πρότερος ἐκ τῆς ὑψηλοτέρας ἔχει μοίρας τῶν κατὰ τὴν ψόαν σαρκῶν, διὰ τῆς ἔνδον χώρας προερχομένην· ὁ δὲ δεύτερος ἐκ τῆς ταπεινοτέρας, ἥτις ἔξωθεν αὐτῇ παρα-

conspicies singulos utrinque musculos exactos per spinae longitudinem mutuo connexos, desuper a quo dixi initio toti lumborum longitudini expansos; quum jam prope os latum venerint, (vocatur autem hoc, ut novisti, a quibusdam sacrum) dirimuntur invicem, internis ilium adhaerescentes. Item aliae carnes numerosae inibi simul prodeunt, ex ilium osse natae. Sequens igitur carnes deorsum tendentes, quas psoas nominant, tendines duos has ex ilium osse adeuntes in utraque lumborum carne reperies, quos anatomici aponeuroseis nominare solent: alter ipsorum interior, quem etiam ligamentum rectius quam tendinem appelles, ei maxime parti inseritur, qua pubis os cum coxa connectitnr; alter in parvum femoris trochantera pertinet. Prior ex elatiore parte carnium lumborum exortum habet per internam regionem procurrentem; secundus ex humiliore, quae extrinsecus ipsi porri-

τέταται, καὶ μέντοι κἀκ τῆς προσιούσης ἐκ τοῦ τοῦ λαγόνος ὀστοῦ. μακρότερος μὲν οὖν ὁ πρότερος σύνδεσμος, βραχὺς δ᾽ ὁ καθήκων τένων εἰς τὸν μικρὸν τροχαντῆρα, πλὴν οὐκ ἄῤῥωστος οὐδ᾽ αὐτός. ἀλλὰ τοῦτον μὲν φύλαττε πρὸς τὴν ἀνατομὴν τῶν κινούντων τὸ κατ᾽ ἰσχίον ἄρθρον μυῶν. τὸν δ᾽ ἕτερον ἀκριβῶς κατασκεψάμενος εὑρήσεις σκληρότερόν τε καὶ λευκότερον, ἢ κατὰ τοὺς τένοντας, ὡς ἂν ἐκ τῆς τῶν συνδέσμων οὐσίας ὄντα· διὸ καὶ κεφαλὴν μᾶλλον, οὐ τελευτὴν ὑποληπτέον αὐτὸν εἶναι τῶν τῆς ψόας ἔνδον. οὕτω δὲ καὶ τῶν ἐκτὸς μερῶν ἑκατέρα κεφαλὴ τοῦ τοῦ λαγονος ὀστοῦ τὴν ἔκφυσιν ἔχει· μικροτέραν μὲν πολὺ τοῦ ἔνδον, εἰς τὴν αὐτὴν δὲ χρείαν συντελοῦσαν. τεινόμεναι γὰρ αἱ εἰρημέναι δύο μοῖραι τῆς ψόας ἐπὶ τὰ κάτω κάμπτουσι τό τε κατ᾽ ὀσφὺν ὅλον τῆς ῥάχεως, ἔτι τε τὸ συνεχὲς αὐτῷ τοῦ μεταφρένου. οὕτως δὲ καὶ οἱ τῷ στομάχῳ μύες ὑποβεβλημένοι, περὶ ὧν αὖθις εἰρήσεται, τὸ τῆς ῥάχεως ἄνω κάμπτουσι μετὰ τοῦ συνεπιλαμβάνειν τι τῶν κατὰ μετάφρενον σπονδύλων. ἀλλ᾽ αἵ γε ψόαι τὴν

gitur, imo etiam ex ea parte, quae ab ilium osse tendit. Itaque prius ligamentum longius est; tendo autem, qui ad exiguum femoris trochantera pertingit, brevior, quanquam nec ipse quidem sit invalidus; sed hunc ad dissectionem musculorum coxae articulum moventium reserves. Alterum vero exquisite intuitus duriorem candidioremque quam pro tendinum natura invenies, ceu ex ligamentorum substantia conflatum; quapropter etiam internae lumborum carnis caput magis quam finem ipsum existimare oportet. Ita utrumque exteriorum partium caput ex ilium osse processum exigit, multo quidem interno minorem, sed eundem usum subministrantem. Nam praedictae duae lumborum carnis partes tensae deorsum flectunt tum eam partem spinae, quae per lumbos totos habetur, tum eam dorsi, quae continua ipsi est. Pari modo musculi stomacho subjecti, de quibus posterius peragetur, superiorem spinae partem inflectunt, nec non ex dorsi vertebris aliquid comprehendunt. Verum lumborum

κεφαλὴν μὲν ἐν ἑαυταῖς ἔχουσι τοῦ καθήκοντος εἰς τὸν τοῦ μηροῦ τροχαντῆρα τένοντος, ὅσον δ' ἑκατέρωθεν τῆςδε, τελευτὴ μᾶλλόν ἐστιν, οὐ κεφαλὴ δυοῖν μυῶν καμπτόντων τὴν ῥάχιν· ὥστ' εἶναι τρία μέρη τῆς ψόας ἑκατέρας, ἓν μὲν τὸ ἔνδον, ὑψηλοτέραν ἔχον τὴν ἄνωθεν ἀρχὴν, ἕτερον δὲ τὸ μέσον, ἀπὸ ταπεινοτέρας ἐκφύσεως ἀρχόμενον, καὶ τρίτον ἐπ' αὐτοῖς, τὸ ἔξω, ταπεινοτέραν ἔχον καὶ τοῦ μέσου τὴν σαρκώδη κατάφυσιν. ὁ μέντοι κάτω τοῦδε σύνδεσμος ἀπὸ τῶν τοῦ λαγόνος ὑψηλῶν ἄρχεται, διὸ καὶ τῷ μήκει τοῦτο τὸ μέρος ἄπεστι τῶν ἄλλων δυοῖν, ὥσπερ καὶ τῷ πάχει.

Κεφ. ι'. Μετὰ δὲ τοὺς εἰρημένους μῦς ἅπαντας ἐπίσκεψαι τὴν ἔκφυσιν ἀκριβῶς ὅλων τῶν ῥαχιτῶν μυῶν. ἄρχονται μὲν γὰρ ἐκ τοῦ δευτέρου σπονδύλου, δύο κεφαλὰς ἑκάτερος ἔχων διεστηκυίας ἀλλήλων. ἐκπληροῦσι δ' [127] αὐτῶν τὸ μέσον οἱ παραλειφθέντες ὑπὸ τῶν ἀνατομικῶν μύες, ὑπὲρ ὧν ἔμπροσθεν αὐτάρκως διῆλθον. ἀεὶ δὲ μᾶλλον εὐτραφέστεροι γίνονται, καίτοι γ' ἀπὸ λεπτῶν

carnes in fe ipfis caput obtinent tendinis, qui ad femoris trochantera pertinet; quantum autem ex utraque harum parte habetur, finis potius eft, quam caput duorum mufculorum fpinam flectentium; ut videlicet tres utriusque lumborum carnis partes exiftant, una interior, fuperius elatiore orta principio; altera media, humiliore; tertia deinde extrema, demiffiorem etiam media infertionem carnofam exigens. Verum ligamentum infra hanc ab ilium altioribus incipit: quare etiam longitudine, ficut et craffitie, haec pars ab aliis duabus abeft.

Cap. X. Jam vero poft praedictos omnes mufculos fpinalium totorum proceffus diligenter confidera. Incipiunt etenim ex fecunda cervicis vertebra duo, finguli capita invicem disiuncta obtinentes. Explent autem medium ipfarum intervallum mufculi ab anatomicis praetermiffi; de quibus antea abunde difputatum eft Semper autem magis ac magis corpulenti evadunt, quamvis a

ἀρχόμενοι τῶν κεφαλῶν, ἀλλὰ καθ' ἕκαστον σπόνδυλον ἔκφυσίς τις αὐτοῖς μίγνυται· κἀν τούτῳ διεξερχόμενοι τὸν τράχηλον, ἀξιόλογοι τὸ μέγεθος καὶ τὴν ῥώμην γίγνονται, καὶ πρῶτόν γ' εἰς ταὐτὸν ἥκουσιν ἀλλήλοις ἐπὶ τελευτῇ τοῦ τραχήλου, μύες ἐνταῦθα γιγνόμενοι, καθ' ἑκάτερον μέρος τῆς ἀκάνθης, ὁ μὲν ἐκ τῶν δεξιῶν, ὁ δὲ ἐκ τῶν ἀριστερῶν, ὥστ' εἶναι τὰς πάσας ἀμφοτέρων τῶν μυῶν κεφαλὰς τέσσαρας. εἰσὶ δ' αὐτῶν αἱ ἶνες λοξαὶ, τινὲς μὲν ἀπὸ τῆς ἀκάνθης ἐπὶ τὰ πρόσω τε καὶ κάτω φερόμεναι, τινὲς δ' ἔμπαλιν, ἐκ μὲν τῶν πλαγίων ἀποφύσεων ὁρμώμεναι, ῥέπουσαι δ' ὀπίσω καὶ κάτω. πρόσεχε δ' αὐτοῖς ἀκριβῶς, ἐπειδὰν ἀνατεμὼν ἑκάτερον ἐπὶ τὴν ὀσφὺν ἀφίκῃ. κατὰ τοῦτο γὰρ ἐκ συνδέσμου τινὸς ὑμενώδους, ὁρμηθέντος ἀπὸ τῶν κατὰ τὴν ἄκανθαν χωρίων, γεννῶνται μύες, ἐκ τῶν κάτω μερῶν ἀτρέμα ἄνω φερόμενοι λοξοὶ πρὸς τὰς ἐσχάτας τοῦ θώρακος πλευρὰς, ἐπὶ μὲν τῶν ἄλλων ζώων ἀξιόλογοι τὸ μέγεθος, ἐπὶ δὲ τῶν πιθήκων ὁμοίως ἅπασι τοῖς κατὰ θώρακα μικρότεροι. κατασπῶσιν οἱ μύες οὗτοι τὰς ἐσχάτας πλευράς. ἐμφύονται δὲ τοῖς μὲν ἄλλοις ζώοις ἄχρι

tenuibus oriantur capitibus; nam ex unaquaque vertebra procesſus aliquis ipſis commiſcetur; ac inibi collum permeantes tum magnitudine tum robore inſignes fiunt. Et primum in colli extremo in idem coëunt muſculi, inibi utraque ſpinae parte nati, hic dextra, ille ſiniſtra, ut omnia amborum muſculorum capita quatuor numerentur. Fibrae ipſorum obliquae ſunt, quaedam a ſpina ad priora inferioraque decurrentes; nonnullae contra ex lateralibus orientes proceſſibus, quae retro deorſumque vergant. Curam ipſis diligentem adhibe, cum utroque muſculo diſſecto ad lumbos deveneris. Ibi ſiquidem muſculi ex ligamento quodam membraneo, quod a ſpinae locis prodiit, gignuntur, ex ima parte ad poſtremas thoracis coſtas ſurſum paulatim oblique tendentes; qui quidem in aliis animantibus notandae magnitudinis habentur, in ſimiis vero ſimiles omnibus in thorace exiguis. Hi muſculi extremas coſtas detrahunt; inſeruntur caeteris quidem ani-

τρίτης καὶ τετάρτης, εἰ ἐκ τῶν κάτω μερῶν ἀριθμοῦνται· πιθήκοις δ' ἄχρι τῆς δευτέρας καὶ τρίτης ἀφικνοῦνται τῶν νόθων ὀνομαζομένων, ψαύοντες ἐνίοτε καὶ τῆςδε. παραλελοίπασι δὲ καὶ τούτους οἱ ἀνατομικοὶ, τὸ μέν τι μέρος αὐτῶν, ὡς νομίζω, τοῖς κατ' ἐπιγάστριον ὀκτὼ μυσὶ συναποτέμνοντες, τὸ δέ τι τοῖς ῥαχίταις προσκαταλιπόντες.

mantibus usque ad tertiam et propemodum quartam, fi ab ima parte numeres; fimiis usque ad fecundam tertiamve fpuriam perveniunt; interdum etiam hanc contingunt. Praetermiferunt autem et hos anatomici, partem ipforum aliquam, ut conjicio, cum octo in abdomine mufculis fimul amputantes, aliquam vero fpinalibus affixam relinquentes.

ΓΑΛΗΝΟΥ ΠΕΡΙ ΑΝΑΤΟΜΙΚΩΝ ΕΓΧΕΙΡΗΣΕΩΝ.

ΒΙΒΛΙΟΝ Ζ.

Ed. Chart. IV. [128.] Ed. Baſ. I. (167.)

Κεφ. α΄. Ἐπειδὴ κατὰ τὴν αὐτὴν τάξιν ἔδοξεν ἄμεινον εἶναι ποιήσασθαι τὴν πραγματείαν τήνδε τῇ περὶ χρείας μορίων, ἐν ἐκείνῃ δὲ μετὰ τὸν περὶ κώλων λόγον ὁ περὶ τῶν τῆς τροφῆς ὀργάνων ἐστὶν, ἀκόλουθον ἂν εἴη καὶ νῦν ἐπὶ τοῦτον ἔρχεσθαι. χερσὶ μὲν οὖν καὶ σκέλεσιν ὁμοιότατος ἀνθρώπῳ πίθηκος, ᾧ μήτε πρόσωπόν ἐστι πρόμηκες, μήθ᾽ οἱ κυνόδοντες μεγάλοι, (καὶ γὰρ συναύξεται ταῦτα ἀλλήλοις καὶ συμμειοῦται,) καθάπερ ἥ τ᾽ ὀρθὴ βάδισις,

GALENI DE ANATOMICIS ADMINISTRATIONIBVS

LIBER VI.

Cap. I. Quoniam ſatius viſum eſt eodem hoc opus proſequi ordine, quocommentarium de partium uſu bſolvi, in quo poſt artuum enarrationem de nutrimenti inſtrumentis agitur, conſentaneum fuerit nunc quoque de his diſſerere. Itaque manibus pedibusque ſimia homini ſimillima eſt, cui neque facies oblonga, neque canini dentes magni. Etenim haec pariter aut augeſcunt, aut minuuntur, quemadmodum rectus inceſſus, curſus veloci-

καὶ τοῦ δρόμου τὸ τάχος, καὶ ὁ μέγας δάκτυλος ἐν τῇ χειρὶ, καὶ ὁ κροταφίτης μῦς, καὶ τῶν τριχῶν ἡ κατὰ σκληρότητα καὶ μαλακότητα καὶ μῆκος καὶ βραχύτητα διαφορά. καίτοι τούτων, ὧν εἶπον, ἓν ὁτιοῦν θεασαμένῳ γιγνώσκειν ὑπάρξει καὶ περὶ τῶν ἄλλων· ἀεὶ γὰρ ἀλλήλοις ἅπαντα ταῦτα συναυξάνεται. ἐάν ποτε τρέχοντα θεάσῃ πίθηκον ὀρθὸν ὠκέως, ἐξ ἀπόπτου γίνωσκε τοῦτον ὅμοιον ὑπάρχειν ἀνθρώπῳ· καὶ δύνασαι προειπεῖν, ἐπ᾽ αὐτοῦ πάνθ᾽ ὑπάρχειν, ἃ μικρῷ πρόσθεν εἶπον, πρόσωπον στρογγύλον, κυνόδοντας μικροὺς, τὸν δάκτυλον τὸν μέγαν ἐν τῇ χειρὶ, μὴ πάνυ μικρὸν, ὡς ἐπὶ τῶν ἄλλων πιθήκων ἀνάλογον· πάλιν δὲ τοὺς ἐν τῷ ποδὶ δακτύλους μικροτέρους, ἢ τοὺς ἐν τοῖς ἄλλοις πιθήκοις, τοὺς κροταφίτας μῦς μικροὺς, ὥσπερ γε καὶ τοὺς ἐκ τοῦ μηροῦ καθήκοντας εἰς τὴν κνήμην οὐκ ἐπὶ πολὺ προερχομένους, τό τ᾽ ὀστοῦν τοῦ κόκ[129]κυγος ὀνομαζομένου σμικρὸν, ἥκιστά τε λάσιον εἶναι τὸν πίθηκον τοῦτον, καὶ τὰς τρίχας ἔχειν μὴ πάνυ σκληρὰς ἢ προμήκεις. οὕτω δ᾽, ἄν τι τῶν εἰρημένων

tas, magnus in manu digitus, temporum mufculus, et pilorum juxta duritiem mollitiemque, longitudinem et brevitatem differentia. Verum ex his enumeratis quodlibet contemplatus, alia quoque poteris cognofcere; quippe universa haec fimul tum increfcunt, tum minuuntur invicem. Si quandoque fimiam confpexeris erectam currentem, ftatim e longinquo hanc fimilem homini exiftere cognofces, ac poteris, omnia in ea effe, quae ante paulum enumeravi, praedicere, faciem rotundam, dentes caninos exiguos, majorem manus digitum non adeo exiguum, ut in aliis fimiis proportionalem; rurfus pedis digitos minores, quam quos reliquae fimiae obtinent; temporum mufculos exiguos, ficut etiam eos, qui ex femore ad tibiam pertinent, haud in longum procedentes; ad haec os coccygis appellati minutum; minimeque hirfutam effe hanc fimiam, et pilos habere haud admodum duros vel prolixos. Ita fi quid ex relatis fecus habeat, alia

ἐναντίως ἔχῃ, καὶ τἄλλα ἐναντίως ἕξει. τινὲς γοῦν αὐτῶν ἐγγυτάτω τὴν ἰδέαν εἰσὶ τοῖς κυνοκεφάλοις ἄχρι τοῦ καὶ τὸν κόκκυγα μακρὸν ἔχειν, καί τινες ἄχρι τῆς οὐρᾶς. οὗτοι καὶ λασιώτατοι τῶν πιθήκων εἰσὶ, καὶ τὰς τρίχας ἔχουσι σκληρὰς καὶ ὀρθὰς, καὶ τὸ βλέμμα θρασύ· τῷ δ᾽ ἀκριβεῖ πιθήκῳ καὶ τοῦτο δειλόν ἐστιν. ὅ γε μὴν κροταφίτης μῦς ἐπιπλεῖστον μὲν ἀνατείνεται τοῖς ἀκριβέσι πιθήκοις, αὐτόθι δέ που παύεται περὶ τὴν στεφανιαίαν ῥαφὴν τοῖς ἀκριβέσιν, ὥσπερ τοῖς ἀνθρώποις. οὕτω δὲ καὶ οἱ ὀδόντες μεγάλοι μὲν ἅπαντες, ἐπιφανέστεροι δ᾽ οἱ κυνόδοντες, ὥσπερ γε καὶ ἡ γένυς μακρὰ, καὶ πάνυ μικρὸς ὁ ἐν τῇ χειρὶ δάκτυλος ἅπασι τοῖς κυνοκεφαλοειδέσι πιθήκοις ἐστίν. οἱ τοιοῦτοι καὶ τοὺς εἰς τὴν κνήμην ἐκ τοῦ μηροῦ καθήκοντας μῦς ἐπὶ πλεῖστον ἔχουσι ἐκτεινομένους, καὶ διὰ τοῦτο συνδεδεμένην, ὡς ἂν εἴποι τις, ὅλην τὴν ἰγνύαν, διόπερ οὐκ ἀκριβῶς ἐκτείνειν δύνανται τὰ σκέλη,. διόπερ αὖ πάλιν οὐδ᾽ ἵστασθαι καλῶς. ὅτῳ δ᾽ οὐχ ὑπάρχει ζώῳ καλῶς ὀρθῶς στῆναι, πῶς ἂν ἢ βαδίσειεν ὀρθὸν, ἢ δράμοι

quoque different. Jam nonnullae ex ipfis proxime ad cynocephalos fpecie accedunt, adeo ut etiam coccyga longum repraefentent; quaedam cauda ipfos imitantur; atque hae inter fimias hirtiores funt, pilos habent duros rectosque, et afpectu funt efferatiore. Perfectae vero fimiae afpectu funt timido; et mufculus temporalis perfectis fimiis plurimum attollitur; ibi autem ceffat, ubi futura coronalis habetur, ut in hominibus eft cernere. Simili modo dentes magnos quidem omnes, fed caninos magis confpicuos, quemadmodum et maxillam longam, et pollicem in manu omnes fimiae, quae cynocephalos imitantur, exiguum admodum habent. Tales mufculos quoque, qui ex femore in tibiam defcendunt, longiffime expanfos obtinent, atque ideo colligatum, ut ita dixerim, totum poplitem; cujus caufa crura perfecte extendere ac probe iis confiftere nequeunt. Cui vero animali commode erectum fiftere a natura datum non eft, quomodo vel incedat erectum, vel currat velociter?

ταχέως; οὐκοῦν οὐδὲ τὸν μέγαν ἐν τῷ ποδὶ δάκτυλον ἔχουσι μέγαν, ὡς ἄνθρωποι, οὐδὲ τοὺς ἄλλους μικρούς· ἀλλὰ πάντες μὲν αὐτοῖς εἰσι μεγάλοι, μικρότερος δὲ τῶν ἄλλων, ὃν ἄνθρωπος ἔχει μέγιστον. ἀρχὴ δέ τις οὐρᾶς ἐστιν ἐν αὐτοῖς, καὶ τὸ σύμπαν σῶμα κυνοκεφάλοις ἐοίκασιν οἱ τοιοῦτοι πίθηκοι. ὥσπερ οὖν αμεινόν ἐστιν ἀνατέμνειν τὰ κῶλα τῶν ομοιοτάτων ἀνθρώπῳ πιθήκων, ὅταν ἐπὶ παραδείγματος ἐθέλῃς γυμνάζειν σεαυτὸν, οὕτως ἄμεινον, ὅταν ἀπορῇς τοιούτου πιθήκου, καὶ τῶν ἀνομοίων τινὰ λαμβάνειν, ὥσπερ κἂν ὅλως ἀπορῇς πιθήκου, κυνοκέφαλον, ἢ σάτυρον, ἢ λύγκα, συνελόντι δ' εἰπεῖν, ἐκεῖνα τῶν ζώων, οἷς ἔσχισται τὸ πέρας τῶν κώλων εἰς δακτύλους πέντε. τοῖς δὲ αὐτοῖς τούτοις καὶ κλεῖς ἐστι, καὶ στέρνον ἥκιστ' ὀξὺ, καὶ διὰ τοῦτο ἐπὶ τῶν δυοῖν βαδίζει σκελῶν, ὥσπερ ἄνθρωπος χωλεύων. μετά γε μὴν τὰ τοιαῦτα ζῶα καὶ ἡ ἄρκτος ἐστὶ, καὶ ὁ λέων, καὶ ὅλως τὰ καρχαρόδοντα καλούμενα. καὶ εἰ μὴ μικρὸν ἦν τὸ τῶν ἑρπόντων γένος, οἷον ἰκτίδες, καὶ γαλαῖ, καὶ μύες, ἦν ἂν καὶ τούτων

Neque igitur majorem in pede digitum habent grandem hominum modo, neque alios exiguos, fed omnes ex aequo magnos: is minor caeteris eft, quem homo habet maximum. Porro caudae initium quoddam ipfis ineft: et hujusmodi fimiae toto corpore cynocephalos referunt. Quemadmodum igitur praeftat fimiarum homini, quam fieri poterit, fimillimarum artus diffecare, cum te in exemplo exercere inftitues, ita fatius eft in talis fimiae inopia etiam diffimilium aliquam capere, ficut etiam, fi in totum fimia defideretur, cynocephalum, vel fatyrum, vel lyncem, fummatim ea animantia, quibus artuum extrema in digitos quinque difcreta funt. His ipfis et claviculae infunt, et pectoris os minime acutum, eoque bipedes incedunt, hominis claudicantis modo. His vero animantibus fuccedunt urfus, leo, et univerfum omnia, quae ferratis dentibus effe dicuntur; et nifi pufillum effet reptilium genus, ut muftelae, feles et mures, conducerent et

τὰ κῶλα χρήσιμα πρὸς τὴν ἐν ταῖς ἀνατομαῖς γυμνασίαν· ἅπαντα γὰρ ταῦτα τέτταρας ἔχει δακτύλους ἀπολωλεκότα τὸν μέγαν, ὅτι μή τισιν αὐτῶν οἷον υπογραφή τίς ἐστι κατά γε τὴν ῥίζαν, ἀλλ᾽ οὐδὲ ταύτην ἀπὸ τοῦ λιχανοῦ πολὺ κεχωρισμένην, ὡς ἐπ᾽ ἀνθρώπου, θεάσῃ. προγεγυμνασμένος γε μὴν ἐν πιθήκῳ καὶ ταῦτ᾽ ἀνατέμνειν δυνήσῃ. τά τε γὰρ ἄλλα καὶ ὁ πλατὺς τῷ τῆς χειρὸς ἔνδον ὑποφυόμενος τένων καὶ τούτοις τοῖς ζώοις, ὥσπερ γε καὶ οἱ τοὺς δακτύλους κινοῦντες μύες· οὕτως δὲ καὶ οἱ τὸν καρπόν τε καὶ τὴν κερκίδα. τοὺς δὲ τὸν μέγαν δάκτυλον κινοῦντας μῦς τε καὶ τένοντας εὔδηλον ὡς οὐκ ἔχει ταῦτα τὰ ζῶα. συνελόντι δὲ εἰπεῖν, ἔκ τε τῶν ἐνεργειῶν, ὧν ἐνεργεῖ, καὶ τῆς ἰδέας τῶν μορίων, ἣν ἔχον ἔξωθεν φαίνεται τῶν ζώων ἕκαστον, ὑπαγορεύσει σοί τι καὶ περὶ τῆς ἐν αὐτῷ κατασκευῆς. τὰ γὰρ ωσαύτως ἐνεργοῦντα μόρια καὶ τὴν ἔξωθεν ἰδέαν ἔχοντα τὴν αὐτὴν ἀνάγκη πᾶσα καὶ τὴν ἐν τῷ βάθει κατασκευὴν ἔχειν τὴν αὐτήν. οὕτως δὲ καὶ

horum artus ad diffectionum exercitia; omnia fiquidem haec quatuor conftant digitis, magno abolito, nifi quod quibusdam ipforum veluti delineamentum quoddam in radice habetur; fed neque hanc ab indice multum fecretam, ut in homine, fpectabis. Attamen in fimia praeexercitatus etiam haec poteris diffecare; nam praeter alia tendo quoque latus ad interiorem cutem fummae manus procedens his ineft animantibus, quemadmodum etiam mufculi digitorum motores; fic qui brachiale radiumque movent. Eos vero tum mufculos, tum tendines, qui magnum digitum movent, haec animantia non habere cuivis notum eft; verum (ut uno expediam verbo) et ex actionibus, quas obeunt,, et de figura particularum, quam fingula animantia extrinfecus habere videntur, et de ftructura ipforum nonnulla tibi indicatio defumetur. Nam particulae, quae fimili munere funguntur et eandem foris figuram obtinent, neceffe plane eft eandem quoque interius ftructuram fortiri: ita vero iis, quae fimilem actio-

τοῖς ὁμοίως ἐνεργοῦσιν ὁμοίαν τε τὴν ἐκτὸς ἔχουσιν ἰδέαν ὁμοία καὶ ἡ ἐν τῷ βάθει μορίων ἐστὶν ἅπασα φύσις. ἑκάστῳ γάρ τοι τῶν ζώων ἡ φύσις τὸ σῶμα παρεσκεύασεν ἐπιτήδειον ταῖς κατὰ τὴν ψυχὴν ὁρμαῖς· καὶ διὰ τοῦθ᾽ ἅμα τῷ γεννηθῆναι πάντα χρῆται τοῖς μορίοις, ὥσπερ δεδιδαγμένα. [130] μύρμηκας μὲν οὖν καὶ κώνωπας καὶ ψύλλους, ὅσα τ᾽ ἄλλα τῶν ζώων σμικρὰ, τὴν ἀρχὴν οὐδ᾽ ἐπεχείρησά ποτ᾽ ἀνατέμνειν· ὅσα δ᾽ ἕρπει ζῶα, καθάπερ γαλαῖ τε καὶ μύες, ὅσα τ᾽ εἰλυσπᾶται, καθάπερ ὁ ὄφις, ὀρνίθων τε γένη πολλὰ καὶ ἰχθύων, πολλάκις ἀνέτεμον, ἕνεκα τοῦ πεισθῆναι βεβαίως, ἕνα τὸν νοῦν εἶναι τὸν διαπλάττοντα ταῦτα, καὶ ὡς τῷ ἤθει τοῦ ζώου τὸ σῶμά ἐστιν οἰκεῖον ἐν πᾶσιν. ἐκ γὰρ τῆς γε τοιαύτης γνώσεως ἔσται σοι προγνῶναι θεασαμένῳ τι ζῶον, ὃ μήπως πρόσθεν εἶδες, ὁποίαν τινὰ τὴν ὑπὸ τῷ δέρματι κατασκευὴν ἔχει· καὶ πολλάκις ἐγὼ τοῦτ᾽ ἐπεδειξάμην οὐκ ἄλλοθεν, ὡς ἔφην, οὔτ᾽ ἐμοὶ περιγενόμενον, οὔτ᾽ ἄλλοθέν ποθεν ὑπάρξαν, ἢ ἐκ τοῦ πεισθῆναι βεβαίως, οἰκείαν ἑκάστῳ ζώῳ τὴν τοῦ

nem obeunt fimilemque figuram exteriorem repraefentant, fimilis nimirum et interna particularum natura tota exiftit. Quippe natura cuique animanti corpus animi affectibus idoneum condidit; atque hujus gratia, fimul atque nata fuerint, omnia particulis utuntur, tanquam a magiftro edocta. Formicas igitur, culices, pulices aliaque id genus minuta animalcula nequaquam diffecare unquam fum aggreffus, quae autem repunt, quemadmodum muftelae et mures; tum quae convolutim ferpunt, veluti ferpens; ad haec multa avium genera et pifcium fubinde incidi, ut firmiter perfuafum haberem, et unam effe mentem, quae haec formet, et moribus animantis corpus in univerfis effe peculiare. Tali fiquidem cognitione fiet, ut intuitus quoddam animal antea non vifum praenofcas, qualemnam fub cute ftructuram habeat; ac frequenter ego hoc indicavi, non aliunde, ut dixi, ejus cognitionen peritiamque adeptus, quam ex firma perfuafione, quod fingula animantia corporis ftructuram animi

σώματος εἶναι κατασκευὴν τοῖς τῆς ψυχῆς ἤθεσί τε καὶ δυνάμεσιν. οὐδὲν οὖν ἐστι θαυμαστὸν, ἐκ τῆς ἐξωθεν ἰδέας ἐναργῶς ὀφθείσης προγνῶναι τὴν ἔνδον παρασκευὴν ἑκάστου των ζώων· ἔτι δὲ μᾶλλον, ἐὰν ἐνεργοῦν ἴδης αὐτὸ, καθάπερ ἀρτίως εἶπον ἐπὶ τῶν βαδιζόντων ὀρθῶς. καὶ μὲν δὴ κἂν φωνοῦντος ἀκούσης ζώου, δυνήσῃ τι τεκμήρασθαι περὶ τῶν φωνητικῶν ὀργάνων, οὐκ ἐκ τοῦ μεγέθους τῆς φωνῆς μόνον, ἀλλὰ καὶ τῆς ἄλλης ἰδέας. εἰρήσεται δέ μοι περὶ τοῦδε σαφέστερον, ὅταν ἐπὶ τὴν τῶν φωνητικῶν ὀργάνων ἀνατομὴν ἀφίκωμαι. νυνὶ δὲ καὶ τοῦτο περὶ τῶν κώλων ἐπιπλεῖον διῆλθον, ὅτι τὴν κατασκευὴν αὐτῶν ἐν τοῖς πρώτοις τῆσδε της πραγματείας ὑπομνήμασιν ἐξηγησάμην. ἐλπίσας οὖν ἀκολουθήσειν τῷ λόγῳ τοὺς προγεγυμνασμένους ἐν αὐτοῖς, ὡς ἐπὶ παραδείγματος αὐτῶν διῆλθον ὑπὲρ τῆς τῶν αλλων ζώων ὁμοιότητός τε καὶ ταυτότητος, ἣν ἔκ τε τῶν ἐνεργειῶν ἔνεστί σοι σκοπεῖσθαι (168) καὶ τῆς μορφῆς τοῦ ζώου συμπάσης καὶ κατὰ τὰ μόρια. δάκτυλος γὰρ, ὅπου ποτ᾽ ἂν ᾖ, τὴν αυτὴν ἔχει κατασκευὴν, ᾗ δάκτυ-

moribus facultatibusque propriam obtinerent. Nullum itaque miraculum eſt cujusque animantis internam compoſitionem ex figura exteriorum clare conſpecta praenoſcere; multo magis, ſi functionem obire ipſum videas, quemadmodum nuper dixi de iis, quae recte gradiuntur. Quin etiam, voce animantis audita, de illius inſtrumentis conjecturam aliquam ſumere poteris, non ex magnitudine vocis tantum, ſed alia quoque ſpecie. Verum de hoc manifeſtius agetur, quum ad vocis inſtrumentorum diſſectionem pervenero. In praeſentia autem hoc quoque de artubus tractavi uberius, quod ſtructuram ipſorum in primis hujus operis commentariis expoſuerimus. Quum itaque in eis praeexercitatos ſermonem perſecuturos ſperarem, ceu exempli ipſorum gratia de aliorum animantium ſimili et eodem percenſui; quod tum ex functionibus, tum forma animantis univerſa et particulari conſideres licet. Digitus ſiquidem, ubicumque fuerit, eandem habet ſtructuram, quatenus digitus eſt; its

λός ἐστιν. οὕτω δὲ καὶ εἰ τοιόςδε τις ὁ δάκτυλος εἴη, τὴν τοιαύτην ἔχει κατασκευὴν ἀεὶ τῷ τοιῷδε δακτύλῳ. κατὰ δὲ τὸν αὐτὸν τρόπον καὶ πῆχυς, καὶ κερκὶς, καὶ ἕκαστον τῶν ἄλλων. ᾗ μὲν γὰρ κερκὶς ἢ πῆχύς ἐστιν, ἀεὶ τὴν αὐτὴν ἔχει κατασκευήν· ᾗ δὲ τοιάδε τις κερκὶς ἢ τοιόςδε τις πῆχυς, ὁμοίαν μὲν ἐν τοῖς ὁμοίοις, ἀνάλογον δ᾿ ἐν τοῖς ἀνομοίοις. ὅστις μὲν οὖν ἐγυμνάσατο λογικῶς ἅμα τῷ καὶ πεφυκέναι καλῶς, εὑρίσκει ῥᾳδίως τό τε ταὐτὸν ἐν ἑκάστοις τῶν ὄντων καὶ τὸ μὴ ταὐτόν. ὁ δὲ μήτε εὖ πεφυκὼς μήτε γεγυμνασμένος τάχ᾿ ἂν καὶ οὗτος ὑπὸ τοῦ πλήθους τῶν ἀνατεμνομένων ζώων ἐπαχθείη ποτὲ πρὸς τὸ κἂν ἀμυδρῶς γοῦν ἐννοῆσαι, τὸ μὲν ταὐτὸν, οὐ κατὰ συμβεβηκὸς, οὐδὲ ὡς ἔτυχεν, ἀλλὰ κατὰ τὴν οἰκείαν οὐσίαν ὑπάρχειν ἑκάστῳ τῶν εἰδῶν, τὸ δ᾿ οὐ ταὐτὸν ἀπό τινων συμβεβηκότων τοῖς κατὰ μέρος, ἅπερ ἀτόμους οὐσίας ὀνομάζομεν. ὅπου γὰρ ἂν ἴδῃς κῶλον οὐ μόνον ἐκτεινόμενον καὶ καμπτόμενον, ἀλλὰ καὶ πρὸς τὰ πλάγια περιφερόμενον, ἐξ ἀνάγκης ἐκείνῳ τῷ κώλῳ δύο γένη μυῶν ἐστιν, ἄλλοι

vero, ſi proprii generis digitus fuerit, ſimilem tali generi ſtructuram ſemper obtinet. Eodem modo cubitus, radius et alia ſingula habent. Quatenus enim radius vel cubitus eſt, ſemper eadem conſtat ſtructura; quatenus autem ſui generis vel radius vel cubitus eſt, ſimili quidem in ſimilibus, proportionali vero in diſſimilibus. Qui igitur ratione et dextra natus indole ſe exercuerit, facile invenit, quid in ſingulis rebus idem ſit, quid non idem. At, qui nec probae fuerit indolis neque exercitatus, forſan et hic prae animalium diſſectorum copia adduci quandoque potuerit, ut vel obſcure ac leviter, intelligat, idem non per accidens, neque prout evenerit, ſed ex propria ſubſtantia cuique ſpeciei ineſſe; quod autem non idem, a nonnullis, quae particularibus accidunt, individuas ſubſtantias nominare ſolemus. Quum enim videas, membrum non modo extendi flectique, ſed etiam in latera circumagi, neceſſario duo muſculorum genera obtinet, alios ex-

μὲν ἐκτάσεώς τε καὶ κάμψεως, ἄλλοι δὲ τῆς ἐφ' ἑκάτερα φορᾶς αἴτιοι. προσεπισκεψάμενος οὖν, εἴθ' ἕν ἐστιν ὀστοῦν κατὰ τὸ κῶλον, ὡς ἐπὶ βραχίονος, εἴτε δύο, καθάπερ ἐπὶ πήχεώς τε καὶ κερκίδος, ἓν μὲν εὑρὼν ὀστοῦν, ἐπ' ἐκείνου ζήτει τοὺς εὐθεῖς τε καὶ λοξοὺς μῦς· δυοῖν δ' ὄντων, ὡς ἐπὶ πήχεώς τε καὶ κερκίδος, ἴσθι μὲν εὐθέως ἤδη τὸ μὲν ἕτερον αὐτοῖν ἔκτασίν τε καὶ καμπὴν ἐργαζόμενον τοῦ κώλου, τὸ δ' ἕτερον ἑκατέρωσε περιάγον· ἴσθι δ', ὡς καὶ τῶν κινούντων αὐτὰ μυῶν λοξότεροι μέν εἰσι κατὰ τὴν θέσιν οἱ κατὰ τὰς λοξὰς κινήσεις κινοῦντες, εὐθύτεροι δ' οἱ τὰς εὐθείας. [131] ἀλλὰ τοῦτο μὲν ὑπάρχει τοῖς κώλοις ἅπασι κοινὸν, ὅσα περ ἔχει τὰς αὐτὰς κινήσεις. τὸ δὲ μέγεθος τῶν μυῶν καὶ τὸ σχῆμα καὶ ἡ θέσις ὁμοία μὲν ἐν τοῖς ὁμοίοις κατὰ τὴν μορφὴν κώλοις, ἀνομοία δ' ἐν τοῖς ἀνομοίοις. οὕτω δὲ καὶ κατὰ τοὺς δακτύλους, εἰ καὶ μικρότερον εἴη τὸ ἀνατεμνόμενον ζῶον, οἷοί περ οἱ ἕρποντες οὗτοι μύες, ἀναγκαῖον αὐτῷ τούς τε κάμπτοντας εἶναι καὶ τοὺς ἐκτείνοντας τένοντας ἕκαστον τῶν δακτύλων, ὡς

tenfionis et inflexus, alios ad utramque partem deductionis auctores. Quum igitur praeterea confideraveris, unone offe membrum conftet, ut in brachio, an duobus, quemadmodum in cubito radioque, uno quidem offe invento, mufculos in eo tum rectos tum obliquos quaerito; fin autem duo fuerint, ut in cubito radioque, fcito protinus, alterum ipforum membri extenfionem et flexum moliri, alterum in latera circumagere. Ad haec non ignorandum eft, etiam ex mufculis ea moventibus fitu obliquiores exiftere, qui obliquos motus fubminiftrant, rectiores autem, qui rectos. Verum omnibus commune membris ineft, quae eosdem motus fortiuntur. Magnitudo autem mufculorum, figura et pofitura fimilis in membris forma fimilibus exiftit, diffimilis in diffimilibus. Eadem ratione et in digitis, quamvis animal, quod diffecatur, minutius fuerit, cujusmodi funt reptiles ifti mures, neceffe eft mufculos, qui flectunt extenduntque fingulos

ἐν ἀνθρώπῳ. εἰ δὲ καὶ πρὸς τὰ πλάγια μέρη θεάσαιο κινουμένους τοὺς δακτύλους, ἀνάγκη πᾶσα καὶ τὰς κατ᾽ αὐτὰ κινήσεις ἀνάλογον ἔχειν ἐκείνῳ τῷ ζώῳ τοῖς ἀνθρώποις, ὥστε τὴν μὲν ὡς ἐπὶ τὸν μικρὸν δάκτυλον ἑκάστου φορὰν ὑπὸ τῶν ἔξωθεν ἐπικειμένων τῷ κώλῳ τενόντων τε καὶ μυῶν γίγνεσθαι, τὴν δ᾽ ὡς ἐπὶ τὸν μέγαν ὑπὸ τῶν ἔνδον. αὐτὸν δὲ τὸν μέγαν ὥσπερ οὖν καὶ τὸν μικρὸν, ἐπιπλεῖστον ἀπαγόμενον ἁπάντων τῶν ἄλλων εὑρήσεις ἐπὶ τῶν τοιούτων ζώων ὑπὸ μυῶν ὁμοίαν ἐχόντων θέσιν τῇ κατὰ τοὺς ἀνθρώπους· ὥστε σοι καὶ τὴν ἀνατομὴν αὐτῶν ῥᾳδίαν γίγνεσθαι, καθάπερ οὖν καὶ πολλάκις ἔμπροσθεν ἐγχειρούργησας ἀμφ᾽ αὐτούς. ταυτὶ μὲν οὖν, εἴπερ ὅλως μέμνησαι τῶν εἰρημένων ἐν τῷ πρώτῳ γράμματι περὶ χειρὸς, ἑτοίμως τ᾽ ἔμαθες τῶν ἄρτι ῥηθέντων ἀκούσας, ἑτοίμως τε ἐπὶ τῶν ζώων εὑρήσεις.

Κεφ. β΄. Ἃ δέ μοι πρόκειται λέγειν ἐν τούτῳ τῷ λόγῳ περὶ τῶν τῆς τροφῆς ὀργάνων, ὧν ἕνεκα καὶ τὰ μέχρι δεῦρο διῆλθον, ἄπιστα μὲν ἴσως σοι δόξει τήν γε πρώτην

digitos, non aliter, quam in homine, conſpici; quod ſi in latera quoque digitos moveri videas, neceſſitas omnino eſt, et motus ibidem animantis illius hominibus proportionari, ut cujusque latio parvum digitum verſus ab exterioribus artui impoſitis et tendinibus et muſculis fiat, ad magnum vero ab interioribus. Magnum autem ipſum, ſicut et parvum, quamplurimum ab aliis omnibus abducere in ejus generis animantibus comperies muſculos ſimilem ſitum humano ſortitos. Unde diſſectio ipſorum facilis tibi futura eſt, tanquam ſaepius antea manum eis admolito. Proinde, ſi, quae primo commentario de manu diſputata ſunt, memineris, et prompte, cum audires, didiceris ea, quae nuper relata ſunt, prompte quoque in animalibus comperies.

Cap. II. Quae autem hoc libro de alimenti inſtrumentis dicere inſtitui, quorum gratia quoque huc usque ermonem deduxi, ſide carere forſan primum audita vide-

ἀκούσαντι· φιλοπονοῦντι δ᾽ ἐπὶ πολλῶν ζώων, ὁμοειδῶν τε καὶ οὐχ ὁμοειδῶν, ἄπιστα μὲν οὐκέτι φανεῖται, θαυμαστὰ δέ σοι δόξει, μίαν τέχνην ἐνδεικνύμενα τῶν ζώων ἁπάντων δημιουργὸν, εἴγε τοὺς σκοποὺς τῆς κατασκευῆς τῶν μορίων τὰς χρείας αὐτῶν πεποίηται. μιᾶς γοῦν οὔσης κοινῆς χρείας ἅπασι τοῖς ζώοις, ἧς ἕνεκα δέονται τροφῆς, εὑρήσεις ὄργανα καθ᾽ ἕκαστον εἶδος αὐτῶν τριττά· τινὰ μὲν κατὰ πρῶτον λόγον ὑπὸ τῆς φύσεως γεγονότα πρός τε τὴν υποδοχὴν αὐτῆς καὶ κατεργασίαν, ἔτι δὲ τὴν εἰς ὅλον τὸ σῶμα φοράν· ἕτερα δὲ κατὰ δεύτερον, ὅσα τῶν περιττῶν ἐστιν ὑποδεκτικά· διαφέρει δ᾽ οὐδὲν, εἴτε περιττὰ καλεῖν ἐθέλεις, εἴθ᾽, ὡς Ἀριστοτέλης, περιττώματα· τρίτα δ᾽ ἄλλα μόρια κατὰ τρίτον λόγον ὑπηρετοῦντα ταῖς τούτων ἐκκρίσεσιν. εἰς ὃ μὲν ὑποδέχεται τὴν τροφὴν ἅπαντα τὰ ζῶα μόριον, ὀνομάζεται γαστήρ. ἐν τούτῳ δὲ καὶ μεταβάλλεταί τινα μικρὰν καὶ πρώτην μεταβολὴν, προπαρασκευαζόμενα τῷ ἥπατι, μεγίστην ἀλλοίωσιν ἐργαζομένῳ τῆς

buntur; fed, quum in multis ejusdem fpeciei et diverfae animantibus infpiciundis pones induftriam, non amplius a fide aliena tibi apparebunt; attamen miraberis, haec unam artem omnium animantium opificem demonftrare, quae partium ftructurae fcopos ipfarum ufus effe voluit. Quum enim unus fit ufus cunctis animantibus communis, cujus gratia alimento indigeant, reperies inftrumenta in fingulis ipforum generibus triplicia. Quaedam prima ratione a natura facta ad concipiendum alimentum conficiendumque et in totum corpus deferendum. Alia fecunda ratione, quae excrementorum funt receptacula: nihil autem refert, fuperflua dicas, an excrementa, ut Ariftoteles. Reliquas alias partes tertia ratione triplices ftruxit, quae horum excretionibus fubferviunt. In quam itaque partem cibum animantia recipiunt, ventriculus nominatur. In hoc levem quandam et primam fubeunt mutationem ingefta, ac praeparantur jecinore; quod maximam alimenti in ipfum permeantis al-

εἰς αὐτὸ παραγινομένης τροφῆς. ἐντεῦθεν δὲ φλέβες εἰς ὅλον ὀχετεύουσι τὸ σῶμα κατεργασθεῖσαν αὐτήν. ὅπως δ' ἐξ ἥπατος εἰς ὅλον τὸ σῶμα φέρηται καθαρὰ καὶ μηδὲν ἔχουσα περιττὸν, ὄργανα παρεσκεύασεν ἡ φύσις ἐπιτήδεια πρὸς τοῦτο, κατὰ δεύτερον ἤδη λόγον, οὐκέτι πρῶτον, ὥσπερ τὰ πρόσθεν, ὅσα λέλεκταί μοι. τούτων δὲ τῶν ὀργάνων τὰ μὲν τὸ λεπτὸν καὶ κοῦφον αὐτῆς ἐκκαθαίρει, τὰ δὲ τὸ γεῶδες καὶ βαρὺ, τὰ δὲ τὸ μέσον ἀμφοῖν, ὃ ὑδατῶδές τέ ἐστι καὶ ὀῤῥῶδες. [132] ὀνομάζεται δ' ὑπὸ τῶν ἰατρῶν τὰ μὲν πρῶτα ῥηθέντα πόροι χοληδόχοι καὶ κύστις ὁμοία τοῖς πόροις χοληδόχος. τὰ δὲ τὸ γεῶδές τε καὶ βαρὺ, τῶν τε σπλάγχνων ὁ σπλὴν, καὶ τῶν ἐντέρων ἡ κάτω μοῖρα πρὸ τοῦ ἀπευθυσμένου. τὰ δὲ τὸ λοιπὸν τὸ τρίτον, οὐρητῆρες, καὶ νεφροὶ, καὶ κύστις. ἵνα δ' ἐπὶ ταῖς ὁρμαῖς τοῦ ζώου τῶν περιττῶν ἡ ἀπόκρισις ᾖ, μῦς ἐπέστησεν ἡ φύσις ἐπὶ τοῖς πέρασι τῶν περιεχόντων ἀγγείων ταῦτα, κατὰ τρίτον ἤδη λόγον ἐκ τῶν περὶ τὴν τροφὴν ὀργάνων γιγνομένους. ἀναγκαῖον οὖν ἐν πᾶσι τοῖς ζώοις τὰ

terationem emolitur. Hinc venae confectum ipfum in totum corpus deducunt. Porro, ut ex jecinore purum nulliusque fuperflui particeps in univerfum corpus feratur, natura inftrumenta ad id accommodata condidit, idque fecunda jam ratione, non primaria certe, ficut priora, quae commemoravimus. Ex his inftrumentis alia, quod tenue et leve in eo habetur, expurgant; alia, quod terreftre et grave eft; alia, quod inter haec duo confiftit, aquofum ferofumque. Priora, quod bilem recipiant, meatus bilis receptores choledochi a medicis appellantur, et vefica fimilis meatibus choledochis; quae vero terreftre et grave excrementum continent, ex vifceribus lien eft, ex inteftinis ima pars inteftini recti; quae reliquum tertium excipiunt, meatus urinarii, ureteres, renes et vefica. Ut autem in arbitrio animantis fuperfluorum fit excretio, mufculos natura terminis vaforum ea continentium affabricata eft; qui tertia jam ratione inter alimenti inftrumenta habentur. Itaque neceffario tria haec

τρία ταῦτα γένη τῶν ὀργάνων εἰς τὴν τῆς τροφῆς οἰκονομίαν παρεσκευάσθαι τῇ φύσει, καὶ τοῦτ᾽ εἶναι τὸ κοινόν τε καὶ ταὐτὸν ἐν ἅπασιν, ἔντερα μὲν καὶ γαστέρα καὶ φλέβας καὶ ἧπαρ ἐκ τῶν κατὰ τὸν πρῶτον λόγον γεγονότων· τὰ δ᾽ ἕνεκα τῆς διακρίσεώς τε καὶ καθάρσεως τῶν περιττῶν ἀγγεῖα χοληδόχα, καὶ τὴν ἐπὶ τῷ ἥπατι κύστιν, ἔτι τε σπλῆνα καὶ νεφροὺς ἐκ τῶν δευτέρων· τοὺς δὲ ταῖς τῶν περιττωμάτων ἐκκρίσεσιν ὑπηρετοῦντας μῦς ἐκ τῶν τρίτων.

Κεφ. γ'. Ἐπεὶ δ᾽ ἔνια μὲν τῶν ζώων ἰσχυραῖς τρέφεται τροφαῖς, ἔνια δ᾽ ἀσθενέσι, πρὸς ταῦθ᾽ ἡ φύσις ἀποβλέπουσα τὰς κατὰ μέρος εἰργάσατο διαφορὰς τῆς κοιλίας. ἐὰν οὖν ποτ᾽ ἴδῃς ζῶον, εἴτ᾽ ἐξ Ἰνδίας ἢ καὶ Λιβύης, εἴτε Σκυθίας ἧκον, ὃ μὴ πρόσθεν ἐθεάσω, προσφερόμενον τροφὴν φρυγανώδη, μεγάλην τούτῳ καὶ τραχεῖαν ἴσθι παρεσκευασμένην κοιλίαν· εἰ δὲ καὶ τοὺς ἄνωθεν ὀδόντας οὐκ ἔχοι, γαστέρας ἐξ ἀνάγκης τούτῳ πλείους ὑπάρχειν, ὥστ᾽ εἰς μὲν τὴν πρώτην εὐθέως καταπίνειν

inftrumentorum genera in omnibus animantibus ad alimenti diftributionem natura condidit, atque hoc eft commune et idem in univerfis. Inteftina quidem et ventriculus, venae et jecur ex eorum numero funt, quae prima ratione facta dicuntur; fecretionis purgationisque recrementorum gratia condita funt vafa, quae bilem recipiunt, et jecoris vefica; infuper lien et renes ex fecundis confiftunt; mufculi vero, qui recrementis egerendis fubferviunt, tertiis annumerantur.

Cap. III. At quoniam nonnulla animantia validis aluntur nutrimentis, quaedam imbecillibus, eo natura refpiciens particulares ventris differentias machinata eft. Si itaque animans nonnunquam videas five ex India vel etiam Libya, five Scythia profectum, quod antea non confpexeris, alimentum ligneum fpinofumque affumere, magnum huic et afperum noveris conftructum effe ventriculum; fi autem fuperiores etiam dentes non habeat, ventriculos huic neceffario plures exiftere, ut in primum

τὴν νομὴν, αὖθις δ' ἐκ ταύτης ἐπανεμοῦν κατεργάζεσθαι τῷ στόματι, καὶ μετὰ ταῦτα καταπίνειν αὖθις εἰς ἑτέραν γαστέρα, κἄπειτ' ἐκ ταύτης πάλιν εἰς ἑτέραν μεταβάλλειν, εἶτ' ἐξ ἐκείνης αὖθις εἰς ἄλλην. [τὰ τῆς τροφῆς ὄργανα κατὰ πρῶτον λόγον γέγονεν, οἷον γαστὴρ, ἧπαρ, φλέβες, ἔντερα· κατὰ δεύτερον λόγον, οἷον νεφροὶ, σπλὴν, χοληδόχος κύστις, οὐρητῆρες· κατὰ τρίτον λόγον οἱ κατὰ (169) τὴν ἕδραν καὶ τὸ ἐφήβαιον μύες. πρῶτον πίθηκοι, δεύτερον πιθηκοειδῆ, τρίτον ἄρκτος, τέταρτον καρχαρόδοντα καὶ σύες, πέμπτον μονώνυχα, ἕκτον μηρυκάζοντα, αὖθις εἰς ἄλλην.] προμεμαθηκὼς γὰρ ἐξ ὧν ἐθεάσω τῆς φύσεως ἔργων, καὶ τέχνην αὐτῆς ἔλπιζε κἀπὶ τῶν ἄλλων ἁπάντων εἶναι τὴν αὐτήν. οὕτως γοῦν ἀποφαίνομεν καὶ περὶ τῶν ἐν ἀνθρώποις τεχνῶν, οὐκ ἀναμένοντες ἅπαντας ἰδεῖν, οὓς ἐποίησεν ἀνδριάντας ὁ Φειδίας καὶ ὁ Πολύκλειτος, ἀλλ' ἐξ ὧν ἑωράκαμεν, ἐκ τούτων ἤδη καὶ περὶ τῶν ἄλλων ἐλπίζοντες. ὥστε καὶ ὅστις ἐμπείρως ἔχει τῶν ἔργων τῆς φύσεως, ἐξ ὧν εἶδεν ἤδη τι τεκμαίροιτ' ἂν καὶ περὶ τῶν

ſtatim pabulum ingerat; mox ex hoc ruminans ore conficiat; deinde rurſus in alium ventrem deglutiat; ex hoc rurſus ſtatim in alium transferat. [Poſtea ex illa differentia alimenti inſtrumenta primaria ratione facta ſunt, ut ventriculus, jecur, venae, inteſtina; ſecunda ratione, veluti renes, lien, veſica fellis, meatus urinarii; tertia ratione muſculi ſedem pubemque complexi. Quum dico, primum locum obtinent ſimiae; ſecundum his ſimilia, tertium urſus; quartum ſerratis dentibus praedita et ſues; quintum ſolipeda; ſextum ruminantia: rurſus ad aliam differentiam reſpice.] Ubi enim prius ex ſpectatis tibi naturae operibus fueris eruditus, artificium ipſius in aliis quoque omnibus idem eſſe cenſeto. Sic itaque de hominum artibus etiam pronunciamus, non ſuſtinentes omnes videre ſtatuas, quas Phidias et Polycletus finxerint, ſed ex iis, quas jam videre licuit, aliarum quoque judicium ſumimus; quare et qui naturae operum peritus fuerit ex viſis jam aliorum quoque aliquam faciet conjecturam.

ἄλλων. τὰ γοῦν κατεργαζόμενα τὴν τροφὴν ὄργανα καὶ κατασκευαζόμενα αὐτὴν τηλικαῦτά τε τὸ μέγεθος καὶ τοιαῦτα τὴν ἰδέαν, οἷα μάλιστα πρέπει τῇ ληφθησομένῃ τροφῇ, πεπείσμεθα πάντες, ὅσοι τοῖς ἔργοις αὐτοῖς ἐπιπλέον ὡμιλήσαμεν. ἐγὼ γοῦν σοί φημι, πᾶν ζῶον, ὅ τί περ ἂν ἴδῃς οὐκ ἔχον τοὺς ἄνωθεν ὀδόντας, ἴσθι τοῦτο καὶ πολλὰς γαστέρας ἔχον, καὶ πάντως μηρυκάζον· ὥσπερ γε πάλιν, ἐφ᾽ ὧν ἐστιν ὁ τῶν ἄνωθεν ὀδόντων στοῖχος, οὐκ ἐνδέχεται τοῦτο τὸ ζῶον οὔτε μηρυκάζειν, [133] οὔτε μὴν πολλὰς ἔχειν γαστέρας, ἀλλὰ μίαν μὲν ἔχειν, οὕτω δὲ κατεσκευασμένην, ὡς τοῖς σαρκοφάγοις. ὑπάρχει δ᾽ ὡς τὸ πολὺ τοῖς κερασφόροις οὐκ ἔχειν τοὺς ἄνωθεν ὀδόντας, εἰς τὰ κέρατα τοῦ γεώδους περιττώματος αὐτοῖς ἐν τοῖς κατὰ τὴν κεφαλὴν μορίοις ἀναλισκομένου. ἀλλ᾽ οὐ, διότι κερασφόρα, διὰ τοῦτο πλείονας ἔχει γαστέρας, ἢ μηρυκάζει· τῷ φρυγανώδη δ᾽ ἐσθίειν τροφὴν οὐ δεῖται τῶν ἄνωθεν ὀδόντων. ἀμέλει καὶ κάμηλος οὐκ ἔχουσα κέρατα ὅμως καὶ μηρυκάζει, καὶ πολλὰς ἔχει γαστέρας, ὅτι καὶ τροφῇ χρῆται φρυ-

Itaque instrumenta, quae cibum conficiunt, ipsumque praeparant, tantam habere magnitudinem, talemque formam, qualis maxime alimento ingerendo conveniet, persuasum est omnibus, quicunque in operibus ipsis magis sumus versati. Ego igitur tibi assero, quodvis animal superioribus carens dentibus plures ventriculos obtinere, et omnino ruminare; sicut rursus, cui superior dentium acies concessa est, hoc animal nec ruminare posse, nec etiam multos habere ventres, sed unum tantum, et sic instructum, ut in carnivoris. Jam cornigeris supernos dentes magna ex parte abesse novimus, ut quibus terrestre capitis partium recrementum in cornua absumatur. Sed non, quia cornigera sunt, ideo plures habent ventriculos, vel ruminant; at quia duro spinosoque cibo vescuntur, non indigent dentibus superioribus; quippe et camelus, quanquam cornibus careat, tamen et ruminat, et multos habet ventres, quoniam spinosum ligneumque alimentum

γανώδει. διὰ τοῦτο δ' αὐτῇ καὶ ὁ τοῦ στόματος ἔνδον χιτὼν ἅπας τραχύς ἐστι, καὶ ὁ τῶν κοιλιῶν ὡσαύτως. ἐπιπλέον δ' ἄν σοι διῆλθον, ὁπόση τίς ἐστιν ἡ τέχνη τῆς φύσεως ἐν ἅπασι τοῖς ζώοις, εἰ τῆς προκειμένης πραγματείας ὁ λόγος ἦν οἰκεῖος· ἐπὶ τοσοῦτόν γε μὴν ἐνδεδεῖχθαι περὶ αὐτῆς, εἰς ὅσον ἠναγκάσθην ὑπὸ τῆς τοῦ λόγου χρείας, ἀρκέσει. τὰ γάρ τοι τῆς τροφῆς ὄργανα, καθ' ὅτι περ ἂν ἐθέλῃς ἐπισκέπτεσθαι ζῶον, οὕτως ἔχοντα εὑρήσεις, ὡς ἐν τῷ τετάρτῳ καὶ πέμπτῳ κατὰ τὴν περὶ χρείας μορίων πραγματείαν εἴρηται. οἷον εὐθὺς εἰς τὰς πύλας τοῦ ἥπατος ἀναφερομένας ἁπάσας θεάσῃ τὰς φλέβας, ὅσαι κατ' ἔντερά τε καὶ γαστέρα καὶ σπλῆνα καὶ πρὸς τούτοις τὸ καλούμενον ἐπίπλοον ὑπάρχουσιν. ἔστι γὰρ δὴ καὶ τὸ ἐπίπλοον τοῦτο τῶν τῆς τροφῆς ὀργάνων ἐν τοῖς κατὰ πρῶτόν τε λόγον γεγονόσι καὶ κατεργαζομένοις αὐτὴν, παρεσκευασμένον οἷον ἐπίβλημα σύμφυτον ἕνεκα θάλψεως. ἐάσας οὖν ἐν τῷ παρόντι λόγῳ σκοπεῖσθαι τὰς διαφορὰς τῶν ἐντέρων τε καὶ τῆς κοιλίας, ἅπανθ', ὅσα μέλλω λέγειν, ἐν ἅπασι τοῖς

depascitur. Hujus autem gratia interior quoque oris membrana tota aspera est, et ea, quae ventribus obducta est, similiter. Uberius tibi percenserem, quanto in omni animantium genere artificio utatur natura, nisi a proposito opere esset alienum; sed tantum de eo indicasse sufficiet, quantum orationis usus requirebat; nam alimenti instrumenta, in quocunque voles animante contemplari, ad eum modum deprehendes, ut in quarto et quinto operis de partium usu libro comprehensum est. Exempli gratia, omnes venas, quae per intestina, ventriculum, lienem et praeterea omentum dictum intercurrunt, ad hepatis portas porrigi videbis; nam et omentum hoc quoddam ex cibi instrumentis est primaria ratione factis ipsumque cibum conficientibus, veluti operculum congenitum caloris fovendi gratia praeparatum. Itaque relicto in praesenti libro intestinorum et ventriculi differentiarum examine, omnia, quae dicturus sum, in uni-

ζώοις εὑρήσεις, ἐφ᾽ ὧν γυμνάζεσθαί σε κατὰ τὰς ἀνατομικὰς ἐγχειρήσεις ἠξίωσα. πιθήκους μὲν πρώτους καὶ μάλιστα, καὶ τούτων αὐτῶν ὅσοι μάλιστα ἐοίκασιν ἀνθρώπῳ, καθάπερ ὀλίγον ἔμπροσθεν εἴρηται· δεύτερα δ᾽ ἐπ᾽ αὐτοῖς, ὅσα καλεῖν ἔχεις ζῶα, γένος δ᾽ ἕν τι ταῦτα πάντα τίθει, καὶ κάλει πιθηκοειδῆ ζῶα· τούτων δ᾽ ἐφεξῆς ἄρκτους· εἶθ᾽ ἑξῆς τά τε καρχαρόδοντα και τοὺς μῦς καὶ τὰ μονώνυχα προσαγορευόμενα· καὶ πρὸς τούτοις ἅπασιν ἕκτον τι γένος, τὰ μηρυκάζοντα. ταῦτα γὰρ αὐτὰ τὰ γένη τῶν ζώων αἰνίττεσθαί μοι δοκοῦσιν οἱ παλαιοὶ, κελεύοντες ἑκάστοτε τοὺς ἀνατομικοὺς λόγους, οὓς αὐτοὶ γεγράφασιν, ἐπ᾽ ἐκείνων ἐξετάζεσθαι τῶν ζώων, ὅσα μὴ πολὺ διεστῶσαν ἀνθρώπων ἔχει τὴν φύσιν. ἀλλ᾽ ἐπί γε τῶν τῆς τροφῆς ὀργάνων οὐ μόνον αὐτὰ τὰ ζῶα ἅπαντ᾽ ἔχει τὰ λελεγμένα κατὰ τὴν περὶ χρείας μορίων πραγματείαν, πολλὰ δὲ καὶ ἄλλα τῶν ἐπιπλέον ἀφεστώτων ἀνθρώπου φύσεως. [ἔστιν ὅτε διχῶς ἐνδέχεται τὰ τῆς τροφῆς ἀνατέμνειν ὄργανα ἀπὸ τῶν ὑστέρων, οἷον τῶν κατ᾽ ἐπιγάστριον μυῶν, ἢ ἀπὸ

verfis animantibus reperies, in quorum etiam diffectionibus exercitandum te cenfui. Simias quidem primas collocavi, et maxime ex his ipfis, quae hominum figuram propius accedunt, ficut paulo ante relatum eft; deinde quibuscunque animalis nomen competit, haec autem omnia genere uno comprehenduntur, nominanturque animalia fimiae fimilia; his fuccedunt urfi; deinde ferratis dentibus praedita, mures et folipeda dicta; ad haec omnia fextum quoddam genus ruminantia comprehendit. Ea fiquidem animantium genera veteres mihi innuere videntur, dum crebro praecipiunt libros anatomicos, quos ipfi fcripferunt, in illis examinari animantibus, quae non multum ab hominum natura recedunt. Verum alimenti inftrumentis non modo ipfa animantia, quae in opere de ufu particularum enarravimus, univerfa fruuntur, fed etiam multa alia, quae amplius ab hominum natura difcrepant. [Interim bifariam alimenti organa licet incidere, a pofterioribus nempe abdominis mufculis, vel a

τῶν προτέρων, οἷον τοῦ περιτοναίου.] ὥσπερ ὅσα τ' εἰλυσπᾶται, καὶ περιέρπει, καὶ νήχεται. τί δεῖ λέγειν, ὅτι πρὸ τούτων ἐλέφαντές τε καὶ κάμηλοι, καὶ οἱ Νειλῷοι τῶν ἵππων, ὅσα τ' ἄλλα τοιαῦτα; ἅπασι γὰρ αὐτοῖς ὑπάρχει πάνθ', ὅσα λέλεκται κατ' ἐκείνην τὴν πραγματείαν ἐπὶ τῶν τῆς τροφῆς ἀγγείων. ὅ τί περ ἂν οὖν αὐτῶν ἔχῃς ἀνατέμνειν, ἐγχείρει τρόπῳ διττῷ, ποτὲ μὲν ἀπὸ τῶν κατ' ἐπιγάστριον ἀρχόμενος μυῶν, οἳ καὶ τοῦ τρίτου γένους εἰσὶ τῶν τροφικῶν ὀνομαζομένων ὀργάνων, ἐνίοτε δ' ἀπ' αὐτῶν τῶν πρώτων· ἀπὸ τούτων μὲν, ὅτι πρῶτα τοῖς ἀξιώμασίν ἐστιν, ἀπὸ δὲ τῶν ἔξωθεν μυῶν, ὅτι πρῶτοι τῇ τάξει.

Κεφ. δ'. [134] Λεχθήσεται δέ μοι νῦν πρότερα τὰ καὶ τῷ λόγῳ τῆς κατασκευῆς πρότερα. διελὼν οὖν ἀπὸ τοῦ ξιφοειδοῦς μέχρι τῶν τῆς ἥβης ὀστέων ἅπαντας τοὺς καθ' ὑπογάστριον μῦς, ἐντεύξει τινὶ σώματι λεπτῷ καθάπερ ἀραχνίῳ πλατεῖ, τῷ καλουμένῳ περιτοναίῳ. προσαγορεύσεται δ' οὐχ οὕτω μόνον ἁπλῶς περιτόναιον, ἀλλ' ὑπὸ μὲν

prioribus, utpote peritonaeo.] quemadmodum quaecunque convolutim ferpunt, repunt et natant. Quid quod ante haec in elephantis, camelis, equis Niliacis atque id genus aliis? fiquidem omnia, quae commemoravi in illo opere de vafis alimenti, universa ipfis infunt. Quodcunque igitur ex eis diffecandum habes, duplici modo aggredere, interdum a mufculis in abdomine fitis incipiens, qui etiam tertii generis inftrumentorum, quae nutritia dicuntur, exiftunt, alias ab ipfis primis: ab his fane, quod dignitate primi fint; ab externis autem mufculis, quod ordine primas obtineant.

Cap. IV. At ego nunc prius exequar, quae ftructurae ratione priora funt. Itaque mufculos inferioris ventris universos a mucronata cartilagine usque ad pubis offa dividens, in corpus quoddam tenue et latae araneorum telae fimile incides, cui nomen inditum eft peritonaeo. Verum non tantum abfolute fic peritonaeum appellabitur, fed a nonnullis haec tota appellatio inditur,

ἐνίων ὅλον τοῦτο περιτόναιος ὑμὴν, ὑπ᾽ ἐνίων δ᾽ ὅλον τοῦτο περιτόναιος χιτών· εἰσὶ δὲ οἳ καὶ περιτόναιον σκέπασμα καλοῦσιν αὐτό. λεπτότατος δ᾽ ὑμήν ἐστι κατὰ τὴν οὐσίαν τὸ μόριον τοῦτο, τῶν ἁπλῶν καὶ πρώτων σωμάτων εν ὑπάρχον, ἃ δὴ καὶ προσαγορεύειν εὖ ἡμῖν ἐστιν ὁμοιομερῆ. κέκληταί γε μὴν περιτόναιον ἀπὸ τοῦ περιτετάσθαι πᾶσι μὲν τοῖς σπλάγχνοις, πᾶσι δὲ τοῖς ἐντέροις, ἔτι δὲ τοῖς ἀγγείοις, ὅσα μεταξὺ φρενῶν τ᾽ ἐστὶ καὶ σκελῶν· οὕτω δὲ καὶ τοῖς ἄλλοις, ὅσα τούτων κεῖται μεταξὺ, περιτέταται πᾶσιν, ἐν οἷς ἐστι καὶ μήτρα καὶ κύστις. ἐννοήσας δὴ κείμενον ὕπτιον τὸ ζῶον, ἐφ᾽ οὗ τὴν ἀνατομὴν ποιούμεθα, ταπεινὰ μὲν ἀκούσεις αὐτοῦ μόρια, κατὰ μὲν τὸ βάθος, ὅσα κατὰ τὴν ῥάχιν ἐστὶ, κατὰ δὲ τὸ μῆκος, ὅσα κατὰ τὸ πλατὺ καλούμενον ὀστοῦν ἄχρι τῶν ἰσχίων τε καὶ τῶν τῆς ἥβης ὀστῶν· ἔμπαλιν δ᾽ ὑψηλὰ, κατὰ μὲν τὸ βάθος, ὅσα περί τε τὸν ὀμφαλόν ἐστιν καὶ τὸ συνεχὲς αὐτῷ δέρμα, κατὰ δὲ τὸ μῆκος, ὅσα πρὸς ὑποχονδρίῳ.

peritonaeos membrana; a nonnullis haec integra peritonaeos tunica; sunt, qui etiam peritonaeum tegumentum ipsum appellent. Caeterum haec pars admodum tenuis substantiae membrana est, ex simplicium et primorum corporum numero, quae sane etiam similaria nuncupare legitime solemus. Profecto peritonaeum inde nomen sumpsit, quod praetendatur omnibus tum visceribus, tum intestinis, tum vasis, quae inter septum transversum et crura habentur. Ita vero et aliis, quae his interjacent, omnibus obducitur, ex quorum grege est et vulva et vesica. Jam vero animal resupinum, in quo dissectionem molimur, intuitus, demissas ipsius partes audies, secundum profunditatem sane, quae prope spinam consistunt; secundum longitudinem vero, quae juxta os latum dictum usque ad ischion et pectinis ossa habentur: e contrario altas partes, secundum profunditatem certe, quas circa umbilicum et cutem ei continuam visuntur; secundum longitudinem autem, quae prope praecordia con-

τούτοις μὲν οὖν ἅπασι, καὶ προσέτι τοῖς πλαγίοις αὐτῶν, ὅσα μεταξὺ τῶν εἰρημένων ἐστὶ, περιτέταταί τις ὑμὴν λεπτότατος, ὃν οὐδὲ ἀποδεῖραι ῥᾴδιον ἄνευ τοῦ διεσπᾶσθαι, καὶ μάλιστά γε τὰς φρένας καὶ τοὺς ὁμιλοῦντας αὐτῷ δύο μῦς τῶν κατ᾿ ἐπιγάστριον, ἕνα μὲν καθ᾿ ἑκάτερον μέρος, ἀριστερόν τε καὶ δεξιόν. ἔνθα γὰρ οὗτοι πλατὺν καὶ λεπτὸν τένοντα τὴν ἐξ αὐτῶν ἀπονεύρωσιν ἴσχουσι, συμπέφυκεν αὐτοῖς δύσλυτος ὁ περιτόναιος ὑμήν· ὥστε τὴν καλουμένην γαστροραφίαν, ἣν οἷόν τε τοῦ περιτοναίου μόνου ποιεῖσθαι, μετὰ τῆς ἀπονευρώσεως, ἣν λέγω, γιγνομένην ἴσθι. δυνηθέντι μέντοι χωρὶς τῶν ψαυόντων ἁπάντων τὸ περιτόναιον ἰδεῖν ἐν ἰδέᾳ φαίνεται σφαίρας τινὸς, ἐχούσης ἔν τισι μὲν αὐτῆς μέρεσιν ἀποφύσεις χαλαρὰς, ἐν τισι δὲ τρήματα μόνον. ἄρξαι δ᾿ αὐτὸ χωρίζειν ἐξευρὼν πρότερον, ὅπου μόνον ἐστὶ μηδενὶ τῶν ἐπικειμένων μυῶν συμπεφυκός. εἷς δ᾿ ἐστὶν οὗτος ὁ τόπος οὐ μετὰ πολὺ τῶν κατὰ τὸν ὀμφαλὸν χωρίων, ἐν ᾧ πρῶτον χωρίζεται (170) τῶν ἐγκαρσίων μυῶν,

fiftunt. His itaque univerfis, et praeterea ipforum lateribus, quae dictorum intermedia funt, membrana quaedam tenuiffima obtenditur, quam citra divulfionem, praefertim fepti et mufculorum duorum abdominis eam attingentium, fingulorum quidem in utraque parte, finiftra et dextra, haud proclive eft detrahere. Ubi enim hi latum tenuemque tendinem, puta aponeurofin, ex ipfis ediderint, peritonaeos membrana folutu contumax eis cohaerefcit; ut etiam abdominis futuram, quam poffibile eft folius peritonaei facere, cum aponeurofi dicta adminiftrari norimus. Attamen, ubi feorfim peritonaeum absque omnibus iis, quae id contingunt, poteris infpicere, circulum quendam referre videbitur, qui in quibusdam ejus partibus laxos proceffus, in quibusdam foramina tantum obtineat. Porro feparare ipfum incipis, poftquam inveniſti, ubi privatim confiftat nulli mufculorum incumbentium adhaerefcens; unus autem hic locus eft non multo poft umbilici regionem ubi primum a transverfis fecer-

καὶ μόνον ὑπολείπεται. ὥσπερ οὖν ἐν τούτοις τοῖς χωρίοις ἑτοίμως αὐτὸ διασώσεις, μόνον ἀπὸ τῶν πέριξ ἁπάντων γυμνώσας, οὕτω καὶ χαλεπῶς, ὅταν πρῶτον ἀνιὼν ἐντύχῃς τοῖς ἐγκαρσίοις μυσί. καὶ μέντοι καὶ γνώσῃ σαφῶς αὐτοῦ τὴν οὐσίαν, ἐν οἷς ἐγύμνωσας μέρεσι μόνον ἀκριβῶς ἔτι θεασάμενος, εἴσῃ τε, ὅτι καὶ κακῶς ἐγνώκασιν οἱ μετὰ τῆς ἀπονευρώσεως αὐτὸ διαῤῥάπτοντες ἐν ταῖς γαστροραφίαις ὡς περιτόναιον μόνον. ἐναργῶς γὰρ ὁρᾶται κατὰ τὴν ἄνοδον, ἡνίκ' ἂν ἐγγὺς ᾖ τῶν κατὰ τὸν ὀμφαλὸν χωρίων, τῷ λεπτῷ τένοντι τῶν ἐγκαρσίων μυῶν συμφυόμενον, ὧν ἔφην αὐτὸ μὴ ῥᾳδίως ἀπολελύσθαι χωρὶς τοῦ μὴ διασπασθῆναι κατά τι. μεγάλου δ' ὄντος τοῦ ζώου, δυνατόν σοι τυχεῖν τοῦ σκοποῦ [135] καὶ διασῶσαι συνεχὲς αὐτὸ τὸ περιτόναιον ἄχρι τῶν νόθων πλευρῶν, ἐν ᾗ χώρᾳ παυομένων τῶν ἐγκαρσίων μυῶν ἕτερος ἐκδέχεται μῦς ὁ τῶν φρενῶν αὐτῶν. καὶ γάρ τοι καὶ τούτων ἡ οὐσία μῦς ἀκριβής ἐστι κυκλοτερὴς τῷ σχήματι, τὸ μέσον μὲν

nitur mufculis, et folum relinquitur. Quemadmodum igitur in hifce ipfum regionibus prompte confervabis folum ab univerfis ambientibus detectum, ita et labor eft fervare, quum primum confcendens in transverfos mufculos incideris. Quin etiam fubftantiam ipfius manifefto cognofces. in quibus partibus folum detexeris, exacte contemplatus. Infuper deprehendes male rem intellexiffe, qui ipfum cum aponeurofi in abdominis vulnere farciendo ceu peritonaeum folum confuebant; nam in afcenfu palam confpicitur, cum propius umbilici regionem acceſſerit, tenui transverforum mufculorum tendini connexum, a quibus ipfum haud mediocri negotio, quin aliqua parte dilanietur, liberari diximus. At quum grande fatis animal fuerit, rem propofitam licet affequi, et peritonaeum fibi continuum ad coftas fpurias ufque confervare; ubi transverfis mufculis definentibus alius excipit mufculus, ipfum videlicet feptum. Etenim hujus quoque fubftantia mufculus exactus figura circularis exiftit quod

αὐτοῦ πᾶν ἔχων νευρῶδες, ὅσον δ' ἐν κύκλῳ τοῦδε, σαρκῶδες ἅπαν ἄχρι τῶν πρώτων ἐκφύσεων, ὑπὲρ ὧν ἐπὶ πλέον ἐν τοῖς οἰκείοις αὐτοῦ διερχόμεθα λόγοις. ὁ δὲ νῦν ἐστηκὼς, ὅσον δεῖται πρὸς τὴν τοῦ περιτοναίου κοινωνίαν, ἤδη λέλεκται. παυσαμένων γὰρ τῶν ἐγκαρσίων μυῶν, ὑποφύεται τῷ σαρκοίδει τῶν φρενῶν ὁ περιτόναιος ὑμὴν, ἀφ' οὗ κατὰ τὸν αὐτὸν τρόπον ἀποδέρειν αὐτὸν προσῆκεν, ὥσπερ καὶ τῶν ἄλλων μυῶν ἀπέδειρας. ἀλλ' ἐπ' ἐκείνων μὲν ἀνέβαινες κατὰ τὸ τοῦ ζώου μῆκος ὡς ἐπὶ τὸν θώρακα· νῦν δ' εἰς τὸ βάθος καταβαίνειν σε δεήσει μέχρι τῆς ῥάχεως, ἐπειδὴ ταύτῃ συμπεφύκασιν αἱ φρένες. οὐ μὴν πάνυ γε δύσλυτός ἐστιν ἡ πρὸς τὸ σαρκῶδες αὐτῶν ὁμιλία τοῦ περιτοναίου, καθάπερ ἡ πρὸς τὸ νευρῶδες· ἀλλ' ὅμως ἀπολύεται, φιλοπονούντων περὶ τοὔργον, ἄχρι περ ἂν ἐπὶ τὴν κοίλην ἀφίκηται φλέβα, καθ' ἣν ἔγκειταί τε καὶ συμφύεται τῷ διαφράγματι τὰ κυρτὰ τοῦ ἥπατος. ὅτι δὲ φρένας ἢ διάφραγμα λέγειν οὐ διαφέρει, πρόδηλον δήπου. καὶ μέντοι

in medio ipfius habetur, totum nervofum eft; quod autem in orbem hoc ambit, univerfum usque ad primos proceffus carnofum eft; de quibus uberius in proprio ipfius fermone percenfemus; praefens autem, quantum ad peritonaei communionem opus erat, jam explicatus eft. Ceffantibus enim transverfis mufculis peritonaeos membrana carnofae fepti particulae oboritur; a qua eodem modo detrahere ipfum convenit, quo et a reliquis mufculis avulfa fuerit; verum in illis quidem juxta animalis longitudinem ceu ad thoracem afcendebas; nunc ad profundiora defcendere usque ad fpinam oportebit, quoniam feptum huic connectitur. Non tamen peritonaei ad carnofam ipfius partem conlortium admodum aegre folvitur, quemadmodum id, quod cum nervofa init: attamen ftudiofe operi incumbentibus liberatur, quousque ad cavam venam perventum fit, prope quam gibba jecinoris fepto transverfo adjacent et connectuntur. Quod autem phrenas vel feptum transverfum dicere nihil intereft, quis ignorat? Infuper ab hoc connexu ad finiftrum perito-

καὶ τῆσδε τῆς συμφύσεως ἐξ ἀριστερῶν ἐστιν ἑτέρα σύμφυσις ταπεινοτέρα τοῦ περιτοναίου πρὸς τὴν ἀρχὴν τῆς γαστρὸς, ὅπερ δὴ καὶ καλοῦσιν αὐτῆς στόμα, παυομένου τοῦ στομάχου κατὰ ταύτας τὰς φρένας. ἐνταῦθ᾽ οὖν τὸ περιτόναιον ἐπεκτείνεται, πρῶτον μὲν τῷ στόματι τῆς γαστρὸς, εἶτ᾽ ἐφεξῆς τῷ κύτει παντὶ, παχύτερον ἑαυτοῦ γιγνόμενον, ὥστ᾽ οὐδ᾽ ἀποδεῖραι χαλεπὸν αὐτὸ τῆς κοιλίας. ὅσῳ δ᾽ ἐνταῦθα παχύτερον ἑαυτοῦ ἐστι, τοσούτῳ λεπτότερον ἐπιτεινόμενόν τε τῷ ἥπατι καὶ πάντ᾽ αὐτοῦ σκέπον τὰ μόρια, καθάπερ τις χιτὼν ἴδιος. ἀμέλει διὰ τοῦτο καλοῦσιν ἔνιοι περιτόναιον αὐτὸ χιτῶνα, διότι καὶ γαστρὸς, καὶ ἥπατος, καὶ σπληνὸς, καὶ νεφρῶν, ἐντέρων τε καὶ κύστεως καὶ μήτρας ἀμφίεσμά ἐστιν· οὐδὲν γὰρ οἴονται διαφέρειν ἀμφίεσμ᾽ εἰπεῖν ἢ χιτῶνα. τὸ μὲν οὖν ἧπαρ ἐν τῷ τέως κατάλιπε, συνακολούθει δὲ τῷ περιτοναίῳ περιλαμβάνοντι τὴν γαστέρα, μέχρι περ ἂν ἐπὶ τὸ κυρτότατον αὐτῆς ἀποδέρων ἀφίκῃ, καθ᾽ ὃ μετέωρον ὄψει φλέβα μεγάλην, ἐποχουμένην παντὶ τῷ μήκει τῆς γαστρός· καί τινας ἀπὸ τῆς μετεώρου φλεβὸς ἐκείνης εἰς τὴν γαστέρα θεάσῃ καταφυο-

naeum alter humilior cum ventriculi initio coit, quod jam etiam os ipsius appellant, stomacho juxta has phrenas cessante. Ibidem igitur peritonaeum expanditur, primum orificio ventriculi, deinde toti capacitati, crassius se ipso factum, ut labor non sit ipsum a ventre detrahere. Quanto autem inibi crassius est, tanto tenuius jecori obtenditur, omnesque ipsius particulas ceu tunica quaedam peculiaris contegit. Cujus nimirum gratia nonnulli peritonaeum ipsum tunicam appellant, quoniam ventriculi, jecoris, lienis, renum, intestinorum, vesicae et vulvae involucrum est. Porro nihil affert discriminis, involucrum dicas an tunicam. Itaque jecore interea relicto, peritonaeum ventriculo obtensum sequere, donec ad extuberantiorem ipsius partem avellendo perveneris, qua magnam venam toti longitudini ventriculi sublimius insidentem conspicis; item numerosam quandam tenuium venarum seriem a sublimi illa vena in ventriculum

μένας φλέβας λεπτὰς παμπόλλας ἐφεξῆς ἀλλήλων, κατά τε στοῖχον ἕνα καὶ γραμμὴν μίαν, ἥ τίς ἐστιν, ὡς εἴρηται, τὸ κυρτότατον τῆς γαστρός. ὅταν οὖν ἐπιτεινόμενον αὐτῇ τὸ περιτόναιον ἐντύχῃ ταῖς καταφυομέναις φλεψὶν, ὄρθιον αὐταῖς αὐτίκα παραφυόμενον ἀνατείνεται μέχρι τῆς μεγάλης φλεβὸς, ἀφ᾽ ἧς αὐταὶ πεφύκασιν, ἀμφίεσμά τε ἅμα γιγνόμενον αὐτῶν καὶ πρόβλημα καὶ στήριγμα. καὶ γάρ τοι καὶ διπλοῦν ἐνταῦθά ἐστι, διότι περιερχόμενον ἐν κύκλῳ τὴν γαστέρα καὶ πᾶσαν αὐτὴν σκέπον, ὅταν ἐν τῇ τοιαύτῃ περιόδῳ κατὰ τὸ πρόσω καὶ κάτω μέρος αὐτῆς γενόμενον ἐντεῦθεν πάλιν ἀναφέρηται πρὸς τὸ κυρτότατον, ἐντυγχάνει κατὰ τοῦτο τὸ μέρος τοῖς αὐτοῖς ἀγγείοις, οἷς καὶ ἐκ τῶν ἄνω καταβαῖνον ἐνέτυχεν. ὁμοίως τε οὖν αὐτὰ περιλαμβάνει καὶ στηρίζει, τῆς μεγάλης φλεβὸς ἀναφερόμενον. κἀν τούτῳ τῷ μεταξὺ τῶν μορίων ἀμφοτέρων τοῦ περιτοναίου τὰ τῆς γαστρὸς ἀγγεῖα κεῖται, μέσον δ᾽ οὐδὲν ἧττον αὐτῶν καὶ τὸ μετέωρον τὸ μέγα, παρακειμένης τινὸς ἀρτηρίας αὐτῷ καὶ συγκατασχιζομένης ὁμοίως.

propagari, aliam poſt aliam, uno ordine unaque linea; quae, ut diximus, pars ventris extuberantiſſima exiſtit. Quum igitur peritonaeum ipſi obtenſum venis inſertis occurſarit, rectum ipſis ſtatim cohaereſcens ſurſum ad magnam usque venam, a qua ipſae naſcuntur, pertendit, et involucrum, vallum firmamentumque eisdem efficitur: ſiquidem et duplex inibi habetur, quod videlicet ventriculum in orbem ambiens totum ipſum contegat. Quum vero in tali circuitu ad priorem ipſius partem acceſſerit, inde rurſus ad eminentiorem pergens in vaſa ipſa ibidem incidit, quibus etiam ex alto deſcendens occurſabat. Itaque ſimiliter ipſa comprehendit, et quod a majori vena ſurſum fertur, firmat; et in hac duarum peritonaei partium intercapedine ventris vaſa conſiſtunt; nihilominus tamen ipſis interjacet elatius vas magnum, cui arteria quaedam ſit appoſita unaque in ramos ſimiles diffundatur.

Κεφ. έ. Ὥσπερ δ' εἰς τὴν γαστέρα καταδύεται μικρὰ τῶν μεγάλων ἀγγείων ἀποβλαστήματα, κατὰ τὸν αὐτὸν τρόπον εἰς τὸ κάταντες, ὡς ἐπὶ τὸν ὀμφαλὸν, ἕτερα μικρὰ τῶν μεγάλων ἀποφυόμενα καταφέρεται μετέωρα, περιλαμβανόμενα ταῖς δύο μοίραις τοῦ περιτοναίου. καὶ προσέρχεταί γε τοῦτο τὸ σῶμα, τὸ συγκείμενον ἐκ δυοῖν οἷον πτυχῶν τοῦ περιτοναίου, μέσον δ' ἐν αὐταῖς περιεχομένων τῶν ἀγγείων, ἐπ' ἐνίων μὲν τῶν ζώων οὐ πολὺ κατωτέρω τῶν κατὰ τὸν ὀμφαλὸν χωρίων, ἐπ' ἐνίων δ' ἄχρι τῶν τῆς ἥβης ὀστῶν, ὀνομαζόμενον ὑπὸ τῶν παλαιῶν Ἑλλήνων διττῶς, ἐπίπλοόν τε καὶ ἐπίπλουν. μέγιστον δ' ἔχουσιν αὐτὸ τῶν ζώων ἄνθρωποί τε καὶ πίθηκοι. καὶ διὰ τοῦτ' ἄνθρωποι μὲν πολλοὶ συνεχῶς ἐπιπλοοκομισταὶ λέγονται. καλοῦσι γὰρ οὕτω τὴν κήλην, ὅταν ἐπίπλους ἐμπέσῃ τῷ καθήκοντι πόρῳ πρὸς τὸν ὄρχιν, ὑπὲρ οὗ μικρὸν ὕστερον ἐρῶ. τῶν δ' ἄλλων ζώων οὐδὲν, ὅτι μὴ πίθηκος, ἐν τῷ τοιούτῳ πάθει καθίσταται. λέλεκται δὲ τὸ ἐπίπλοον τοῦτο προσφάτως, ἐπειδήπερ ἐπὶ τοῖς ἐντέροις οὐδενὶ συμφύεται αὐτῶν,

Cap. V. At, quemadmodum exiguae grandium vaforum propagines in ventriculum demerguntur, ita in pronum, ceu ad umbilicum, aliae parvae magnorum foboles ex alto deferuntur, duabus peritonaei partibus comprehenfae. Et hoc ipfum corpus tum ex duabus peritonaei ceu plicis, tum ex vafis, quae media intra ipfas plicas continentur, compofitum, in quibusdam quidem animalibus haud multo infra, quam umbilicus eft, in quibusdam vero ad pubis usque offa procedit. (Omentum Latini, veteres Graeci bifariam vocant, epiploon et epiplun.) Maximum id habent inter animantia homines et fimiae; et inde plerique homines faepe dicuntur epiploocomiftae, quafi dicas omenti geftores. Vocant enim fic herniam, cum omentum meatui ad fcrotum defcendenti incidit; quod mox dicturus fum. Ex reliquis animantibus nullum praeter fimiam hujusmodi affectu tentatur. Sed omentum hoc ab ipfis epiploi nomen fortitum eft, quoniam nulli inteftinorum connafcitur, nifi

ὅτι μὴ δεσμοῖς τισιν οὐ πολλοῖς κατὰ τὰ δεξιὰ μέρη τῷ κώλῳ συναπτόμενον. ἡ μὲν οὖν ὑψηλοτέρα μοῖρα κατὰ τὸ ἐπίπλοον ὁποίαν τιν᾿ ἔχει τὴν γένεσιν, εἴρηται· περὶ δὲ τῶν ἄλλων αὐτοῦ μερῶν ἐφεξῆς λεκτέον. ὅταν ἀκριβῶς θεάσῃ τὰς ἐκ τοῦ κυρτοῦ τῆς γαστρὸς ἐπὶ τὰ κάτω φερομένας φλέβας ὑπὸ διπλοῦ τοῦ περιτοναίου περιλαμβανομένας, οὐ δεῖ παύεσθαι τῆς θέας, ἀλλ᾿ ἀκολουθεῖν ἑκατέρωσε τῇ κατὰ τὸ κυρτὸν αὐτῆς φλεβί. προάξει γάρ σε κατὰ μὲν τὰ δεξιὰ τοῦ ζώου μέρη πρὸς τὴν ἔκφυσιν, ἣν ἐκποιεῖται τὸ λεπτὸν ἔντερον ἐκ τῆς γαστρὸς, κατὰ δὲ τὸ ἕτερον ἐπὶ τὰ σιμὰ τοῦ σπληνός. ἐν ἀριστεροῖς δὲ κειμένου τοῦ σπλάγχνου τούτου, τὸ μὲν κυρτὸν αὐτοῦ μέρος ἔστραπται πρός τε τὰ τῶν νόθων πλευρῶν πέρατα καὶ ὅσον τούτοις συνεχές ἐστι κατὰ τὸν ἀριστερὸν λαγόνα· τὸ δὲ σιμὸν ἐπὶ τὰ δεξιὰ μέρη νεύει κατ᾿ ἀντικρὺ τεταγμένον ἥπατός τε καὶ τῶν ἐνταῦθα μορίων. ἡ τοίνυν φλὲψ, ἡ ἀπὸ τοῦ κυρτοῦ τῆς κοιλίας ἐπὶ τὸ σιμὸν τοῦ σπληνὸς ἐκτεινομένη, κατὰ μὲν τὸν αὐτὸν τρόπον ἐπιφύεται τῷ σπληνὶ,

quod quibusdam pauculis ligamentis in dextra parte laxiori inteſtino, quod colon appellant, connectitur. Elatior itaque omenti pars qualemnam generationem habeat, expoſuimus. De caeteris ejus partibus deinceps agendum. Quum ad amuſſim venas inſpexeris, quae ſub duplica peritonaeo comprehenſae ex gibbo ventris deorſum verſus procurrunt, non ceſſandum eſt ab inſpectione, verum utrobique venam gibbum ipſius intercurrentem perſequi oportet. Siquidem per dextram animantis partem deducet ad duodenum, quo tenue inteſtinum ex ventriculo oritur; altera parte ad lienis concava; cujus viſceris in ſiniſtra poſiti gibba ipſius pars ad extrema coſtarum, quas ſpurias appellavi, converſa eſt, et quicquid his ad ſiniſtra ilia contiguum eſt, concava autem ad dextram partem inclinat contra jecur et partes inibi ſitas. Proinde vena, quae a ventriculi gibbo ad lienis concavum porrigitur, eodem modo lieni inſeritur, quo

καθ᾽ ὃν καὶ τῇ κοιλίᾳ, μετέωρος ὑπὸ διπλοῦ στηριζομένη τοῦ περιτοναίου· πέμπει δ᾽ ἐξ αὐτῆς ἀποβλαστήματά τινα, καθάπερ ἐπὶ τῆς γαστρὸς, ἀριθμῷ μὲν πολλὰ, μεγέθει δὲ σμικρὰ, τὰ μὲν εἰς τὸν σπλῆνα, τὰ δ᾽ εἰς τὸ ἐπίπλοον. οὐ μὴν οὐδ᾽ ἀναλίσκεται κατὰ τὸν σπλῆνα τὸ ἀγγεῖον. ὅσον δ᾽ αὐτοῦ περιττὸν, ἅμα τῷ τῆς ἐζευγμένης ἀρτηρίας λειψάνῳ φέρεται κάτω διὰ τοῦ ἀριστεροῦ λαγόνος, ἀρχὴ τῆς γενέσεως τῷ κατὰ τοῦτο τὸ μέρος ἐπιπλόῳ γιγνόμενον. καὶ συμπροέρχεταί γε τοῖς ἀγγείοις τὸ ἐπίπλοον ἄχρι τοσούτου γεννώμενον, ἄχρις ἂν ἐκεῖνα (171) καταναλωθῇ, σχιζόμενα δίκην κλάδων εἰς ἀκρέμονάς τε καὶ βλαστήματα. κατὰ δὲ τὸν αὐτὸν τρόπον ἡ κατὰ τὸν δεξιὸν λαγόνα μοῖρα τοῦ ἐπιπλόου κατέρχεται σὺν τοῖς κατ᾽ ἐκεῖνο τὸ μέρος ἀγγείοις, ἃ συνεχῆ κατὰ τὸ κυρτόν ἐστι τῆς γαστρός· ὥστε ἐνταῦθα ποδηγούμενος ὑπ᾽ ἐκείνων ἀκριβῶς κατόψει τὴν γένεσιν αὐτοῦ. [137] ταυτὶ μὲν οὖν τὰ κατὰ τοὺς λαγόνας μέρη μεταξὺ κεῖται τῆς ἄνωθεν μοίρας, ἣν ἔκ τε τοῦ κυρτοῦ τῆς γαστρὸς ἔφην γεννᾶσθαι καὶ τῆς

etiam ventriculo fublimis, duplici fulta peritonaeo. Porro mittit de fe ramos quosdam, ut in ventriculo, numero fane complures, magnitudine vero exiguos, partim in lienem, partim in omentum; non tamen vas in lienem abfumitur; fed, quod ex eo reftat, una cum arteriae fibi junctae reliquo deorfum verfus per finiftra ilia pertendit, quod generationis initium ei omento, quod in hac parte eft, fit, et fimul cum vafis procedit, eatenus crefcens, quoad illa fuerint abfumpta ramorum inftar in furculos germinaque diffuforum. Eodem modo in dextris iliis omenti portio defcendit cum illius loci vafis, quae in ventris gibbo fe contingunt, quapropter et hic illud quidem tanquam indicem fecutus ad amuffim ipfius originem confpicies. Hae igitur prope ilia partes fitum habent inter regionem fuperiorem, quam ex ventris gibbo prodire dixi, et inferiorem, quam nondum fermone ex-

κάτωθεν, ἣν οὔπω διῆλθον τῷ λόγῳ· τούτων δ᾽ αὐτῶν ἑκατέρα συνεχής ἐστι τῇ κατὰ τοὺς λαγόνας. οὐ τούτῳ δὲ διαφέρουσι μόνῳ, τῷ τὴν μὲν ἐπικεῖσθαι, τὴν δ᾽ ὑποκεῖσθαι· πρόσεστι γάρ τις αὐτοῖς οὐ σμικρὰ καὶ ἄλλη διαφορὰ κατὰ τὸ τῶν ἀγγείων μέγεθος. ἡ γὰρ ὑποβεβλημένη μοῖρα τοῦ ἐπιπλόου κατά τε τὸν ἀριθμὸν καὶ τὸ μέγεθος ἐλάττους ἔχει τὰς φλέβας· ἐκφύεται δ᾽ ἐκ τῶν σιμῶν τῆς κοιλίας, ἐξ ὧνπερ ἔχει καὶ τὰ ἀγγεῖα, τῶν ἐνταῦθα κατασχιζομένων εἰς τὴν γαστέρα λείψανά τινα συναπαγόμενα αὐτῷ κάτω. συνεχῆ δ᾽ ἐστὶ ταῦτα πάντα ἀλλήλοις τὰ μόρια, καὶ συνίστησιν ἓν σῶμα, τὸ ἐπίπλουν, ἐν σχήματι μάλιστα φασκωλίου τε καὶ θυλάκου καὶ σάκκου, τὸ στόμα μὲν ἔχοντος τὴν ἐκ τῆς γαστρὸς ἔκφυσιν ἄνωθέν τε καὶ κάτωθεν, ὅλον δὲ τὸ κύτος ἑαυτοῦ μέχρι τοῦ πυθμένος, ὅσον ἐκ τῶν εἰρημένων ἀρχῶν ἀποτείνεται κάτω. μαθήσῃ δ᾽ ἐναργέστερον οὕτως τοῦτο ἔχον, ἐὰν ἀποτεμὼν ἐνταῦθα αὐτὸ καὶ κατὰ μηδὲν ἄλλο μέρος ἢ τρήσας ἢ διασπάσας ἐμπιπλάναι βουληθῇς ἤτοι ὑγρᾶς οὐσίας, ἢ στερεᾶς·

plicui; utraque vero ex his ipfis ilium fedi continua eft. Atqui non hoc folo nomine differunt, quod altera fuperpofita, altera fubdita fit; immo etiam non parvo difcrimine, puta vaforum magnitudine, evariant. Nam fubjecta omenti portio pauciores venas et numero et magnitudine obtinet; enafcitur autem ex ventris fimis, unde et vafa habet ex iis, quae in ventrem inibi propagantur, reliquias quasdam fimul ipfi deorfum verfus abducentia. Omnes hae particulae fibi mutuo continuae funt, ac corpus unum, omentum videlicet, conftituunt, figura maxime marfupii et facculi et perae, quod orificium quidem ex ventriculo exortum fuperius et inferius obtinet, totum vero ejus fpatium adusque fundum, quatenus ex dictis confiftit principiis, deorfum verfus procedit. Id autem habere fic evidentius deprehendes, fi ipfum inibi abscisfum et nulla alia parte vel perforatum vel divulfum cupias adimplere aut liquida aut folida fubftantia:

πληρωθήσεται γὰρ ὑπ᾽ αὐτῆς ὅλον ὑπάρχον ὑγιές τε καὶ συνεχὲς αὐτῷ, καθάπερ τὰ φασκώλια. ῥᾷστον δ᾽ ἐστὶ καὶ τελέως ἐξελεῖν τοῦ ζώου· βραχεῖαι γὰρ ἔτι συμφύσεις ὑπολείπονται πρός τε τὸν σπλῆνα καὶ τὸ κῶλον αὐτὸ μετὰ τὸ τῶν πρώτων ἐκφύσεων ὅλον χωρισθῆναι. προσφύεται μὲν οὖν ποτε σπανίως καὶ λοβῷ τοῦ ἥπατος ἄλλοτ᾽ ἄλλῳ, καί τινι νόθῃ πλευρᾷ, μηδὲ ταύτῃ μιᾷ διαπαντὸς, ἀλλ᾽ ὡς ἂν τύχῃ. τοὔπίπαν δ᾽ ἀπολύεταί τε καὶ κεχώρισται πάντων τῶν ἄλλων, ὅτι μὴ τριῶν τῶνδε, γαστρὸς καὶ σπληνὸς καὶ κώλου· τούτοις γὰρ ἀεὶ συνῆπται. τὸ μὲν οὖν ἐπίπλοον ὁποῖόν τ᾽ ἐστὶν αὐτὸ καὶ ἥτις ἡ γένεσις αὐτοῦ, κατὰ τὸν εἰρημένον τρόπον ἐγχειρῶν ἀνατέμνειν εὑρήσεις οὐ χαλεπῶς. ἐξαιρεθέντων δ᾽ αὐτοῦ τῶν λοιπῶν ἁπάντων, ἀποδέρειν πειρῶ τὸ περιτόναιον, ἀπὸ μὲν τοῦ κυρτοῦ τῆς γαστρὸς αὖθις ἀρχόμενος ἄχρι τοῦ πυλωροῦ τε καὶ τῆς τῶν ἐντέρων γενέσεως, ἀπὸ δὲ τοῦ κάτω πέρατος, ἔνθα μόνον ὑπάρχειν ἔφην αὐτὸ χωρὶς τῆς τῶν ἐγκαρσίων μυῶν ἀπονευρώσεως, ἐπὶ τὰ τῆς ἥβης ὀστᾶ

ab ea fiquidem totum, fi integrum fit et fibi continuum, marfupiorum modo replebitur. Jam facile eft etiam perfecte animali id eximere; nempe breves adhuc connexus fuperfunt ad lienem colonque ipfum, poftquam a primis exortibus totum fuerit feparatum. Adnafcitur itaque nonnunquam, fed raro etiam jecinoris lobo, alias alii, et fpuriae cuidam coftae; neque huic uni perpetuo, fed ut evenerit. Caeterum fere femper ab aliis omnibus liberatur fejunctumque eft, praeterquam his tribus, ventriculo, liene et colo, quibus femper connexum eft. Qualenam igitur fit omentum ipfum, et unde oriatur, fi ad dictum modum fectionem aggrediaris, haud aegre invenies. Porro reliquis omnibus, quae ipfius funt, fublatis, peritonaeum detrahes, a gibbo quidem ventriculi iterum incipiens usque ad pylorum et inteftinorum originem, ab inferiori autem extremo (ubi folum ipfum effe dixi citra nervofam transverforum mufculorum extremitatem)

προσερχόμενος. ἐντεῦθεν γὰρ ἐπεκτεινόμενον αὐτὸ θεάσῃ κύστει τε καὶ, μήτρᾳ, καὶ εἰ προσαναβαίνοις αὖθις ἀνώτερον διὰ τῶν ταπεινῶν κατὰ βάθους μερῶν, ὅπου τὸ μεσεντέριον, ὃ καὶ μεσάραιον καλεῖται, τοῖς κατ᾽ ὀσφὺν ἅπασιν, ἐν οἷς εἰσι καὶ οἱ νεφροί. παραγενήσῃ δ᾽ ἐπὶ ταῦτα, κἂν ἄνωθεν κατίῃς· ὡς γὰρ εἴρηται κατ᾽ ἀρχὰς, ἓν ὑπάρχον ἑαυτῷ συνεχὲς τὸ περιτόναιον ἔν τε τοῖς πρόσω μέρεσι τῆς γαστρὸς ἅπασι τοῖς τῆς τροφῆς ὀργάνοις περιτέταται, καὶ κατὰ τὴν ῥάχιν ὑπεστήρικται ἅμα καὶ περιβέβληται. οὐ μὴν ἴσον αὐτῷ τὸ πάχος ἐστὶν ἐν ἅπασιν, οἷς περιτείνεται, καθάπερ εἶπον, ἀλλ᾽ ἐπί τινων μὲν ἑαυτοῦ ἐστι παχύτερον, ἐπί τινων δὲ λεπτότερον. ἐπὶ μέν γε τοῦ ἥπατος, ὡς καὶ πρόσθεν ἐῤῥέθη, λεπτότατόν ἐστιν· οὕτως δὲ καὶ κατὰ τὸν σπλῆνα· τούτων δ᾽ ἧττον ἐπὶ τοῖς νεφροῖς. παχύτερον δ᾽ αὐτοῦ ἐστι κατά τε τὴν γαστέρα καὶ τὰ ἔντερα, καὶ κύστιν, καὶ μήτραν, ὥστε τινὰς ἐξηπάτησεν, ὡς αὐτῶν τῶν εἰρημένων μορίων ἴδιον ὑπάρχον μέρος. [138] εἰκότως δ᾽, οἶμαι, τοιοῦτον ἐγένετο περὶ τοῖς ὀργάνοις, ὅσα πληρούμενα κατὰ

ad pubis oſſa accedens; hinc enim ipſum veſicae et vulvae obtendi conſpicies, et, ſi iterum elatius per demiſſas in imo partes conſcendas (ubi meſenterium eſt, quod et meſaraeon vocatur) lumborum etiam partibus univerſis obducitur, in quibus et renes habentur. Adibis haec etiam, ſi ſuperne deſcenderis; ſicut enim dixi initio, peritonaeum, cum unum exiſtat ſibi continuum, tum priore ventris parte omnibus cibi inſtrumentis obductum eſt, tum ſpinae ſuffultum pariter et circumdatum. Non tamen aequalis ipſi craſſities in omnibus, quibus obtenditur, ut retuli, ineſſe apparet, ſed in quibusdam ſe ipſo craſſiore conſtat ſubſtantia, in nonnullis tenuiore: in jecore quidem, veluti et prius expoſitum eſt, tenuiſſimum viſitur: ita quoque in liene; minus autem in renibus; craſſius in ventriculo eſt, inteſtinis, veſica et vulva. Quare quibusdam impoſuit, tanquam peculiaris pars eſſet earum, quas modo commemoravimus. Tale autem merito nimirum circa inſtrumenta creatum eſt, quae aliquan-

τινα χρόνον ἐξαίρεται τοῖς ὄγκοις· ἄμεινον γὰρ ἦν αὐτῷ συνεπεκτείνεσθαι τούτοις, ὅ περ, εἰ πάνυ λεπτὸν ἦν, οὐκ ἂν ἀλύπως ὑπέμεινε. ὅτι δ᾽ ὑπὸ τοῦ περιτοναίου σκέπεται ταῦτα πάντα, κατὰ τὴν εἰρημένην ἐγχείρησιν ἀποδέρων αὐτὸ μαθήσῃ. καὶ μέντοι καὶ τὸ μεσεντέριον ὅπως ὑπ᾽ αὐτοῦ γεννᾶται, δυνήσῃ γνῶναι, πρῶτα μὲν ἀποδείρας τὰ περὶ τὸν πυλωρόν τε καὶ τὴν ἔκφυσιν, εἶθ᾽ ἑξῆς κατὰ τὸ συνεχὲς τήν νῆστίν τε καὶ τὸ λεπτὸν ἔντερον ὅλον, εἶθ᾽ ἑξῆς τὸ παχύ. περιείληφε γὰρ ἅπαντα μὲν ταῦτα ἐν κύκλῳ τὸ περιτόναιον, οὐσῶν δ᾽ ἑλίκων παμπόλλων ἐν αὐτοῖς, ἀνάγκη δήπου τὸ μὲν κυρτὸν εἶναι τῆς ἕλικος, τὸ δὲ σιμὸν αὐτῶν. εἰς μὲν δὴ τὸ σιμὸν αὐτῶν ἐμφύεται τὰ διὰ τοῦ μεσεντερίου φερόμενα πρὸς ἕκαστον τῶν ἐντέρων ἀγγεῖα· κατὰ δὲ τὸ κυρτὸν οὔτ᾽ ἀγγεῖόν τι καταφύεται τοῖς ἐντέροις, οὔτ᾽ ἄλλη τις σύμφυσίς ἐστιν, ἢ πρὸς ἕτερον ὄργανον, ἢ πρὸς ἄλληλα. κατὰ ταῦτ᾽ οὖν εἰκότως ἀποδέρεταί τε καὶ γυμνοῦται τοῦ περιτοναίου ῥᾳδίως πάντα· κατὰ δὲ τὸ σιμὸν ἀποσπᾶσθαι μᾶλλον, οὐ δέρεσθαι τοῖς ἀγγείοις ἀναγκαῖόν

do repleta in tumorem attolluntur; melius enim erat, ut ipsum cum his simul extenderetur; quod, si admodum esset tenue, non citra offensam sustineret. Haec autem omnia peritonaeo contegi, si praedicta ratione ipsum detrahas, addisces. Insuper mesenterium quomodo ex eo nascatur, cognoveris, primum si, quae circa pyloron et primum intestinum (ecphysin) habentur, denudaveris, deinde per continuum jejunum et tenue intestinum totum, postea crassum; haec enim omnia peritonaeum orbiculatim comprehendit. At quum permulti in eis sint anfractus, necessario pars ipsorum anfractuum altera gibba, altera concava est, in quam sane vasa, quae per mesenterium ad unumquodque intestinum excurrunt, inseruntur; per gibbam vero tenue vas aliquod intestinis immittitur, neque alius quidam connexus est vel ad aliud instrumentum, vel invicem. In his igitur partibus non sine ratione omnia facile separantur a peritonaeo deteguntur-que: in concava parte avelli magis quam separari vasis

ἐστι. καὶ διὰ τοῦτ', ἐφ' ὧν ζώων ὑγρόν τέ ἐστι φύσει τὸ αἷμα καὶ τὸ περιέχον θερμὸν, ὅ τε θάνατος οὐ πρὸ πολλοῦ γέγονεν, ἅμα τῷ σφαγῆναι τὸ ζῶον τὸ αἷμα προχεῖται κατὰ τὰ στόματα τῶν ἀποῤῥηγνυμένων ἀγγείων· εἰ δ' ἤτοι πρὸ πολλοῦ τεθνεὸς εἴη τὸ ζῶον, ἢ ἐσφαγμένον, ἢ παχύχυμον, ὥσπερ ὁ κύων τε καὶ ὁ λέων, ἢ καὶ τὸ περιέχον ψυχρὸν, οὐκ ἐκχεῖται τῶν ἀγγείων τὸ αἷμα.

Κεφ. ς'. Σοὶ δ' ἀναγκαῖόν ἐστι, κατὰ τὸν εἰρημένον τρόπον ἐνεργοῦντι, τὰ μὲν ἔντερα πάντ' ἐξελεῖν, ἀπολιπεῖν δ' ἐν τῷ ζώῳ τὸ μεσεντέριον, ὃ καὶ μεσάραιον ὀνομάζουσιν, ἀπὸ τῶν συμβεβηκότων αὐτῷ τὰς προσηγορίας ἀμφοτέρας θέμενοι· μεσεντέριον μὲν ἀπὸ τῆς θέσεως, μεσάραιον δὲ ἀπὸ τῆς οἰκείας οὐσίας. μέσον τε γὰρ τέτακται τῶν ἐντέρων, καὶ πάσας τὰς ἐξ ἥπατος εἰς αὐτὸ καταφερομένας φλέβας ἅμα ταῖς παρακειμέναις ἀρτηρίαις τε καὶ νεύροις ἐν κύκλῳ περιλαμβάνει, καθάπερ ἕκαστον τῶν ἐντέρων. ἔνθα μὲν οὖν παρατείνεται τοῖς ἀγγείοις τε καὶ ἐντέροις, ἁπλοῦν ἐστιν· ἔνθα δὲ μέσον ἐστὶν αὐτῶν, συγκείμενον, οὐ τὴν ἀμφιέσματος ἔτι χρείαν, ἀλλὰ τὴν συν-

necessarium est. Ac ideo, in quibus animantibus sanguis natura humidus est, et aër calidus, et mors non multo ante praecessit, sanguis, simul ac animal fuerit jugulatum, ex vasorum, quae abrumpuntur, oris profluit. Sin autem multo ante animal sit mortuum vel jugulatum, vel crassi succi, quemadmodum canis et leo, vel etiam aër frigidus, sanguis ex vasis non effunditur.

Cap. VI. Porro necessarium tibi est dicto modo administrationem obeunti omnia intestina eximere, mesenterio in animali relicto, quod etiam mesaraeon appellant, utroque nomine ab accidentibus ipsi indito; mesenterio quidem a situ, mesaraeo autem a peculiari substantia; nam et medium inter intestina situm est, et omnes venas ex jecore in ipsum descendentes una cum vicinis arteriis et nervis in orbem complectitur, quemadmodum intestina singula. Ubi igitur vasis et intestinis obtenditur, simplex est; ubi vero ipsis medium interjacet, non

δέσμου· παρέχον διπλοῦν γάρ ἐστι. καὶ τοῦτ᾽ ἔνεστί σοι καὶ χωρὶς τῆς εἰρημένης ἁπάσης κατὰ τὴν ἀνατομὴν ἀκολουθίας αὐτίκα μετὰ τὴν διαίρεσιν τῶν καθ᾽ ὑπογάστριον αὐτόν τε γνῶναι καὶ δεικνύειν ἑτέρῳ. τέμνων γὰρ ὀξείᾳ σμίλῃ τὸ κυρτότατον μέρος οὑτινοσοῦν ἕλικος ἐντέρου συμμέτρως, ὥστε τὸν μὲν ἔξωθεν, εἴθ᾽ ὑμένα ἐθέλεις καλεῖν, εἴτε χιτῶνα, διελεῖν, ἄτρωτον δὲ φυλάξαι τὸν ἔνδον, ἀποδέρειν αὐτὸ πειρῶ καθ᾽ ἑκάτερον τὸ χεῖλος τῆς τομῆς, ἄχρι περ ἂν ἐπὶ τὸ σιμότερον ἔλθῃς ἐκείνης τῆς ἕλικος· ἔνθα μάλιστα προσέχων τὸν νοῦν ἑκατέρῳ τῶν ἀποδερομένων ἀκολούθει μερῶν. ὄψει γὰρ, ὅταν πρῶτον ἀλλήλοις ἐντύχωσι, μηδὲ ἕτερον αὐτῶν παυόμενον. [δεύτερον δὲ ἐν αὐταῖς ἐκ δυοῖν τινων σύγκειται σωμάτων. τρίτον δὲ ε΄, ὅτι ἡ κύστις τε καὶ ἡ μήτρα ἐξ ἑνός ἐστι σώματος, χιτών ἐστι τὸ περιτόναιον.] ἐνταῦθα γὰρ κατ᾽ ἀλλήλων διεπιβαίνοντα [139] καὶ διπλοῦν ἐργάζονται σῶμα ἕτερον, ἐν τῷ μεταξὺ κείμενον ἕκαστον αὐτῶν ἑκάστης τῶν καταφερομένων φλεβῶν εἰς τὴν ἕλικα. λέλεκται δ᾽, ὅτι καὶ ἀρτηρία τις αὐταῖς

amplius indumenti ufum, fed copulae exhibet, duplex enim eft. Atque hoc tibi licet, vel citra omnem commemoratam diffectionis confequentiam, mox ubi ventrem imum diviferis, tuo Marte cognofcas, atque alteri etiam indices. Nam acutiore fcalpello partem cujuscunque anfractus inteftini magis gibbam mediocriter incidens, ut exteriorem quidem, five membranam libeat dicere, five tunicam, dividas, interiorem vero illaefam ferves, ipfum utroque fectionis labro detrahere molieris, donec ad partem magis fimam illius orbis perveneris; ubi maxime diligentia adhibita alterutram partem detegendam fequere. Hinc enim accidet, ut, quum primum utrisque incideris, ne alteram quidem ipfarum ceffare videas: [fecundo in ipfis ex duobus quibusdam conftant corporibus; tertio ex quinque, quoniam vefica vulvaque uno conftant corpore, tunica eft peritonaeum.] hic enim mutuo fe confcendunt et duplex efficiunt corpus, medium inter fingulas venas pofitum, quae in anfractum deferuntur; his

παράκειται, καὶ νεῦρον πάνυ μικρόν. ὥσπερ οὖν ἕκαστον τῶν ἐντέρων ὑπὸ τοῦ περιτοναίου κατὰ κύκλον ἔξω(172)θεν ἐσκέπετο περιλαμβανόμενον ὅλον, οὕτω καὶ τὸ συγκείμενον ἐκ τῶν τριῶν ὀργάνων, τῆς τ᾽ ἀρτηρίας καὶ τῆς φλεβὸς καὶ τοῦ νεύρου, καθάπερ ἕν τι σῶμα περιβέβληται πρὸς τοῦ περιτοναίου. πολλῶν δ᾽ οὐσῶν συζυγιῶν ἐξ ἀρτηρίας καὶ φλεβὸς καὶ νεύρου καθ᾽ ἑκάστην ἕλικα, πολλῶν δὲ καὶ τῶν μεταξὺ χωρῶν, ἐν αἷς διπλοῦν ἐστι τὸ περιτόναιον, ἡ τοῦ μεσαραίου σύστασις ἐξ αὐτῶν ἀποτελεῖται, παραπλησίαν ἔχον τὴν οὐσίαν τῷ ἐπιπλόῳ, καὶ γὰρ κἀκεῖνο, καθ᾽ ὃ μὲν ἀρτηρίαν ἔχει καὶ φλέβα καὶ νεῦρον, ὡς ἓν σῶμα κατὰ κύκλον ἀμφιέννυται. τὸ δ᾽ ἐν τῷ μεταξὺ τούτων οὐδὲν ἄλλο ἢ περιτόναιόν ἐστι διπλοῦν. οὐ μὴν φαίνεταί γε σαφῶς ἡ τῆς οὐσίας ὁμοιότης, ἄμεινον δ᾽ εἰπεῖν ἐστι ταυτότης, ἐπίπλου τε καὶ περιτοναίου διὰ τὸ πλῆθος τῆς πιμελῆς, ἣν περιβέβληται κατὰ τὰς μεταξὺ χώρας τῶν ἀγγείων ἅπαν τὸ ἐπίπλοον. εἰ δ᾽ ἱκανῶς πῖον εἴη τὸ ζῶον, εἰς το-

praeterea arteriam quandam nervumque admodum exiguum esse adjunctum diximus. Quemadmodum igitur singula intestina a peritonaeo circulatim tota comprehensa extrinsecus conteguntur; sic et composita ex tribus instrumentis, arteria, vena et nervo, tanquam unum quoddam corpus a peritonaeo obducuntur. Quum autem multae sint conjugationes ex arteria, vena et nervo in singulis orbibus; insuper multa inter eas spatia, in quibus duplex habetur peritonaeum; mesaraei substantia ex eis conficitur, aequalem omento substantiam habens; etenim et illud, qua arteriam recipit et venam nervumque, tanquam unum corpus orbiculatim induit. Quod vero in horum medio consistit, nihil aliud quam peritonaeum duplex est, non tamen substantiae similitudo evidenter apparet, praestat autem dicere, eadem essentia omenti et peritonaei, propter pinguitudinis copiam, quam totum omentum inter vasorum regiones amplectitur. Quod si obesum animal abunde sit, in tantum augeri pin-

σοῦτον αὐξάνεσθαι συμβαίνει τὴν πιμελὴν, ὥστ᾽ ἐνίοτε τοῖς ἀγγείοις ἐπιβαίνειν· ὁρᾶταί γε μὴν ἐπὶ τῶν τοιούτων ζώων καὶ κατ᾽ ἄλλα πολλὰ μέρη τοῦ περιτοναίου πιμελὴ, καὶ μάλιστ᾽ ἐν οἷς οὐκέτ᾽ ἀγγεῖα μεγάλα καὶ πόῤῥω τὰ σπλάγχνα. φαίνεται γὰρ ὑπὸ μὲν τῆς θερμασίας τηκομένη, φυλαττομένη δ᾽ ὑπὸ τῆς ψύξεως, καὶ διὰ τοῦτό γ᾽ ἀεὶ περί τε τὰ νευρώδη σώματα συνισταμένη καὶ τοῖς ἀργότερον βιοῦσι πλεονάζουσα. τοιαύτη μέν τίς ἐστι τοῦ περιτοναίου τε καὶ τῶν ἐξ αὐτοῦ γεννωμένων ἡ φύσις. αἱ δὲ κατὰ τὸ μεσεντέριον ἀρτηρίαι καὶ φλέβες ὥσπερ τινὲς ῥίζαι εἰς τὸ σιμὸν τῶν ἑλίκων καταφύονται, καὶ συνιοῦσαι πρὸς ἀλλήλας, ὥσπερ ἐπὶ τῶν δένδρων αἱ ῥίζαι, πρὸς μίαν ἀρχὴν ἀνήκουσιν ἑκάτεραι. τὰς μὲν οὖν φλέβας οὐ χαλεπῶς εὑρήσεις ἁπάσας εἰς μίαν ἀθροιζομένας, τὴν ἐπὶ ταῖς πύλαις τοῦ ἥπατος, τὰς δ᾽ ἀρτηρίας οὐκέθ᾽ οὕτως ἑτοίμως. ἀναιμότεραί τε γὰρ οὖσαι καὶ παχύτεραι τὸν χιτῶνα ψαύουσαν ἔχουσι τὴν ἀρχὴν ἀναίμου σώματος, ἐφ᾽ οὗ σύμπαν ἔχει τὸ μεσεντέριον τοῖς ἐντέροις, ὃ δὴ καὶ καλοῦσιν ἄρτημα

guedinem accidit, ut interdum vafa confcendat: quanquam in hujusmodi animantibus etiam alias plerasque peritonaei partes pinguedinem habere confpiciamus, praefertim in quibus non grandia vafa habentur et vifcera longius abfunt; quippe a calore liquefcere, a frigiditate confervari videtur; atque hujus rei gratia femper in nervofis partibus confiftit, et iis, qui otiofam vitam agunt, abundat. Talis fane peritonaei et eorum, quae ex eo gignuntur, natura eft. Porro quae in mefenterio funt arteriae ac venae, quae veluti radices in concavam anfractuum partem inferuntur, invicem coëuntes, ceu in arboribus radices, ad unum omnes principium differuntur ac perveniunt. Itaque venas omnes, quae ad jecoris portas in unum colliguntur, ex facili comperies; arterias autem non ita facile, ut quae magis exangues fint, et craffiori tunica obductae principium habeant exangui corpori contiguum, in quo totum mefenterium cum inteftinis habetur; quod fane etiam mefenterii appendiculum nominant,

μεσεντερίου, συνδέσμου φύσιν ἔχον. ἀνατείνεται δὲ τοῦτο, παρακειμένας ἔχον αὐτῷ τὰς ἀρτηρίας εἰς ἐκεῖνο τῆς ῥάχεως τὸ μέρος, ὃ μεταξὺ τῶν τε φρενῶν ἐστι καὶ τῶν νεφρῶν. ἐνταῦθα δὲ ἀνήκει καὶ ἡ τῶν κατὰ τὸ μεσεντέριον ἀρτηριῶν ἀρχὴ, ποτὲ μὲν ἐκ μιᾶς ῥίζης αὐτίκα διαχιδὴς γιγνομένη, ποτὲ δ᾽ εὐθὺς ἐξ ἀρχῆς διπλῆ φαινομένη. τὰ μὲν οὖν τοιαῦτα κατὰ τὴν τῶν ἀγγείων ἀνατομὴν ἀκριβέστερον εἰρήσεται.

Κεφ. ζ΄. Σοὶ δ᾽ ἐπισκεπτέον ἐστὶν, ἐξῃρημένων ἁπάντων τῶν ἐντέρων, τήν τε τῆς γαστρὸς ὅλην φύσιν, ἥπατός τε καὶ σπληνὸς, καὶ νεφρῶν, καὶ κύστεως, καὶ μήτρας ἐπὶ τῶν θηλειῶν. ἔνεστι δέ σοι καὶ τῶν ἐντέρων αὐτῶν τὴν οὐσίαν, ὁποία τίς ἐστι, μεταχειριζομένῳ ἕκαστον αὐτῶν καταμανθάνειν. [140] καὶ μᾶλλόν γ᾽ ἐστὶ τὰ τοιαῦτα κατὰ μόνας ἐπισκέπτεσθαι τοῦ παντὸς σώματος ἐξαιροῦντα· στρέφειν τε γὰρ αὐτὰ πρὸς τὴν αὐγὴν, ὡς ἂν ἐθέλῃς, ὑπάρξει σοι, καὶ πολυειδῶς ἄλλο τε εἰς ἄλλο σχῆμα μεταβάλλοντι πάντων τῶν κατ᾽ αὐτὰ μερῶν ἀκριβῶς τὴν διάγνωσιν ἴσχειν. ἄμεινον δ᾽ ἴσως ἐστὶ, προκειμένων αὐτῶν,

ligamenti naturam habens. Surſum autem hoc tendit, adjacentes ſibi habens arterias ad eam partem ſpinae, quae inter ſeptum transverſum et renes habetur. Huc autem pertinet etiam meſenterii arteriarum principium, quod aliquando ex una radice ſtatim bipartitur, aliquando vero ſtatim ab initio duplex apparet; ſed hujusmodi in vaſorum diſſectione accuratius exequemur.

Cap. VII. Jam vero, exemptis omnibus inteſtinis, ventriculi totius, jecoris, lienis, renum, veſicae et vulvae in foeminis natura conſideranda eſt. Licet etiam inteſtinorum ipſorum ſubſtantiam, qualisnam ſit, adminiſtrando diſcere. Ac praeſtat hujusmodi per ſe ex toto corpore exempla inſpicere; nam ad lucem ipſa, prout libeat, poteris vertere, et multiſariam alias in aliam ſiguram transferens omnium in ipſis particularum diſcretionem exactam tenere. Satius forſan erit ipſis propoſitis me-

ἐπισκέπτεσθαι τοὺς κατὰ τὸ μεσεντέριον ἀδένας, εἰς οὓς ἐκ τῶν ἐντέρων ἀναφερόμενά τινα σαφῶς ἐστιν ἰδεῖν ἀγγεῖα. ἔνεστί γε μὴν καὶ μετὰ τὴν τῶν ἐντέρων ἐξαίρεσιν ὁρᾷν αὐτοὺς κατὰ τὸ μεσεντέριον ἅμα τοῖς οἰκείοις ἀγγείοις, ὑπὲρ ὧν τῆς φύσεως ἐν τῇ τῶν ἀδένων ἀνατομῇ λεχθήσεται. ἅπερ οὖν ἐν τοῖς περὶ χρείας μορίων εἴρηται, πάντα ευρήσεις ἀληθῆ κατά τε τὴν γαστέρα καὶ τὰ ἔντερα, καὶ τἄλλα, ὅσα περὶ τὴν τῆς τροφῆς οἰκονομίαν ὄργανα παρεσκεύασται τῇ φύσει, δύο μὲν τῆς τε κοιλίας καὶ τῶν ἐντέρων ἑκάστου χιτῶνας· οὕτως γὰρ ὀνομάζουσι τὰς συμπτυχὰς, ἐξ ὧν γεγόνασιν, οὐ πάνυ τι κυρίως, ἀμφίεσμα γὰρ καὶ περίβλημα δηλοῦται πρὸς τοῦ χιτῶνος ὀνόματος· ἕνα δὲ τῆς κύστεως, ὥσπέρ γε καὶ τῶν μητρῶν. ὃν γὰρ ἔνιοι δεύτερον μὲν ἐπὶ τούτων, τρίτον δ' ἐπὶ τῶν ἐντέρων τε καὶ τῆς κοιλίας εἶναι νομίζουσι, τὸ περιτόναιόν ἐστιν, ἐπεκτεινόμενον τούτοις, ὡς προείρηται, καὶ χιτὼν ὄντως γιγνόμενον. αὕτη δ' ἡ γαστὴρ ἐκ δυοῖν σύγκειται πλατέων τε καὶ λεπτῶν σωμάτων, οἷόν περ πτυχῶν ἐπ' ἀλλήλαις

senterii glandulas inspicere; ad quas vasa quaedam ab iis, quae ad intestina feruntur, porrigi manifesto licet intueri. Nec non integrum est post exempta quoque intestina ipsas in mesenterio una cum propriis vasis conspicere; de quorum natura in dissectione glandularum dicemus. Quae igitur libris de usu partium sunt comprehensa, omnia vera deprehendes in ventriculo, intestinis et aliis instrumentis, quae ad cibi distributionem natura condidit; verbi gratia, duas esse ventriculi singulorumque intestinorum tunicas; sic enim nominant complexus, unde consiunt, idque non admodum proprie, nam operimentum tegumentumque tunicae vocabulo significatur; unam autem vesicae, sicut et vulvae; quam enim nonnulli secundam in his, tertiam vero in ventriculo et intestinis arbitrantur, peritonaeum est ipsis obtensum, ut praemonui, tunicaque re vera est. At ventriculus ipse ex duobus latis tenuibusque corporibus constat, ceu plexibus

κειμένων. ἔχει δ᾽ ἡ μὲν ἔνδον αὐτῆς μοῖρα τὰς ἶνας εὐθείας, ἡ δ᾽ ἔξω κυκλοτερεῖς. οὐδετέρας ἔχοντος τοῦ περιτοναίου, καθάπερ οὐδ᾽ ἄλλος οὐδεὶς ὑμήν, ἁπλοῦν γὰρ ἀκριβῶς ἐστι σῶμα πᾶν, οὐ μὴν ἀράχνιον τὸ μήπω διϋφασμένον. ἔν γε μὴν τοῖς ἐντέροις αἱ πλεῖσται κυκλοτερεῖς εἰσιν ἶνες, ὀλιγίστων ἐπικειμένων αὐταῖς εὐθειῶν.

Κεφ. η΄. Ἅπαντ᾽ οὖν ταῦτα πᾶσι τοῖς ἐναίμοις ὑπάρχει ζώοις, οὐ μόνοις τοῖς ἓξ γένεσιν. ὑπάρχει δ᾽ αὐτοις καὶ τὸ ἧπαρ ἅπασιν. οἷς δ᾽ ἧπάρ ἐστι, τούτοις καὶ σπλήν ἐστι πάντως, καὶ πόροι χοληδόχοι. κύστις δ᾽ οὐ πᾶσιν ἐπ᾽ αὐτῷ πέφυκεν, ἀθροίζουσα τὴν πικρὰν χολήν. οὐ μὴν οὐδὲ ἀληθεύουσιν οἱ γράψαντες ἐπὶ πάντων, οἷς οὐκ εἶναί φασιν αὐτήν, ὥσπερ καὶ Μνησίθεος περὶ ἐλέφαντος. ἔστι γὰρ καὶ τούτῳ κύστις ἐπὶ τοῦ ἥπατος, ἀνάλογον ἔχουσα τὸ μέγεθος ὅλῳ τῷ σπλάγχνῳ. καὶ θέσις γε μία τοῖς ἔχουσιν αὐτὴν ζώοις ἐστὶ διαπαντὸς, ἡ κατὰ τὸν μέγιστον τῶν λοβῶν τοῦ ἥπατος. οὐ μὴν τό γε πλῆθος ἴσῳ

ſibi invicem conjnuctis. Habet autem interior ipſius pars ſibras rectas, exterior orbiculares, quum peritonaeum nullas obtineat, ſicut nec alia quaevis membrana; ſimplex enim omnino corpus eſt totum, haud tamen araneorum telae modo necdum contextae. Atqui inteſtinis pleraeque circulares inſunt fibrae, quibus pauculae rectae ipſis ſuperpoſitae ſunt.

Cap. VIII. Omnia igitur haec cunctis ſanguineis, non modo ſex generibus animantium, ineſſe conſirmamus. Item eisdem omnibus et jecur ineſt. Quae vero jecur habent, iis et lien omnino ineſt, et meatus bilis receptores; etſi veſicam, quae amaram bilem colligit, haud omnibus ideo conceſſerit natura. Non tamen vera dicunt, qui de omnibus ea carentibus ſcripſere, quemadmodum et Mneſitheus de elephanto prodidit; huic ſiquidem et veſica in jecore ineſt, proportionalem toti viſceri maguitudinem obtinens. At ſitus idem ipſam ſortitis animalibus in maximo loborum jecoris perpetuo eſt. Non tamen jecoris lobi pares numero in cunctis animan-

ἀριθμῷ τῶν λοβῶν τοῦ ἥπατος ἐν ἅπασι τοῖς ζώοις ἐστίν· οὔτε κατὰ τὸ γένος, οὔτε κατ᾽ εἶδος· ὥσπερ οὐδὲ τὸ μέγεθος ἴσον οὐδὲ τῶν λοβῶν, οὔθ᾽ ὅλου τοῦ σπλάγχνου. τοῖς μέντοι λίχνοις καὶ δειλοῖς μέγα τ᾽ ἐστὶ καὶ πολυσχιδὲς τὸ ἧπαρ· ἕτερον δὲ τοῖς ἐναντίοις. οἷς δ᾽ ἐστὶ μέγα, εἰς πλείους τε καὶ μείζους ἔσχισται λοβοὺς, ἤπερ ἀνθρώποις. οὐ μὴν οὐδ᾽ αὐτοῖς τοῖς ἀνθρώποις ὁμοίως ἅπασιν ἔχει κατά τε μέγεθος καὶ πλῆθος λοβῶν. ἀκριβέστατα γοῦν ὑπὲρ αὐτοῦ γράφων Ἡρόφιλος αὐτοῖς ὀνόμασι τάδε φησίν. Ἔστι δ᾽ εὐμέγεθες τὸ τοῦ ἀνθρώπου ἧπαρ καὶ μέγα τοῦ ἔν τισιν ἑτέροις ζώοις ἰσοπα[141]λέσιν ἀνθρώπῳ. καὶ καθ᾽ ὃ μὲν ταῖς φρεσὶ προσψαύει, κύρτωται καὶ λεῖόν ἐστι· καθ᾽ ὃ δὲ τῇ κοιλίᾳ καὶ τῷ κυρτῷ τῆς κοιλίας προσψαύσειε, σιμὸν καὶ ἀνώμαλον. ἀφομοιοῦται δὲ κατὰ τοῦτο διασφαγί τινι, καθ᾽ ὃ καὶ τοῖς ἐμβρύοις ἡ ἐκ τοῦ ὀμφαλοῦ φλὲψ εἰς αὐτὸ ἐμπέφυκεν. οὐχ ὅμοιον δ᾽ ἐστὶν ἐν ἅπασιν, ἀλλὰ καὶ πλάτει, καὶ μήκει, καὶ πάχει, καὶ ὕψει, καὶ λοβῶν πλήθει, καὶ ἀνωμαλίᾳ τῇ ἐκ τοῦ ἔμπροσθεν, καθ᾽ ὃ παχύτατόν

tibus, vel genere, vel fpecie habentur; quemadmodum neque magnitudo eft aequalis tum loborum, tum totius vifceris. Gulofis quidem et timidis ineft magnum jecur et multifidum, contrariis vero diverfum. Quibus autem magnum eft, in plures majoresque lobos quam hominibus fiffum eft, quanquam in ipfis hominibus univerfis nec magnitudo, nec loborum numerus fimilis vifatur. Accuratiffime igitur de ipfo fcribens Herophilus hunc in modum differuit. *Jecur humanum, fi ad alia quaedam animantia ejusdem cum homine magnitudinis conferas, perquam magnum eft; et qua feptum transverfum attingit, gibbum eft et laeve, qua vero ventriculum et ipfius gibbum, cavum eft et inaequale. Porro affimilatur cuidam rupium intervallo, qua et foetibus ex umbilico vena in ipfum innafcitur. Verum in omnibus non eft fimile, fed latitudine, longitudine, craffitie, altitudine, fibrarum numero, inaequabilitate ex anteriori parte, qua*

ἐστι, καὶ τοῖς ἄκροις τοῖς κύκλῳ κατὰ τὴν λεπτότητα, ἄλλοις ἀλλοῖον. λοβοὺς γάρ τισι μὲν οὐδ᾽ ἔχει, ἀλλ᾽ ἔστιν ὅλον στρογγύλον καὶ ανορθον, τοῖς δὲ δύο, τοῖς δὲ καὶ πλείους, καὶ πολλοῖς καὶ τέσσαρας ἔχει. τοῦτ᾽ οὖν ὀρθῶς εἶπεν ὁ Ἡρόφιλος, ἔτι τε καὶ πρὸς τούτοις, ὀλίγων μὲν ἐπ᾽ ἀνθρώπων, οὐκ ὀλίγων δ᾽ ἐπ᾽ ἄλλων ζώων ἐπιλαμβάνειν αὐτό τι τῶν ἀριστερῶν μερῶν ἀληθῶς ἔγραψεν ἐν αὐτῷ τούτῳ τῷ βιβλίῳ τῷ δευτέρῳ τῶν ἀνατομικῶν, αὐτὸς μὲν μόνου τοῦ λαγωοῦ μνημονεύσας, ἡμῖν δὲ καταλιπὼν ἐπισκέψασθαι καὶ περὶ τῶν ἄλλων ζώων, ὑπὲρ ὧν ἐπὶ τῇ προηκούσῃ πραγματείᾳ διελθεῖν ἔγνωκα· νῦν γὰρ, ὅσον ἐστί μοι χρήσιμον εἰς τὰ περὶ χρείας μορίων ὑπομνήματα μόνον. [ὅτι ἡ ἐπιπολῆς φλὲψ καὶ στελεχιαία καλεῖται, ἐξ ἧς ἀποφύονται πᾶσαι τοῖς (173) ἐναίμοις τε καὶ πεζοῖς, ὧν ὑπαρχόντων η γνῶσις γίγνεται.] κατὰ δὲ τὸ πάρεργον οὐκ ὀλίγων ἀναγκάζομαι διαφορῶν διαμνημονεύειν, ὥσπερ ἀμέλει καὶ νῦν ἐπὶ τοῦ ἥπατος, οὗ πλείστη μὲν ἐπὶ τοῖς δεξιοῖς ἐστι μοῖρα κατὰ πάντα τὰ ζῶα, προσεπιλαμβάνει

craſſiſſimum eſt, et ſummitate orbiculari, qua extenuatur, ab aliis diverſum eſt; etenim in quibusdam ne fibras quidem habet, ſed ex toto rotundum eſt, minusque rectum, quibusdam duas, aliis plures, multis et quatuor obtinet. Haec itaque Herophilus recte. Praeterea ſiniſtram ipſum occupare partem paucis in hominibus, non in paucis aliis animantibus, vere prodidit in hoc ipſo libro ſecundo de diſſectionibus. Solius quidem leporis ipſe mentionem faciens, nobis de aliis animantibus conſiderandum reliquit, quae procedenti commentario enarrare decrevi. In praeſentia enim, quantum ad commentarios de uſu partium conduxerit, duntaxat exequar. [Quod vena ſuperſiciaria, et caudicis nomine ſtelechiaea appellata, unde omnes aliae venae ſanguineis ac pedeſtribus animantibus procedunt, utilium cognitionem praebet.] Obiter vero non paucas differentias commemorare cogor, ſicut profecto et nunc in jecinore, cujus maxima portio in omni animantium genere dextram ſedem oc-

δέ τι καὶ τῶν ἀριστερῶν, οὐκ ἴσον ἐν ἅπασιν, ἀλλ᾽, ὥσπερ ὁ μὲν Ἡρόφιλος ἔγραψεν, ἐπὶ λαγωοῦ πλεῖστον, ἐγὼ δέ φημι καὶ τοῖς ἕρπουσιν ἅπασι, καὶ οἷς ἐστι μέγιστον. εἶναι δ᾽ ἔφην αὐτὸ τοῖς δειλοῖς τε καὶ λίχνοις μέγιστον.

Κεφ. θ΄. Ὅτι δὲ καὶ τῶν ἐντέρων ἡ φύσις, ᾗ μὲν ἔντερα, πάντων ἐστὶν ἡ αὐτὴ, διαφέρει δὲ μεγέθει καὶ ἀριθμῷ τῶν ἑλίκων, ἅπαντες ἤδη γιγνώσκουσιν. ἐλέφαντι γοῦν ἐστιν ἔντερον εὐρύτατον, ὁμοιότατον ἵππῳ, πολυέλικτον δὲ καὶ μήκιστον ὑϊ, καὶ διαφορὰς ἔχον οὐ σμικρὰς κατὰ τὰ μόρια. τὰς αὐτὰς ἔχει διαφορὰς ἐπ᾽ ἀνθρώπου τε καὶ πιθήκου. πρῶτον μὲν οὖν ἡ ἔκφυσις ἅπασα τοῖς τοιούτοις, ἣν ἐκ τοῦ πυλωροῦ λαμβάνει τὸ ἔντερον, ἱκανῶς ἐστι στενή. μετὰ δὲ ταύτην δωδεκαδάκτυλον οὖσαν τὸ μῆκος, ὡς Ἡρόφιλος ἀληθῶς ἔφη, κατακάμπτεται πολυειδῶς εἰς ἕλικα, ἀγγείων παμπόλλων πλῆθος ἔχουσαν, ὅπερ ὀνομάζουσι νῆστιν, ὅτι κενὸν ἀεὶ τροφῆς εὑρίσκεται. τούτῳ δ᾽ ἐφεξῆς ἐστι τὸ λεπτὸν, καὶ κατὰ μὲν τὴν οὐσίαν ταὐτὸν

cupat; quanquam et finiftrae portionem, fed non aeque in omnibus comprehendit, verum (ut Herophilus fcripfit) in lepore plurimum. Ego vero et cunctis reptilibus, et quibus id eft maximum, ut timidis et gulofis, affero.

Cap. IX. Jam vero inteftinorum natura, quatenus inteftina funt, omnium eadem habetur; magnitudine autem et numero orbium feu anfractuum diverfa eft, ut omnibus jam conftare arbitror. Elephanto fiquidem inteftinum eft latiffimum; equo fimillimum; fui in multos convolutum orbes et longiffimum; quod etiam haud mediocres in particulis differentias fortitur; easdem in homine et fimia obtinet. Primum itaque totus exortus feu ecphyfis, quem ex pyloro inteftinum excipit, talibus valde eft anguftus. Ab hoc, quod a duodecim digitorum longitudine duodenum appellant, ut Herophilus vere prodidit, multifariam convolvitur in orbes, vaforum complurium ferie contextos, quod jejunum nominant, quia femper cibo vacuum invenitur. Inde tenue ileon inteftinum eft, fubftantia huic fimile: differt autem, quod

τῷδε, διαφέρον δὲ τῷ μήτε κενὸν εὑρίσκεσθαι, μήτε τοσούτων ἔχειν ἀγγείων πλῆθος. ἐπὶ τούτῳ δ᾽ ἐστὶ τὸ τυφλὸν καλούμενον· εἶτα τὸ κῶλον, ἐφ᾽ ᾧ κατὰ πέρας ἄχρι τῆς ἕδρας ἐκτέταται τὸ ἀπευθυσμένον ὀνομαζόμενον ἔντερον.

Κεφ. ι΄. [142] Οὕτω δὲ καὶ ὁ σπλὴν ἐν μὲν τοῖς ἀριστεροῖς κεῖται, τὸ σιμὸν ἑαυτοῦ μέρος ἐστραμμένον ἔχον εἰς τὰ δεξιά. καί τις εἰς αὐτὸ φλὲψ ἐξ ἥπατος ἥκει, καὶ ταύτης ἀπόφυσις εἰς τὴν γαστέρα γίγνεται. καὶ μετὰ τὸ πᾶσι τοῖς μέρεσι τοῦ σπληνὸς ἀποφύσεις πέμψαι, τὸ μέν τι πρὸς τὸ κυρτὸν τῆς γαστρὸς ἄνω φέρεται τῆς φλεβὸς τῆσδε, τὸ δὲ εἰς τὴν ἀριστερὰν χώραν τοῦ ἐπίπλου. καὶ γὰρ καὶ ταῦτα κοινὰ πάντων ἐστὶ τῶν ἐναίμων ζώων. οὐ μὴν τὸ μέγεθος τοῦ σπληνὸς, οὐδὲ ἡ χρόα. μέλας μὲν γὰρ ἱκανῶς ἐστι λέοντί τε καὶ κυνὶ, καὶ πᾶσι τοῖς ἀλκίμοις τε καὶ θερμοῖς ζώοις· ὑϊ δὲ καὶ τοῖς ὑγροτέροις τε καὶ ψυχροτέροις λευκότερος. ἁπάσας οὖν τὰς τοιαύτας τῶν ζώων διαφορὰς ἐπὶ προηκούσῃ τῇ πραγματείᾳ πειράσομαι διελθεῖν, ἕνεκα τοῦ τελέως ἐπιστήμονα γενέσθαι τῶν τῆς φύσεως ἔργων, ὅς τις

neque vacuum reperiatur, neque tot vasis scateat. Deinde caecum appellatum. Postea colon. Ab hoc in extremo rectum appellatum intestinum ad sedem usque porrectum est.

Cap. X. Sic et lien in sinistra parte consistit, concavo ipsius in dextram converso. Atque vena quaedam ex jecinore ad ipsum pertinet, cujus processus in ventriculum derivat. Postquam ergo omnibus lienis partibus propagines sunt transmissae, quaedam pars hujus venae ad gibbum ventriculi sursum emergit, quaedam in sinistram omenti regionem divaricatur. Etenim et haec in omnibus sanguineis animantibus communia sunt. Non tamen lienis magnitudo, neque color idem omnibus inest; quippe leo, canis omniaque fortia et calida animalia nigrum affatim obtinent; sus autem humidioraque et frigidiora albicantem magis. Omnes igitur ejusmodi animantium differentias proximo commentario explicare conabor, quo absolutam naturae operum peritiam conqui-

Ed. Chart. IV. [142.] Ed. Baſ. I. (173.)

ἂν τοῦτο σπουδάζῃ. νυνὶ δ', ὡς ἐξ ἀρχῆς προὐθέμην, ἐπὶ τὸ λοιπὸν ἀφίξομαι τῆς τῶν τροφίμων καλουμένων ὀργάνων ἀνατομῆς. ἀποδαρέντος γὰρ, ὡς εἴρηται, τοῦ περιτοναίου, καὶ τῆς κοινωνίας, ἣν τόδ' ἔχει πρὸς ἅπαντα τὰ κάτω τῶν φρενῶν ὄργανα κἀκεῖνα πρὸς ἄλληλα, φανείσης ἐναργῶς, ἕκαστον αὐτῶν ἀνάτεμνε, διεμβάλλων ἔλασμα χαλκοῦν, ἢ σιδηροῦν, ἢ ἀργυροῦν, ἢ ξύλινον. ὀνομάζειν δ' ἔθος ἐστὶ τοῖς ἀνατομικοῖς ἐλάσματα πάντα κοινῇ προσηγορίᾳ τὰ τοιαῦτα, σμίλας, σπαθομίλας, ἀμφισμίλας, διπύρηνα, μηλωτίδας, οἷς ὅμοια δυνατόν ἐστι κατασκευάζειν ἐκ ξύλου πυκνοῦ, καθάπερ ἡμῖν ἐστιν ἐκ πύξου· πρὸς γὰρ τὸ μὴ θραυσθῆναί ποτε τὴν σμίλην ἐπιτηδειότερα ταῦτα. χρῶμαι δ' αὐτοῖς, ὡς εἶπον, ἐμβάλλων τοῖς στόμασι τῶν ἀγγείων, ἐφ' ἥπατος μὲν κατὰ τὴν ἐπὶ πύλῃ φλέβα, τὴν στελεχιαίαν ὀνομαζομένην ὑπὸ τῶν νεωτέρων ἀνατομικῶν, καὶ τὴν διττὴν τῶν κυρτῶν ἄνω τε καὶ κάτω φερομένην, ἐπὶ νεφρῶν δὲ κατά τε τὰς ἀπὸ τῶν ἐπὶ τῇ ῥάχει κειμένων

rat, quicunque in hanc rem incumbit. Nunc, ut initio inſtitui, digrediar ad id, quod ex cibi inſtrumentorum diſſectione reſtat. Ubi enim peritonaeum, ut dictum eſt, detraxeris, et, quod hoc cum omnibus juxta ſeptum inſtrumentis et illa invicem conſortium habeant, inſpexeris evidenter, ſingula incidito, injiciens laminam aeream, aut ferream, aut argenteam, aut ligneam. Solent autem anatomici laminas appellare communi vocabulo hujusmodi inſtrumenta, ſcalpella, ſpathomelas, amphismelas, ſpecilla, oricularia, quibus ſimilia ex ligno denſiori licet conficere, ſicut nobis ſunt ex buxo, quae huc magis conferunt, ne ſcalpellum quandoque confringatur. Porro utor eis, ut dixi, vaſorum oris immittens, in jecinore quidem venae ad portam ſitae, quam recentiores anatomici, quod aliarum veluti caudex ſit, ſtelechiaeam nominant, et duplici gibbae ipſius partis venae, quae ſurſum deorſumque porrigitur; in renibus autem per grandium vaſorum ſpinam

ἀγγείων τῶν μεγάλων ἀποφύσεις καὶ τοὺς οὐρητῆρας, ἐπί τε τῶν ἄλλων, ὡς ἐρῶ.

Κεφ. ια΄. Πρότερον δ᾽ ἐφ᾽ ἥπατος ὁ λόγος μοι περαινέσθω. τουτὶ γάρ τοι τὸ σπλάγχνον εἰς τὸ σιμότατον ἑαυτοῦ μέρος ἀνηκούσας ἔχει τὰς ἐκ τοῦ μεσεντερίου φλέβας. ὀνομάζουσι δὲ τὸν τόπον τοῦτον, εἰς ὃν ἀθροίζονται πᾶσαι, πύλας ἥπατος. ἐνταῦθα οὖν εὑρήσεις στόμα μέγιστον φλεβὸς ἐπὶ πάντων τῶν ἐναίμων ζώων, εἰς ὃ καθεὶς ἕν τι τῶν παρεσκευασμένων ἐλασμάτων (ἔστω δὲ πλείω, τὰ μὲν ἰσχνότερα, τὰ δὲ παχύτερα, πρὸς τὸ χρήσασθαι τῷ μάλιστα ἁρμόττοντι) καθ᾽ ἕκαστον τῶν λοβῶν, ἀτρέμα προωθῶν αὐτὸ, τέμνε σμίλῃ τὴν ἐπικειμένην οὐσίαν, ἄχρις ἂν ἐπὶ ταύτην τὴν φλέβα παραγένῃ, ἐν ᾗ περιέχεται τὸ διὰ τῶν πυλῶν εἴσω τοῦ σπλάγχνου καθιέμενον οργανον· ἐναργῶς δὲ ὁρᾶται τοῦτο διανιέμενον ὑπὸ λεπτῷ τῷ χιτῶνι. καλεῖν γὰρ ἔθος ἐστὶ τοῖς ἀνατομικοῖς καὶ τὰ τῶν ἀγγείων σώματα χιτῶνας, ὥσπερ ὀλίγον ἔμπροσθεν ἔφην ἐπὶ τῆς κοιλίας. ἐκείνης μὲν οὖν δύο χιτῶνας ὑπάρχειν εἶπον,

occupantium processus ad meatus urinarios; tum in aliis, ut dicturus sum.

Cap. XI. Verum prius de jecinore sermonem absolvam. Hoc namque viscus venas ex mesenterio ad concavam ipsius partem pertinentes excipit; vocant autem hunc locum, in quem omnes venae colliguntur, portas jecinoris. Hic itaque reperies maximum venae os in omnibus sanguine praeditis animantibus; in quod una ex praeparatis laminis demissa (sint autem plures, hae tenuiores, illae crassiores, ut ea, quae maxime congruat, utaris) per singulas fibras leviter ipsam propellens, substantiam incumbentem scalpello praecides, donec ad hanc venam perveneris, in qua instrumentum per portas intra viscus demissum continetur. Hoc autem sub tenui tunica transmissum evidenter apparet. Mos enim est anatomicis et vasorum corpora tunicas appellare, sicut paulo ante in ventriculo dictum est; cujus duas esse tunicas retuli

ὥσπερ τινὰς πτυχὰς ἀλλήλαις ἐπιβεβλημένας. ἑκάστη δὲ τῶν καθ᾽ ἧπαρ φλεβῶν χιτών ἐστι πάνυ λεπτὸς, οἷος οὐκ ἄλλος οὐδὲ μιᾷ τῶν καθ᾽ ὅλον τὸ ζῶον. ὁπόταν δὲ γυμνώσῃς [143] αὐτὴν ἄνευ τοῦ τέμνειν, ἀφαίρει τὴν πέριξ σάρκα κατὰ τοῦ σπλάγχνου, μεταξὺ κειμένην τῶν ἀποφυομένων ἀγγείων. ἀπὸ γὰρ τῶν πυλῶν εἰς ἕκαστον λοβὸν, ὅσοι περ ἂν ὦσι, μίαν εὑρήσεις ἀφικνουμένην μεγάλην φλέβα, ἧς σχισθείσης εἰς πολλὰς μικρὰς, ὥσπερ στέλεχος εἰς κλάδους, εἶτ᾽ αὖθις ἐκείνων οἷον εἰς ἀκρέμονάς τινας σχιζομένων, εἶτ᾽ ἐκείνων ὥσπερ εἰς βλαστήματά τινα λεπτὰ τελευτώντων, ὅσον ἐστὶ μεταξὺ τῶν ἀγγείων, ἅπαν πεπλήρωται τῇ τοῦ σπλάγχνου σαρκί. καλοῦσι δ᾽ αὐτὴν οἱ περὶ τὸν Ἐρασίστρατον παρέγχυμα. ταύτην οὖν τὴν οὐσίαν, ἣν εἴτε σάρκα βούλει καλεῖν, εἴτε παρέγχυμα, δίκην στοιβῆς ἐγκειμένην ἁπάσαις ταῖς μεταξὺ χώραις τῶν σχιζομένων ἀγγείων, ἐξαιρεῖν οἷόν τέ σοι τοῖς σαυτοῦ δακτύλοις, ὥστε γυμνὰ καταλειφθῆναι τὰ διαπλέκοντα τὸν ἕνα λοβὸν ἐκεῖνον ἀγγεῖα, καθ᾽ ὃν ἂν πρῶτον ἐμβάλῃς τὸ παρεσκευασμένον ὄργανον. ὃ γὰρ ἂν ἐφ᾽ ἑνὸς ὀφθῇ σοι λοβοῦ,

ſeu plexus quosdam mutuo ſibi incumbentes. Caeterum uniuscujusque jecinoris venae tunica admodum tenuis eſt, qualis nulla in toto animante alia. Hac autem detecta ſic, ut non diſſecueris, carnem viſceri circumdatam, vaſis inde procedentibus intermediam, adimito, ſiquidem a portis in ſingulas fibras, quotquot fuerint, venam unam grandem porrigi deprehendes; qua in multas exiles diffuſa, tanquam caudice in ramos, deinde rurſus de illis ceu in ſurculos quosdam disciſſis, poſtea illis veluti in germina quaedam tenuia deſinentibus, quantum vaſa interjacet, totum viſceris carne repletum eſt. Eam vocant Eraſiſtrati ſectatores parenchyma. Hanc igitur ſubſtantiam, ſive carnem mavis appellare, ſive parenchyma, ſtipationis modo omnibus inter vaſa ſciſſa regionibus expolitam, tuismet digitis poteris eximere, ut vaſa, unam illam fibram, cui prius inſtrumentum praeparatum indideris, amplexa, nuda relinquantur. Quod enim in una tibi fibra conſpectum

τοῦτ' ἐπὶ πάντων εὑρήσεις. ἐὰν μὲν οὖν ἀξιόλογον ᾖ τῷ μεγέθει τὸ ζῶον, ἅμα ταῖς φλεψὶ καὶ τοὺς χοληδόχους πόρους καὶ τὰς ἀρτηρίας αὐτοῦ διασῶσαι δυνήσῃ, κατὰ τὸ ἧπαρ, ὡς εἴρηται, γυμνῶν· εἰ δὲ μικρὸν, οὐ πάνυ τι μέχρι πέρατος ἑκάστου λοβοῦ διασῶσαι δυνήσῃ τὰ τρία γένη τῶν ἀγγείων. ἄμεινον οὖν ἐπὶ μὲν τῶν ἄλλων ζώων ταῖς τοιαύταις ἐγχειρεῖν ἀνατομαῖς, ἐφ' ὧν, κἂν ᾖ καὶ τοῦ παντὸς σώματος ἐξῃρημένον τὸ ἧπαρ, ἐναργῶς ὁρᾶται κατὰ τὰς πύλας ἥ τ' ἀρτηρία καὶ τὸ χολῶδες ἀγγεῖον, ὡς καὶ πρὶν ἐξαιρεθῆναι παρατεταμένα φλεβί. κατὰ δὲ τὰ μικρὰ τῶν ζώων ἐξῃρημένου μὲν οὐδ' ὅλως φαίνεται· μηδέπω δ' ἐξῃρημένου, τὴν μὲν πρώτην ἔκφυσιν εἰς αὐτὸ τῆς ἀρτηρίας ἔνεστί σοι σαφῶς θεάσασθαι· λευκότερον γάρ πως ἐστιν ἢ κατὰ τὴν φλέβα τὸ τῆς ἀρτηρίας αγγεῖον.

Κεφ. ιβ'. Ἀκολουθῆσαι δ' οὐκέτι δυνήσῃ μέχρι πέρατος αὐτῇ κατασχιζομένῃ· ὄψει δ' εὐθέως, ἂν ἀκριβῶς ἔχῃς τοῖς κατὰ τὰς πύλας χωρίοις, καὶ τὸν ἐκ τῆς

fuerit, id in omnibus comperies. Itaque ſi animal amplae magnitudinis extiterit, una cum venis et meatus, qui bilem recipiunt, et arterias ipſius, dum in jecore, ſicut oſtenſum eſt, detegis, conſervare erit integrum. Sin autem parvum fuerit, non adeo ad ſibrae cujusque extremum tria vaſorum genera poteris ſalva relinquere. Praeſtat igitur in aliis animantibus ejusmodi diſſectiones adminiſtrare; in quibus, etiamſi jecur toto corpore ſit exemptum, manifeſto propter portas et arteria et vas bilioſum conſpiciuntur, ut etiam ante, quam ſit exemptum, juxta venam porrecta. At in minutis animalibus illo quidem exempto nihil omnino apparet; nondum vero exempto primam in ipſum arteriae productionem palam eſt intueri; etenim arteriae vas magis, quam vena, candicat.

Cap. XII. Verum ſequi ipſam in ramos abolitam adusque extremum non amplius poteris; ſed mox, ſi exacte portarum regionem ſequaris, ſpectabis etiam meatum

χοληδόχου κύστεως πόρον εἰς τὴν ἀρχὴν τῆς τῶν ἐντέρων ἐκφύσεως ἀφικνούμενον οὐ πολλῷ κατωτέρω τοῦ πυλωροῦ καλουμένου. τοιοῦτον δ᾽ αὐτὸν τὸν πυλωρὸν ἐπί τινων ζώων θεάσῃ πεπαχυσμένην ἔχοντα κατὰ περιγραφὴν ἰδίαν τὴν οὐσίαν τῆς γαστρὸς, ἔνθα πρῶτον αὐτῆς ἐκφύεται τὸ λεπτὸν ἔντερον. ἔνιοι δ᾽ οὔπω καλεῖν ἀξιοῦσιν ἔντερον αὐτὸ, πρὶν εἰς ἕλικας ἑλίττεσθαι. καὶ διὰ τοῦτο προσαγορεύουσιν οἱ μὲν ἁπλῶς ἔκφυσιν, οἱ δὲ μετὰ τοῦ προσθεῖναι δωδεκαδάκτυλον. ἔστι δ᾽ ὅτε κατὰ τὴν εἰς τοῦτ᾽ ἔμφυσιν ὁ χολώ(174)δης πόρος ἀποσχίδα ἑαυτῆς τινα πέμπει μικρὸν ἀνωτέρω τοῦ πυλωροῦ. καὶ μὲν δὴ καὶ μόριον πάνυ τι μικρὸν ἅμα τῇ πρὸς τὸ σπλάγχνον ἀναφερομένῃ θεάσῃ φλεβὶ καταφερόμενον εἰς τὸν περικείμενον ἔξωθεν ὑμένα, χωρὶς τοῦ κατασχίζεσθαι σὺν αὐτῇ διὰ βάθους. ἅπαντ᾽ οὖν ταῦτα κατασκεψάμενος ἀκριβῶς, ἑξῆς ἐπὶ τὸ κυρτότατον ἴθι τοῦ ἥπατος, ἀνατέμνων ἐκεῖνον αὐτοῦ τὸν λοβὸν, οὗ κατὰ τὸ σιμὸν μέρος ἐγύμνωσας τὰς φλέβας. ὄψει γὰρ ὡσαύτως κατασχιζομένας τὰς ἐν τοῖς κυρτοῖς φλέβας ἄνευ τῶν ἀρτηριῶν.

ex bilis veſica ad inteſtinorum productionis initium pervenientem non multo inferius, quam pylorus habetur. Talem vero pylorum in nonnullis animantibus conſpicies, qui craſſam propria circumſcriptione ventris ſubſtantiam obtineat, ubi tenue inteſtinum ex ipſo primo oritur. Quidam non prius id vocare inteſtinum dignantur, quam in orbes anfractusque convolvatur; atque ideo alii ſimpliciter ecphyſin, alii cum appendice duodenum appellant. Interdum meatus bilioſus, qua huic inſeritur, exiguum de ſe ramum ſupra pylorum emittit. Quin et particulam admodum parvam ſimul cum vena, quae ad viſcus surſum pertendit, in membranam extrinſecus ambientem deferri ſpectabis, praeterquam quod profundius cum ea divaricetur. Omnia itaque haec accurate intuitus, deinde, qua jecur maxime gibbum eſt, accedes, illam ipſius fibram incidens, cujus concava in parte venas detexeris; quippe venas ſimiliter in gibba ſine arteriis propagari cernes.

πολὺ δὲ δὴ μᾶλλον οὐδ' οἱ χολώδεις πόροι κατὰ τοῦτο τὸ μέρος εἰσὶ τοῦ σπλάγχνου. καλοῦσι δ' αὐτοὺς οὐχ οὕτως μόνον, ἀλλὰ καὶ χοληδόχους, ἤτοι διὰ τοῦ ο γράμματος, ἢ διὰ τοῦ η τὴν δευτέραν συλλαβὴν προφερόμενοι, καθάπερ καὶ αὐτὴν ὀνομάζουσι τὴν ἐπὶ τῷ μεγάλῳ λοβῷ τοῦ [144] ἥπατος κύστιν. τὰς μέντοι φλέβας ὄψει κἀνταῦθα λεπτάς τε ἅμα καὶ γυμνὰς παντὸς περιβλήματος ὑμενώδους, ὁποῖον ταῖς κατὰ τὸ μεσεντέριον ἁπάσαις ἐστὶν, ἃς καὶ διὰ τοῦτο νομίζουσιν ἔνιοι δύο ἔχειν χιτῶνας. ἶνας μὲν οὖν ἔχει ποικίλως αὐτὴν διαπλεκούσας ἅπασα φλὲψ, χιτῶνα δ' ἕνα, τὸν γοῦν ἴδιον ἀεὶ, πλὴν εἴ που μετέωρός τε καὶ ἀστήρικτος φερομένη σκεπάσμασί τε ἅμα καὶ στηρίγμασι ἐδεήθη χρῆσθαί τισιν ὑμέσι. περὶ δὲ τῶν κατὰ τὰς ἀρτηρίας χιτώνων ἐν τῇ τῆς καρδίας ἀνατομῇ κατὰ τὸν ἑξῆς λόγον ὑφηγήσομαι.

Κεφ. ιγ'. Νῦν δὲ ἐπὶ τοὺς νεφροὺς μεταβῆναι καιρὸς, ὧν ὁ μὲν δεξιὸς ἐπὶ πάντων ζώων ἀνωτέρω κεῖται, ψαύων ἐστὶν ὅτε τοῦ μεγάλου τῶν καθ' ἧπαρ λοβῶν. ἐμφύεται δ' εἰς αὐτοὺς ἀπὸ τῶν κατὰ ῥάχιν ἀγγείων, τῆς τε

At multo minus fellei meatus appellati in hac parte vifceris habentur; quos non ita folum vocant, fed etiam choledochos, vel per o literam, vel per η fecundam fyllabam proferentes, ficut et ipfam in majore jecoris fibra veficam nominant. Venas autem contueberis hic quoque tenues fimul et nudas quolibet indumento membraneo, quale mefenterii univerfis ineft; quas etiam hujus gratia nonnulli duas habere tunicas arbitrantur. Itaque venam omnem fibras varie ipfam intertexentes, tunicam vero unam habere novimus, atque eam peculiarem femper, nifi ficubi fublimis et non affixa procurrat, membranas quasdam vice tegumentorum fimul et firmamentorum defiderans. De arteriarum vero tunicis in cordis diffectione libro fequenti perfequar.

Cap. XIII. Nunc autem ad renes ire tempeftivum eft, quorum dexter in omnibus animantibus eminet elatior, nonnunquam grandem jecoris fibram attingens. Porro a fpinae vafis, arteria nempe et vena, inferuntur in

ἀρτηρίας καὶ τῆς φλεβὸς, οὐ μικρὰ τὸ μέγεθος ἀγγεῖα, τοῖς μὲν πιθήκοις ἓν ἑκατέρωθεν, ἐπ᾽ ἄλλων δέ τινων ζώων, ὡς αὖθις εἰρήσεται, διττά. καὶ μέντοι καὶ τὰ σιμὰ μὲν εἰς ἀλλήλους ἔχουσιν ἐστραμμένα, τὰ κυρτὰ δ᾽ ἀπεστραμμένα πρὸς τὰ πλάγια τοῦ ζώου μέρη. καθιέναι δ᾽ ἐπὶ τῶν οὐ μεγάλων ζώων ἔλασμα μέχρι τῶν σιμοτάτων ἑκατέρου δυνήσῃ μερῶν, οὐ μὴν εἰς αὐτὴν ἐμβαλεῖν τὴν κοιλίαν αὐτῶν. ἐπὶ μέντοι τῶν μεγίστων ζώων, ἐὰν παραχρῆμα μετὰ τὸν θάνατον ἐμβάλῃς, θεάσῃ σαφῶς εἰς τὴν κοιλίαν τοῦ νεφροῦ διεξερχόμενον. ὄψει δὲ κατὰ τὴν ἔμφυσιν ἑκάτερον τῶν ἀγγείων σχιζόμενον εἰς πλείω σαφῶς. ἐναργῶς μέντοι τὴν τοῦ νεφροῦ κοιλίαν θεάσῃ, κἂν μὴ μέγα τὸ ζῶον ᾖ, περιαλειφομένην μὲν ὑμενώδει τινὶ σώματι, καθ᾽ ἓν δέ τι μέρος αὐτῆς οὐ πόῤῥω τῆς τῶν ἀγγείων ἐμφύσεως ἕτερον ἔχουσάν τι σῶμα πρόμηκές τε καὶ κοῖλον ἐμφυόμενον, ὅπερ ἔνιοι μὲν ἀγγεῖον ὀνομάζουσι κατὰ τὴν κοινὴν μὲν προσηγορίαν ἁπάντων τῶν κοίλων τε καὶ προμήκων σωμάτων, ἔνιοι δὲ πόρον, ἄλλοι δέ τινες ἀρτηρίαν,

eos haud exiguae magnitudinis vaſa, ſimiis quidem ſingula utrinque, aliis autem quibusdam animantibus, ut rurſus dicetur, bina. Inſuper concava in ſeſe converſa obtinent, gibba vero ad animantis latera adverſa. At in animalibus non magnis laminam demittere usque ad concavam maxime utriusque partem poteris, haud tamen in eundem ipſorum ventriculum immittere. In maximis vero, ſi poſt mortem ſtatim indideris, manifeſto in renis ſinum permeantem conſpicies; item, qua utrumque vas inſeritur, in plures palam ramos diffundi. Evidenter tamen renis ſinum cernes, etſi animal grande non fuerit, corpore quodam membraneo circumdatum; aliqua vero ipſius parte non procul a vaſorum inſertione alterum quoddam corpus obtinet concavum et oblongum, quod nonnulli juxta communem omnium concavorum et oblongorum corporum appellationem vas nominant; quidam meatum; alii arteriam; ſunt, qui venam nuncupent.

εἰσὶ δ᾽ οἳ φλέβα καλοῦσιν. ἀλλὰ σύ γε πειθόμενος ἐμοὶ καὶ Πλάτωνι τῶν μὲν ὀνομάτων καταφρονήσεις ἀεὶ, σπουδάσεις δὲ πρῶτον μὲν καὶ μάλιστα τὴν ἐπιστήμην τῶν πραγμάτων, εἶθ᾽ ἑξῆς, ὅταν ἕτερόν τινα διδάσκῃς, τὴν σαφήνειαν, ἧς καὶ τὸν Πλάτωνα καὶ ἡμᾶς, ὅση δύναμις ἡμῖν ἐστι, φροντίζοντας ὁρᾷς.' αἰσθητὸν δ᾽ ἐστὶ τὸ στόμα τοῦ πόρου τούτου, κἂν μὴ πάνυ τι μέγα ζῶον ᾖ. καί σοι διχόθεν ἐστὶ διεμβάλλειν αὐτοῦ τι τῶν παρεσκευασμένων λεπτὸν, εἴτε ἀμφίσμιλον, εἴτε διπύρηνον ὀνομάζειν ἐθέλεις, εἰ δέ τι λεπτότερον δέῃ, καὶ μηλωτίδα, ποτὲ μὲν ἐκ τῆς τοῦ νεφροῦ κοιλίας, ὅταν ἀναπτύξῃς αὐτὸν, ὡς ἐπὶ τὸν πόρον, αὖθις δ᾽ ἐκ τοῦ πόρου καθιέντι διὰ τοῦ στόματος εἰς τὸν νεφρόν. ὀνομάζεται δ᾽ ὁ πόρος οὗτος οὐρητὴρ, ἕνα μὲν ἔχων τὸν ἴδιον χιτῶνα, ἐπιλαμβανόμενον δ᾽ ὡσαύτως τοῖς ἄλλοις ἅπασιν, ὅσα μετέωρα, καὶ τοῦ περιτοναίου. μάτην δ᾽ ἐρίζουσι περὶ τὸν οὐρητῆρα τοῦτον ἔνιοι τῶν ἀνατομικῶν, εἴτ᾽ ἀρτηρίαν ἄμεινον, εἴτε φλέβα προσαγορεύειν αὐτόν ἐστι. μένει γὰρ ἐξ ἑνὸς χιτῶνος, ὥσπερ αἱ φλέβες, οὐ μὴν οὕτω

Tu autem, ſi mihi et Platoni auſcultas, nominibus ſemper neglectis ad rerum ſcientiam primum et praecipue incumbes; deinde, quum alterum quendam doces, perſpicuitati ſtudebis, cujus et Platonem et nos pro virili curam habere vides. Caeterum os hujus meatus ſenſui expoſitum eſt, licet animans non adeo grande fuerit. Ac duplici via ipſi poteris immittere aliquod ex praeparatis inſtrumentis tenue, ſive amphimelon, ſive ſpecillum libeat appellaſſe; ſin autem tenuiori opus fuerit, etiam melotidem. Interim ex ſinu renis, cum ipſum patefeceris, ceu ad meatum, rurſus de meatu per os in renem demittis. Nominatur autem meatus iſte ureter, cui unica peculiaris tunica adeſt, quae ſimiliter aliis omnibus, quaecunque peritonaeo ſuſpenſa ſunt, obducta eſt. Fruſtra autem de hoc meatu urinario contendunt quidam ex anatomicis, meliusne ſit ipſum arteriam appellare, an venam: conſtat enim una tunica, quemadmodum venae,

γ' ἰσχνοῦ, καθάπερ ἐκεῖναι. σὺ δ' εἰ βουληθείης ἀφελὼν αὐτοῦ τὸν ἔξωθεν ὑμένα διατεμεῖν κατὰ τὸ μῆκος ἄχρι τῆς κύστεως, ἅμα μὲν ὅμοιός σοι φανεῖται τῇ τῆς κύστεως οὐσίᾳ, περιῃρημένου δηλονότι κἀκείνου τοῦ σκεπάσματος, ἅμα δ' ὄψει τὴν φύσιν τοῦ κατ' αὐτὴν πόρου, λοξοῦ τε ἅμα καθήκοντος εἰς αὐτὴν ἐπίβλημά τέ τι κατὰ τὴν ἔνδον αὐτῆς χώραν ἔχοντος τοιοῦτον, οἷον ἐπὶ τῶν περιστερεώνων οἱ καλούμενοι σκυφῶνες. ἔστι δ' οὐχ ἕτερόν τι τῆς κατὰ τὴν κύστιν οὐσίας τουτὶ τὸ ἐπίβλημα, τοῦ σώματος δ' αὐτῆς ἕν τι μέρος, ἅμα τῇ κατ' αὐτὸν ἰδέᾳ ῥυθμιζόμενον οὕτω σαφῶς, ὡς ὑπὸ μόνων ἀνοίγνυσθαι τῶν διὰ τοῦ πόρου φερομένων. [145] θεάσῃ δ' εὐθέως, ὅταν γυμνώσῃς τοὺς οὐρητῆρας τοῦ περιτοναίου, καὶ τὰς ἀρτηρίας καὶ τὰς φλέβας ὁμοίως μετεώρους ἐπὶ τὰ τρήματα τοῦ περιτοναίου φερομένας λοξάς. ἄρχονται μὲν οὖν ἀπὸ τῶν κάτω χωρίων, ἔνθα τοῖς μεγάλοις ἀγγείοις ἐπιβέβληται τὸ περιτόναιον. ἀποφύντων δὲ τῶν ἐπὶ τοὺς ὄρχεις φερομένων, καὶ καταλιπόντων μὲν τὴν ἐπὶ τοῦ ὀσφύος ἕδραν, προϊόντων δὲ ἀεὶ

non tamen ita gracili, ficut illae. Porro fi, exteriore ipfa membrana ablata, libeat juxta longitudinem diffecare ad veficam usque, tum veficae fubftantiae fimilis apparebit, exempto videlicet et illius tegmine, tum meatus in ea naturam infpicies, qui obliquus fimul ad ipfam pertinet, et hujusmodi internae ipfius regionis operculum fortitur, quale in columbariis fcyphones appellati. Atqui hoc operculum non a veficae fubftantia diverfum eft, fed corporis ipfius una quaedam portio, fimul cum ejus forma tam prudenter concinnata, ut ab iis folis adaperiatur, quae per meatum deferuntur. Mox autem deprehendes, cum meatus urinarios peritonaeo nudaveris, et arterias, et venas fimiliter fufpenfas ad peritonaei foramina obliquas deduci. Incipiunt itaque ab ima regione, ubi peritonaeum magnis vafis obtenditur. Porro, quae ad teftes feruntur, ab exortu fede lumborum relicta, ad inguinum

μετεώρων ἐπὶ τὰς ἀρχὰς τῶν βουβώνων, συνανατεινόμενον αὐτοῖς τὸ περιτόναιον ἐν κύκλῳ περιλαμβάνει, παραπέμπον αὐτὰς ἄχρι τῶν ὑψηλῶν μερῶν τοῦ περιτοναίου, καθ᾽ ὃ μέρος ἑκατέρωθεν τέτρηται. τὸ μὲν γὰρ τοῖς ἀγγείοις αὐτοῦ συμπροερχόμενον ἀποβλάστημα μακρόν ἐστι, τέτρηται δ᾽ ἐν οἷς εἶπον μέρεσι τὸ μέγα περιτόναιον, ὃ καθάπερ τινὰ σφαῖραν ἔλεγον ὑπάρχειν. ὁ μὲν οὖν ἐπὶ τὸν ὄρχιν καθήκων πόρος μικρὸν ἀποβλάστημά ἐστι τοῦ μεγάλου περιτοναίου τοῦ κατ᾽ ἐπιγάστριον· ὁ δ᾽ ἀμφιεννὺς τὰς ἐπὶ τοὺς ὄρχεις καταφερομένας ἀρτηρίας καὶ φλέβας, οὐ μὴν ἑτέρου μεγάλου περιτοναίου τοῦ κατ᾽ ὀσφὺν ἀποφύεται, περιλαμβάνων μὲν, ὡς εἴρηται, τὰ τρέφοντα τοὺς ὄρχεις ἀγγεῖα, συγκαταφερόμενος δ᾽ αὐτοῖς διὰ τοῦ πόρου. διπλοῦν οὖν ἐνταῦθα γίγνεται τὸ ἀποβλάστημα τοῦ περιτοναίου, τὸ μὲν ἕτερον εἰς τὴν τοῦ πόρου γένεσιν, ὡς εἰ καὶ μηδὲν ἔμελλεν ἀγγεῖον ὁδοιπορήσειν διὰ τούτου, τὸ δ᾽ ἕτερον ἀμφίεσμα τῶν τρεφόντων τον ὄρχιν ἀγγείων, ὡς εἰ καὶ μὴ διὰ πόρου τινὸς ἐφέρετο. ταυτὶ μὲν οὖν διὰ τὴν τοῦ περιτο-

principia femper elatius procedentia peritonaeum ipfis porrectum in orbem comprehendit, transmittens eadem adusque fublimes fui partes, ubi utrinque foramine pervium eft; etenim, quae cum vafis ipfius procedit, longa propagatio eft. Caeterum, in quibus dixi partibus, perforatum eft grande peritonaeum, quod fphaerae cujusdam modo conftructum effe diximus. Itaque meatus ad teftem pertinens exigua magni in abdomine peritonaei foboles eft. Qui autem ambit arterias venasque ad tefticulos procurrentes, non fane ab altero magno in lumbis peritonaeo procedit, vafa quidem teftes alentia, ut dictum eft, complectens, caeterum cum ipfis per meatum deorfum commeans. Proinde duplex ibidem peritonaei propago efficitur, altera ad meatus generationem, ac fi vas nullum effet, deductura; altera vero, ut fit indumentum vaforum, quae teftem nutriunt, tanquam fi ea per meatum aliquem non efferrentur. Haec igitur

ναίου κοινωνίαν εἴρηταί μοι, καίτοι γ' οὐκ ὄντα τοῦ προκειμένου λόγου.

Κεφ. ιδ'. Καταλείπεται δὲ τὴν τρίτην διαφορὰν ἐξηγήσασθαι τῶν ὀργάνων τῆς τροφῆς, ἅπερ οἱ μύες εἰσὶν, οἱ μὲν κατ' ἐπιγάστριον, οὐκ εἰς ἀπόκρισιν μόνην τῶν περιττῶν, ἀλλὰ καὶ πρὸς τὰς ἐκφύσεις τε καὶ φωνὰς οὐ μικρὰν ἔχοντες δύναμιν, οἱ δὲ κατὰ τὴν ἕδραν, εἴς τε τὸ σφίγγειν τε καὶ κλείειν τοῦ πόρου τὸ πέρας, ἀνασπῶντες αὖθις, ὅταν ἐν ταῖς διαχωρήσεσιν ἐκτραπῇ, κατὰ δὲ τὴν κύστιν ἕνεκα τοῦ κλείειν μόνον. τοῖς μὲν οὖν κατ' ἐπιγάστριον εὐθὺς ἐν τῇ πρώτῃ τῶν ζώων ἀνατομῇ κάλλιον ἐγχειρεῖν, εἴπερ ὅλως μέλλοις ἐπ' αὐτοῦ τοῦ ζώου διακρίνειν αὐτούς. ὅσοι δὲ περὶ τὴν ἕδραν εἰσὶν, εἰ μὴ πρότερόν τ' ἐξέλοις τὰ ἔντερα, διαστήσαις τε τὰ τῆς ἥβης ὀστέα, θεάσασθαι σαφῶς αὐτοὺς ἀδύνατον. ὅπως οὖν χρὴ τοῦτο πράττειν, ἐμοὶ μὲν ἤδη λέγειν, σοὶ δ' ἀκούειν καιρός. ἐπειδὴ τὰ τῆς ἥβης ὀστᾶ συμπέφυκεν ἀλλήλοις διὰ χόνδρου κατὰ τὸ πρόσω μέρος αὐτῶν, ἐξευρεῖν ἀκριβῶς πειρῶ τὴν

propter peritonaei communionem dicta mihi funt, etfi ad inftitutum fermonem non pertineant.

Cap. XIV. Supereft autem, ut tertiam cibi inftrumentorum differentiam commemorem, quae nimirum mufculi funt: alii in abdomine, qui non ad excrementorum tantum egeftionem, fed ad efflationes quoque et voces edendas haud parum afferunt virtutis; alii in fede ad ftringendum claudendumque meatus extremum accommodati; rurfus, quum in dejectionibus eductus fuerit, revellentes; veficae vero, ut claudant folum, appofiti. Proinde in abdomine fitos ftatim in prima animantium diffectione fatius eft adminiftrare, fiquidem omnino ipfos in animante difcreturus es. Qui vero in fede habentur, nifi prius inteftina eximas dirimasque pubis offa, clare confpici non poffunt. Quomodo igitur id facias, mihi quidem iam dicendi, tibi vero audiendi tempus eft. Quoniam pubis offa cartilaginis interventu in priore parte invicem coëunt, lineam commiffurae inve-

γραμμὴν τῆς συμφύσεως. ἐὰν γὰρ κατ᾽ ἐκείνης τέμης ἰσχυρᾷ καὶ μεγάλῃ σμίλῃ, ῥᾳδίως αὐτὰ χωρίσεις ἀλλή(175)λων. εἰ δὲ ταῦτα χωρισθείη, χωρίσεις ἑτοίμως αὐτίκα καὶ τὸ κατὰ τὴν βάσιν αὐτῶν ὑποκείμενον δέρμα, χωρὶς τοῦ διατέμνειν τὴν ἕδραν. εἶθ᾽ ἑξῆς ἑκατέρου τῶν ὀστῶν λαβόμενος, ὃ καλεῖται λαγὼν, ἀνάκλα πρὸς τὸ ἐκτὸς ἄχρι τοῦ καὶ ταῦτα λυθῆναι τῆς πρὸς τὸ πλατὺ συμφύσεως, ὃ δὴ καὶ ἱερὸν ὀνομάζεται. καταφανῆ γὰρ οὕτως ἔσται σοι τὰ κατὰ τὴν χώραν ἐκείνην ἅπαντα, ἣν τό τε πλατὺ καὶ τὰ τῆς ἥβης ὀστᾶ περιλαμβάνει. αὐτὴ μὲν οὖν ἡ ἐγχείρησις ἁπάντων ἐστὶ κοινὴ τῶν ἐνταῦθα κειμένων ὀργάνων. καὶ γὰρ ἐὰν τὰς ἀρτηρίας, ἢ τὰς φλέβας, ἢ τὰ νεῦρα θεάσασθαι βουληθῇς, ἢ τὴν κύστιν, ἢ τὴν μήτραν, ἢ τοὺς ἐπὶ τὸν τοῦ μηροῦ μέγαν τροχαντῆρα παραγιγνομένους [146] μῦς, ἀπ᾽ ἀλλήλων μὲν πρότερον χωρίσεις τὰ τῆς ἥβης ὀστᾶ, μετὰ τοῦτο δ᾽ ἀνακλάσεις ἐπὶ τὸ ἐκτὸς ἑκάτερον τῶν κατὰ τοὺς λαγόνας ὀστῶν, χωρίζων τῆς περὶ τὸ πλατὺ συμφύσεως. ἐπὶ δὲ τὸ προκείμενον ἰτέον. ἑκατέρῳ μὲν τῶν τῆς ἥβης

nire diligenter conaberis; ſi enim ſecundum illam valens et grande ſcalpellum adegeris, facile ipſa inter ſe dirimes. Quo facto mox etiam cutem baſi ipſorum ſubditam alacriter ſeparabis, idque citra ſedis diſſectionem; deinde, utroque oſſe prehenſo, quod ilium dicitur, in exteriora detorquebis, donec et haec a commiſſura lati oſſis, quod etiam ſacrum appellatur, fuerint ſoluta; quippe ſic omnia in illa regione erunt conſpicua, quam et latum et pubis oſſa comprehendunt. Haec igitur omnium inſtrumentorum, quae inibi ſitum habent, communis eſt adminiſtratio. Nam ſi arterias, aut venas, aut nervos libeat inſpicere, aut veſicam, aut vulvam, aut musculos ad grandem femoris trochantera porrectos, prius pubis oſſa invicem ſejunges; mox in exteriorem partem utrumque ilium os torquebis, a commiſſura, qua cum lato oſſe coarctantur, ſeparans. Verum ad id, quod inſtitutum erat, veniendum eſt. Utrique ſane pa-

ὀστῶν ἐκ τῶν ἔνδον μερῶν θεάσῃ παμπόλλην ἐπικειμένην σάρκα, καλυπτομένην ὑμενώδει συνδέσμῳ τῶν ὀστῶν αὐτῶν ἐκπεφυκότι κυκλοτερῶς. ὅσον δ᾽ αὐτῆς συνεχές ἐστι τῇ καθ᾽ ἱερὸν ὀστοῦν χώρᾳ, τοῦτο συνεκφυόμενον ἔχει σύνδεσμον ἐξ ἐκείνου συνεχῆ τῷ προειρημένῳ. οὕτως οὖν ὁ πᾶς σύνδεσμος, ὅ τ᾽ ἐκ τοῦ πλατέος ὀστοῦ καὶ ὁ κατὰ τὴν ἥβην ἐκφυόμενος, εἷς ἀποτελεῖται, κεφαλὴ μυὸς γιγνόμενος, οὐ μεγάλου μὲν, ὑμενώδους δὲ ὅλου καὶ πλατέος, ἐπὶ τὴν ἕδραν ἀφικνουμένου καθ᾽ ἑκάτερον μέρος, ὃν ἐὰν ἀκριβῶς διασώσῃς, ἐξ αὐτῆς τῆς θέσεως διδαχθήσῃ τὴν ἐνέργειαν. ἔτι δὲ μᾶλλον, ἐὰν, ὡς εἴρηται, γυμνώσας τῶν πέριξ ὅλον τε τὸν μῦν καὶ τὴν ἕδραν, εἶτα λαβόμενος τῆς εἰρημένης κεφαλῆς, ἕλκῃς ἐπ᾽ ἐκείνην διὰ τοῦ μυὸς τὴν ἕδραν, ὄψει, ὅπως ἀνασπᾶται. κατασπᾷ δ᾽ οὐδεὶς αὐτὴν ἄλλος ἀντιτεταγμένος μῦς, ὥσπερ ἐπὶ τῶν πλείστων ἔχει μορίων, ἀλλ᾽ ὑπὸ τῶν κατ᾽ ἐπιγάστριον μυῶν ἅμα ταῖς φρεσὶ θλιβόντων τά τε ἔντερα, καὶ δι᾽ ἐκείνων ὅ τί περ ἂν ἐν αὐτοῖς περιέχηται, προωθεῖσθαί τε συμβαίνει τὴν ἕδραν, ἐκτρέπεσθαί τε

bis offi ab interna parte multam fuperpofitam carnem fpectabis, quae membranofo ex ipfis offibus profecto ligamento orbiculatim contegitur. Quantum vero ex ea facri offis regioni continuum eft, id ligamentum habet ex illo fimul procedens, jam dicto contiguum. Hoc igitur modo quodlibet ligamentum, tum quod ex lato offe, tum quod ex pectine oritur, unum mufculi caput efficitur, non magni quidem, fed membranofi latique, ad fedis utramque partem producti; quem fi integrum omnino praeferves, actio ex ipfo fitu innotefcet; multo magis, fi, ut oftenfum eft, detecto a vicinis toto mufculo et fede, mox capite, quod retuli, prehenfo, ad illud fedem per mufculum attrahas, quomodo revellatur, videbis. Nullus autem alius mufculus e regione collocatus ipfam detrahit, ut in plurimis partibus habere certum eft; fed a mufculis in abdomine fitis, qui una cum fepto transverfo inteftina premunt, et per illos, quodcunque in ipfis continetur, tum fedem propelli contingit, tum

πολλακις εἰς τοσοῦτον, ὡς μηδ᾽ ὑπὸ τῶν εἰρημένων δυοῖν μυῶν ἑτοίμως ἀνασπᾶσθαι. κατὰ τοῦτον μὲν οὖν τὸν χρόνον, ἐν ᾧπερ ἂν ἀποπατῇ τὸ ζῶον, οἱ μὲν ὀκτὼ μύες οἱ καθ᾽ ὑπογάστριον ἅμα ταῖς φρεσὶ κατὰ τὴν κοινὴν ἐνέργειαν ἁπάντων μυῶν τείνονται, κεχαλασμένου τοῦ κυκλοτεροῦς μυὸς, ὃς ἐν κύκλῳ τὴν ἕδραν περιλαμβάνει· κατὰ δὲ τὸν λοιπὸν ἅπαντα χρόνον ἐσφιγμένος ὁ κυκλοτερὴς οὗτος μυς κλείει τὸ στόμα τῆς ἕδρας, ὃν καὶ αὐτὸν ὄψει ῥᾳδίως, ἀποτεμὼν μὲν πρῶτον ἅπαν τὸ περικείμενον τοῖς χωρίοις τούτοις δέρμα· μετὰ δὲ τοῦτο καὶ τὴν πρὸς τὸν κόκκυγα σύμφυσιν τῶν ὑμενωδῶν σωμάτων μιγνυμένην τῷ δέρματι, τὸ πέρας γεννᾷ τῆς ἕδρας, ὅσον ἐκτός ἐστι τοῦ κυκλοτεροῦς μυός. αὐτὸς δ᾽ οὗτος ὁ μῦς ἐκ μὲν τῶν ὀπίσω μερῶν ὑποβεβλημένην ἑαυτῷ τὴν ἀρχὴν ἔχει τοῦ κόκκυγος, ἐκ δὲ τῶν πρόσω διὰ μυὸς ἑτέρου συνῆπται τῷ καυλῷ, περὶ οὗ κατὰ τὴν τῶν γεννητικῶν ὀργάνων ἀνατομὴν αὖθις ἐπισκέψῃ. νυνὶ δὲ τὸν ἐπὶ τῷ πέρατι τῆς κύστεως μῦν, ἔνθα πρῶτον ὁ καλούμενος αὐχὴν αὐτῆς ἀποφύεται, γεγυμνωμένον

frequenter adeo extrudi, ut ne a duobus quidem relatis mufculis prompte queat retrahi. Eo igitur tempore, quo animal alvum exonerat, octo abdominis mufculi pariter cum fepto pro communi omnium mufculorum functione tenduntur, orbiculari mufculo relaxato, qui circulatim fedem complectitur; reliquo omni tempore circularis hic mufculus conftrictus fedis os claudit, quem et ipfum facile fpectabis, cute tota, quae hifce locis obducitur, primum amputata. Poft hoc autem et membraneorum corporum cum coccyge commiffuram cuti mixtam fedis extremum gignit, quantum extra circularem mufculum eminet. Idem vero hic mufculus coccygis principium fibi fubjectum ex pofteriore parte continet; priore alterius mufculi interventu peni connexus eft, de quo in generantium inftrumentorum diffectione fpeculabimur Nunc autem, quum veficae termini mufculum, ubi primum vocata cervix ipfius oritur, detexeris, manifefte

ἔχων ἤδη θεάσῃ σαφῶς ὅμοιον ὄντα τῷ περὶ τὴν ἕδραν κυκλοτερεῖ κατά τε τὴν ἐνέργειαν καὶ χρείαν. σφίγγει γοῦν καὶ οὗτος, ὥσπερ κἀκεῖνος, τὸ στόμιον, οὗ προτέτακται· διὸ καὶ προσαγορεύουσιν, ὥσπερ ἐκεῖνον, οὕτω καὶ τοῦτον ἔνιοι σφιγκτῆρα. κατάλοιποι δ᾽ εἰσὶν οἱ κατειληφότες ἅπασαν τὴν κάτω χώραν τῶν φρενῶν ὀκτὼ μύες, οἳ μᾶλλόν τι τοῖς τῆς τροφῆς ὀργάνοις, ἢ τοῖς τοῦ πνεύματος ὑπὸ τῆς φύσεως παρεσκευασμένοι εἰσὶ, περὶ ὧν οὐδὲν ἔτι δέομαι λέγειν, εἰρημένων ἔμπροσθεν ἐν τῇ τῶν ἐκτὸς μορίων ἀνατομῇ κατὰ τὸ πέμπτον γράμμα.

jam fimilem effe orbiculari fedis tum functione tum ufu cernes; quippe et hic, ficut ille, orificium, cui eft praepofitus, conftringit; unde etiam appellant, uti illum, fic hunc nonnulli fphincterem feu ftrictorem. Reftant autem octo mufculi, totam inferiorem fepti regionem tenentes, qui cibi potius quam fpiritus inftrumentis a natura conditi funt; de quibus nihil praeterea dicere opus eft, ut quos prius in externarum partium diffectione libro fuperiore retulerimus.

ΓΑΛΗΝΟΥ ΠΕΡΙ ΑΝΑΤΟΜΙΚΩΝ ΕΓΧΕΙΡΗΣΕΩΝ

ΒΙΒΛΙΟΝ Η.

Ed. Chart. IV. [147.] Ed. Baf. I. (175.)

Κεφ. α΄. Πρόκειται μὲν ἐν τῷδε τῷ γράμματι διελθεῖν, ὅπως ἂν τις ἐγχειρήσαιτο τῇ τῶν πνευματικῶν ὀργάνων ἀνατομῇ. κοινοῦ δ᾽ ὄντος λόγου κἀπὶ τούτοις, ὃν ἐν τῷ πρὸ τούτου βιβλίῳ διῆλθον ἐν ἀρχῇ περὶ τῶν τῆς τροφῆς ἀγγείων, ἐμοὶ μὲν οὐκέτι προσήκει γράφειν αὐτόν· ἑκάστῳ δὲ τῶν ἀναγιγνωσκόντων ἀναγκαῖόν ἐστιν εἰς τὰ παρόντα μεμνῆσθαι. πνεύμων μὲν οὖν καὶ καρδία καὶ θώραξ τὰ κυριώτατα τῶν τοῦ πνεύματος ὀργάνων ἐστίν·

GALENI DE ANATOMICIS ADMINISTRATIONIBVS

LIBER VII.

Cap. I. Hoc libro, quomodo ſpiritalium inſtrumentorum diſſectionem adminiſtres, explicare propoſui. Quum vero communis illius quoque ſermo exiſtat, quem ſuperioris libri initio de alimenti vaſis proſecutus ſum, non convenit mihi ipſum repetere; ſingulis autem, qui haec legunt, commeminiſſe eſt neceſſarium. Pulmo igitur, cor et thorax principaliſſima ſpiritus inſtrumenta ſunt.

ἐφεξῆς δὲ αὐτοῖς ἀρτηριῶν γένος διττόν· ἓν μὲν ἀπὸ τῆς ἀριστερᾶς κοιλίας τῆς καρδίας εἰς ὅλον τὸ σῶμα νενεμημένον, αἳ καὶ κατὰ τὸν αὐτὸν ῥυθμὸν πᾶσαι σφύζουσι τῇ καρδίᾳ· πασῶν δ' αὐτῶν ἐστιν ἓν κοινὸν οἷόν τι πρέμνον ἡ ἀρτηρία ἡ μεγίστη· καλοῦσι δ' αὐτὴν οἱ μὲν αὐτὸ δὴ τοῦτο, μεγίστην, οἱ δ' ἁπλῶς μεγάλην, οἱ δὲ παχεῖαν, οἱ δὲ ὀρθήν· ἕτερον δὲ γένος ἀρτηριῶν, ἃς ὀνομάζουσι τραχείας, ἐν τραχήλῳ μὲν μία μεγίστη, καθ' ὅλον δὲ τὸν πνεύμονα ταύτης ἀπονεμήσεις πολλαί. τῷ δ' ἄνω πέρατι τῆς εἰρημένης ἐν τραχήλῳ μεγάλης ἀρτηρίας οἷον κεφαλή τις ἐπίκειται μόριον, ὁ προσαγορευόμενος λάρυγξ. ὀνομάζεται δὲ καὶ τοῦτο πρὸς τῶν νεωτερικῶν ἀνατομικῶν βρόγχου κεφαλὴ, διότι καὶ αὐτὴν ὅλην τὴν τραχεῖαν οὐ μόνον οὕτως, ἀλλὰ καὶ βρόγχον καλοῦσι. ταυτὶ μὲν οὖν ἅπαντα κατὰ πρῶτον λόγον ἡ φύσις ἐποίησε, τὰ μὲν ἀναγκαίων ἕνεκα χρειῶν, εἰς τὸ ζῆν αὐτὸ, τὰ δ' ὠφελίμων μὲν, οὐ μὴν ἀναγκαίων γε τοῖς ζώοις.

Mox arteriarum genus duplex; unum quidem a finiftro cordis ventriculo in totum corpus propagatum, quae omnes eodem rhythmo cum corde pulfant: (porro omnium ipfarum unus communis veluti caudex aliquis exiftit arteria maxima, quam nonnulli hoc ipfo nomine vocant maximam, alii fimpliciter magnam, alii craffam, aliqui ortham feu arrectam:) alterum autem genus arteriarum eft, quas nominant afperas; in cervice quidem una maxima, per pulmonem autem univerfum multae hujus feries ramorum. Superiori dictae in collo grandis arteriae extremo veluti caput quoddam incumbit particula larynx appellata; dicitur autem haec etiam a recentioribus anatomicis bronchi caput, eo quod et ipfam totam afperam arteriam non ita folum, fed bronchum quoque nuncupant. Haec itaque univerfa ratione primaria natura condidit, quaedam neceffarii ad vitam ipfam ufus gratia, quaedam utilia, non tamen animantibus neceffaria.

διήρηται δ' ὑπὲρ αὐτῶν ἐν τῇ περὶ χρείας μορίων πραγματείᾳ κατὰ τὸ ἕκτον καὶ ἕβδομον βιβλίον.

Κεφ. β'. [148] Ἐπ' αὐτοῖς δ' ἄλλο τι κατεσκεύασε μόριον, οὐσίαν τε τὴν αὐτὴν ἔχον τῷ περιτοναίῳ καὶ χρείας τὰς αὐτὰς παρέχον ἅπασι τοῖς τοῦ πνεύματος ὀργάνοις, ὥσπερ ἐκεῖνο τοῖς τῆς τροφῆς. ὀνομάζεται δ', ὥσπερ ἐκεῖνο περιτόναιον ἀπὸ τοῦ περιτετάσθαι τοῖς τῆς τροφῆς ἀγγείοις, οὕτω τοῦθ' ὑπεζωκὼς, ἐπειδὴ τὰς πλευρὰς ὅλας ἔσωθεν ὑπέζωκεν. ὡσαύτως δ' ἐκείνῳ καὶ τὰς ἄλλας ἔχει δύο προσηγορίας, ὑπ' ἐνίων μὲν υμὴν, ὑπ' ἐνίων δ χιτὼν ὀνομαζόμενος· ὑμὴν μὲν ἀπὸ τῆς οὐσίας, χιτὼν δ' ἀπὸ τῆς χρείας. λεπτότατος γὰρ ὢν, ὥσπερ ἀράχνιον, ὁμοιομερής τε κατὰ πᾶν ἑαυτῷ, τὰς μὲν πλευρὰς ὑπέζωκεν, ἀμφίεσμα δ' ἐστὶν, οἷον χιτών τις, ἁπάντων τῶν πνευματικῶν ὀργάνων. ἀκριβῶς μὲν οὖν ὑμήν ἐστι καὶ ὁ περιτόναιος, ὥσπερ ἐῤῥέθη κατὰ τὸν πρὸ τούτου λόγον, ἀκριβῶς δὲ καὶ οὗτος ὁ ὑπεζωκὼς ὀνομαζόμενος· ἀκριβῶς δὲ καὶ ἡ λεπτὴ μήνιγξ, οἵ τε περιόστεοι, καὶ οἱ τῶν μυῶν αὐτῶν ἴδιοι, καὶ

Verum de his in opere de partium usu libro sexto et septimo definitum est.

Cap. II. Jam vero aliam quandam construxit particulam, quae et substantiam peritonaeo similem habet, et eundem usum omnibus spiritus instrumentis, veluti illud cibi, exhibet. Praeterea, ut peritonaeum illud dicitur, quod alimenti vasis praetendatur, ita haec succingens, quia costas totas intrinsecus succingat. Ad haec similiter illi alias quoque duas sortitur appellationes, ab his membrana, ab illis tunica nominata; membrana quidem ab essentia, tunica vero ab usu; quippe araneae modo praetenuis, ac ex toto sibi similis costas succingit; indumentum vero est, ceu tunica quaedam, omnium spirationis instrumentorum. Itaque et peritonaeum absolute membrana est, quemadmodum praecedenti libro expositum est; absolute quoque haec succingens nominata; absolute etiam tenuis meninx; ad haec, quae ossa ambiunt periostia; et musculorum ipsorum peculiares; postremo cordis involu-

τὸ τῆς καρδίας ἀμφίεσμα. σώματα δ' ὑμενώδη πολλαχόθι χωρὶς τούτων ἐστὶ, τὰ μὲν ἐξ ὀστῶν ἐκφυόμενα κατὰ τὴν τῶν συνδέσμων οὐσίαν, τὰ δ' ἐκ τῆς τῶν μυῶν ἀπονευρώσεως γεννώμενα κατὰ τὴν τῶν τενόντων. ἀλλ' ὁ ὑπεζωκὼς οὗτος ἐπιτείνεται πᾶσι τοῖς ἔνδον τοῦ θώρακος ὀργάνοις, (176) ὡς ὁ περιτόναιος ἐλέχθη καὶ ἐδείχθη τοῖς κάτω τῶν φρενῶν. ἐξ αὐτοῦ δὲ καὶ οἱ διαφράττοντες ὑμένες τὸν θώρακα γεννῶνται, καὶ κατὰ τοῦτ' ἂν ἔχοι μόνον ἡ κατασκευὴ διαφερόντως αὐτῷ πρὸς τὸ περιτόναιον, ὅτι διττὸς ἀκριβῶς ἐστιν, οὐχ εἷς, ὥσπερ ἐκεῖνο. καταμαθήσῃ δ' αὐτοῦ τὴν φύσιν ἀκριβῶς, ἐὰν διακόψῃς τὸ πρόσθιον ὀστοῦν τοῦ θώρακος μέσον, ὃ προσαγορεύουσιν οἱ ἀνατομικοὶ στέρνον, ἔχῃς δ' εἰς τοῦτο παρεσκευασμένους τοὺς καλουμένους ἐκκοπεῖς, ἰσχυρούς τε ἅμα καὶ ὀξεῖς. ἐγχειρῶν δ' ἅμα τῷ ἔργῳ πρότερον ἀφαιρήσεις δηλονότι τὰ περικείμενα σώματα παντὶ τῷ στέρνῳ. γυμνωθέντος γὰρ αὐτοῦ στοχάσῃ τῆς μέσης γραμμῆς ἀκριβέστερον, ᾗ προσέχων τὸν νοῦν εἰς δύο τε μέρη διελὼν ἄχρι τοῦ ξιφοειδοῦς χόνδρου

crum. Atqui corpora membranofa plerisque in locis citra haec confiftunt, quaedam ex offibus ligamentorum fubftantiae inftar procedentia;. quaedam ex mufculorum aponeurofi tendinum modo generantur. Verum fuccingens haec membrana omnibus intra thoracem inftrumentis obducitur, quemadmodum peritonaeum vafis, quae infra feptum habentur, obtendi dictum eft demonftratumque. Ex ipfa autem membranae thoracem interfepientes nafcuntur; atque hac fola re ftructura ipfius a peritonaeo differt, quod videlicet duplex omnino fit, non una, quemadmodum illud. Porro naturam ipfius accurate perdifces, fi anterius thoracis os, quod anatomici fternum appellant, medium diffecueris. Ad hoc autem peragendum cultri exciforii validi fimul et acuti fint adaptati. Simul atque vero opus aggrederis, prius corpora, quae videlicet fternum totum circumeunt, auferantur; hoc fiquidem detecto mediam lineam exquifitius conjectabis, cui mentem adhibens os pectoris totum ad mucronatam

τὸ πᾶν ὀστοῦν τοῦ στέρνου, κατάβαινε πρὸς τὸ βάθος ἕως τῆς ῥάχεως, ἀφιστὰς ἀλλήλων τοὺς ὑμένας. ἑτοιμότερον δὲ αὐτὸ πράξεις, ἐὰν ἑκάτερον τῶν μερῶν τοῦ στέρνου πρὸς τὴν ἐκτὸς χώραν ἀπάγῃς ἀνακλῶν ἠρέμα. καὶ τοίνυν πράττοντί σοι τοῦτο τὰ μὲν ἄλλα πάντα μέρη ῥαδίως ὑπακούσει, κατὰ δὲ τὴν τῆς καρδίας χώραν οὐκέθ᾽ ὁμοίως. ὁ γάρ τοι περικάρδιος ὀνομαζόμενος ὑμὴν καὶ χιτὼν, ἄμφω γὰρ καὶ τοῦτον ἐγχωρεῖ καλεῖν, ὑμένα μὲν ἀπὸ τῆς οὐσίας, χιτῶνα δ᾽ ἀπὸ τῆς χρείας, προσήρτηται τῷ στέρνῳ κατά τε τὴν κορυφὴν ἑαυτοῦ μάλιστα καί τινα τῶν ἐφ᾽ ἑκάτερον τῆς κορυφῆς μερῶν. ἐντεύξῃ δὴ καὶ τούτῳ κατ᾽ ἐκεῖνον μὲν τὸν χρόνον, ἡνίκα διακόπτεις τὸ στέρνον, οὐχ ἥκιστα δὲ καὶ κατὰ τὸν ἐφεξῆς, ὁπότε χωρίζεις ἀλλήλων τοὺς διαφράττοντας ὑμένας ὅλον τὸν θώρακα. κάλλιστον μὲν οὖν ἐστιν ἄτρωτον αὐτὸν φυλάξαι· διαφθαρήσεταί γε μὴν οὐδ᾽ ἂν τρωθῇ σοι τὸ προκείμενον κατὰ τήνδε τὴν ἀνατομήν. εἰ μὲν γὰρ καρδία μὴ φανεῖται, συντρωθήσονται οὐδ᾽ οὕτως αἱ τοῦ θώρακος εὐρυχωρίαι. καὶ γάρ τοι πολλάκις ἑκόντες

usque cartilaginem in duas partes dirimes, et penitius ad fpinam defcendes, membranas invicem fejungens. Promptius id perfeceris, fi utramque pectoralis offis partem in exteriora deducas leviter reflectendo. Atque ideo in hoc conatu reliquae tibi partes univerfae facile obtemperabunt; in cordis autem regione non fimiliter; etenim pericardion dicta membrana tunicave (licet namque et huic duo nomina indere, membranae a fubftantia, tunicae ab ufu) fterno connexa eft, qua maxime ipfius vertex et quaedam utrinque verticis partes habentur. Etenim tunc in confpectum haec prodit, cum fternum diffecueris; maxime vero et poftea, cum membranas, quae totum thoracem interfepiunt, invicem dirimis. Optimum igitur eft integrum ipfum confervare et non vulneratum; quamvis, fi convulneretur, inftitutum in hac diffectione non offenderit. Si enim cor non appareat, ne fic quidem fpatiofae thoracis laxitates convulnerabuntur. Quippe

αὐτοὶ ζῶντος τοῦ ζώου γυμνοῦμεν ὅλην τὴν καρδίαν ἄνευ τοῦ συντρῆσαί τινας τῶν τοῦ θώρακος εὐρυχωριῶν. ἀλλὰ περὶ μὲν ἐκείνης τῆς ἀνατομῆς ὀλίγον ὕστερον εἰρήσεται. περὶ δὲ τῆς νῦν ἡμῖν προκειμένης ἀναλαβόντες λέγωμεν, ὡς [149] χρὴ πειρᾶσθαι μὲν, εἰ οἷόν τε, μὴ τρῶσαι τὸν περικάρδιον· εἰ δὲ καὶ τρωθείη, μένουσιν ἀπαθεῖς οἱ διαφράττοντες ὑμένες τὸν θώρακα. τοῦτο δ' ἐστὶ τὸ προκείμενον ἐπὶ τῆς ἐνεστώσης ἀνατομῆς. ἑκάτερος γάρ τοι τῶν ὑμένων φανεῖταί σοι συνεχὴς ἑαυτῷ κατὰ πᾶν μέρος, ὅ τ' ἐν τοῖς δεξιοῖς τοῦ θώρακος, ὅ τ' ἐν τοῖς ἀριστεροῖς, ὑπαλείφων ἅπασαν μὲν τῶν πλευρῶν τὴν ἔνδον χώραν, ἅπασαν δὲ τὴν καθ' ἑαυτὸν ἄνω τῶν φρενῶν· ἐπεκτεινόμενος δὲ καὶ τῷ πνεύμονι, καθάπερ ἐλέχθη τὸ περιτόναιον ἅπασι τοῖς κάτω τοῦ διαφράγματος. ἔτι δ', ὥσπερ ἐκεῖνος τὰ μετέωρα τῶν ἀγγείων, οὕτω καὶ τοῦτο περιλαμβάνει κατὰ κύκλον, ἐπιτέταταί τε τοῖς κατὰ ῥάχιν ὁμοίως ἐκείνῳ, καὶ τῇ μεγίστῃ τῶν ἀρτηριῶν ἐνταῦθ' ὑποκειμένῃ, καὶ τῇ παρατεταμένῃ ταύτῃ φλεβὶ τῇ τὰ ἄνω τοῦ θώρακος τρεφούσῃ, καὶ

crebro vivente animali fponte totum cor nudamus, idque ita, ut nec aliquod latum thoracis fpatium perforetur; verum de illa diffectione paulo poft dicetur. De praefenti autem repetito fermone dicamus, enitendum effe, fi liceat, ne pericardium vulneremus; fi autem vulneretur, membranae thoracem interfepientes ab effectu immunes permanent: huc autem in praefenti diffectione inftitutum dirigimus. Utraque fiquidem membrana omni ex parte fibi continua apparebit, tum quae in dextra thoracis parte, tum quae in finiftra; omnem internam coftarum regionem fublinit, ad haec eam univerfam, quae ab ipfa fupra feptum habetur; infuper pulmoni quoque obducitur, quemadmodum peritonaeum omnibus infra feptum porrigi commemoratum jam eft. Praeterea, ficut illud fublimia vafa, ita haec quoque orbiculatim comprehendit, tum obtenditur iis, quae in fpina habentur, fimiliter illi, maxime arteriarum inibi fubjectae, et venae ibidem porrectae, quae fuperiora thoracis alit, nec

προσέτι τῷ στομάχῳ. ἐντεῦθεν δὲ ἀνατεινόμενος ὁ ὑμὴν ἄχρι τοῦ στέρνου περιγίγνεται διττὸς ὑπάρχων, ὡς εἶπον.

Κεφ. γ'. Ὅ γε μὴν τῆς καρδίας χιτὼν ἴδιος, ὁ περικάρδιος ὀνομαζόμενος, ἕτερός ἐστιν ἑκατέρου τούτων, ἐν τῷ μέσῳ κείμενος ἀμφοτέρων, περιλαμβανόμενός τε καθ' ἑκάτερον ἑαυτοῦ μέρος ὁμοίως ὑπ' αὐτῶν. θεάσῃ δ' ἀκριβῶς τοῦτο κατὰ ταύτην τὴν νῦν λεγομένην ἀνατομὴν, ἐπὶ τεθνεῶτος τοῦ ζώου γιγνομένην. ἐν μὲν γὰρ τοῖς ἄνω μέρεσιν, ὅσα πρὸς τὰς κλεῖς ἀνήκει, ψαύοντας ἀλλήλων ὄψει τοὺς διαφράττοντας ὑμένας· ἔνθα δ' ἐστὶν ἡ βάσις τῆς καρδίας, ἣν ἔνιοι κεφαλὴν ὀνομάζουσι τοῦ σπλάγχνου, προςτυγχάνοντες τῷ περικαρδίῳ χιτῶνι, περιφύονταί τε τούτῳ καὶ συμπροέρχονται μέχρι τῆς κορυφῆς αὐτοῦ, κωνοειδοῦς ὄντος τὸ σχῆμα, καθάπερ ἡ καρδία. ἥ τε οὖν βάσις αὐτοῦ, κύκλος οὖσα, τὴν τῆς καρδίας ἐστεφάνωκε βάσιν, ἥ τε κορυφὴ τοῦ κώνου, κατὰ τὴν τῆς καρδίας κορυφὴν τεταγμένη, συμφύεται τοῦ στέρνου τοῖς κάτω μέρεσιν, ὧν ἐπὶ τοῦ πέρατος ὁ ξιφοειδής ἐστι χόνδρος. οὐ μὴν αὐτῷ γε τῷ σώματι

non ftomacho. Inde vero membrana ad fternum usque afcendens duplici textura, ut retuli, procedit.

Cap. III. Atqui cordis tunica peculiaris pericardios nomine diverfa ab utraque harum exiftit, in medio ambarum fita, utrinque fimiliter ab ipfis comprehenfa. Id accurate fpectabis, hac, quam modo refero, diffectione in mortuo animante celebrata. Etenim in fuperioribus partibus, quaecunque ad claviculas afcendunt, membranas interfepientes contuebere mutuo fibi contiguas; ubi vero bafis cordis habetur, quam nonnulli caput vifceris nominant, pericardio tunicae occurfantes huic circumnectuntur, fimulque procedunt ad verticem ipfius, figura turbinatum, quemadmodum cor. Itaque bafis ipfius circularis cordis bafim coronae modo ambit; et vertex turbinis juxta cordis verticem fitus infernae pectoris offis regioni cohaerefcit, cujus in extremo mucronata cartilago confiftit. Non tamen ipfi cordis corpori pericardios haec

τῆς καρδίας ὁ περικάρδιος οὗτος χιτὼν συμπέφυκεν, ἀλλ᾽ ἐν μὲν τοῖς ἄλλοις ἅπασιν οὐ μικρά τίς ἐστιν ἡ μεταξὺ χώρα τῆς καρδίας ἀνακειμένη κινήσει· κατὰ δὲ τὴν ἑαυτοῦ βάσιν, ἥτις, ὡς ἐῤῥέθη, κύκλος ἐστὶ, τοῖς ἐκφυομένοις αὐτῆς ἀγγείοις συμπέφυκεν, ἃ καταμαθήσῃ σαφέστερον, ὅταν ἤτοι γ᾽ ὅλον ἀναπτύξῃς τὸν θώρακα πανταχόθεν, ἢ τὴν καρδίαν ἐξῃρημένην αὐτοῦ μόνην ἐφ᾽ ἑαυτῆς ἀνατέμῃς.

Κεφ. δ΄. Ὅπως δ᾽ ὁ λόγος ᾖ σαφὴς, ἐξηγήσομαι πρότερον ἕκαστον τῶν ὀνομάτων, οἷς ἀναγκαῖόν ἐστι χρῆσθαι, τὴν ἀρχὴν ἐνθένδε ποιησάμενος. ὥσπερ αὐτὸ τὸ σφύζον σπλάγχνον ὀνομάζουσιν ἅπαντες καρδίαν, οὕτω καὶ τῶν ἀγγείων ἕκαστον τῶν σφυζόντων ἀρτηρίαν προσαγορεύουσιν. ἀλλὰ τὰς μὲν ἄλλας ἁπάσας ἀρτηρίας, ὁπόσαι καθ᾽ ὅλον εἰσὶ τὸ σῶμα, τῇ αἰσθήσει διαγνῶναι σφυζούσας οὐ χαλεπόν ἐστιν, ἥ τε πρὸς τὴν μεγάλην ἀρτηρίαν ἁπασῶν αὐτῶν συνέχεια ταὐτὸ τοῦτο ἐνδείκνυται· τὰς δ᾽ ἐν τῷ πνεύμονι διαγνῶναι μὴ πάνυ τι σαφῶς αἰσθήσει δυνατόν ἐστιν σφυζούσας. ἐκ δὲ τῆς πρὸς τὴν ἀριστερὰν κοιλίαν

tunica connexa eſt; verum in aliis omnibus haud parva quaedam regio intermedia eſt, motui cordis accommodata; ad baſim vero ſui ipſius, quae, ut eſt expoſitum, circulus eſt, prodeuntibus ex ea vaſis eſt connexa; quae clarius perceperis, quum vel totum thoracem omni ex parte aperueris, vel cor inde exemptum ſeorſum per ſe incideris.

Cap. IV. Porro, quo ſermo fiat perſpicuus, ſingula prius nomina, quibus uti eſt neceſſarium, recenſebo hinc exorſus. Quemadmodum pulſans ipſum viſcus cor omnes appellant, ſic etiam vaſa ſingula pulſantia arterias nuncupant. Verum alias quidem omnes arterias, quotquot toto inſunt corpore, quod pulſent, ſenſu dignoſcere nullius eſt negotii, et omnium ipſarum cum majore arteria continuitas idem hoc indicat: quae vero in pulmone ſunt, quod pulſent, ſenſu admodum evidenter deprehendere nemo poteſt, verum inde, quod ſiniſtro ventriculo

συνεχείας αὐτῶν ὑπονοήσειεν ἄν τις, καίτοι τινὲς οὐχ ὑπόνοιαν μόνην ἢ πιθανὴν ἐλπίδα νομίζουσιν ἔχειν, [150] ἀλλ' ἐπιστήμην ἀκριβῆ τῆς ἐνεργείας αὐτῶν· οὐ μὴν κατὰ τὸν αὐτόν γε τρόπον ἑκάτερος, διότι μηδὲ ἀπὸ τῶν αὐτῶν δογμάτων ὅλως ἄρχεται. τινὲς μὲν γὰρ Ἐρασιστράτῳ πειθόμενοι κενὰς αἵματος, ὥσπερ τὰς ἄλλας ἀρτηρίας, οὕτω καὶ τὰς ἐν τῷ πνεύμονι θέμενοι, καθ' ἑκάστην διαστολὴν τῆς καρδίας ἕλκεσθαί φασι δι' αὐτῶν ἐκ τοῦ πνεύμονος πνεῦμα, καὶ τῇ τούτου διόδῳ γίγνεσθαι τὸν σφυγμὸν ἀνάλογον τῷ καθ' ὅλον τὸ σῶμα περὶ πάσας αὐτάς. καὶ γὰρ οὖν καὶ τὸν ἐν ἐκείναις σφυγμὸν οὐ τῇ τοῦ σώματος αὐτῶν ἐνεργείᾳ γίγνεσθαι πεπιστεύκασι, καθάπερ ἐπὶ τῆς καρδίας, ἀλλὰ τῇ πληρώσει τοῦ διαῤῥέοντος πνεύματος συστελλομένην ἐκπέμπειν αὐταῖς φασι τὴν καρδίαν. ἔνιοι δὲ κατὰ μὲν τὴν αὐτὴν δύναμιν τῇ καρδίᾳ συστέλλεσθαί τε καὶ διαστέλλεσθαι τὰς ἄλλας ἀρτηρίας καὶ τὰς ἐν τῷ πνεύμονι νομίζουσι· διαφέρειν δέ φασι τῷ σύμφυτον εἶναι τῇ καρδίᾳ τὴν δύναμιν, ἐπίῤῥυτον δ' ἐξ ἐκείνης ταῖς ἀρτηρίαις. κατὰ μὲν οὖν τοὺς

fint continuae, conjecturam aliquis fecerit; etfi quidam non conjecturam folum vel probabilem fpem, fed certam functionis ipfarum fcientiam habere arbitrantur; non tamen eodem modo utrique, quoniam ne ab eisdem quidem dogmatibus omnino aufpicantur. Nonnulli fiquidem Erafiftrati fectatores vacuas fanguine, quemadmodum alias arterias, ita et pulmonis ftatuentes, in unaquaque cordis diaftole fpiritum per eas ex pulmone trahi afferunt, et hujus tranfitu fieri pulfum ei, qui toto corpore per omnes arterias editur, analogum: etenim et illarum pulfum non corporis ipfarum functione peragi, ut in corde, crediderunt, fed fpiritus transmeantis copia, cor enim contractum ipfis transmittere affirmant. Quidam vero eadem cordis facultate reliquas arterias et eas, quas pulmo continet, contrahi dilatarique arbitrantur. Hoc autem difcriminis dicunt intercedere, quod nativa cordi infit facultas, arteriis autem ex illo influens. Itaque

προτέρους, εἰ ἀθρόως διατεμὼν κατὰ μῆκος ἤτοι τὰς δεξιὰς ἁπάσας πλευρὰς ἢ τὰς ἀριστερὰς ὅλου τοῦ θώρακος, ἔτι ζῶντος τοῦ ζώου, σκοπεῖσθαι βουληθείης τὰ κατὰ τὸν πνεύμονα μόρια, μέχρι μὲν ἂν ἐκ τῶν τραχειῶν ἀρτηριῶν αἱ λεῖαι μεταλαμβάνωσι πνεῦμα ἑκάστης τῆς καρδίας, ἔσται τις ἐν αὐταῖς σφυγμὸς, ὁπόταν δ᾽ ἐκκενωθῶσι τελέως, οὐκ ἔσται. κατὰ δὲ τοὺς ἑτέρους οὐχ αἱ κατὰ τὸ κινούμενον μέρος τοῦ πνεύμονος ἀρτηρίαι μόναι σφύζουσαι διαμένουσιν, ἄχρι περ ἂν τῇ τὸ ζῶον, ἀλλ᾽ οὐδὲν ἧττον αὐτῶν αἱ κατὰ τὸ γεγυμνωμένον. ὅσον μὲν οὖν ἐπὶ τοῖς δόγμασι τῶν ἀνδρῶν, εἴρηται τὸ συμβαῖνον. ἐπεὶ δ᾽ ἐν τῇ προκειμένῃ πραγματείᾳ περὶ τῶν ἐξ ἀνατομῆς φαινομένων ὁ λόγος ἐστὶν, οὐ τοῦ κρίνειν ἀλήθειαν δογμάτων, ἐπ᾽ ἐκεῖνά σε ποδηγεῖν ἐπιχειρήσω. τέμνειν μὲν χρὴ κατὰ τὸ (177) μῆκος ἄνωθεν κάτω τομὴν εὐθεῖαν ἐν τούτοις μάλιστα τοῦ θώρακος τοῖς μέρεσιν, ἵν᾽ ἐστὶ τὰ τῶν πλευρῶν ὀστᾶ χονδρώδη· δυνήσῃ γὰρ ἐπιβολῇ μιᾷ μεγάλης σμίλης διελεῖν αὐτὰς ἁπάσας, ὅσαι μετὰ τὴν πρώτην εἰσίν. ἐκείνης δὲ φείδου μόνης δεδιὼς αἱ-

fecundum priorum fententiam, fi vel dextris omnibus totius thoracis coftis vel finiftris ftatim vivo adhuc animante ad longitudinem diffectis infpicere pulmonis particulas volueris, quoad ex afperis arteriis laeves fpiritum e corde tranfumunt, pulfus quidam in eis erit; quum autem inanes fuerint, omnino non erit. Secundum alteram fectam non folum arteriae in ea parte pulmonis, quae movetur, pulfantes, dum vivit animal, permanent, fed nihilominus, quae in detecta parte habentur. Quid igitur ob virorum dogmata eveniat, dictum jam eft. Quoniam vero praefenti opere de iis, quae ex diffectione apparent, fermo, non de dogmatum veritate exploranda, inftitutus eft, ad illa te deducere aggrediar. Linea recta ad longitudinem fuperne deorfum verfus ducitur in iis maxime partibus, ubi coftarum offa cartilaginea vifuntur; nam uno grandis fcalpelli injectu omnes ipfas dirimere poteris, quaecunque poft primam coftam exiftunt. Ab hac autem folum abftineto fanguinis

μοῤῥαγίαν, ἣν ἐκ τοῦ τρῶσαί τι τῶν ὑποκειμένων ἀγγείων αὐτῇ κίνδυνος γενέσθαι. εἰ δὲ δὴ τοῦτό σοι καλῶς πραχθείη, τοῦ πνεύμονος ἀποδείρας ὅτι τάχιστα τὸν ὑμένα, κἄπειτα τοῖς σαυτοῦ δακτύλοις ἀφελὼν τὴν μεταξὺ τῶν ἀγγείων σάρκα καὶ γυμνώσας αὐτὰ πειρῶ κατασκέπτεσθαι διά τε τῆς ὄψεως καὶ τῆς ἁφῆς, εἰ σφύζει τι τῶν κατ' αὐτὸν ἀγγείων. ὅ τι δὲ ἂν εὕρῃς σφύζον, ἀρτηρίαν ἐκεῖνο κάλει. πρὶν δ' ὑποπεσεῖν ἐναργῶς σοι τὴν κίνησιν αὐτῶν, οὐκ ἀναγκαῖόν ἐστιν οὔτε τὸ τῆς ἀριστερᾶς κοιλίας τῆς καρδίας ἐκφυόμενον οὔτε τὸ τῆς δεξιᾶς οὕτω προσαγορεύειν, ὥσπερ ἐποίησαν ἔνιοι τῶν ἀνατομικῶν, διενεχθέντες μὲν ἀλλήλοις καὶ κατὰ ταύτας τὰς προσηγορίας, ὅμως γε μὴν ἀποφαινόμενοι τινὲς μὲν αὐτῶν τὸ τῆς ἀριστερᾶς κοιλίας ἐκφυόμενον ἀγγεῖον ἀρτηρίαν ἢ φλέβα, ἔνιοι δὲ τῆς δεξιᾶς. ἀμείνους δὲ τούτων, ὅσοι μηδέτερον αὐτῶν ἁπλῶς ὠνόμασαν ἀρτηρίαν ἢ φλέβα, προσθήκῃ δέ τινι τὸ προπετὲς τῆς ἀποφάσεως ἐκόλασαν, ἤτοι γ' ἀρτηριώδη φλέβα προσαγορεύσαντες, ἢ ἀρτηρίαν φλεβώδη· τέτταρα γὰρ ὀνό-

profluvii metu, quod ex cujusdam vafis ipfi fubjecti vulnere accidere periculum eft. Sin autem hoc tibi recte fucceflerit, pulmonis membrana quam celerrime detracta, deinde carne vaforum intermedia tuismet digitis avulfa, detectisque ipfis vifu tactuque explorato, num aliquod in eo vas pulfum edat. Quodcunque autem pulfare deprehendes, arteriam illud vocato. At prius, quam motus ipfarum evidenter tibi innotefcat, non necefle eft, vel quod ex finiftro cordis ventriculo oritur, vel quod ex dextro, fic pronunciare, quemadmodum nonnulli anatomicorum factitarunt; qui etiam in hifce appellationibus inter fe difcreparunt; attamen quidam ipforum, quod ex finiftro finu vas procedit, arteriam aut venam afferunt, nonnulli, quod ex dextro. Rectius autem ii, qui neutrum ipforum abfolute nominarunt arteriam aut venam, fed appendice quadam pronunciati praecipitantiam correxerunt, vel arteriofam venam dicentes, vel arteriam

ματα τῶν ἀγγείων ἑκάτερον ἔσχηκε παρὰ τοῖς ἀνατομικοῖς ἀνδράσιν. ἠκολουθήσαμεν δ' ἡμεῖς, ὡς ἄμεινον τιθεμένοις, ὅσοι τὸ μὲν ἐκ τῆς ἀριστερᾶς κοιλίας τῆς καρδίας ἐκφυόμενον ἀγγεῖον ὠνόμασαν ἀρτηρίαν φλεβώδη, τὸ δ' ἐκ τῆς δεξιᾶς ἀρτηριώδη φλέβα, βέλτιον εἶναι νομίζοντες, ἐπειδὴ τῷ σφύζειν οὐκ ἐναργῶς αὐτὰ διαγιγνώσκομεν, ὡς ἀρτηρίαν μὲν ὀνομάσαι τὸ πνευματικὸν ἀγγεῖον, [151] ἀλλ' ἐπεὶ φλεβὸς ἔχει τον χιτῶνα, προσθεῖναι τὸ φλεβῶδες, φλέβα δ' αὖ πάλιν θάτερον ἀπὸ τῆς χρείας προσαγορεύσαντες, ἐπειδὴ δὲ καὶ τοῦτο τὸ σῶμά ἐστιν ἀρτηρίας, ἀρτηριώδη προσθέντες. ἄριστον μὲν γὰρ, ὡς ἔφην, τῷ σφύζειν τε καὶ μὴ σφύζειν αὐτὰ διακρίνεσθαι· τούτου δ' οὐ πάνυ τι ταῖς αἰσθήσεσι διαγιγνωσκομένου σαφῶς, ἀπὸ μὲν τῆς πρὸς τὰς κοιλίας τῆς καρδίας ἑκατέρας κοινωνίας θέσθαι τοὔνομα, προσθήκην δ' ἀπὸ τῆς σωματικῆς οὐσίας ποιήσασθαι. τῶν δ' ἄνευ προσθήκης ὀνομασάντων αὐτὰ τινὲς μὲν τῇ σώματος προσέσχον ουσίᾳ μόνῃ, τινὲς δὲ τῇ χρείᾳ. κατὰ μὲν ουν τὴν σωματικὴν οὐσίαν ἀρτηρία μέν ἐστι τὸ τῆς δεξιᾶς

venosam; quatuor siquidem nomina duobus vasis anatomici indiderunt. Nos autem eos ceu rectius sentientes secuti sumus, qui vas ex sinistro cordis ventriculo procedens arteriam venosam appellarunt, quod ex dextro, venam arteriosam; melius esse rati, ut, quoniam ipsa pulsu parum evidenter cognoscimus, vas spiritale vocemus arteriam, sed, quia venae tunica vestitur, venosam adiiciamus; rursus autem alterum venae nomine ab usu nuncupemus, quoniam vero et hoc arteriae corpus est, arteriosam addamus. Nam optimum quidem (ut dixi) fuerit pulsus motu et quiete ea discerni; verum, quum hoc sensibus non adeo clare queat distingui, a communione, quam cum utroque cordis ventriculo habent, indi nomen debet, appendix vero a corporea substantia fieri. Porro ex iis, qui circa appendicem ipsam nominarunt, quidam certe soli corporis substantiae, quidam vero usui attenderunt. Itaque juxta corpoream substantiam arteria vas est, quod ex dextro cordis

κοιλίας ἐκφυόμενον ἀγγεῖον, φλὲψ δὲ τὸ τῆς ἀριστερᾶς· κατὰ δὲ τὴν χρείαν ἔμπαλιν ἀρτηρία μὲν τὸ τῆς ἀριστερᾶς, φλὲψ δὲ τὸ τῆς δεξιᾶς.

Κεφ. ε. Ἥτις δ᾽ ἐστὶν ἡ σωματικὴ τῶν ἀγγείων οὐσία, καιρὸς ἤδη λέγειν, ἀρχὴν τῷ λόγῳ τήνδε θεμένους. αἱ καθ᾽ ὅλον τὸ σῶμα φλέβες ἐξ ἑνὸς ἰδίου γεγόνασι χιτῶνος· ὁ γὰρ ἔξωθεν αὐταῖς ἐνίοτε περιφυόμενος ὑμὴν, ἔνθα συνδεῖσθαί τισιν ἢ στηρίζεσθαί τε καὶ σκέπεσθαι δέονται, κατ᾽ ἐκεῖνα μόνα προσέρχεται. δύο δ᾽ εἰσὶ οἱ τῆς ἀρτηρίας ἴδιοι χιτῶνες, ὁ μὲν ἔξωθεν, οἷός περ ὁ τῆς φλεβὸς, ὁ δ᾽ ἔνδον, πενταπλάσιός που τῷ πάχει τοῦδε, καὶ μέντοι καὶ σκληρότερος, εἰς ἐγκαρσίας ἶνας διαλυόμενος· ὅ γε μὴν ἔξωθεν, ὁ καὶ ταῖς φλεψὶν ὑπάρχων, εὐθείας τε καὶ ἐνίας μετρίως λοξὰς ἔχει τῶν ἰνῶν, ἐγκαρσίαν δ᾽ οὐδεμίαν. ὁ δ᾽ ἔνδον χιτὼν τῆς ἀρτηρίας, ὁ παχὺς καὶ σκληρὸς, οἷον δέρμα τι κατὰ τὴν ἐντὸς ἐπιφάνειαν ἔχει παραπλήσιον ἀραχνίῳ σαφῶς, φαινόμενον μὲν ἐπὶ τῶν μεγάλων ἀρτηριῶν, ὃν ἔνιοι τρίτον ἀρτηρίας τίθενται χιτῶνα. τέταρτος

finu oritur, vena autem, quod ex finiftro; contra ufus ratione, quod ex finiftro prodit, arteria eft, quod ex dextro, vena.

Cap. V. At quae corporea vaforum fubftantia exiftat, opportunum jam eft dicere, hinc fermonis fumpto exordio. Venae totius corporis ex peculiari una conftant tunica; nam exterior membrana ipfis nonnunquam obhaerefcens, ubi colligari quibusdam aut fulciri ac contegi defiderant, illuc folum accedit. Arteriae vero duae peculiares tunicae exiftunt, exterior fane, qualis venae eft, interior autem craffitie hujus fere quintupla, infuper durior, in transverfas fibras diffoluta; exterior autem, quam etiam venae obtinent, rectis fibris et quibusdam mediocriter obliquis, transverfis nullis contexta eft. Interior arteriae tunica craffa duraque ceu cutem quandam interna fuperficie continet, telae araneorum manifefto perfimilem, in magnis quidem arteriis perfpicuam, quam nonnulli tertiam arteriae tunicam ftatuunt; quarta

δ᾽ ἄλλος ἴδιος αὐτῆς οὐδείς ἐστιν, ἀλλ᾽ ὥσπερ ἐνίαις τῶν φλεβῶν, οὕτω καὶ τῶν ἀρτηριῶν ἐπιφύεταί τε καὶ περιφύεται κατά τινα μέρη λεπτὸς ὑμὴν σκέπων ἢ στηρίζων ἢ συνδεσμεύων αὐτὰς τοῖς πλησιάζουσι μορίοις. καὶ μαλιστά γε τοῦτο γίγνεται ταῖς ἀρτηρίαις καὶ ταῖς φλεψὶν ἐν μὲν τοῖς κάτω φρενῶν χωρίοις ὑπὸ τοῦ περιτοναίου, καθάπερ εἴρηται πρόσθεν, ἐν δὲ τοῖς ἄνωθεν τοῖς ἔνδον τοῦ θώρακος ὑπὸ τοῦ τὰς πλευρὰς ὑπεζωκότος. ὁποῖαι μὲν οὖν καθ᾽ ὅλον τὸ σῶμά εἰσιν αἱ ἀρτηρίαι, τοιοῦτον ἐκ τῆς δεξιᾶς κοιλίας τῆς καρδίας ἐκφυόμενον ἀγγεῖον εἰς ὅλον τὸν πνεύμονα κατασχίζεται· ὁποῖαι δ᾽ αἱ φλέβες, τοιοῦτον ἐκ τῆς ἀριστερᾶς· ὥστε, τριῶν ἀγγείων διαπλεκόντων τὸν πνεύμονα, τὸ μὲν ἀπὸ τῆς ἀριστερᾶς κοιλίας τῆς καρδίας ὁρμώμενον ἀρτηρίαν φλεβώδη καλεῖσθαι, τὸ δ᾽ ἀπὸ τῆς δεξιᾶς ἀρτηριώδη φλέβα, τὸ δὲ τρίτον ἀρτηρίαν τραχεῖαν, ἐκ χόνδρων συγκειμένην σιγμοειδῶν τὸ σχῆμα. τὸ μὲν οὖν κυκλοτερὲς τοῦ χόνδρου κατά τε τὴν μεγάλην ἀρτηρίαν τὴν ἐν τῷ τραχήλῳ πρέμνου λόγον ἔχουσαν ὡς πρὸς τὰς ἐν τῷ πνεύ-

vero alia peculiaris ei nulla eſt, ſed, veluti quibusdam venarum, ita quoque arteriis alicubi obhaereſcit et circumtenditur membrana tenuis contegens aut affirmans aut connectens ipſas vicinis particulis. Atque id maxime arteriis venisque accidit in ima ſepti regione a peritonaeo, ſicut prius eſt narratum; in ſuperiore intra thoracem a membrana coſtas ſuccingente. Quales igitur toto corpore exiſtunt arteriae, tale vas ex dextro cordis ſinu procedens in totum pulmonem ramorum ſerie diffunditur; quales autem venae, tale ex ſiniſtro: ut ex tribus vaſis pulmonem intexentibus, quod a ſiniſtro cordis ventriculo proficiscitur, arteria venoſa nuncupetur, quod a dextro, arterioſa vena, tertium arteria aſpera, ex cartilaginibus, quae literae *C* imaginem referunt, conſtructa. Itaque circulares cartilagines tum in grandi arteria, quae in collo caudicis rationem obtinet, ſi ad pulmonis arterias conferas, tum in illis ipſis, ceu ramis quibusdam

μονι καὶ κατ᾽ αὐτὰς ἐκείνας, ὥσπερ τινὰς κλάδους ἀπ᾽ αὐτῆς πεφυκυίας, ἐν τοῖς πρόσω τέτακται μέρεσι, κατὰ μὲν τὸν τράχηλον ὁμιλοῦν τῷ στομάχῳ, κατὰ δὲ τὸν πνεύμονα τῇ κληθείσῃ πρὸς ἡμῶν ὀλίγον ἔμπροσθεν ἀρτηριώδει φλεβί. ἀναπληροῦνται δὲ τὰ μεταξὺ τῶν ἀγγείων ὑπὸ τῆς τοῦ πνεύμονος ἰδίας οὐσίας, ἣν οἱ περὶ τὸν Ἐρασίστρατον ὀνομάζουσι παρέγχυμα. τοῦτον μὲν δὴ καὶ τοῦ θώρακος ἐξῃρημένον ἀνατέμνειν ἐστὶν, ὥσπερ καὶ τὴν καρδίαν αὐτήν· [152] οὐ μὴν τήν γε πρὸς τοὺς ὑμένας οἷόν τε κοινωνίαν αὐτῶν ἐπιγνῶναι τοῦ θώρακος ἐξελόντα, ἀλλ᾽ ὡς ἀρτίως εἶπον. ἵνα μὲν γὰρ ἀπ᾽ ἀλλήλων χωρίσῃς τοὺς διαφράττοντας ὑμένας ὅλον τὸν θώρακα, διατέμνειν χρὴ κατὰ μῆκος τὸ στέρνον ἐπὶ τεθνεῶτος τοῦ ζώου, κἄπειτ᾽ ἀνακλᾷν πρὸς τὰ πλάγια τὸ μέρος ἑκάτερον.

Κεφ. ϛ΄. Ἵνα δὲ τὸν περικάρδιον ἀκριβῶς καταμάθῃς, ὅλον ἐκτέμνειν τὸ στέρνον ἐγχειρήσει τοιᾷδε. τοῦ ξιφοειδοῦς χόνδρου τὸ πέρας ἤτοι διὰ τῶν σαυτοῦ δακτύλων ἢ δι᾽ ἀγκίστρου σφοδρῶς ἀνατείνων τε καὶ ἀνακλῶν τέμνε τὰ πέριξ πάντα, καθ᾽ ἃ συνέχεται τοῖς ὁμιλοῦσι

ab ea productis, in priore parte ſitum habent, in collo quidem gulae adhaerentes, in pulmone autem venae, quam paulo ante vocavimus arterioſam. Porro vaſorum intercapedines peculiari pulmonis ſubſtantia replentur, quam Eraſiſtratus vocat parenchyma. Hunc certe thorace exemptum, ſicut et cor ipſum, licet incidere: non tamen ita ſocietatem ipſorum, quam cum membranis ineunt, eſt cognoſcere, ſed eo, quo nuper dixi, modo. Ut enim membranas, quae totum thoracem interſepiunt, a mutuo coitu ſepares, pectoris os in mortuo animante longa linea dividendum eſt, deinde utraque pars in latera inflectenda.

Cap. VI. Ut autem cordis involucrum ad amuſſim perdiſcas, totum pectoris os tali modo excidere oportet. Cartilaginis mucronatae extremum vel tuis ipſius digitis vel hamulo vehementer attollens reflectensque omnia in orbem circumdata, per quae vicinis particulis continetur,

σώμασιν. ὅταν δ᾽ οὕτω πράττων ἐντύχῃς τῷ πέρατι τοῦ στέρνου, καὶ περὶ τοῦθ᾽ ὁμοίως ἐνέργει, τὸ μὲν ἑκατέρωθεν αὐτοῦ τέμνων ἀφειδῶς, ἀποξύων δ᾽ ἀτρέμα τῶν ὑποκειμένων ὑμένα τὸν περικάρδιον· οὕτω τε πράττων ἀνάβαινε, μέχρις ἂν ἐντύχῃς τοῦ καλουμένου θυμοῦ τοῖς κάτω πέρασιν, ὧν ἀνωτέρον προερχόμενος ἀγγείοις ἐντεύξῃ. τεθνεῶτος μὲν οὖν ἤδη πρὸ πολλοῦ χρόνου τοῦ ζώου, κἂν τέμῃς τι τῶν κατὰ τοῦτο τὸ μέρος ἀγγείων, οὐ πολλὴν αἵματος ἕξεις ῥύσιν· ἔτι δὲ μᾶλλον, εἰ μὴ κατ᾽ ἄλλον τινὰ τρόπον εἴη τεθνεὸς, ἀλλ᾽ ἐσφαγμένον. εἰ δ᾽ ἤτοι πρόσφατον ἢ πολύαιμον ὑπάρχει, καταῤῥυήσεταί τι καὶ πρὸς τὴν τοῦ περικαρδίου ῥίζαν ἐκ τῶν τρωθέντων ἀγγείων αἷμα. δυνήσῃ μὲν οὖν αὐτὸ καὶ διὰ σπόγγου καθήρας ἐπισκέπτεσθαι τὸ προκείμενον. ἄμεινον δ᾽ ἀναιμωτὶ γενέσθαι τοὔργον· ὑπάρξει γάρ σοι τἄλλα τε σαφέστερον ὁρᾷν καὶ τοῦ περικαρδίου τὴν ῥίζαν, οὐκ ἐξ αὐτοῦ τῆς καρδίας τοῦ σώματος ὁρμωμένην, ἀλλ᾽ ἐκ τῶν ἐκφυομένων ἀγγείων αὐτῆς, ὧν τὸ μέν ἐστιν ἡ μεγίστη τῶν ἀρτηριῶν, ἐν ἀριστεροῖς δηλονότι

incides. Quum autem ad eum modum in sterni extremum incideris, etiam in hoc similiter administrationem obibis, utriusque ipsius lateris partem ampliter praecidens, membranam vero cor involventem leviter a subjectis deradens, atque sic agens altius, donec inferiori glandis, quam thymum appellant, extremo occurras; hoc superius pergens in vasa incides. Quare, animali multo jam antea mortuo, si aliquod hujus partis vas dissecueris, haud magnum sanguinis profluvium excitabis; multo minus, si nec aliter quam jugulatum interierit. Sin autem vel recens vel multi sanguinis compos fuerit, nonnihil etiam sanguinis ad cordis panniculi radicem ex vasis convulneratis defluet; quamobrem, ipso etiam spongia deterso, rem propositam poteris inspicere. At citra sanguinem munus obire satius est, quippe tum alia manifestius licet contueri, tum cordis involucri radicem, non ex ipso cordis corpore ortam, sed ex vasis inde procedentibus; quorum alterum est maxima arteriarum, sinistra vi-

μέρεσι, τὸ δ᾽ ἕτερον ἐν τοῖς δεξιοῖς, ἡ ἀφ᾽ ἥπατος ἀναφερομένη φλέψ· ἄλλα δὲ δύο, περὶ ὧν ἀρτίως εἶπον, ὧν τὸ μὲν ἀρτηρίαν φλεβώδη, τὸ δὲ ἀρτηριώδη φλέβα καλῶ. θεάσῃ δὲ ταῦτα σαφῶς μὲν ἤδη (178) καὶ πρὶν γυμνῶσαι τοῦ χιτῶνος τὴν καρδίαν, ἔτι δὲ σαφέστερον, εἰ γυμνώσαις. οὕτω γάρ σοι καὶ ἡ τῶν καλουμένων φύσις ὀστῶν ὀφθήσεται, βλεπομένη μὲν ἐναργῶς κἀπὶ τῆς ἐξῃρημένης τοῦ ζώου καρδίας, ὁρωμένη δὲ καὶ προσκειμένης ἔτι σαφῶς.

Κεφ. ζ΄. Ὄψει δὲ κατὰ τὴν τοιαύτην ἐγχείρησιν ἔτι καὶ τοῦτο πρὸς τοῖς εἰρημένοις, ὡς ἥ γε καρδία μέση τέτακται τῶν τοῦ θώρακος εὐρυχωριῶν ἑκατέρας. διασημαίνει δ᾽ ἡ κίνησις αὐτῆς, ὡς ἐν τοῖς ἀριστεροῖς μᾶλλον κειμένης, διὰ διττὴν αἰτίαν, ὅτι τε κατὰ τοῦτο τέτακται τοῦ ζώου τὸ μέρος ἡ πνευματικὴ κοιλία, καὶ ὅτι κέκλιταί πως ὅλη πρὸς τοῦτο μᾶλλον. οὐ γάρ, ὥσπερ ἡ βάσις αὐτῆς ἀκριβῶς ἐστι μέση τῶν τοῦ θώρακος ἀριστερῶν τε καὶ δεξιῶν, οὕτω καὶ ἡ κορυφή· διότι μηδὲ ἀκριβῶς κατάντης ἀπὸ τῆς ἰδίας βά-

delicet parte fita, alterum vena a jecinore furfum verfum tendens, quae dextram regionem fortitur. Alia vero duo, de quibus nuper dixi, quorum alterum arteriam venofam, alterum venam arteriofam appello, jam haec clare etiam prius fpectabis, quam cor tunica detexeris; clarius autem adhuc, ubi detexeris. Hac enim ratione et offium dictorum naturam fpeculabere, quae evidenter quidem corde animali exempto in confpectum prodit, quanquam et infito adhuc ipfo palam cernatur.

Cap. VII. Praeterea in tali adminiftratione praeter jam commemorata hoc confpicies, nempe cor inter utraque thoracis fpatia medium confiftere. Motus autem ipfius indicat, quafi in parte finiftra potius collocatum fit, duplici de caufa, *primum* quia fpiritus conceptaculum ceu ventriculus hic confiftit, deinde quia totum ad hanc magis inclinat. Non enim, ut bafis ipfius media exacte thoracis laevam dextramque regionem interjacet, fic etiam vertex; quoniam neque declive omnino de

σεως ἐπὶ τὸ κάτω πέρας ἐκτέταται, παρεγκλίνει δὲ, ὡς ἔφην, ἐπὶ τὴν ἀριστερὰν χώραν. κατὰ τὴν εἰρημένην μὲν οὖν ἐγχείρησιν ἕκαστον τούτων φαίνεταί σοι, πολὺ δ᾽ ἐναργέστερον, ἐὰν μὴ μόνον ἐκτέμῃς τὸ στέρνον, ἀλλὰ σὺν [153] τοῖς χονδρώδεσι τῶν πλευρῶν. ἔχε δὲ καὶ πρὸς τοῦτο τοὔργον ἰσχυρὰν καὶ μεγάλην σμίλην, ὅπως ἐπιβολῇ μιᾷ διακόψῃς ἁπάσας αὐτὰς ἐφεξῆς, στοχαζόμενος ἐν ἐκείνῳ μάλιστα τέμνειν, ἔνθα πρῶτον ἑκάστης τῶν πλευρῶν ἡ μὲν ὀστώδης οὐσία παύεται, γεννᾶται δ᾽ ἡ χονδρώδης, ἣν προκατανοήσας ἐφ᾽ ἑτέρου ζώου, καθ᾽ ὅ τι μέρος ἐστὶ τῶν πλευρῶν, ἐπ᾽ ἄλλου ποιήσεις τὴν ἐνέργειαν· ἑρμηνευθῆναι γὰρ αὐτὴν ἀκριβῶς τῷ λόγῳ τῶν πάνυ χαλεπῶν ἐστιν. ὡς δ᾽ ἄν τις μάλιστα δύναιτο πρὸς τὴν πεῖραν ἑτοιμότερον ἐλθεῖν ἐκ τοῦ λόγου ποδηγούμενος, ἤδη σοι δίειμι. τῶν πλευρῶν ἑκάστη κάτω τε ἅμα καὶ πρόσω φέρεται λοξὴ, τὴν ἀρχὴν ἑαυτῆς ἔχουσα πρὸς τῇ ῥάχει· διήρθρωται γὰρ ἄρθροις ἐνταῦθα διττοῖς ἑκάστῳ τῶν κατὰ τὸν νῶτον σπονδύλων. ἐπειδὰν δὲ κατὰ τὸν τρόπον τοῦτον ἰοῦσα λοξὴ

propria bafi ad inferius extremum porrectum eft, fed ad finiftram, ut dixi, regionem deflectit. Ac ideo in relata adminiftratione fingula haec fieri tibi apparent, verum multo evidentius, fi non folum fternum, fed etiam coftarum cartilaginea exfcindas. Caeterum ad hoc munus valens magnumque fcalpellum habeto, ut omnes ipfas infequentes uno ictu perfcindas, illuc potiffimum fectionem dirigens, ubi primum offea cujusque coftae fubftantia definit, cartilaginofa autem generatur; quam quum in alio animante praenoveris, in quanam coftarum parte habetur, in alio functionem obibis; nam verbis ipfam exacte interpretari difficillimum eft. Quomodo autem fermonis indicio ad experientiam promptius pervenias, jam tibi recenfebo. Coftae fingulae deorfum verfus fimul et prorfum obliquae feruntur juxta fpinam habentes principium; duplicibus inibi articulis cum unaquaque derfi vertebra committuntur. Quum vero hunc in modum tendentes obliquae fimul et in externa fuperficie

τε ἅμα καὶ κυρτὴ τὴν ἐκτὸς ἐπιφάνειαν, ὅσον τοῦ θώρακος ἔξω φαίνεται κυρτότατον, ἅπαν ἀνύσῃ, καμπήν τινα τὸ ἐντεῦθεν ἔχει, μηκέθ᾽, ὡς ἐξ ἀρχῆς ὥρμησε, κάτω φερομένη· πρὸς γὰρ τὸ στέρνον ἀνατείνεται λοξή. κατὰ τοῦτο οὖν αὐτὸ καὶ τὴν οὐσίαν ἑτεροίαν ἴσχει, χόνδρος ἀντ᾽ ὀστοῦ γιγνομένη, καὶ τέμνεσθαι δύναται ῥᾳδίως ὀξείᾳ τε ἅμα καὶ ἰσχυρᾷ σμίλῃ. τοιαῦται δέ εἰσιν ἐν ταῖς κεφαλικαῖς ὀνομαζομέναις δέλτοις ταῖς ἀρχαίαις· ἔχουσι δὲ καὶ οἱ τῶν ἵππων ἰατροὶ τοιαύτας σμίλας. ἔχε τοίνυν καὶ σὺ πρὸς τὴν τῶν χόνδρων τομὴν ἑτοίμας τοιαύτας, ὥσπερ ὁρᾷς κἀμοὶ παρεσκευασμένας. καὶ τέμνε νῦν μὲν, ὡς εἴρηται, τὸν θώρακα, τῶν δὲ ἄλλων ἕκαστον μορίων ἀνάλογον, ὡς ἔμπροσθέν τε περὶ τῶν τῆς ἥβης ὀστῶν εἶπον, ἔν τε τῷ μετὰ ταῦτα λόγῳ πάλιν ἐφ᾽ ἑτέρων εἰρήσεται. τέμνων οὖν ἑκατέρωθεν εὐθεῖαν τομὴν ἄνωθεν κάτω, δι᾽ ὅλου μὲν τοῦ θώρακος ἄφελε τὸ μέρος τόδε, ὡς ὁρίζουσιν ἑκατέρωθεν αἱ γενόμεναι τομαί. τὴν δ᾽ ἐγχείρησιν ὀλίγον ἔμπροσθεν εἶπον,

gibbae, quicquid thoracis foris gibbiffimum apparet, totum confecerint, inde quodam modo inflectuntur, non amplius, ut ab initio prodierunt, deorfum verfus tendentes, ut quae ad fternum obliquae attollantur. Ibidem igitur cartilago offis vice generata diverfam quoque naturam obtinet, et facile acuto fimul et valenti fcalpello poteft fecari. Talia vero in tabellis veteribus, a capite dictis cephalicis, habentur; infuper equorum medici ejusmodi fcalpra ufurpant; quare etiam tibi hujusmodi cartilagini fecandae ad manum fint, quemadmodum vides mihi quoque praeparata. Ac thoracem, veluti comprehenfum nunc eft, diffecato, reliquas autem fingulas particulas proportione, ut antea de pubis offibus docui, et fermone infequenti rurfus de aliis dicetur. Rectam igitur utraque parte lineam deorfum verfus per totius thoracis regionem incidens eam thoracis partem attollas, quam utrinque ductae fectiones definiunt; fed adminiftrationem, ut paulo ante perdocui, a mucronata cartilagine

ἀπὸ τοῦ ξιφοειδοῦς ἄρχεσθαι κελεύων χόνδρου. πολὺ δ᾽ ἂν ἔτι μᾶλλον ἐναργὴς ἡ θέσις ἁπάντων τῶν ἔνδον τοῦ θώρακος ἐπὶ τεθνεῶτος δηλονότι τοῦ ζώου γίγνοιτο μετὰ τὸ πᾶν ἐκκόψαι τὸ περὶ τὸ στέρνον αὐτοῦ μέρος ἅμα τοῖς τῶν πλευρῶν χονδρώδεσι μορίοις, ἐὰν τὰ συνεχῆ τοῖς σπονδύλοις μέρη τῶν πλευρῶν ἀνακλάσῃ τις σφοδρῶς. ὁρᾶτε γάρ δήπου καὶ ἐμὲ τοῦτο πράττοντα βιαίως οὕτως, ὥστε πολλάκις ἢ κατάγνυσθαί τινα τῶν ὀστῶν, ἢ διασπᾶσθαι τοὺς πρὸς τὴν ῥάχιν αὐτῶν δεσμούς. ἐὰν οὖν ὡσαύτως καὶ σὺ πράξῃς, πάνθ᾽ ὁρᾷν ὑπάρξει σοι κατὰ τὸν θώρακα μόρια σαφῶς, καὶ μᾶλλόν γε ἔτι τοῦ διαφράγματος ἀποτμηθέντος τῶν πλευρῶν· ἔτι τε μᾶλλον, εἰ δύο πλευρὰς ἀπ᾽ ἀλλήλων διαστήσαις, τέμνων τὴν ἐν τῷ μέσῳ σάρκα πᾶσαν. ἀλλὰ τοῦτο μέν σοι δεήσει πάντως, ὅταν ἀποτέμῃς τὰ τοῦ θώρακος αὐτοῦ μόρια. πρὸς δὲ τὰ περὶ τὴν καρδίαν, ὑπὲρ ὧν ὁ λόγος ἐστὶν, οὐδέπω χρεία τῆς τοιαύτης ἐστὶ τομῆς· μόνον γὰρ ἀρκεῖ τὸ στέρνον ἐκκοπτόμενον ἅμα τοῖς προσκειμένοις αὐτῷ μέρεσι τῶν πλευρῶν· χονδρώδες δ᾽ ἐστὶ καὶ θέσιν ἐναντίαν ἔχει τοῖς ὀστώδεσιν.

exordiri praecipimus. Atqui multo evidentior omnium, quae intra thoracem habentur, ſitus in mortuo videlicet animante evaſerit, ſi, poſtquam partem ipſius ſterni vicinam in totum una cum cartilagineis coſtarum particulis excideris, coſtarum partes vertebris continuas vehementer reflexeris; quandoquidem et me tanta vi id agentem conſpicis, ut plerumque aut oſſium nonnulla perfringantur, aut vincula ipſorum ad ſpinam ſita divellantur. Quod ſi tu quoque ſimiliter peregeris, omnes thoracis particulas palam intueri queas; multo magis, ſepto a coſtis abſciſſo; inſuper hoc magis adhuc, ſi, duabus coſtis invicem diremptis, omnem carnem intermediam praecidas. Verum hoc uſu tibi omnino veniet, cum thoracis ipſius particulas amputaveris. Ad cordis autem partes, de quibus ſermo habetur, nondum talis ſectio requiritur; quippe ſatis eſt, ſi pectoris os ſolum pariter cum partibus coſtarum ei appoſitis exſcindatur; quod cartilaginoſum eſt et contrarium oſſeis ſitum obtinet.

ἐκεῖνα μὲν γὰρ ἀπὸ τῆς ῥάχεως ἐπὶ τὰ πρόσω καὶ κάτω φέρεται λοξά· ταῦτα δ᾽ ἀρξάμενα καθ᾽ ὃν ἔτι τρόπον ἐδήλωσα, πρὸς τὸ στέρνον ἀναφέρεται λοξά.

Κεφ. η΄. [154] Τήν τε οὖν κοίλην φλέβα θεάσῃ σαφῶς ἄχρι τῆς σφαγῆς ἀνατεινομένην ὀρθίαν, τάς τε τῆς καρδίας ἀποφύσεις, ἃς ὀνομάζουσιν ὦτα, φύσεως ουσίαν ἰδίαν ἐχούσας, οὐδαμόθι κατ᾽ ἄλλο μόριον ὑπάρχουσαν, ὥσπερ ἀμέλει καὶ τὴν τῆς καρδίας αὐτῆς. παραπλήσια γάρ ἐστι τῶν ὁμοιομερῶν ὀνομαζομένων ἀλλήλοις ἔνια, τὴν δ᾽ οὐσίαν ἀκριβῶς οὐκ ἔχει τὴν αὐτήν, ἀλλ᾽ ἔστι καθ᾽ ἕκαστον αὐτῶν ἰδιότης τις, ἣν ὑπογράψαι μὲν οἷόν τε τῷ λόγῳ, δηλῶσαι δ᾽ ἐναργῶς ἀμήχανον. ἃ γὰρ ἰδόντι μόνον ἢ ψαύσαντι σαφῶς διαγιγνώσκεται, ταῦτα ἀδύνατον ἀκριβῶς διδαχθῆναι λόγῳ· ποδηγῆσαι μέντοι τινὰ πρὸς τὴν ἀκριβεστέραν αὐτῶν ἐπίσκεψιν οἷόν τε, τὴν μὲν καρδίαν ἐξ ἰνῶν ποικίλων τῇ θέσει συγκεῖσθαι λέγοντα, περιφυομένης αὐτῶν ἑκάστῃ σαρκὸς ἁπλῆς. κοινὸν γὰρ τοῦτο καὶ τοῖς μυσὶν

Illa ſiquidem a ſpina in priorem inferioremque regionem obliqua deferuntur; haec autem exorſa, quo indicavi modo, ad ſternum obliqua porriguntur.

Cap. VIII. Itaque et cavam venam manifeſto ad jugulum usque recto tramite procurrentem ſpectabis, et cordis proceſſus, quos aures nominant, peculiarem naturae ſubſtantiam ſortientes, quae in alia nulla particula habeatur, quemadmodum profecto et cordis ipſius eſſentiam. Quaedam enim ex his, quas partes ſimilares vocant, ſibi invicem reſpondent, ſubſtantia vero haud ex amuſſi eadem, ſed ſingulis ipſis ineſt quaedam proprietas, quam verbis queas deſcribere, evidenter autem manifeſtare nequaquam. Quae enim viſu tantum aut tactu manifeſto dignoſcuntur, ea verbis doceri accurate non poſſunt; ducere vero aliquem ad exquiſitiorem ipſorum inſpectionem eſt poſſibile, veluti ſi quis dicat, cor ex fibris ſitu diverſis conſlari, ſed carne ſimplici ſingulis ipſis circumhaerente; quippe commune eſt hoc muſculis omnibus, ventri, inte-

ἅπασι, καὶ τῇ γαστρὶ, καὶ τοῖς ἐντέροις, κύστει τε καὶ μήτρα. οὐ μὴν οὔθ᾽ αἱ ἶνες ἴσην ἰσχὺν ἢ πάχος ἔχουσιν ἐν ἅπασιν, οὔτε ἡ σὰρξ τὴν αὐτὴν ἀκριβῶς ἰδέαν. ἀλλ᾽ ἡ μὲν ἐν τοῖς μυσὶν ἐρυθροτέρα τ᾽ ἐστὶ καὶ μαλακωτέρα τῆς κατὰ τὴν γαστέρα, καὶ μήτραν, καὶ κύστιν, ἅπασάν τε την τῶν ἐντέρων οὐσίαν· ἡ δὲ τῆς καρδίας σκληροτέρα ἅμα καὶ ποικιλωτέρα ταῖς ἰσίν. ἁπλῶς μὲν γὰρ ἔχουσι τῇ θέσει τὰς ἶνας οἱ μύες, οὐχ ἁπλῶς δὲ ἡ καρδία, καθάπερ οὐδ᾽ ὁ τῆς μήτρας ἴδιος χιτὼν, οὐδ᾽ ὁ τῆς κύστεως. ὅστις δ᾽ ἀμελῶς ὁρᾷ, δόξει τούτῳ μηδὲν διαφέρειν οὐσίαν μυος καὶ καρδίας, ὥσπερ οὐδὲ νεύρου, καὶ συνδέσμου, καὶ τένοντος. ἀλλὰ περὶ μὲν τῆς ἐν τοῖς ἁπλοῖς καὶ πρώτοις σώμασι διαφορᾶς εἴρηται μὲν ἤδη καὶ δι᾽ ἄλλων, εἰρήσεται δ᾽, ἂν δεήσῃ, καὶ κατὰ τὸν ἐνεστῶτα λόγον αὖθις. ὅτι δ᾽ ἡ τοῦ σώματος τῆς καρδίας οὐσία πάμπολλα διαφέρει μυὸς, αὐτάρκως ἐπιδέδεικται, μαρτυρούσης αὐτῇ καὶ τῆς ἐνεργείας. ἀβούλητος μὲν γάρ ἐστι καὶ ἄπαυστος, ἔστ᾽ ἂν περιῇ τὸ ζῶον, ἡ τῆς καρδίας κίνησις. ἡσυχάζει δὲ πολλάκις, ἐπε-

ftinis, veficae et vulvae. Neque vero fibrae aequale robur ac craffitiem in omnibus continent, neque caro eandem omnino formam, fed mufculorum rubicundior eft ac mollior ea, quae in ventriculo, vulva, vefica totaque inteftinorum fubftantia habetur, cordis autem durior fimul et fibris magis evariat. Siquidem mufculi fibras pofitu fimplices obtinent; cor autem non fimplices, quemadmodum neque peculiaris vulvae tunica, neque veficae. At qui negligentius infpicit, is mufculi cordisque fubftantiam, ficut nervi, ligamenti et tendinis, nihil difcrepare putabit. Sed de fimplicium primariarumque partium differentia dictum jam eft alibi, diceturque, fi res poftulet, etiam in praefenti commentario iterum. Porro quod corporea cordis fubftantia permultum a mufculo differat, abunde monftratum eft, ut cujus actio illius teftimonium perhibeat. Etenim cordis motus non arbitrarius eft, nec ceffat, quoad animal vita fruitur; mufcu-

γείρεταί τε πάλιν ἡ τῶν μυῶν, ταῖς ὁρμαῖς τοῦ ζώου δουλεύουσα. καὶ μὴν ὁμολογοῦσί γε πάντες οἱ περὶ φύσιν δεινοὶ φιλόσοφοί τε καὶ ἰατροὶ, ταῖς τῆς οὐσίας ἰδιότησι τὰς ἐνεργείας ἕπεσθαι. διὰ τοῦτο γοῦν, ὅσα μὲν ἔχει μόρια ταὐτὸν εἶδος ουσίας, ὡσαύτως ἐνεργεῖ, κᾂν ἐν διαφέρουσιν ᾖ πάμπολλα ζώοις· ὅσα δ᾽ οὐκ ἔχει, διάφορός ἐστι τούτων ἡ ἐνέργεια, κᾂν ἑνὸς ὑπάρχῃ ζώου μόρια. καρδία μὲν γὰρ ἅπασα καρδίᾳ πάσῃ τὴν αὐτὴν ἐνέργειαν ἔχει, καὶ θώραξ θώρακι, καὶ πνεύμων πνεύμονι· νεφροὶ δὲ καὶ κύστις ουτε τούτων τινὶ τὴν αὐτὴν, οὔθ᾽ ἥπατι καὶ γαστρί. διὰ τοῦτ᾽ οὖν οὐδ᾽ οἱ μύες ἔχουσι τῇ καρδίᾳ τὴν αὐτὴν ἐνέργειαν, ὅτι μηδὲ τὴν οὐσίαν. ἀμέλει κᾂν ἑψήσας τις ἅμα καρδίαν τε καὶ μῦν ὀντιναοῦν ἑκατέρου γεύσασθαι βουληθῇ, διαφορὰν εὑρήσει κατὰ τὴν γεῦσιν αὐτῶν οὐ σμικρὰν, ὥσπερ εἰ σπληνὸς, ἢ νεφρῶν, ἢ πνεύμονος, (179) ἢ κοιλίας, ἢ ἥπατός τε καὶ γλώττης, ἤ τινος ἄλλου γεύσαιτο μορίων. ἅπαντα γὰρ, ὥσπερ ἁπτομένῳ τε καὶ θεωμένῳ καὶ σκλη-

lorum autem fubinde quiefcit ac rurfus excitatur animantis arbitrio fubferviens. Atque fane omnes periti naturae interpretes, tum philofophi, tum medici, fatentur actiones fubftantiae proprietatem imitari. Hujus rei gratia, quae quidem partes eandem fubftantiae fpeciem poffident, fimiliter operantur, etfi diverfis permultae infint animantibus; quae vero non habent, diverfa harum eft functio, quamvis unius animantis exiftant partes. Cor namque omne fimilem cordi omni functionem obit, et thorax thoraci, et pulmo pulmoni; renes autem et vefica neque horum alicui fimilem, neque jecinori et ventriculo. Quapropter neque mufculi eandem cum corde functionem habent, quoniam neque fubftantiam. Certe, fiquis cor et mufculum quemlibet pariter coctum utrumque guftare voluerit, haud mediocrem ipforum guftu differentiam deprehendet, quemadmodum fi lienem, vel renes vel pulmonem, vel ventriculum, vel jecur et linguam, vel aliam quampiam partem guftaverit. Omnia enim, ut tactu et

ρότητι, καὶ μαλακότητι, καὶ πυκνότητι, καὶ ταῖς κατὰ χρόαν διαφοραῖς, οὕτω δὲ καὶ τῇ γεύσει διαφέρει. ὅσοι δὲ διὰ τοῦτό φασι τὴν καρδίαν οὐκ ἔχειν τοῖς μυσὶ τὴν αὐτὴν ἐνέργειαν, ὅτι νεύρων οὐ μετέσχηκε κινητικῶν, ἀλλ᾽, ὡς ἐκεῖνοι νομίζουσιν, αἰσθητικῶν, ἀθρόα πολλὰ κατὰ τὸν λόγον ἁμαρτάνουσι· πρῶτον μὲν ἐν αὐτῇ τῇ τῆς οὐσίας ἀγνοίᾳ· [155] καὶ γὰρ σκληροτέρα μυὸς παντὸς ἡ καρδία, καὶ τῇ τῶν ἰνῶν ποικιλίᾳ διαφέρει σαφῶς, ὥσπερ γε καὶ τῇ χρόᾳ, καὶ πρὸς τούτοις ἅπασιν ἔτι δὴ καὶ μᾶλλον τῇ γεύσει· καὶ γὰρ καὶ τοῦτο μέγιστόν ἐστι γνώρισμα διαφορᾶς οὐσιῶν. ἀλλά μοι δοκοῦσιν οὐδέποτε καρδίας ἑψημένης φαγεῖν, ἢ πάντως ἔγνωσαν ἂν, ὁπόσον διαλλάττει τῶν σαρκῶν, εἰ μὴ ἄρα ἀγνοοῦσι καὶ ταῦτα, ὡς αἱ σάρκες ἅπασαι μυῶν εἰσι μόρια. ταῦτα μὲν οὖν ἁμαρτάνουσι περὶ τὴν τῆς καρδίας οὐσίαν αἰσθήσει διδαχθῆναι δυνάμενοι. καὶ πρὸς τούτοις ἅπασιν ἄλλα ἁμαρτάνουσι περὶ τὴν τῶν νεύρων φύσιν, καὶ νομίζουσι τὸν ἐγκέφαλον ὅμοιον αὐτοῖς κατὰ πάνθ᾽ ὑπάρχοντα τὰ μέρη, πλὴν ὅσον ἔνια μὲν αὐτῶν εἰσι μᾶλλον, ἔνια δ᾽ ἧττον

visu duritie et mollitie, denſitate et coloris differentiis, ita vero et guſtu evariant. Qui vero propterea cor non eandem cum muſculis functionem habere dicunt, quod nervorum moventium compos non ſit, verum (ut illi arbitrantur) ſenſoriorum, multa ſimul in oratione delinquunt; primum ſane in ipſa ſubſtantiae inſcitia; etenim cor quovis muſculo durius eſt, et fibrarum varietate, ſicut et colore, palam diſcrepat; ad haec multo adhuc magis guſtu etiam, nam et hoc maxima ſubſtantiarum differentiae nota eſt. Sed mihi videntur nunquam cor elixum eſitaſſe; alioqui certe noviſſent, quantum a carnibus evariet; niſi forte et haec quoque ignorant, puta carnes univerſas muſculorum eſſe particulas. Haec itaque in cordis ſubſtantia delinquunt, quae ipſo ſenſu poteſt innoteſcere. Praeter haec omnia alios in nervorum natura errores committunt, quod cerebrum ſibi univerſis ex partibus ſimile arbitrentur, niſi quod molles nonnulli ipſorum magis, alii minus exiſtant.

μαλακά. διὰ μὲν ἑτέρων νεύρων αἰσθητὴν δύναμιν ἐπιπέμπει τοῖς κάτω τῆς κεφαλῆς, δι᾽ ἄλλων δὲ κίνησιν καθ᾽ ὁρμήν. ἅπαντα μὲν γὰρ εὔλογον ἔχειν τὰ νεῦρα τὰς δυνάμεις ἀμφοτέρας, ἐπιτηδειότερα δέ εἰσι πρὸς μὲν τὴν αἴσθησιν τὰ μαλακὰ, πρὸς δὲ τὴν κίνησιν τὰ σκληρά. φαίνεται γὰρ ἐκ τῆς αὐτῆς ῥίζης εἰς πλείω σχισθείσης ἔνια μὲν τῶν νεύρων εἰς μῦς, ἔνια δ᾽ εἰς ἄλλα καταφυόμενα μόρια, καθάπερ ἐπί τε τῆς τρίτης ἔχει συζυγίας αὐτῶν, καὶ τῆς ἕκτης οὐδὲν ἧττον, ἀφ᾽ ἧς ἡ καρδία λαμβάνει μικρόν τι νεῦρον· ἀπὸ ταύτης γὰρ οὐ μόνον ἡ καρδία, καὶ πνεύμων, ἧπάρ τε καὶ γαστὴρ, ἔτι τε τὸ μεσεντέριον ἅπαν ἅμα τοῖς ἐντέροις, ἀλλὰ καὶ οἱ τοῦ λάρυγγος μύες ἅπαντες ἄλλοι τέ τινες ἀποβλαστήματα λαμβάνουσιν. ἀλλ᾽ οὔτε τι βλέπουσιν οἱ τὴν καρδίαν εἰπόντες εἶναι μῦν, οὔθ᾽ ὅτι νεύρων ἀπορήσασα, καθάπερ αὐτοὶ νομίζουσι, κινητικῶν ἐστέρητο μὲν ἂν διὰ τοῦτο τῆς καθ᾽ ὁρμὴν κινήσεως, οὐ μὴν τήν γε διὰ τῶν σφυγμῶν ἐπεκτήσατο. χρὴ μὲν γὰρ δήπου καὶ ταύτης τῆς ἐνεργείας εἶναί τινα αἰτίαν. ἤτοι δὲ ἐκ τῆς τῶν νεύρων οὐσίας αὐτὴν χορηγεῖσθαι λεκτέον

Per alios ſane nervos vim ſenſoriam partibus infra caput ſitis transmittit; per alios autem omnem motum arbitrarium. Omnes autem nervos utramque habere facultatem ratio eſt; verum molles ad ſenſum aptiores, duri ad motum exiſtunt. Nam ab eadem radice in plures diſciſſa apparent quidam nervi in muſculos, alii in alias partes inſeri; quemadmodum et in tertia ipſorum conjugatione et ſexta nihilominus habere novimus, a qua cor exilem quendam nervum accipit; ab hac enim non modo cor, pulmo, jecur, ventriculus et meſenterium inſuper totum una cum inteſtinis, ſed etiam univerſi laryngis muſculi ac alii quidam propagines recipiunt. Sed nihil intelligunt, qui cor muſculum eſſe dicunt; neque quoniam nervis (ut ipſi autumant) motoriis caret, ideo quidem motu voluntario deſtitutum eſt, pulſatilem tamen acquiſivit; oportet enim aliquam et hujus functionis eſſe cauſam. Vel ſane ex nervorum ſubſtantia ipſam ſuppeditari dicent neceſſario

αὐτοῖς ἐστιν, ἢ σύμφυτον ὑπάρχειν ἐν τῷ σπλάγχνῳ. καὶ μὴν οὐκ ἔστιν ἐκ τῆς τῶν νεύρων· ἅπαντά τε γὰρ ἂν αὐτῆς μετέσχεν, ὅσα καὶ τῶν νεύρων μετέσχηκε, διακοπέντων τε αὐτῶν οὐκ ἂν ἔσφυζεν ἡ καρδία· φαίνεται δ᾽ οὐδέτερον γιγνόμενον. ὑπολείπεται γοῦν ἐξ αὐτοῦ τοῦ σώματος αὐτῆς ὁρμᾶσθαι τὴν σφυγμικὴν δύναμιν. οὐκ ἂν δ᾽ ὡρμήθη τὴν αὐτὴν τοῖς καθ᾽ ὅλον τὸ ζῶον μυσὶ φύσιν ἔχοντος τοῦ σπλάγχνου. ἀλλὰ καὶ τὸ τοῦ θώρακος ἐξαιρεθεῖσαν τὴν καρδίαν ἄχρι πολλοῦ φαίνεσθαι κινουμένην, οὐ σμικρὸν τεκμήριόν ἐστι τοῦ μηδὲν δεῖσθαι τῶν νεύρων αὐτὴν εἰς τὴν οἰκείαν ἐνέργειαν. ταῦτά τε οὖν ἅπαντα δοκοῦσί μοι ἀγνοεῖν οἱ τὴν καρδίαν ὑπολαμβάνοντες εἶναι μῦν, οὐ νενοηκέναι τε τὴν ὑπεροχὴν τῆς κατὰ αὐτὴν ἐνεργείας, ὡς ἐξ ἰδιότητος οὐσίας ἀναγκαῖον ὑπάρχειν τῷ σπλάγχνῳ. μέγιστα μὲν οὖν ἡμαρτήκασιν οἱ νομίζοντες μῦν εἶναι τὴν καρδίαν· ἐλάττονα δὲ οἱ τον τῆς καρδίας στόμαχον ὑπολαβόντες ἐκ τῆς αὐτῆς οὐσίας ἀκριβῶς εἶναι τοῖς μυσίν. ἐγγύτερον μὲν γὰρ αὐτῶν ἐστι τῆς οὐσίας αὐτῆς ὁ ἔξωθεν χιτὼν, ὁ τὰς ἐγκαρσίας ἔχων ἶνας· οὐ μὴν οὐδ᾽ οὗτος ἀκριβὴς ὑπάρχει μῦς.

vel nativam vifceri exiftere; atqui ex nervorum effentia non eft, omnia namque ejus participarent, quibus et nervi communicantur, ac praecifis ipfis cordis pulfus ceffaret; fed neutrum fieri confpicimus; quare fupereft vim pulfatilem ex ipfius cordis corpore oriri; non autem oriretur, fi vifcus eandem cum totius corporis mufculis naturam obtineret. At, quod cor thorace exemptum diu moveri videtur, haud mediocre argumentum eft, ipfum nihil nervis ad fuam functionem obeundam indigere. Horum igitur ignari nobis videntur, qui cor mufculum effe exiftimant, non intelligentes, actionis ipfius excellentiam ex fua vifceri fubftantia neceffario ineffe. Quapropter maxime errant, qui cor mufculum effe cenfent; minus autem, qui ventriculi ftomachum ex fimili plane mufculis fubftantia conftare opinantur; propius enim ad fubftantiam ipforum accedit tunica exterior transverfis contexta fibris; nec tamen haec exactus mufculus exiftit.

ἐχρῆν δ', εἴπερ ἐκ τῶν νεύρων ἡ καρδία τὴν σφυγμικὴν ἐνέργειαν ἔσχε, καὶ τὸν στόμαχον τὴν αὐτὴν ἐσχηκέναι. νυνὶ δὲ συστελλόμενος μὲν ὁρᾶται, καταπινόντων καὶ αὖθις ἐμούντων, ὅπερ ὑπάρχει καὶ τῇ γαστρὶ καὶ τοῖς ἐντέροις· καὶ γὰρ καὶ ταῦτα περιστέλλεται τοῖς ἔνδον αὐτῶν· οὐ μὴν τήν γε κατὰ τοὺς σφυγμοὺς ἔχει κίνησιν. ἐκεῖνο μὲν οὖν ἥμαρτον μεγάλως, μὴ γνόντες ὅλως ἐνέργειάν τε καὶ δύναμιν μυῶν τε καὶ καρδίας. ἐμοὶ δ', ὅτι μὲν ἡ καρδία τῆς τε θυμοειδοῦς ἐστι δυνάμεως ἀρχὴ, τῆς τ' ἐμφύτου θερμασίας οἷον πηγή τις, ἐν τοῖς περὶ τῶν Ἱπποκράτους καὶ Πλάτωνος δογμάτων ὑπομνήμασι δέδεικται.

Κεφ. θ'. [156] Νυνὶ δ' ἐπὶ τὰ τῆς προκειμένης πραγματείας ἴδια μετέλθωμεν, ἀπὸ τῶν ὤτων ἀρξάμενοι τῆς καρδίας, ἃ καθ' ὁμοιότητά τινα τοῖς κυρίως ὀνομαζομένοις ὠσὶν ἐκάλεσαν οἱ πρόσθεν. ὡς γὰρ ἐκεῖνα παραπέφυκεν ἑκατέρωθεν τῇ κεφαλῇ, κατὰ τὸν αὐτὸν τρόπον καὶ ταῦτα τῇ καρδίᾳ, νευρωδέστερά τε καὶ δερματωδέστερα φαινόμενα σαφῶς αὐτοῦ τοῦ τῆς καρδίας σώματος· ἄχρι το-

Porro, si ex nervis cor pulsandi actionem haberet, et stomachum eandem obtinuisse conveniebat; nunc autem is deglutientibus iterumque evomentibus contrahi videtur, (quod et ventriculo et intestinis accidit, quandoquidem et haec ad ea, quae ipsis insunt, contrahuntur,) non tamen pulsatilem motum edit. In illo igitur hallucinati sunt insigniter, ut qui nescirent omnino tum musculorum tum cordis munus et facultatem. Mihi vero, quod irascibilis facultatis cor sit initium, et nativi caloris veluti fons quidam, in commentariis de Hippocratis et Platonis placitis demonstratum est.

Cap. IX. Nunc autem ad propositi operis peculiaria digrediamur ab auribus cordis auspicati: quas ad similitudinem quandam aurium proprie dictarum majores vocaverunt. Ut enim illae capiti utrinque annexae sunt, ita et hae cordi, et nervosiores ac magis cuticulares ipso cordis corpore manifesto apparent; hactenus enim ideam

σούτου γὰρ ὑπογράψαι λόγῳ τὴν ἰδέαν αὐτῶν ἐγχωρεῖ. βέλτιον δ', ὡς ἔφην, ὄψει καὶ ἁφῇ τὰ τοιαῦτα ἐπιτρέπειν, αἷς μόναις ἐστὶ διαγνῶναι χρόαν τε καὶ σύστασιν σώματος. ἔστι δέ πως ταῦτα τὰ μόρια καὶ τῇ χρόᾳ μελάντερα, καὶ σαφῶς ἐπιφύσεσι δερματώδεσιν ἔοικεν, ἕνεκα τοῦ κοιλίαν τινὰ πρὸ τῆς καρδίας ἐργάσασθαι. δι' αὐτὸ τοῦτο γοῦν ὑπὸ τῆς φύσεως ἐγένετο καὶ κοῖλα καὶ δερματώδη· κοῖλα μὲν, ὥστε γεννῆσαι κοιλίας, δερματώδη δ', ὅπως ἑτοίμως ἕποιτο ταῖς κινήσεσι τῆς καρδίας, ως ἐν τοῖς περὶ χρείας μορίων λέλεκται. δύο δὲ ταῦτά εἰσιν, ἓν καθ' ἑκάτερον τῶν εἰσαγόντων ἀγγείων τὰς ὕλας, ἐν μὲν τοῖς δεξιοῖς μέρεσι κατὰ τὴν τῆς φλεβὸς ἔμφυσιν εἰς τὴν ἐνταῦθα κοιλίαν τῆς καρδίας, ἐν δὲ τοῖς ἀριστεροῖς κατὰ τὴν τῆς ἀρτηρίας τῆς φλεβώδους. ἀναπτύξαντος δέ σου ταυτὶ τὰ ὦτα, τότε τὸ σῶμα τῆς καρδίας αὐτὸ φανεῖται, καὶ τῶν εἰρημένων στομάτων ἑκάτερον, εἶθ' ὑμένες οἱ κατὰ τὴν ἔμφυσιν ἐπικείμενοι, τρεῖς μὲν ἐπὶ τῆς δεξιᾶς κοιλίας, δύο δ' ἐπὶ τῆς ἀριστερᾶς, ὧν τὸ σχῆμα τῆς συνθέσεως ἔοικε ταῖς τῶν

ipsarum descripseris; quanquam satius (ut dixi) foret talia visui tactuique committere, quibus solis colorem substantiamque corporis est discernere. Porro hac particulae et colore nigriores sunt, et appendicibus cuticularibus manifesto similes, sinus cujusdam ante cor efficiundi gratia, ob quam rem ipsas natura et concavas et cuticulares condidit; concavas quidem, ut sinus producerent, cuticulares autem, ut cordis motum prompte sequerentur, quemadmodum in libris de usu partium declaratum est. Duae vero hae sunt, in utroque vasorum materiam invehentium singulae; in dextra quidem parte, qua vena in cordis sinum inibi inseritur, in sinisteriore vero, qua arteria venosa. Has aures cum aperueris, tum ipsum cordis corpus in conspectu erit, tum ex dictis orificiis utrumque; deinde membranae insertioni ipsorum incumbentes, tres quidem in sinu dextro, duae vero in sinistro; quarum structurae figura similis telorum cuspidi est,

βελῶν γλωχῖσι. ταῦτά τοι καὶ τριγλώχινας αὐτὰς ὠνόμασαν ἔνιοι τῶν ἀνατομικῶν. ἀλλὰ ταῦτα μὲν ἔνεστί σοι κἀπὶ τῆς ἐξῃρημένης τοῦ θώρακος καρδίας ἀκριβῶς ἐπισκέψασθαι, καθάπερ γε καὶ τὰ λοιπὰ δύο στόματα τῶν ἐξαγόντων τὰς ὕλας ἀγγείων, ἐκ μὲν τῆς δεξιᾶς κοιλίας εἰς τὸν πνεύμονα τὸ τῆς ἀρτηριώδους φλεβὸς, ἐκ δὲ τῆς ἀριστερᾶς εἰς ὅλον τοῦ ζώου τὸ σῶμα τὸ τῆς μεγάλης ἀρτηρίας. ἐφ᾿ ὧν αὖ πάλιν ἑκατέρωθεν θεάσῃ τρεῖς ὑμένας σιγμοειδεῖς τὸ σχῆμα, νεύοντας ἔξω τῆς καρδίας, ὥσπερ οἱ τριγλώχινες εἴσω. πρὶν δ᾿ ἐξῃρῆσθαι τοῦ ζώου τὴν καρδίαν, τά τ᾿ ἀποβλαστήματα τῆς κοίλης ἐπίσκεψαι πάντα, περὶ ὧν αὖθις εἰρήσεται κατὰ τὴν τῶν ἀγγείων ἀνατομὴν, τόν τ᾿ ἀδένα τὸν μέγαν, ᾧ θυμὸς ὄνομα, τήν τε ῥίζαν τοῦ χιτῶνος τῆς καρδίας. ἐπίσκεψαι δὲ καὶ ὅπως ἀπὸ τῆς κατὰ τὸ δεξιὸν οὔσης κοιλότητος ἥκει τις φλὲψ ἐπὶ τὴν ῥάχιν, ἀναβαίνουσα τῷ πέμπτῳ τοῦ μεταφρένου σπονδύλῳ, καὶ ὡς ἡ φλὲψ αὕτη παραγίγνεται μὲν ἀεὶ πρὸς τοῦτο τὸ χωρίον ἐπὶ πάντων τῶν ζώων, ἐν οἷς ἐῤῥέθη γυμνάζεσθαί σε κατὰ

ideoque et trifulcas (triglochinas) nonnulli anatomicorum ipfas nominarunt. Sed haec quidem et corde thoraci exempto accurate licet intueri, ficut etiam reliqua duo orificia vaforum, quae materias educunt, ex dextro quidem ventriculo in pulmonem venae arteriofae, ex finiftro autem in totum animantis corpus grandis arteriae; in quibus iterum tres utrinque membranas ad *C* literae fimilitudinem factas confpicies, extra cor tendentes, veluti trifulcas intro. Priusquam vero cor ex animante auferas, cavae venae ramos omnino confidera, de quibus iterum in vaforum diffectione dicemus; ad haec glandium magnum, cui thymus nomen, item cordis panniculi radicem. Infuper examina, quo modo a dextro finu vena quaedam ad fpinam pertendat, quintam dorfi vertebram confcendens; praeterea quod eadem vena ad hunc perpetuo locum in omnibus animantibus porrigatur, in quorum diffectionibus te exercitari confuluimus;

τὰς ἀνατομάς· οὐ μὴν ἐπὶ πάντων γ᾽ ἀπὸ τοῦ δεξιοῦ τῆς καρδίας ὠτός, ἀλλ᾽ ἐπ᾽ ἐνίων, ἐπειδὰν ἡ κοίλη φλὲψ παρέλθῃ τοῦτο, πρὸς τὴν σφαγὴν ἀναφέρεται. τούτων τῶν ζώων εἰσὶ καὶ οἱ πίθηκοι.

Κεφ. ί. [157] Τὰ μέντοι τὴν καρδίαν αὐτὴν τρέφοντα διαπαντὸς ἐπὶ πάντων τῶν ζώων ἐκ τῆς κοι(180)λότητος ἐκείνης ὁρμᾶται· καὶ καλοῦσιν αὐτὰ περιστρέφοντα τὴν καρδίαν, ἐπειδὴ περιέρχεται πᾶσαν αὐτὴν ὄντα δύο, καθάπερ γε κἀκ τῶν ἀριστερῶν μερῶν εἰς αὐτὸ τῆς καρδίας τὸ σῶμα δύο καθήκουσιν ἀρτηρίαι, τῆς μεγάλης ἀποβλαστάνουσαι μετὰ τὴν πρώτην ἔκφυσιν ἐξωτέρω τῶν ὑμένων. ἅπερ, ὡς ἔφην, ἄμεινον ἐξῃρημένης τοῦ ζώου τῆς καρδίας ἐπισκέπτεσθαι, καὶ μᾶλλον ἐπὶ μεγάλου ζώου· πᾶσι μὲν γὰρ ὡσαύτως ὑπάρχει, μηδεμιᾶς διὰ μέγεθος ἐν αὐτοῖς γιγνομένης διαφορᾶς, ὡς Ἀριστοτέλης οἴεται. σαφεστέρα δ᾽ ἡ θέα κατὰ τὰς μεγάλας ἐστὶ καρδίας. καὶ γὰρ οὖν καὶ τὸ κατ᾽ αὐτὴν ὀστοῦν, ὃ τοῖς μεγάλοις ζώοις ὑπάρχειν νομίζουσι, καὶ τούτοις οὐ πᾶσιν, ἐν πᾶσι μέν ἐστι καὶ τοῖς ἄλλοις, οὐ μὴν ὀστοῦν πᾶσί γε ἀκριβῶς, ἀλλὰ χόνδρος.

non tamen in omnibus a dextra cordis auricula, ſed in quibusdam cum vena cava hanc permeans ad jugulum attollitur. His animantibus et ſimiae annumerantur.

Cap. X. Quae vero cor ipſum enutriunt vaſa, perpetuo in omnibus animantibus ex ſinu illo prodeunt; ac vocant ea cor involventia, quoniam bina numero totum ipſum circumreptant, quemadmodum a laeva parte duae arteriae, majoris ſoboles, poſt primum extra membranas exortum in ipſum cordis corpus perveniunt. Quae, ut retuli, melius corde animali exempto inſpiciuntur, ac magis in animali grandiore; omnibus enim ſimiliter ineſt, quum nulla ob magnitudinem in ipſis ſit differentia, ut Ariſtoteles autumat; ſed clarior in magnis cordibus eſt ſpeculatio, quoniam et ipſius os, quod magnis ineſſe animalibus arbitrantur, atque his non omnibus, etiam aliis omnibus ineſt, haud tamen os univerſis exactum,

ἔχει γὰρ ὧδε τὸ σύμπαν ἅπασι τοῖς ζώοις· οἵ θ' ὑμένες, οὓς ὀνομάζεσθαι τριγλώχινας ἔφην, ἥ τε τῶν ἀρτηριωδῶν ἀγγείων ῥίζα πρὸς οὐσίαν ἤρτηται, σκληρὰν μὲν πάντως, οὐ μὴν ἐν ἅπασί γ' ὁμοίως σκληράν. ἐν μὲν γὰρ τοῖς μικροῖς ἀτρέμα χονδρώδης ἐστίν· ἐν δὲ τοῖς μείζοσιν ἀκριβὴς χόνδρος· ἐν δὲ τοῖς ἱκανῶς μεγάλοις χόνδρος ὀστώδης. καὶ ὅσῳ γ' ἂν ᾖ τὸ τοῦ ζώου γένος ἀξιολογώτερον τῷ μεγέθει, τοσούτῳ πλέον ὀστώδους οὐσίας ὁ χόνδρος ἐπικέκτηται. καὶ κατά γε τὰ μέγιστα, ὅπου τὸ πλέον αὐτοῦ τῆς ὀστώδους οὐσίας γίγνεται, προσήκει καλεῖν αὐτὸν τηνικαῦτα χονδρῶδες ὀστοῦν, οὐ χόνδρον ὀστώδη. ὃ περιφύεται γὰρ ἐπὶ τούτων τῶν ζώων, οὐδὲ χόνδρος ἔτι ἀκριβῶς ἐστιν, ἀλλὰ νευροχονδρῶδες σῶμα. θαυμαστὸν δ' οὐδὲν ἐπὶ τῶν μικρῶν ζώων ἀγνοεῖσθαι τελέως αὐτὸ τοῖς ἀγυμνάστοις περὶ τὰς ἀνατομὰς, ὅπου γε καὶ κατὰ τὰ μείζω λανθάνει πολλάκις αὐτούς. καὶ τί λέγω τὰ μείζω; μεγίστου γοῦν ἐλέφαντος ἔναγχος ἐν Ῥώμῃ σφαγέντος, ἠθροίσθησαν μὲν ἐπὶ τὴν ἀνατομὴν αὐτοῦ πολλοὶ τῶν ἰατρῶν ἕνεκα τοῦ γνῶναι,

ſed cartilago. Sic enim in totum ſe habet in cunctis animantibus; et membranae, quas triſulcas diximus appellari, et arterialium vaſorum radix ſubſtantiae durae omnino appenſa eſt, ſed non in omnibus aeque durae, quoniam in minutis leviter cartilaginoſa eſt, in grandioribus exacta cartilago, in valde grandibus cartilago oſſea; et quanto animantis genus corporis mole vaſtius fuerit, tanto plus oſſeae ſubſtantiae cartilago ſortita eſt. Et in maximis, ubi plus oſſeae ſubſtantiae gignitur, convenit ipſam tunc appellare os cartilagineum, non cartilaginem oſſeam; quod enim in his animalibus producitur, non cartilaginis adhuc exactae naturam, ſed nervocartilagineum corpus. Nullum vero miraculum eſt, in minutis ipſum animantibus diſſectionum rudes penitus ignorare, quum in grandioribus frequenter ipſos lateat. At quid dico in grandioribus? Nuper elephante maximo Romae jugulato, plerique medici ad ipſius diſſectionem convenerant diſcendi gratia, duosne cor haberet verti-

πότερον ἔχει δύο κορυφὰς ἢ μίαν ἡ καρδία, καὶ δύο κοιλίας ἢ τρεῖς. ἐγὼ δὲ καὶ πρὸ τῆς ἀνατομῆς αὐτοῦ διετεινόμην, εὑρεθήσεσθαι τὴν αὐτὴν κατασκευὴν τῆς καρδίας ταῖς ἄλλαις πάσαις τῶν ἐξ ἀέρος ἀναπνεόντων ζώων· ἅπερ ἐφάνη καὶ διαιρεθείσης. εὗρον δὲ ῥᾳδίως καὶ τὸ κατ᾽ αὐτὴν ὀστοῦν, ἅμα τοῖς ἑταίροις ἐπιβαλὼν τοὺς δακτύλους. οἱ δ᾽ ἀγύμναστοι μὲν, ἐλπίζοντες δὲ εὑρίσκειν, ὡς ἐν μεγάλῳ ζώῳ, τὸ μὴ φαινόμενον ἐπὶ τῶν ἄλλων, ὑπέλαβον οὐδὲ τὴν ἐλέφαντος καρδίαν ἔχειν ὀστοῦν. ἐγὼ δ᾽ ἐμέλλησα μὲν αὐτοῖς δεικνύειν, τῶν δ᾽ ἑταίρων γελώντων ἐφ᾽ οἷς ἑώρων ἀναισθήτους ἐκείνους διὰ τὴν ἄγνοιαν τοῦ τόπου, παρακαλεσάντων δὲ μὴ δεικνύειν, ἐπέσχον τὴν δεῖξιν. ἀρθείσης μέντοι τῆς καρδίας ὑπὸ τῶν τοῦ Καίσαρος μαγείρων, ἔπεμψά τινα τῶν γεγυμνασμένων ἑταίρων περὶ τὰ τοιαῦτα παρακαλέσοντα τοὺς μαγείρους ἐπιτρέψαι τὸ κατ᾽ αὐτὴν ὀστοῦν ἐξελεῖν· καὶ οὕτως ἐγένετο. καὶ παρ᾽ ἡμῖν ἐστι νῦν, οὐ σμικρὸν μὲν ὑπάρχον τῷ μεγέθει, θαυμαστὴν δὲ παρέχον ἀπιστίαν τοῖς ὁρῶσιν, εἰ τηλικοῦτον ὀστοῦν ἐλάν-

ces, an unum, et ventriculosne duos, an tres. Ego autem et ante ipfius diffectionem afferebam, eandem cordis ftructuram cum aliis omnibus animalium aërem fpirantium inventum iri; quae etiam ipfo divifo apparuerunt. Item os ipfius fine negotio reperi una cum familiaribus digitos admolitus; at inexercitati fperantes id, quod in aliis animantibus apparet, ita in magno fe inventuros, ne elephanti quidem cor os habere putabant. Ego autem oftenfurus ipfis eram, nifi familiares rififfent, quod attonitos illos ac fenfus expertes propter loci ignorantiam confpicerent; et, quum adhortarentur, ne indicarem, fubticui. Corde vero a Caefaris coquis exempto, mifi aliquem ex familiaribus in hujusmodi exercitatis rogatum coquos, ut os ipfius eximi finerent; atque fic factum eft. Servatur idem apud nos etiam hodie, eximiae adeo magnitudinis, ut ab iis, qui intuentur, nullo modo credi queat, tantum os medicos latuiffe. Ita

θανε τοὺς ἰατρούς. οὕτως ἄρα καὶ τὰ μέγιστα τῶν ἐν τοῖς ζώοις μορίων λανθάνει τοὺς ἀγυμνάστους. καὶ θαυμαστὸν οὐδὲν, ἄλλα τε πολλὰ κατὰ τὰς ἀνατομὰς Ἀριστοτέλη διαμαρτεῖν, καὶ ἡγεῖσθαι, τρεῖς ἔχειν κοιλίας ἐπὶ τῶν μεγάλων ζώων τὴν καρδίαν. [158] ὅτι μὲν οὖν ἀγύμναστος ὢν ἐν ταῖς ἀνατομαῖς ἐσφάλη περὶ τὴν τῶν μορίων εὕρεσιν, οὔτε θαυμάζειν χρὴ, καὶ συγγινώσκειν αὐτῷ προσήκει. ὅπου γὰρ οἱ τὸν ὅλον ἑαυτῶν βίον ἀναθέντες τῇ θεωρίᾳ ταύτῃ, καθάπερ ὁ Μαρῖνος, ἥμαρτον πολλὰ, τί χρὴ νομίζειν συμβαίνειν τοῖς ἐξαίφνης μὲν ἐπ᾽ αὐτὴν ἐλθοῦσι, πεισθεῖσι δ᾽ οἷς πρῶτον οὐκ εἶδον, ὡς μηκέτι ἐπιχειρῆσαι δεύτερον ἰδεῖν; ἐγὼ γοῦν ἐπόμνυμι τοὺς θεοὺς πάντας, ὡς πολλὰ τῶν ἔμπροσθεν οὐδ᾽ ὅλως ἑωραμένων μοι κατεῖδόν ποθ᾽ ὕστερον. καὶ τοιοῦτ᾽ ἔστι τὸ κατὰ τὴν καρδίαν ὀστοῦν, ὃ μήθ᾽ ὅπου ὑπόκειται, μήτ᾽ εἰ πᾶσι τοῖς ζώοις ἐστὶ, παρὰ τῶν διδασκάλων ἀκούσας, ἐπεχείρησα μὲν αὐτὸς ἐξευρεῖν, εἰς μικρὰ μόρια κατατέμνων τὸ σπλάγχνον· ἀσφαλέστατος γὰρ οὗτος ὁ

fane et maximae in animantibus partes inexercitatis ignorantur. Ac miri nihil eft, fi etiam in aliis multis (quod ad anatomen fpectat) Ariftoteles erraverit, qui triplicem finum cor habere in magnis animalibus exiftimat. Quod igitur in diffectionibus non exercitatus circa partium inventionem errorem commiferit, neque mirandum eft, et condonare homini convenit. Ubi enim, qui totam fuam vitam huic fpeculationi dedicarunt, quemadmodum Marinus, in plerisque falfi funt, quid exiftimandum eft iis accidere, qui repente, ceu heri aut nudiustertius, ipfam audierint, perfuafi ea, quae prius non viderunt, ita ut denuo infpicere non aggrediantur? Ego itaque deos omnes juro, multa, quae prius nequaquam mihi erant vifa, deinde aliquando me animadvertiffe; atque inter haec cordis os exiftit, quod neque ubi fubditum fit, neque an omnibus infit animantibus, a praeceptoribus edoctus, non dubitavi ipfum invenire, vifcere in minutas partes concifo; haec fiquidem tutiffima inquirendi ratio

τρόπος ἐδόκει μοι τῆς ζητήσεως ὑπάρχειν. ἐπεὶ δ' ἅπαξ εὗρον ἀνηρτημένας εἰς αὐτὸ τῶν θ' ὑμένων τὰς ῥίζας καὶ τῶν ἀρτηριωδῶν ἀγγείων τὰς ἐκφύσεις, πρῶτον μὲν ἐπείσθην, ὡς ἀναγκαῖόν ἐστιν ἐν ἅπασι τοῖς ζώοις τὴν τεχνικὴν φύσιν ἐστοχάσθαι τούτου τοῦ σκοποῦ· μετὰ δὲ τοῦτο καὶ δι' αὐτῆς τῆς πείρας ἐπείσθην, ἀκολουθῶν ταῖς πρώταις ἐκφύσεσι τῶν εἰρημένων μορίων. υπὸ δὲ λοιπῆς τῆς περὶ ταῦτα τριβῆς ἐν ἀκαρεῖ χρόνῳ πάσης τῆς προκομισθείσης καρδίας ἐξεῦρον αὐτὸ ῥᾳδίως, καὶ τῶν ἑταίρων δ' οὐκ ὀλίγοι τάχιστα εὑρίσκουσι τὴν χώραν τῆς θέσεως τοῦ τῆς καρδίας ὀστοῦ. καὶ ὅςτις οὐκ εἶδεν ἡμᾶς, ἀλλὰ τῷ λόγῳ γε προδιδαχθεὶς ἐπὶ τὴν ἀνατομὴν ἦλθε, γυμνώσας μὲν τὴν ἀριστερὰν κοιλίαν, ἀναπτύξας δὲ κατὰ μῆκος ὅλην τὴν ἔκφυσιν τῆς ἀορτῆς, εἴ γε τούτων γενομένων ἀκολουθεῖ φιλοπόνως ταῖς ῥίζαις τῆς τε ἀορτῆς καὶ τῶν ὑμένων, εὑρήσει ῥᾳδίως αὐτό· καὶ γὰρ ταύτης ἡ ῥίζα καὶ τῆς ἀρτηριώδους φλεβὸς, ἔτι δὲ τῶν ἐν αὐταῖς ὑμένων ἐν τῷ τῆς καρδίας ἐστὶν ὀστῷ. ταῦτά τε οὖν, ως ἔφην,

videbatur. Poftquam vero femel offendi fufpenfas ibidem membranarum radices et arterialium vaforum exortus, primum equidem animum induxi, neceffe effe in omnibus animantibus naturam artificiofam hunc fcopum conjectatam fuiffe; deinde per ipfam quoque experientiam factus certior, primos partium dictarum exortus fequebar. Procedente autem tempore, quum hifce in rebus verfarer, momento, omni corde propofito, ipfum citra negotium reperi, et familiarium haud pauci fitus offis in corde regionem quam promptiffime inveniunt. At, qui me adminiftrantem non vidit, fed libris edoctus ad diffectionem accedit, detecto quidem finiftro finu, aperto autem in longum toto aortae proceffu, his, inquam, rite factis, fi ftudiose radices aortae fequatur et membranarum, ex facili ipfum reperiet; etenim hujus radix et venae arteriofae, infuper membranarum, quae funt in ipfis, in cordis offe habetur. Haec igitur omnia, ut

ἅπαντα δυνατὸν ἐξῃρημένης τοῦ ζώου τῆς καρδίας ἐπισκέπτεσθαι, καὶ πρὸς τούτοις ἔτι τοὺς οἷον βοθύνους, ἐν ἑκατέρῳ τῶν κοιλιῶν ἐπὶ πλεῖστον βάθος προήκοντας. ἐὰν δὲ ἐπὶ προσφάτου τοῦ ζώου φιλοπόνως ἀνατέμνῃς, εὑρήσεις ἀκριβῶς. ἔνεστι δὲ καὶ τὰ περιστρέφοντα τὴν καρδίαν ἀγγεῖα θεάσασθαι κατασχιζόμενα πολυειδῶς εἰς αὐτὴν, ἀλλήλοις μὲν παρακείμενα, τὴν δ᾽ οἷον ὁδοιπορίαν ἅπασαν ἴσχοντα κατὰ τὰς συμβολὰς τῶν κοιλιῶν.

Κεφ. ια΄. Ὄψει δὲ δήπου, γυμνώσας ὅλην τὴν καρδίαν, τὴν μὲν ἀριστερὰν κοιλίαν αὐτῆς ἀνήκουσαν ἐπ᾽ ἄκραν τὴν κορυφὴν, τὴν δεξιὰν δὲ πολὺ κατωτέρω παυομένην, καὶ περιγραφὴν δὲ πολλάκις ἰδίαν ἔχουσαν, ἐπὶ μὲν τῶν μεγάλων ζώων μᾶλλον, οἷον ἵππων τε καὶ βοῶν καὶ καμήλων, ἔτι δὲ μᾶλλον ἐλεφάντων, ἔστιν ὅτε μὴν κἀπὶ τῶν μικρῶν. ἀλεκτρυόνα γοῦν τις θύων θεοῖς εὗρε δύο κορυφὰς ἔχουσαν τὴν καρδίαν, εἶθ᾽ ἡγησάμενος οἰώνισμα γεγονέναι τοῦτο τοὺς περὶ ταῦτα δεινοὺς ἀνεζήτησε. κατὰ τύχην δὲ περιπεσὼν ἐμοὶ δύο καρδίας εὑρηκέναι καθ᾽ ἓν

dixi, extracto animantis corde inſpici poſſunt; ac praeterea veluti foveae in utroque ſinu penitius procedentes; quod ſi recenti in animali diligenter ſectionem moliaris, exacte comperies. Quin etiam licet vaſa cor involventia cernere numeroſa ramorum ſerie invicem juncta in id diffundi, totum autem veluti iter occupare, qua ſinus committuntur.

Cap. XI. At toto corde nudato, videbis profecto, ſiniſteriorem ipſius ventriculum ad ſummum verticem aſcendere, dextrum inferius multo ceſſare et circumſcriptionem ſubinde propriam habere, idque magis in magnis animalibus, ut equis, bobis et camelis, multo magis in elephantis, nonnunquam vero in minutis etiam. Nam gallum quiſpiam diis ſacrificans cor invenit duobus faſtigiatum verticibus; deinde ratus, id eſſe augurium, hujus interpretes disquirebat. Caſu autem in me incidens duo in uno animante corda, cum diis ſacrificaret,

ζῶον ἔφη θύων τοῖς θεοῖς. ἀλλ᾽ οὐ δύο ἦσαν, ὡς ᾤετο, κᾂν τῆς δεξιᾶς ἡ κορυφὴ περιγραφὴν ἰδίαν εἶχεν. εὖ γὰρ εἰδέναι χρή σε, κᾂν ἐλέφαντος ᾖ τι μεῖζον, ἢ κορυδαλοῦ μικρότερον, ἐξ ἀέρος ἀναπνέον, ὁμοίαν αὐτοῖς εἶναι τὴν κατασκευὴν τῆς καρδίας· ἄμεινον δ᾽ οὐχ ὁμοίαν, [159] ἀλλὰ τὴν αὐτὴν κατ᾽ εἶδος εἰπεῖν. ὁποία δέ τίς ἐστι τοῖς ἰχθύσιν ἡ καρδία, καὶ ὅλως ὅσα καθ᾽ ὕδατος διαιτᾶται, προϊούσης τῆς πραγματείας εἰρήσεται· νῦν δὲ πρότερον ἐπὶ τῶν ἐξ ἀέρος ἀναπνεόντων ζώων ὁ λόγος ἐξεταζέσθω. τούτων οὖν ἁπάντων εὑρήσεις τὴν αὐτὴν κατασκευὴν τῆς καρδίας, ὡσαύτως δὲ καὶ τὴν τοῦ πνεύμονος, ὁποίαν ὀλίγον ἔμπροσθεν εἶπον. ἓν ἔτι μοι δοκεῖ λείπεσθαι τῶν κατ᾽ αὐτά, ὃ κατὰ τὴν τῶν νεύρων ἀνατομὴν εἰρήσεται, περί τε τοῦ σπλάγχνου τοῦδε καὶ περὶ τῆς καρδίας. εἰρήσεται δὲ καὶ ὅτι τὰ τῆς καρδίας ὦτα τῶν κοιλιῶν αὐτῆς ἐκτός ἐστιν. εἰ δέ τις (181) αὐτὰ μέρη τοῦ σπλάγχνου θέμενος, ὥσπερ Ἡρόφιλος, ἐπὶ πλέον ἐξέτεινε τὸν ἀριθμὸν τῶν στομάτων, καὶ ταύτῃ δόξει διαφωνεῖν Ἐρασιστράτῳ τε καὶ ἡμῖν,

fe inveniffe dixit; atqui duo non erant, ut arbitrabatur, fed dextri vertex circumfcriptionem peculiarem habebat. Nam fciendum tibi probe eft, animal vel elephante grandius, vel alauda minutius, quod aërem fpiret, fimilem cordis ftructuram obtinere; praeftat autem non fimile dicere, fed fpecie eandem. Quale autem pifcibus, vel in totum iis, quae in aqua vivunt, cor infit, procedenti commentario docebimus: in praefentia autem prius de animalibus aërem fpirantibus examen conftituemus. Itaque horum omnium eandem cordis ftructuram invenies, fimiliter et pulmonis, qualem paulo fuperius enarravi. Unum vero in ipfis reliquum adhuc effe videtur, quod in nervorum diffectione explicabitur, tum de hoc vifcere, tum de corde. Ad haec cordis auriculas extra ventriculos ipfius confiftere dicemus; verum fi quis auriculas partes ipfius cordis ponens, ficut Herophilus, ampliorem orificiorum numerum producat, etiam hoc ab Erafiftrati

εἰρηκόσι δ' τὰ πάντα εἶναι στόματα τῶν κατὰ τὴν καρδίαν ἀγγείων τεττάρων. ἐκ δὲ τῶν γεγραμμένων ὑπομνημάτων μοι περὶ τῆς ἀνατομικῆς διαφωνίας μαθήσεται τὸν ἀκριβῆ τρόπον τῆς διαγνώσεως, ὧν τ' ἐν τοῖς φαινομένοις αὐτῶν τέσσαρσι διαφέρονται κατ' ἀλλήλους οἱ ἀνατομικοὶ τῶν ἀνδρῶν, ὧν τ' ἐν τοῖς περὶ αὐτῶν δόγμασιν, ἐν τῷ πρώτῳ τῆς διδασκαλίας. ἓν μὲν γάρ ἐστι τὸ στόμα τῆς φλεβώδους ἀρτηρίας κατὰ τὴν ἀριστερὰν κοιλίαν, ἐφ' ᾧ καὶ οἱ ὑμένες ἔξωθεν ἔσω νεύοντες. οὐ μὴν μένει γ' ἓν ἄχρι πλείονος, ἀλλ' εὐθέως ἐν τῇ κάτω οὔσῃ εὐρυχωρίᾳ σχισθὲν εἰς τέτταρα μόρια, ὧν ἕκαστον εἰς ἓν ἀφικνεῖται τῶν τοῦ πνεύμονος λοβῶν. ὅτι δ' οὐχ, ὡς ἐφ' ἥπατος, οἱ λοβοὶ τοῦ πνεύμονος ἄνισοι τὸν ἀριθμόν εἰσιν, ἀλλ' ἐπὶ πάντων τῶν ζώων, ὑπὲρ ὧν ὁ λόγος ἡμῖν ἐνέστηκε, δύο μὲν ἐν τοῖς δεξιοῖς αὐτοῦ μέρεσι, δύο δ' ἐν τοῖς ἀριστεροῖς, ὡμολόγηται πᾶσιν. ὡμολόγηται δ', εἰ καὶ μὴ πᾶσι, ἀλλὰ τοῖς ἀκριβέστερον ἀνατέμνουσιν, ὡς ἐν τῷ δεξιῷ μέρει τοῦ θώρακός ἐστί τις καὶ πέμπτος λοβὸς μικρός, οἷον ἀποβλάστημά τι

noſtraque ſententia diſcrepare videbitur, nam omnia quatuor vaſorum cordis orificia quatuor eſſe diximus. Quomodo autem exacte diſcernas, ex commentariis de diſſenſione anatomica conſcriptis perdiſces; nam et in his quatuor apparentibus anatomici inter ſe diſcordant, quae primo volumine de ipſorum placitis pertracto. Siquidem unum venoſae arteriae os in ſiniſtro ventriculo habetur, in quo etiam membranae foris intro nutant, non tamen unum diutius permanet, ſed ſtatim ima intercapedine in quatuor partes diſciſſum eſt, quarum ſingulae in ſingulas pulmonis fibras porriguntur. Quod autem pulmonis fibrae non impares numero, ut jecinoris, exiſtunt, ſed in omnibus animantibus, de quibus verba fecimus, duae in dextra ipſius parte habentur, duae vero in ſiniſtra, apud omnes in confeſſo eſt. Inſuper convenit, ſi non inter omnes, certe inter eos, qui exactius diſſecant, in dextra thoracis parte quintam quandam fibram exiguam, veluti alterutrius ſobolem, conſiſtere.

θατέρου τοῖν δυοῖν. εὑρήσεις δ᾽ αὐτὸν ῥᾷστα τῇ κοίλῃ φλεβὶ προσέχων τὸν νοῦν, ἐκείνῃ γὰρ ὑποβέβληται, καθ᾽ ὃ πρῶτον ἐμπίπτει τῷ θώρακι, καταλιποῦσα τὰς φρένας. ἔστι δ᾽ ὅτε καὶ κοιλότητά τινα κατὰ τὸ τῆς ἐπιπολῆς αὐτοῦ σαφῶς ἰδεῖν ἐστιν, ἐφ᾽ ἧς ἡ φλὲψ στηρίζεται, ζῶντος ἔτι τοῦ ζώου. μετὰ γάρ τοι τὸν θάνατον ὁ πνεύμων ἀεὶ συμπεπτωκὼς ὁρᾶται καὶ μικρὸς, οὐκ ὀλίγης γιγνομένης τῆς μεταξὺ χώρας αὐτοῦ τε καὶ τοῦ θώρακος, ἔμπαλιν ἢ ὡς ζῶντος ἔσχε τοῦ ζώου. καὶ λεχθήσεταί γε περὶ τούτου διὰ τῶν ἐφεξῆς ἐπὶ συμπληρωθέντι τῷ περὶ τῆς καρδίας λόγῳ παντί· λείπεται γὰρ εἰπεῖν, ὅπως ἄν τις αὐτὴν ἔτι ζῶντος τοῦ ζώου γυμνώσειεν ἄνευ τοῦ τρῶσαι τὰς κοιλίας τοῦ θώρακος.

Κεφ. ιβ΄. Ἀναμνησθεὶς οὖν ὧν εἶπον οὐ πρὸ πολλοῦ περὶ τῆς συμφύσεως ἐν μὲν τῷ στέρνῳ τοῦ περικαρδίου χιτῶνος, οὐ χαλεπῶς εὑρήσεις, ὅπως χρή σε γυμνῶσαι τὴν καρδίαν. εὔδηλον γὰρ, ὡς οὐδ᾽ ἄλλως, ἢ ὡς ἐπὶ τεθνεῶτος ἐγυμνοῦτο τοῦ ζώου, καθὰ προείρηται. βέλτιον δ᾽ ἴσως ἅπαντα τὸν λόγον ἀναλαβεῖν ἕνεκα σαφηνείας. ἔστω τοι-

Facillime ipſam comperis ad venam cavam animum dirigens, illi ſiquidem ſubjacet, qua primum in thoracem, relicto ſepto, incidit. Nonnunquam et cavitatem quandam in ſuperficie manifeſto eſt conſpicere, cui vena, dum vivit adhuc animal, affirmatur; nam poſt obitum pulmo ſemper collapſus et exiguus apparet, haud pauca ipſius et thoracis facta intercapedine, contra quam vivo animali habebat. Ac de hoc in ſequentibus agetur, ubi totum de corde ſermonem abſolverimus; etenim ſupereſt dicendum, quomodo ipſum, vivente adhuc animali, citra thoracis ſinuum convulnerationem detegas.

Cap. XII. Itaque, ſi paulo antedicta de pericardii tunicae in ſterno connexu in memoriam revocaveris, haud difficile, quo pacto cor detegendum ſit, comperies. Planum namque eſt, neque aliter, quam in mortuo animante, nudandum, veluti praediximus. Sed melius eſt forſan totum ſermonem perſpicuitatis gratia repetere. Sit

γαροῦν ἔτι νέον τὸ ζῶον, ὅπως ἀνύηταί σοι διὰ σμίλης ἡ τομὴ χωρὶς ἐκκοπέων. ἐσχηματίσθω δ' ὕπτιον ἐπὶ σανίδος, ὁποίας ὁρᾶτε πολλὰς ἐμοὶ παρεσκευασμένας, ἐλάττους τε καὶ μείζους, [160] ὡς εὑρίσκεσθαί τινα μίαν ἀεὶ τῷ μέλλοντι κατ' αὐτῆς ἐκταθήσεσθαι ζώῳ σύμμετρον. ἐχέτω δ' ἡ σανὶς αὕτη τρήματα, δι' ὧν οὐ μόνον σχοίνιον λεπτὸν, ἀλλά καί τι τῶν παχυτέρων σωμάτων διεκβληθήσεται ῥᾷστα. διδαχθήτω δέ τις τῶν ὑπηρετῶν, ὅταν ὕπτιον ἐπὶ τῆς σανίδος κατακλίνῃ τὸ ζῶον, δεσμοὺς αὐτῷ περιβάλλειν τέσσαρας, ἑκάστῳ τῶν σκελῶν ἕνα, διεκβάλλειν τε κάτω τὰ πέρατα τῶν δεσμῶν, ἀλλήλοις τε συνδεῖν ἐκεῖ. τρίχας δὲ εἴπερ ἔχει μείζους περὶ τὸ στέρνον τὸ ζῶον, ἀφῃρήσθω καὶ ταύτας. παρασκευὴ μὲν ἥδε τοῦ μέλλοντος ἀνατμηθήσεσθαι. σὺ δ', ὡς εἴρηται, μεγάλῃ σμίλῃ τέμνε παρ' αὐτὸ τὸ στέρνον ἄνωθεν κάτω τομῇ εὐθείᾳ ἄχρι τοῦ ξιφοειδοῦς χόνδρου. κἄπειτ' ἐντεῦθεν ἐπιστρέφων καὶ προσέχων τὴν σμίλην ἐγκαρσίᾳ τομῇ χώριζε τῶν ὑποκειμένων τὸ στέρνον, ὁποτέρως ἂν θέλῃς, εἴτ' οὖν μετὰ τοῦ ξιφοειδοῦς, εἴτε καὶ μόνον.

igitur juvenile adhuc animal, ut fcalpello fectionem fine cultris peragas exciforiis. Figuretur refupinum in affere, quales permultos mihi praeparatos vides, et parvos, et grandiores, quo unus aliquis animali, quod fupra ipfum extenditur, proportionalis femper reperiatur. Hic affer foramina habebit, per quae non folum funiculus, imo etiam craffius aliquod corpus facillime queat trajici. Docebitur aliquis ex famulis, quum refupinum afferi inclinat animal, vincula ei quatuor circumdare, fingulis cruribus unum, et vinculorum extrema deorfum trajicere, invicemque illic colligare. Pili, fi grandiores in pectore animal habeat, et hi auferentur. Haec quidem diffecandi animantis praeparatio eft. Tu vero, ut dictum eft, prope ipfum pectus recta fuperne deorfum verfus fectione adusque mucronatam cartilaginem grandi fcalpello fecato; mox inde converfus, et fcalpello adacto, transverfa fectione fternum a fubjacentibus fepara, utro libeat modo, five cum mucronata cartilagine, five etiam folum;

ἐντεῦθέν τε πᾶν, ὡς ἔχεις, κατὰ τὴν αὐτὴν ἐπιβολὴν τῆς σμίλης ἀνέρχου, τέμνων ὁμοίως παρὰ τὸ στέρνον ἄχρι τοῦ μέρους ἐκείνου, καθ᾽ ὃ τεθνεῶτος ἑώρακας τοῦ ζώου τὸν περικάρδιον ὑποφυόμενον αὐτῷ. ταῦτα μὲν οὖν ἐκέλευόν σε κἀπὶ τεθνεῶτος τοῦ ζώου πράττειν. ἐπὶ δὲ τοῦ ζῶντος ὁ μὲν τῆς ἐγχειρήσεως τρόπος ὁ αὐτὸς, ὅσον ἐπὶ τῇ τομῇ· προσέρχεται δέ τι περιττότερον, ὑπὲρ οὗ τοῖς μὲν ἑωρακόσιν ἐμὲ τέμνοντα οὐ μακρῶν δεήσει λόγων· ὅσοι δ᾽ οὐκ εἶδον, ἐκείνοις εἰπεῖν ἀναγκαῖον, ὡς ἐκ τοῦ θώρακος ἀρτηρίαι καὶ φλέβες εἰς ὑποχόνδρια διεκπίπτουσι παρὰ τὴν τοῦ ξιφοειδοῦς ῥίζαν ἑκατέρωθεν ἓν ζεῦγος, ὧν διατεμνομένων ἐξ ἀνάγκης ἐπὶ τῆς εἰρημένης ἀνατομῆς, αἱμοῤῥαγία γίγνεται, καὶ μάλιστ᾽ ἐκ τῶν ἀρτηριῶν. οὐδὲν δ᾽ οὕτως χειρουργίαν ἅπασαν ἐν ζώου σώματι ταράττειν εἴωθεν, ὡς αἱμοῤῥαγία. προγινώσκοντας οὖν ὑμᾶς τοῦτο, καθ᾽ ὅ τί περ ἂν πρῶτον ἐξακοντιζόμενον ὑπὸ τῆς ἀρτηρίας ἴδητε τὸ αἷμα, τελευτώσης ἤδη τῆς κατάντους τομῆς, ἐπιστρέφειν μὲν ὅτι τάχιστα τὴν σμίλην εἰς ἐγκαρσίου τομῆς σχῆμα, καθ᾽ ὅτι

inde remotam, ut habes, eodem scalpelli ictu adibis, similiter secans a sterno ad illam usque partem, qua mortuo animante pericardium ipsi subhaerescens conspexeras. Haec itaque in mortuo etiam animali facere tibi praecipiebam. In vivo autem idem sane administrationis modus est, quantum ad sectionem pertinet; verum nonnihil praeterea accedit, de quo iis, qui me dissecantem viderunt, longis sermonibus non opus est. Qui autem non viderunt, illis exponere necesse est, quod ex thorace arteriae et venae ad praecordia clabuntur prope mucronatae cartilaginis radicem, singula utrinque paria; quibus dissectis, necessario in dicta dissectione sanguinis profluvium accidit, et praesertim ex arteriis. Nihil autem adeo universam manus operationem in animantis corpore solet perturbare ac sanguinis profluvium. Quod praesciens tu, quatenus primum erumpentem ex arteria sanguinem videris, finita jam declivi sectione, quam citissime scalpellum in transversae sectionis figuram detor-

λέλεκται, τῆς δ' ἀριστερᾶς χειρὸς τοῖς δύο δακτύλοις, λιχανῷ τε καὶ μεγάλῳ, περιλαμβάνειν τοῦ στέρνου τὸ μέρος ἐκεῖνο, καθ' ὃ τὴν ἀρτηρίαν αἱμοῤῥαγοῦσαν ὁρᾶτε, ἵν' ἅμα μὲν ἐπίθημα στόματος ὁ ἕτερος ᾖ δάκτυλος, ἅμα δ' ἀσφαλὴς ἐξ ἀμφοῖν γίγνηται λαβὴ τοῦ παντὸς ὀστοῦ· καὶ πειρᾶσθαί γε πράττειν ἑνὶ χρόνῳ τὰ δύο ταυτὶ, τῇ μὲν σμίλῃ τέμνειν ὅτι τάχιστα, συνάπτειν δὲ τῷ πέρατι τῆς κατάντους τομῆς προτέραν μὲν τὴν ἐγκαρσίαν, ἐφεξῆς δ' αὐτῇ τὴν ἀνάντη, τοῖς δακτύλοις δὲ ἀνακλᾷν ἀεὶ τὸ στέρνον. ἕπεται γὰρ ἀνακλωμένῳ καλῶς αὐτῷ τὴν τῆς αἱμοῤῥαγίας αἰτίαν παύεσθαι, τῆς κατὰ θάτερον στόμα τομῆς κρατουμένης ὑπὸ τοῦ χειρουργοῦντος, ὁρᾶσθαί τε τοῦ περικαρδίου τὴν πρόσφυσιν ποδηγοῦσάν σε πρὸς τὸ τέλος τῆς τομῆς. ἀνακλωμένου γὰρ τοῦ στέρνου τό τε κάτω πέρας ὑψηλὸν γίγνεται, ἥ τε αἱμοῤῥαγία διὰ τοῦ τοιούτου σχήματος μειοῦται, τῶν τ' ἀγγείων ἡ θέσις μεταπίπτει, καμπτεμένων ἐν τῇ ἄνω χώρᾳ ἅμα τῷ στέρνῳ καὶ μηκέτι εὐθέως εἰς τὸ κάταντες φερομένων. ὑποτέτακται γὰρ ἐκ τῶν ἔνδον μερῶν τῷ στέρνῳ

quebis, ficuti eft explicatum. Sinistrae vero manus digitis duobus, indice puta et magno, illam fterni partem comprehendes, qua arteria fanguinem profundens apparet, ut fimul alter digitus orificii fit operculum, fimul ex ambobus tuta offis totius fiat apprehenfio. Porro conaberis duo haec munia uno fubire tempore, fcalpello quidem fecare quam celerrime, declivis lineae termino priorem transverfam connectens, deinde acclivem, digitis autem fternum femper reflectere. Nam, hoc probe revulfo, haemorrhagiae caufam fifti ftatim accidit, fectione videlicet prope alterum orificium a chirurgo retenta, videturque pericardii connexus, qui ad fectionis finem te veluti manu deducit. Nam, fterno reflexo, ima pars alta evadit, et fanguinis fluor tali figura imminuitur; ad haec vaforum, quae in fuperna regione fimul cum fterno flectuntur, et non ftatim in pronum vergunt, fitus transmutatur, quoniam ab interna parte duo grandium

ζεύγη δύο μεγάλων ἀρτηριῶν τε καὶ φλεβῶν, ἃς περὶ τὴν ῥίζαν ἔφην τοῦ ξιφοειδοῦς χόνδρου διεκπιπτούσας εἰς ὑποχόνδρια ἐν τῇδε τῇ χειρουργίᾳ τέμνεσθαι. κατὰ μέντοι τὴν ἑτέραν ἐγχείρησιν, ἐν ᾗ διαιρεῖν ἐκέλευόν σε τὰς καμπὰς τῶν πλευρῶν, ἔνθα πρῶτον εἰς χόνδρον ἐξ ὀστοῦ μεταπίπτουσιν, οὐδεὶς φόβος αἱμοῤῥαγίας ἐστὶ διὰ τὴν τῶν ἀγγείων μικρότητα. χρησίμη δ᾽ ἐκείνη τομὴ γίγνεται κατὰ τὸ ἕτερον μέρος ἐπιτελουμένη τῷ θεάσασθαι βουλομένῳ τὰς τοῦ πνεύμονος ἀρτηρίας ἔτι ζῶντος. [161] ἡ δὲ νῦν μοι προκειμένη πρὸς ἄλλα μέν ἐστι χρησίμη, περὶ ὧν ἐφεξῆς ἐρῶ· φυλάττει δὲ, ὡς ἔφην, ἀτρώτους ἑκατέρας τοῦ θώρακος τὰς κοιλότητας. ἔστι δὲ καὶ τρίτη τις ἄλλη χειρουργία, γιγνομένη μὲν ἐπὶ ζῶντος ἔτι τοῦ ζώου, διαφέρουσα δὲ τῆς πρώτης εἰρημένης τῷ κατ᾽ ἄμφω τὰ μόρια τοῦ θώρακος ὁμοίαν γίγνεσθαι τομήν. ταύτης μὲν οὖν τὴν χρείαν ὀλίγον ὕστερον ἀκούσῃ, τῆς πρώτης δ᾽ αὐτάρκως ἤδη μεμάθηκας. ὥρα τοίνυν ἀκούειν σε περὶ τῆς νῦν προκειμένης, ἣν κάλλιστα ἐργάσῃ, γυμνὴν μὲν ἀποφήνας τὴν καρδίαν,

arteriarum venarumque conjugia fterno fubdita funt, quas ad radicem mucronatae cartilaginis ad praecordia elabentes in hac manus adminiftratione praecidi diximus. In alia vero adminiftratione, qua coftarum flexus volui divideres, ubi primum ex offe in cartilaginem degenerant, nullus fanguinis profluvii ob vaforum parvitatem metus eft. Commode vero fectio illa per alteram partem ducitur ei, qui pulmonis adhuc vivi arterias volet infpicere. At, quae hic mihi propofita eft, ad alia conducit, de quibus deinceps dicetur; caeterum illaefas utrasque thoracis cavitates fervato. Iam vero alia quaedam tertia adminiftratio eft, quae quidem vivo adhuc animante celebratur; fed a priore dicta variat, quod in utraque thoracis parte fimilis fectio ducatur. Hujus igitur ufum paulo poft audies. Primae vero ufum abunde jam fatis didicifti; proinde opportunum eft, de modo propofita inaudias; quam optime obibis, corde quidem

ἀτρώτους δὲ φυλάξας τοῦ θώρακος τὰς κοιλότητας. ἐνίοτε μὲν οὖν κατὰ τὴν εἰρημένην ἐγχείρησιν ὁ περικάρδιος διήρηται, πολλάκις δὲ ἄτρωτος μένει. κοινὸν δ' ἀμφοτέραις ἐστὶ τὸ διελεῖν αὐτὸ ἄχρι τοῦ γυμνοῦσθαι (182) τὴν καρδίαν καὶ μὴ τρῶσαι τοὺς διαφράττοντας ὑμένας τὸν θώρακα. τρωθέντος γὰρ οὑτινοσοῦν αὐτῶν, ἀναγκαῖόν ἐστι περιπεσεῖν τὸ ζῶον ἐκείνοις τοῖς συμπτώμασιν, ἃ κατὰ τὸν ἑξῆς λόγον εἰρήσεται γίγνεσθαι συντετρημένου τοῦ θώρακος. ἐπὶ δὲ τῆς γυμνουμένης καρδίας ἀπαθεῖς φυλάττειν πρόκειταί σοι τὰς ἐνεργείας απάσας, ὥσπερ οὖν καὶ φυλάττονται. καὶ γὰρ ἀναπνέον ὡσαύτως καὶ κεκραγὸς φαίνεται τὸ ζῶον, καὶ εἰ λύσαις δὲ τῶν συνδέσμων αὐτὸ, τρέχον, ὡς ἔμπροσθεν ἔτρεχε. εἰ δὲ καὶ περιλάβοις ἔτι δεσμοῖς τὸ τραῦμα, καὶ τροφὴν ὄψει προσφερόμενον, ἢν πεινῆσαν τύχῃ, καὶ πῖνον, ἢν διψήσῃ. καὶ τί θαυμαστόν; ὅπου γε ὁ Μαρύλλου τοῦ μιμογράφου παῖς ἐθεραπεύθη καὶ ζῇ νῦν ἔτι, καίτοι γυμνωθείσης αὐτῷ ποτε τῆς καρδίας. εἰκὸς δηλονότι μᾶλλον, ἄλογον ζῶον, ὅσῳ δυσπα-

letecto, finibus autem thoracis inviolatis. Nonnunquam igitur dicta jam adminiftratione cordis panniculus divifus eft, fubinde vero illaefus permanet. Porro utrisque commune eft, ut dividas ipfum, quoad cor detegatur, nec membranas, quae thoracem interfepiunt, convulneres; nam, qualibet ipfarum vulnerata, animal in illa fymptomata incidat neceffe eft, quae in fequenti fermone, thorace confoffo, evenire dicentur. At, corde denudato, omnes ipfius functiones incolumes fervare tibi propofitum eft, quemadmodum etiam fervantur; fiquidem et refpirare fimiliter et clamare animal vides, ac, fi a vinculis ipfum liberes, currere, ficut prius confuevit. At, fi vulnus vinculis adhuc comprimas, etiam cibum affumere, fi efuriat, confpicis, et bibere, fi fitiat. Et quid miri eft? cum Marylli Mimographi puer curatus fit vivatque adhuc, etfi cor aliquando ipfi fuerit detectum. Verifimilius eft igitur, animal rationis expers,

θέστερόν ἐστιν ἀνθρώπου, μηδὲν πάσχειν ὑπὸ τοιούτου τραύματος.

Κεφ. ιγ'. Ἐπεὶ δ' ἅπαξ ἐμνημόνευσα τοῦ θεραπευθέντος παιδὸς, οὐδὲν ἂν εἴη χεῖρον ἅπαντα διηγήσασθαι τὰ κατ' αὐτὸν, γενόμενα· διὰ γὰρ τὸ χρήσιμον τῆς ἱστορίας, εἰ καὶ μὴ τῆς παρούσης πραγματείας ἴδιόν ἐστι, βέλτιον αὐτὰ οἰηθῆναι. πληγεὶς ἐκεῖνος ὁ παῖς ἐν παλαίστρᾳ κατὰ τὸ στέρνον, ἠμελήθη μὲν τὸ πρῶτον, ὕστερον δ' οὐ καλῶς προὐνοήθη. καὶ μετὰ τέσσαράς που μῆνας ἐφάνη πῦον ἐν τῷ πληγέντι μορίῳ. τοῦτο κομίσασθαι βουλόμενος ὁ θεραπεύων, ἔτεμε τὸν παῖδα, καὶ, ὡς ᾤετο, διὰ ταχέων εἰς οὐλὴν ἤγαγεν. εἶτ' αὖθις ἐφλέγμηνε, καὶ αὖθις ἀπέστη, καὶ αὖθις ἐτμήθη, καὶ οὐκέθ' οἷόν τε εἰς οὐλὴν ἀχθῆναι. ταῦτ' ἄρα καὶ ὁ δεσπότης αὐτοῦ, πλείονας ἀθροίσας ἰατροὺς, ἐν οἷς ἦν κἀγὼ, σκοπεῖσθαι περὶ τῆς ἰάσεως ἐκέλευσεν. ὡς δὲ πᾶσιν ἐδόκει σφάκελος εἶναι τοῦ στέρνου τὸ πάθος, ἐφαίνετο δὲ καὶ ἡ τῆς καρδίας κίνησις ἐκ τῶν ἀριστερῶν αὐτοῦ μερῶν, οὐδεὶς ἐκκόπτειν ἐτόλμα τὸ πεπονθὸς ὀστοῦν·

quanto minus homine afficitur, nihil ab hujusmodi vulnere pati.

Cap. XIII. Quoniam vero femel curati pueri mentionem feci, nihil mali fuerit omnia, quae ipfi evenerunt, percenfere. Nam propter hiftoriae utilitatem, etiamfi ad praefens opus nihil attineat, non abs re fuerit ea commemorare. Ictus puer ille in fterno in palaeftra, neglectus primum eft, deinde parum probe curatus. Poft menfes quatuor pus in parte percuffa apparuit; hoc auferre cogitans medicus puerum incidit, et (ut putabat) fubito ad cicatricem vulnus perduxit; poftea rurfus inflammatio oborta eft, mox quoque abfceffus; iterum fectus puer eft, nec amplius cicatrix obduci potuit. Quapropter herus ipfius, pluribus medicis convocatis, inter quos ego quoque eram, deliberare fuper curatione pueri juffit. Quum autem fideratio feu fphacelus fterni affectus videretur omnibus, appareret autem et cordis a finiftra ipfius parte motus, nemo affectum os excidere aude-

ᾤοντο γὰρ, ἐξ ἀνάγκης ἐπ᾽ αὐτῷ σύντρησιν ἔσεσθαι τοῦ θώρακος. ἐγὼ δ᾽ ἐκκόψειν μὲν ἔφην αὐτὸ χωρὶς τοῦ τὴν καλουμένην ἰδίως ὑπὸ τῶν ἰατρῶν σύντρησιν ἐργάσασθαι· περὶ μέντοι τῆς παντελοῦς ἰάσεως οὐδὲν ἐπηγγελλόμην, ἀδήλου ὄντος, εἰ πέπονθε καὶ μέχρι πόσου πέπονθε τῶν ὑποκειμένων τι τῷ στέρνῳ. γυμνωθέντος οὖν τοῦ χωρίου, πλέον οὐδὲν ἐφάνη τοῦ στέρνου πεπονθὸς, ἢ ὅπερ ἐξ ἀρχῆς εὐθὺς ἐφαίνετο. διὸ καὶ μᾶλλον ἐθάῤῥησα πρὸς τὴν χειρουργίαν ἐλθεῖν, [162] ἀπαθῶν γε τῶν ἑκατέρωθεν ὀφθέντων περάτων, οἷς ὑποπεφύκασιν αἵ τ᾽ ἀρτηρίαι καὶ φλέβες. ἐκκοπέντος δὲ τοῦ πεπονθότος ὀστοῦ κατ᾽ ἐκεῖνον μάλιστα τὸν τόπον, ἐν ᾧ ἐμπέφυκεν ἡ τοιαύτη κορυφὴ τοῦ περικαρδίου, καὶ φανείσης γυμνῆς τῆς καρδίας, ἐσέσηπτο γὰρ ὁ περικάρδιος κατὰ τοῦτο, παραχρῆμα μὲν οὐκ ἀγαθὴν ἐλπίδα περὶ τοῦ παιδὸς εἴχομεν, ὑγιάσθη δὲ εἰς τὸ παντελὲς οὐκ ἐν πολλῷ χρόνῳ· ὅπερ οὐκ ἂν ἐγένετο, μηδενὸς τολμήσαντος ἐκκόψαι τὸ πεπονθὸς ὀστοῦν· ἐτόλμησε δ᾽ ἂν οὐδεὶς ἄνευ τοῦ προγεγυμνάσθαι κατὰ τὰς ἀνατομικὰς ἐγχειρήσεις.

bat; quippe arbitrabantur thoracis perforationem necessario futuram. Ego autem citra vocatam proprie a medicis perforationem adhibitam pollicitus sum me excisurum; de absoluta vero curatione nihil promisi, quum incertum esset, num aliquid ex iis, quae sterno subjacent, fuerit affectum, et quatenus affectum. Itaque, regione detecta, amplius nihil in sterno laesum apparuit, quam quod ab initio statim videbamus; quare etiam magis ad manus operationem venire sum ausus, cum jam fines, quibus arteriae et venae subhaerescunt, utrinque illaesi occurrissent. Quum vero affectum os ab eo potissimum loco excidissem, in quo talis pericardii vertex adnascitur, quumque nudum cor appareret, (quippe pericardium computruerat) ob hoc quidem haud bonam statim spem de puero habebam, attamen in totum brevi temporis spatio persanatus est; quod non accidisset, si nemo affectum os abscindere ausus fuisset; nemo autem tentasset, nisi in administrationibus anatomicis praeexercitatus.

ἄλλος γοῦν τις ἐν ἐκείνῳ τῷ χρόνῳ, σηπεδονώδη διάθεσιν ἐξ ἀποσκήμματος ἐν βραχίονι τέμνων, ἀγνοίᾳ τῶν ἐν τῷ χωρίῳ μορίων ἀρτηρίαν ἀξιόλογον ἔτεμεν, ἔν τε τῷ παραχρῆμα διὰ τὴν αἱμοῤῥαγίαν ἐθορυβήθη, καὶ μόγις ἐκλαβεῖν δυνηθεὶς αὐτὴν, ὡς βρόχῳ διαλαβεῖν, ἐτύγχανε γὰρ ουσα βύθιος, ἐν μὲν τῷ παραχρῆμα τὸν ἐκ τῆς αἱμοῤῥαγίας ἀπεώσατο κίνδυνον, ἑτέρῳ μέντοι τρόπῳ τὸν ἄνθρωπον ἀπέκτεινε, γαγγραίνης ἐπὶ τῷ βρόχῳ καταλαβούσης τὴν μὲν ἀρτηρίαν μάλιστά τε καὶ πρώτην, ἐφεξῆς δ' ἅπαντα τὰ πέριξ αὐτῆς. ταυτὶ μὲν οὖν ἀπὸ πολλῶν ὀλίγα κατὰ πάρεργον εἰρήσθω, τοῖς νοῦν ἔχουσιν ἐνδεικνύμενα τῆς προκειμένης πραγματείας τὴν χρείαν.

Κεφ. ιδ'. Επανέλθωμεν δ' αὖθις ἐπὶ τὸν ἐξ ἀρχῆς λόγον, ἐν ᾧ τρεῖς ἔλεγον εἶναι χειρουργίας ἐπὶ ζῶντος τοῦ ζώου γιγνομένας, τὸ μέν τι κοινὸν ἐχούσας ἀλλήλαις, τὸ δ' ἑκάστη ἴδιον. ἤτοι γὰρ ἕνεκα τοῦ θεάσασθαι τὰς ἀρτηρίας τοῦ πνεύμονος ἀρκεῖ μία τομὴ γιγνομένη κατὰ τὰς καμπὰς τῶν πλευρῶν, ἢ καὶ πρὸς ταύτῃ τις ἑτέρα κατὰ τὸ λοιπὸν

Alius quidam eodem tempore, putridum tumorem ex humorum decubitu in brachio fecans, infignem arteriam fitus partium ignorantia fecuit, fubitoque ob fanguinis profluvium conturbatus eft, et quum vix ipfam excipere poffet, ut laqueo interciperet (erat enim profundior), repente quidem ex fanguinis fluore periculum repulit, fed alia ratione hominem jugulavit, gangraena videlicet propter laqueum occupante arteriam maxime et primum, deinde omnia ipfi circumdata. Haec igitur ex multis pauca obiter dicta funt, quae cordatis lectoribus praefentis commentarii utilitatem indicant.

Cap. XIV. Sed iterum ad propofitum initio fermonem revertor: in quo tria adminiftrationis genera vivo animante celebrari dicebam, partim habentia inter fe quid commune, partim proprium. Vel enim arteriis pulmonum infpiciundis una fatisfacit fectio ad coftarum flexus deducta; vel etiam praeter hanc alia quaedam in

μέρος τοῦ θώρακος, ἧς τὴν χρείαν ὀλίγον ὕστερον ἐρῶ. τρίτη δὲ ἐπ᾽ αὐταῖς ἐγχείρησις, καθ᾽ ἣν η μὲν καρδία γυμνοῦται, σύντρησις δ᾽ οὐ γίγνεται τοῦ θώρακος. οὐδὲν δήπου θαυμαστόν ἐστι, τρῶσιν μὲν τοῦ θώρακός τινα γενέσθαι, σύντρησιν δὲ μή· τὴν γὰρ εἰς τὸς εὐρυχωρίας αὐτοῦ, καθ᾽ ἃς ὁ πνεύμων τέτακται, διΐσχουσαν τομὴν ὀνομάζουσι σύντρησιν ἡ δ᾽ ἄλλη πᾶσα διαίρεσις αὐτοῦ τρῶσις μὲν λέγεται, σύντρησις δ᾽ οὐ καλεῖται. τίς οὖν ἡ χρεία τοῦ γυμνοῦν οὕτω τὴν καρδίαν ἐστίν; ἵνα πρῶτον μὲν, ἐν ὁποίῳ τρόπῳ σφύζει, θεασώμεθα σαφῶς, καὶ πότερον ἐν τῷ διαστέλλεσθαι πλήττει τὸν θώρακα, προσερχομένη τοῖς κατὰ τὸ στέρνον χωρίοις, ἢ καθ᾽ ὃν χρόνον συστέλλεται δεύτερον δ᾽, ἵνα γυμνώσαντες ἀρτηρίαν μεγάλην ἐν τῷ ζώῳ, καθάπερ ὁρᾶτέ με τὴν ἐν τῷ βουβῶνι γυμνοῦντα, κατανοήσωμεν ἀκριβῶς, εἴτε, καθ᾽ ὃν ἡ καρδία διαστέλλεται χρόνον, ἡ ἀρτηρία συστέλλεται, διαστελλομένη, καθ᾽ ὃν ἡ καρδία συστέλλεται, ἢ καὶ διαστέλλονται καὶ συστέλλονται κατὰ τοὺς αὐτοὺς χρόνους ἀμφότερα· τρίτον, ἵνα τοῖς δακτύλοις διαλαμβάνοντες ἢ καὶ πυράγρᾳ τὴν καρδίαν, ὡς

reliqua thoracis parte facta, cujus utilitatem mox dicturus fum. His fuccedit tertia adminiftratio, qua cor quidem detegitur, thorax autem non perforatur. Nullum fiquidem miraculum eft, vulnus thoracis quoddam fieri, perforationem non fieri; fiquidem fectionem, quae in fpatiofam pulmonis fedis capacitatem penetrat, nominant perforationem; reliqua vero omnis divifio ipfius vulneratio quidem dicitur, perforatio non item. Quorfum igitur cor fic denudare conducit? Primum, ut, quali modo pulfet, clare confpiciamus; et num in diaftole thoracem feriat, ad fterni regionem accedens, an quo tempore fyftolen efficiat. Secundum eft, ut. magna in animali arteria detecta, (ficut me illam, quae apud inguina habetur, nudare confpexiftis) exacte confideremus, utrum, quando cor dilatatur, arteria contrahatur, et quando cor demittitur, ipfa attollatur, an ambo eodem tempore et contrahantur et dilatentur. Tertium, ut digitis vel etiam forcipe cor excipientes (quemadmo-

ἐγὼ ποιεῖν εἴωθα, διὰ τὸ ῥᾳδίως αὐτὴν ἐκπηδᾷν τῶν δακτύλων, ἴδωμεν, ὁποῖόν τι σύμπτωμα καταλαμβάνει τὸ ζῶον· ἔτι τε πρὸς τούτῳ τοῖς φάσκουσιν, εἰ διαλάβοι τις βρόχῳ τὴν ἔκφυσιν τῆς μεγάλης ἀρτηρίας, ἢ, ὡς ἕτεροί τινες, τῆς εἰς τὸν πνεύμονα φερομένης τῆς φλεβώδους, τάδε τινὰ καταλαμβάνει τὸ ζῶον τὰ συμπτώματα, λέγουσι δ᾽ οὐ τὰ αὐτὰ πάντες, ὡς ἂν ψευδομένους δείξωμεν, ὅτι μήτε [163] περιβληθῆναί τις δύναται βρόχος ἄνευ τοῦ συντρηθῆναι τὸν θώρακα, μήτ᾽, εἰ περιβληθῇ, σφίγγειν ἀκριβῶς οὕτως τὴν ῥίζαν τῆς ἀρτηρίας, ὡς ἀποφράξαι τὸ στόμιον αὐτῆς. λεγόντων δ᾽ ἐπειράθην ἀεὶ ταῦτα τῶν μηδὲ γυμνῶσαι καρδίαν δυναμένων ἄνευ συντρήσεως, ἀλλ᾽ εἰ καὶ βιάσαιτό τις αὐτοὺς, εὐθέως συντρησάντων τὸν θώρακα, φασκόντων χαλεπὸν εἶναι τυχεῖν τούτου, καὶ διὰ τοῦτ᾽ ἀναβαλλομένων τὴν χειρουργίαν εἰς αὖθις, ὡς, εἴ γ᾽ εὐτυχηθείη γυμνωθῆναι, περιβάλλοντες ἂν τὸν βρόχον ἀπέδειξαν σαφῶς, ἅπερ ἐπηγγείλαντο. τούτοις οὖν ἡμεῖς ἔμπαλιν ἐπαγγελλόμεθά τε καὶ πράττομεν. γυμνώσαντες γὰρ τὴν καρδίαν ῥᾳδίως ἄνευ

dum ego factitare consuevi, quod facile ipsum digitis exiliret,) intueamur, qualinam symptomate animans corripiatur. Adhaec, ut eos, qui dicunt, si laqueo exortum grandis arteriae vel (ut quidam alii ajunt) venosae intercipias, quae in pulmones defertur, hujusmodi symptomata animali evenire (dicunt autem non eadem omnes), mendaces ostendamus; quoniam neque laqueus aliquis, nisi thorace perforato, circumdari potest, neque, si circumdetur, stringere adeo arctim radicem arteriae, ut orificium ipsius obstruat. Haec autem dicere semper eos expertus sum, qui neque nudare cor sine perforatione possunt. Sed, si quis etiam eos cogeret ad hanc administrationem perficiendam, statim ubi thoracem perforarint, hoc assequi dicunt esse difficile; eoque administrationem hanc in posterum differunt. Quippe, si prospere detectio successisset, laqueo utique circumposito ostendissent manifesto, quae erant polliciti. Nos igitur secus ac illi, quae pollicemur, etiam re comprobamus. Nam, corde ex fa-

τοῦ τρῶσαί τινα τῶν διαφραττόντων ὑμένων τὸ κύτος τοῦ θώρακος, ἀξιοῦμεν αὐτοὺς περιβαλεῖν τὸν βρόχον τοῖς τῆς καρδίας ἐκφυομένοις ἀγγείοις. οἳ δ᾽ ἄχρι τοσούτου βιάζονται μὲν, ἀνύουσι δ᾽ οὐδὲν, ἄχρι τοῦ διασπάσαι τινὰ τῶν ὑμένων σύντρησίν τε ἐργάσασθαι· τηνικαῦτα γὰρ οὐδ᾽ ἐπιχειρεῖν ἔτι χρῆναί φασιν. ἀλλ᾽ ἡμεῖς τε ἐν τάχει πάλιν ἐφ᾽ ἑτέρου ζώου γυμνώσαντες αὐτοῖς τὴν καρδίαν παρέχομεν, ἀναγκάζομέν τε πάλιν ἐγχειρεῖν, ἄχρι περ ἂν ἀσχημονήσωσιν ἐφ᾽ οἷς ἠλαζονεύσαντο. τῇ μὲν γὰρ ἐκφύσει τῶν ἀγγείων περιβάλλειν τὸν βρόχον οὐχ οἷόν τε· τῇ βάσει δὲ τῆς καρδίας ἐγχωρεῖ μὲν, ἀλλ᾽ εὐθέως ἀποθνήσκει τὸ ζῶον. (183) τοιοῦτον γάρ τι καὶ τῷ φάσκοντι, τῆς φλεβώδους ἀρτηρίας βρόχῳ διαληφθείσης, ὅταν καρδία γυμνωθῇ χωρὶς τοῦ συντρῆσαι τὸν θώρακα, διεσταλμένον ἀεὶ διαμένειν τὸν πνεύμονα, συνέβη παθεῖν ἐπὶ πολλῶν μαρτύρων ὑπό τινος τῶν ἡμετέρων ἑταίρων ἐλεγχθέντι. τοσαύτῃ τινὲς ἀλαζονείᾳ τε ἅμα καὶ τόλμῃ περὶ ὧν οὐκ ἴσασι πρὸς τοὺς οὐκ εἰδότας χρῶνται, καὶ μάλιστα ὅταν ἐπὶ τῆς φλεβώδους

cili detecto citra alicujus membranarum, quae thoracis capacitatem confepiunt, vulnerationem, hortamur ipfos laqueum vafis a corde exorientibus circumdare. Hi vero eatenus, verum fine profectu, urgentur, donec membranam aliquam divellant faciantque perforationem, tunc enim ne manum quidem admoliri amplius oportere dicunt. Nos autem protinus in alio iterum animante cor denudatum ipfis exhibemus, cogimusqne denuo aggredi, quoad fe turpiter in iis gefferint, quae fuperbe jactitabant. Etenim vaforum exortum fune excipere non poffis, cordis autem bafim poffis; verum animal ftatim commoritur. Tale quid etiam ei accidit, qui dicebat, venofa arteria fune intercepta, ubi cor citra thoracis perforationem fuerit denudatum, pulmones femper manere dilatatos, multis teftibus a quodam ex familiaribus noftris reprehenfo. Tanta quidam arrogantia fimul et audacia de iis, quae ignorant, apud indoctos pronun-

ἀρτηρίας ὁ λόγος αὐτοῖς γίγνηται, τῆς ἔνδον ἔτι τοῦ τῆς καρδίας ὠτὸς σχιζομένης. οἱ δέ γ', ὡς μονοφυοῦς ἀνισχούσης αὐτῆς, βρόχον ἐπιβεβληκέναι φασὶ, καὶ συμβῆναι τὸ ζῶον ἐκεῖνο παθεῖν ἄμφω ταῦτα, τὰς μὲν ἐν ὅλῳ τῷ σώματι πάσας ἀρτηρίας ἀκινήτους ἔχειν, ὡς ἂν δηλονότι τὴν χορηγίαν τοῦ πληροῦντος αὐτὰς πνεύματος ἀφῃρημένας, μένειν δ' ἐν ἴσῃ διαστάσει τὸν πνεύμονα, μηδὲν δηλαδὴ μηδ' ἐκ τούτου τῆς καρδίας ἑλκούσης. ἕτεροι δὲ τῇ τραχείᾳ φασὶν ἀρτηρίᾳ βρόχον περιβάλλοντες ἐπιδεικνύναι κινούμενον τὸν πνεύμονα, μηκέτι προσθέντες οἷς λέγουσιν ἢ διαγράφουσι, καὶ γὰρ καὶ γέγραπται πρός τινων ταῦτα, πῶς ἐθεάσαντο συστελλόμενον τὸν πνεύμονα, πότερον ἄνευ τοῦ συντρηθῆναι κατὰ τὸν θώρακα τὸ ζῶον, ἢ συντρηθέντος· ἑκάτερον γὰρ ἄτοπον. συντρηθέντος μὲν διαφθείρεται τὰ κατὰ τὴν ἀναπνοὴν ἅπαντα· πρὶν δὲ συντρηθῆναι, τὴν ἀρχὴν οὐδ' ἰδεῖν ἐστιν αὐτὸν, εἰ μή τις ἄρα βούλοιτο πλευρὰν ἐκκόψας ἀπαθῆ φυλάξαι τὸν ὑπεζωκότα· λέγουσιδ' οὐ δὲ τοῦθ', ὅσοι

ciant, et praefertim quum de venofa arteria differunt, quae intra cordis auriculam quoque difcinditur. Alii autem, tanquam fingularis ipfa oriatur, laqueo injecto duo haec animali accidiffe ajunt, nempe ut omnes quidem arteriae toto corpore redderentur immobiles, tanquam fuppeditatione fpiritus ipfas replentis deftitutae, pulmo autem pari intervallo perfifteret, corde nihil interim ab ipfo trahente. Alii vero produnt, laqueo asperae arteriae circumdato, pulmonem moveri fe oftendiffe, non adiicientes praeterea iis, quae dicunt aut perfcribunt, (nam haec quoque a nonnullis memoriae prodita funt,) quo modo pulmonem fubmitti confpexerint, utrum fine thoracis perforatione, an eo perforato; nam utrumque abfurdum eft. Perforato quidem, omnia, quae ad refpirationem miniftrant, deftruuntur; antequam vero perforatus fit, nequaquam ipfum queas intueri, nifi forte, cofta excifa, fuccingentem membranam conferves integram; quamquam ne hoc quidem dicant, qui hujusmodi nugantur.

τὰ τοιαῦτα ληροῦσιν. ἀλλὰ περὶ μὲν τούτων ἐν τοῖς ἐφεξῆς εἰρήσεται κατὰ τὴν ἰδίαν τοῦ θώρακος ἀνατομήν· ὅσα δὲ περὶ τὴν καρδίαν φαίνεται γυμνωθεῖσαν, ἐπάνιμεν.

Κεφ. ιε΄. Ἦν γάρ τις ὑπόλοιπος τρόπος τρίτος ἐγχειρήσεως, καθ᾽ ὃν αἱ τομαὶ τοῦ θώρακος γίγνονται περὶ τὰς καμπὰς τῶν πλευρῶν. εὔδηλον δ᾽, ὅτι διὰ ταχέων ἀποθνήσκει τὸ ζῶον ἐπὶ τῇ τοιαύτῃ χειρουργίᾳ πνιγόμενον, ὡς ἂν ἀπολλυμένης αὐτῷ τῆς [164] ἀναπνοῆς. ἀλλὰ τά γε φαινόμενα περὶ τὴν καρδίαν ἐστὶ ταῦτα. πρότερον δ᾽ ἀναλαβὼν ἐρῶ περὶ τῆς χειρουργίας, ὡς μηδὲ τοὐλάχιστον ἀσαφὲς ὑπολείποιτο. καταμαθὼν ἀκριβῶς ἐπὶ τεθνεῶτος τοῦ ζώου τὰς χώρας τῶν καμπῶν, ἃς ἑκάστη κάμπτεται πλευρὰ, καὶ τῇ μνήμῃ παραθέμενος ἐγχείρει τῷ ζώῳ, σχηματίσας πρότερον ὕπτιον αὐτὸ, καθ᾽ ὃν ἀρτίως ὑφήγημαι τρόπον. ἡ δὲ ἐγχείρησις ἔστω τοιάδε. τὰς τρίχας ἀφελὼν ἐκείνων τοῦ θώρακος τῶν μερῶν, ἔνθα μέλλεις τέμνειν, δύο τομὰς κατὰ τὸ μῆκος τοῦ ζώου ποίησον, διαιρῶν, ὡς εἴρηται, τὰς καμπὰς τῶν πλευρῶν· ἐφ᾽ αἷς ἄλλην αὖθις ἐγκαρσίαν τομὴν

Verum de his iterum in propria thoracis diffectione peragemus; ad ea autem, quae in corde denudato apparent, revertimur.

Cap. XV. Reftabat enim tertius adminiftrationis modus, quo thoracis prope coftarum flexus fectiones fiunt. Notum vero eft, animal in tali operatione fuffocatum emori, refpiratione ipfi pereunte. Atque haec funt, quae circa cor apparent. Prius autem fermone repetito adminiftrationem, quae manu fit, exequar, ne vel minimum relinquatur indifcuffum obfcurumque. Cognitis jam exacte in mortuo animante flexuum locis, quibus fingulae coftae flectuntur, memoriaeque mandatis, animal aggredere, ubi refupinum prius ipfum, quo docui modo, figuraveris; adminiftratio autem erit talis. Pili ex illis thoracis fedibus auferuntur, quas incifurus es· duas fectiones ad animalis longitudinem ducis, coftarumque flexus, ficuti eft expofitum, dirimis; deinde aliam

τρίτην τέμνε κατὰ τὸν ξιφοειδῆ χόνδρον, ἔνθα δηλονότι ταῖς ἀρτηρίαις ἐντεύξῃ καὶ ταῖς φλεψίν. ἀλλὰ καταφρονήσεις γε νῦν τῆς αἱμοῤῥαγίας αὐτῶν· οὐ γάρ σοι πρόκειται νῦν ζῶν φυλάττειν τὸ ζῶον. ὅμως γε μὴν, ὡς ἀρτίως εἶπον, ἀνακλῶν ὅλον τὸ στέρνον, ὑπὸ τοῦτο τέμνε τὴν ἐπὶ ταῖς εἰρημέναις τρισὶ τομὴν, ἀπολύων τοῦ στέρνου τὸν περικάρδιον, ὃν ἐὰν καὶ τρώσῃς καὶ διατέμῃς ὅλον ὁπωσοῦν ἄνευ τοῦ τὴν καρδίαν τρῶσαι, μηδὲν φροντίσῃς εἴς γε τὰ παρόντα. πρόκειται γάρ σοι κατὰ τὴν τοιαύτην ἀνατομὴν θεάσασθαι τῆς καρδίας ἀμφοτέρας τὰς κοιλίας σφυζούσας ὁμοίως, οὐχ, ὥς τινές φασι, μόνην τὴν ἀριστεράν. ἐκ περιουσίας δ᾽ ἐναργέστερον ἔτι ὄψει νῦν, ἢ πρόσθεν, εἴτε ἐναλλὰξ ἢ κατὰ τὸν αὐτὸν χρόνον τε καὶ ῥυθμὸν αἱ καθ᾽ ὅλον τὸ ζῶον ἀρτηρίαι διαστέλλονται καὶ συστέλλονται. ταῦτα μὲν οὖν εὐθέως ἔσται σοι δῆλα, γυμνωθείσης αὐτῆς· ἐπὶ προήκοντι δὲ τῷ χρόνῳ βραχεῖαι μὲν ἑκατέρας τῆς κοιλίας αἱ κινήσεις, ἡσυχίαις μακραῖς διαλαμβανόμεναι, σαφὴς δὲ καὶ τῆς δεξιᾶς κοιλίας διαστολὴ, κατὰ τὴν ἰδίαν

rurfus transverfam lineam tertiam per mucronatam cartilaginem incidis, ubi videlicet arteriae et venae occurrunt. Sed in praefentia non eft, quod fauguinis fluorem magnopere extimefcas; quippe non ftatuis nunc vivum confervare animal. Tamen, ut nuper dixi, toto fterno furfum reflexo, fub eo poft tres nominatas fectionem duces, pericardium a fterno liberans. Quod fi etiam vulneraveris et totum quomodocunque pertuderis, fine cordis tamen laefione, nihil fis ad praefentia follicitus; quoniam in tali anatome proponis utrosque cordis finus aeque pulfantes contemplari, non (ut quidam cenfent) folum finifteriorem. Caeterum ex abundanti evidentius adhuc, quam antea, videbis arterias aut viciffim aut eodem tempore et rhythmo per totum animal diaftolen et fyftolen efficere. Haec igitur confeftim, ipfo detecto, innotefcunt; procedenti vero tempore breves utriusque ventriculi motus longis quietibus intercipiuntur. Iam vero dextri finus diaftole peculiari ipfius natura perfici-

αὐτῆς φύσιν ἐπιτελουμένη, καὶ μάλισθ᾽ ὅσα περ ἂν ἐγγὺς ἀκινησίας ἥκωσι, κατόψει τὰ τοιαῦτα. πρῶτον μὲν γὰρ αὐτῶν ἑκάτερα παύεται κινούμενα τὰ πρὸς τῇ κορυφῇ· δεύτερον δὲ τὰ τούτων ἐφεξῆς· καὶ ταῦτ᾽ ἀεὶ γίγνεται, μέχρις ἂν αἱ βάσεις μόναι ἀπολειφθῶσι κινούμεναι. καὶ τούτων αὖθις παυσαμένων, ἀμυδρὰ καὶ βραχεῖα κίνησις ἐκ μακρῶν διαλειμμάτων ἐν τοῖς ὠσὶ τῆς καρδίας φαίνεται. τούτου μὲν οὖν τοῦ φαινομένου τίς ποτ᾽ ἐστὶν ἡ αἰτία, ζητητέον ἐπὶ σχολῆς· οὐ γάρ ἐστιν εὔλογον αὐτοῦ τοῦ σώματος τῆς καρδίας ἐπὶ πλείονα χρόνον φαίνεσθαι κινουμένας τὰς ἐπιφύσεις. ἡμῖν δὲ κατα τήνδε τὴν πραγματείαν οὐ τὰς αἰτίας πρόκειται ζητεῖν, ἀλλ᾽ αὐτὰ μόνα τὰ φαινόμενα κατὰ τὰς ἀνατομάς.

Κεφ. ιϛ'. Ὅσα μὲν οὖν ἀναγκαῖα καὶ χρήσιμα τῶν περὶ τὴν καρδίαν ἐστὶν, ἔτι τοῦ ζώου ζῶντος ἐγχειρούντων, εἴρηται σχεδὸν ἅπαντα, καὶ βέλτιον ἦν ἐπὶ τὰ κατὰ τὸν θώρακά τε καὶ τὸν πνεύμονα φαινόμενα μεταβαίνειν. ἐπεὶ δ᾽ ἔνιοι τῶν ἐναργῶς ἐπαγγελλομένων δείξειν ἀρτηρίαν αἵματος

tur; et hujusmodi ſpectabis potiſſimum, ubi prope immobiles evaſerint. Primum etenim utraque ipſorum, quae ad verticem conſiſtunt, moveri ceſſant; mox quae his proxima ſunt; atque hoc fit perpetuo, donec ſolae baſes moveri relinquantur. Et his demum ceſſantibus languidus brevisque motus ex longis intervallis in cordis auribus apparet. Proinde hujus rei evidentis quaenam ſit cauſa, in otio disquirendum cenſeo; non enim ratio eſt, quod appendices diutius ipſo cordis corpore moveri videantur. Atqui nobis non inſtitutum eſt hoc opere cauſas perſcrutari, ſed ea duntaxat, quae in diſſectionibus apparent.

Cap. XVI. Quae igitur neceſſaria utiliaque ſcitu in corde habentur, vivo adhuc animali adminiſtrantibus, dicta propemodum ſunt omnia, et ſatius foret ad ea, quae in thorace et pulmone viſuntur, digredi. Quoniam vero nonnulli eorum, qui ſe arteriam ſanguinis

κενὴν ἀναισχύντως φλυαροῦσιν, ἄλλος ἄλλου τῶν φαινομένων ἐξ ἀνατομῆς καταψευδόμενοι, δι᾽ ἐκείνους δεήσει καὶ ἡμᾶς ἔτι διατρίψαι περὶ τὸν τόπον. εἷς μὲν οὖν τις ὑποσχόμενος ἀεὶ τὴν μεγάλην ἀρτηρίαν ἐπιδείξειν κενὴν αἵματος, ἐπιδεικνὺς δ᾽ οὐδέποτε, κομισάντων αὐτῷ τῶν φιλοτιμοτέρων νεανίσκων ζῶα καὶ προκαλεσαμένων ἐπὶ τὴν δεῖξιν, οὐκ ἄνευ μισθοῦ δείξειν ἔφασκεν. αὐτίκα δ᾽ ὑπ᾽ ἐκείνων εἰς μέσον κατατεθεισων [165] δραχμῶν χιλίων, ἵν᾽, εἰ δείξειε, κομίσαιτο, πολλὰς μὲν ἀπορῶν ἐστρέφετο στροφάς· ἀναγκαζόμενος δ᾽ ὑπὸ πάντων τῶν παρόντων, ἐτόλμησε λαβὼν σμίλην τέμνειν κατὰ τὸ ἀριστερὸν μέρος τοῦ θώρακος, ἔνθα μάλιστ᾽ ᾤετο, τῆς συντρήσεως γενομένης, ἐναργῶς αὐτῷ φαίνεσθαι τὴν μεγάλην ἀρτηρίαν. εὑρέθη δ᾽ οὕτως γεγυμνασμένος ἐν ταῖς ἀνατομαῖς, ὥστε κατ᾽ ὀστοῦ ποιήσασθαι τὴν τομήν.' ἄλλος δ᾽ ἐκ τούτου χοροῦ κατὰ μὲν τὸ μεσοπλεύριον ἔτεμεν, ἀλλ᾽ εὐθὺς ἅμα τῇ πρώτῃ τομῇ τήν τ᾽ ἀρτηρίαν διέκοψε καὶ τὴν φλέβα. καταγελασαντες ουν αὐτὸν οἱ θέντες τὰς χι-

inanem evidenter oftenfuros promittunt, inverecunde nugantur, alius alium de iis, quae ex diffectione videntur, mendacii arguentes, horum caufa etiam hic diutius fubfiftere oportebit. Quum igitur unus aliquis promitteret femper magnam arteriam fanguinis vacuam fe oftenfurum, nunquam autem oftenderet, etfi juvenes laudis cupidiores animalia ipfi afferrent hortarenturque, ut indicaret, non fine praemio facturum fe refpondit. Mox, cum illi mille denarios in medium depofuiffent, ut, fi oftenderet, mercedis loco acciperet, multa quidem haefitabundus cunctandi diverticula quaerebat. At quum omnes, qui aderant, eum urgerent, aufus eft, fumpto in manus fcalpello, finiftram thoracis partem incidere, ubi potiffimum facta perforatione magnam fibi arteriam evidenter apparere putabat. Porro tam exercitatus in anatomis repertus eft, ut fuper os fectionem duceret. Alius ex hoc grege intercoftale perfecuit, fed confeftim prima fectione tum arteriam tum venam pertudit. Itaque irridentes ipfum adolefcentuli, qui mille denarios apud

λίας νεανίσκοι τοῖς ἠθροισμένοις ἐπὶ τὴν θέαν, αὐτοὶ τὴν ἐκείνου ἐπαγγελίαν ἐποιήσαντο, τεμόντες μὲν, ὡς ἑωράκεισαν παῤ ἐμοὶ, τὸ μεσοπλεύριον ἄνευ τοῦ τρῶσαί τι τῶν ἀγγείων, περιβαλόντες δὲ διὰ ταχέων δύο βρόχους, ἕνα μὲν μετὰ τὴν ἔκφυσιν εὐθέως ἐκ τῆς καρδίας, ἕτερον δ' ἐπιβαίνειν μελλούσης τῇ ῥάχει τῆς ἀρτηρίας, ἵν', ὡς οἱ θρασεῖς ἐπηγγείλαντο, μετὰ τὸν τοῦ ζώου θάνατον, ὅσον ἐν τῷ μεταξὺ τῶν βρόχων ἐστὶ τῆς ἀρτηρίας, ἐπιδειχθῇ κενὸν αἵματος. ὡς δ' οὐχ εὑρέθη κενὸν ἐν ἐκείνῳ τῷ χρόνῳ, παρέμπτωσιν εἰς αὐτὴν ἔφασκον γεγονέναι, καθ' ὃν οἱ βρόχοι περιεβάλλοντο, ὥσπερ ἄλλου τινὸς, οὐκ αὐτῶν ἐκείνων ἐπαγγειλαμένων τὴν τοιαύτην ἐγχείρησιν, μήτε πεπειραμένοι ποτ' αὐτῆς πρὸ ἑτέρων, ἢ θᾶττον αὐτοὶ περιβάλλειν δυνάμενοι τοὺς βρόχους, οἵ γε μηδ', ὅτι παρατέταται τοῖς κάτω μέρεσι τῶν κατὰ τὰς πλευρὰς ὀστῶν ἥ τ' ἀρτηρία καὶ ἡ φλὲψ, ἠπίσταντο. τοιοῦτος δὲ καὶ ὁ τὸν τετράστομον πέλεκυν ἐπινοήσας, εἶτα μήτε κατασκευάσας ποτ' αὐτὸν, μήτε πειραθεὶς, ὅμως οὐκ ᾐδεῖτο δι' αὐτοῦ τούτου δείξειν ἐπαγ-

ſpectatores depoſuerant, ipſi pollicita illius explerunt, nempe diſſecuerunt, ſicuti apud me didicerant, intercoſtale, ſed ita, ut nullum vas convulnerarent; ſuniculos autem duos celeriter circumdederunt, unum quidem poſt exortum ſtatim ex corde, alterum, qua arteria ſpinam conſcendit, ut (quemadmodum jactabundi illi promittebant), animante mortuo, quantum arteriae in ſunium intercapedine habetur, ſanguinis vacuum oſtenderetur; ubi vero ſanguine vacuum non inveniretur, intercidentiam in ipſam tunc eſſe factam dicerent, quando ſunes circumdarentur; tanquam alius quidem, non illi ipſi hujusmodi adminiſtrationem promiſiſſent, neque unquam ipſam prae aliis experti, aut ocyus ipſi laqueos circumdare valentes; quibus ne id quidem erat cognitum, quod juxta infernam oſſium coſtarum regionem et arteria et vena porrigitur. Talis eſt, qui ſecurim quadruplici acie excogitavit, deinde neque eandem unquam praeparavit, neque expertus eſt, non tamen verebatur per hanc ipſam

Ed. Chart. IV. [165.] Ed. Baf. I. (183. 184.)

γελλόμενος ἀρτηρίαν κενὴν αἵματος. ἦν δ᾽ οὖν αὐτοῦ τοιόνδε τι τὸ ἐνύπνιον. ἐν τετραγώνῳ σχήματι πρὸς μίαν ἥκοντι κορυφὴν ἠξίου ποιήσασθαι τετράστομον πέλεκυν, εἶτα κατὰ τὴν κορυφὴν αὐτοῦ διεκβεβλῆσθαι στειλεὸν, (184) οἷόν περ ἔχουσιν αἵ τ᾽ ἀξίναι καὶ οἱ πελέκεις ἔπειτα ζῶόν τι πρηνὲς ἐκτείναντα κατὰ τῆς ῥάχεως αὐτοῦ πατάξαι τῷ πελέκει σφοδρῶς, ἵνα μιᾷ πληγῇ τετράγωνόν τι σχῆμα τῆς ῥάχεως ἐκκοπῇ κατὰ περιγραφὴν ἰδίαν, ἐν ᾧ τὸ περιλαμβανόμενον τῆς μεγάλης ἀρτηρίας ευρεθήσεσθαι κενὸν αἵματος ἔφασκε. τοῦτο μὲν οὖν εἰς γελωτοποιΐαν τοῖς γράφουσι τοὺς μίμους τῶν γελοίων ἀφείσθω. μνημονεύσωμεν δ᾽ ἡμεῖς ἑτέρας ἐγχειρήσεως, ἐφ᾽ ἧς δείξειν ἔφασκε γέρων τις ἑβδομηκοντούτης πάνυ σεμνὸς ἀρτηρίαν κενὴν αἵματος. ἠξίου γὰρ εἶναι μὲν τὸ ζῶον ἕν τι τῶν δαρτῶν ὀνομαζομένων, οἷον ἢ πρόβατον, ἢ βοῦν, ἢ αἶγα, διαιρεθῆναι δὲ κατά τι μόριον, ἔνθα μεγάλη μετὰ τὸ δέρμα εὐθύς ἐστιν ἀρτηρία, περιδαρῆναι δ᾽ ἐκείνην καὶ γυμνωθῆναι τῶν πέριξ σωμάτων, ὡς

polliceri arteriam fanguinis expertem fe oftenfurum. Erat porro hujusmodi aliquod ipfius fomnium. Securim quadruplici acie cenfebat quadrangula figura ad unum verticem tendente faciundam; deinde in vertice ipfius manubrium trajiciendum, quale ligones fecuresque poffident; poftea prono extenfo animali cuidam fecurim juxta fpinam ipfius vehementer impingendam, ut uno ictu quadrangula quaedam figura fpinae incideretur peculiari circumfcriptione, in qua quod magnae arteriae comprehenderetur, vacuum fanguine inventum iri afferebat. Sed hoc ridiculorum mimos fcribentibus ad rifum excitandum dimittamus, ac aliam adminiftrationem commemoremus, qua fenex quidam feptuagenarius, admodum gravis, arteriam fanguinis vacuam oftenfurum fe praedicabat. Nam animal unum quoddam effe volebat ex iis, quae excoriabilia nominantur, exempli gratia vel ovem, vel bovem, vel capram, dividi vero in quadam particula, ubi magna poft cutem ftatim arteria exiftit; hanc autem excoriari ac detegi vicinis corporibus, ut nulli cohaereat;

προσηρτῆσθαι μηδενὶ, κἄπειτα φυλαττομένης τῆς κατὰ τὸ δέρμα τομῆς μεθ' ἡμέρας ἓξ ἢ ἑπτὰ, διαστήσαντας τὰ χείλη τοῦ ἕλκους, περιβάλλειν βρόχους δύο περὶ τὴν ἀρτηρίαν, καθόσον οἷόν τε πλεῖστον, ἀλλήλων διεστῶτας, εἶτ' ἐκκόπτειν τὸ μέσον αὐτῶν, εὑρεθήσεσθαι γὰρ κενόν. ἐκεῖνος μὲν οὖν, ἑβδομήκοντα γεγονὼς ἐτῶν, τὴν ἐγχείρησιν ταύτην οὐδέποτ' ἐτόλμησεν ἔργῳ βασανίσαι. πρὸς ἡμῶν δ' εὐθέως ἐβασανίσθη μετὰ τὸ πρῶτον ἀκοῦσαι, καὶ ὡς ἐπειράθημεν αὐτῆς, αἶγα καὶ πρόβατα οὕτω προπαρασκευάσαντες, ἐκομίσαμεν τῷ γέροντι παρακαλοῦντες αὐτὸν ἐξεγερθέντα θεάσασθαί ποτε κἂν ἅπαξ παρελεγχόμενος τὰ κατὰ τὸν ὕπνον αὐτῷ φαντασθέντα. καὶ τοίνυν καὶ ἄλλος τις οὐ πρὸ πολλοῦ [166] γεγραμμένην ἐγχείρησιν ὑπ' ἐμοῦ κατὰ τὸ βιβλίον, οὗ ἐπίγραμμά ἐστιν, εἰ κατὰ φύσιν ἐν ἀρτηρίαις αἷμα, διηγεῖτο πρὸς τοὐναντίον, ἢ κατὰ ἀλήθειαν ἔχει. θαυμάζοντες οὖν αὐτοῦ τὴν τόλμαν οἱ τεθεαμένοι παρ' ἐμοὶ τὴν ἐγχείρησιν ἠρώτων, εἴποτ' αὐτὸς ἐποίησεν αὐτὴν, ἢ διηγουμένου τινὸς ἀκούσας ἐπίστευσεν. ὁ δὲ καὶ πάνυ πολ-

poftea fectione cutis per cutem fervata, diebus fex aut feptem infecutis, labra ulceris dirimentes, funes duos arteriae circumdare, quam fieri poteft plurimum invicem diftantes, deinde medium ipforum excindere; inane fiquidem repertum iri. Itaque feptuagenarius ille adminiftrationem hanc nunquam aufus eft experiri. Nos autem, ubi primum hoc audivimus, eam aggreffi fumus, factoque ipfius experimento, capram et ovem fic ante praeparatam feni attulimus, admonentes, expergefactus tandem videret, vel femel reprehenfus, quae ipfi in fomno apparuerint. Infuper ergo et alius quidam non multo ante adminiftrationem, quam in libro tradidi, cui titulus eft, An fanguis fecundum naturam infit arteriis, alio modo narrabat, quam ipfa res fe haberet. Demirantes igitur ipfius audaciam, qui adminiftrationem apud me fpectaverant, quaerebant, num ipfe unquam eam obierit, an relatu alicuius didicerit; hic autem faepiffime fe obiviffe

λάκις ἔφη πεποιηκέναι. κομίσαντες οὖν αἶγα αὐτῷ δεικνύειν ἠνάγκαζον. ὡς δ' οὐκ ἐβούλετο, διότι μηδ' ἠπίστατο, δείξαντες τοῖς παροῦσιν ἐναντίως ἔχον τὸ φαινόμενον, ἔπαυσαν οὕτως τῆς εἰς τὸ λοιπὸν ἀλαζονείας. ἡ δ' ἐγχείρησίς ἐστι τοιάδε. τῶν ἐγγὺς τοῦ δέρματος ἀρτηριῶν τῶν μεγάλων χρὴ γυμνώσαντα μίαν, οἵα πέρ ἐστιν ἡ κατὰ τὸν βουβῶνα, μάλιστα γὰρ ἐπ' ἐκείνης εἴωθα ποιεῖσθαι τὴν ἀνατομὴν τήνδε, βρόχον περιβάλλειν τοῖς ὑψηλοτέροις αὐτῆς μέρεσιν, εἶτα τοῖς δακτύλοις τῆς ἀριστερᾶς χειρὸς αὐτὴν σφίγγοντα τὴν ἀρτηρίαν, ὅσον οἷόν τε ποῤῥωτάτω μὲν τοῦ βρόχου, πρὶν δ' ἀποβλάστημα ποιήσασθαι μέγα, διατέμνειν αὐτὴν κατὰ τὸ μῆκος εὐθείᾳ τομῇ, τηλικοῦτον ὡς ἐνθεῖναι δύνασθαι κοῖλόν τι σῶμα μεταξὺ τοῦ βρόχου καὶ τῶν δακτύλων. παρεσκευάσθω δή σοι κάλαμος τῶν λεπτῶν, οἷς γράφομεν, ἢ χαλκοῦν τι τοιοῦτον ἐπίτηδες γεγονός· ἀρκεῖ δ' εἶναι τοῦτο τῷ μήκει δακτυλιαῖον. εὔδηλον οὖν, ὡς κατὰ τὴν ἐνέργειαν ταύτην οὐδεμία γενήσεται τῆς διῃρημένης ἀρτηρίας αἱμοῤῥαγία, τοῦ μὲν ὑψηλοτέρου μέρους, ὅθεν ἐπιῤῥεῖ

refpondit. Allata igitur ipfi capra oftendere cogebant; cum autem nollet, quod nimirum ignoraret, oftenderunt praefentibus, aliter fe habere rei evidentiam; ita in pofterum modeftiorem reddiderunt. Adminiftratio talis eft. Una ex grandioribus arteriis, quae in cute extant, cujusmodi juxta inguina eft, nudatur maxime, fiquidem in illa diffectionem hanc facere confuevi; funiculus altiori ipfius parti circumdatur; deinde finiftrae manus digitis, quam fieri poteft longiffime a funiculo, arteria ftringitur, priusquam vero grandem ramum de fe miferit, recta linea ad longitudinem diffecatur tantum, ut cavum aliquod corpus inter laqueum et digitos queas inferere. Itaque praeparetur calamus praetenuis ex eorum numero, quibus fcribimus, aut aereum aliquod ejusmodi de induftria factum, quod digiti unius longitudinem habere fufficit. Unde manifeftum evadit, hac in adminiftratione nullum fanguinis fluorem ex arteria divifa accidere, ela-

τὸ αἷμα, βρόχῳ διειλημμένου, τοῦ ταπεινοτέρου δὲ μήτε σφύζοντος ἔτι διὰ τὸν βρόχον, ὑπό τε τῶν δακτύλων σφιγγομένου. κατὰ πολλὴν οὖν σχολήν ἔνεστί σοι τὸ καθιέμενον εἰς τὴν ἀρτηρίαν σῶμα κοῖλον ὑποκείμενον ποιῆσαι τῷ διῃρημένῳ μέρει τοῦ χιτῶνος αὐτῆς, εἶτα περιλαμβάνειν ἐν κύκλῳ λίνῳ λεπτῷ τὴν ἀρτηρίαν ἅμα τῷ καλάμῳ, προνοούμενον, ὅπως μηδὲν ὑπερεκπίπτῃ τῆς κατὰ τὴν ἀρτηρίαν τομῆς τοῦ καλάμου. τῷ πάχει δὲ ἔστω τηλικοῦτος ὁ κάλαμος, ὡς ἔφην, ὥστε τὸν χιτῶνα τῆς ἀρτηρίας μὴ χαλαρὸν ἐγκεῖσθαι, βουλόμεθα γὰρ αὐτὸν κατὰ χώραν μεῖναι, μήτ᾽ ἀνώτερον τῆς κατὰ τὴν ἀρτηρίαν διαιρέσεως ἐνεχθέντα, μήτε κατώτερον. γενομένου δὲ τούτου, λῦσον μὲν τὸν βρόχον, αὐτὸς δὲ ὑπὲρ ἀσφαλείας, εἰ βούλει, μετάθες τοὺς δακτύλους, οἷς ἔσφιγγες τὴν ἀρτηρίαν, ἐπὶ τὴν περὶ τῷ καλάμῳ μοῖραν αὐτῆς. εἴ γε μὴν, ὡς εἶπον, ἐσφηνωμένος τ᾽ εἴη καὶ δεδεμένος ἀκριβῶς ὁ κάλαμος, οὐδὲν ἔτι δεήσεταί σου κρατοῦντος, ἀλλ᾽ ἐφ᾽ ἡσυχίας μὲν δὴ οὕτως ὑπάρξει σοι θεάσασθαι τὸ μὲν ἀνώτερον τοῦ καλάμου τῆς ἀρτηρίας ἔτι καὶ νῦν σφύζον, ὡς ἔμπροσθεν, ἄσφυκτον δ᾽

tiori quidem parte, unde ſanguis defluit, fune intercepta, demiſſiori vero ob funem non amplius pulſante et a digitis conſtricta. Multo igitur otio corpus concavum, quod in arteriam demittitur, licet tibi diviſae tunicae ipſius parti ſubjicere; deinde lino tenui arteriam ſimul cum calamo orbiculatim comprehendere, curantem, ne ulla pars calami arteriae ſectionem erumpat. Sit autem calamus tali craſſitudine, ſicut dixi, ut in arteriae tunica nihil laxum haereat, volumus namque in loco ipſum perſiſtere, neque altius, quam arteriae diviſio eſt, elatum, neque demiſſius. Quo facto laqueum ſolves et digitos, quibus arteriam ſecuritatis gratia conſtringebas, ſi libeat, ad partem ipſius transpones, quae calamo conſinis eſt. Sin autem, ut retuli, impactus fuerit calamus ligatusque, diligenter, non magis tenere te opus erit, ſed otioſus ita poteris conſpicere, ſuperiorem quidem calamo arteriae partem etiamnum pulſare, ſicut antea, inferiorem autem

Ed. Chart. IV. [166. 167.] Ed. Baf. I. (184.)

ἀκριβῶς γιγνόμενον αὐτοῦ τὸ κατώτερον. τὸ μὲν οὖν ἀληθῶς φαινόμενον οὕτως ἔχει. διηγεῖτό γε μὴν ἐναντίως ὁ Ἐρασίστρατος ὑπὲρ αὐτοῦ, φαίνεσθαι λέγων κινούμενον τὸ κάτω τοῦ καλάμου. τοσαύτη τίς ἐστιν ἐνίων τόλμα, προπετεῖς ἀποφάσεις ποιουμένων ὑπὲρ ὧν οὐδέποτ᾽ ἐθεάσαντο. κατά γ᾽ οὖν τὴν ἐγχείρησιν εἰ βούλοιο μηδεμίαν ἔκχυσιν αἵματος γενέσθαι, τεμνομένης τῆς ἀρτηρίας, ἔνεστί σοι μὴ μόνον ἄνω περιβάλλειν βρόχον, ἀλλὰ καὶ τοῖς κάτω μέρεσιν ὁμοίως, ὃν δηλονότι λύσεις ὕστερον, ἐπειδὰν ἐνθῇς τὸν κάλαμον. ἐγὼ δ᾽ οὐ περιβάλλω, βουλόμενος αθλιπτόν τε καὶ ἄθλαστον φυλάττεσθαι τὸ σῶμα τῆς ἀρτηρίας. λέγουσι γε μὴν ἔνιοι καὶ ἄλλας ἐγχειρήσεις, δι᾽ ὧν ἐπαγγέλλονται δείξειν ἀρτηρίαν κενὴν αἵματος, ὡσπερεὶ ποιῆσαί τι σοφώτερον ἐγχειρῆσαί τε κάλλιον Ἐρασιστράτου δυνάμενοι. πάντως γὰρ ἂν ἐκεῖνος, εἴ τις ὅλως ἦν τρόπος ἀνατομῆς ἱκανὸς ἐπιδεῖξαι κενὴν ἀρτηρίαν, ἐπενόησε πρότερος, [167] ὥσπερ ὃν ἐπέγραψεν ἐπὶ τῶν νεοθηλῶν ἐρίφων· ἀλλὰ

pulſu omnino deſtitutam. Igitur quod re vera apparet, ita habere dicimus. Verum Eraſiſtratus aliter de ipſo videtur ſentire, nempe imam calami portionem moveri. Talis eſt quorundam audacia, qui temere de rebus nunquam viſis ſententiam proferunt. Quare, ſi in adminiſtratione nullum voles ſanguinis effluxum arteria ſecta fieri, integrum eſt non modo ſupernis, ſed imis quoque partibus funem circumdare, quem videlicet poſtea reſolves, ubi calamum impoſueris. Atqui ego non circumdo, cupiens arteriae corpus ab illiſu et contuſione liberum conſervare. Iam vero nonnulli alias quoque adminiſtrationes recenſent, quibus arteriam ſanguine vacantem oſtenſuros ſe pollicentur, tanquam aut facere quippiam ſapientius, aut melius adminiſtrare Eraſiſtrato poſſent. Nam ille prorſus, ſi quis plane adminiſtrationis modus eſſet, qui abunde ſatis arteriam inanem queat oſtendere, prior excogitaſſet, quemadmodum quem in hoedis nuper lactentibus ſcripſit, ſed illum quoque ipſum experientia verum

κἀκείνου πειραθεὶς εὑρήσεις οὐδ᾽ αὐτὸν ἀληθῆ. γιγνέσθω δ᾽ ἡ πεῖρά σοι μὴ μόνον ἐπὶ τῶν ἐρίφων, ἀλλὰ καὶ παντὸς οὑτινοσοῦν ἑτέρου ζώου, περιέχοντος ὑγρὰν οὐσίαν ἐν τῇ γαστρί. καὶ ὅσῳ γ᾽ ἂν ᾖ λεπτομερεστέρα, τοσούτῳ ῥᾳδίως εἰς τὰς ἀρτηρίας ἀναληφθήσεται. κατ᾽ ἀρχὰς μὲν οὖν φασιν ἅμα τῷ γυμνωθῆναι τὸ μεσεντέριον ἀεροειδεῖς φαίνεσθαι τὰς ἀρτηρίας, ὕστερον δ᾽ ὁρᾶσθαι γάλακτος πληρουμένας. εἰ μὲν οὖν ἀεροειδεῖς φαίνονται, παρείσθω σκοπεῖν, καίτοι πολλῶν φιλονεικούντων ἐφ᾽ ἑκάτερον μάτην ὑπὲρ αὐτοῦ. τὸ δὲ πληροῦσθαι γάλακτος αὐτὰς, ἐν τούτῳ γάρ ἐστι τὸ συνέχον τοῦ λόγου ψεῦδος, ὡς εἴρηται, καὶ σοὶ πάρεστι πεῖραν λαβεῖν ἐπὶ πάντων τῶν ζώων, οὐ μόνον ἐρίφων, οὐδὲ γάλακτος μόνου πεπληρωμένης τῆς γαστρὸς, ἀλλὰ πάσης ὑγρασίας. οὐδὲ γὰρ οὐδ᾽ εἰ γάλα, διὰ τοῦτο ἀναλαμβάνεται ταχέως, ἀλλὰ διὰ μὲν τὴν ὑγρότητα ῥᾳδίως ἐμπίπτει τοῖς στόμασι τῶν καθηκουσῶν ἀρτηριῶν εἰς τὴν γαστέρα, διὰ δὲ τὴν πρὸς τὸ κενούμενον ἀκολουθίαν, ὡς ἐκεῖνός φησιν, ἕλκεται ταχέως, ὥσθ᾽, ὅσῳ περ ἂν ᾖ λεπτο-

non eſſe comperies. Porro non ſolum in hoedis, ſed etiam alio quolibet animante, quod liquidam in ventriculo ſubſtantiam contineat, ſumes experimentum; et, quo ſubtilior fuerit, hoc facilius in arterias reſumetur. Initio igitur ajunt, ſimul ac meſenterium denudatum fuerit, arterias aëri ſimiles apparere, poſtea lacte repletas conſpici. Si igitur aëris ſpecie occurrunt, tibi conſiderandum relinquatur; etſi multi de ea re in utramque partem fruſtra contendant. Quod autem eas lacte repleri dicitur, (in hoc enim falſitas ſermonis continetur, ut dictum eſt,) licet quoque experiare in omnibus animantibus, nedum hoedis, non modo lacte ventriculum repletum eſſe, ſed qualibet humiditate; neque enim, ſi lac, ideo ſtatim transmittitur, verum propter humiditatem facile oris arteriarum ad ventriculum pertinentium incidit; quia vero evacuatum ſubſequitur, ut ille ait, protinus attrahitur:

μερεστέρα γάλακτος ἡ ὑγρότης, τοσούτῳ ῥᾷον ἀναληφθήσεται. ἀλλ', ὡς εἶπον, οὐδ' ἐφ' ἑνὸς οὐδέποτε εἴδομεν αὐτὴν ἀναλαμβανομένην, οὐδ' ἄλλος τις ὄψεται πειραθῆναι βουληθείς.

quapropter, quanto humiditas lacte fit tenuior, tanto promptius refumetur. Verum, ut retuli, ne in uno quidem unquam vidimus ipfum refumi, neque alius quisquam vifurus eft, fi experimentum ejus facere ftatuerit.

ΓΑΛΗΝΟΥ ΠΕΡΙ ΑΝΑΤΟΜΙΚΩΝ ΕΓΧΕΙΡΗΣΕΩΝ

ΒΙΒΛΙΟΝ Θ.

Ed. Chart. IV. [168.] Ed. Baf. I. (185.)

Κεφ. α'. Ἔστι μὲν ἔτι καὶ τοῦτο τὸ βιβλίον ἀνατομικὰς ἐγχειρήσεις διδάσκον ἐπὶ τῶν τοῦ πνεύματος ὀργάνων, ἃς ἐθεάσασθε δεικνυμένας πολλάκις. ἐπεὶ δ' οὐχ ὑμῶν μόνον, οἷς ἀνάμνησίς ἐστιν ὁ λόγος ὅδε, πρόκειταί μοι στοχάσασθαι, καθότι καὶ πρόσθεν εἶπον, ἀλλὰ καὶ τῶν ἄλλων ἁπάντων, ὅσοι σπουδάζουσι περὶ τὰς ἀνατομάς, ἀναγκαῖόν ἐστιν οὕτω γράφειν αὐτὸν, ὡς ἂν καὶ τοῖς μηδέπωποτε θεασαμένοις αὐτὰς ὅσον οἷόν τε μάλιστα γενέσθαι

GALENI DE ANATOMICIS ADMINISTRATIONIBVS

LIBER VIII.

Cap. I. Praeterea hic quoque liber de ſpiritus inſtrumentis anatomicas adminiſtrationes edocet, quas ſaepe demonſtrari conſpexiſtis. At quia non vobis ſolum, quibus liber viſorum commentarius eſt, me accommodare propoſui, quemadmodum et prius dixi, ſed aliorum quoque omnium, qui diſſectionibus incumbunt, rationem habere neceſſarium eſt, ita ipſum conſcribam, ut etiam iis, qui nunquam eas ſpectarunt, quam fieri poteſt clariſ-

σαφέστατα. ὅσα μὲν οὖν χρὴ θεάσασθαι περί τε τὴν καρδίαν καὶ τὸν πνεύμονα, τεθνεῶτός τε καὶ ζῶντος ἔτι τοῦ ζώου, σχεδὸν ἅπαντα λέλεκται κατὰ τὸ πρὸ τούτου γράμμα· λέλεκται δὲ καὶ περὶ τῶν ὑμένων ἁπάντων τῶν ἐν τοῖς πνευματικοῖς ὀργάνοις. ἐφεξῆς δ' ἐστὶ τοῖς προειρημένοις ἑρμηνεῦσαι λόγῳ, προτέραν μὲν τὴν κατασκευὴν ὅλου τοῦ θώρακος, ἐπ' αὐτῇ δὲ τὰ κατὰ τὰς ἀνατομὰς ἔτι ζῶντος τοῦ ζώου φαινόμενα κατ' αὐτόν. ὥσπερ οὖν, ὅσοι διηγοῦνται φύσιν χωρίου, τοὺς περιγράφοντας ὅρους αὐτὸ πρότερον δηλώσαντες, ἑξῆς ἐπὶ τὴν ἑκάστου τῶν μερῶν ἀφικνοῦνται διδασκαλίαν, οὕτω κἀγὼ τοὺς περιγράφοντας ὅρους τὸν θώρακα προτέρους διηγήσομαι. βραχεῖ μὲν οὖν λόγῳ συλλαβεῖν τὸ πᾶν, ὀνομάζουσι θώρακα τὸ περιλαμβανόμενον ὑπὸ τῶν πλευρῶν. εἰσὶ δ' αὗται πᾶσι τοῖς ζώοις, ὅσα πρόσθεν διῆλθον, εἰς δώδεκά που τὸν ἀριθμὸν ἐκτεινόμεναι· σπανιώτατα γὰρ ὁρᾶται τρισκαιδεκάτη πλευρά, καὶ τοῦτ' ἔτι σπανιώτερον ἐνδεκάτη πᾶσι. ταῦτα μὲν οὖν οὕτως σπάνιά ἐστιν, ὥστε ἐν [169] χιλίοις ἄν τις ἑνὶ περιτύχοι τοιῷδε. πάντως δ' ἐπὶ πάντων τῶν ζώων, ὑπὲρ ὧν ὁ λόγος

fimae evadant. Quae igitur in corde et pulmonibus tum mortuo tum vivo adhuc animante contueri oportet, prope univerfa libro fuperiore dicta funt; item de fpirandi inftrumentorum membranis omnibus. Proximum iis eft, ut totius thoracis ftructuram prius fermone interpreter; mox ea, quae in vivi adhuc animantis diffectione apparent. Quemadmodum igitur, qui loci naturam enarrant, oftenfis prius finibus ipfum circumfcribentibus, deinde ad partis hujus difciplinam accedunt; ita ego quoque fines, qui thoracem circumfcribunt, prius declarabo. Ut igitur brevi fermone totum complectar, thoracem nominant, quod a coftis comprehenditur. Sunt autem hae omnibus, quae prius retuli, animantibus in duodenum numerum porrectae; rariffime fiquidem decimatertia cofta vifitur, atque hac adhuc rarius undecima; atque haec ita rara funt, ut inter mille vix unum tali coftarum numero invenias; in totum vero omnibus ani-

ἐστὶν ἐν τῇδε τῇ πραγματείᾳ, ιβ' εἰσὶ πλευραί· καὶ πρὸς ταύταις ἐπὶ τῶν κλεῖς ἐχόντων ζώων τοῦ θώρακος ὑψηλότατος ὅρος αἱ κλεῖς εἰσιν, ὥσπερ γε ὁ ταπεινότατος ἅπασι τοῖς ζώοις αἱ φρένες, ἃς καὶ διάφραγμα προσαγορεύουσιν. ἕδρα γε μὴν ἐστι ταῖς πλευραῖς ἁπάσαις διττῶς, πρόσω μὲν τὸ στέρνον, ὀπίσω δ' οἱ σπόνδυλοι. οὗτοι μὲν τοσοῦτοι τὸν ἀριθμὸν ἐναργῶς, ὅσαι περ καὶ αἱ πλευραί· τὸ στέρνον δὲ ἓν μὲν ὀστοῦν φαίνεται διὰ τὴν τῆς ἁρμονίας ἀκρίβειαν, ἣν ἐν τῇ συνθέσει λαμβάνει τὰ μόρια αὐτοῦ, περιξυόντων δὲ τοὺς ὑμένας, ὅτι πλείω τέ ἐστι καὶ ὅτι τοσαῦτα τὸν ἀριθμὸν, ὅσαι περ αἱ συναρθρούμεναι πρὸς αὐτὸ πλευραὶ, σαφῶς φαίνεται. συναρθροῦται γὰρ ἑκάστης πλευρᾶς τὸ πρόσω πέρας τῷ κάτω πέρατι τῶν συντιθέντων ἑκάστου τὸ στέρνον ὀστῶν, καὶ παρεισδύεταί γε τὸ τῆς πλευρᾶς πέρας ἀπολεπτυνόμενον εἰς τὸ μεταξὺ τῆς ἁρμονίας τῶν κατὰ τὸ στέρνον ὀστῶν, ὥστ' ἐπί τινων ζώων οὐ μᾶλλον τοῖς πέρασι τῶν ὑψηλοτέρων ὀστῶν, ἢ ταῖς κεφαλαῖς τῶν ταπεινοτέρων, ἀλλ' ἀμφοτέροις ὁμοτίμως συναρ-

malibus, de quibus in hoc opere verba facimus, duodecim inſunt coſtae. Et praeterea in iis, quae claviculas obtinent, elatior thoracis finis claviculae exiſtunt, quemadmodum demiſſior omni animantium generi ſeptum transverſum, quod phrenas et diaphragma nominant. Sedes omnibus coſtis duplex, anterior ſternum, poſterior vertebrae ſunt, quae totidem numero plane, quot et coſtae habentur. Sternum unum quidem os apparet ob harmoniae perfectionem, quam ipſius partes in contextu ſortiuntur; membranis autem deraſis, quod et plura oſſa ſint, et numero totidem, quot cum eo coſtae coarticulantur, palam innoteſcit. Nam anterius cujusque coſtae extremum inferiori oſſium ſingulorum ſternum componentium extremo coarticulatur, et coſtae finis attenuatus in mediam ſterni oſſium harmoniae regionem demergitur, ut in quibusdam animantibus non magis elatiorum oſſium extremo, quam humiliorum capitibus, ſed utrisque pari

Ed. Chart. IV. [169.] Ed. Baf. I. (185.)

θροῦσθαι τὰς πλευράς. ἑπτὰ μὲν οὖν αἱ πρῶται τοῦ θώρακος πλευραὶ τοιαύτην ἔχουσι τὴν συνάρθρωσιν. ἡ δ᾽ ὀγδόη κατὰ τὴν ῥίζαν ἐστὶ τοῦ ξιφοειδοῦς χόνδρου. λοιπαὶ δὲ τέτταρες εἰς τὰ πλάγια μέρη τοῦ θώρακος τελευτῶσιν, ἀπολειπόμεναι πρόσω τοσοῦτον, ὅσον καὶ μείους εἰσὶ τῶν ἄλλων. ἔστι δ᾽ αὐτῶν ἐλαχίστη μὲν ἡ ὑστάτη· τῶν δ᾽ ἄλλων ἑκάστη κατὰ τὴν τῆς θέσεως τάξιν, ὅσον ἀπολείπεται τῷ μήκει τῆς ὑψηλοτέρας, τοσοῦτον πλεονεκτεῖ τῆς ταπεινοτέρας. ἅπασαι μὲν οὖν ὀπίσω διήρθρωνται τοῖς τοῦ μεταφρένου σπονδύλοις ἄρθρῳ διττῷ, τῷ μὲν ὑψηλοτέρῳ πρὸς αὐτὸ τοῦ σπονδύλου τὸ σῶμα, τῷ δὲ ταπεινοτέρῳ καὶ τῇ πλαγίᾳ τῶν ἀποφύσεων αὐτῶν τῇ κατάντει. ἐντεῦθεν δὲ εἰς τὸ πρόσω καὶ κάτω φερόμεναι λοξαὶ μέχρι πλείστου παύονται τῆς τοιαύτης φορᾶς, ὅταν ἤδη πρόσω μᾶλλον ὦσι. παύονται δ᾽ ἐν τούτῳ καὶ ὀστώδεις οὖσαι, καὶ γίγνεται τὸ ὑπόλοιπον αὐτῶν τοῖς μὲν μικροτέροις φύσει ζώοις ἀκριβῶς χόνδρος, τοῖς μείζοσι δὲ ὀστώδη χόνδρον εἰπὼν αὐτὸν οὐκ ἂν ἁμάρτοις. οὗτος ὁ χόνδρος, οὐχ ὥσπερ ἐξ ἀρχῆς αἱ

modo coftae coarticulentur. Septem itaque priores thoracis coftae in hunc modum coarticulantur. Octava ad radicem cartilaginis xiphoidis confiftit. Reliquae vero quatuor in thoracis latera definunt, tantum priori parte deficientes, quanto etiam aliis breviores funt. Minima inter ipfas eft, quae poftrema habetur, aliae enim fingulae pro fitus ordine, quantum longitudine vincuntur ab elatiore, tantum humiliorem fuperant. Omnes igitur retro cum dorfi vertebris per diarthrofin committuntur, idque duplici articulo, altiori quidem ad ipfum vertebrae corpus, humiliori ad lateralem ipfarum proceffum declivem. Hinc autem in anteriorem infernamque regionem longius obliquae procurrunt, et quum jam anterius fuerint, ab hac latione ceffant. Definunt etiam hic offeae effe, ac reliqua ipfarum pars in minutioribus natura animantibus cartilago prorfus efficitur, in majoribus autem fi offeam cartilaginem ipfam dixeris, nihil erit peccati. Et haec cartilago, non ut ab initio coftae ex

πλευραὶ τὸ σύμπαν ἠνέχθησαν κάτω λοξαὶ, καὶ αὐτὸς οὕτω ποιεῖται τὴν φορὰν, ἀλλ' ἐπιστρεφόμενος ἔμπαλιν ἐκείναις ἄνω φέρεται πρὸς τὸ στέρνον, ἐνίοις μὲν ζώοις ἀπὸ κυκλοτεροῦς μᾶλλον τῆς ἐπιστροφῆς, ἐνίοις δ' ὥσπερ ἀπὸ τριγώνου γωνίας. ὅσαι δ' οὐ φθάνουσιν ἐπὶ τὸ στέρνον ἐλθεῖν, ὀνομάζονται μὲν νόθαι, χονδρώδεις δ' ἱκανῶς εἰσιν ὅλαι καὶ πολὺ δὴ μᾶλλον αὐτῶν τὸ πέρας οὐ χονδρῶδες, ἀλλ' ἀκριβὴς χόνδρος. ἐκ δὲ τοῦ χόνδρου τοῦδε τῶν ἔνδον μερῶν αἱ φρένες ἄρχονται φύεσθαι, τὸ δὲ ὑψηλότατόν τε καὶ πρόσθιον αὐτῶν ὑποπέφυκεν αὐτῷ τῷ ξιφοειδεῖ, καθάπερ γε τὸ ὀπίσθιον ἅμα καὶ ταπεινότερον ἐπιπέφυκε τῇ ῥάχει. κατὰ δὲ τὸ μεσαίτατον τοῦδε, καθ' ὃ τῶν σπονδύλων ἐπιβεβήκασι τῇ πρόσω χώρᾳ, προσεπεκτείνονται κάτω δι' ἰσχυρῶν συνδέσμων δυοῖν ἐμφυόμενοι τοῖς κάτω σπονδύλοις· ὅστις σύνδεσμος, ὅταν μὲν ᾖ μεγαλόφωνον τὸ ζῶον ἢ νευρώδεις ἔχον φύσει τοὺς μῦς, ἰσχυρότατός τ' ἐστὶ καὶ μέχρι πλείστου προήκει, παύεται δ' αὐτόθι που περὶ τὸν εἰκοστόν τε καὶ δεύτερον ἄνωθεν ἀριθμοῦντι σπόνδυλον,

toto porrectae funt deorfum verfus oblique, fic et ipfa defertur; fed contra illa verfa furfum ad fternum pertendit, nonnullis quidem animantibus magis in orbem, aliis veluti ab angulo trianguli. At quae ad fternum non pertingunt, nothae appellantur, totae autem cartilagineae admodum exiftunt; multo magis ipfarum finis non cartilagineus, fed cartilago exquifita cenfetur. Ex hujus autem cartilaginis partibus intimis feptum transverfum ducit originem; elatior autem anteriorque ipfius pars ipfi mucronatae cartilagini fubnafcitur; quemadmodum pofterior et demiffior fpinae adhaerefcit; in medio maxime, qua fedem vertebrarum anteriorem confcendit, fimul expanditur deorfum verfus, per duo ligamenta valida imis vertebris infertum. Quae ligamenta, fi animal grandi voce praeditum fuerit, aut mufculis natura nerveis, valentiffima funt ac longiffime procedunt, verum definunt inibi circiter vigefimam fecundam (deorfum verfus fi nu-

οὔτε παχὺς ὑπάρχων, οὔτε ῥωμαλέος ἐπὶ τῶν μικροφώνων τε καὶ τοὺς μῦς τοῦ θώρακος ἀῤῥώστους ἐχόντων, οἷός περ καὶ ὁ πίθηκός ἐστι. [170] τό γε μὴν ἄνω πέρας τοῦ στέρνου τῇ πρώτῃ μὲν ἀεὶ σύναρθροῦται πλευρᾷ, καθάπερ καὶ τοῖς ἄλλοις, ἐξ ἐπιμέτρου τε τὰς κλεῖς ἔχουσι καὶ πρὸς ἐκείνας διαρθροῦται. οὐ μὴν συντελεῖταί τι πρὸς τὴν τοῦ θώρακος κίνησιν ἡ διάρθρωσις αὕτη, ἀλλ' εἰσὶν αἱ κινήσεις τῷ θώρακι κατὰ μὲν τὰ πρόσω πέρατα τῶν πλευρῶν ἀμυδραὶ, συναρθροῦνται γὰρ ἐνταῦθα τῷ στέρνῳ, σαφεῖς δὲ ἐν τοῖς ὀπίσω, καθ' ἃ διὰ τῶν ἄρθρων ἔφην αὐτὰς διαρθροῦσθαι πρὸς τοὺς σπονδύλους. οὐχ ἅπαντες δὲ οἱ τῷ θώρακι συμπεφυκότες ὁπωσοῦν μύες ἕνεκα τῆς κινήσεως αὐτοῦ γεγόνασιν, ἀλλ', ὡς ἐν τῷ πέμπτῳ γράμματι λέλεκται, τινὲς μὲν ἀπὸ τοῦ στήθους τε καὶ τῶν κατὰ τὰς νόθας χωρίων ἀναφερόμενοι τῇ κατὰ τὸν ὦμον ὑπηρετοῦσι διαρθρώσει, τινὲς δ' ἐπὶ τὸ ἐπιγάστριον καταφερόμενοι χρειῶν ἰδίων ἕνεκεν ὀλίγον τι κατασπῶσι τὸν θώρακα· καθάπερ γε καὶ οἱ τοῖς πέρασι τῶν πλευρῶν ἔξωθεν ἐπιβεβλημένοι

meres) vertebram, in iis, quae exilem vocem et mufculos thoracis imbecilles obtinent, cujusmodi et fimia eft, neque craffa, neque valida. Verum fuperior fterni finis eum prima femper cofta coarticulatur, quemadmodum et reliquis; ex abundanti quoque in iis, quae claviculas habent, etiam illis per diarthrofin committitur. Non tamen haec articulatio ad thoracis motum fubminiftrat, verum motus thoracis ad anteriora coftarum extrema obfcurantur, nam ibidem fterno coarticulantur, manifefti autem pofterioribus, qua per articulos ipfas cum vertebris dearticulari diximus. Atqui non omnes mufculi, qui thoraci quocunque modo coalefcunt, motus ipfius gratia creati funt; verum, ut quinto libro traditum eft, quidam a pectore et coftarum fpuriarum fedibus furfum tendentes humeri articulo fubferviunt, quidam ad abdomen defcendentes fuos ufus habent et thoracem paululum detrahunt, quemadmodum qui coftarum extremis a

παρά τε τῷ στέρνῳ πρόσω καὶ τοῖς σπονδύλοις ὀπίσω σφίγγουσί τε τὰς συναρθρώσεις καὶ συστέλλουσι βραχύ τι τὸν θώρακα.

Κεφ. β'. Τῆς δ' ὅλης αὐτοῦ κινήσεως ἐναργῶς ἐξηγοῦνται κάτω μὲν αἱ φρένες αὐταὶ, κατὰ τὴν ἑαυτῶν ἔντασίν τε καὶ χάλασιν ἐναλλὰξ γιγνομένην εὐρύνουσαί τε καὶ συστέλλουσαι τὸ ταύτῃ πέρας, ἐπισπώμεναί τε κάτω μὲν διὰ τοῦ ξιφοειδοῦς χόνδρου τὸ στέρνον, ἄνω δέ πως ἀτρέμα καὶ πρόσω τὰς νόθας. καὶ τήν γε δόξασαν εἶναι φυσικὸν ἔργον, οὐ ψυχικὸν, ἀναπνοὴν, ἐν ᾗ τὰ κάτω μέρη τοῦ θώρακος ἅμα τοῖς ὑποχονδρίοις ὁρᾶται σαφῶς κινούμενα, τὰ δ' ἄνω ποτὲ μὲν οὐδ' ὅλως, ποτὲ δ' (186) ἀμυδρῶς, τὸ διάφραγμα μόνον ἐργάζεται, μῦς ὑπάρχων οὐ κατὰ τὴν οὐσίαν μόνην, ἀλλὰ καὶ κατὰ τὴν χρείαν. οἱ διδάσκαλοι δ' ἡμῶν οὐκ ὀρθῶς ᾤοντο μόνας τὰς φρένας κινεῖν τὸν θώρακα κατὰ τὰς ἀναπνοὰς, διαστελλούσας μὲν, ὁπότε τείνοιντο, καταπίπτειν δ' ἐπιτρεπούσας εἰς ἑαυτὸν, ὁπότε χαλασθεῖεν. ὅπως δ' ἐκφυσῶμεν ἀθρόον, ἢ φωνοῦμεν, οὐδ'

foris objecti juxta fternum antrorfum et vertebras retrorfum, coarticulationes conftringunt et thoracem leviter comprimunt.

Cap. II. Porro totum ipfius motum manifefte gubernat inferius feptum ipfum transverfum, dum intenditur laxaturque viciffim, dilatans comprimensque indidem terminum ac attrahens ab ima quidem parte per mucronatam cartilaginem fternum, coftas autem fpurias furfum leviter et antrorfum. Jam vero refpirationem, quae naturale opus, non animale, effe putatur (fiquidem ima thoracis pars una cum hypochondriis in hac videtur manifefte moveri, fuperior interdum prorfus nihil, interdum obfcure) feptum transverfum duntaxat fuppeditat, quod non modo fubftantia, fed ufu quoque mufculus eft. Verum praeceptores noftri non recte cenfuerunt, folum feptum movere thoracem in refpirationibus, attollens quidem, quum tenditur, collabi autem in fefe permittens, quando relaxatur: quomodo autem largiter ac univerfim efflemus aut vocem emit-

Ed. Chart. IV. [170.] Ed. Baf. I. (186.)

ἐπεχείρησαν εἰπεῖν. ᾤοντο δὲ καὶ τὰς εὐρείας τοῦ θώρακος κινήσεις, ἃς ἐπί τε τῶν δρομημάτων ὁρῶμεν, απάντων τε τῶν ὁπωσοῦν ὀξέως γυμνασαμένων, ἐκ τῆς τοῦ διαφράγματος ἐνεργείας ἐπιτελεῖσθαι. τῶν μεσοπλευρίων δὲ μυῶν, ὥσπερ μάτην γεγονότων, οὐδ᾽ ὅλως ἐμέμνηντο, καθάπερ οὐδὲ τῶν ἀπὸ τοῦ τραχήλου καταφερομένων ἓξ μυῶν, ὧν μέγιστοι μὲν οἱ τοῖς σιμοῖς τῶν ὠμοπλατῶν ὑποπεφυκότες, ἑξῆς δὲ αὐτῶν τὸ μέγεθος οἱ πρόσθιοι, μικρότατοι δὲ οἱ τῶν τῆς ῥάχεως ἐκπεφυκότες σπονδύλων. οὐ μὴν οὐδὲ τῶν ἀνασπώντων τὰς πλευρὰς, οὐδὲ κατασπώντων τὰς ἐσχάτας ἐμέμνηντο, (λέλεκται δ᾽ ἔμπροσθεν ἐν τῷ πέμπτῳ γράμματι, πῶς ἄν τις αὐτοὺς ἄριστα γυμνώσειεν, εἴρηται δὲ καὶ περὶ τῶν τῆς ὠμοπλάτης ὀπισθίων μυῶν, κοινωνούντων τῷ μὲν θώρακι, καθόσον καὶ τῷ μεταφρένῳ, κίνησιν δ᾽ οὐδεμίαν αὐτῷ παρεχομένων,) ὥσπερ οὐδὲ τῶν ῥαχιτῶν ὑποπεφυκότων τε καὶ παραπεφυκότων τοῖς τοῦ θώρακος σπονδύλοις, οὐδὲ τῶν ὑποτεταγμένων τῷ στομάχῳ ἐκ τῆς ἄνω μοίρας, οὐδὲ

tamus, ne conati quidem funt dicere. Ceterum et latos thoracis motus, quos in curfibus videmus, ac omnibus, qui fe acriter quomodocunque exercent, fepti functione perfici exiftimabant. Intercoftalium autem mufculorum, tanquam fruftra procreati fint, nullam plane mentionem fecerunt, quemadmodum neque fex illorum, qui a collo deferuntur, quorum maximi fcapularum concavis fubhaerefcunt; hos fequuntur magnitudine anteriores; minimi vero ex fpinae vertebris prodierunt. Infuper nec eorum meminerunt, qui coftas furfum attrahunt, nec eorum, qui extremas detrahunt. Verum dictum eft prius libro quinto, quomodo optime in ipfis exercearis; nec non de fcapularum pofterioribus mufculis verba fecimus, qui cum thorace quidem, quatenus etiam cum metaphreno, focietatem ineunt, motum autem nullum ipfi praebent. Sicut neque de fpinalibus quicquam prodiderunt, qui thoracis vertebris fubhaerent et adhaerent; infuper nihil de iis, qui in fuperiori fpinae parte ftomacho fubftrati funt, ut

τῶν ψοῶν τῶν ἐκ τῆς κάτω· κάμπτεται μὲν γὰρ ὑπ᾽ αὐτῶν ἡ ῥάχις, τῆς δ᾽ ἀναπνοῆς οὐδετέρῳ συντελοῦσι μορίῳ, καθάπερ οἱ διαστέλλοντες ἢ συστέλλοντες τὸν θώρακα, περὶ ὧν ἐν τοῖς τῆς ἀναπνοῆς αἰτίοις εἴρηται. νυνὶ δὲ οὐ ταῦτα δεικνύναι μοι πρόκειται, τὰ καλῶς ἐν ἐκείνοις δεδειγμένα, [171] διδάξαι δὲ μόνον, ὅπως ἄν τις ἐγχειροίη προσηκόντως, ἕνεκα τοῦ δεῖξαι τὰ κατ᾽ ἐκείνην τὴν πραγματείαν εἰρημένα φαίνεσθαι περὶ τὸν θώρακα συμπτώματα. καὶ μὲν δὴ κἀν τοῖς περὶ θώρακός τε καὶ πνεύμονος κινήσεως οὐκ ὀλίγα τῶν ἐξ ἀνατομῶν φαινομένων εἴρηταί μοι, περὶ ὧν τῆς ἐγχειρήσεως εἰπεῖν τι καὶ νῦν προσήκει. λέλεκται δὲ κἀν τοῖς περὶ τῶν τῆς ἀναπνοῆς αἰτιῶν, ὡς τὰ περὶ θώρακός τε καὶ πνεύμονος κινήσεως βιβλία τρία, μηδὲν ἴδιον ἀξιόλογον ευρηκότος μου μηδέπω, συνετέθη, καὶ ὡς ἑταίρῳ δοθέντα παρὰ τὴν ἐμὴν γνώμην ἐξέπεσον, ὥσπερ καὶ ἄλλα πολλά. δίκαιον γὰρ ἐνόμιζον εὐθὺς ἐκ μειρακίου, τοὺς εὑρίσκοντάς τι νεώτερον ἐκεῖνο μόνον εἰς συγγράμματα κατατίθεσθαι· καὶ διὰ τοῦτο

nec de lumborum carnibus inferiorem fpinae partem contingentibus, qui fpinam fane flectunt, nullam autem refpirationis partem adjuvant, quemadmodum qui thoracem attollunt vel deprimunt: de quibus in refpirationis caufis dictum eft. Quare haec nunc perftringere propofitum mihi non eft, quae probe in illis commonftravimus, verum docere duntaxat, quomodo congrue aggrediaris ea oftendere, quae in opere illo diximus circa thoracem apparere fymptomata. Quin etiam in libris de thoracis et pulmonis motu haud pauca ex eis, quae in diffectionibus vifuntur, explicuimus; de quorum adminiftratione non nihil etiam nunc dicere convenit. Porro dictum eft et in commentariis de refpirationis caufis, libros tres de thoracis pulmonisque motu a me effe compofitos, quum nihil adhuc mentione dignum proprio Marte inveniffem, et amico traditos praeter animi mei fententiam excidiffe, quemadmodum et pleraque alia. Aequum namque putavi jam inde ab adolefcentia, ut, qui novum aliquod inveniffent, hoc folum in commentarios redigerent; ac

οὐκ ἔμελλον ὡς ἐμὰ γράφειν, ὅσα τοῖς πρόσθεν εἴρηται. γυμνάσιά γε μὴν ἑαυτοῦ γράφειν ἕκαστον οὐ μόνον ἀνεμέσητον, ἀλλὰ καὶ χρησιμώτατον ἡγοῦμαι, καθάπερ καὶ φίλῳ δεηθέντι χαρίζεσθαι. τῶν οὖν διδασκάλων τῶν ἡμετέρων, οἱ κορυφαῖοι δ᾽ ἦσαν οὗτοι τῶν Κοΐντου τε καὶ Νουμησιανοῦ μαθητῶν, ὅτι μὲν ὑπὸ τοῦ θώρακος ὁ πνεύμων κινεῖται, καθ᾽ ὃν Ἐρασίστρατος ἔγραψε τρόπον, ἀποδειξάντων τε καὶ δειξάντων ἡμῖν, ἐν δυοῖν τοῖς πρώτοις γράμμασι περὶ θώρακός τε καὶ πνεύμονος κινήσεως αἵ τ᾽ ἀποδείξεις εἰσὶ γεγραμμέναι, καὶ τὰ φαινόμενα κατὰ τὰς ἀνατομὰς, ἐξ ὧν ἐπορίσθη τὰ πρὸς τὰς ἀποδείξεις λήμματα. τὸ τρίτον δ᾽ αὐτῶν, ὁποία τίς ἐστιν ἡ τοῦ θώρακος κίνησις, ἐξηγεῖται, κατὰ τὴν γνώμην τῶν διδασκάλων καὶ τοῦτο συγκείμενον. τά γε μὴν ὑπ᾽ ἐμοῦ προσεξευρεθέντα περὶ τῆς τοῦ θώρακος κινήσεως ἐδήλωσα δι᾽ ἑτέρας πραγματείας, ἣν περὶ τῶν τῆς ἀναπνοῆς αἰτίων ἐπέγραψα, καθ᾽ ἣν τό τε διφυὲς ἑκάστου τῶν μεσοπλευρίων μυῶν ἐξηγησάμην, ὁποῖόν τε τὴν φύσιν ἐστὶν, τό τε πλῆθος ἁπάντων τῶν κινούντων ὅλον τὸν θώρακα, τάς τ᾽ ἀρχὰς τῶν ἐμφυομένων αὐτοῖς νεύρων.

ideo, quae a majoribus dicta funt, non eram tanquam mea fcripturus; exercitamenta tamen unumquemque fua fcribere non modo a culpa remotum, fed etiam utiliffimum exiftimavi, ficut et amico roganti gratificari. Cum igitur praeceptores noftri (erant autem hi inter Quinti et Numefiani difcipulos praeftantiffimi) pulmones, quomodo Erafiftratus fcriptum reliquit, a thorace moveri demonftraffent et docuiffent, nos duobus primis libris de thoracis et pulmonis motu demonftrationes prodidimus, et ea, quae in diffectionibus apparent, unde ad demonftrationes argumenta fuppetunt; tertius ipforum, qualisnam thoracis motus exiftat, edocet, ex praeceptorum fententia et hic compofitus. At, quae me auctore de thoracis motu adinventa funt, alio indicavi opere, cui de refpirationis caufis titulum indidi. Eodem bipartitam fingulorum intercoftalium musculorum productionem expofui, qualis natura fit, et quot numero fint totum thoracem moventes, et nervorum ipfos ingredientium principia.

Ed. Chart. IV. [171.] Ed. Baf. I. (186.)

Κεφ. γ'. Ὅπως οὖν ἄν τις πάντα τὰ κατ' ἐκείνην εἰρημένα τὴν πραγματείαν ἐπιδείξειεν, ἤδη λέγωμεν, ἀπὸ πρώτων ἀρξάμενοι τῶν μεσοπλευρίων μυῶν, ὧν τὰς ἐπιπολῆς ἶνας ἀπὸ τῆς ὑψηλοτέρας πλευρᾶς ἐπὶ τὴν ταπεινοτέραν ὄψει διηκούσας ἀτρέμα λοξὰς εἰς τὸ πρόσω. κατὰ βραχὺ δὲ ταύτας ἀνατέμνων ἐπὶ τεθνεῶτος τοῦ ζώου, προγυμνάσασθαι γὰρ ἄμεινον ἐπὶ νεκροῦ, παραγενήσῃ τότ' ἐπὶ τὰς ἔνδον ἐναντίαν ἐχούσας τὴν θέσιν, ὥσθ', οἷόν πέρ ἐστι τὸ χ γράμμα, τοιαύτην ἀμφοτέρων εἶναι τὴν πρὸς ἀλλήλας σχέσιν, ἣν καὶ μέχρι μὲν τῶν χονδρωδῶν μορίων ἑκάστης πλευρᾶς ὄψει διασωζομένην, ἐπαλλαττομένην δὲ κατ' ἐκεῖνα. τὰς μὲν γὰρ ἔξωθεν ἶνας ἰδεῖν ἐστι θέσιν ἐχούσας, οἵαν περ εἶχον αἱ ἔνδον, ἔμπαλιν δὲ τὰς ἔνδον, οἵαν περ αἱ ἐκτός. ἐπὶ δὲ τῶν κατὰ τὰς νόθας πλευρὰς μυῶν ἄχρι τῆς τελευτῆς αὐτῶν ἡ αὐτὴ φύσις αὐτῶν ἐστιν τῶν ἰνῶν, οὐδὲ γὰρ ἔχουσί τινα καμπὴν αἵδε. μάλιστα δ' ἐναργὴς ἡ θέα τῶν κατὰ τούσδε τοὺς μῦς ἰνῶν ἐστιν ἐπὶ τοῦ ζώου πρεσβυτέρου τε ἅμα καὶ

Cap. III. Quemadmodum igitur omnia quis in opere illo tradita demonſtrare poſſet, jam explicabimus, a primis intercoſtalibus muſculis exorſi, quorum fibras ſuperſiciarias ab elatiore coſta ad humiliorem leviter oblique in anteriora pertinentes conſpicies. Paulatim vero has diſſecans in animali commortuo, (praeſtat enim in cadavere prius eſſe exercitatum,) tunc ad internas accedes ſitu his adverſas, ut ambo ad X literae ſimilitudinem habitum inter ſe exigant, quem usque ad cartilaginoſas ſingularum coſtarum partes conſervari videbis, in illis autem evariari. Etenim exteriores fibrae talem indubie ſitum occupant, qualem interiores ſortitae ſunt, contra anteriores, qualem exteriores poſſident. At in muſculis coſtarum, quas nothas, id eſt ſpurias, appellant, ad finem usque ipſorum eadem fibrarum natura conſiſtit, quoniam hae nullo flexu incurvantur. Maxime vero evidens in hiſce muſculis fibrarum inſpectio eſt animali jam

λεπτοῦ. γυμνασάμενος μὲν οὖν ἐπὶ νεκροῦ ζώου διακρίνειν τὰς ἐπιπολῆς ἶνας ἀπὸ τῶν διὰ βάθους ἐπιχείρησον αὖθις ἐπὶ ζῶντος αὐτοῦ ποιεῖν. οὕτω καὶ τόθ᾽ ἡμᾶς ἐρεῖς ἀληθεύειν ἐν τῇ διηγήσει τῶν φαινομένων συμπτωμάτων ἐπὶ τῇ τομῇ τῶν ἰνῶν, [172] ὑπὲρ ὧν γέγραπται μὲν ἤδη πάλαι κατὰ τὰ περὶ τῶν τῆς ἀναπνοῆς αἰτίων ὑπομνήματα, γραφήσεται δὲ καὶ νῦν οὐδὲν ἧττον. ἵνα δ᾽ ᾖ σαφὴς ὁ λόγος, οὐδὲν χεῖρον αὖθις ἑτέραν ἀρχὴν αὐτῷ θέσθαι τοιάνδε. γυμνασθῆναί σε βούλομαι πρότερον ἐπὶ τεθνεῶτος τοῦ ζώου γνωρίζειν ἀκριβῶς ἑκάστου τῶν λεχθησομένων τὴν θέσιν, ἵν ἐπὶ ζῶντος ὅτι τάχιστα γυμνοῦν αὐτὰ δυνηθῇ ἀναιμωτὶ, καθόσον οἷόν τε. κατὰ μὲν οὖν τοὺς μεσοπλευρίους μῦς ἐγγυτάτω τοῦ τῆς πλευρᾶς ὀστοῦ τὴν ἀρτηρίαν ευρήσεις καὶ τὴν φλέβα, καὶ τὸ νεῦρον ἐν τοῖς κάτω μέρεσιν ἑκάστης αὐτῶν, καὶ μᾶλλόν γε πλησίον αὐτὸ τὸ νεῦρον. ὥστε κἄπειδὰν ἐπὶ τεθνεῶτος τοῦ ζώου τέμνῃς τὰς ἐπιπολῆς ἶνας, προγυμνάζου σαυτὸν ἀπὸ τῆς ταπεινοτέρας πλευρᾶς ἀρξάμενος. ἀπολύσας μὲν τὴν ἐκείνων αὐτῶν ἕνωσιν, ἀνάτεμνε

vetulo fimul et extenuato. Itaque exercitatus in cadavere fuperficiariis fibris ab altioribus fecernendis, idem rurfus in vivo animante hoc pacto emoliaris, atque tunc nos in fymptomatum, quae ob fibrarum fectionem obtingunt, enumeratione vera praedicare dices. Porro tractavimus de his iampridem in commentariis de refpirandi caufis, nihilo tamen minus etiam nunc agemus. Quo autem fermo evadat dilucidior, nihil mali fuerit aliud ipfi initium ftatuere in eum modum. Primum in mortuo animali te velim fingulorum, quae dicentur, fitum ex amuffi cognofcendo affuefcere, ut in vivo celerius ipfa citra fanguinis fufionem, quatenus fieri licet, detegas. Quare in mufculis intercoftalibus proxime os coftae arteriam, venam et nervum in ima cujusque ipforum parte comperies, propius autem ipfum nervum. Proinde quum in mortuo animante fuperficiales fibras incidis, prius te exerceas ab humiliore cofta aufpicatus, ac diffolvens earumdem conforitum paulatim adusque

κατὰ βραχὺ μέχρι τῆς ὑψηλοτέρας, μηδαμόθεν δεδιὼς μήτ᾽ ἀγγεῖον τέμνειν, μήτε μῦν, μήτε νεῦρον, ἄχρι περ ἂν ἐγγὺς ἔσῃ τῆς υπερκειμένης πλευρᾶς. ἐνταῦθα δέ σε προσέχειν ἀκριβῶς χρὴ τοῖς ὑποκειμένοις σώμασι ταῖς ἀνατεμνομέναις ἰσί· φανεῖται γάρ σοι ψαύοντ᾽ ἀλλήλων τὰ τρία, τὸ τῆς ἀρτηρίας, καὶ τὸ τῆς φλεβὸς, καὶ τὸ τοῦ νεύρου. καὶ μέσον γε τῇ θέσει τῶν τ᾽ ἐπιπολῆς ἰνῶν καὶ τῶν διὰ βάθους ὄψει τὸ νεῦρον, ἐὰν ἀκριβῶς ἀκολουθήσῃς ταῖς ἰσί. πλείονές γε μὴν αἱ ἐπιπολῆς ἶνες εἶναί σοι δόξουσι τῶν διὰ βάθους, ὅτι τε πλείονες ὄντως εἰσὶ, καὶ ὅτι κατὰ τὴν τοῦ νεύρου θέσιν ἀπολεπτύνονταί πως μᾶλλον αἱ διὰ βάθους. ἵνα δ᾽ ἐπὶ ζῶντος ἤτοι τὰς ἔξωθεν ἶνας τέμῃς ἄνευ τῶν ἔνδον, ἢ καὶ τὰς ἔνδον σὺν αὐταῖς ἄνευ τοῦ τὰς πλευρὰς ὑπεζωκότος ὑμένος, ἄμεινόν ἐστιν ἐφ᾽ ὑὸς προγυμνάζεσθαί σε. τὸ γάρ τοι ζῶον τὸ μέγιστον κεκραγὸς ἐπιτηδειότατόν ἐστιν εἰς τὰς ἀνατομὰς, ἐν αἷς καὶ φωνή τις βλάπτεται. τοῦτο δ᾽ εἰκότως ἠγνοεῖτο τοῖς διδασκάλοις ἡμῶν, ὡς ἂν μηδὲ πώποτε πειραθεῖσι τῆς εἰρημένης ἀνα(187)τομῆς. ἀλλ᾽ ὅτι γε, τμηθεισῶν ἀμφοτέρων τῶν

altiorem diffecato, nulla ex parte veritus aut vas, aut mufculum, aut nervum incidere, donec prope coftam fuperpofitam pervenias. Hic autem diligentiam adhibeas oportet corporibus, quae fibris incidendis fubjacent; nam haec tria mutuo fe contingere videbuntur, nempe arteria, vena et nervus; ac medio inter fummas altasque fibras fitu nervum cernes, fi fibras ad amuffim fequaris. Plures tamen fuperficiariae fibrae iis, quae in alto habentur, effe apparebunt, quoniam et re ipfa plures funt, et profundiores juxta nervi fitum magis attenuantur. Vt autem in animante vivo vel exteriores fibras fine internis dividas, vel etiam internas cum ipfis citra membranam coftas fuccingentem, fatius eft prius in fue exercearis; etenim animal ampliffima praeditum voce aptiffimum eft ad diffectiones, in quibus et vox quaedam offenditur. Hoc merito praeceptores noftri ignorarunt, ut qui relatam anatomen nunquam fuerint experti. Verum, utrisque fibris diffectis, vocem

ἰνῶν, ἀπόλλυται τοῦ ζώου φωνή τε ἅμα καὶ ἣν ἡμεῖς ὀνομάζομεν ἐκφύσησιν, ἐάν, ὡς εἴρηκα, πειραθῇς τέμνειν, αὐτό σε πείσει τὸ πρᾶγμα. κάλλιον μὲν οὖν εἰς τὴν τοιαύτην ἐγχείρησίν ἐστι μέγαν εἶναι τὸν ὗν, ἰσχυρὸς γὰρ ἐπ᾽ αὐτῷ ὁ τὰς πλευρὰς ὑπεζωκὼς ὑμὴν, ὃν φυλάξασθαί σε δεῖ μὴ τεμεῖν· τμηθέντος γὰρ αὐτοῦ, διὰ τῆς τομῆς ἐν μὲν τῷ διαστέλλεσθαι τὸν θώρακα τοῦ περιέχοντος ἔξωθεν ἀέρος οὐκ ὀλίγον εἰς τὴν μεταξὺ θώρακός τε καὶ πνεύμονος ἕλκεται χώραν, ἐν δὲ τῷ συστέλλεσθαι τοῦτ᾽ αὐτὸ πάλιν ἐκκενοῦται διὰ τοῦ τραύματος. εὔδηλον δ᾽, ὡς καὶ τῆς γιγνομένης εἰσπνοῆς διὰ τοῦ στόματος τοῦ ζώου τοσοῦτον ἀναγκαῖόν ἐστιν ἀπολέσθαι διὰ τὴν τρῶσιν, ὅσον ἀντ᾽ αὐτῆς ἔξωθεν εἰσρέει τῷ θώρακι τοῦ πέριξ ἀέρος, ὅσῳ δ᾽ εἰσέπνευσε διὰ του στόματος πρὸς ἀναγκαῖον αὐτῷ, τοσούτῳ μεῖον ἐκφυσῆσαι· ὅσῳ δ᾽ ἂν ἡ ἐκφύσησις προσγένηται, τοσούτῳ τὴν φωνὴν ἀνάγκη βραχυτέραν ἀκολουθῆσαι· δέδεικται γὰρ καὶ τοῦτο ἐν τοῖς περὶ φωνῆς ὑπομνήμασι. καίτοι περιττόν ἐστιν ἐν τῇδε τῇ πραγματείᾳ τῶν συμβαινόντων τοῖς ζώοις ἐπὶ ταῖς ἀνατομαῖς ἐξηγεῖσθαι τὰς αἰτίας· εἴρηνται γὰρ ἐν

fimul, et quam nos appellamus efflationem animantis, interire, res ipfa tibi perfuadebit. Praeftat igitur in hujusmodi adminiftratione fuem magnum adhiberi, valens enim ei membrana coftas fuccingens ineft; cui diligentia adhibenda, ne perfeces; hac enim fecta, dum thorax attollitur, non parum aëris extrinfecus ambientis in mediam thoracis pulmonisque regionem trahitur, dum autem fubmittitur, hoc ipfum rurfus per vulnus egreditur. Notum vero eft, infpiratione per animantis os facta, tantum neceffario ob vulnus perire, quantum ipfius circumflui aeris in vicem ipfius thoraci extrinfecus influit, quanto autem minus per os ad neceffarium fibi ufum infpiraverit, tanto minus efflare, quanto autem efflatio decreverit, tanto vocem fequi breviorem neceffe eft; nam hoc quoque in commentariis de voce oftenfum eft. Atqui in hoc opere caufas eorum, quae animantibus in anatomicis accidunt, interpretari fuperfluum eft, ut

ταῖς οἰκείαις πραγματείαις. πρόκειται δὲ νῦν οὐ περὶ τῆς τῶν νεύρων ἐνεργείας ἀπόδειξίν τινα εἰπεῖν, ἀλλ᾽ ὧν ἐν ἐκείνοις τοῖς ὑπομνήμασιν ἐμνημονεύσαμεν ἐξ ἀνατομῆς φαινομένων, ἑρμηνεῦσαι λόγῳ τὰς ἐγχειρήσεις, ἃς ἤδη τεθέανται πολλοὶ πολλάκις, ἐνεργεῖν δ᾽ οὐδ᾽ ὀλίγοι δύνανται. τοῦτ᾽ οὖν μόνον ποιῶμεν ἐν τοῖς ἑξῆς λόγοις, εἴπωμέν τε πάλιν πρῶτον, ὅσα καὶ τοῖς ἔμπροσθεν ἀνατομικοῖς ἐγιγνώσκετο. [173] τμηθέντος γὰρ ἀξιόλογον τομὴν τοῦ τὰς πλευρὰς ὑπεζωκότος ὑμένος καθ᾽ ἓν ὁτιοῦν μεσοπλεύριον, ἡμίπνουν τ᾽ αὐτίκα καὶ ἡμίφωνον γίνεται τὸ ζῶον· εἰ δὲ καὶ κατὰ τὸ ἕτερον μέρος τοῦ θώρακος ὁμοίως γε τμηθείη, ἄπνουν τε καὶ ἄφωνον· ὥσπερ γε καὶ ἐὰν ἐν τῇ συστολῇ τοῦ θώρακος, ἐκκενωθέντος διὰ τῶν τομῶν τοῦ παρεμπεπτωκότος ἔξωθεν ἀέρος, φράξῃς αὐτὰς, ἀναπνεύσει τε καὶ φωνήσει παραχρῆμα τὸ ζῶον. εὔκολον δ᾽ αὐτὰς ἐπιφράττειν ἐστὶν, ἅμα μὲν τὰ χείλη συνάγοντα τῶν τομῶν, ἅμα δ᾽ ἐπίθημα τοῦ μὴ φραχθέντος αὐτὴν τὴν συνάγουσαν αὐτὰς χεῖρα ποιούμενον. ἀλλὰ ταῦτα μὲν, ὡς ἔφην, τὰ φαινόμενα πάντες

quas fuis locis explicuerimus. In praefentia vero non de nervorum functione demonftrationem quampiam producere ftatui, fed quae illis in libris ex anatome apparentia meminimus, eorum adminiftrationes fermone interpretari, quas jam plerique faepius confpexerunt, et ne pauci quidem obire queunt. Hoc igitur folum in fequentibus libris agemus, dicemusque iterum prius, quae etiam veteres anatomici cognoverunt. Incifa namque linea notabili per membranam coftas fuccingentem in quocunque intercoftali, animal femifpirans protinus et femivocale redditur; fin autem in altera thoracis parte aeque fecta fuerit, fpiratio et vox aboletur, quemadmodum etiam, fi in contractione thoracis inaniti per fectiones aëre extrinfecus illapfo eas obturaveris, refpirabit confeftim animal vocemque emittet. Proclive autem eft ipfas obferari labris fectionum fimul contractis, fimulque manu, quae ipfa contrahat, in operculum non obturati adhibita. Sed haec quidem, ficut dixi,

ἐγίγνωσκον οἵ γε περὶ τὰς ἀνατομὰς σπουδάσαντες. ὅτι δ᾽ ἀμφοτέρων τῶν ἰνῶν τμηθεισῶν ἐν ἅπασι τοῖς μεσοπλευρίοις μυσὶν οὐχ ἡ φωνὴ μόνον, ἀλλὰ καὶ ἡ ἐκφύσησις ἀπόλλυται, πρὸς ἡμῶν ευρέθη, καθάπερ γε κἀπειδὴ, μόνων τῶν νεύρων πλὴν τοῦ νωτιαίου τμηθέντων, ἀπαθεῖς μὲν αἱ τῶν μυῶν ἶνες φυλάττονται, διαφθαρήσεται δ᾽ ἡ ἐνέργεια. καὶ καλλίων ἐστὶν ἥδε ἡ ἐγχείρησις, ὡς ἀκριβέστερον ἐπιδεικνῦσα τὸ γιγνόμενον σύμπτωμα τῶν ζώων. ἡ γὰρ τῶν κατὰ τοὺς μῦς ἰνῶν τομὴ, δι᾽ ὅλου τοῦ μήκους τῶν πλευρῶν ἀπὸ τοῦ μεταφρένου μέχρι τοῦ στέρνου γίγνεσθαι δεομένη, κατὰ μὲν ἁπάσας τὰς κατωτέρας πλευρὰς τῶν ὑψηλῶν μυῶν τοῦ θώρακος, οὓς ἐκ τοῦ τραχήλου καθήκειν εἰς αὐτὰς ἔφην, ἑτοίμως τε γίνεται καὶ τῶν κινούντων τὸν θώρακα μυῶν ἄλλων οὐδένα παραλύει τῆς ἐνεργείας, ἀλλ᾽ αὐτοὺς μόνους τοὺς τεμνομένους· εἰ δ᾽ ἐν τοῖς ἄνω μεσοπλευρίοις, κἀκεῖνος ἀναγκάζεται τέμνειν μετὰ τοῦ καὶ τὰς ὠμοπλάτας ὅλας ἀφαιρεῖν.

evidentia omnes noverunt, qui in anatomis induſtriam collocarunt. Quod autem utrisque fibris fectis in omnibus mufculis intercoſtalibus non vox modo, ſed efflatio quoque interit, noſtrum inventum eſt, quemadmodum etiam, cum ſolis nervis praeter dorſi medullam ſectis inoffenſae quidem muſculorum fibrae ſervantur, actio autem aboletur; ac potior eſt haec adminiſtratio, quod ſymptoma animantibus obveniens accuratius indicet. Etenim fibrarum in muſculis ſectio, dum per coſtarum longitudinem a dorſo usque ad ſternum ducenda eſt, in omnibus quidem coſtis, quae inferius quam elati thoracis muſculi habentur, quos ex collo ad ipſas pertinere diximus, promptius efficitur, et nullum ex muſculis thoracem moventibus actione enervat, ſed ipſos duntaxat, qui inciduntur; quae autem in ſupernis intercoſtalibus, etiam illos cogit incidere, praeterquam quod ſcapulas integras auferat.

Κεφ. δ'. Ἀμείνων οὖν ἐγχείρησίς ἐστιν ἡ διὰ τῆς τῶν νεύρων τομῆς, παραλύουσα τοὺς μεσοπλευρίους μῦς. γιγνέσθω δὲ, καθ᾽ ὃ πρῶτον ἡ περιγραφὴ τῶν ῥαχιτῶν μυῶν ἐστιν, ἐν τοῖς πλαγίοις δηλονότι μέρεσι τῶν σπονδύλων. ἔξεστι δέ σοι καὶ τούτους αὐτοὺς τέμνειν· ἀλλὰ διὰ βαθείας σαρκὸς οὐκ εὐπετῶς ἂν υποβάλοις τῷ νεύρῳ γυμνωθέντι τὸ ἄγκιστρον, οἵῳ μάλιστα χρώμεθα κατὰ τὰς κιρσῶν χειρουργίας· μικρὸν μὲν τῷ μήκει παντῃ κατ᾽ αὐτὸ ὑποβάλλεσθαι τῷ γυμνωθέντι νεύρῳ, μήτε διατρῆσαι τὸν ὑπεζωκότα· τὸ δὲ ἱκανῶς ὀξὺ καὶ τρώσειέ ποτε, τὸ δ᾽ ἐσχάτως ἀμβλὺ μόγις διεξέρχεται τῶν ὑποκειμένων τῷ νεύρῳ σωμάτων. χρὴ τοίνυν ὀξὺ μὲν οὐδαμῶς ὑπάρχειν αὐτὸ, καθάπερ οὐδ᾽ ἐσχάτως ἀμβλὺ, λελεπτύνθαι δ᾽ εἰς τοσοῦτον κατὰ τὸ πέρας, ὡς ὑποβαλλόμενον τῷ νεύρῳ μὴ κατέχεσθαι πρὸς τῶν ὑποκειμένων ἰνῶν τοῦ μυὸς, ἀλλὰ διεξέρχεσθαι πάσας ἑτοίμως αὐτάς. ἀνατείνας οὖν ἀγκίστρῳ τοιούτῳ τὸ νεῦρον ὅλον, εὐθὺς, ὡς ἔχεις, ἔκβαλλε τεταγμένως ὑπ᾽ αὐτὸ τὸ ἄγκιστρον, ὥσπερ εἰ καὶ διπύρηνον ἤ τι τοιοῦτον

Cap. IV. Itaque melior eft adminiftratio, quae nervorum fectione conftat, intercoftales mufculos refolvens. Perages autem ea parte, qua primum fpinales mufculi circumfcribuntur, nempe in vertebrarum lateribus. Licet autem, hos quoque diffeces, at per carnem altam nervo detecto haud facile hamulum fubdideris, quali potiffimum in varicum operationibus utimur: exiguus quidem longitudine omni ex parte ibidem nervo detecto fubjicietur, ne membranam fuccingentem perforet, acutus vero admodum etiam convulneraverit interdum, retufus extreme vix corpora nervo fubdita penetrat. Proinde nec acutum quidem omnino, ut nec extreme obtufum, effe eum convenit, fed eatenus in extremo attenuatum, ne fubditus nervo a fubjectis mufculi fibris retineatur, omnes autem ipfas prompte permeet. Poftquam igitur tali hamulo nervum totum elevaveris, ftatim, ut habes, ei hamum ordinate fubjicito, ut fi

Ed. Chart. IV. [173. 174.] Ed. Baf. I. (187.)

ὑπέβαλλες ἐν ἑκάστῳ ὑψηλότερον ὀχεῖσθαι κατ᾽ αὐτὸ τὸ νεῦρον ὑψηλόν. εἶτα τοῖς δακτύλοις λαβόμενος ἕλκυσον ἀπὸ τῆς ἀρχῆς, ἥτις ἐστὶν ὁ κατὰ τὸ μετάφρενον νωτιαῖος, ὡς ἐπὶ τὸ τῶν πλευρῶν μῆκος αὐτὸ καθ᾽ ἣν ἐξ ἀρχῆς εἶχε θέσιν. ἐν ταύτῃ δὲ τῇ τάσει σφοδροτέρᾳ γιγνομένῃ συμβαίνει τὸ νεῦρον ἔστιν ὅτ᾽ ἀποῤῥήγνυσθαι τοῦ νωτιαίου. καὶ πρὸς μὲν τὸ παραλυθῆναι τοῦ μεσοπλευρίου μυὸς τὴν ἐνέργειαν οὐδὲν χεῖρον γίγνεται, λυμαίνεται δ᾽ ἄλλῳ τινὶ μικρὸν ὕστερον εἰρησομένῳ. [174] μὴ τοίνυν εἰς τοσοῦτον τείνειν, ὡς ἀποῤῥηγνύναι τὴν ῥίζαν τοῦ νεύρου. μετὰ δὲ τὴν τάσιν ὑποβάλλειν αὐτῷ βελόνην καμπύλην λίνον ἔχουσαν, ἣν διεκβαλὼν ὑπὸ τὸ νεῦρον ἕξεις υποκείμενον αὐτῷ τὸν λίνον. οὗ τοῖς δακτύλοις λαβόμενος βρόχον ἐξ αὐτοῦ περίβαλλε τῷ νεύρῳ, καθ᾽ ὅσον οἷόν τε πλησιαίτατον τοῦ νωτιαίου. βούλει γὰρ δηλονότι παραλῦσαι τὸν κατ᾽ αὐτὸν μῦν ὅλον· ὅπερ ἔσται παραχρῆμα πάντως τοῦ νεύρου προπαραλυθέντος. υπάρχει δ᾽ αὐτὸ τοῦτο ῥᾳδίως, ἐὰν ἐγγὺς τῆς ῥίζης αὐτοῦ περιβάλλῃς τὸν βρόχον. ἐνδέχεται δὲ καὶ χωρὶς βελόνης ἀγκίστρῳ διατρήτῳ γενέσθαι τὴν ἐγχείρησιν,

ſpecillum vel ejusmodi quippiam cuique reſolvendum ſubjeceris, ſuper ipſum elatius nervus vehatur. Deinde prehenſum digitis a principio, quod in dorſo ſpinalis eſt medulla, detrahas, idque ceu ad coſtarum longitudinem, juxta ſitum, quem prius obtinebat. At dum nervum vehementer adeo tendis, fit interim, ut a medulla ſpinali abrumpatur; et ad intercoſtalis muſculi functionem evertendam nihilo fit deterior, alteri vero cuidam mox dicendo noxam affert: ne itaque eo tendas, ut nervi radix avellatur. Ubi tetenderis, acum obliquam linum habentem ei ſubmittes; qua ſub nervum trajecta linum ipſi ſubditum habebis; quo digitis prehenſo laqueum inde nervo circumdes, ſpinalem medullam, quam fieri poteſt, proxime. Vis enim nimirum totum juxta eam muſculum reſolvere; quod ſtatim omnino aſſequeris, ſi nervum prius reſolveris: id ipſum proclive eſt, ſi prope ipſius radicem laqueum circumdederis. Licet et citra acum hamulo perforato opus admi-

Ed. Chart. IV. [174.] Ed. Baf. I. (187.)

ὡς ἐπὶ τῶν περὶ τὰς καρωτίδας ἀρτηρίας νεύρων εἴωθε ποιεῖσθαι. ταὐτὸ μὲν οὖν σοι πράττειν ἔξεστι, κἂν μόνος ἐπὶ σαυτοῦ ποτ᾽ ἐξετάζῃς, ὁποῖόν τι πάσχει τὸ ζῶον ἐπὶ τοῖς νεύροις οὕτω διαληφθεῖσιν. ἐπιδεικνυμένῳ δὲ βέλτιόν ἐστιν αὐτῷ παρεσκευάσθαι τοῖς νεύροις ἅπασι λίνον ὑποβεβλημένον ἄνευ τοῦ δεδέσθαι· κέκραγε γὰρ οὕτω παιόμενον, εἶτ᾽ ἐξαίφνης ἄφωνον γινόμενον ἐπὶ τῷ σφιγχθῆναι τοῖς λίνοις τὰ νεῦρα τοὺς θεατὰς ἐκπλήττει· θαυμαστὸν γὰρ εἶναι δοκεῖ, νεύρων μικρῶν κατὰ τὸ μετάφρενον βροχισθέντων, ἀπόλλυσθαι τὴν φωνήν. ἔστωσαν δὲ πλείονες οἱ ὑπηρετούμενοί σοι κατὰ τὰς τοιαύτας ἐπιδείξεις, ἵνα ταχέως ἅπασι τοῖς νεύροις οἱ βρόχοι περιβληθῶσιν. ἐὰν μὲν οὖν μηκέτι λύειν ἐθέλῃς αὐτούς, ὅπως ἂν ᾖ σοι φίλον, οὕτως σφίγγε. βουλόμενος δὲ εὐθέως λῦσαι, καὶ δεῖξαι φωνοῦν αὖθις τὸ ζῶον, (οὕτω γὰρ μᾶλλον οἱ θεαταὶ θαυμάζουσι,) ἀγκύλας τε κατὰ τοὺς βρόχους ἐπίβαλλε καὶ μετρίως σφίγγε· γενήσεται γάρ σοι πρὸς μὲν τὸ λῦσαι τάχεως ἡ ἀγκύλη χρήσιμος, ὡς τό γε τυφλὸν ἅμμα καλούμενον ἱκανῶς ἐστι

niftrare, ficut in nervis juxta arterias carotidas fieri confuevit. Idem tibi facere integrum eft, etiamfi tecum aliquando folus examines, qualinam animal affectu ob nervos fic interceptos corripiatur. At quum oftendis, fatius eft linum nervis omnibus fubjectum fine vinculo praeparare; clamat enim fic percuffum, deinde fubito obmutefcens ob nervos lino conftrictos fpectatores reddit attonitos; nam miraculum effe videtur, nervis exiguis in dorfo laqueo interceptis, vocem perire. Porro complures in hujusmodi indicationibus tibi fubferviant, ut laquei fubito omnibus nervis circumponantur. Si igitur non amplius eos folvere velis, quomodocunque libeat, ita conftringito; at ubi voles confeftim folvere, et animal rurfus vocale reddi oftendere (fic enim magis fpectatores mirantur), anfas ad laqueos injicito, et mediocriter ftringito; nam ut folvas ocyus, anfa tibi conducet; nam caecum vinculum appellatum admodum

δύσλυτον, πρὸς δὲ τὸ φωνῆσαι τὸ ζῶον αὐτίκα τὸ μετρίως ἐσφίγχθαι, τὰ γὰρ σφοδρότερον ὑπὸ τῶν περιβληθέντων βρόχων σφιγχθέντα νεῦρα σκληροῦ μὲν ὄντος τοῦ λίνου θλᾶται, λεπτοῦ δὲ διαπρίεται καὶ τέμνεται, παθόντα (188) δ᾽ οὕτως οὐκ ἐνεργεῖν αὖθις δυνήσεται, τῶν βρόχων ἀφαιρεθέντων· ὃ δὴ καὶ φυλαττόμενος, ὡς ἴστε, πολλάκις ἐχρησάμην ἐγὼ κρόκαις ἰσχυραῖς ἢ νήμασιν ἐξ ἐρίων. ἔνια μέντοι νεῦρα μετρίως θλασθέντα παραχρῆμα μὲν οὐκ ἐνεργεῖ, τῶν βρόχων ἀφαιρουμένων, ὀλίγῳ δ᾽ ὕστερον ἀνακτᾶται τὴν οἰκείαν ἕξιν. ὅπερ οὖν ἐλέγομεν ἀρτίως, ἐὰν ῥήξῃς τείνων τὸ νεῦρον, ἕξει τινὰ βλάβην ἡ ἀνατομὴ, τουτέστιν αὐτὸ τὸ νῦν εἰρημένον· οὔτε γὰρ ἀθρόως ἐκ φωνήεντος ἄφωνον ἔσται τὸ ζῶον, οὔτ᾽ αὖθις, ἀρθέντων τῶν βρόχων, αὐτίκα φωνήσει· ἐπεὶ πρός γε τὸ πεισθῆναι περὶ τοῦ καταλαμβάνοντος αὐτὸ συμπτώματος, ὅπως ἂν βλάψῃς τὸ νεῦρον, οὐδὲν διαφέρει. χρὴ δὲ κατὰ τὴν εἰρημένην ἐνέργειαν ἐπίστασθαί σε καὶ ταῦτα, πρῶτον μὲν, ὡς ἐν ταῖς ὑψηλοτέραις πλευραῖς ἕτερον παρατεταμένον αὐταῖς εὑρίσκεται τὸ

aegre folvitur; ut autem vocem fubito animal edat, mediocris proderit conftrictio, nam nervi vehementius a circumdatis laqueis ftricti, fi durum fit linum, contunduntur, fin tenue, interfecantur inciduntur que; fic autem affecti actionem in pofterum vinculis ablatis obire non poterunt; quod fane obfervans ego (ut noviftis) fubinde chordulis validis aut filis ex lana ufus fum. Quidam vero nervi modice contufi ftatim quidem munere fuo, laqueis ademptis, non funguntur; paulo autem poft proprium habitum recuperant. Quod igitur nuper dicebamus, fi nervum tendendo rumpas, diffectio noxam aliquam percipiet, hoc eft id, quod nunc dictum eft; neque enim protinus ex vocali animante mutum evadet, neque rurfus, fublatis laqueis, ftatim vocem edet; quoniam, ut certior fis de fymptomate ipfum occupante quo modo nervum laedas, nihil intereft. Verum in dicta functione et haec te fcire oportet, primum quod in elatioribus coftis nervus ipfis porrectus altius

νεῦρον, ἀποχωροῦν δὲ βραχύ τι πρὸς τὴν κάτω χώραν ἐν ταῖς ταπεινοτέραις· διὸ καὶ ῥᾷόν ἐστιν ἐν ταύταις υποβάλλειν αὐτῷ τὸ ἄγκιστρον· ἔπειτα δὲ καὶ τὸ μέγεθος τῆς βλάβης οὐκ ἐν ἅπασι τοῖς μεσοπλευρίοις ἀκριβῶς ἴσον, ἀλλ' ἐν μὲν τοῖς κατὰ τὰς νόθας εἰς τοσοῦτον ἔλαττον, εἰς ὅσον ὅλος ὁ κατ' αὐτὸ μῦς ἐλάττων ἐστὶ τῶν ὑψηλοτέρων. οὕτω δὲ καὶ ὁ κατὰ τὸ πρῶτον μεσοπλεύριον μῦς παραλυθεὶς τῆς ἐνεργείας ἐλαχίστην φέρει τὴν βλάβην· ὁ δὲ κατὰ τὸ δεύτερον ἤδη μείζονα· πολὺ δέ τινα μείζονα βλάβην ἑκάστου τῶν ἄλλων μυῶν ἡ παράλυσις ἐργάζεται, τουτέστι τοῦ τε κατὰ τὸ τρίτον καὶ πέμπτον, ἕκτον τε καὶ πρὸς τούτοις ἕβδομον. τὰ γὰρ ἐφεξῆς τέσσαρα μεσοπλεύρια τῶν νόθων ἐστὶ πλευρῶν, εἰς τοσοῦτον ἐκλύονται τῆς βλάβης τὸ μέγεθος, ὥστε τὸ πάντων ἔσχατον οὐδὲ αἰσθητὴν φέρειν τινὰ βλάβην, ἀμυδροτάτην δ' ἔστιν ὅτε καὶ τὸ [175] πρῶτον ἁπάντων· ὥστ' ἐγὼ πολλάκις, ὡς ἴστε, κατὰ τὰς ἐπιδείξεις εἴωθα παραλείπειν αὐτὸ χάριν τοῦ θᾶττον ἀπαλλαγῆναι τῆς χειρουργίας. ἔστι δὲ τὸ μὲν ἐν τῷ τελευταίῳ μεσοπλεύριον

inueniatur; recedens autem paululum ad imam regionem in humilioribus; quare etiam facilius eft in hifce fubjicere ei hamulum. Deinde vero et magnitudo offenfae haud aequalis in totum omnibus obvenit intercoftalibus, fed iis, qui coftas fpurias attingunt, tanto minor, quanto mufculus earum elatioribus minutior eft. Ita primi intercoftalis mufculus actione infirmatus minimam affert offenfam; fecundi vero jam majorem; aliorum mufculorum fingulatim refolutio multo grandiorem offenfam quandam excitat, hoc eft tertii intercoftalis, quarti, fexti, et praeterea feptimi. Nam infequentia quatuor intercoftalia ad fpurias pertinent, eatenusque noxae magnitudinem imminuunt, ut omnium poftremum ne vel fenfibilem offenfam aliquam afferat, interim et primum omnium obfcuriffimam; proinde ego frequenter, uti noviftis, in demonftrationibus ipfum confuevi relinquere, quo citius adminiftratio abfolveretur. Caeterum intercoftale in extrema fitum regione exemptu promptif-

ἑτοιμότατον ἐκληφθῆναι, τὸ δ' ἐν τῷ πρώτῳ χαλεπώτατον, ὅτι τε τὰ πολλὰ πρόκειται σώματα, καὶ ὅτι τὸ νεῦρον αὐτὸ σμικρότατόν ἐστιν, ὥσπερ καὶ τὸ μεσοπλεύριον ὅλον. ἐλάχιστον μὲν οὖν ἐστι καὶ τὸ πάντων ὕστατον μεσοπλεύριον, οὐ μὴν τὸ κατὰ τὸ μεσοπλεύριον ὅλον αὐτὸ τὸ νεῦρον· ἐν γὰρ τοῖς τῶν νόθων πλευρῶν χωρίοις ὑπὲρ τὴν ἀξίαν τῶν μεσοπλευρίων ἐστὶ τὸ μέγεθος τῶν νεύρων, ὅσον ἂν οὐκ αὐτόθι διασπειρομένων αὐτῶν μόνον, ἐκπιπτόντων δ' ἔξω τοῦ θώρακος εἰς ὑποχόνδρια· τὸ δὲ τοῦ πρώτου μεσοπλευρίου νεῦρον εἰς μόνον τὸν ἴδιον αὐτοῦ διανέμεται μῦν, ἐλάχιστον ὄντα. λοιπὰ τοίνυν ἐννέα μεσοπλεύρια καταλείπεται, τῆς εἰρημένης ἀνατομῆς δεόμενα. καί σοι δυνατὸν ἐν ταῖς ἐπιδείξεσιν, ὥσπερ ἐθεάσασθε κἀμὲ, προβληθέντος ποτὲ τοῦ θώρακος εἰς ἀνατομὴν, αὐτὸν μὲν αὐτίκα λέγοντα τοὺς λόγους τῶν δειχθησομένων, ἑτέροις δὲ ἐν τῷ τέως ἐκλαβεῖν τὰ νεῦρα, προστάξαντα τὴν ἐπίδειξιν ἰδιοποιῆσαι τοῖς παροῦσιν. εἰ μέντοι κατὰ μόνας ὀλίγοις τῶν φιλομαθῶν ἐπιδείκνυμεν τὴν ἀνατομὴν, εὔδηλον οἶμαι, κἂν ἐγὼ

ſimum eſt; quod in prima difficillimum, tum quod multa propoſita ſunt corpora, tum quod nervus ipſe nimis quam ſit exiguus, ſicut et totum intercoſtale. Minimum itaque eſt poſtremum omnium intercoſtale univerſum, at nervus ipſe non item; nam in ſpuriarum coſtarum regionibus nervorum magnitudo dignitatem intercoſtalium excedit, quatenus ipſi non iſtic ſolum diſſeminentur, ſed extra thoracem in praecordia elabantur; at primi intercoſtalis nervus in ſolum ipſi peculiarem muſculum portione minimum diſpenſatur. Caetera igitur novem intercoſtalia ſuperſunt, quae dictam diſſectionem deſiderent. Ac fieri poteſt, ut, dum alus commonſtres, quemadmodum et me conſpexiſtis, thorace aliquando ad diſſectionem propoſito, ipſe ſtatim oſtendenda percenſeas, aliis vero praecipias, ut interea, dum nervos eximunt, privatim praeſentibus commonſtrent. Sin autem ſeorſum pauculis diſcendi cupidis anatomen exhibes, perſpicuum vel me tacente eſſe puto, primum

μὴ λέγω, πρῶτον μὲν ἐπιλέξασθαι χρῆναι μεστὸν αὐγῆς οἶκον, εἶτα τὴν σμίλην ἔχειν ὀξυτάτην, ὡς ἔνι μάλιστα. λέλεκται γὰρ ἔμπροσθεν ἐπιτηδειοτάτη πρὸς τὰς ἀκριβείας τῶν τομῶν ὑπάρχειν η τοιαύτη σμίλη. χρῆσθαι δ' αυτης μάλιστα τῷ κυρτῷ μέρει κεχαλκευμένης ομοίως ἑκατέρωθεν, ὥστε ἀμφικύρτους ἔχειν ἀμφοτέρας τὰς τεμνούσας γραμμὰς, ἀλλὰ κατὰ μὲν τὴν ἑτέραν σιμῆς, κατὰ δὲ την αντικειμένην ταύτη κυρτῆς. καὶ μάλιστά σε τέμνειν ἀξιῶ, τὰ μεν πρωτα γυμναζόμενον ἐπὶ σαυτοῦ, καθ' ὃν εἴρηται τρόπον, ὕστερον δ' ἐναντίως, ὡς ἐφεξῆς ἐρῶ, πρότερον ἀναμνήσας σε τοῦ προγεγραμμένου τρόπου, καθ' ὃν ἠξίουν οὕτως ἐν τῇ μέσῃ χώρᾳ τοῦ μεσοπλευρίου γίγνεσθαί σοι τὴν τομὴν του μυὸς, οὔτε τῆς ὑψηλοτέρας πλευρᾶς ἐγγὺς, ἀλλὰ ἐν τοῖς ὑψηλοῖς τῆς ταπεινοτέρας. ἀπολύσας γὰρ ἐνταῦθα τὰς συμφυεῖς ἶνας αὐτῆς, ἀναδέρειν αὐτὰς δυνήσῃ κατὰ βραχὺ μέχρι τῆς ὑψηλοτέρας, ἄχρι περ ἂν ἐντύχῃς ἐπιπολῆς μὲν κειμενῃ τῇ φλεβὶ, μετ' αυτην δὲ τῇ ἀρτηρίᾳ, καὶ τῷ νεύρῳ, καὶ τοῖς παρατεταμένοις μὲν ἅπασι τῇ πλευρᾷ, βραχὺ δέ πως ἐγγύτερον του νεύρου κειμένου. γυμνασάμενος δ οὕτως υπὲρ τοῦ

domum lucidam deligi oportere; deinde fcalpellum quam licet acutiffimum haberi, nam tale prius docui ad exquifitam fectionem effe accommodatiffimum. Uti vero convenit maxime curva fcalpelli fimiliter utrinque fabricati parte, ut lineas utrasque fecantes utrinque curvas habeat, fed altera fit concava, huic vero oppofita gibba. At fecare potiffimum te velim, primum te ipfum ad quem dixi modum feorfum exercendo; poftea fecus, ut ulterius exponam, ubi modum praefcriptum prius tibi in memoriam reduxero, quo mufculi fectionem in media intercoftalis regione fic fieri debere cenfebam, non autem propter elatiorem coftam, fed in alta humilioris regione. Nam ipfius fibris continuis hic diffolutis, paulatim ipfas poteris adusque elatiorem detegere, donec vena in fuperficie extans occurrat, deinde arteria et nervus per totam coftam porrecta, paullo autem propius nervo confiftente. Iam vero fic exercitus, fitus ipforum

θεάσασθαι πρότερον ἐπὶ νεκροῦ τοῦ ζώου τὴν ἀκριβῆ θέσιν αὐτῶν, πάλιν ἐπὶ τὰς τοῦ νεκροῦ ζώου ἐπιστρεφόμενος παρ᾽ αὐτὸ τὸ κάτω τῆς ὑψηλοτέρας πλευρᾶς ἐπιβολῇ μιᾷ γυμνοῦν αὐτὸ, τὰς μὲν ἐπικειμένας διαιρῶν ἶνας, ἄτρωτον δὲ φυλάττων τὸ νεῦρον, εἰς ὅπερ ἐστὶν ἐπιτηδειοτάτη μυρσίνη κυρτή. ταύτῃ γοῦν ἐγὼ χρώμενος, ὡς ἴστε, παρ᾽ αὐτὴν τὴν κάτωθεν, εἶθ᾽ ἑκάστης πλευρᾶς τέμνων τὰς ἶνας, ἐνίοτε μὲν ἐπιβολῇ μιᾷ γυμνῶ τὸ νεῦρον, ἐνίοτε δ᾽, εἰ μὴ τύχοιμι τῆς συμμετρίας, τῇ δευτέρᾳ τὸ δέον εἰργασάμην. σὺ δ᾽ εἰ τρισὶ καὶ τέτρασιν ἐπιβολαῖς τὸ πρῶτον γυμνώσῃς, οὐ χρὴ τῆς τοῦ βελτίονος ἐλπίδος ἀπογινώσκειν, ἀλλ᾽ ἀκηκοότα σε λέγοντος Ἱπποκράτους, ὁκόσα χειρουργῆσαι δεῖ, συνεθισθῆναι χρὴ πάρος, προσεδρεύειν δ᾽ ἀεὶ τὰς χεῖρας ἀσκοῦντα· τεύξῃ γάρ ποθ᾽ υστέρῳ χρόνῳ τοῦ σκοποῦ, καὶ γυμνώσεις ἐπιβολῇ μιᾷ τὸ νεῦρον. εὐθὺς δ᾽ ἐν τῷ περὶ τοῦτο γυμνάζεσθαι μηδὲ τοῦ καλῶς ὑποβάλλειν αὐτῷ τὸ ἄγκιστρον ἀμέλει, πειρῶ δὲ, καθ᾽ ὅσον οἷόν τε, φυλάττεσθαι μήτε τρῶσαι μήτε διασπάσαι τὴν ἀρτηρίαν ἢ τὴν φλέβα. καταλαμβάνει δ᾽

exacte in cadavere fpectandi prius gratia, iterum ad coftas mortui animalis reverfus in eo confuefcas imam elatioris coftae partem uno conatu nudare ita, ut fibras quidem incumbentes dividas, nervum autem inviolatum conferves; cui rei aptiffimum eft myrteum fcalpellum incurvum. Quo ego utens, ficut noviftis, fibras ipfius inferioris, deinde fingularum coftarum incidens, nonnunquam primo aggreffu nervum detego; aliquando, mediocritatem non affecutus, fecundo quod convenit peregi. Te vero, fi ter quaterve manum admolitus primum nudaveris, non oportet meliora defpondere, fed Hippocratem audire, cujus haec funt verba: *Quae manu tractare convenit, prius iis affuefcendum eft, ac perpetuo manuum exercitio incumbendum.* Affequeris enim poftea aliquando animi propofitum, ac uno conatu nervum nudabis. Mox autem, dum hunc detegis, ne hamum ei pulchre fubdere negligas, fed, quantum fieri licet, cavebis, ne convulneres vel divellas arteriam aut venam.

οὖν τὸ ζῶον ἐπὶ τοῖς νεύροις, ὡς εἴρηται, βλαβεῖσιν, οὐκ ἀφωνία μόνον, ἀλλ᾽ ἕτερα δύο πρὸ αὐτῆς, ἃ ἕπεσθαι δέδεικται κατὰ [176] τὴν περὶ τῆς φωνῆς πραγματείαν· ἓν μὲν καὶ πρῶτον, ὅπερ αἴτιόν ἐστι τῶν ἐφεξῆς δυοῖν, ἀκινησία τῶν ἐν τοῖς μεσοπλευρίοις μυῶν· ἕτερον δ᾽ ἐπ᾽ αὐτῇ δεύτερον, ἀπώλεια τῆς ταχείας τοῦ πνεύματος ἔξω φορᾶς· προσαγορεύω δ᾽ αὐτὴν ἐκφύσησιν, ἧς χωρὶς οὐχ οἷόν τε γενέσθαι φωνὴν, ως ἐδείχθη· καὶ διὰ τοῦθ᾽ ἕπεται τρίτον τουτοις, ἡ ἀφωνία. καὶ μὴν δὴ καὶ τέταρτον ἄλλο τι γίνεται κατὰ την τοιαύτην ἐγχείρησιν πάθημα, λόγου δεόμενον ἰδίου πρὸς σαφήνειαν, ὃ δι᾽ αὐτῶν τῶν ἀνατομῶν ἐναργῶς γνωρίσεις τῷ λόγῳ τῷδε.

Κεφ. ε΄. Τὰ δὲ περὶ ταῖς ἀρτηρίαις, ἃς καρωτίδας ὀνομάζουσι, νεῦρα, τὰ καὶ τοῖς διδασκάλοις ἡμῶν γιγνωσκόμενα, βλαβέντα τινὰ βλάβην, ὧν ὀλίγον ἔμπροσθεν εἶπον, ἄφωνον μὲν ἐργάζεται τὸ ζωον. οὐχ ὁμοίως δὲ τοῖς κατὰ τὰ μεσοπλεύρια, καταλείπεται γάρ τις ἐπ᾽ αὐτῶν ψόφος βραγχώδης, οἷος τοῖς ῥέγχουσιν ἐν ὕπνῳ φαίνεται γιγνόμενος.

Caeterum ob nervos, ut dictum eſt, laeſos animali non ſolum vocis abolitio, verum alia ante ipſam duo accidunt, quae in tractatione de voce ſubſequi demonſtravimus: unum quidem et primum, quod aliorum duorum conſequentium cauſa eſt, muſculorum intercoſtalium immobilitas; alterum deinde ſecundum, quo velox ſpiritus extra delatio obliteratur. Voco autem efflationem, citra quam vox non poteſt fieri, uti oſtendimus. Atque ideo tertium ipſa comitatur vocis abolitio. Inſuper quartus alius quidam in tali adminiſtratione affectus oboritur, qui ut manifeſtior evadat, privatim explicari deſiderat, quod in ipſis diſſectionibus evidenter hoc libro cognoſces.

Cap. V. Nervi autem prope arterias, quas carotidas nominant, praeceptoribus noſtris cogniti, ſi noxa aliqua ex iis, quas paulo ante recenſui, afficiantur, animal reddunt mutum, non autem iis ſimiliter, qui intercoſtalia excurrunt, quippe raucus quidam in iis ſtrepitus relinquitur, qualis ſtertentibus in ſomno fieri apparet.

οὗτος ὁ ψόφος ἐπὶ ταῖς τῶν μεσοπλευρίων μυῶν παραλύσεσιν ἀπόλλυται, παραλύονται δὲ ταχέως, ἢ τῶν ἰνῶν τῶν κατ᾽ αὐτοὺς, ὡς εἴρηται, τμηθεισῶν, ἢ τῶν πλευρῶν ἐκκοπεισῶν, ἢ τοῦ νεύρου κατὰ τὴν ῥίζαν κακωθέντος, ἢ διατμηθέντος ὅλου τοῦ νωτιαίου κατὰ τὴν ἀρχὴν τοῦ μεταφρένου, καθ᾽ ἣν ἐγχείρησιν μάλισθ᾽ ὁ βραγχώδης ψόφος ἀπόλλυται. ταύτῃ μὲν οὖν τῇ τομῇ συμπαραλύεται πάντα τὰ κάτω μόρια, τὸ τέστιν οἵ τε κατὰ τὰ μεσοπλεύρια μύες, οἵ τε καθ᾽ ὑπογάστριον ἢ ἐπιγάστριον, ἢ ὅπως ἄν τις ὀνομάζειν ἐθέλῃ. γέγραπται (189) δὲ καὶ περὶ τούτων ἐν τῷ ε΄ βιβλίῳ τῆσδε τῆς πραγματείας, ἐξηγουμένων ἡμῶν κατ᾽ αὐτὸ, πῶς ἄν τις ἄριστα διακρίνειεν αὐτοὺς ὄντας η΄. συμπαραλύονται δὲ τούτοις καὶ οἱ κατὰ τὴν ἕδραν, αἰδοῖόν τε καὶ κύστιν καὶ σκέλη. τὸ μέντοι διάφραγμα, καίτοι κατώτερον τῶν μεσοπλευρίων ὑπάρχον μυῶν, οὐ παραλύεται διὰ τὸ τὴν ἀρχὴν αὐτοῦ τῶν νεύρων ὑψηλοτέραν ὑπάρχειν ὅλου τοῦ θώρακος. οὐ μὴν οὐδ᾽ οἱ καθήκοντες ἐκ τοῦ τραχήλου μύες ς΄, οἱ διαστέλλοντες τὸν θώρακα καὶ μάλιστα τὴν ἄνω μοῖραν αὐτοῦ, βλάπτονται· καὶ γὰρ καὶ τούτοις

Hic ſtrepitus, muſculis intercoſtalibus reſolutis, obliteratur; verum reſolvuntur conſeſtim, aut fibris ipſorum, ut relatum eſt, ſectis, aut coſtis exciſis, aut nervo ad radicem vitiato, aut tota ſpinali medulla prope dorſi initium inciſa, qua adminiſtratione potiſſimum raucus ſtrepitus aboletur. Ac ea ſectione omnes ſimul inferiores partes reſolvuntur, nempe intercoſtalium muſculi, et imi ventris vel abdominis, vel quomodocunque appellaſſe libeat. Porro de his in quinto hujus operis volumine transactum eſt, ubi enarramus, quomodo ipſos octonos numero optime ſegregaveris. Jam vero cum his ſedis muſculi, pudendorum, veſicae et crurum reſolvuntur. Verum diaphragma, licet infra muſculos intercoſtales habeatur, non reſolvitur, quod videlicet ipſius nervorum origo toto thorace ſit elatior. Neque etiam muſculi ſex, qui ex cervice deſcendunt thoracem attollentes, praeſertim ſupremam ipſius partem, offenduntur; etenim et his nervi de me-

ἐκ τοῦ κατὰ τὸν τράχηλον νωτιαίου τὰ νεῦρα. καὶ μέντοι γε καὶ δημοσίᾳ ἐθεάσασθε τοῦτο δεικνύμενον, ἡνίκα, προβληθέντος εἰς ἀνατομὴν θώρακος, ἡμέραις ἐφεξῆς πολλαῖς ἀναγκαῖον ἐγένετό μοι λέγειν τε ἅμα καὶ δεικνύειν τὸ κατ᾽ αὐτόν. ἐν ἀρχῇ γὰρ τοῦ θώρακος, ὅπερ ἐστὶ μεταξὺ τῶν δύο τούτων σπονδύλων, ἑβδόμου τε καὶ ὀγδόου, διατμηθέντος ὅλου τοῦ νωτιαίου, τὸ ζῶον ἔπεσέ τε καὶ πλάγιον ἔκειτο, κινουμένων τῶν κάτω τοῦ θώρακος μερῶν μόνον ὑπὸ τοῦ διαφράγματος, ὡς ἐροῦμεν. καὶ γὰρ χρῆται μόνῳ τούτῳ κατὰ τὰς μικρὰς ἀναπνοὰς ἅπαν ζῶον· ἐπειδὰν δὲ χρεία τις αὐτὸ καταλάβῃ μείζονος ἀναπνοῆς, ἤτοι γυμναζόμενόν πως, ἢ πυρέττον, ἢ διὰ σφοδρὰν θερμότητα τοῦ περιέχοντος, ἢ κατά τινα διάθεσιν ἄλλην διαφορούμενον, ἀναγκάζεται προστιθέναι τῇ τοῦ διαφράγματος ἐνεργείᾳ τὴν τῶν μεσοπλευρίων· εἰ δ᾽ ἐπὶ πλέον ἥκοι τὰ τῆς χρείας, καὶ τοῖς ὑψηλοτέροις ἐνεργεῖ μυσίν. ἐθεάσασθε γοῦν ἐκεῖνο τὸ ζῶον ἐπὶ τῇ τοι νωτιαίου τομῇ, κατ᾽ ἀρχὴν τοῦ μεταφρένου γενομένῃ, πεσὸν μὲν αὐτίκα καὶ πλάγιον κείμενον, ἄφωνον

dulla ſpinali cervicis deferuntur. Quin etiam id oſtendi publice conſpexiſtis, quando, thorace in diſſectionem propoſito, diebus multis inſecutis neceſſe mihi fuit et explicare ſimul et indicare ipſius ſtructuram. In principio ſiquidem thoracis, quod inter has duas vertebras, ſeptimam et octavam, medium habetur, tota ſpinali medulla diſciſſa, animal in latus concidit, itaque jacuit, imis thoracis partibus duntaxat a diaphragmate motis. Quippe hoc ſolo quodvis animal in parvis reſpirationibus utitur; quum vero majoris reſpirationis uſus quidam ipſi oboritur, aut exercitio, aut febri, aut vehementi aëris calore, aut alio quodam affectu digeſto, neceſſitas eſt diaphragmatis functioni intercoſtales ſubvenire; ſin autem magis uſus reſpirandi increverit, etiam elatioribus muſculis actionem obit. Vidiſtis enim, animal illud ob ſpinalis medullae ſectionem initio dorſi factam protinus collapſum in latusque decumbens voce deſtitui, reliquasque thoracis par-

δ' ὑπάρχον, ἀκίνητόν τε τὰ ἄλλα τοῦ θώρακος, ὅτι μὴ τὰ κάτω μόνα τὰ πρὸς τοῦ διαφράγματος ἐνεργοῦντος κινούμενα. [177] καὶ ὅτι γε σαφέστερον ὁρᾶται τῶν μερῶν τοῦ θώρακος ἡ κίνησις, ἀφαιρεθέντος ὅλου τοῦ πέριξ δέρματος, ἐθεάσασθε. πάντες μὲν γὰρ οἱ μεσοπλεύριοι μύες ἀκίνητοι παντάπασιν ἐγένοντο, διαστελλόμενα δὲ τὰ κάτω τοῦ θώρακος, ἀμυδρᾶς τινος τοῖς ἄνωθεν ἔξω διαδιδομένης κινήσεως. ἀνελόμενος οὖν, ὡς ἴστε, τὸ διακείμενον οὕτως ζῶον, ἔτεμον μὲν αὖθις αὐτῶν τὰς ἀρχὰς τῶν καθηκόντων εἰς τὸ διάφραγμα νεύρων, ἐφ' αἷς τμηθείσαις αὐτίκα τὸ μὲν κάτω τοῦ θώρακος ἐπαύσατο κινούμενον, ἐνεργεῖν δ' ἠναγκάσθησαν οἱ ὑψηλοὶ μύες, ὑφ' ὧν ἐναργῶς ἐφαίνετο διαστελλομένη τοῦ θώρακος ἡ ἄνω χώρα. δεύτερον δ' ἐπὶ τούτῳ λαβὼν ζῶον, καὶ τεμὼν αὐτοῦ τὰς ἐν τῷ τραχήλῳ ῥίζας τῶν εἰς τὸ διάφραγμα φερομένων νεύρων, ἀκίνητον μὲν ἀπέδειξα παραχρῆμα τὸ κάτω τοῦ θώρακος, ἐνήργουν δ' οἱ μεσοπλεύριοι. τμηθέντος δὲ καὶ τοῦ νωτιαίου κατὰ τὴν ἀρχὴν τοῦ μεταφρένου, ἐπὶ τῷδε παραχρῆμα τὸ ζῶον ἔκειτο πλάγιον, ἄμφω

tes reddi immobiles praeter imas duntaxat, quae, diaphragmate functionem fuam obeunte, movebantur. At quod thoracis partium motus, tota cute, quae circumdatur, ablata, manifeftius confpectui obiicitur, ipfi vidiftis. Namque omnes mufculi intercoftales in totum reddebantur immobiles; ima vero thoracis dilatabantur, motu quodam obfcuriore fupernis diftributo. Quum itaque animal fic affectum in manus fumpfiffem, rurfus diffecui nervorum ad diaphragma pertinentium principia, quorum fectionis caufa protinus inferior thoracis pars moveri deftitit, elatiores autem mufculi functionem obire coacti funt, a quibus fuperior thoracis regio perfpicue videbatur attolli. Altero deinde animali capto, in collo ipfius radicibus nervorum ad diaphragma procurrentium diffectis, imum thoracis ftatim reddidi immobile, intercoftalibus actionem obeuntibus. Porro medulla fpinae incifa ad dorfi principium, animal fubito in latus procubuit,

τὰ μόρια τοῦ θώρακος κινοῦν, τά θ᾽ ὑψηλὰ καὶ τὰ κάτω. διὰ γὰρ τὸ δεῖσθαι μείζονος ἀναπνοῆς, οὐκ ἦν ἱκανὸν αὐτὴν ἐργάζεσθαι τὸ διάφραγμα μόνον. ὅταν μὲν οὖν τοῖς ἄνω μυσὶν ἀναπνέῃ τὸ ζῶον, ἡ κίνησις ἐναργῶς ὁρᾶται κατὰ τὰς ὠμοπλάτας ὅλας ἄχρι καὶ τῶν ἀκρωμίων· ὅταν δὲ τῷ διαφράγματι μόνῳ, κατὰ μὲν τὰς εἰσπνοὰς ἐξαίρεται τὰ ὑποχόνδρια, κατὰ δὲ τὰς ἐκπνοὰς περιστέλλεται, τῶν κατὰ τὰς ὠμοπλάτας ἀκινήτων μενόντων. ἐπειδὰν δὲ τοῖς μεσοπλευρίοις μόνοις ἐνεργῇ μυσὶν, ἀκίνητοι μὲν αἱ ὠμοπλάται εἰσὶ, τὸ δ᾽ ὑποχόνδριον ἔμπαλιν, ἢ ὡς ἐπὶ τῇ τοῦ διαφράγματος ἐνεργείᾳ, περιστέλλεται μὲν εἰσπνεόντων, ἐξαίρεται δ᾽ ἐκπνεόντων. εἰ δὲ τοὺς τῆς ὠμοπλάτης μῦς θέλεις παραλῦσαι, διχῶς ἐργάσῃ τοῦτο, ποτὲ μὲν τῇ ἐγκαρσίᾳ τομῇ τέμνων αὐτοὺς, αὖθις δὲ τῇ τῶν νεύρων κακώσει. κοινὸν γὰρ δὴ τοῦτο περὶ πάντων ἐπίστασθαι χρὴ μυῶν, ὡς, εἴτε τὰ νεῦρα βλάψαις αὐτῶν, ὡς εἶπον, εἴτε τὰς ἶνας ἁπάσας ἐγκαρσίας ἀποτέμοις, ἀκινήτους αὐτίκα ποιήσεις ὅλους τοὺς μῦς. ὥστ᾽ ἀναγκαῖόν ἐστί σοι τὰς ἀρχὰς τῶν

utrasque thoracis partes, et altas et imas, commovens. Quoniam enim majori refpiratione opus erat, diaphragma folum ipfi fatisfacere non potuit. Quum igitur fuperioribus mufculis animal refpiraverit, motus evidenter per fcapulas totas adusque etiam fummum humerum apparet, ubi folo diaphragmate in refpirationibus attolluntur hypochondria, in expirationibus comprimuntur, iis, qui in fcapulis confidunt, immotis; quum vero intercoftalibus folis mufculis operatur animal, fcapulae quidem funt immobiles, hypochondria vero, contra quam in diaphragmatis functione, comprimuntur quidem infpirantibus, attolluntur autem expirantibus. At, fi fcapularum mufculos cogitas refolvere, bifariam id efficies, interdum transverfa ipfos fecans linea, rurfus autem nervorum offenfa. Commune fiquidem hoc de omnibus mufculis fciendum eft, quod, five nervos ipforum laeferis, ficuti declaratum eft, five fibras omnes transverfas amputaveris, totos ftatim mufculos motu privabis. Quare neceffarium tibi fuerit prin-

εἰς αὐτὰ διανεμομένων νεύρων καὶ τὴν τῶν ἰνῶν θέσιν ἐπίστασθαι. τινὲς μὲν γὰρ ἄνωθεν κάτω φέρονται, καθάπερ αἱ τῶν προσθίων καὶ μέσων τοῦ θώρακος μυῶν, τινὲς δ' εἰς τὸ πλάγιον ἐκκλίνουσιν, ὥσπερ αἱ τῶν ὄπισθεν. καί τινες μὲν ἀνάλογον ἔχουσιν ὅλῳ τῷ μήκει τοῦ μυὸς, ὥσπερ αἱ τῶν ἄλλων ἁπάντων, ὡς ἔπος εἰπεῖν, ἔνιαι δ' ἔμπαλιν, ὡς ἐπὶ τῶν μεσοπλευρίων. ὅταν οὖν, ὡς εἴρηται, τοὺς ὑψηλοὺς μόνους παραλύσῃς μῦς, εἰ μὲν δεηθῇ, προστίθησι τὴν τῶν μεσοπλευρίων μυῶν ἐνέργειαν. αἱ μὲν οὖν ἄλλαι διαθέσεις, ἐφ' αἷς δεῖται τὸ ζῶον εἰσπνεῦσαι μειζόνως, εἴρηνται σχεδὸν ἅπασαι. προσέρχεται δ' αὐταῖς ἐνίοτε διάθεσις μὲν οὐδεμία τοῦ ζώου, ἀλλά τις ὁρμὴ μεγάλη, φωνῆσαι προθυμηθέντος. ὡς οὖν οἱ κήρυκες ὅταν μέλλωσιν αἴρειν τὸ φθέγμα, πλεῖστον εἰσπνέουσι προπαρασκευάζοντες ὕλην τῇ φωνῇ δαψιλῆ, οὕτω καὶ τῶν ἀνατεμνομένων ἔνια ζώων ἔστιν ὅτε φαίνεται ποιοῦντα. τούτων τε οὖν ἀναγκαῖόν ἐστιν ὑμῖν μεμνῆσθαι, τῶν τ' ἀκολούθων αὐτοῖς

cipia nervorum, qui in ipfos diftribuuntur, et fibrarum fitum pernofcere. Nonnullae liquidem fuperne deorfum verfus procurrunt, quemadmodum fibrae anteriorum mediorumque thoracis mufculorum, quaedam in latus inclinant, ficut pofteriorum, aliquae rurfus toti mufculorum longitudini proportionantur, veluti fibrae aliorum omnium, ut ea dicendi formula utar, funt quae fecus habeant, ut intercoftalium. Quum igitur elatiores folum mufculos in quem dixi modum refolveris, intercoftalium mufculorum, fi ufus poftulet, functionem adjungunt. Itaque caeteri affectus, in quibus majorem infpirationem animal desiderat, expofiti funt propemodum univerfi, verum accedit ipfis interim nullus quidem animantis affectus, fed ingens quidam vocis emittendae appetitus. Quemadmodum igitur praecones aliquid pronunciaturi plurimum aëris infpirant, materiam voci copiofam praeparantes; fic etiam animalium, quae inciduntur, nonnulla aliquando facere videntur. Quorum utique memoria vobis eft neceffaria, et omnium, quae ea confequuntur, ex quibus nonnulla

ἁπάντων, ὧν ἔνια βέλτιον εἶναί μοι δοκεῖ διελθεῖν, καὶ μάλισθ᾽ ὅσα τῶν προειρημένων ἐγχειρήσεών ἐστι μόρια.

Κεφ. ς΄. [178] Κατά μέν γε τὴν τῶν μεσοπλευρίων μυῶν ἀνατομὴν ἄρχεσθαι μὲν χρὴ γυμνοῦν, ὥς ἔφην, παρ᾽ αὐτὴν τὴν κάτωθεν ἴτυν ἑκάστης πλευρᾶς ὀστοῦν, φανέντος δὲ τοῦ νεύρου, συνεπισκοπεῖσθαί πως αὐτῷ τήν τε φλέβα καὶ τὴν ἀρτηρίαν, ἐπιπολῆς μὲν μᾶλλον, ἢ τὰ νεῦρα, ταπεινοτέρας δ᾽ ἀτρέμα κειμένας. ἐὰν οὖν ἐκ τῶν ὑψηλοτέρων μερῶν παρ᾽ αὐτὴν τῆς πλευρᾶς τὴν ἴτυν ὑποβάλῃς τὸ μικρὸν ἄγκιστρον, ὅσον οἷόν τέ σοι πειρωμένῳ, ἐκλαμβάνειν τὸ νεῦρον ἄνευ τῶν παρακειμένων ἀγγείων, καὶ μάλιστα τῆς ἀρτηρίας, ἐπειδὴ σφοδρότερον αἱμοῤῥαγοῦσα κατακρύπτει τὸ νεῦρον. εἴ γε μήν ποτε τρώσῃς αὐτὴν, αὐτίκα λαβὼν σμίλην ἐγκαρσίαν ὅλην διάτεμνε, (κοινὴ δ᾽ ἐστὶν αὕτη πάντων τῶν αἱμοῤῥαγούντων ἀγγείων ἐπίσχεσις,) ἐπειδὴ ἀνασπᾶσθαι πέφυκεν ἑκάτερον τῶν αὐτῆς μερῶν ἐπὶ τὸ συνεχὲς αὐτοῦ τι μέρος. ὅπερ ἐὰν τύχῃ καλυπτόμενον ὑπὸ δαψιλοῦς σαρκὸς, ἐκείνην αὐτὴν ἐπίθημα ἴσχει· γυμνοῦ

percenſere ſatius eſſe judico, et potiſſimum quae praedictarum adminiſtrationum ſunt partes.

Cap. VI. Intercoſtalium ſane muſculorum diſſectio hoc modo incipienda eſt. Os cujusque coſtae juxta inferiorem ipſam circumferentiam, ut dixi, nudare oportet. Ubi jam nervus apparuerit, una cum eo venit inſpicienda vena atque arteria, quae in ſuperficie magis quam nervi extant, humilius autem paulatim ſitae ſunt. Quare ſi ab elatiore parte prope coſtae circumferentiam hamulum exiguum ſubdideris, quatenus licet experienti, nervum ſine vaſis adjacentibus et praeſertim arteria excipe, quoniam ea vehementiore ſanguinis profluvio nervum contegit. Si vero ipſam quandoque vulneres, ſcalpello ſtatim prehenſo transverſam totam diſſeca; haec namque communis eſt omnium vaſorum ſanguinem emittentium retentio; quoniam utraque ipſius pars ad quandam ſibi continuam retrahi conſuevit; quae ſi copioſa carne occultetur, illam ipſam operculi loco retinet, ſin

δ᾽ ὄντος αὐτοῦ μικρὸν ἐκ τῆς τομῆς ὄφελος. ἀλλ᾽ οὐ γυμνά γε σαρκός ἐστι τὰ καθ᾽ ἕκαστον τῶν μεσοπλευρίων ἀγγεῖα· διὸ καὶ τμηθέντα, καθ᾽ ὃν εἴρηκα τρόπον, αὐτίκα παύεται. τοῦτ᾽ οὖν ὑπελείπετο τοῖς προειρημένοις οἰκεῖον, ἥ τε τοῦ νωτιαίου τομή. ποιοῦμαι δὲ καὶ αὐτὴν, ὡς ἴστε, κατὰ μὲν τὰ μείζονα ζῶα προεκκόπτων τοὺς σπονδύλους, ἐπὶ δὲ τῶν μικρῶν, οἷοί περ οἱ γεννώμενοι πρὸ μιᾶς ἢ δυοῖν ἢ πάντως γε ὀλίγων ημερῶν εἰσι χοῖροι, διά τινος ὑπ᾽ ἐμοῦ κατεσκευασμένου παραπλησίως τῷ καλουμένῳ σκολοπομαχαιρίῳ. ἐκ σιδήρου δὲ ἔστω τοῦτο τοῦ καλλίστου, οἷόν περ τὸ Νωρικόν ἐστιν, ἵνα μήτ᾽ ἀμβλύνηται ταχέως, μήτ᾽ ἀνακάμπτηται ἢ θραύηται, καὶ μέντοι καὶ παχύτερον τῶν σκολοπομαχαιρίων, ἵν᾽ ἐρείδοντί σοι κατὰ τὰς συμβολὰς τῶν σπονδύλων ἀνύηται τὸ ἔργον ἑτοίμως. ἐνίοτε μὲν οὖν, ὡς ἴστε, μετὰ τὸ διελθεῖν τῇ σμίλῃ τὸ δέρμα καὶ τὰ μετ᾽ αὐτὸ σώματα μέχρι τῆς τῶν σπονδύλων συμβολῆς καθίημι τὸ πρόμηκες μαχαίριον, οὕτω γὰρ αὐτὸ καλῶ, δύο πλευρὰς ὀξείας ἔχον ἐπὶ τοῦ πέρατος εἰς μίαν

autem nuda fuerit, parvam fectio utilitatem affert. At non carne vacant cujusque intercoftalis vafa; quamobrem et fecta, quo dixi pacto, ftatim ceffant. Hoc igitur praedictis proprium relinquebatur, ad haec fpinalis medullae diffectio; quam, ut noviftis, molior in majoribus quidem animalibus vertebras prius excidens; in minutis vero, cujusmodi funt ante diem unum aut alterum aut certe tres generati porculi, inftrumento quodam in modum fcolopomachaerii appellati a me fabricato. Id autem fiet ex ferro optimo, quale in Noricis habetur, ne fubito hebefcat, neque reflectatur aut confringatur. Quin etiam craffius organum fcolopomachaeriis conveniet, ut vertebrarum compagines illidens opus prompte conficias. Interdum igitur, ficuti vobis notum eft, cute fcalpello divifa, et poft ipfam corporibus, adusque vertebrarum commiffuram intrudimus cultellum oblongum, fic enim ipfum nomino, quod latera duo acuta habeat in extremo

(190) κορυφὴν ἀνηκούσας. ἐνίοτε δὲ καὶ προεκκόπτω τὰς ὀπισθίας ἀποφύσεις, ἢ καὶ τῶν σπονδύλων αὐτῶν ὅλην τὴν ὀπίσω κυρτότητα. καὶ μέν γε καὶ τῶν ῥαχιτῶν μυῶν ἀφαιρῶ πολλάκις ὅσον ἐν τῷ μεταξὺ τῆς ἀκάνθης ἐστὶ, κατὰ τούτων γε πλαγίων ἀποφυσεων πέρατα, ἵνα ἀκριβῶς ὀφθῶσιν αἱ τῶν σπονδύλων συμβολαί. μάλιστα δὲ προσέχειν ἀξιῶ τὸν νοῦν ταῖς τὴν ἄκανθαν ἐργαζομέναις ἀποφύσεσιν, ὅπως εἰσὶν ἀνάντεις ἀτρέμα, χάριν τοῦ τὴν πρώτην εὐθέως ἐπιβολὴν τῆς σμίλης ἄνωθεν κάτω ποιεῖσθαι λοξοτέραν, ὡς τὴν δευτέραν ἐγκαρσίαν ἀκριβῶς. αὐτὸν μέντοι τὸν νωτιαῖον ἐγκάρσιον ὅλον τέμνε, μηδὲν ἄτμητον αὐτοῦ καταλιπὼν, πλὴν εἴ ποτε θέλοις ἐπίτηδες ἐξ ημίσεως αὐτὸν παραλῦσαι. καὶ γὰρ τοῦτο αὐτὸ χρησιμώτατόν ἐστιν εἰς τὴν τῆς ὅλης οὐσίας τε καὶ φύσεως αὐτῆς γνῶσιν, υπὲρ ἧς εἰρήσεται κατὰ τὸ ιδ' ὑπόμνημα τῆςδε τῆς πραγματείας. εἰς δὲ τὴν τῶν προκειμένων εὕρεσιν ἀρκεῖ γινώσκειν σε τάδε. κατὰ μὲν τὸ μῆκος ἄνωθεν κάτω μέσος εὐθείᾳ διαιρέσει

ad unum verticem coëuntia. Aliquando posteriores processus prius excindo, vel etiam vertebrarum ipsarum totam posteriorem extuberantiam. Insuper a spinalibus musculis subinde aufero, quod inter spinam et horum lateralium processuum terminos medium consistit, quo vertebrarum compagines ad amussim in aspectus notitiam veniant. Maxime vero attendendum censeo processibus, qui spinam efficiunt, quum declives leviter existant, ut videlicet prior statim scalpelli ictus sursum versus obliquior deducatur, ceu secundus exacte transversus. Porro spinalem medullam transversim totam incides, nihil ex ea integrum relinquens, praeterquam si nonnunquam de industria dimidium ipsius voles resolvere. Etenim hoc quoque ipsum ad totius substantiae et naturae ipsius, de qua hujus operis volumine decimo quarto agemus, cognitionem erit utilissimum; ad illa vero, quae proposuimus, invenienda haec profuerit cognoscere. Spinalis medulla quum juxta longitudinem superne deorsum versus per

τεμνόμενος ὁ νωτιαῖος οὐδέτερον τῶν ἐν τοῖς μεσοπλευρίοις παραλύει νεύρων, οὔτε τὰ κατὰ τὸ δεξιὸν μέρος, οὔτε τὰ κατὰ θάτερον, ὥσπερ οὐδὲ τὰ κατ᾽ ὀσφὺν ἢ σκέλη· δι᾽ ἐγκαρσίας δὲ, ἐπειδὰν διαιρεθῇ μόνον αὐτὸ τὸ ἥμισυ μέρος, [179] εἴτ᾽ οὖν ἀριστερὸν, εἴτε δεξιὸν, ἅπαντα ἑξῆς παραλύεται τὰ κατ᾽ εὐθὺ τοῦ τμηθέντος μέρους νευρα. βουλομένῳ μὲν οὖν σοι τὸ ζῶον ἡμίφωνον ἐργάσασθαι τμητέον οὕτως ἐστίν· ἄφωνον δ᾽ εἴπερ ἐθέλοις αὐτὸ γενέσθαι παραχρημα, διαιρετέον ὅλον τὸν νωτιαῖον ἐγκάρσιον.

Κεφ. ζ. Εἶπον δ᾽, ὅτι καὶ τῶν πλευρῶν ἐκκοπτομένων εἰς ἐκφύσησίν τε καὶ φωνὴν βλάπτεται τὸ ζῶον ὡσαύτως τοῖς τε μυσὶ καὶ τοῖς νεύροις τμηθεῖσιν. ὅπως δὲ ἐκκόπτειν χρη τας πλευρὰς, ηδη λεγέσθω. προσέχειν δ᾽ ἀξιῶ σε τὸν νουν, ἡνίκα κεκράγῃ τὸ ζῶον, τῇ θέσει τῶν πλευρῶν. προστελλομένων γὰρ ἐν τούτῳ τῷ χρόνῳ σφοδρως τῶν μεσοπλευριων μυῶν, ἐμφανεῖς αἱ τῶν πλευρῶν γίνονται κυρτότητες, ἔτι δὲ μᾶλλον, ἐὰν ἰσχνὸν ῇ το ζῶον, ἐφ᾽ οὗ καὶ βούλομαί σε ποιεῖσθαι τὰς τοιαύτας ἀνατομάς. ὅταν οὖν

medium recta linea diffecatur, nullum ex intercoftalium nervis refolvit, neque eos, qui in dextra parte aut altera habentur, neque eos, qui in lumbis vel cruribus exiftunt; transverfa autem, cum dimidia duntaxat pars ipfa divifa fuerit, five finiftra, five dextra, omnes ordine juxta rectum incifae partis tramitem nervi refolvuntur. Quum itaque femivocale animal voles reddere, in hunc fecabis modum, fin autem mutum fubito, totam fpinae medullam transverfam divides.

Cap. VII. Quoniam vero coftis etiam excifis tum efflationem tum vocem animalis laedi, quemadmodum ex mufculorum nervorumque fectione, diximus, quomodo coftas excidere conveniat, jam dicamus. Animum te velim advertere, quum animal clamaverit, coftarum pofiturae: nam, intercoftalibus mufculis vehementer hoc in tempore contractis, manifefto coftae extuberant, idque magis, fi animal exiftat macilentum, in quo etiam diffectiones hujusmodi obire tibi confuluerim. Poftquam igitur accurate fitum fue-

ἀκριβῶς ἴδῃς τὴν θέσιν ἧς ἐγχειρήσεις ἐκκόψαι πλευρᾶς, τέμνε κατ᾽ αὐτῆς, ἐν ᾧ φωνεῖ χρόνῳ τὸ ζῶον, ἅμα τῷ δέρματι πᾶν ὅσον ὑποπίπτει σαρκῶδες αὐτῷ τῷ τῆς πλευρᾶς σώματι, χρώμενος ἐπικόπῳ, καλέσαι γὰρ οὕτως ουδὲν χεῖρόν ἐστιν ὁμοίως τοῖς ἀνατομικοῖς τε καὶ χειρουργοῖς, τὸ στήριγμα τῶν ὑποβεβλημένων τῇ τομῇ τῶν σωμάτων. εἰ δε μὴ τμηθείη πὰν ὅσον χρὴ κατὰ τὴν πρώτην ἐπιβολὴν, ἀλλὰ τῇ γε δευτέρᾳ ἢ πάντως τῇ τρίτῃ τμηθήσεται. καὶ γὰρ ἀσφαλέστερόν ἐστί σοι τήν γε πρώτην εὐλαβέστερον τέμνειν· ἐνίοτε γὰρ συνέβη τοῖς ἀτρίπτοις περὶ τὰ τοιαῦτα, καθ᾽ ὅλου τοῦ μήκους τοῦ τῆς πλευρᾶς τὴν τομὴν φέρουσιν, ἀπὸ τοῦ κυρτοῦ τῆς σμίλης ὀλισθησάσης παρενεχθείσης τε κάτω πρὸς τὸ μεσοπλεύριον, ἅψασθαί τινος τῶν ἐνταῦθα σωμάτων. εἴρηται δ᾽, ὅτι τῇ κάνωθεν ἴτυϊ πλευρᾶς ἑκάστης οὐ τὸ νεῦρον μόνον, ἀλλὰ καὶ ἀρτηρία καὶ φλὲψ παρατέταται. γυμνασθεὶς οὖν κατὰ τὴν πρώτην, ὅσον οἷόν τε, πλείστην ἐπὶ τοῦ μήκους τῆς πλευρᾶς τέμνειν ἄχρι τοῦ περιοστίου, τάχιστά τε καὶ κάλλιστα τὸ ἔργον ἀνύσεις.

ris contemplatus ejus coſtae, quam excidere aggredieris, ſeca, dum animal vocem edit, ſimul cum cute totum quod ipſi coſtae corpori carnoſum ſubjacet, uſus epicopo (*inciſorio*); quid enim mali eſt ita vocaſſe ſimiliter anatomicis chirurgisque corporum ſectioni ſubjectorum ſulcimen? Quod ſi totum, ut par eſt, primo ictu ſectum non fuerit, ſaltem ſecundo vel certe tertio incidetur. Quippe tutius eſt primo reverenter diſſecare; interdum namque accidit circa hujusmodi inexercitatis, qui per totam coſtae longitudinem ſectionem ducant, ſcalpello a curva parte lapſo atque deorſum intercoſtale verſus deducto, corporum, quae inibi ſunt, aliquod attingere. Porro dictum eſt, inferiori ſingularum coſtarum circumferentiae non modo nervum, ſed arteriam quoque et venam porrigi. Itaque in prima exercitus, quam fieri poteſt plurimum ad coſtae longitudinem incidendo usque ad membranam os ambientem, celerrime ſimul et optime opus

ἠμφίεσται γὰρ ἑκάστη πλευρὰ κατὰ τὸ κυρτὸν καὶ κατὰ κύκλον ὑμένα τοῖς ἄλλοις ἅπασι τοῖς περιοστίοις ὑμέσιν ὁμοιότατον. τοῦτον οὖν αὐτὸν, ἐπειδὰν κατὰ τὸ τῆς πλευρᾶς μῆκος τέμῃς, ἀπόξυε τοῦ ὀστοῦ, χρώμενος ἀμφικύρτῳ μυρσίνῃ. κἀπειδὰν ᾖ γεγυμνωμένος, ὡς ὑψηλὸν φαίνεσθαι τὸ τῆς πλευρᾶς ὀστοῦν, ὑπόβαλλε μηνιγγοφύλακα λεπτὸν ἢ σπαθομήλην πλατεῖαν ἀμφοῖν μεταξὺ τῶν σωμάτων, τοῦ θ᾽ ὑμένος τοῦ περιοστίου γυμνωθέντος, αὐτοῦ τε τοῦ τῆς πλευρᾶς ὀστοῦ, προσέχων ἀκριβῶς, μὴ διασπάσῃς ἢ τρήσῃς τὸν υπεζωκότα. τούτου σοι καλῶς πραχθέντος, ἐκκοπτέσθω τὸ τῆς πλεύρᾶς ὀστοῦν, ἀντιβαλλομένων δυοῖν ἀλλήλοις ἐκκοπέων, ὡς ἔθος. ἐὰν δὲ νεογενὲς ᾖ τὸ ζῶον, ἀρκεῖ καὶ μία διαίρεσις ἐγκαρσία κατὰ τὸ χονδρῶδες τῆς πλευρᾶς γενομένη. προαπεξυσμένου γὰρ ἐπιμελῶς τοῦ περιοστίου, ῥᾷστόν ἐστί σοι λαβομένῳ τοῖς δακτύλοις ἀνακλάσαι κατὰ βραχὺ τῆς διῃρημένης πλευρᾶς τὰ μόρια πρὸς τὸ συνεχὲς ἑκάτερον αὐτοῦ πέρας, ὀπίσω μὲν τῷ σπονδύλῳ διηρθρωμένον, εἰς δὲ τὸ

abſolves. Etenim ſingulae coſtae parte ſui curva et orbiculari membrana circumdantur, caeteris omnibus, quae os ambiunt, ſimillima. Hanc igitur ipſam, ubi ad coſtae longitudinem ſecueris, ab oſſe deradito, myrtaeo utrinque incurvo utens. Ubi fuerit detecta, ut coſtae os latius appareat, tenuem (*membranae cuſtodem*) meningophylacem immittes aut ſpathomelam latam inter utraque corpora, membranam puta, quae os ambit, nudatam et ipſum coſtae os, cavens diligenter, ne membranam coſtas ſuccingentem aut divellas, aut perfores; quo probe peracto, os coſtae abſcindes cultris duobus exciſoriis mutuo ſibi oppoſitis, ut moris eſt. Quod ſi animal recens natum fuerit, etiam una diviſio transverſa per coſtae cartilagineum deducta ſufficit, ſiquidem, membrana, quae os ambit, accurate prius deraſa, facillimum eſt, prehenſa digitis, reflectere ſenſim partes coſtae diviſae ad continuum ipſius utrumque terminum, retro quidem vertebrae per diarthroſin commiſſum, anteriore vero parte

πρόσω τῷ στέρνῳ συνηρθρωμένον. οὐ μὲν οὖν ἔκκοπτε τὰ κατὰ τῶν ὠμοπλατῶν ὀστᾶ τοῦ θώρακος· ὅσα δὲ ὑπὸ ταῖς ὠμοπλάταις ἐστὶν, ἐκείνων δεῖται προσαφαιρουμένων. [180] ὅθεν, ὥσπερ αἱ τομαὶ τῶν μεσοπλευρίων μυῶν τῶν ὑψηλῶν, ὡς ἔμπροσθεν ἔλεγον, οὕτως καὶ αἱ τῶν πλευρῶν ἐκκοπαὶ χαλεπώταται τυγχάνουσι κατὰ τὸ χωρίον τοῦτο· καὶ διὰ τοῦτο η διὰ τῆς τῶν νεύρων κακώσεως ἐγχείρησις ἀμείνων ἐστίν. εἴς γε μὴν τὸ πεισθῆναι τήν τ' εκφύσησιν καὶ τὴν φωνὴν βλαπτομένας ὑπὸ τῆς τῶν μεσοπλευρίων μυῶν παραλύσεως ἱκανὸν καὶ τὸ τοὺς ὑποκάτω τῶν ὠμοπλατῶν κακῶσαι μόνους, ἐνίοτε μὲν, ὡς ἔμπροσθεν ἐῤῥέθη, τέμνοντα τὰς ἶνας αὐτῶν, ἐνίοτε δ' ἐκκόπτοντα τῶν οστῶν τι. τοσοῦτον γὰρ ἀπόλλυσθαι φαίνεται μέρος ὅλης τῆς κατὰ φύσιν ἐκφυσήσεώς τε καὶ φωνῆς, ὅσον καὶ τῶν μεσοπλευρίων μυῶν μέρος εἰσὶν οἱ παραλυθέντες. καὶ συμβαίνει γε τοῦθ' ομοίως αὐτοῖς ἐπὶ πάσαις ταἰς παραλυούσαις ἐγχειρήσεσι, τέσσαρσιν οὔσαις, ὡς ἐῤῥήθη, μιᾶς μεν τῆς διὰ τῶν ἐκκοπτομένων πλευρῶν, ἑτέρας δὲ τῆς τοῦ νωτιαίου τομῆς, καὶ τρίτης τῶν νεύρων, καὶ τετάρτης τῶν ἰνῶν.

pectoris offi per fynarthrofin. Non igitur offa thoracis, quae intra fcapulas habentur, excidas; quae vero fub fcapulis exiftunt, illarum ablationem defiderant. Unde, ficut intercoftalium mufculorum fublimium, ut prius dicebam, fectiones, ita et coftarum excifiones hac in regione funt difficillimae. At hac de caufa nervorum affectorum adminiftratio eft praeftantior. Verum, ut vocem efflationemque ab intercoftalium mufculorum refolutione vitiari habeas perfuafum, fatis eft vel eos folum afficere, qui fubter fcapulas habentur, alias fibris ipforum (ut prius explicatum eft) incifis, alias offe quodam excifo. Tanta fiquidem pars totius naturalis efflationis vocisque perire videtur, quanta et mufculorum intercoftalium portio eft refoluta. Idque fimiliter ipfis accidit in omnibus, quae refolvunt, adminiftrationibus, numero quaternis, uti eft expofitum, una fane, quae coftis fit excifis, altera fectione fpinalis medullae, tertia nervorum,

Ed. Chart. IV. [180.] Ed. Baf. I. (190.)

ἐὰν μὲν οὖν κατὰ τὸ ἕτερον μέρος, ἤτοι τὸ δεξιὸν ἢ τὸ εὐώνυμον, εἰς παράλυσιν ἀχθῶσι μύες, ἥμισυ μέρος ἐκφυσήσεώς τε καὶ φωνῆς ἀπόλλυται· ἐὰν δ᾽ ὁποτέρου τὸ ἥμισυ, τηνικαῦτα τὸ τέταρτον ἀμφοτέρων τῶν ἐνεργειῶν διαφθαρήσεται. κατὰ γὰρ τὸν ἀριθμὸν ἀεὶ τῶν παραλυομένων μυῶν ἡ βλάβη γίνεται τῇ φωνῇ, προσλογιζομένων ἡμῶν δηλονότι τὸ μέγεθος τῶν μυῶν. ἐὰν μὲν γὰρ μόνους παραλύσῃς ἑκατέρωθεν ἤτοι τοὺς μεγίστους, ἢ τοὺς σμικροτάτους, ἄνισον ἐργάσῃ τὴν βλάβην ἐκφυσήσεώς τε καὶ φωνῆς, κἂν τὸν ἴσον ἀριθμὸν αὐτῶν κακώσῃς· οἱ μὲν γὰρ μείζους κατὰ τὴν βλάβην τῶν ἐλαττόνων διαφέρουσιν. εἴρηται δὲ καὶ ὅτι τελεώτερον ἀπόλλυται φωνὴ καὶ ἐκφύσησις ἐπὶ ταῖς τοῦ νωτιαίου τομαῖς. εἰ δὲ τὰς ἶνας τέμῃς τῶν μεσοπλευρίων μυῶν ἢ τὰ τῶν πλευρῶν ἐκκόψῃς ὀστᾶ, καταλείπονταί τινες τῶν συστελλόντων τὸν θώρακα μυῶν, οἵ τ᾽ ἐπιβεβλημένοι τοῖς πέρασι τῶν πλευρῶν καὶ πάντων τῶν καθ᾽ ὑπογάστριον ἡ πρώτη καὶ τρίτη συζυγία.

et quarta fibrarum. Quod fi igitur mufculi alterutra in parte, aut dextra aut finiftra, refolutionem fuerint experti, dimidiata efflationis ac vocis portio aboletur; fin autem alterutrius dimidiata, tunc ambarum functionum pars quarta vitiabitur. Nam et pro mufculorum, qui refolvuntur, numero femper voci noxa oboritur, fi videlicet mufculorum magnitudinem fimul expendamus. Si enim folos utrinque vel maximos vel minimos refolveris, inaequalem efflationis vocisque laefionem excitabis, etfi parem ipforum numerum vitiaveris, majores fiquidem fecundum noxam a minoribus differunt. Ac diximus, etiam vocem efflationemque ob fpinalis medullae fectiones abfolutius interire. Porro, fibris mufculorum intercoftalium fectis vel coftarum offibus excifis, mufculi quidem relinquuntur ex iis, qui thoracem contrahunt, tum qui coftarum extremis porriguntur, tum omnium, qui imo ventre funt, primum tertiumque conjugium.

βραχείας δ᾽ οὔσης τῆς παρὰ τούτων συστολῆς τῷ θώρακι, βραχεῖα καὶ ἡ ἐκφύσησις γίνεται· ταύτῃ δ᾽ ἀνάλογον καὶ ἡ φωνή. διὸ κατὰ τὰς εἰρημένας ἐγχειρήσεις τὸ ζῶον ἐνίοτε καθάπερ οἱ τονθορύζοντες φθέγγεται μικρόν τι πάνυ καὶ ἀσαφές. τῇ μέντοι τῶν νεύρων τομῇ σχεδὸν ἴσον ἕπεται τὸ βλάβος, ἢ μικρόν τι μεῖον, ὅσον εἵπετο τῇ τοῦ νωτιαίου διατομῇ παρὰ τῶν μεσοπλευρίων νεύρων τοὺς εἰρημένους μῦς ἀποβλαστήματα λαμβάνειν. καὶ γὰρ εἰ τὰ μεθ᾽ ὑποχόνδριον μέρη τῆς πρώτης καὶ τρίτης συζυγίας τῶν μυῶν ἑτέρωθεν ἔχει τὰ νεῦρα, τὸ γοῦν πρὸς τῷ θώρακι μέρος αὐτῶν ἀναγκαῖόν ἐστιν ἀπολλύναι τὴν ἐνέργειαν, ὥστε λοιπῷ τῷ κά(191)τω συγκινούμενον αὐτὸ μηδεμίαν αἰσθητὴν μήτε ἐκφυσήσεως μήτε φωνῆς ἐργάζεσθαι βλάβην. ὅτι δὲ κατὰ τὰ συμβεβηκότα ἐπὶ τῶν τοιούτων ἀπόλλυται ἡ φωνή, πρώτως δ᾽ ἡ ἐκφύσησις, ἐν τοῖς περὶ φωνῆς εἴρηται λόγοις. ἀλλ᾽ ἐπεὶ πάλιν ἡ ἐκφύσησίς ἐκπνοή τίς ἐστιν ἀθρόα καὶ σφοδρὰ, διὰ τοῦτο καὶ νῦν ἀναγκαῖον ἐγένετο μνημονεῦσαι τῶν τοιούτων ἐγχειρήσεων ἐν τῷ τῶν ἀνα-

Quum autem thorax modice ab his comprimatur, modica etiam efflatio gignitur, cui et vox proportionatur. Quare praedictis administrationibus animal interdum muſſitantium modo exiguum adeo quippiam ſonat et obſcurum. Nervorum vero ſectionem aequalis propemodum noxa comitatur, vel paulo minor, quantum ex ſpinalis medullae diſſectione colligebatur, propterea quod muſculi nominati ab intercoſtalibus nervis propagines aſſumunt. Etenim ſi quae poſt praecordia partes primae terṭiaeque conjugationis muſculorum aliunde motum obtinent, certe partis ipſorum juxta thoracem functionem interire neceſſe eſt, ut cum reliquo inferiori ipſa mota nullam ſenſibilem vel efflationis vel vocis noxam faciat. Quod autem accidentium ratione in talibus vox aboletur, prius autem efflatio, in libris de voce comprehenſum eſt. At, quia rurſus efflatio ſubita quaedam eſt expiratio et vehemens, ideo nunc quoque res poſtulabat in reſpirandi inſtrumentorum ſermone hujusmodi adminiſtrationum fieri

Ed. Chart. IV. [180. 181.] Ed. Baf. I. (191.)

πνευστικῶν ὀργάνων λόγῳ· λεχθήσεται δὲ καὶ πάλιν ὑπὲρ αὐτῶν ἐν τῇ τῶν φωνητικῶν ἀνατομῇ.

Κεφ. η΄. [181] Κατὰ λόγον δ᾽ ἂν εἴη διελθεῖν, ὅπως ἄν τις ἀκίνητον ἐργάσαιτο τὸν ὅλον θώρακα, μόνοις τοῖς κινοῦσι τοὺς μῦς αὐτοῦ νεύροις βρόχους περιβάλλων, ὅπερ οὐ μόνον ἰδίᾳ πολλάκις υμῖν, ἀλλὰ καὶ δημοσίᾳ δεικνύντα με ἐθεάσασθε. τοὺς μὲν δὴ μεσοπλευρίους μῦς διὰ τῶν ἐπ᾽ αὐτοὺς ἰόντων ἀπὸ τοῦ νωτιαίου νεύρων ἀκινήτους ἐργάσῃ, καθ᾽ ὃν εἴρηται τρόπον· τὸ διάφραγμα δὲ τὰς ἀρχὰς καὶ τούτου τῶν νεύρων ὁμοίως κακώσας. ἐφ᾽ ὑῶν δὲ μάλιστα πάντα τὰ τοιαῦτα δεικνύντα με ἐθεάσασθε πολλάκις ἰδίᾳ τε καὶ δημοσίᾳ, διὰ τὸ μήτε πλέον ἔχειν τι πίθηκον ἐν ταῖς τοιαύταις ἀνατομαῖς, εἰδεχθές τ᾽ εἶναι τὸ θέαμα. λόγῳ μὲν οὖν ἑρμηνεῦσαι σαφῶς οὐκ ἔστι τὴν χώραν, ἔνθα χρὴ δηλῶσαι σαφως. εἴς τε γὰρ τῶν ἤδη τεθεαμένων τὴν ἀναμνησιν, εἴς τε τῶν μηδέπω μηδὲν ἑωρακότων τοιαύτην ἐπαγωγὴν πρὸς τοὔργον ἡ διήγησις ἔσται

mentionom; quanquam iterum de ipfis in vocis inftrumentorum diffectione erit dicendum.

Cap. VIII. At rationi confentaneum fuerit percenfere, quomodo totum thoracem reddas immobilem, folis nervis, qui mufculos ipfius movent, laqueo circumdatis, quod me non tantum privatim, fed etiam publice vobis indicantem multoties confpexiftis. Certe intercoftales mufculos per nervos de fpinali medulla ad ipfos prodeuntes motu deftitues, in quem dixi modum; diaphragma vero, ubi hujus nervorum principia fimiliter affeceris. In fuibus potiffimum omnia id genus indicantem me crebro fpectaftis, tum privatim, tum publice, eo quod neque fimia amplius quippiam in hujusmodi diffectionibus obtineat, et fpectaculum fit odiofum. Itaque verbis regionem exprimere manifefto nequeas, ubi indicare clarius oportet. Nam tum ad memoriam eorum, quae videris, tum ad eorum, qui nihil unquam fpectarunt tale, inftitutionem enarratio erit utilis.

χρήσιμος. ὅταν οὖν ὕπτιον ἐσχηματισμένον ᾖ τὸ ζῶον, ὡς ὀλίγον ἔμπροσθεν εἶπον, ἐπὶ τῆς σανίδος ὑπὸ δεσμῶν κατεχόμενον, οὐ τὰ τέτταρα κῶλα μόνον, ἀλλὰ καὶ τὴν κεφαλὴν ὅλην ἅμα τῷ τραχήλῳ, κατ᾽ ἐκεῖνο μάλιστα τὸ χωρίον εὑρήσεις ὑποκείμενα τὰ νεῦρα, καθ᾽ ὃ τῶν προσθίων ἐστὶ κώλων ἡ ἀρχή. καί σοι τὴν πρώτην ἄμεινον ἅπαν ἐν ἐκείνῳ τῷ χωρίῳ τὸ δέρμα περιελεῖν, ὑπὲρ τοῦ θεάσασθαι δύο φλέβας μεγάλας, ὧν ἡ μὲν ἑτέρα πρὸς τὸν τράχηλον ἀναφέρεται λοξή πως μᾶλλον, ἡ δ᾽ ἑτέρα πρὸς τὴν ἀρχὴν τοῦ προσθίου κώλου μᾶλλόν πως ἐγκαρσία. τοὺς γὰρ μεταξὺ τούτων ὑμένας ἀποδείρας τοῖς δακτύλοις ὄψει τὰ νεῦρα κατὰ τῶν πλαγίων μερῶν τοῦ τραχήλου φερόμενα κάτω λοξὰ πρὸς τὸν θώρακα, τοῖς ὑποκειμένοις τῷ τραχήλῳ μυσὶν ἐνιζηκότα, καὶ μέλλοντά γε ψαύσειν αὐτὰ τῆς πρώτης πλευρᾶς εἰς ταὐτὸν ἀλλήλοις ἰόντα θεάσῃ. εἰ δ᾽ ἅπαξ ἴδοις τὸ χωρίον ἀκριβῶς, ἐπιχειρήσεις περιδεῖραι τὸ δέρμα καὶ κατὰ τῆς τῶν νεύρων χώρας ἁπλῆν διαίρεσιν ποιεῖσθαι. καί σοι τούτῳ μελετῶντι μιᾷ ποτε τομῇ γυμνοῦν ὑπάρξει τὰ τοῦ διαφράγματος νεῦρα, τρία μὲν

Proinde quum animal fupinum, ut paulo ante docui, in affere figuraveris vinculis illigatum, non quatuor duntaxat artus, fed etiam caput totum una cum cervice, in illa potiffimum regione nervos fubjectos invenies, ubi anteriorum artuum initium fubfiftit. Ac fatius tibi fuerit totam ejus loci cutem in primis adimere, quo venas duas grandes confpicias, quarum altera ad cervicem obliquior pertendit, altera transverfa magis ad anterioris membri principium; fiquidem inter has membranis digitis avulfis nervos fpectabis per cervicis latera deorfum verfus obliquos ad thoracem procurrentes, qui mufculis collo fubditis inhaerefcunt, et, ubi in idem coierint, primam coftam attingunt. Quod fi femel locum accurate perfpexeris, cutem a nervorum fede divifione fimplici detrahere aggredieris; ac id exercenti una quandoque fectione diaphragmatis nervos nudare licebit, tres quidem

ἑκατέρωθεν τὰ ἐφ ὑῶν ὄντα τοὐπίπαν, ἐπὶ δὲ τῶν πιθήκων ως τὸ πολυ δύο, σπανίως δὲ κἀπὶ τούτων ὁρᾶται τὸ τρίτον, ὡς ἐπὶ τῶν ὑῶν τὸ τέταρτον. ἀρχὴ δ᾽ ἐστὶν αὐτῶν ἁπάντων ὁ κατὰ τὸν τράχηλον νωτιαῖος, ἐκ μὲν τῆς μεταξὺ τοῦ τετάρτου καὶ πέμπτου σπονδύλου χώρας ἐκφυομένης τῆς πρώτης συζυγίας, ἐκ δὲ τῆς μεταξὺ τοῦ πέμπτου τε καὶ ἕκτου τῆς δευτέρας, ἐκ δὲ τῆς μετὰ τὸν ἕκτον τῆς τρίτης, ἥτις καὶ μικρὰ παντάπασίν ἐστι, καθάπερ γε, κἂν ἡ τετάρτη ποτὲ προ έχοιτο, τῆς μετὰ τὸν ἕβδομον σπόνδυλον συζυγίας ἀποβλάστημα πάνυ σμικρόν ἐστιν. ἁπασῶν δὲ τμηθεισῶν αὐτῶν, ἀκίνητον γίγνεται τὸ διάφραγμα. κατὰ δὲ τὸν αὐτὸν τρόπον, ἑκάστου τῶν ἐκ τραχήλου καθηκόντων ἐπὶ τὸν θώρακα μυῶν, ἓξ τὸν ἀριθμὸν ὄντων, εἰ κακώσαις τὰ νεῦρα, διαφθείρεις τὴν ἐνέργειαν. ἡ κάκωσις δ᾽, ὡς εἴρηται, διττή τίς ἐστιν, ἢ τεμνόντων, ἢ διαλαμβανόντων αὐτά. ἐπεὶ δ᾽ οὔθ᾽ οἱ μύες, οὔτε πολὺ μᾶλλον τὰ νεῦρα φαίνεται, τοῦ δέρματος ἀποδαρέντος μόνου, τοὺς μῦς πρῶτον ἀνατέμνειν σε χρὴ τοὺς ἐπὶ τὴν κάτω μόνον ἀναφερο-

utraque ex parte, qui plerumque in fuibus habentur, in fimiis vero ut plurimum duo; tertius autem raro in his videtur, ut in fuibus quartus. Origo ipforum omnium eft cervicis fpinae medulla: ex quartae fane et quintae vertebrae intervallo prima coniugatio procedit; ex quintae et fextae fpatio fecunda; ex regione poft fextam vertebram tertia, quae etiam exigua admodum eft; quemadmodum, fi quarta quandoque accedat, ejus conjugationis, quae poft feptimam vertebram eft, propago nimis quam parva eft. Porro, omnibus ipfis incifis, diaphragma motus fit expers. Pari modo, fi mufculorum fingulorum ex cervice ad thoracem defcendentium, qui fex numero habentur, nervos affeceris, actionem vitias. Affectus autem, ut perdocui, duplex quidem eft, vel dum fecantur, vel dum intercipiuntur. Verum quia neque mufculi, neque multo magis nervi, cute duntaxat detracta, in confpectum veniunt, mufculos primum diffeces oportet, qui furfum a pectore ad humeri arti-

μένους διάρθρωσιν ἀπὸ τοῦ στήθους. [182] ἀπείρῳ μὲν οὖν χαλεπὸν φαίνεται τὸ πρᾶγμα, καί τις ἴσως ὑπονοήσειε, μηδ᾽ ἐξαρκέσαι τὸ ζῶον εἰς ἁπάσας τὰς ἀνατομὰς, ἃς ἀναγκαῖόν ἐστι ποιήσασθαι δίχα τῆς τῶν νεύρων κακώσεως, ὅλον ἀκίνητον ἐργασαμένης τὸν θώρακα. θεασαμένῳ δέ τινι πολλάκις ἐμὲ τοῦτο πράττοντα διὰ τῆς ἐνεργείας ὑπάρχει πεπεῖσθαι τὸ δυνατὸν τῆς εἰρημένης ἀνατομῆς· κατὰ γὰρ τὴν φαντασίαν μᾶλλον, οὐ κατὰ τὴν ἑαυτῆς δύναμιν ἐκπλήττουσα τοὺς ἀπείρους φαίνεται δύσκολος. μὴ τοίνυν καταπλαγῇ τις, ἀλλ᾽ ἐπιτολμάτω τῇ πείρᾳ, πρῶτον μὲν ἀποδέρων ἀπὸ τῶν στηθῶν ὅλον τὸ δέρμα, γίνεται γὰρ ἀναιμωτὶ τοῦτο, δεύτερον δὲ τοὺς ἐπὶ τὸ κατ᾽ ὦμον ἄρθρον ἰόντας μῦς ἀφαιρῶν, καὶ γὰρ τοῦτο χωρὶς αἱμοῤῥαγίας γίγνεται, τρίτον ἐπὶ τούτοις ὅλας τὰς ὠμοπλάτας ἀπὸ τῶν ὑποπεφυκότων αὐταῖς κατὰ τὰ σιμὰ μυῶν ἀποχωρίζων ἅμα τοῖς ἀναφερομένοις κάτωθεν ἐπὶ τὸ κατ᾽ ὦμον ἄρθρον μυσὶ, τῷ τε τὴν μασχάλην ἐργαζομένῳ τῷ μεγάλῳ

culum perferuntur. Itaque homini inexperto res videtur ardua; atque is forte opinabitur, ne animal quidem unum ad omnes diffectiones fufficere, quas adminiftrare citra nervorum laefionem, quae totum thoracem efficit immobilem, eft neceffarium. Verum fi crebrius me id factitantem confpicatus fuerit, ipfa functione poteft perfuaderi, praedictam anatomen poffe adminiftrari; nam imaginatione potius, quam fua ipfius virtute, imperitos molefta videtur deterrere. Non igitur deterreri quis debet, fed experientia audere, primum quidem totam cutem a pectore auferens, fit enim hoc citra fanguinis profufionem, deinde mufculos ad humeri articulum pervenientes adimens, quippe hoc etiam fine fanguinis fluore fieri folet, tertio poft haec totas fcapulas a mufculis, qui ipfis concava parte fubhaerefcunt, fecernens fimul cum mufculis, qui ab imo furfum verfus ad humeri articulum feruntur, item cum magno, qui axil-

Ed. Chart. IV. [182.] Ed. Baſ. I. (191.)

καὶ τῷ πρὸς ὦμον εὑρεθέντι τῷ μικρῷ. τούτων γὰρ γιγνομένων, αἱ δύο συζυγίαι τῶν ὑψηλῶν τοῦ θώρακος φανοῦνται μυῶν, ὥστε σε καὶ τὰ νεῦρα τῆς μὲν ἑτέρας, τῆς μείζονος, ἐναργῶς ὁρᾷν ἐποχούμενα τοῖς μυσί. τῆς δ᾽ ἑτέρας, τῆς ἐλάττονος, ἥτις καὶ τὴν θέσιν ἔχει προσθίαν, δυσφωρατότερα μέν ἐστι τὰ νεῦρα· προγυμνασαμένῳ δ᾽ ἐπὶ τεθνεῶτος οὐδὲ ταῦτα χαλεπῶς εὑρίσκεται. καὶ χωρὶς δὲ τοῦ τὰς ὠμοπλάτας ἅμα τοῖς εἰρημένοις μυσὶν ἀποδεῖραι δυνατόν ἐστι τῶν κινούντων τὸν θώρακα μυῶν ἐξευρεῖν τῶν νεύρων τὰς ἀρχὰς εἰς τὰς κεφαλὰς ἐμβαλλόντων ἑκατέρας τῆς συζυγίας. εἰρήσεται γὰρ ὑπὲρ αὐτῶν ἐν τῇ τῶν νεύρων ἀνατομῇ σαφῶς οὕτως, ὡς δύνασθαί τινα φιλόπονον, αὐτὸν ἐφ᾽ ἑαυτοῦ γυμνασάμενον, ἐργάσασθαί ποτε τὴν εἰρημένην ἄρτι τελέως ἀνατομήν. ἐπεὶ δὲ καὶ τρίτον τι ζεῦγός ἐστι τῶν κινούντων τὸν θώρακα μυῶν ἰσχνὸν καὶ μικρὸν, ἐκ συνδέσμου λεπτοῦ καὶ ὑμενώδους ἀρχόμενον ὀπίσω τῶν ὠμοπλατῶν, ὅπερ οὐδ᾽ αὐτὸ τοῦ δέρματος ἀφαιρεθέντος εὐθέως φαίνεται, πρὶν ἀνατμηθῆναι τοὺς ἰδίους τῆς ὠμο-

lam efficit, inſuper parvo ad humerum ſito, quem ego inveni. His enim peractis duo elatiorum thoracis muſculorum conjugia apparebunt, ut et nervos alterius maioris conjugii muſculis evidenter ſuperſtratos inſidentesque videas; alterius autem minoris, quod et ſitum habet anteriorem, nervi difficilius quidem inveniuntur, verum exercitato prius in cadavere non itidem aegre. Atque circa ſcapularum ſimul cum muſculis commemoratis detectionem licet in muſculis, qui thoracem movent, nervorum initia in utriusque conjugii capita conjici reperias. Verum de ipſis in diſſectione nervorum dicetur tam luculenter, ut aliquis ſtudioſus et laborum amans ipſe ſuo Marte exercitatus anatomen nuper relatam abſolute queat aliquando obire. Quoniam vero tertium quoddam par eſt muſculorum, qui thoracem movent, gracile et exiguum, de ligamento tenui et membranoſo poſt ſcapulas incipiens, quod nec ipſum cute adempta protinus apparet, niſi muſculis ſcapularum propriis diſ-

πλάτης μῦς, ἰστέον καὶ περὶ τῶνδε τῶν μυῶν, ὡς, ἐπειδὰν τέμῃς καθ᾽ ἑκατέραν ὠμοπλάτην τοὺς ἰδίους αὐτῆς μῦς, γυμνώσῃς τε τὸ ζεῦγος τῶν ὑμενωδῶν μυῶν, οὐδ᾽ οὕτως ἕτοιμόν σοι, καθάπερ ἐπὶ τῶν ἔμπροσθεν, ἐκ τῆς τῶν νεύρων κακώσεως ἀκινήτους αὐτοὺς ἐργάσασθαι, κατακεκρυμμένων τε ἅμα καὶ λεπτοτάτων ὄντων τῶν κινούντων αὐτοὺς νεύρων. ἀλλὰ καὶ τὰς κεφαλὰς αὐτῶν, ὑμενώδεις συνδέσμους οὔσας, ἕτοιμόν σοι τέμνοντι παραλυσαι τοὺς μῦς. ἴσθι γὰρ δὴ καὶ τοῦτο καθόλου περὶ πάντων μυῶν, ὡς, τμηθείσης αὐτῶν τῆς κεφαλῆς, οὐκέτ᾽ ἐνεργοῦσιν. ἐὰν μὲν οὖν ἁπλῆν ἔχῃ καὶ μίαν τὴν κεφαλὴν ὁ μῦς, ῥᾷστον ἐκείνην τέμνοντα στερῆσαι τῆς κινήσεως αὐτόν· ἐὰν δὲ πλείους, ἁπάσας αὐτὰς χρὴ τέμνειν. ἐπ᾽ ἐνίων δὲ μυῶν οὐδὲ εὐφωρότατόν ἐστι τὸ πλῆθος τῶν κεφαλῶν, ὅταν ἐκ πλειόνων ἐκφύσεων τῶν ὀστῶν ἄρχηται, καθάπερ ἐπ᾽ αὐτῶν τούτων ἔχει τῶν προειρημένων δυοῖν συζυγιῶν τοῦ θώρακος, καὶ μᾶλλόν γε τῆς προσθίας. ἀσφαλέστερον οὖν κατ᾽ ἐκεῖνο τέμνειν αὐτοὺς τὸ χωρίον, καθ᾽ ὃ

fectis, de his quoque mufculis fciendum eft, cum proprios utrarumque fcapularum mufculos incideris, et par mufculorum membraneorum detexeris, ne fic quidem expeditum effe, quemadmodum in anterioribus, ut ex nervorum laefione ipfos reddas immobiles, quum reconditi fimul et tenuiffimi nervi fint ipforum motores. Quin et capita ipforum, quae membranea funt ligamenta, dum incidis, promptum eft mufculos refolvere. Hoc enim jam in univerfum de omnibus mufculis intelliges, quod, diffecto ipforum capite, non amplius functionem obeunt. Itaque, fi mufculus capite fimplici unoque conftat, facillimum eft illud fecantem motu ipfum privare, fin autem pluribus, omnia ipfa incidere oportet. At in quibusdam mufculis capitum numerus ne deprehendi quidem poteft, quum ex pluribus offium proceffibus incipiat, quemadmodum in his ipfis duabus praedictis thoracis conjugationibus, et magis in priore habere novimus. Tutius igitur eft illic ipfos fecare,

πρῶτον ἠθροίσθησαν ἐς ταὐτὸν ἀλλήλαις αἱ κεφαλαί. τοῦτο γάρ τοι καὶ ἐπὶ τῶν ἐμπροσθίων μυῶν εἴωθα ποιεῖν, ὅταν μὴ διὰ τῆς τῶν νευρων κακώσεως, ἀλλὰ τῇ τομῇ τῶν μυῶν αὐτῶν την παράλυσιν ἐργάσασθαι (192) βουληθῶ. βαθείας μὲν ουν ἐπὶ τούτων δεῖ τῆς τομῆς. βάθος ἀξιόλογον λαμβανόντων, ὅταν ἀθροισθῶσιν αὐτῶν αἱ κεφαλαί. προχειροτάτη δὲ ἐπὶ τῶν ὀπισθίων η διαίρεσίς ἐστιν, ὡς καὶ διὰ τῶν ὀνύχων γίγνεσθαι. περὶ μὲν δὴ τῶν τοῦ θώρακος ἰδίων μυῶν ἱκανὰ καὶ ταῦτα.

Κεφ. θ'. [183] Περὶ δὲ τῆς τοῦ νωτιαίου τομῆς εἰρήσεται μὲν δήπου καὶ αὖθις, ὁπόταν ἐπ' αὐτὸν ἀφικώμεθα· καὶ νῦν δὲ ἀρκέσει λεχθῆναι τοσοῦτον, ὅσον εἰς τὰ παρόντα χρήσιμον. ἐὰν ἐν τῇ μεταξὺ χώρᾳ τοῦ τρίτου καὶ τετάρτου σπονδύλου διατέμῃς ὅλον αὐτὸν, ἄπνουν παραχρῆμα γίγνεται τὸ ζῶον, ἀκινήτου πάντως οὐ τοῦ θώρακος μόνον, ἀλλὰ καὶ τοῦ κατωτέρου τῆς τομῆς γιγνομένου σώματος ὅλου. δῆλον δ', ὅτι, κἂν μετὰ τὸν δεύτερον ἢ τὸν πρῶτον ἢ κατ' αὐτὴν τοῦ νωτιαίου τὴν ἀρχὴν ἡ τομὴ γένηται,

ubi capita in idem primum congregantur. Hoc vero fane in anterioribus quoque mufculis factitare confuevi, quum non ob nervorum noxam, fed mufculorum ipforum fectionem paralyfin moliri ftatuero. Itaque profunda in his fectione opus eft, ut qui penitiorem fitum occupant, ubi capita ipforum coierint. Porro in pofterioribus expeditiffima eft divifio, ut vel unguibus poffit adminiftrari. Certe de mufculis thoraci peculiaribus et haec dixiffe fufficiat.

Cap. IX. Caeterum de fpinalis medullae fectione dicetur quidem et poftea, quum ad ipfam pervenero, nunc tamen retuliffe fatis eft, quantum ad praefentia conducit. Si in media tertiae et quartae vertebrae regione totam ipfam perfecueris, fpiratione confeftim animal deftituitur, non folum thorace, verum etiam infra fectionem toto corpore facto immobili. Atqui perfpicuum eft, quod, fi poft fecundam aut primam vertebram aut in ipfo fpinalis medullae principio

διαφθείρεται παραχρῆμα τὸ ζῶον. μετὰ μέντοι τὸν ἕκτον σπόνδυλον εἰ τέμοις τὸν νωτιαῖον ὅλον ἐγκάρσιον (ἀεὶ γὰρ χρὴ τοῦτο προσυπακούειν), ἀκίνητοι μὲν ὅλοι που οἱ μύες γίγνονται τοῦ θώρακος εὐθέως, ἀναπνεῖ δὲ τῷ διαφράγματι μόνῳ τὸ ζῶον. αἱ κατώτεραι δὲ τούτου τοῦ σπονδύλου τομαὶ τοῦ νωτιαίου πλείοσι μέρεσιν αὐτοῦ τὸν θώρακα κινεῖσθαι συγχωροῦσιν. ἡ γὰρ μεγίστη τῶν ὑψηλῶν αὐτοῦ μυῶν συζυγία, διττὴν ἀρχὴν ἑκατέρων των νεύρων ἔχουσα, τὴν ἔκφυσιν τῆς ἑτέρας συζυγίας τοῦ μείζονος ὡς τὸ πολὺ μετὰ τὸν ἕκτον σπόνδυλον λαμβάνει. καὶ γὰρ διὰ τοῦτο αἱ μετὰ τὸν ἕβδομον σπόνδυλον τομαὶ τοῦ νωτιαίου τὰς συζυγίας ἀμφοτέρας ἔχουσι τῶν μυῶν ἐνεργούσας, ἔτι δὲ μᾶλλον αἱ μετα τὸν ὄγδοον ἢ τον ἔνατον γιγνόμεναι· προσεπιλαμβάνουσί τε γὰρ καὶ τὰς ἀρχὰς τὰς αλλας τῶν νεύρων, καὶ τὴν ὀπίσω τῶν υμενωδῶν μυῶν ἐνέργειαν ἐπικτῶνται, καὶ φαίνεται τὸ ζῶον εἰσπνέον ἀμφοτέροις τοῖς μέρεσι τοῦ θώρακος, τοῖς τ᾽ ανωθεν καὶ τοῖς κάτω, πλὴν εἰ μικρᾶς δέοιτο τῆς ἀναπνοῆς, ἀρκεῖ γὰρ αὐτῷ τηνικαῦτα καὶ

fectionem ducas, repente animal corrumpitur; verum fi poft fextam vertebram medullam fpinae totam fecueris transverfam, (femper enim id fubaudiendum eft) toti quidem thoracis mufculi ftatim motum amittunt, folius autem diaphragmatis beneficio animans refpirat; inferiores vero hac vertebra fectiones fpinalis medullae permultis ipfius partibus thoracem moveri concedunt, nam maxima fublimium ipfius mufculorum conjugatio, duplicem utrorumque nervorum originem fortita, proceffum alterius conjugii majoris plurimum poft fextam vertebram exigit. Etenim hujus gratia poft feptimam vertebram fpinalis fectiones utraque mufculorum conjugia functionem obire non impediunt; his magis fectiones poft octavam aut nonam factae, fiquidem et alia nervorum principia affumunt, et mufculorum membraneorum actionem retrorfum adfcifcunt, atque infpirare animal videtur ambabus thoracis partibus, fuperiore et inferiore, praeterquam fi parva refpiratione indigeat,

τὸ διάφραγμα μόνον. ὅσον δ᾽ ἂν μᾶλλον ἐπὶ τοὺς ταπεινοτέρους σπονδύλους προχωρήσῃς, τοσούτῳ πλείους μῦς τοῦ θώρακος ἕξεις ἐνεργοῦντας. οὐ μὴν ἥ γε ἕκτη συζυγία τῶν ἀπ᾽ ἐγκεφάλου νεύρων φαίνεται τῷ τῆς ἀναπνοῆς ἔργῳ συντελοῦσα, διότι μηδ᾽ ἀποφύεταί τι μόριον αὐτῆς εἰς μηδένα τοῦ θώρακος μῦν. διὰ τοῦτ᾽ οὖν, ὅταν αἱ μὲν ἄλλαι τῶν νεύρων ἀρχαὶ πᾶσαι τμηθῶσιν, αὕτη δὲ διασώζηται μόνη, τὸ ζῶον ἄπνουν γίγνεται παραχρῆμα, μηδὲν ἐξ αὐτῆς ὠφελούμενον. οὐ μὴν ἥ γ᾽ εἰς τὰς φρένας ἰοῦσα συζυγία τῶν νεύρων πέπονθε ταῦτα· ἁπάντων γὰρ τῶν ἄλλων νεύρων κακωθέντων, ἀναπνεῖ τῷ διαφράγματι μόνῳ τὸ ζῶον, ἐναργῶς φαινομένης τῆς κατὰ ταῦτα τὰ μέρη τοῦ θώρακος κινήσεως.

Κεφ. ι'. Ἐπεὶ δὲ καὶ περὶ τοῦ διηθεῖσθαι τὸ πνεῦμα εἰς τὴν μεταξὺ τοῦ θώρακός τε καὶ πνεύμονος χώραν ἐζήτηται τοῖς ἀνατομικοῖς, καὶ τὰς εἰς τοῦτο χρησίμους ἀνατομὰς ἤδη καιρὸς εἰπεῖν. ἡ μὲν δὴ τῆς ἐκκοπτομένης πλευρᾶς ἐξαίρεσις ἀρχαία τίς ἐστιν, ἀμυδρὰν ἔχουσα τὴν

nam tunc etiam diaphragma solum ei sufficit. Caeterum, quanto magis ad humiliores vertebras processeris, tanto plures thoracis musculos actionem obeuntes habebis; non tamen sexta nervorum a cerebro conjugatio respirationis muneri subministrare videtur, quia ne vel particula quaepiam ipsius in ullum thoracis musculum propagatur. Quapropter, quum alia nervorum principia dissecta fuerint omnia, hoc autem solum praeservetur integrum, animal repente respiratione privatur nihil ex ipso adjutum. Non tamen nervorum conjugio ad septum tendenti eadem accidunt; omnibus siquidem aliis nervis oblaesis solo diaphragmate animal respirat, motu in thoracis partibus evidenti edito.

Cap. X. At, quia de spiritus transitu in mediam thoracis pulmonisque regionem quaestiones anatomici agitarunt, dissectiones quoque huic rei commodas jam opportunum est exponere. Costae profecto excisae sublatio vetus quaedam est, obscuram obtinens dignotionem;

διάγνωσιν, [184] ὡς ἐνίους μὲν ὁρᾷν λέγειν ἐζευγμένον τῷ θώρακι τὸν πνεύμονα, τινὰς δ᾽ ἀφεστῶτα· καὶ γίγνεται τοῦτο διὰ τὸ πάχος τῶν ὑπὸ ταῖς ἐκκοπτομέναις πλευραῖς ὑμένων. ἀλλ᾽ ἡμεῖς γε ταύτην τὴν θέαν ἐναργεστέραν ἐποιήσαμεν, οὐκ ἐπὶ τῇ τῆς πλευρᾶς ἐξαιρέσει μόνον παυόμενοι, συνεξαίροντες δ᾽ αὐτῇ τὸν ἕτερον τῶν ὑμένων, ὃς, πρὶν ἐκείνην ἐκκοπῆναι, περιόστιος ἦν· ἀρθέντος γὰρ τοῦδε, μόνος ἁπλοῦς ὁ ὑπεζωκὼς καταλείπεται, σαφῆ τὴν δι᾽ ἑαυτοῦ θέαν ἐργαζόμενος, ὡς ὁμολογεῖν ἅπαντας ἐναργῶς ὁρᾷν ἐζευγμένον τῷ θώρακι τὸν πνεύμονα. σαφεστέρα δὲ ἔτι τοῦδε γίγνεται θέα κατὰ τὸ διάφραγμα γυμνωθὲν, ἀποδερομένης τῆς κορυφῆς τοῦ περιτοναίου. χρὴ δὲ ποιεῖσθαι τὴν ἐγχείρησιν οὕτως. ὑπτίου τοῦ ζώου κειμένου, τμητέον ἐστὶ παρὰ τὰ πέρατα τῶν νόθων πλευρῶν ἅπαντας τοὺς καθ᾽ ὑπογάστριον μῦς, ἄτμητον φυλάττοντας τὸ περιτόναιον. εἴρηται δὲ ἐν τοῖς πρόσθεν, ὅτι τῆς τετάρτης τῶν ἐνταῦθα μυῶν συζυγίας αἱ ἀπονευρώσεις ἥνωνται

nam aliqui pulmonem thoraci junctum videre ſe aſſerunt, alii disjunctum; atque hoc propter membranarum ſubter coſtas, quae exciduntur, craſſitudinem accidit. Verum nos hanc inſpectionem magis evidentem fecimus, non coſtae ſolum extractione ceſſantes, ſed una cum ipſa alteram membranarum eximentes, quae prius, quam illa excideretur, *oſſa ambibat* perioſtios dicta; etenim, hac ſublata, ſuccingens ſimplex ſola relinquitur, quae manifeſtam ſui inſpectionem efficit; ut omnes fateantur, pulmonem thoraci eſſe junctum, evidenter cernere. At manifeſtior adhuc hujus rei inſpectio fiet per diaphragma nudatum, quum peritonaei vertex avellitur. Adminiſtrationem in hunc modum obire convenit. Animali reſupino omnes abdominis muſculi prope ſpuriarum coſtarum extrema ſecantur, peritonaeum non attingitur. Dictum vero eſt ſuperius, quartae inibi muſculorum conjugationis aponeuroſes peritonaeo eſſe adunitas.

τῷ περιτοναίῳ. παυσαμένης οὖν σοι τῆς τομῆς ἐπ᾽ ἐκείναις ἀτμήτοις, ἑξῆς ὑποδερέσθω τὸ περιτόναιον ἀπὸ τῶν φρενῶν, μηκέτ᾽ ἐνταῦθα συνεπεκτεινομένων αὐτῷ τῶν ἀπονευρώσεων. ευκόλως δὲ γίνεται τοῦτο διὰ τῶν χειρῶν ἀνυόμενον ἄνευ σμίλης, καὶ πολύ γε μᾶλλον ζῶντος τοῦ ζώου τὸ ἔργον ἢ τεθνεῶτος ἀνυεται. ψυχόμενα γὰρ ἐπὶ τῷ θανάτῳ τὰ κατὰ δάρσιν ἀλλήλων χωρίζεσθαι δυνάμενα σώματα δυσχωριστότερα γίγνεται. τηνικαυτα, ὅταν ἀποδείρῃς τὸ περιτόναιον ἀπὸ τοῦ νευρώδους τῶν φρενῶν, τὴν μὲν γαστέρα κατασπάσεις, ὅσα δ᾽ ἑκατέρωθεν αὐτῆς ἐστιν, ἀπάξεις εἰς τὰ πλάγια πρὸς τὰ σαρκώδη του διαφράγματος. εἰ δὲ ἐπὶ τούτοις τὰ μὲν κατὰ τον ξιφοειδῆ χόνδρον ἀνατείναις ἄνω, τὰ δὲ πρὸς τὰς ἐσχάτας πλευρὰς εἰς τὸ πλάτος τείναις, εἰ δὲ και δεήσειε, κατὰ τας λαγόνας ἑκατέρας ἐγκαρσίας ποιησάμενος τομὰς τῶν καθ᾽ ὑπογάστριον μυῶν, εὐκατάσκεπτον ἐργάσῃ τὸ νευρῶδες τοῦ διαφράγματος, ὡς ἐναργῶς ἅπαντας ὁμολογειν, προστετυπῶσθαι τὸν πνεύμονα κατὰ τουτο τῷ θώρακι, μηδέποτ᾽ ἀφιστάμενον,

Dum itaque fectionem in illis non fectis finieris, deinde peritonaeum a fecto fubtrahatur, aponeurofibus nequaquam hic cum eo porrectis. Caeterum facile hoc manibus citra fcalpellum expeditur; et multo quidem magis animali vivo quam mortuo opus peragitur, fiquidem frigefacta poft mortem corpora, quae invicem avulfione poffunt feparari, fecretioni minus obtemperant. Tunc autem, quum a nervofa fepti transverfi parte peritonaeum avulferis, ventrem quidem detrahes; quaecunque vero ex utraque ipfius parte funt, in latera, ubi diaphragma carnofum eft, abduces. Infuper fi, quae prope mucronatam cartilaginem habentur, furfum extuleris, quae vero ad ultimas coftas funt, in latus tetenderis; item fi, quum opus fuerit, transverfas abdominis mufculorum fectiones per utraque ilia confeceris; admodum confpicuam diaphragmatis partem nervofam reddes, ut omnes palam confiteantur pulmonem hac parte thoraci appofi-

ἀλλ ἀεὶ προσκείμενον ἐν ἀμφοτέροις τῆς ἀναπνοῆς τοῖς μέρεσιν, εἴτ᾽ εἰσπνέοι τὸ ζῶον, εἴτ᾽ ἐκπνέοι. ταῦτα μὲν οὖν τὰ φαινόμενα τὴν Ἐρασιστράτου κρατύνει δόξαν, οἰομένου μηδὲν ἐκρεῖν τοῦ πνεύμονος πνεῦμα· μάχεται δὲ τῷ μέλλοντι εἰρήσεσθαι. γεγυμνωμένου γὰρ οὕτω τοῦ διαφράγματος, ἐὰν ἀποκτείνῃς τὸ ζῶον εὐθέως, ὁ πνεύμων ἀφιστάμενος φαίνεται τῶν φρενῶν. ὄντων δὲ πολλῶν τρόπων θανάτου τοῖς ζώοις, ὅπως ἂν ἀποκτείνῃς αὐτὸ, τὸν πνεύμονα θεάσῃ πλεῖστον ἀποκεχωρηκότα τῶν φρενῶν. ἡμεῖς οὖν, ἐνίοτε μὲν ἐν ὕδατι πνίξαντες, ἐνίοτε δὲ δι᾽ ἀγχόνης, ἢ τομῆς κατὰ τοὺς πρώτους σπονδύλους τοῦ νωτιαίου γενομένης, ἔστι δ᾽ ὅτε ἀρτηρίας μεγάλας ἢ φλέβας διατεμόντες, ἐθεασάμεθα τὸν πνεύμονα κατὰ βραχὺ τοῦ διαφράγματος ἀφιστάμενον, ἀποθνήσκοντος τοῦ ζώου. ταὐτὸν δὲ τοῦτο φαίνεται καὶ κατὰ τὴν ἐκκοπτομένην πλευρὰν, καὶ μᾶλλόν γε ἐναργῶς τῷ προτεθεαμένῳ, ζῶντος ἔτι τοῦ ζώου, πλησιάζοντα τῷ θώρακι τὸν πνεύ-

tum, nunquam diftantem, verum femper in utrisque refpirationis partibus adjectum, five infpiret animal, five expiret. Haec itaque apparentia Erafiftrati opinionem corroborant, qui putabat, nullum ex pulmone fpiritum profluere; verum ei, quod dicendum eft, repugnat. Nam diaphragmate fic denudato, fi obtruncaveris animal, pulmo a fepto ftatim videtur abfcedere. Porro quum varii mortis fint modi animantibus, quomodocunque ipfum occideris, pulmonem a fepto plurimum fejunctum fpectaveris. Nos itaque interdum in aqua fuffocantes, interdum laqueo, vel fectione fpinali medullae prope primas vertebras impreffa, aliquando grandes arterias aut venas perfecantes, pulmonem fenfim a diaphragmate difcedentem, moriente animali, fpectavimus. Idem hoc apparet etiam in cofta excidenda; et evidentius fane illi, qui vivo adhuc animali pulmonem thoraci propinquum infpexit; a morte vero plurimum di-

μονα, μετὰ δὲ τὸν θάνατον ἐπιπλεῖστον ἀφεστηκότα, φαίνεται σαφῶς ἐνδεικνύμενος, εἰς τὴν μεταξὺ χώραν ἑαυτοῦ καὶ τοῦ θώρακος ἐκκενοῦσθαι τὸ περιεχόμενον ἐν αὐτῷ πνεῦμα. καὶ μὴν καὶ ζῶντος ἔτι τοῦ ζώου, κατὰ τὰ πέρατα τῶν λοβῶν ὁρᾶταί τις χώρα κενὴ μεταξὺ τῶν ὀργάνων ἀμφοτέρων, καὶ μάλισθ᾽ ὅταν ἀναπνέῃ μεῖζον· ὡς ἔν γε ταῖς μικραῖς ἀναπνοαῖς ἐπ᾽ ἐνίων μὲν οὐδὲν ὅλως αἰσθητὸν, ἐπ᾽ ἐνίων δὲ βραχὺ παντελῶς φαίνεται, προεκκεκομμένου δηλονότι τοῦ τῆς πλευρᾶς ὀστοῦ. [185] μεῖζον δ᾽ εἰ βούλοιο φαίνεσθαι τὸ κενὸν, ἀνάγκαζε τρέχειν τὸ ζῶον πρὸ τῆς ἀνατομῆς, ὥστε ἀσθμαίνοντι τὴν πλευρὰν ἐκκόπτεσθαι· συναύξεται γὰρ ἀεὶ τῷ μεγέθει τῆς ἀναπνοῆς τὸ μέγεθος τῆς κενῆς χώρας. ἔτι δ᾽ ἂν μεῖζον φανείη μετὰ τὸ δραμεῖν συντόνως τὸ ζῶον, εἰ παραλύσεις αὐτοῦ τὸ διάφραγμα τῇ τῶν ἰδίων νεύρων τομῇ· τηνικαῦτα γὰρ ἀναγκάζεται τοῖς μεσοπλευρίοις μυσὶν ἀναπνεῖν, ἐναργῶς τε φαίνεται κατὰ μείζονος διαστήματος ὁ θώραξ κινούμενος. ἔστι δὲ (193) καὶ ἄλλη τις ἐγχείρησις ἐπι-

ſtare videtur, manifeſto oſtendens, ſpiritum in ipſo contentum in regionem ipſius et thoracis mediam evacuari. Quin etiam vivo adhuc animante juxta loborum extrema regio quaedam inter inſtrumenta utraque videatur inanis, et praeſertim cum largius reſpirat; nam in exiguis reſpirationibus quibusdam nihil prorſus ſenſibile, aliis vero exiguum plane apparet, coſtae videlicet oſſe prius exciſo. Si vero magis voles apparere vacuum, animal coges ante diſſectionem currere, ut anhelanti coſta excindatur; nam cum reſpirationis magnitudine etiam loci inanis capacitas ſemper augetur. Amplior vero poſt celerem curſum apparuerit, ſi diaphragma ipſum nervorum peculiarium ſectione reſolvas; tunc enim intercoſtalibus muſculis reſpirare cogitur, ac in ampliore intervallo thorax moveri apparet. Jam vero alia quaedam eſt adminiſtratio, quae videtur oſtendere,

δεικνύναι δοκοῦσα, διηθεῖσθαί τι πνεύματος ἐκ τοῦ πνεύμονος εἰς τὸν θώρακα. χρὴ δὲ προπαρασκευάσασθαι κύστιν ἔχουσαν στόμιον σύμμετρον, εἶτα τοῦ κατὰ τὰς πλευρὰς δέρματος ἐκτμηθέντος κυκλοτερῶς, ὡς εἶναι τοῦ χείλους τῆς τομῆς τὸν κύκλον ἴσον τῷ στομίῳ τῆς κύστεως, πρῶτον μὲν ἐκκόψαι πλευρᾶς ὀστοῦν, ὡς εἴρηται, μετὰ δὲ ταῦτα συῤῥάπτειν τὴν κύστιν τῷ χείλει τοῦ ἕλκους, ὑποβάλλοντα κυκλοτερῶς αὐτὸ τὸ τῆς κύστεως στόμιον, ἵν᾽ ἔξωθεν ᾖ τὸ δέρμα, κἄπειτα ἐμπλάσαι τὰς κατ᾽ αὐτὸ γεγενημένας ὑπὸ τῆς βελόνης ὀπὰς, ὧν διεξεβλήθη τὸ λίνον, ἐμπλαστικῷ τινι φαρμάκῳ, ὁποῖον τὸ πάρυγρον καλούμενόν ἐστιν, ἤ τις τῶν υγρῶν κηρωτῶν. μάλιστα μὲν οὖν οὐδὲ γίγνεταί τι μεταξὺ τοῦ τε λίνου καὶ τοῦ δέρματος αἰσθητὸν διάστημα. τό γ᾽ οὖν ἐκφεῦγον τὴν αἴσθησιν ἀσφαλέστερον ἐμπλάττειν τῇ κηρωτῇ πρὸς τὸ μήτ᾽ ἐκ τοῦ περιέχοντος ἀέρος ἔσω διαδύεσθαί τι πνεῦμα, μήτ᾽ ἐκ τῶν ἔνδον ἔξω. κἄπειτα, τρήσαντα κατὰ τὸν πυθμένα τὴν κύστιν, ἐμβάλλειν ἔσω διὰ τοῦ τρήματος

ſpiritus aliquid ex pulmone in thoracem permeare. Porro veſicam mediocri donatam orificio antea praeparare convenit; deinde, cute coſtarum orbiculatim excifa, ut ſectionis labri circulus veſicae orificio ſit aequalis, primum coſtae os excindere, uti retulimus, mox veſicam cum ulceris labro conſuere, ſubjicientem circulatim ipſum veſicae orificium, ut cutis ſit extrinſecus, poſtea foramina ab acu in eis facta illinere, per quae linum trajectum eſt, medicamine quodam emplaſtico ſeu glutinario, cujusmodi eſt quod parygron dicitur, vel ex liquidis ceratis aliquod. Maxime igitur ne ſenſibile quidem inter linum et cutem ſpatium accidit; verum, quod ſenſum effugit, cerato tutius eſt illinere, ne ex ambiente aere ſpiritus quidam intro penetret, neque ab internis extra; deinde, perforata in fundo veſica, intro per foramen mittere ſcalpellum, quod manubrio-

σμίλην, ἔχουσαν λαβίδα στρογγύλην, ὡς, περιβληθέντος ἔξωθεν τοῦ λίνου τῇ κύστει, σφιγχθῆναι περὶ τῇ λαβῇ τῆς σμίλης τὸν χιτῶνα τῆς κύστεως, ἕνεκα τοῦ μηδὲν αὐτῆς μεταξὺ μήτ᾽ ἐκ τοῦ περιέχοντος εἰς τὴν κύστιν παρηθεῖσθαι, μήτ᾽ ἐξ ἐκείνης ἔξω φέρεσθαι. διότι, ὡς ἔφαμεν, τῇ κηρωτῇ χρῆσθαι, μετὰ δὲ ταῦτα τῇ σμίλῃ τέμνειν τὸν υπεζωκότα, καὶ θεωρεῖν, ὅπως ἐκκρίνεταί τι πνεῦμα διὰ τῆς τομῆς ἐκ τοῦ θώρακος εἰς τὴν κύστιν ἐν τῷ χρόνῳ τῆς ἐκπνοῆς. τοῦτο δ᾽ αὐτὸ πάλιν ὄψει κατὰ τὸν τῆς εἰσπνοῆς χρόνον, ἡνίκα ὁ θώραξ διαστέλλεται διὰ τῆς τομῆς, ἔσω τοῦ θώρακος ἑλκόμενον, εἶτ᾽ αὖθις ἐκπνέοντος εἰς τὴν κύστιν ἀφικνούμενον, εἶτ᾽ ἐξ ἐκείνης αὖθις εἰς τὸν θώρακα. καὶ πλεῖον γιγνόμενον ὄψει καθ᾽ ἑκάστην πνοὴν τὸ πνεῦμα, καὶ τελέως ὑπ᾽ αὐτοῦ πληρουμένην τὴν κύστιν. ἀλλὰ καὶ πρὸς τοῦτο τὸ φαινόμενον ἔνεστι διχῶς ἀντειπεῖν, ἤτοι παρηθεῖσθαί τι λέγοντα παρὰ τὸ λίνον ἀέρος, ἔξωθεν μὲν ἔσω πλείονος

lum rotundum habeat, ut lino veficae extrinfecus circumpofito circa fcalpelli manubrium veficae tunica ftringatur, quo nihil inter ipfam vel ex aëre circumfluo in veficam permeet, vel ex illa foras mittatur. Cujus rei caufa cerato uti, quemadmodum diximus, conveniet, deinde membranam coftas fuccingentem fcalpello incidere et fpeculari, quo modo fpiritus quidam per fectionem ex thorace in veficam expirationis tempore excernatur. Hunc autem ipfum rurfus infpirationis tempore videbis, quam thorax attollitur, per fectionem intra thoracem trahi; deinde rurfus, dum expirat animal, in veficam pervenire; poftea illinc rurfus ad thoracem; atque copiofiorem fingulis fpirationibus fieri fpiritum contuebere, ac veficam prorfus eo repleri. Verum ad hujus quoque rei evidentiam bifariam licet contradicas, vel averferis, aëris copiofioris quippiam foris intro, dum fit infpiratio, juxta linum penetrare, pauciorem vero ab

ἐν ταῖς εἰσπνοαῖς, ἐλάττονος δὲ ἔσωθεν ἔξω κατὰ τὰς ἐκπνοάς, ἢ καὶ τὸν περικείμενον ὑμένα τῷ πνεύμονι συνδιαιρεῖσθαι τῷ ὑπεζωκότι. τοῦτο μὲν οὖν οὕτως ἐνίοτε συμβαίνει. χαλεπὸν γάρ, ἐζευγμένου τοῦ πνεύμονος ἀεὶ τῷ θώρακι, τὸ μὲν ἕτερον ὄργανον διατρῆσαι, τὸ δ᾽ ἕτερον αὐτῶν ἄτρητον φυλάξαι. καὶ φωράσεις αὐτὸ μετὰ τὸν θάνατον τοῦ ζώου γυμνώσας τὸν πνεύμονα. περὶ δὲ τοῦ παρηθεῖσθαί τι μεταξὺ τοῦ λίνου τε καὶ τοῦ δέρματος εἰς τὴν κύστιν ἐκ τοῦ περιέχοντος ἀέρος, ἐριστικὴν μὲν ἔχει τὴν ἀμφισβήτησιν, ἐλέγχου δὲ δεῖται μακροτέρου. περιττὸν δὲ χρῆσθαι τοιούτοις, ἐξ ἑτέρων ἐναργῶς φαινομένων ἀποδεικνυμένου τοῦ πράγματος. οὐκ οὖν χρηστέον ὅλως εἰς ἀπόδειξιν τοῦ προκειμένου σκέμματος ἐγχειρήσεως τρόπῳ τοιούτῳ, τοῦ μικρὸν ἔμπροσθεν εἰρημένου σαφῶς ἐνδεικνυμένου, διηθεῖσθαί τι τοῦ πνεύμονος πνεῦμα. πάντως γὰρ τῶν ὁπωσοῦν τεθνεώτων ζώων, ἐάν θ᾽, ὡς εἴρηται, πλευρὰν ἐκκόψῃς, ἐάν τε τὸ διάφραγμα γυμνώσῃς,

i erioribus foras, dum expiramus, vel etiam membranam pulmoni circumdatam cum ea, quae coſtas cingit, dividi. Id igitur ſic nonnunquam accidit. Difficile ſiquidem eſt pulmone thoraci ſemper contiguo alterum inſtrumentum perforare, alterum ipſorum integrum retinere; et id deprehendes poſt mortem animantis pulmone nudato. Porro de aëris circumflui inter linum et cutem in veſicam transitu diſputatio contentionis plena eſt, et pluribus verbis refutari deſiderat. Verum ſuperfluum eſt talibus uti, quum res ex aliis evidenter apparentibus demonſtretur. Quare ad propoſitae ſpeculationis demonſtrationem tali adminiſtrationis modo prorſus utendum non eſt, quum paulo ante dictus manifeſto innuat, ſpiritum pulmones quempiam permeare. Omnino enim animalibus quomodocunque mortuis, ſive, ut dixi, coſta excisa, ſive diaphragmate nudato, pulmo a thorace diſtare

ἀφεστὼς ὁ πνεύμων ὁρᾶται τοῦ θώρακος, οὐ δυναμένου τούτου γενέσθαι χωρὶς τοῦ διηθεῖσθαί τι πνεύματος ἐκ τοῦ πνεύμονος εἰς τὴν τοῦ θώρακος εὐρυχωρίαν.

videtur, quod fieri non poteft, nifi etiam fpiritus aliquid ex pulmone in amplam thoracis capacitatem pertranseat.

ΓΑΛΗΝΟΥ ΠΕΡΙ ΑΝΑΤΟΜΙΚΩΝ ΕΓΧΕΙΡΗΣΕΩΝ

ΒΙΒΛΙΟΝ Ι.

Ed. Chart. IV. [186.] Ed. Bas. I. (193.)

Κεφ. α'. Ὡς δ' ἄν τις κάλλιστα θεάσαιτο τὰ διὰ τῆς ἀνατομῆς ἐν ἐγκεφάλῳ τε καὶ νωτιαίῳ φαινόμενα, τεθνεῶτός τε καὶ ζῶντος ἔτι τοῦ ζώου, διὰ τοῦδε τοῦ λόγου δηλωθήσεται. τῆς ἀνατομῆς ἡ μὲν ἐπὶ τεθνεῶτος τοῦ ζώου γιγνομένη τήν τε θέσιν ἑκάστου τῶν μορίων διδάσκει, τόν τ' ἀριθμὸν, καὶ τῆς οὐσίας τὴν ἰδιότητα, μέγεθός τε καὶ σχῆμα καὶ σύνθεσιν· ἡ δὲ ἐπὶ τῶν ζώντων ἐνίοτε μὲν ἄντικρυς αὐτὴν τὴν ἐνέργειαν, ἐνίοτε δ' εἰς τὴν ταύτης

GALENI DE ANATOMICIS ADMINISTRATIONIBVS

LIBER IX.

Cap. I. Quonam pacto ea, quae in cerebro et spinali medulla per dissectionem apparent, optime queas intueri, tum mortuo, tum vivo adhuc animante, hoc libro indicabimus. In cadavere siquidem anatome celebrata cujusque partis situm, numerum, substantiae proprietatem, magnitudinem, figuram et compositionem edocet; in vivo autem dissectio interdum functionem ipsam manifesto ostendit, interdum ad hujus inventionem ra-

εὕρεσιν λήμματα. πρόδηλον οὖν, ὡς ἡγεῖσθαι χρὴ τὴν ἐπὶ τεθνεῶτος τοῦ ζώου γιγνομένην ἀνατομὴν τῆς ἐπὶ ζῶντος. οὔσης δ᾽ αὐτῆς διττῆς, ἐπειδὴ καὶ προσκειμένου τῷ παντὶ σώματι μορίου καὶ ἀφῃρημένου δύναται γίγνεσθαι, προτέραν ἐγχείρησιν ἀνατομῆς ἐγκεφάλου διηγήσομαι τὴν ἐξῃρημένων τῶν ὀστῶν τοῦ κρανίου γιγνομένην, σωζομένης ἐν κύκλῳ τῆς μήνιγγος· ἣν εἴτε παχεῖαν, ὥσπερ ἐγὼ νυν εἶπον, εἴτε σκληρὰν, εἴτε δερματώδη καλεῖν ἐθέλεις, οὐ διοίσει· καθάπερ γε καὶ τὴν ἑτέραν τὴν ὑπ᾽ αὐτῇ λεπτὴν καὶ μαλακὴν ὑμενώδη τε προσαγορεύων οὔτ᾽ ὠφελήσεις τι τὴν ἀνατομικὴν θεωρίαν, οὔτε βλάψεις. ἐν γὰρ τῇ γνώσει τῆς φύσεως τῶν μορίων ἡ ὠφέλεια τοῖς ἀνατέμνουσιν, οὐκ ἐν ταῖς προσηγορίαις. ἕτοιμοι δὲ τοὐπίπαν ἐν ταῖς μεγάλαις πόλεσιν ἐγκέφαλοι βόειοι πιπράσκονται τῶν πλείστων τοῦ κρανίου μερῶν γυμνοί. [187] κἂν εἰ προσκεῖσθαί σοί ποτε δόξειεν ἐν τοῖς πλαγίοις μέρεσι πλείω τοῦ δέοντος ὀστᾶ, κελεύσεις τῷ πιπράσκοντι μαγείρῳ περιελεῖν αὐτά· μὴ παρόντος δ᾽ ἐκείνου, πράξεις οὕτως αὐτὸς, ἐκ-

tiocinationes exhibet. Nulli igitur obſcurum eſt oportere, ut mortui animantis diſſectio eam praecedat, quae in vivo adminiſtratur. Quum vero ipſa duplex exiſtat (quoniam et parte toti corpori et adiacente, et ablata, fieri poteſt), priorem cerebri anatomes adminiſtrationem percenſebo, quae fit oſſibus calvariae exemptis, membrana, quae cerebrum in orbem contegit, inviolata; quam ſive craſſam (quemadmodum ego nunc protuli), ſive duram, ſive cuticularem appellaſſe malis, nihil intererit; quemadmodum, ſi etiam alteram ſub ea tenuem, mollem membraneamque nuncupes, nihil ſpeculationem anatomicam vel juvabis, vel offendes. Etenim utilitas in naturae partium ſcientia, non in appellationibus ſita eſt diſſectoribus. Porro cerebra bubula in magnis civitatibus in totum parata venduntur, plurimis calvariae partibus nuda: et ſi plura, quam oporteat, oſſa in lateribus adiacere aliquando putaveris, lanio vendenti jubebis ea adimere; qui ſi non adſit, ipſe munus obeas,

κοπεῦσι τοῖς ἰσχυροῖς χρώμενος, ἢ τοῖς τῶν τεκτόνων σκεπάρνοις, ἅπερ ὁρᾶτε κἀμοὶ προπαρεσκευασμένα. πρὸ πάντων δ᾽ ἐκ σιδήρου σκληροῦ κατεσκευάσθω τὰ τοιαῦτα· τὰ γὰρ ἐξ ἀσθενοῦς ἐπὶ πολλαῖς πληγαῖς ἀνύσει τι σμικρόν. ἡμεῖς δὲ πλήττεσθαι σφοδρῶς πολλάκις οὐ βουλόμεθα τὸ κρανίον· ἁπαλὸν γὰρ ὄντα τὸν ἐγκέφαλον αἱ τοιαῦται πληγαὶ σείουσι σφοδρῶς, διαλύουσί τε καὶ διασπῶσι. χρὴ δὲ οὐδὲν τούτων αὐτὸν πεπονθότα παρεσκευάσθαι πρὸς τὴν θέαν, ἕνεκα τοῦ πάσας μὲν τὰς τῶν νεύρων ἐκφύσεις ἀκριβῶς ὀφθῆναι, πάσας δ᾽ ἀρτηρίας καὶ φλέβας τὰς κατ᾽ αὐτὸν, ἔτι τε τὸ διάφραγμα τῶν προσθίων κοιλιῶν, καὶ τὰ περὶ τὴν καλουμένην πύελόν τε καὶ χώνην, ὅσα τ᾽ ἄλλα τοιαῦτα. παρασκευασθέντος οὖν ἐπιτηδείως τοῦ μορίου, θεάσῃ τὴν σκληρὰν μήνιγγα κατὰ τὸ μῆκος αὐτοῦ μέσον ἑαυτῆς πολὺ παχυτέραν φαινομένην, ἐγκαταβαίνουσάν τε μέχρι τινὸς οὕτω, καθ᾽ ὃ μάλιστα μέρος ἐστὶν ἐν τῷ κρανίῳ τῶν ῥαφῶν ἡ μέση. κατὰ δὲ τὸν αὐτὸν τρόπον ὑπὸ τῇ λαμβδοειδεῖ ῥαφῇ τὴν παχεῖαν μήνιγγα θεάσῃ, διπλουμέ-

valentibus utens excisoriis, aut fabrorum asciis, quas mihi quoque praeparatas conspexistis. Sed potius ex ferro duro hujusmodi conficientur; nam ex infirmiore fabricatae multis ictibus parum quid proficiunt. Quanquam vehementer feriri calvariam saepe nolumus; quippe hujusmodi ictus cerebrum natura tenerum valide concutiunt, dissolvunt divelluntque. Oportet autem ipsum ad speculationem parare nihil horum perpessum, ut omnes quidem nervorum exortus plane in conspectum veniant, nec non omnes arteriae et venae in ipso, item septum, quod anteriores ventriculos discernit; ad haec quae circa pyelon seu scyphonem aut infundibulum habentur, atque id genus alia. Itaque particula commode praeparata membranam duram inspicies juxta mediam ipsius longitudinem multo se ipsa crassiorem quam primum apparentem, atque ita aliquousque descendentem, qua potissimum parte calvariae suturarum media habetur. Pari modo sub sutura lambdoide crassam membranam

νην τε ἅμα καὶ μέχρι τινὸς ἐγκαταβαίνουσαν τῷ ἐγκεφάλῳ. φανοῦνται δέ σοι καὶ φλέβες ἀνήκουσαι δι᾽ αὐτοῦ ἑκατέρωθεν μία κατὰ τὰς πλευρὰς τῆς λαμβδοειδοῦς ῥαφῆς. ἔνθα δ᾽ ἀλλήλαις εἰς ταὐτὸν ἥκουσιν αὗται, σχεδὸν μέν τι τοῦτο τὸ χωρίον ὑψηλότατον φαίνεται τῶν πέριξ· οὐκ ἴσον δ᾽ ἐπ᾽ αὐτοῦ τό τε πρόσω καὶ τοὐπίσω τῶν κατὰ τὸν ἐγκέφαλόν ἐστι μορίων, ἀλλὰ τὸ πρόσω παμπόλλῳ μεγέθει. ἐπὶ δὲ τὸ μετεωρότατον τοῦτο καὶ ἡ ἑτέρα διπλόη παραγίνεται τῆς παχείας μήνιγγος, ὥστε φαίνεσθαι τετραπλασίαν τῷ πάχει τῶν ἄλλων ἁπάντων μερῶν ἑαυτῆς, ὅσα γε περιλαμβάνει τὸν ἐγκέφαλον ἐν κύκλῳ. καὶ μέντοι καὶ φλὲψ ἄλλη τρίτη παρὰ τὰς εἰρημένας δύο κατὰ τὸ μῆκος ἐκ(194)τέταται πρόσω φερομένη. τί γὰρ ἂν ἄλλο τις ἢ φλέβα καλέσειε τὸ τοιοῦτον ἀγγεῖον, ἐν ᾧ φαίνεται περιεχόμενον αἷμα; ζῶντος μὲν οὖν τοῦ ζώου, γυμνωθέντος οὕτως τοῦ ἐγκεφάλου, καθάπερ ἐπὶ τῶν κάταγμα ἐχόντων εἰώθαμεν κατατιτρᾷν τὸ κρανίον, αἷμα θεάσῃ περιεχόμενον

duplici ftructam plexu, fimul et cerebrum aliquatenus ingredientem, infpicies. Venae porro per ipfam utrinque fingulae juxta futurae lambdoidis latera exurgentes tibi apparebunt. Ubi vero hae in idem mutuo convenerint, altiffimus is fere locus eft eorum, qui in orbem circumjacent; non autem aequalis ab eo tum prior tum pofterior cerebri pars exiftit, fed anterior multo major. Verum ad id, quod elatiffimum habetur, altera etiam craffae membranae duplicatio accedit, ut aliarum omnium ipfius partium, quae cerebrum orbiculatim comprehendunt, craffitie quadrupla effe appareat. Ad haec tertia quaedam alia vena praeter duas praedictas ad longitudinem porrigitur, in anteriora excurrens; quid enim aliud, quam venam ejusmodi vas appellaveris, in quo fanguis contineri videtur? Vivo itaque animante cerebrum fi fuerit denudatum, quemadmodum in habentibus fracturam perforare calvariam confuevimus, fanguinem in enumeratis cavita-

ἐν ταῖς εἰρημέναις κοιλότησι, τεθνεῶτος δὲ, θρόμβον, αὐτὰς δὲ τὰς κοιλότητας οὐ τὸν τῆς φλεβὸς ἐχούσας χιτῶνα, συναναβαίνοντα διὰ τῶν ὀστῶν τῆς κεφαλῆς, ἀλλ' ὅταν πρῶτον αἱ φλέβες ἅψωνται τοῦ κρανίου, διπλουμένην τε κατὰ τοῦτο τὴν παχεῖαν μήνιγγα μετὰ τοῦ συριγγοῦσθαι τὴν ἔνδον χώραν εἰς ἴδιον ἀγγεῖον δεχομένην τὸ αἷμα καὶ φυλάττουσαν, οἷον παρέλαβεν. ὅπως οὖν τοῦτ ἀκριβῶς ἴδῃς, ἔστω σοί τι παρεσκευασμένον σῶμα λεπτὸν καὶ πρόμηκες, οἷα τὰ διπύρηνα καλούμενα· τὴν δ' ὕλην ἐχέτω ξύλον πύξινον, ἤ τι τῶν οὕτω πυκνῶν. καὶ τοῦτο καθιεὶς εἰς τὰς τῆς μήνιγγος κοιλότητας ὠθεῖν τε πρόσω πειρῶ, καθ' ἅπερ ἂν ὑπείκῃ, καὶ τέμνειν ἐπ' αὐτῷ τὸ σῶμα τῆς μήνιγγος, ἄχρι περ ἂν ἐντύχῃς τῷ ξύλῳ. εἰ δὲ μὴ παρείη τοῦτο, διπύρηνον ἢ σμίλην ἢ σπαθομήλην κατὰ τὸ ἕτερον πέρας, ἐν ᾧ τὸν πυρῆνα κυκλούμενον ἔχουσι, καθιεὶς εἰς τὴν κοιλότητα τῆς μήνιγγος ὠθεῖν τε πρόσω καὶ τέμνειν αὐτὴν κατὰ τὸ πλάγιον, ἑκατέρωθεν ἐπὶ τὸ ἕτερον μέρος ἐκκλίνων τὸ καθιέμενον ὄργανον, ὅπως μήτε τὴν σμίλην

tibus contineri fpectabis, mortuo autem grumum, ipfas vero cavitates non habere venae tunicam, quae fimul per capitis offa afcendat, fed, ubi primum vena calvariam attingat, craffam meningem ibidem duplicari, nec non internam regionem fiftulae modo finuatam in peculiare vas fanguinem recipere et confervare, qualem acceperit. Ut igitur ad amuffim id videas, corpus habebis praeparatum tenue et oblongum, cujusmodi funt dipyrena (*fpecilla utrinque capitulata*); erit autem ex materie lignea, nempe buxea aut aliqua tam folida: et hoc in membranae finus demiffum prorfus conaberis propellere, qua cedit, et ipfum membranae corpus fecare, quoad in lignum incidas. Sin autem hoc fpecillum non affuerit, vel fcalpellum, vel fpathomelam per alterum extremum, in quo fpecillum circulare habetur, demittens in membranae cavitatem in anteriora propelle, ipfamque per latus feca, utrinque inftrumentum demiffum ad alteram partem declinans, ut neque fcalpellum

θραύσης ἐντυχὼν αὐτῇ, καὶ τῆς κοιλότητος ἐπιτύχῃς. ἐν αὐτῷ μὲν οὖν τῷ γυμνοῦσθαι τῶν περικειμένων ὀστῶν τὰς διπλόας τῆς μήνιγγος πολλάκις ἀποῤῥήγνυταί τι καὶ διασπᾶται. [188] καὶ τοῦτ᾽ ἀρχή σοι γενήσεται τοῦ καθιέναι τι τῶν εἰρημένων ὀργάνων εἰς τὴν κοιλίαν τοῦ αἵματος. εἰ δὲ καὶ μὴ διασπασθείη, τέμνων ὀξείᾳ σμίλῃ τὴν πλευρὰν ἑκατέραν τῆς διπλῆς μήνιγγος ἐν τοῖς κάτω μέρεσιν, ἔνθα πρῶτον ἐμπίπτει τῷ κρανίῳ, κἄπειτα καὶ ἐκεῖ ἐμβαλὼν διὰ τῆς τομῆς τὴν σμίλην, ἄνω βιάζεσθαι πειρῶ μέχρι τῆς κορυφῆς, ἔνθα συμβάλλουσιν ἀλλήλαις αἱ δύο φλέβες, ἥντινα χώραν Ἡρόφιλος ὀνομάζει ληνόν. ἔστι δ᾽ αὕτη μὲν, ἣν ἐκεῖνος οὕτως ὀνομάζει, διὰ βάθους μᾶλλον, ἐπιπολῆς δ᾽ ἑτέρα συμβολὴ φλεβῶν μικρῶν ἐπικειμένων τῇ ληνῷ, κατὰ τὴν παχεῖαν ὡσαύτως μήνιγγα γεγενημένη. δέχεται δ᾽ οὐκέτ᾽ αὐτὴ σπαθομήλης πυρῆνα διὰ στενότητα· καὶ διὰ τοῦτ᾽ ἐπὶ τῶν μικρῶν ἐγκεφάλων ἤτοι γ᾽ ἀμυδρῶς, ἢ οὐδ᾽ ὅλως φαίνεται. τῶν λοιπῶν οὖν τι πυρήνων ἢ μηλωτίδων

confringas ei occurrens et cavitatem afſequaris. Dum igitur membranae cerebri duplicationes oſſibus, quae ambiunt, nudabis, ſubinde quippiam abrumpitur divelliturque: ac ita quoddam ex praedictis inſtrumentis in ſanguinis ventriculum demittere incipies; ſin autem non divellatur, acutiore ſcalpello utrumque latus duplicatae membranae parte inferiore aggredieris, qua primum in calvariam elabitur. Deinde et illic per ſectionem ſcalpellum injiciens ſurſum adigere conaberis adusque verticem, ubi venae duae invicem congrediuntur; quam regionem Herophilus nominat lenon (torcular). Eſt autem ipſa, quam ille ſic appellat, profunda magis; in ſuperſicie vero alius venarum exilium leno incumbentium congreſſus eſt, isque prope craſſam membranam ſimiliter factus eſt; ſed nondum ipſarum coitus ſpecillum ſpathomelae ob anguſtiam excipit; cujus gratia in minutis cerebris vel obſcure, vel nequaquam apparet; ex reliquis igitur ſpecillis pyrenis vel melotidibus ali-

διεμβάλλειν πειρῶ, καὶ τέμνειν παρ᾽ αὐτήν. ἀποφύεται δ᾽ ἡ εἰρημένη λεπτὴ τῆς μήνιγγος ἀπόφυσις ἡ ἐπιπολῆς κατ᾽ ἐκεῖνο τὸ μέρος, ἔνθα συμβέβηκεν ἡ λαμβδοειδὴς ῥαφὴ τοῖς λεπιδοειδέσιν ὀστοῖς. προτέρας οὖν τέμνε τὰς ἐπιπολῆς ταύτας φλέβας ἕως τῆς ἐπιπολῆς ληνοῦ. τέμνων δὲ πρῶτον μὲν ἐκκένωσον, εἴτις θρόμβος ἐν αὐταῖς ἐστιν, εἶτα κατάσκεψαι τὴν ἐντὸς ἐπιφάνειαν τῆς μήνιγγος, ὅπως ὁμοιοτάτη τῇ γε τῆς οὐσίας ἰδέᾳ ταῖς φλεψίν ἐστιν, εἰ καὶ μὴ τῇ λεπτότητι. καὶ οὐδὲν θαυμαστόν ἐστι τὴν φύσιν μὴ δεηθῆναι τὸν χιτῶνα τῆς ἀναγούσης φλεβὸς τὸ αἷμα ταῖς τῆς παχείας μήνιγγος ὑποτεῖναι κοιλίαις, ὁμοίας οὐσίας ἀμφοτέρων τῶν σωμάτων ὄντων.

Κεφ. β΄. Ἑξῆς δὲ τὰς ἀποφυομένας ἑκατέρωθεν τῶν ληνῶν θεάσῃ φλέβας λεπτάς· ἐνίας μὲν ἰσχνὰς πάνυ καὶ τριχὸς μόνης δεχομένας κάθεσιν, ἐνίας δὲ μείζους. ὄψει δὲ τὰς μὲν ἀπὸ τῆς ἐπιπολῆς ληνοῦ τῆς μικρᾶς εἰς τὰ πλησίον ἐγκεφάλου μόρια τὰ ἐπιπολῆς διασπειρομένας, τὰς δ᾽ ἀπὸ τῆς διὰ βάθους τῆς μεγάλης εἴς τε τοὐπίσω

quod inferes, et prope ipfum fectionem duces. Caeterum praedictus tenuis membranae proceffus fuperficiarius in illa parte oritur, ubi futura lambdoides fquamatis offibus connectitur. Quapropter venas has fuperficiarias prius fecabis ad torcular usque, quod in fuperficie eft. Dum autem fecas, primum evacuabis, fi grumus quifpiam in ipfis coaluerit; deinde internam membranae fuperficiem intueberis, quomodo fubftantiae fpeciem, etfi non tenuitatem, venis habeat fimillimam. Ac nihil miri eft naturam non requirere tunicam venae, quae fanguinem craffae membranae ventriculis fuppeditet, cum fimilis utraque corpora fubftantiae exiftant.

Cap. II. Inde tenues venas ab utraque lenorum parte orientes fpectabis; nonnullas quidem admodum graciles et folum pilum demiffum excipientes, quasdam vero ampliores. Cernes autem, has quidem a parva leno, quae fuperficiaria eft, in propinquas cerebri particulas fuperficiarias diffeminari, illas vero ab altitudine magna

μέρος ὅλον ἐγκεφάλου, τὸ καλούμενον ὑπό τινων ἐγκράνιον, εἴς τε τὸ πρόσω κατασχιζομένας, ἃς καὶ πρὶν εἰς αὐτὸ τὸ σῶμα καταδύεσθαι τοῦ ἐγκεφάλου, θεάσῃ σαφῶς ἐκπιπτούσας τῶν κατὰ τὴν μήνιγγα φλεβῶν, ἐάν γε μὴ τύχῃς αὐτὰς διεσπακώς. ὀπίσθιον δὲ λέγειν ἐγκέφαλον, ἢ ἐγκράνιον, ἢ παρεγκεφαλίδα, διαφέρει οὐδέν. εἰς τοῦτο μὲν οὖν ἐμφυόμεναι φλέβες ἀπό τε τῶν ἀναφερομένων εἰς τὴν ληνὸν κατὰ τὰς πλευρὰς καὶ τῆς λαμβδοειδοῦς ῥαφῆς, ἔτι τε πρὸς αὐταῖς ἀπ᾽ αὐτῆς καὶ ληνοῦ, τὸν ακριβῆ τῆς φλεβὸς ἔχουσι χιτῶνα, τοιοῦτον μάλιστα τὴν ἰδέαν, οἷός περ ἁπάσαις ταῖς καθ᾽ ὅλον τὸ ζῶόν ἐστιν. εἰς αὐτὸν δὲ τὸν ἐγκέφαλον, ὃν ἔνιοι πρόσθιον ἐγκέφαλον ὀνομάζουσι, διὰ τῆς παχείας μήνιγγος ἀφικνεῖται τὸ αἷμα, μέσης ἀκριβῶς τεταγμένης καὶ τεμνούσης δίχα τὸν ἐγκέφαλον ἴσοις τμήμασιν. ἐννέμονται δὲ καὶ ταύτῃ φλέβες ἀκριβῶς πάμπολλαι παρ᾽ ὅλον τὸ μῆκος εἰς ἑκάτερον τῶν ἐγκεφάλου μερῶν, εὐώνυμόν τε καὶ δεξιὸν, ἅπασαι μικραὶ πλὴν δυοῖν, μιᾶς μὲν τῆς κατὰ τὴν ληνὸν, ἀποφυομένης εἰς τὸ πρόσω διὰ

tum in pofteriorem totam cerebri partem (quae a nonnullis cerebellum appellatur) tum in priorem propagari; quas et prius, quam ipfum cerebri corpus fubeant, ex membranae venis elabentes manifefto confpicaberis, nifi ipfas divulferis. Caeterum, pofterius cerebrum vocesne cerebellum, encranium vel parencephalidem, nihil intereft. Huic igitur venae fe inferentes et ab iis, quae per futurae lambdoidis latera in lenum perveniunt, et ab ipfa leno exactam venae tunicam habent, talem potiffimum fpecie, qualis omnibus in toto animante exiftit. Porro in ipfum cerebrum, quod nonnulli anterius cerebrum appellant, per craffam membranam mediam exacte fitam fecantemque cerebrum in partes duas aequales fanguis derivatur. Caeterum et hinc venae frequentes omnino per totam longitudinem in utramque cerebri partem distribuuntur, finiftram et dexteriorem, omnes exiguae, praeterquam duae, una quidem per lenum in anteriora

βάθους κατὰ τὸ μῆκος ὅλης τῆς κεφαλῆς· ὅπως δ᾽ αὐτὴν εὑρίσκειν χρὴ, μικρὸν ὕστερον ἐρῶ· δευτέρας δὲ πολὺ μείζονος, οὔτ᾽ ἐγγὺς πάνυ τῶν κατὰ τὴν ληνὸν χωρίων, οὔτε πόῤῥω, κατὰ μέσον μάλιστα τοῦ παντὸς ἐγκεφάλου· προσαγορεύω δ᾽ οὕτω τὸν συγκείμενον ἐξ ἑκατέρων τῶν μερῶν, ὀπισθίου τε καὶ προσθίου. [189] δύεται δ᾽ ἡ φλὲψ αὕτη κατάντης εἰς τὸ βάθος, ἔνθεν καὶ σχίζεται πολυειδῶς. οὐ μὴν αὕτη γε τοῦτο πάσχει μετὰ τὴν ἐκ τῆς μήνιγγος ἔκφυσιν, ἀλλὰ προελθοῦσα μέχρι τινὸς οὐ πολλοῦ. ταῦτα μὲν οὖν ἅπαντα θεάσῃ, πρὶν διελεῖν κατά τι τὸν ἐγκέφαλον, ἐπὶ μόνῃ τῇ παχείᾳ μήνιγγι γυμνωθείσῃ. γυμνώσας δ᾽ αὐτὴν κατὰ τρεῖς τόπους, ἐπειδὴ καὶ τρίχα τέτμηκε ταῖς διπλόαις τὸν ὅλον ἐγκέφαλον, εἶτ᾽ ἀνατείνας κατὰ τὰς τομὰς τοῖς σαυτοῦ δακτύλοις, ἰδίᾳ μὲν τὸ ἀριστερὸν μέρος αὐτῆς, ἰδίᾳ δὲ τὸ δεξιὸν, οἷς τὸν πρόσθιον ἐγκέφαλον ἔσκεπεν, ἰδίᾳ δ᾽ αὖ πάλιν τὸ λοιπὸν, ᾧ τὸν ὀπίσθιον, ἁπάσας τε τῶν φλεβῶν ὄψει τὰς ἐκφύσεις εἰς τὰ τρία μέρη τοῦ παντὸς ἐγκεφάλου διασπειρομένας,

penitius procedente ad totius capitis longitudinem (quomodo autem invenire ipfam oporteat, paulo pofterius explicabo), altera vero multo majore neque propinqua admodum leni regioni, neque remota, in medio praefertim totius cerebri; appello autem fic, quod ex utriusque partibus conflatur, pofteriore fcilicet et anteriore. Haec vena in altum declivis defcendit, unde et multifariam propagatur; non tamen ipfi hoc accidit poft productionem ex membrana, fed aliquousque non longius progreffae. Haec igitur omnia fpectabis prius, quam cerebrum aliqua ex parte diviferis, in fola membrana craffa. Nudabis autem ipfam tribus in locis, quoniam et triplici duplicatione totum cerebrum fecuit; deinde juxta fectiones tuismet digitis attolles feorfum partem ipfius finiftram, feorfum vero dextram, quibus cerebrum anterius contegebat, feorfum rurfus reliquam, qua pofterius; omnesque venarum proceffus in tres totius cerebri partes differninari confpicies, nonnullas quidem tam fuperficia-

ἐνίας μὲν οὕτως ἐπιπολῆς, ὡς φαίνεσθαι τὰς σχίσεις αὐτῶν, ἐνίας δὲ καὶ δυομένας εἰς τὸ βάθος, ἅπαντά τε τὸν λεπτὸν ὑμένα τὸν συνδοῦντα τὰς εἰρημένας φλέβας, ἔξωθέν τε περικείμενον τῷ ἐγκεφάλῳ, μετά τε τῶν φλεβῶν εἰς τὴν κοιλίαν αὐτοῦ κατιόντα. τοῦτον τὸν υμένα λεπτὴν ὀνομάζουσι μήνιγγα κατὰ δή τι παλαιὸν ἔθος, οὐκ οἶδ᾽ ὅπως νῦν μόνοις τοῖς περὶ τὸν ἐγκέφαλον ὑμέσι φυλαχθείσης τῆς προσηγορίας. ὠνόμαζον γὰρ οὐ τούτους μόνους τοὺς ὑμένας, ἀλλὰ καὶ πάντας οἱ παλαιοὶ μήνιγγας, ὡς ἔνεστί σοι μαθεῖν ἔκ τ᾽ ἄλλων πολλῶν συγγραμμάτων, ἃ γέγραπται τοῖς ἀνδράσιν ἐκείνοις, ἀτὰρ οὐχ ἥκιστα καὶ τῶν Ἱπποκράτους τε καὶ Διοκλέους, ὧν καὶ Μαρῖνος ἐμνημόνευσεν ἐν τῇ τῶν ἀνατομικῶν πραγματείᾳ. η μὲν δὴ λεπτὴ μήνιγξ εἴωθέ σοι φαίνεσθαι περιπεφυκυῖα τον ἐγκέφαλον, ἔν τε τῷ βάθει κατὰ τὸν αὐτὸν τρόπον ομιλοῦσα, τὴν παχεῖαν δὲ πλεῖστον ἀφεστῶσαν αὐτοῦ θεάσῃ. καὶ πόσον γε τοῦτ᾽ ἔστι, δυνήσῃ μαθεῖν, εἰ καθ᾽ ἕν τι των τριῶν μερῶν, εἰς ἃ τέτμηκεν ὅλον τὸν ἐγκέφαλον, ὀπὴν ἐργασάμενος βραχεῖαν

rias, ut ipfarum rami in confpectum prodeant, quasdam vero alte penetrantes, omnemque tenuem membranam, quae enumeratas venas colligat et cerebro extrinfecus circumdatur, cum venis in ventriculum ipfius defcendentem. Hanc membranam tenuem meningem appellant veteri quadam confuetudine, nunc (haud novi quonam pacto) folis cerebri membranis nuncupatione confervata; nam veteres non has folum membranas, fed etiam omnes meningas vocitabant; quod difcas licet tum ex multis aliis commentariis, quae ab illis fcripta funt, tum maxime ex Hippocratis et Dioclis monumentis, quorum et Marinus in opere anatomico fecit mentionem. Itaque tenuis membrana cerebro circumnata eodem modo etiam in profundo conjuncta folet apparere. Porro craffam plurimum ab eo diftare videbis; et quanto intervallo, condifces, fi in fingulis tribus partibus, in quas totum cerebrum fecuit, parvo facto foramine indideris

ἐμβάλλοις εἰς αὐτὴν ἀρχὴν σαλπιγγίου τινὸς, οἷά περ ἐμοὶ παρεσκευασμένα βλέπετε, παραπλήσια τοῖς τῶν χρυσοχόων φυσητῆρσιν. ὀνομάζουσι δ᾽ οὕτως, ὡς ἴστε, δι᾽ ὧν φυσῶσιν αὐτοὶ τὸ πῦρ ἀνάπτοντες. (195) ἐὰν οὖν ἐμβαλὼν τῷ διῃρημένῳ τὴν ἀρχὴν τοῦ σαλπιγγίου καὶ περισφίγξας ἐν κύκλῳ τὴν μήνιγγα φυσήσῃς δι᾽ αὐτοῦ, θεάσῃ πληρουμένην ἀέρος οὐκ ὀλίγου τὴν ὑπ᾽ αὐτῇ χώραν. αὕτη μὲν γὰρ ἡ μῆνιγξ ἡ παχεῖα τὸ κρανίον ὑπέζωκεν· ὁ δ᾽ ἐγκέφαλος ἐν τῷ διαστέλλεσθαί τε καὶ συστέλλεσθαι προσέρχεταί τε καὶ ἀποχωρεῖ κατὰ τὴν μεταξὺ χώραν την κενήν. ἀλλὰ περὶ μὲν τούτου μετ᾽ ὀλίγον εἰρήσεται κατὰ την ἐπὶ τῶν ζώων ἐγχείρησιν· ἐν δὲ τῷ παρόντι λόγῳ τῶν ἐφεξῆς ἐχώμεθα.

Κεφ. γ΄. Μετὰ γὰρ τὸ θεάσασθαι τὰ πέριξ ταῦτα καιρὸς ἤδη τὸν ἐγκέφαλον αὐτὸν ἀνατέμνειν, ἀρχην τῆς ἀνατομῆς αὐτοῦ ποιησάμενον ἀπὸ τῆς διχοτομούσης μήνιγγος τὸ πρόσω μέρος, ἧς ἀποτεμὼν ἢ αποσπάσας τὰς εἰς τὸ πλάγιον ἐκφύσεις τῶν φλεβῶν, ἀρξάμενος ἀπὸ τοῦ πρόσω

ei exiguae cujusdam tubae initium, qualia mihi praeparata videtis, aurificum follibus perſimilia; ſic autem nominant, ut noviſtis, per quos ipſi, dum ignem accendunt, aërem inflare ſolent. Si igitur, initio tubae parti diviſae impoſito ac meninge orbiculatim conſtricta, per ipſum inflaveris, regionem ei ſubditam haud modico impleri aëre conſpicies; ſiquidem haec meninx craſſa calvariam ſuccingit; cerebrum vero, dum attollitur et ſubmittitur, accedit et recedit pro inanis loci, qui intermedius eſt, ratione. Verum de hoc paulo poſterius in animalium vivorum adminiſtratione tractabitur; nunc autem, quae ſuperioribus proxima ſunt, exequamur.

Cap. III. Nam ubi ea fueris intuitus, quae cerebrum ambiunt, opportunum jam erit cerebrum ipſum diſſecare, anatomen ipſius exorſo a meninge bifariam anteriorem partem ſecante; a qua abſectis vel avulſis venarum exortibus, qui in latus procedunt, auſpicatus

πέρατος, ἀνάτεινε τοῖς σαυτοῦ δακτύλοις, ἄχρι περ ἂν ἔλθῃς ἐπὶ τὴν ἀποφυομένην αὐτῆς μεγάλην φλέβα, τὴν εἰς τὸ βάθος εἰρημένην φέρεσθαι κατάντη. κἀνταῦθα πάλιν ἀνατείνας ὑψηλὴν ἑτέρῳ δὸς κρατεῖν, εἶτ᾽ αὐτὸς διάλυε κατὰ μῆκος ἑκάτερον τῶν μερῶν τοῦ ἐγκεφάλου χωρίζων ἀπ᾽ ἀλλήλων ἀτρέμα τοῖς σαυτοῦ δακτύλοις, ἄχρι περ ἂν ἔλθῃς ἐπὶ τὴν τεταμένην φλέβα κατὰ τὸ μῆκος ἐνταῦθα, περὶ ἧς ἔμπροσθεν εἶπον, ὡς ἔστιν ἀξιόλογος. [190] ὀφθείσης δὲ τῆς εἰρημένης φλεβὸς τῆς κατὰ μῆκος ἐκτεταμένης, καὶ τῆς χρείας αὐτῆς ἅμα τῇ θέᾳ γυμνωθείσης, ἀποφύσεις γὰρ ἑκατέρᾳ λεπτὰς φαίνεται πέμπουσα, διασπειρομένας εἰς τὸν ἐγκέφαλον, αὐτὴν μὲν τὴν φλέβα τῶν ὑποκειμένων σωμάτων ἀφελὼν, ἤτοι γ᾽ ἔκκοπτε πᾶσαν μέχρι τῶν κατὰ τὴν ληνὸν χωρίων, ἢ ἧπερ ἐκπέφυκεν ἀνατείνας ἐπ᾽ αὐτῶν ἐκείνων κατάθες. σὺ δὲ τὴν χώραν, ἣν ἐγύμνωσας, ἐπιμελῶς κατάσκεψαι, τυλώδη πως οὖσαν, ὡς φαίνεσθαί τινα φυσικὴν ἐνταῦθα ὑπάρχειν κοιλότητα, δεχομένην τῶν ὑπερ-

a termino priori, furfum tuis ipfius digitis attollito, donec ad grandem venam perveneris ex ea procedentem, quam in penitiora ferri declivem retulimus; atque hic rurfus in altum fublatam alteri tenendam dabis; mox ipfe juxta longitudinem diffolvens, utramque cerebri partem a mutuo connexu leviter tuis digitis fecernes, quousque ad venam in longum inibi porrectam veneris, quam prius magnitudinis effe notandae commemoravimus. Poftquam vero declivem venam, de qua facta eft mentio, ad longitudinem extenfam videris atque ipfius ufum fimul infpectione detexeris, (nam tenues utrinque ramos in cerebrum difperfos mittere videtur,) tu quidem venam ipfam a corporibus fubjectis adimens, vel totam adusque leni regionem excindito, vel, quod extuberat, furfum elevans in illis ipfis deponito. Caeterum regionem, quam detexeris, diligenter infpicito callofam quodammodo effe, ut naturalis quaedam inibi concavitas effe videatur, quae ex fuperjacentibus et circum-

κειμένων τε καὶ περικειμένων σωμάτων τὰ μὴ κατεργασθέντα τελέως τῆς τροφῆς, ἃ καλοῦσιν ἰδίως περιττώματα· καὶ μέντοι καὶ ἡμᾶς οὕτω καλεῖν οὐδὲν κωλύει. προσαναδέρων δὲ ἀτρέμα καὶ πόρων λεπτῶν ἐμφάσεις εὑρήσεις, ἄχρι τῆς μέσης κοιλίας τῶν κατὰ τὸν ἐγκέφαλον ἡκόντων. ἀτρέμα δ', εἶπον, ἀναδέρειν χρὴ κατὰ χωρίον τοῦτο διὰ τὴν κορυφὴν τοῦ διαφράγματος ἐνταῦθ' ἀνήκουσαν καὶ διαφράττουσαν τὰς προσθίας ἐγκεφάλου κοιλίας. καὶ μέντοι καὶ θεάσασθαί σοι τοῦτο καιρὸς, εὐθείαις τομαῖς ἑκατέρωθεν τῆς μέσης χώρας ἕως τοῦ βάθους τέμνοντι, μέχρι περ ἂν ἐντύχῃς ταῖς κοιλίαις. γνωρίσεις δ' αὐτὰς, τὸ τετυλωμένον θεασάμενος ἐνταῦθα σαφεστάτην ἔχον τὴν διαφορὰν τῶν τετμημένων ἐγκεφάλου μερῶν. ὄψει δὲ καὶ τὰ καλούμενα χοροειδῆ πλέγματα κατὰ ταύτας. ὀνομάζουσι δ' οἱ περὶ τὸν Ἡρόφιλον αὐτὰ χοροειδῆ συστρέμματα, παρονομάσαντες δηλονότι τῶν χορίων, ἃ τοῖς κυουμένοις ἔξωθεν ἐν κύκλῳ περιβέβληται, φλεβῶν ὄντα καὶ ἀρτηριῶν πλέγματα, λεπτοῖς

datis corporibus portionem alimenti non perfecte elaborati (recrementa proprie appellant) recipit; quin etiam nos hoc uti vocabulo nihil prohibet. Caeterum avellere pergens leviter etiam meatuum tenuium, qui ad medium usque cerebri ventriculum perveniunt, effigies invenis. Leviter autem dixi hanc regionem fegregandam propter fepti verticem huc pertingentem, qui priores cerebri ventriculos intercipit. Infuper fpectare tibi hoc tempus eft rectas lineas utraque mediae regionis parte ad ima usque fecanti, donec ventriculi occurrant. Notitiam autem ipforum adipifceris, callofam illam portionem confpicatus, quae manifeftam adeo differentiam diffectis cerebri particulis obtinet. Cernes autem in his etiam plexus fecundarum modo efformatos, unde choroides vocant. At Herophili fectatores nominant ipfas convolutiones fecundarum inftar effigiatas, nomine videlicet a choriis membranis deducto, quae foetus extrinfecus in orbem ambiunt, venarum et arteriarum exiftentes plexus, quae tenuibus continentur membranis.

Ed. Chart. IV. [190.] Ed. Baf. I. (195.)

ὑμέσι συνεχομένων. οὕτω γάρ τοι καὶ τὰ τῶν ἐγκεφάλων ἐκ φλεβῶν καὶ ἀρτηριῶν πέπλεκται, συνδουμένων τῇ λεπτῇ μήνιγγι, τὴν αὐτὴν οὐσίαν ἐχούσῃ τοῖς ἄλλοις ὑμέσι τοῖς λεπτοῖς, αὐτοῖς τε τοῖς κατὰ τὸ χορίον, ὑπεζωκότι τε καὶ περιτοναίῳ, καὶ ὅσοι τοιοῦτοι. καὶ μέντοι διατείνων ἀτρέμα ταῖς σαυτοῦ χερσὶν, ὡς μὴ διαῤῥῆξαι τὸ πλέγμα, κατασκέπτου τὰς μὲν φλέβας ἐκ τῶν ὑψηλῶν μερῶν κατιούσας τε καὶ κατασχιζομένας, τὰς δὲ ἀρτηρίας ἐκ τῶν ὑποκειμένων τῶν ταπεινῶν ὁμοίως καὶ ταύτας ἀνιούσας τε καὶ κατασχιζομένας. φυλάττειν τε ταύτῃ τὰ πλέγματα σωζόμενα πειρῶ χάριν τοῦ συνακολουθοῦντά σε μικρὸν ὕστερον, ὅταν γυμνώσῃς αὐτὰ τὰ μόρια, θεάσασθαι σαφῶς τὰς μὲν φλέβας, ὅσαι κατὰ τὰς κοιλίας εἰσὶν, ἀπὸ τῆς ἔμπροσθεν εἰρημένης κατάντους εἰς τὸν ἐγκέφαλον ἀφικνεῖσθαι πάσας ἀπεσχισμένας, τὰς δ᾽ ἀρτηρίας ἀπὸ δυοῖν ἀρτηριῶν ἐκ τῶν κάτω μερῶν ἀναφερομένας. ταύτας μὲν οὖν ἀκριβέστερον ἐπισκέψῃ προϊούσης τῆς ἐγχειρήσεως. ἐπὶ δὲ τῇ πρώτῃ τομῇ τῶν κοιλιῶν ἑκατέρας ἥ τε τῶν χοροειδῶν πλεγμάτων

Sic namque et cerebrum ex venis arteriisque implexum eſt tenui membranae illigatis, quae eandem cum aliis tenuibus membranis ſubſtantiam obtinet, tum iis ipſis, quae in ſecundis habentur, tum membrana coſtas ſuccingente, tum peritonaeo, atque id genus aliis. Praeterea leviter tuis diſtendens manibus, ne plexum perrumpas, intueberis, venas quidem ex ſublimi regione deſcendentes in ramorum ſeriem diffundi, arterias autem a ſubjecta parte humili ſimiliter et has emergentes in ramos propagari. Ac plexus hos inviolatos ſervare conaberis, quo videlicet conſequens paulo poſt, cum particulas ipſas deteges, manifeſto venas in ventriculis ſitas ſpeculeris, propagatas omnes ab ea, quae prius ad cerebrum declivis pervenire commemorata eſt, arterias autem a duabus aliis arteriis, quae ab imo ſurſum feruntur. Has itaque accuratius procedente adminiſtratione inſpicies. In prima vero utriusque ventriculi ſectione plexuum

ὄψις ἔστω σοι γνώρισμα καὶ τὸ τυλῶδες τοῦ σώματος. εὐθὺς δὲ πειρῶ τὸ διαφράττον σῶμα τὴν δεξιὰν κοιλίαν ἀπὸ τῆς ἀριστερᾶς θεάσασθαι, τὴν αὐτὴν ἔχον οὐσίαν ὅλῳ τῷ ἐγκεφάλῳ, καὶ διὰ τοῦτο ἀποῤῥηγνύμενον ῥᾳδίως, εἰ ἐκταθῇ σφοδρότερον. ἔστι δ᾽ οὕτω λεπτὸν, ὥσθ᾽, ὅταν ἐν φωτὶ λαμπρῷ ποιῆταί τις τὴν ἀνατομὴν, ὥσπερ οὖν καὶ προσήκει, διαλάμπειν αὐτοῦ τὴν αὐγὴν ὁμοίως τοῖς διαφανέσι τούτοις λίθοις, οὓς τέμνοντας εἰς λεπτὰ ταῖς θυρίσιν ἐντιθέασιν. οὔτ᾽ οὖν σφοδρῶς ἀνατείνειν χρὴ τοῦτο, διασπᾶται γὰρ, οὔτ᾽ ἰδεῖν ἐγχωρεῖ σαφῶς αὐτὸ μὴ ἀνατείναντα. συμφυῶν δ᾽ ὄντων αὐτοῦ τῶν ἄνω περάτων τοῖς τετμημένοις σώμασι, μᾶλλον δ᾽ οὐ συμφυῶν χρὴ λέγειν, ἀλλ᾽ ἡνωμένων αὐτῶν τῶν τετμημένων, χρὴ λαβόμενον ἀνακλᾶν ἀτρέμα αὐτὰ πρὸς τὴν ἑτέραν κοιλίαν, [191] ἐπιβάλλοντα τῇ κορυφῇ τοῦ διαφράγματος. οὕτω γὰρ ἡ γεγυμνωμένη κοιλία φανερωτέρα γενήσεται, καὶ τὸ διάφραγμα μετρίαν ἕξει τὴν ἀνάτασιν, ἧς μάλιστα δέομεθα. πρὶν μὲν

choroidum et corporis in cerebro callofi afpectus index tibi fit. Mox vero coneris corpus dextrum ventriculum a finiftro determinans infpicere, quod eandem cum toto cerebro fubftantiam obtinet, atque hoc jam facile abrumpitur, fi vehementius extendatur. Eft autem adeo tenue, ut, quum in clara luce diffectionem quis adminiftrat, quemadmodum certe etiam convenit, fplendor ipfius pelluceat fimiliter lapidibus hifce fpecularibus, quos in tenuia fecantes feneftris imponunt: quare non vehementer elevandum eft, nam divellitur, attamen manifefto videre nifi elevatum ipfum non licet. Quum autem fuperiora ipfius extrema fecandis corporibus fint connata, quid dico connata? imo unita, ipfis incifis, convenit prehenfa illa ad alterum ventriculum leviter reflectere faftigio fepti, quod ventriculos difterminat, imponentem: fic enim ventriculus nudatus manifeftior evadet et feptum modicam habebit elevationem, qua potiffimum indigemus. Priusquam enim in

Ed. Chart. IV. [191.] Ed. Baf. I. (195.)

γὰρ τοῦ ὅλως ἀναταθῆναι χαλαρόν τέ ἐστι καὶ ῥυσὸν, οὔτε διαλάμπειν δυνάμενον, οὔτε τὴν αὐτοῦ συνέχειαν ἐνδεικνύμενον ἐναργῶς· ἀνελκυσθὲν δὲ εἰς τοσοῦτον, ὡς τετάσθαι μὲν ἅπαν, οὐ μὴν ἤδη γέ πω διεσπάσθαι, φανεῖται σαφέστατα. τοὐντεῦθεν δὲ, κἂν ὅλον ἄρῃς αὐτὸ μετὰ τῶν ἡνωμένων μορίων ἄχρι τῶν τομῶν, ἐναργέστερόν τε κατόψει τὰς κοιλίας, ἥ τε κατάντης φλὲψ φανεῖταί σοι σχιζομένη περί τι σῶμα κωνοειδές. ὑμὴν δ᾽, ὥσπερ τὰς ἄλλας φλέβας, οὕτω καὶ τὰς σχιζομένας συνάπτει λεπτὸς, οὐκ ἄλλος τις ὢν οὔτε κατὰ τὴν οὐσίαν ουτε κατὰ τὴν συνέχειαν τῆς λεπτῆς μήνιγγος. καὶ διὰ τοῦτον τὸν υμένα κατακέκρυπται τὸ κωνοειδὲς σῶμα, καὶ οὐχ οἷόν τ᾽ ἐστὶν ἰδεῖν αὐτὸ, πρὶν διασπάσαι κατά τι τὸν ὑμένα. ἔγκειται γὰρ οἷόν πέρ τι στήριγμα ταῖς ἀποσχιζομέναις φλεψὶ τῆς κατάντους φλεβὸς τῆς μεγάλης, αἳ κατέρχονται κατὰ τοῦ λελεγμένου σώματος ἐποχούμεναι, καὶ καταδύονται δ᾽ αὐτίκα καὶ κατακρύπτονται, σκεπόμεναι πρός τινος πλατέος σώματος, ὃ μόριον μέν ἐστὶν ἐγκεφάλου τοῖς ἄλλοις ὁμοίως. ὅπως δὲ χρὴ γυμνοῦν

totum extendatur, laxum eſt et rugoſum, neque relucere neque continuitatem ſuam poteſt evidenter oſtendere; ſurſum autem attractum eatenus, ut totum ſit tenſum, non tamen jam divulſum, clariſſime apparebit. At ſi hinc quoque totum ipſum ſimul cum unitis particulis ad ſectiones usque ſuſtuleris, et ventriculos evidentius conſpicies, et vena declivis circa corpus quoddam conoeides (*turbinatum*) ſciſſa apparebit, membrana vero, quemadmodum alias venas, ſic et ſciſſas tenuis connectit, quae a membrana ſubtili nec ſubſtantia nec continuitate evariat. Atque hujus membranae interventu corpus conoeides abſconditur; neque fieri poteſt, ut prius ipſum videas, quam membranam aliquatenus divulſeris: nam veluti firmamentum quoddam venis a magna declivi propagatis adiacet, quae praedicto corpori inſidentes deſcendunt, et ſtatim demerguntur occuluntur que lato quodam corpore contectae, quae particula quidem cerebri eſt aliis ſimiliter. Quomodo autem

αὐτὸ, μικρὸν ὕστερον ἐρῶ, τοσοῦτον ἔτι τῷ λόγῳ προσθείς. τὸ κωνοειδὲς σῶμα καλεῖται ὑπὸ τῶν ἀνατομικῶν οὐχ οὕτως μόνον, ἀλλὰ καὶ κωνάριον. ἔγκειται δ', ὡς εἴρηται, τῇ σχίσει τῆς φλεβὸς, οὐ δυνάμενον ὀφθῆναι, πρὶν διαιρεθῆναι κατά τι τὸν ὑμένα. διαιρεῖν οὖν αὐτὸν ἀτρέμα πειρῶ, μὴ συνανατείνων ἰσχυρῶς τὸ κωνάριον. ἀποῤῥαγήσεται γὰρ τῶν ὑποκειμένων σωμάτων καὶ βλάψει τὴν ἀνατομὴν εἴς τι μέγιστον, ὃ μικρὸν ὕστερον ἐρῶ. καθάπερ οὖν ἡ καρδία γυμνοῦται τοῦ περιέχοντος αὐτὴν χιτῶνος, οὕτω χρὴ καὶ τὸ κωνάριον γυμνῶσαι, διελόντα τὸν περικείμενον ὑμένα καθ' ἕν τι μέρος ἀπὸ τῆς βάσεως ὀρθίᾳ διαιρέσει, πλησίον ἀφικνουμένῃ τῆς κορυφῆς· ἔπειτα τὸν μὲν ὑμένα μετὰ τῶν φλεβῶν περισχίζειν ἑκατέρως (196) τοῦ κωνοειδοῦς, αὐτὸ δὲ ἐκεῖνο πρὸς τὴν διαίρεσιν ἐγκλίνειν, ὅπως ὅτι τάχιστα γυμνωθείη πρὸς τὴν ἐναντίαν χώραν ἀγόμενον τῷ παρασχιζομένῳ χιτῶνι. τούτων δέ σοι πραχθέντων, οὕτως ἤδη μέν πως ἔνεστι, πρὸ τοῦ γυμνῶσαι τὴν μέσην χώραν τοῦ τε κωναρίου καὶ τῶν κοιλιῶν, φλέβας ἑκατέρας ἐπινοεῖν τῷ

nudandum ipfum fit, paulo pofterius exponam, tantillum adhuc fermoni adjiciens, conoεides corpus vocari ab anatomicis non ita folum, fed etiam conarium. Caeterum incumbit fciffioni venae, uti retulimus, non prius in confpectum veniens, quam membranam alicubi diviferis; quod facias leviter, non attollens fimul conarium valide: nam a fubjectis corporibus abrumpetur, et diffectionem infigniter offendet, quod paulo pofterius explicabo. Quemadmodum igitur cor tunica ipfum ambiente nudatur, fic etiam conarium detegere convenit membrana, qua circumdatur, aliqua ex parte a bafi recta linea prope verticem perveniente divifa; deinde membranam convenit cum venis circumfcindere ad utramque conoεidis partem, fed illud ipfum ad divifionem inclinare, ut quam promptiffime nudetur ad contrariam difciffae tunicae regionem deductum. Caeterum his peractis fic jam licet, antequam mediam conarii et ventriculorum fedem detexeris, utrasque venas confiderare

Ed. Chart. IV. [191. 192.] Ed. Bas. I. (196.)

χοροειδὲ πλέγματι ἀπὸ τῆς ἐσχισμένης περὶ τὸ κωνάριον ἥκειν. οὐ μὴν ἀλλὰ καὶ γυμνώσας τὸ μεταξὺ σωμα μαθήση σαφῶς ἐκεῖθεν ἡκούσας αὐτάς.

Κεφ. δ'. Ὅπως οὖν χρὴ τοῦτο γυμνοῦν, ἤδη μοι πρόσεχε τὸν νοῦν. οὐ γὰρ δὴ τὸ τυχόν γέ ἐστι μέρος ἐγκεφάλου τὸ σκεπόμενον ὑπὸ τούτου τοῦ σώματος, ἀλλὰ καί τις ἄλλη κοιλία τρίτη παρὰ τὰς εἰρημένας ὀλίγον ἔμπροσθεν, ἃς ἐχώριζέ τε καὶ διώριζεν ἀλλήλων τὸ διάφραγμα. γυμνώσεις οὖν αὐτὸ κατ᾽ ἐκεῖνα μάλιστα τὰ χωρία, δι᾽ ὧν αἱ φλέβες, ὥσπερ ὀπῶν τινων ἐξιοῦσαι, ταῖς προσθίαις ἐμπίπτουσι κοιλίαις· κατ᾽ αὐτὰς γάρ τοι τὰς ὀπὰς η μέση χώρα συντέτρηται ταῖς προσθίαις κοιλίαις. καὶ χρὴ πυρῆνα μήλης ἢ τὸ πλατὺ μέρος τῶν καλουμένων σπαθίων ἢ καὶ σπαθομήλης ταὐτὸ τοῦτο κατὰ τὰς ὀπὰς ἀμφοτέρας ἀτρέμας υποβάλλοντα μετέωρον ἐξαίρειν ἄνω τὸ ταῖς φλεψὶν ἐπικείμενον σῶμα. [192] τοῦτο γάρ σοι πράξαντι καθ᾽ ἑκατέραν τὴν ὀπὴν ἀπαντήσουσιν ἀλλήλαις αἱ σμίλαι, καὶ φανεῖται τὸ σῶμα τουτὶ τὸ ταῖς φλεψὶν ἐπικείμενον, αἳ

ad plexum choroειdem a vena circa conarium scissa venire. Enimvero ubi corpus intermedium detexeris, manifesto illinc ipsas prodire condisces.

Cap. IV. Quomodo igitur id nudare oporteat, jam mihi animum adverte; siquidem non vulgaris cerebri pars est, quae ab hoc corpore contegitur, sed etiam quidam alius ventriculus tertius praeter paulo ante praedictos, quos septum invicem separavit ac disiunxit. Itaque illis potissimum locis ipsum nudabis, per quae venae tanquam per foramina quaedam erumpentes prioribus incidunt ventriculis; nam media regio simul cum anterioribus ventriculis ad ipsa foramina patescit, ac oportet scalpelli specillum vel latam partem spatharum, uti vocant, vel etiam spathomelae eandem hanc per foramina utraque leviter submittentem corpus venis incumbens sursum elatum attollere. Quod ubi feceris, in utroque foramine scalpelli mutuo sibi occurrent, et corpus hoc apparebit, quod incumbit venis, quae latescentes perme-

διεξέρχονται κρυπτόμεναι, καθάπερ τις ψαλὶς οἰκοδομήματος σφαιροειδοῦς. ὀνομάζουσι δ᾽ οὐ ψαλίδα, ἀλλὰ καμάρας οἱ πολλοὶ τὰ τοιαῦτα. καὶ τοίνυν καὶ κέκληται τοῦτο τὸ σῶμα ψαλιδοειδὲς ὑπὸ τῶν γνόντων αὐτό. τῶν δ᾽ ἀγνοησάντων ἔνιοι μὲν οὐδ᾽ ὅλως φασὶν εἶναι τὸ ψαλιδοειδὲς τοῦτο κατὰ τὸν ἐγκέφαλον, ἔνιοι δὲ παρακούσαντες οἴονται, τὸ κατὰ τοῦ διαφράγματος ἐπικείμενον οὕτως ὀνομάζεσθαι. ἀλλ᾽ οὔτ᾽ ἐκεῖνο καλεῖται ψαλιδοειδὲς, ἔστι δὲ τοῦτο ψαλιδοειδὲς ὄντως, ὥσπερ ὠνόμασται. καὶ εἰ διατέμοις αὐτὸ, τύλον ὄψει, καθάπερ ἐν ταῖς προσθίαις κοιλίαις, οὕτω κἀν τῇδε. κατὰ τὴν βάσιν ἐφεξῆς ἐστηριγμέναι τυγχάνουσιν αἱ διεξερχόμεναι τὴν κοιλότητα φλέβες ἐν αὐτῷ τε τῷ ψαλιδοειδεῖ κατὰ τὸ κοῖλον τῆς ψαλίδος. ἔξωθεν μὲν γὰρ τὸ κυρτόν ἐστιν, ἀφῃρημένων δηλονότι τῶν ὑπερκειμένων σωμάτων, ὑφ᾽ ὧν ἀνετείνετο μέχρι τῆς κατὰ τὴν μήνιγγα διπλόης· ἔσωθεν δὲ τὸ κοῖλον, ὥσπερ ὀροφὴ τῆς ψαλίδος. εἰ δ᾽ ἐννοήσεις, ὅπως, ἔτι ζῶντος τοῦ ζώου, τῷ μὲν κρανίῳ προσείχετο πάντα τῆς παχείας μήνιγγος τὰ μέρη,

ant, ceu quidam aedificii teſtudinarii fornix. Vocant autem non fornices, ſed cameras plerique id genus aedificia. Atque ideo hoc etiam corpus forniciforme ab iis nuncupatum eſt, qui ipſius habent notitiam; ex illis autem, qui ignorant, aliqui nequaquam hoc corpus pſalidoειdes in cerebro eſſe contendunt; nonnulli vero parum recte intelligentes putant, id, quod ſepto ſuperpoſitum eſt, ſic appellari; verum nec illud vocatur pſalidoειdes. Eſt autem hoc re vera pſalidoειdes, quemadmodum appellatur; et ſi ipſum deſeces, callus occurret, ut in ventriculis anterioribus, ſic etiam hic. Ad baſim deinceps affirmatae ſunt venae, quae cavitatem fornicis permeant, extrinſecus ſiquidem gibbum habetur, ablatis videlicet corporibus, quae ſuperſtrata ſunt, unde ad meningis plexum usque attollebatur; intrinſecus autem cavum, quemadmodum fornicis faſtigium. Caeterum ſi perpendas, quomodo animali adhuc vivente omnes craſſae meningis partes cal-

τῷ δ' ἐγκεφάλῳ μόνα τὰ κατὰ τὰς διπλόας αὐτῆς, οὐκ ἀπιστήσεις, τὴν κορυφὴν τοῦ ψαλιδοειδοῦς ἀνατεταμένην φυλάττεσθαι, κοιλίαν ὑφ' ἑαυτῇ μεγάλην ἐργαζομένην. οὕτω δὲ καὶ τῶν προσθίων κοιλιῶν ἔτι μειζόνων οὐσῶν, ὅλην τὴν κεφαλὴν τοῦ διαφράγματος ἀναγκαῖόν ἐστιν ἀνατετάσθαι πρὸς τὸ μετέωρον ἅμα τοῖς συνεχέσι σώμασιν. οὐ γὰρ δὴ στήριγμά γε δυνατὸν εἶναι τῶν ὑπερκειμένων σωμάτων τὸ διάφραγμα, καθάπερ τινὰ τοῖχον, ἐσχάτως ἁπαλόν τε ἅμα καὶ λεπτὸν ὑπάρχον· ὧν εἰ καὶ θάτερον ἦν αὐτῷ μόνον, οὐκ ἂν ἐβάσταζε τῶν ὑπερκειμένων ἐγκεφάλου μερῶν οὐδὲ τὸ βραχύτατον. ἀλλὰ τούτου μὲν ἡ χρεία κατὰ τοὔνομα· διαφράττει γὰρ ἀπ' ἀλλήλων τὰς προσθίας κοιλίας, οὐ στηρίζει τὰ κατ' αὐτὸν ἐπικείμενα. στήριγμα δ' οὐδὲν οὐδὲ ταύταις ἐστὶ ταῖς κοιλίαις, οὔτε τῇ μετὰ ταύτας, ἀλλὰ τῷ κρέμασθαι μετέωρα τὰ ὑπερκείμενα σώματα τὴν ἐντὸς εὐρυχωρίαν ἐργάζεται τῶν τριῶν κοιλιῶν, ἣν ἀπόλλυσθαι κατὰ τὰς ἀνατομὰς ἀναγκαῖόν ἐστι, καταπιπτόντων τῶν ὑπερκει-

variae adhaerebant, cerebro autem folae illae, quae ad ipfius duplicationes funt; credes, verticem pfalidoειdeos furfum verfus tenfum fervari, ventriculum fub fe magnum efficientem. Sic autem, cum priores etiam ventriculi grandiores exiftant, totum fepti caput in fublime fimul cum continuis corporibus attolli neceffe eft; non enim feptum fuperiacentium corporum firmamentum effe poteft, tanquam murus quidam, quum extreme tenerum pariter et fubtile exiftat; ex quibus fi alterum ei folum ineffet, non certe vel minimam fuperiacentium cerebri partium molem fuftineret. Sed huic pro nominis ratione ufus eft, quippe anteriores ventriculos diaphrattει, id eft fecernit, non ipfi incumbentia fulcit. Sed nec ullum hifce ventriculis adeft firmamentum, neque hos fequenti; verum ex quo corpora, quae fuperiacent, fublimia fufpenfa funt, latam intus trium ventriculorum capacitatem efficiunt, quam in diffectionibus perire neceffe eft, corporibus videlicet, quae fuperftrata funt, delabentibus, ficut paulo

μένων σωμάτων, ὡς ὀλίγον ἔμπροσθεν ἐῤῥέθη. καὶ μὲν δὴ καὶ πόρος τις ὑπόκειται μέγιστος ἐν τῇ βάσει τῆς τρίτης ταύτης κοιλίας, ἔκ τε τῶν προσθίων δεχόμενος τὰ περιττὰ κατὰ τὰς εἰρημένας ὀπὰς, καὶ προσέτι τῶν ὑπερκειμένων σωμάτων, ὡς ὀλίγον ἔμπροσθεν ἐῤῥέθη. συῤῥεῖ δ' εἰς αὐτὴν ἐκεῖνα, καθ' ὃ μέρος αἱ ἀπὸ τοῦ κωναρίου φλέβες ἐμβάλλουσιν. ἀλλ' οἱ μὴ γνόντες ὅλως τὴν κοιλίαν ταύτην εἰκότως ἠγνόησαν ἅμ' αὐτῇ καὶ τὸν εἰς τὸ ὀπίσω πόρον ἐκτεταμένον, ὑφ' οὗ τὸ κωνάριον ἐστήρικται. καὶ εἰ γυμνόν τις αὐτὸ τῶν περικειμένων φλεβῶν αποῤῥήξει κατὰ τὴν βάσιν, ὀπή τις ἐνταῦθα φαίνεται μετέωρος, ἀτεχνῶς φάναι, καθάπερ τις καπνοδόχη, καίτοι μηδένα καπνὸν ἔχοντος τοῦ ἐγκεφάλου καθ' ἑαυτὸν, ὃν ἀναπνεῦσαι δεήσεται διὰ μετεώρου τρήματος. οὐ μὴν οὐδὲ τὸν πέριξ ἀέρα δείκνυται τὸ στόμιον αὐτῆς, ἀλλ' ἐπίκειται πλεῖστον ἐγκεφάλου μέρος ἄνωθεν, εἶθ' ἡ σκληρὰ μῆνιγξ διπλῆ, καὶ μετὰ ταύτην τὸ τῆς κεφαλῆς ὀστοῦν, ὥστε μάτην ἂν ἡ φύσις εἰργάσατο τὴν ὀπὴν τήνδε, καίτοι γε οὐδὲν εἰκῇ ποιοῦσα. τοιαῦτα μὲν οὖν

ante commemoratum eſt. Inſuper meatus quidam maximus tertii hujus ventriculi baſi ſubjacet, qui ex prioribus per relata foramina ſuperfluitates recipit, inſuper ex particulis ſuperjacentibus, ſicut paulo ante enarratum eſt. Porro confluunt in ipſum recrementa, in quam partem venae a conario profectae ingrediuntur. At, qui ex toto ventriculum hunc ignorant, merito etiam ſimul cum ea meatum in poſteriora porrectum, quo conarium fulcitur, neſciunt. Atque ſi ipſum nudum a venis circumdatis juxta baſim abrumpas, foramen quoddam inibi ſublime apparet, ceu quoddam, ut dicam planius, infumibulum, etſi nullum in ſe fumum cerebrum habeat, quem ſublimi foramine reſpirare deſideret. Nec vero in ambientem aërem oſtiolum ipſius pervenit, ſed plurima cerebri pars deſuper incumbit, deinde dura meninx duplicata, poſt hanc capitis os: quare temere foramen hoc natura condiderit, etſi nihil temere faciat. Talia igitur non in ipſam

οὐ μόνον εἰς αὐτὴν τὴν ἀνατομὴν πλημμελοῦσιν [193] οἱ μὴ καλῶς ἐγχειροῦντες ἀνατέμνειν, ἀλλὰ καὶ τοὺς φυσικοὺς λόγους αὐτοῦ. ἀνάγκη γὰρ, ὥσπερ τῶν ἀληθῶς ὁρωμένων ἐν ταῖς ἀνατομαῖς αἱ χρεῖαι θαυμαστῶς ἔχουσιν, οὕτω καὶ τῶν παροφθέντων ἄπορον γίγνεσθαι τὸν τῆς χρείας λόγον. ἀλλὰ σύ γε καλῶς ἅπαντα γυμνώσας τὰ προκείμενα κατὰ τὸν λόγον μόρια θεάσῃ τὴν τρίτην κοιλίαν, μέσην κειμένην τῶν τε δύο τῶν προσθίων καὶ τῆς τετάρτης τῆς ὀπίσω. τὸν γάρ τοι πόρον, ᾧ τὸ κωνάριον ἐπιβέβηκεν, ὄψει διήκοντα πρὸς τὴν μέσην κοιλίαν, ὡς φαίνεσθαι κατὰ τὴν ὀπὴν οὐ μικρὰς δύο, μίαν μὲν εἰς τοὐπίσω φερομένην πρὸς τὴν ἐπικρανίδα, δι᾽ ἧς καὶ καθεὶς ἤτοι διπυρήνην ἢ σπαθομήλην εὑρήσεις περαινομένην αὐτὴν εἰς τὴν ὀπίσω κοιλίαν, ἑτέραν δὲ τὴν ἐν τῷ πυθμένι τῆς μέσης κοιλίας κάτω φερομένην. ἀλλὰ τό γε κωνάριον, ἐπειδὰν γυμνώσῃς μὲν αὐτὸ τῶν περικειμένων, φυλάξῃς δ᾽ ἐπικείμενον τῷ πόρῳ, καταπίπτειν εἴωθεν, οὐκ ὀρθῶς ἑστάναι, καθάπερ ὅτ᾽ ἠμφίεστο τοῖς

modo anatomen peccant, qui male aggrediuntur incidere, fed etiam in naturales ipfius rationes. Neceffe quidem eft, quemadmodum eorum, quae vere in diffectionibus confpiciuntur, utilitas eft mirifica, fic etiam perperam infpectorum fermonem utilitatis reddi vacuum. Tu vero, omnibus, quae hic propofitae funt, particulis probe detectis, tertium videbis ventriculum inter duos priores et quartum pofteriorem medium. Etenim meatum, cui conarium infidet, ad medium ventriculum pertingentem cernes; ut in foramine haud exigui duo appareant, unus quidem in pofteriora ad cerebellum tendens, per quem etiam demiffo vel fpecillo dipyreno appellato, vel fpathomela, deprehendes ipfum in pofteriorem ventriculum terminare; alter vero, qui in medii ventriculi fundo deorfum protendit; fed conarium, ubi a circumdatis ipfum nudaveris, eo, quod meatui incumbit, intacto, delabi folet, non rectum confiftere, ficut quando membranis cum

ὑμέσι μετὰ τῶν ἀγγείων· καὶ καταπίπτει γε τοὐπίπαν ὀπίσω ῥέπον.

Κεφ. ε'. Ἐκδέχεται δ' αὐτοῦ τὴν κατάπτωσιν ἀτρέμα περιφερῆ σώματα, περιγραφὰς μὲν ἰδίας πως ἔχοντα, μόρια δὲ ὄντα τοῦ παντὸς ἐγκεφάλου, καὶ τὴν αὐτὴν οὐσίαν ἔχοντα αὐτῷ. καὶ καλοῦσιν ἀπὸ τοῦ σχήματος αὐτὰ τινὲς μὲν γλουτὰ, τινὲς δὲ διδύμια, ὅτι καὶ τοὺς ὄρχεις ὀνομάζουσι διδύμους, ὡς σεμνότερον ὂν οὕτως καλεῖν. ὁ δὲ εἰρημένος πόρος, ὃς ἐκ τῆς μέσης κοιλίας εἰς τὴν ὀπίσω διήκει, μεταξὺ τῶν γλουτῶν τούτων ἐστὶ σκεπόμενος ἰδίῳ χιτῶνι, τοιαύτην ἔχοντι οὐσίαν, οἵα περ ἡ συνάπτουσα πάντα τὰ κατὰ τὸν ἐγκέφαλον ἀγγεῖα μήνιγξ. διὸ προσέχων τὸν νοῦν ἐπιχείρει γυμνοῦν τῶν ἐπικειμένων αὐτὸν, εἰδὼς διασπασθησόμενον, εἰ ἀμελήσεις. ἐπίκειται αὐτῷ τι μόριον ἐγκεφάλου, περιγραφὴν ἔχον ἐν σχήματι παραπλησίως τῷ κατὰ τὰ ξύλα γεινωμένῳ σκώληκι. ἐντεῦθεν καὶ τοὔνομα, καλεσάντων τῶν ἀνατομικῶν ἐπίφυσιν σκωληκοειδῆ τοῦτο τὸ σκέπον ἅπαντα τὸν πόρον σῶμα. καὶ διττόν γε τὸ

vafis obductum erat; verum decidit magna ex parte deorfum vergens.

Cap. V. Excipiunt autem ipfius cafum leviter rotunda corpora; quae fane proprias quodammodo circumfcriptiones habent, fed totius cerebri funt particulae, eandemque cum ipfo fubftantiam fortiuntur, et nomen ipfis a figura imponunt quidam nates, aliqui gemellos, quoniam et teftes fic appellant gemellos, tanquam honeftius fit ita vocare. At meatus praedictus, qui ex medio ventriculo ad pofteriorem pervadit, inter has nates confiftit, peculiari velatus tunica, quae tali effentia conftat, quali et meninx, quae omnia cerebri vafa connectit. Quare diligentia adhibita ab incumbentibus ipfum detegere aggredieris, haud ignarus, divulfum iri, fi neglexeris. Caeterum particula quaedam cerebri ei incumbit, quae circumfcriptionem obtinet figura vermi fimilem in lignis enafcenti; hinc etiam nomen anatomici invenerunt excrefcentiam vermiformem corpus hoc, quod totum mea-

πέρας αὐτοῦ θεάσῃ, τὸ μὲν ἕτερον ἐν τοῖς πρόσω μέρεσιν ἐφεξῆς, ὡς εἴρηται, τῷ κωναρίῳ ἐκτεταμένον, ἕτερον δὲ ὀπίσω, μηδέπω φαινόμενον· ἐπίκειται γὰρ αὐτῷ τὸ ὑψηλὸν μέρος ἅπαν τῆς κατὰ τὸν ὀπίσθιον ἐγκέφαλον οὐσίας, ἧς τοῦ πέρατος λαβόμενος, ὃ τέτακται πλησίον τῆς ἀρχῆς τοῦ νωτιαίου μυελοῦ, πειρῶ πρὸς τὸ πρόσω (197) φέρειν, ὥσπερ ἀνακυλινδῶν, ἄχρις ἂν ἴδῃς ἕτερον σῶμα τοιοῦτον, οἷον σκώληξ ἐστί. καὶ τοίνυν, ὅταν εὕρῃς τοῦτο, περιαίρει κατὰ βραχὺ τὰ πλείω τῶν ἐπικειμένων σωμάτων, ὥστε μόνα λείπεσθαι τὰ κατὰ τοῦ πόρου, διττὸν ἔχοντα πέρας ἑκατέρωθεν, τοῖς εἰρημένοις σκώληξι τὸ σχῆμα παραπλήσιον. ὄψει δὲ ἐν τῷδε καὶ τὰ συνδοῦντα σώματα λεπτὰ τὴν προσθίαν ἐπίφυσιν σκωληκοειδῆ πρὸς τὰ παρακείμενα τοῖς γλουτοῖς ἑκατέρωθεν ἐγκεφάλου μόρια· τένοντας δὲ αὐτὰ καλοῦσιν ἔνιοι τῶν ἀνατομικῶν. ἐν τούτῳ δὲ καθεστώσης ἤδη σοι τῆς ἀνατομῆς, ἑκάτερον πέρας τῶν σκωληκοειδῶν ἀποφύσεων με-[194]ταχειριζόμενος ἐν μέρει, ποτὲ μὲν εἰς τὸ πρόσω τὸ σύμπαν σῶμα κίνει, ποτὲ δ᾽ εἰς τοὐπίσω· λέγω δὲ πᾶν,

tum contegit, vocantes. Et duplex ipfius extremum fpectabis; alterum in priore parte deinceps, ut expofitum eft, conario porrectum, alterum vero retro necdum apparens; nam tota elatior pars pofterioris cerebri fubftantiae ipfi fuperjacet, cujus fine prehenfo, qui prope fpinalis medullae initium fitus eft, in anteriora feres fic rurfum reflectendo, donec aliud eiusmodi corpus, qualis vermis eft, confpicias, quo fane invento, paulatim auferas permulta ex corporibus, quae incumbunt; ut fola relinquantur ea, quae juxta meatum duplex habent utrinque extremum dictis vermibus figura fimile. Porro fpectabis in hoc etiam corpora tenuia, quae excrefcentiam vermiformem ad particulas natibus cerebri utrinque adjacentes illigant; tendines autem ipfas nonnulli anatomicorum nuncupant. Jam vero, anatome in hoc tibi conftituta, utrumque finem vermiformium proceffuum viciffim aggreffus, nonunquam in anteriora totum corpus moveas, nonnunquam in pofteriora; dico autem totum, quod paulo

ὃ μικρὸν ἔμπροσθεν ἔφην ἐπικεῖσθαι τῷ πόρῳ, πέρας ἔχον ἑκατέρωσε σκωληκοειδές. εἶτα πρόσεχε τὸν νοῦν, ὅπως ἀνακλωμένου μὲν αὐτοῦ πρόσω γυμνοῦσθαι συμβαίνει τὴν ὀπίσω κοιλίαν τὴν τετάρτην, ἔμπαλιν δὲ κινουμένου κατακαλύπτεσθαι μὲν αὐτῆς τὸ πλεῖστον μέρος, ἐκεῖνο δὲ φαίνεσθαι μόνον, ὅπερ Ἡρόφιλος εἴκαζεν ἀναγλυφῇ καλάμου, ᾧ διαγράφομεν. ὄντως γάρ ἐστι τοιοῦτον ἐν μὲν τῷ μέσῳ, κοιλότητά τινα κεκτημένον οἷον τομήν· ἑκατέρωθεν δ᾽ αὐτῆς τοσοῦτον εἰς ὕψος ἀνατεινόμενον ἑκάτερον τῶν πλαγίων μερῶν, ὅσον ἐν τοῖς καλάμοις ἀπὸ τῆς μέσης ὑψοῦται γραμμῆς. καὶ μάλιστά γε κατὰ τὴν Ἀλεξάνδρειαν οὕτω γλύφουσι τοὺς καλάμους, οἷς γράφομεν, ἔνθα διατρίβοντα τὸν Ἡρόφιλον, ἡνίκ᾽ ἀνέτεμνεν, εἰκὸς δήπου, τῇ τῆς εἰκόνος ὁμοιότητι προσαχθέντα, τοὔνομα θέσθαι.

prius retuli meatui fuperjacere, extremum habens utrobique vermiforme. Deinde animum adverte, quo modo reflexo quidem in anteriora nudari accidit pofteriorem ventrem quartum, e contra vero moto eodem plurimam ipfius partem occultari, illam vero folam apparere, quam Herophilus fimilabat cavitati calami, quo fcribimus. Revera fiquidem talis eft in medio cavitatem quandam adepta, veluti fectionem; cujus ex utraque parte tantum fublime utrumque latus attollitur, quantum in calamis a media linea elatius exurgit; et potiffimum in Alexandria fic calamos, quibus fcribimus, fcalptant, ubi Herophilum egiffe, quum differcaret, hinc nimirum eft colligere, quod imaginis fimilitudine adductus fic appellaverit.

ΓΑΛΗΝΟΥ ΠΕΡΙ ΟΣΤΩΝ ΤΟΙΣ ΕΙΣΑΓΟΜΕΝΟΙΣ.

Ed. Chart. IV. [9.] Ed. Baſ. V. (719.)

ΠΡΟΟΙΜΙΟΝ.

Τῶν ὀστῶν ἕκαστον οἷόν τέ ἐστιν αὐτὸ καθ' ἑαυτὸ καὶ ὡς ἔχει τῆς πρὸς ἄλληλα συντάξεως, ἐπίστασθαί φημι χρῆναι τὸν ἰατρὸν, εἴπερ γε ὀρθῶς μέλλει τά τε κατάγματα αὐτῶν καὶ τὰ ἐξαρθρήματα ἰᾶσθαι. δῆλον γὰρ δὴ, ὡς ἐν ἅπασι τοῖς ἐν ἰατρικῇ σκοπὸν ἔχειν δεῖ τὸ κατὰ φύσιν. ὅστις δὲ τοῦτο ἀγνοεῖ, οὔτε ὅπη τὰ πεπονθότα τῆς φύσεως ἐξίσταται, οὔτε ὡς χρὴ αὐτὰ ἐπανάγειν εἰς τὸ κατὰ φύσιν,

GALENI LIBER DE OSSIBVS AD TIRONES.

PROOEMIVM.

Oſſa ſingula per ſe qualia ipſa ſint quamque invicem conſtructionem habeant, noſſe dico medicum oportere, ſi recte ipſorum fracturas et luxationes curaturus eſt. Perſpicuum namque eſt in iis quae medicinae ſunt omnibus, quod ſecundum naturam eſt, id ſcopum habendum eſſe. Quicunque vero hoc ignorat, neque quando partes affectae a natura ſua exceſſerint, neque quo pacto ad id quod ſecundum naturam eſt reducendae ſint, iutelliget.

εἴσεται· ὥστε οὐδὲ γνωρίζειν τὰς νόσους, οὐδ᾽ ἰᾶσθαι ὀρθῶς δυνήσεται. ἔστι μὲν δὴ τὰ ὀστᾶ σκληρότατά τε καὶ ξηρότατα τοῦ ζώου μόρια, καὶ, ὡς ἂν εἴποι τις, γεωδέστατα. ὑποβέβληται δὲ καὶ οἷον υπερήρειστaι τῇ λοιπῇ τοῦ σώματος οὐσίᾳ, καθάπερ τινὰ θεμέλια· πάντα γὰρ ἐπὶ τοῖς ὀστοῖς πέφυκέ τε καὶ ἐστήρικται. εἰσὶ δὲ ἐν αὐτοῖς τὰ μὲν μεγάλα, κοιλίας μεγάλας ἔχοντα, μυελοῦ πλήρη· τὰ δὲ σμικρά τε καὶ στερεά ἐστι, καὶ ἀμύελα, καὶ οὐδεμίαν αἰσθητὴν ἔχει κοιλότητα. τῶν δὲ μεγάλων τοῖς πλείστοις ἐπιφύσεις εἰσὶ κατὰ τὸ πέρας ἑτέρων ὀστῶν, οἷον βραχίονι μὲν ἄνω, πήχει δὲ κάτω, κερκίδι δὲ καὶ μηρῷ, καὶ κνήμῃ, καὶ περόνῃ κατ᾽ ἄμφω. γένυς δὲ ἡ κάτω μυελὸν μὲν εχει, ἐπίφυσιν δὲ οὐκ ἔχει, ἀλλὰ τῶν περάτων αὐτῆς τὸ μὲν κάτω κατὰ σύμφυσιν ἥνωται, τὸ δὲ ανω δύο ἀποφύσεις ἔχει, τὴν μὲν κορώνην, τὴν δὲ αυχένα μόνον. διαφέρει γὰρ ἀπόφυσις ἐπιφύσεως, ὅτι η μεν επίφυσις ἑτέρου πρὸς ἕτερόν ἐστιν ἕνωσις, η δὲ ἀπόφυσίς ἐστι τοῦ σύμπαντος ὀστοῦ

Quare neque noffe morbos, neque recte fanare poterit. Sunt fane offa et duriffimae et aridiffimae partes animalis, et (ut dixerit quifpiam) maxime terreftres. Caeterae autem corporis fubftantiae tanquam fundamenta quaedam ac fulcimenta fubjecta funt. Offibus fiquidem adnata et ftabilita funt omnia. Sunt autem ex ipfis alia quidem magna, magnas cavitates habentia, medullae plena; alia vero et parva et folida funt, et medullae expertia, fenfilemque cavitatem nullam habent. Magnorum autem quamplurimis epiphyfes funt ad aliorum offium extremum, ut brachio quidem fuperne, cubito vero inferne, radio autem et femori, et tibiae, et furae utrobique. Maxilla autem inferior medullam habet quidem, at epiphyfin non habet, fed extremorum ipfius inferius quidem per fymphyfin (*coalitum*) unitum eft, fuperius autem duas apophyfes (*proceffus*) habet, aliam coronen, aliam cervicem tantum. Apophyfis enim ab epiphyfi differt, quod epiphyfis quidem alterius cum altero unitio fit, at apophyfis totius

μέρος. χρὴ δὲ ἴσως καὶ περὶ τῶν ἄλλων ὀνομάτων, οἷς χρησόμεθα κατὰ τὸν λόγον, ἤδη διελθεῖν, ὅπως μὴ μεταξὺ τῆς διηγήσεως χρωμένων αὐτοῖς ἢ ἀσαφὲς γένηται τὸ λεγόμενον, ἢ τὸ συνεχὲς τῆς διδασκαλίας διακόπτηται, τὸ [10] παραπίπτον ἀεὶ σαφηνίζειν προαιρουμένων ἡμῶν. ἄριστον δέ μοι δοκεῖ, ἐνθένδε ποθὲν ἄρξασθαι. τῶν ἐν τοῖς ἀνθρώποις ὀστῶν ἁπάντων συνημμένων ἀλλήλοις ἡ μὲν ὅλη σύνταξις ὀνομάζεται σκελετός· ὥστε τινὲς ἤδη καὶ τὰς βίβλους αὐτῶν, ἐν αἷς περὶ ὀστῶν διελέχθησαν, οὕτως ἐπέγραψαν Περὶ σκελετοῦ. ἔστι δὲ ὁ τρόπος τῆς συνθέσεως αὐτῶν διττὸς κατὰ γένος, ὁ μὲν ἕτερος κατα ἄρθρον, ὁ δὲ ἕτερος κατὰ σύμφυσιν. εἴδη δὲ ἑκατέρου καὶ διαφοραὶ πλείους εἰσί. τὸ μὲν οὖν ἄρθρον ἐστὶ σύνταξις ὀστῶν φυσική· ἡ δὲ σύμφυσις ἕνωσις ὀστῶν φυσική. πρόσκειται δὲ ἑκατέρῳ τῶν ὅρων τὸ φυσικὴ, ὅτι καὶ τὰ παραρθρήσαντα ἢ ἐξαρθρήσαντα παράκειται μὲν ἀλλήλοις. ἀλλ᾽ οὐ φύσει, καὶ ὅσα κατεαγέντα συνέφυσε πῶρον, ἑνοῦται μὲν, ἀλλ᾽ οὐ φύσει. Ἱπποκράτης δὲ καὶ

offis pars. Fortaffis autem et de aliis nominibus, quibus hoc in libro utemur, jam differendum eft, ne, quum his in media narratione utimur, aut obfcurum fiat quod dicetur, aut doctrinae tenor nobis intercidatur, quodcumque occurrerit, explicare femper exoptantibus. Optimum autem mihi videtur hinc exordiri. Offium in hominibus omnium inter fe connexorum univerfa quidem compages fceletus nominatur. Quare nonnulli jam libros fuos, in quibus de offibus differuerunt, fic infcripferunt: De fceleto. Eft autem modus compofitionis eorum genere duplex; alius quidem per articulum, alius vero per fymphyfin. Utriusque autem fpecies et differentiae plures funt. Articulus igitur naturalis offium conftructio eft; at fymphyfis offium unio naturalis. Utrique autem definitioni additur *naturalis*, quod et parum luxata et omnino luxata inter fe quidem cohaereant, fed non per naturam, et quaecunque fracta callum produxerunt, uniantur quidem, fed non natura. At Hippocrates etiam alterius co-

θατέρου τῶν συνταττομένων ὀστῶν τὸ πέρας ἄρθρον ὀνομάζει πολλάκις, οὐ μὴν ὁπότερόν γε ἔτυχεν, ἀλλὰ τὸ περιφερές τε καὶ τῇ κοιλότητι τοῦ πλησιάζοντος ἐμβεβηκός. διαφοραὶ δὲ τοῦ μὲν ἄρθρου δύο εἰσὶ, διάρθρωσίς τε καὶ συνάρθρωσις· ἀλλήλων δὲ διαλλάττουσι τῷ τῆς κινήσεως ποσῷ. ἡ μὲν γὰρ διάρθρωσις ὀστῶν ἐστι σύνταξις ἐναργῆ τὴν πρὸς ἄλληλα κίνησιν ἐχόντων, ἡ δὲ συνάρθρωσις ὀστῶν μὲν καὶ αὐτὴ σύνθεσίς ἐστιν, οὐ μὴν ἐναργῆ γε τὴν κίνησιν οὐδὲ μεγάλην, ἀλλ᾽ ἀμυδράν τε καὶ δυσφώρατον ἐχόντων. ὅτι δὲ οὐδὲν διαφέρει, σύνταξιν ὀστῶν, ἢ σύνθεσιν, ἢ ὁμιλίαν εἰπεῖν, ἄντικρυς δῆλον. εἴδη δέ ἐστι τῆς μὲν διαρθρώσεως τρία· καλεῖται δὲ ὑπὸ τῶν νεωτέρων ἰατρῶν τὸ μὲν ἐνάρθρωσις, τὸ δὲ ἀρθρωδία, τὸ δὲ γίγγλυμος. ταῦτα μὲν οὖν τὰ εἰρημένα ὀνόματα τοῖς παλαιοῖς ἰατροῖς οὐ πάνυ τι συνήθη· τὸ δὲ ἐνηρθρῶσθαι, καὶ τὸ ἀρθρωδῶς, καὶ τὸ γιγγλυμοειδῶς ἀλλήλοις συμβάλλειν, ἔτι τε πρὸς τούτοις καὶ τὸ ἀρθρῶδες, καὶ τὸ γιγγλυμοειδὲς ευρεῖν ἐστι καὶ

haerentium offium extremum articulum multoties nominat, non tamen quodcunque, fed et quod rotundum eft, et quod in proximi cavitatem incidit. Articuli autem differentiae quidem duae funt, diarthrofis et fynarthrofis, quae ab invicem pro motus quantitate difcrepant. Diarthrofis fiquidem offium ftructura eft evidentem inter fe motum habentium, fynarthrofis vero offium quidem et ipfa compofitio eft, non tamen evidentem motum neque magnum, fed et obfcurum et captu difficilem habentium. Quod autem nullum difcrimen fit, ftructuram offium, aut compofitionem, aut cohaerentiam dicere, plane perfpicuum eft. Species porro diarthrofeos quidem tres funt. A recentioribus autem medicis prima quidem enarthrofis, altera arthrodia, tertia ginglymos appellatur. Ifta igitur dicta nomina veteribus medicis non fuere admodum confueta. Verum inarticulatum effe, articulate et ginglymi more committi; praeterque haec et arthrodes articulate ac ginglymoides invenire licet etiam apud illos confcri-

παρ᾽ ἐκείνοις γεγραμμένα. καὶ οὐδὲν ἴσως ἄτοπον ὀνοματοποιεῖν ἕνεκα σαφοῦς διδασκαλίας, ἀπὸ τῶν ἤδη κειμένων παράγοντας. ἐνάρθρωσις μὲν οὖν ἐστιν, ὅταν ἡ ὑποδεχομένη κοιλότης βάθος ἱκανὸν ἔχῃ, καὶ ἡ ἐγκαταβαίνουσα κεφαλὴ προμήκης ὑπάρχῃ. ἀρθρωδία δέ ἐστιν, ὅταν ἥ τε κοιλότης ἐπιπόλαιος ᾖ, καὶ ἡ κεφαλὴ ταπεινή. καλῶ δὲ προμήκη καὶ ταπεινὴν κεφαλὴν ἐπὶ τοὺς αὐχένας ἀναφέρων ἑκατέραν, ἐφ᾽ οἷς πεφύκασιν. οἱ δὲ αὐχένες ἀποφύσεις εἰσὶ τῶν ὀστῶν ἰσχναὶ, τελευτῶσι δὲ εἰς παχύτερόν τε καὶ περιφερὲς πέρας, ὃ δὴ καλεῖται κεφαλή. ὅταν δὲ εἰς ὀξὺ τελευτήσῃ πέρας ἡ ἀπόφυσις, οὐκέτι αὐχὴν, ἀλλὰ κορώνη καλεῖται· διαφέρει δὲ οὐδὲν, οὐδ᾽ εἰ κορωνὸν εἴποις. καὶ τῶν ὑποδεχομένων δὲ τὰς κεφαλὰς κοιλοτήτων ἡ μὲν βαθυτέρα κοτύλη καλεῖται, καὶ σύνηθες ἅπασι τοῖς ἰατροῖς τοὔνομα, ἡ δὲ ἐπιπολῆς ὑπ᾽ ἐνίων ὠνόμασται γλήνη. τὸ δὲ τρίτον εἶδος τῆς διαρθρώσεως, ὃ δὴ γίγγλυμον ἔφαμεν ὀνομάζεσθαι, τῶν συνταττομένων ἀλλήλοις ὀστῶν

pta. Neque fortaſſis etiam abſurdum ſit nomina confingere perſpicuae doctrinae gratia, ab iis, quae jam poſita ſunt, derivantes. Enarthroſis igitur eſt, quum excipiens cavitas idoneam habet profunditatem, et quod caput in eam inſeritur oblongum exiſtit. Arthrodia vero, quum cavitas ſuperficiaria eſt et caput depreſſum. Oblongum autem et depreſſum caput voco, utrumque ad cervices, quibus adnata ſunt, referens. Cervices autem tenues ſunt oſſium apophyſes *ſeu proceſſus.* Deſinunt autem in extremum et craſſius et orbiculatum, quod ſane caput nominatur. Quum vero in acutum extremum apophyſis deſinit, non jam cervix, ſed corone vocatur. Nihil autem refert, nec ſi coronon dixeris. Et vero cavitatum capita ſuſcipientium ea, quae profundior eſt, cotyle (*acetabulum*) vocatur, idque conſuetum omnibus medicis nomen; at ſuperficiaria (720) glene a nonnullis appellatur. Tertia diarthroſeos ſpecies, quam ginglymon nominari diximus, fit, quum oſſa ſeſe viciſſim ingredientia conjungun-

ἀντεμβαινόντων γίνεται, καθάπερ ἐπὶ τῶν σπονδύλων ἔχει, καὶ τῆς τοῦ πήχεως πρὸς τὸν βραχίονα διαρθρώσεως. διαφορά τίς ἐστι καὶ ἐν τούτοις, ἐπὶ μὲν τῶν σποιδύλων τοῦ μέσου τὴν ἀντέμβασιν ἑκατέρῳ τῶν πέριξ, ἐπὶ δὲ βραχίονός τε καὶ πήχεως εἰς ἀλλήλους ποιουμένων. τῆς δὲ συναρθρώσεως καὶ αὐτῆς ἐστιν εἴδη τρία, ῥαφὴ, καὶ γόμφωσις, καὶ ἁρμονία. ῥαφὴ μὲν ἡ ὁμοία τοῖς ἐῤῥαμμένοις σύνθεσις, ὡς ἐπὶ τῆς κεφαλῆς ὀστῶν ἔχει. σαφηνίζειν δὲ αὐτὴν βουληθέντες, οἱ μὲν πριονοειδῆ [11] σύνταξιν ἀφορίζονται, οἱ δὲ εἰς ὄνυχα σύμπηξιν· δηλοῦντες, οἶμαι, καὶ ἀναμιμνήσκοντες ἡμᾶς, οἱ μὲν τῆς τῶν πριόνων εἰς ἀλλήλους ἀντεμβάσεως, ὅταν ἐκ θατέρου κυρτότητες εἰς τὰς τοῦ πλησιάζοντος ἀντεμβαίνωσι κοιλότητας, οἱ δὲ τῆς τῶν λεγομένων εἰς ὄνυχα συμπήγνυσθαι· γίνεται δὲ αὕτη, τῶν κυρτοτήτων, ὄνυχι τὸ σχῆμα παραπλησίων, εἰς ἐπιτηδείους ὑποδέξασθαι κοιλότητας ἐμβαινουσῶν. ἡ δὲ ἁρμονία συνάρθρωσίς ἐστι κατὰ γραμμὴν ἁπλῆν. ἔχει δὲ οὕτω πρὸς ἄλληλα καὶ τῶν τῆς ἄνω γένυος ὀστῶν ἔνια, καὶ τῶν τῆς κεφαλῆς πρὸς

tur, ut fe habet in vertebris et cubiti cum brachio diarthrofi. Atque his quaedam ineft differentia. In vertebris quidem media in utramque earum fupra infraque appofitam fubit; humeri vero ac cubiti mutuus ingreffus eft. At fynarthrofeos ipfius tres quoque funt fpecies, futura, gomphofis et harmonia. Sutura quidem compofitio eft confutis *rebus* fimilis, ut in capitis offibus fe res habet. Hanc autem explicare ftudentes, nonnulli ferratam ftructuram definiunt, alii ad unguem compagem; indicantes (opinor) nobisque in memoriam revocantes, illi quidem mutuum ferrarum congreffum, quum alterutrius dentes gibbi in proximae fimis viciffim inferuntur, hi vero earum rerum coitionem, quae ad unguem compingi dicuntur. Ipfa vero fit, quum gibbae partes ungui figura fimiles ad fufcipiendum idoneos in finus fubeunt. Harmonia vero fynarthrofis eft per fimplicem lineam. Sic autem fe habent inter fe tum fuperioris maxillae of-

ταῦτα. ἡ δὲ γόμφωσις συνάρθρωσίς ἐστι κατ᾽ ἔμπηξιν. ἐπαμφοτερίζει δέ πως ἤδη τοῦτο καὶ πλησίον ἐστὶ τῆς συμφύσεως, ὥσθ᾽, ὅταν ἀκριβῶς ἐγγομφωθῇ τι, μηδὲ βραχυτάτην αὐτῷ κίνησιν ἀπολείπεσθαι, καθάπερ ἐπὶ τῶν ὀδόντων ἔχει. ἀλλ᾽ ὅτι γε οὐ συμπεφύκασιν οὗτοι τοῖς φατνίοις, οἱ ἐξαιρούμενοί τε καὶ αὐτομάτως ἐκπίπτοντες δηλοῦσιν. ἐπεὶ δὲ περί τε τῶν διαφορῶν καὶ τῶν εἰδῶν ἁπάντων τῶν κατὰ τὸ ἄρθρον εἴπομεν, ἐφεξῆς ἂν εἴη καιρὸς περὶ τῆς συμφύσεως εἰπεῖν. εἰσὶ δὲ καὶ ταύτης δύο μὲν αἱ πρῶται διαφοραί. τὰ μὲν γὰρ ἀλλήλοις, τὰ δὲ δι᾽ ἄλλων συμφύεται· ἀλλήλοις μὲν τὰ χαυνότερά τε καὶ μαλακώτερα, δι᾽ ἄλλων δὲ τὰ ξηρότερά τε καὶ πυκνότερα. ταύτης δ᾽ αὐτῆς τῆς δι᾽ ἄλλων συμφύσεως τρεῖς εἰσιν αἱ πᾶσαι διαφοραί. ὀνόματα δ᾽ αὐτῶν οὐκ ἔστι παλαιά. τῷ μέντοι βουλομένῳ τοῖς νεωτέρων χρήσασθαι καλεῖν ἔξεστι συγχόνδρωσιν μὲν τὴν διὰ χόνδρου σύμφυσιν, συννεύρωσιν δὲ τὴν διὰ νεύρου, συσσάρκωσιν δὲ τὴν διὰ σαρκός. ἐπεὶ δὲ καὶ τοῦ τῶν

fium nonnulla, tum capitis ad ifta. At gomphofis per impactionem fynarthrofis eft. Id vero jam quodammodo alternat et fymphyfi proximum eft, ut, quum aliquid penitus impactum eft, ne minimus quidem motus ei relinquatur, ut in dentibus fe habet. Sed non effe praefepiolis fuis congerminatos hos, indicant ii, qui et eximuntur, et fponte decidunt. Sed quoniam de articuli differentiis et fpeciebus omnibus diximus, deinceps opportunum fit de fymphyfi differere. Sunt autem hujus quoque duae ac primae differentiae. Alia enim fibi mutuo, alia vero aliorum ope connafcuntur; inter fe quidem, quae et laxiora et molliora funt, aliorum vero ope, quae ficciora et denfiora. Hujus porro ipfius, quae aliorum ope fit, fynarthrofeos tres funt omnino differentiae. Earum autem nomina prifca non funt. Siquis tamen recentiorum uti nominibus velit, appellare licet fynchondrofin, quae per *mediam* cartilaginem fit, fymphyfin; quae autem per nervum, fynneurofin; quae denique per carnem, fyffarcofin. Quum autem nervorum nomen a nobis commemoratum

νεύρων ὀνόματος ἐμνημονεύσαμεν, καλῶς ἂν ἔχοι καὶ περὶ τούτων διορίζεσθαι. τρία τοίνυν εἶναι τῶν νεύρων ἔφασαν γένη· κωλύει δὲ οὐδὲν ἢ διαφορὰς ἢ εἴδη προσαγορεύειν αὐτά. καλοῦσι δὲ τὰ μέν τινα προαιρετικὰ, τὰ ἐξ ἐγκεφάλου καὶ νωτιαίου πεφυκότα· τὰ δέ τινα συνδετικά· τούτων δὲ ἡ γένεσις ἐκ τῶν ὀστῶν. ἡ τρίτη δὲ αὐτῶν διαφορὰ καλεῖται μὲν τένων, ἐκφύεται δὲ ἐκ μυός. ἵνα δὲ οὖν μηδ᾽ ἐνταῦθά τις ἀσάφεια γένηται διὰ τὴν ὁμωνυμίαν, ὅσα μὲν ἐξ ἐγκεφάλου καὶ νωτιαίου φύεται, νεῦρα ταῦτα προσαγορεύομεν προαιρετικά· ὅσα δὲ ἐκ μυῶν, τένοντας· ὅσα δὲ ἐξ ὀστῶν, συνδέσμους. ἐπὶ ταύτῃ τῶν ὀνομάτων τῇ συνθήκῃ καιρὸς ἂν εἴη λέγειν ἤδη περὶ τῶν ὀστῶν ἰδίᾳ καθ᾽ ἕκαστον, ἀρξαμένους ἀπὸ τοῦ κρανίου. καλοῦσι γὰρ οὕτω τὸ τῆς κεφαλῆς ὀστοῦν.

Κεφ. α΄. Εἴρηται μὲν ἤδη καὶ πρόσθεν, ὅτι τε κράνιον ὀνομάζεται τὸ τῆς κεφαλῆς ὀστοῦν, ὅτι τε ῥαφαί τινες ὑπάρχουσι κατ᾽ αὐτό. πόσαι δέ εἰσιν αὗται καὶ τίνες, ὁποῖόν τε τὸ εἶδος ἑκάστης αὐτῶν, οὐδέπω μὲν εἴρηται

ſit, de his quoque diſtincte agere operae pretium fuerit. Tria igitur eſſe nervorum genera dixerunt. Nihil autem vetat vel differentias ea vel ſpecies appellare. Vocant autem quosdam voluntarios, qui ex cerebro et dorſi medulla oriuntur; quosdam vero ligamenta, horum autem ortus eſt ab oſſibus. Tertia denique eorum differentia tendo quidem nominatur, qui ex musculis exoritur. Ut igitur ne hic quoque propter homonymiam obſcuritas aliqua oboriatur, quicunque ex cerebro et dorſi medulla ortum ducunt, nervos eos voluntarios appellamus; quotquot ex musculis, tendones; quicunque demum ex oſſibus, ligamenta. Poſt hocce nominum pactum tempeſtivum jam fuerit de ſingulis privatim oſſibus a cranio (ſic enim os capitis appellant) exordientes diſſerere.

Cap. I. Dictum quidem eſt etiam antea, tum os capitis cranium nominari, tum quasdam in eo eſſe ſuturas. Quot autem eae et quae ſint, et quae cujusque earum forma ſit, nondum quidem antehac dictum eſt,

πρόσθεν, εἰρήσεται δὲ ἐν τῷδε. καὶ πρῶτόν γε, ὅτι παρὰ τὸ σχῆμα τῆς κεφαλῆς ἥ τε θέσις αὐτῶν ὑπαλλάττεται καὶ τὸ πλῆθος. ἔστι γὰρ τὸ μὲν κατὰ φύσιν αὐτῆς σχῆμα προμήκει μάλιστα σφαίρᾳ προσεοικός· ἕτερον δὲ τὸ καλούμενον φοξόν. τὸ μὲν οὖν κατὰ φύσιν, εἴς τε τὸ πρόσω καὶ εἰς τοὐπίσω προπετέστερον υπάρχον, τρεῖς ἔχει τὰς πάσας ἐν αὐτῷ ῥαφάς· δύο μὲν γὰρ ἐγκαρσίας, [12] ὧν ἡ μὲν ἑτέρα τέτακται κατ᾽ ἰνίον, ἡ δὲ ἑτέρα κατὰ τὸ βρέγμα· τρίτην δ᾽ ἄλλην ἐπ᾽ αὐταῖς κατὰ τὸ μῆκος τῆς κεφαλῆς ἀπὸ μέσης τῆς ὄπισθεν ἐπὶ μέσην τὴν ἔμπροσθεν ἐκτεταμένην. ὀνομάζουσι δὲ τὴν μὲν ἐν τοῖς πρόσω στεφανιαίαν, ἐπειδὴ κατὰ τοῦτο μάλιστα τὸ μέρος τῆς κεφαλῆς οἱ στέφανοι περιτίθενται, τὴν δὲ ὄπισθεν λαμβδοειδῆ, διότι τὸ σύμπαν αὐτῆς σχῆμα τῷ Λ γράμματι προσέοικεν. αὐτὸ δὲ τὸ τῶν ῥαφῶν σχῆμα τῷ Η μάλιστα ὡμοίωται γράμματι. αἱ μὲν δὴ τοῦ κατὰ φύσιν σχηματισμοῦ τοῦ κρανίου ῥαφαὶ τὸν εἰρημένον ἔχουσι τρόπον· αἱ δὲ τοῦ φοξοῦ κατὰ ταῦτα διάκεινται. τῆς μὲν ὄπισθεν ἀπολλυμένης ἐξοχῆς,

verum in praefenti dicetur. Ac primum quidem ad capitis figuram earum et polituram et numerum variare. Eft enim ipfius quae fecundum naturam eft figura, oblongae potiffimum fphaerae affimilis; alia vero, quae acuminata vocatur. Quae ergo fecundum naturam eft, et in anteriorem et in pofteriorem partem prominentior exiftit, quae tres in fe futuras habet; duas quippe transverfas, quarum altera ad occipitium fita eft, ad finciput altera; tertiam vero aliam praeter ipfas, per longitudinem capitis a media pofteriore in mediam anteriorem exporrectam. At anteriorem quidem coronalem nominant, quandoquidem in hac potiffimum parte capitis coronae circumponuntur; pofteriorem autem lambdoidem, quod tota ipfius figura Λ literae affimilis fit. At ipfa futurarum figura H maxime literae fimilis eft. Atque ejus quae fecundum naturam eft figurae cranii futurae eo quo dictum eft modo fe habent. Acuminatae vero ad hunc modum conftitutae funt. Quum quidem pofterior eminentia

καὶ ἡ λαμβδοειδὴς ῥαφὴ συναπόλλυται· τῆς δ᾽ ἔμπροσθεν, ἡ στεφανιαία. καὶ γίγνεται καθ᾽ ἑκάτερον αὐτῶν τὸ τῶν σωζομένων ῥαφῶν σχῆμα τῷ Τ γράμματι παραπλήσιον. ἀμφοτέρων δ᾽ ἀπολλυμένων τῶν ἐξοχῶν, αἱ σωζόμεναι δύο ῥαφαὶ πρὸς ὀρθὰς γωνίας ἀλλήλας τέμνουσιν εἰς ὁμοιότητα τῷ Χ γράμματι. τέτακται δὲ ἡ μὲν ἐγκαρσία κατὰ μέσην μάλιστα τὴν κεφαλὴν, ἡ δ᾽ ἑτέρα κατὰ τὸ μῆκος, ὄπισθεν πρόσω φερομένη, καθάπερ ἐπὶ τῶν ἄλλων ἁπάντων κρανίων. ἀεὶ μὲν γὰρ αὐτὴ διαφυλάττεται· μεταπίπτουσι δὲ αἱ λοιπαὶ, τῷ τῆς ὅλης κεφαλῆς σχήματι συναλλοιούμεναι. καὶ μὲν δὴ καὶ δύο ἕτεραι τῇδε παράλληλοι γραμμαὶ κατὰ τὸ μῆκός εἰσι τῆς κεφαλῆς, ὄπισθεν πρόσω φερόμεναι τῶν ὤτων ὑπεράνω. γεννῶνται δὲ καὶ αἵδε, δυοῖν ὀστοῖν ἀλλήλοις ὁμιλούντων, οὐ κατὰ ῥαφὴν, ὥσπερ τὰ πρόσθεν εἰρημένα. κατὰ βραχὺ γὰρ ἀπολεπτυνόμενον εἰς λεπίδα τὸ κατιὸν ἀπὸ τοῦ βρέγματος ὀστοῦν ὑποβέβληται τῷ κάτωθεν ἀπὸ τῶν ὤτων ἀνιόντι. καὶ διὰ τοῦτό τινες οὐδὲ ῥαφὰς ὠνόμασαν ἁπλῶς αὐτὰς, ἀλλ᾽ ἤτοι

perit, futura quoque lambdoides fimul aboletur. Ubi autem anterior *non adeft*, coronalis *etiam deperditur*, fitque fecundum ipforum utrumque remanentium futurarum figura T literae perfimilis; utrifque autem eminentiis pereuntibus, quae fuperfunt futurae duae ad rectos fefe angulos fecant in formam X literae. Sita autem eft transverfa quidem per medium potiffimum caput; altera vero per longitudinem a pofticis in antica tendit, quemadmodum in ceteris craniis omnibus. Haec enim femper fervatur, reliquae autem cum tota capitis figura variantes evertuntur. At fane duae quoque huic parallelae funt lineae, quae fecundum capitis longitudinem a pofterioribus in anteriora fupra aures ducuntur. Gignuntur autem etiam hae offibus duobus inter fe coëuntibus, non autem per futuram, ut quae ante dicta funt. Os enim, quod a fincipite defcendit, in fquamam paulatim attenuatum inferiori ab auribus afcendenti fubftratum eft. Proptereaque nonnulli ne futuras quidem eas fimpliciter nomina-

λεπιδοειδεῖς ῥαφὰς, ἢ λεπιδοειδῆ προσκολλήματα. καὶ ἡμῖν δὲ σαφοῦς ἕνεκα διδασκαλίας αἱ κατὰ τὰ ὦτα λεπιδοειδεῖς καλείσθωσαν ῥαφαί. ὡς εἶναι πέντε μὲν ἰδίας ῥαφὰς τῆς κεφαλῆς, τὴν λαμβδοειδῆ, τὴν στεφανιαίαν, τὴν κατὰ τὸ μῆκος εὐθεῖαν, τὰς παραλλήλους αὐτῇ δύο, τὰς ἐν τοῖς λεπιδοειδέσιν· ἄλλας δὲ κοινὰς δύο, πρός τε τὴν ἄνω γένυν καὶ πρὸς τὸ μέσον ἀμφοτέρων ὀστοῦν, ὅ τινὲς μὲν τῇ κεφαλῇ προσνέμουσι, τινὲς δὲ τῆς ἄνω γένυος εἶναί φασιν. ὁποῖον δέ τι τὴν ἰδέαν ἐστὶ τοῦτο, καὶ τὸ μέγεθος πηλίκον, ἐν τίνι τε μάλιστα τόπῳ κείμενον, ἤδη σοι δίειμι. τῶν πλευρῶν τῆς λαμβδοειδοῦς ῥαφῆς τὰ κάτω πέρατα προσεπεκτείνεται μέχρι τῆς βάσεως τῆς κεφαλῆς, μεταξὺ τῶν τε λιθοειδῶν ὀστῶν κατιόντα καὶ τῆς πρὸς τὸν πρῶτον σπόνδυλον διαρθρώσεως. ἐνταῦθα δὲ ἐπιζεύγνυσιν αὐτὰ γραμμή τις βραχεῖα, θέσιν ἐγκαρσίαν ἔχουσα. ταύτην μοι πρῶτον νόει κοινὴν τῆς τε κεφαλῆς καὶ τοῦ προκειμένου κατὰ τὴν διήγησιν ὀστοῦ. ἀναφερομένη γὰρ ἑκατέρωθεν ἐπὶ τὰς κατὰ τοὺς κροτάφους κοιλότητας εἰς ταὐτὸ ἀφι-

runt, fed vel fquamiformes futuras, vel fquamiformes agglutinationes; a nobis autem perfpicui documenti gratia quae ad aures funt lepidoides (*fquamiformes*) futurae vocentur. Adeo ut propriae quidem capitis futurae quinque fint, lambdoiformis, coronalis, per longitudinem recta, duae ipfi parallelae, quae in fquamiformibus offibus funt; aliae vero communes duae et fuperiori maxillae et medio utriusque offi fphenoidi, quod nonnulli capiti attribuunt, nonnulli (721) fuperioris effe maxillae efferunt. Id vero quale forma fit, et quantum magnitudine, et quo potiffimum in loco fitum, tibi jam refero. Inferiora laterum lambdoidis futurae extrema adufque bafin capitis protenduntur, et inter lapidofa offa et diarthrofin cum prima vertebra defcendunt. Hic vero jungit ea inter fe linea quaedam exigua, tranfverfam pofituram habens. Hanc primum mecum cogita tum capitis tum offis in narratione propofiti communem. Nam utrinque furfum tendens ad temporum cavitates eodem pervenit, quo ea quae

κνεῖται τοῖς καθήκουσιν ἐνταῦθα πέρασι τῆς στεφανιαίας ῥαφῆς. εἶτ᾽ ἐντεῦθεν αὖθις ἐπιστραφεῖσα πρὸς τὸ κάτω καὶ παρενεχθεῖσα εἰς τοὺς ἐσχάτους ὀδόντας ἀφικνεῖται πρὸς τὰ τῆς υπερώας, ἔνδον ἑαυτῆς συνάπτουσα τὸ περιοριζόμενον ὑπὸ τῆς προειρημένης ῥαφῆς ὀστοῦν, ὃ ὥσπερ τις σφὴν ἔγκειται μεταξὺ τῆς κεφαλῆς καὶ τῆς ἄνω γένυος. ὅσον μὲν ουν αὐτῆς ἐπὶ τὰ πέρατα τῆς στεφανιαίας ἀναφέρεται, κοινὸν τοῦτο πρὸς τὴν κεφαλήν ἐστιν· ὅσον δ᾽ ἑκατέρωσε κατέρχεται πρὸς τὴν ὑπερώαν, ὁ πρὸς τὴν ἄνω γένυν ὅρος ὑπάρχει τοῦ σφηνοειδοῦς ὀστοῦ· καλείσθω γὰρ οὕτω σαφοῦς διδασκαλίας ἕνεκεν. κατὰ τοῦτο τὸ ὀστοῦν αἱ πτερυγώδεις εἰσὶν ἀποφύσεις ἅμα ταῖς ἑκατέρωθεν αὐτῶν κοιλότησιν. ἡ δ᾽ ἑτέρα ῥαφὴ τῆς κεφαλῆς, [13] ἡ πρὸς τὴν ἄνω γένυν αὐτὴν ὁρίζουσα, τὴν ἀρχὴν μὲν ἐκ τῶν κατὰ τοὺς κροτάφους ἔχει κοιλοτήτων, ἵνα περ εἰς ταὐτὸ ἥκειν ἐλέχθη τοῖς τῆς στεφανιαίας πέρασιν ἡ κοινὴ κεφαλῆς καὶ τοῦ σφηνοειδοῦς ὀστοῦ ῥαφή. προέρχεται δ᾽ ἐντεῦθεν ἐπὶ τὰς χώρας τῶν ὀφθαλμῶν, καὶ διὰ μέσων αὐτῶν ἐνεχθεῖσα

hic conveniunt suturae coronalis extrema. Hinc etiam rursus deorsum versa et ad postremos dentes delata ad palatum pervenit, intra se comprehendens os id, quod ab ante dicta sutura circumscribitur, quod veluti cuneus quidam inter caput et superiorem maxillam insitum est. Hujus itaque suturae quicquid sursum ad coronalis extrema fertur, cum capitis osse commune est; quicquid vero ab utroque latere ad palatum descendit, ossis sphenoidis (*cuneiformis*) et superioris maxillae limes est. Ita namque ob perspicuam doctrinam appellatur. Huic ossi pterigodes (*alatae*) apophyses sunt una cum ipsarum utrinque cavitatibus. Altera autem capitis sutura, quae ipsum a superiori maxilla secernit, principium quidem habet e temporum cavitatibus, quo in idem venire cum coronalis extremis communis capitis et sphenoidis ossis sutura dicta est. Inde vero ad sedes oculorum procedit, perque medios ipsos delata ad superciliorum medium sibi ipsi

κατὰ τὸ μεσόφρυον ἑαυτῇ συνάπτει. καὶ δὴ καὶ τούτων οὕτως ἐχόντων, ἓξ ὀστᾶ γίγνεται τῆς ὅλης κεφαλῆς τὰ πάντα χωρὶς τοῦ σφηνοειδοῦς· δύο μὲν κατὰ τὸ βρέγμα, κοινὴν ἔχοντα ῥαφὴν, τὴν κατὰ τὸ μῆκος εὐθεῖαν· ἄλλα δὲ δύο τούτων κάτωθεν, ἓν καθ' ἑκάτερον οὖς· καὶ πέμπτον ἐπὶ τούτοις, τὸ κατ' ἰνίον· καὶ ἕκτον, τὸ κατὰ μέτωπον. ὁρίζουσι δὲ τὰ μὲν τοῦ βρέγματος ὄπισθεν μὲν αἱ πλευραὶ τῆς λαμβδοειδοῦς ῥαφῆς, ἔμπροσθεν δὲ ἡ στεφανιαία, κάτωθεν δὲ αἱ λεπιδοειδεῖς, ἄνωθεν δὲ ἡ κατὰ τὸ μῆκος εὐθεῖα· τὰ δ' ἐφεξῆς τῶνδε καθ' ἑκάτερον οὖς ἄνωθεν μὲν αἱ λεπιδοειδεῖς ἀφορίζουσιν, ὄπισθεν δὲ αἱ προσαυξήσεις τῶν πλευρῶν τῆς λαμβδοειδοῦς, ἔμπροσθεν δὲ ἡ κοινὴ τῆς τε κεφαλῆς καὶ τοῦ σφηνοειδοῦς. ἔστι δὲ τὰ μὲν τοῦ βρέγματος ὀστᾶ τετράπλευρα, ταυτὶ δὲ τὰ νῦν εἰρημένα τρίπλευρα. τὸ δὲ πέμπτον ὀστοῦν τῆς κεφαλῆς, τὸ κατ' ἰνίον, ὁρίζεται μὲν ὑπὸ τῆς λαμβδοειδοῦς ῥαφῆς ἅμα ταῖς προσαυξήσεσι καὶ τῆς ῥηθείσης ἐπιζευγνύναι ταύτας ῥαφῆς· περιέχει δὲ ἐν ἑαυτῷ τὸ μέγιστον τῶν τῆς κεφαλῆς

jungitur. Ac fane, quum ita fe haec habeant, fex offa efficiuntur totius capitis praeter fphenoides: duo quidem fincipitis communem habentia futuram longitudine rectam; alia vero duo his inferiora, unum ad quamque aurem; et quintum praeterea illud occipitis; et fextum id frontis. Terminant autem fincipitis quidem offa retro certe latera futurae lambdoidis; ante vero coronalis; inferne autem fquamiformes; fuperne denique illa per longitudinem recta. Pofthac quae deinceps ad utramque aurem funt, fupra quidem fquamiformes difcernunt; retro vero laterum lambdoidis accrementa; ante vero communis et capitis et fphenoidis futura. Sunt autem fincipitis quidem offa quadrilatera; haec vero, quae jam memorata funt, trilatera. Quintum autem os capitis, quod ad occipitium eft, futura quidem lambdoide una cum illis accrementis, et ea, quae ipfa adjungere dicta eft, futura terminatur. In fe autem maximum capitis foraminum, quod

τρημάτων, τὸ κατὰ τὸν πρῶτον σπόνδυλον. λοιπὸν δὲ τὸ κατὰ τὸ μέτωπον ὀστοῦν ἥ τε στεφανιαία περιορίζει ῥαφὴ καὶ ἡ κοινὴ τῆς κεφαλῆς πρὸς τὴν ἄνω γένυν. καὶ δὴ καὶ τῶν εἰρημένων ἓξ ὀστῶν τὰ μὲν τοῦ βρέγματος χαυνότατά τε καὶ ἀσθενέστατα τετύχηκεν ὄντα, πυκνότατον δὲ καὶ ἰσχυρότατον τὸ κατ᾽ ἰνίον, μέσον δὲ ἀμφοῖν τὸ κατὰ μέτωπον. ἑκάτερον δὲ τῶν λοιπῶν τῶν κατὰ τὰ ὦτα πολυειδὲς ὑπάρχει. τὸ μὲν γάρ τι μέρος αὐτῶν ὀνομάζεται λιθοειδὲς, ὥσπερ οὖν καὶ ἔστιν· ὁρίζεται δὲ τοῦτο τοῖς ἐπεκτεινομένοις πέρασι τῆς λαμβδοειδοῦς ῥαφῆς. ἐν τούτῳ καὶ ἡ στυλοειδὴς ἀπόφυσίς ἐστιν, ἣν ἐγὼ βελονοειδῆ τε καὶ γραφοειδῆ καλῶ, καὶ ἡ τὸν ἀκουστικὸν περιέχουσα πόρον. ἕτερον δὲ μέρος ἐφεξῆς τοῦδε τὸ κατὰ τὰς ἐκφύσεις ἐστὶ, τήν τε μαστοειδῆ καλουμένην καὶ προσέτι τὴν τοῦ ζυγώματος. καὶ τρίτον ἐπὶ τῷδε τὸ κατὰ τὸν κρόταφον. περὶ δὲ τῶν τρημάτων τῆς κεφαλῆς ἐν ταῖς τῶν ἀγγείων καὶ νεύρων ἀνατομαῖς εἰρήσεται. καὶ γὰρ γέγονεν ἐκείνων ἕνεκα,

ad primam eſt vertebram, continet. Reliquum autem os, quod in fronte eſt, et coronalis ſutura, et ea, quae capiti cum ſuperiori maxilla communis eſt, circumſcribit. Ac ſane et ſex quae memorata ſunt oſſium, illa quidem ſincipitis rariſſima et infirmiſſima ſunt, denſiſſimum autem firmiſſimumque, quod ad occipitium eſt, utrorumque intermedium illud frontis. Reliquorum autem, quae ad aures ſunt, utrumque multiforme eſt. Eorum namque pars quaedam lithoides (*petroſa*), ſicuti etiam eſt, nominatur. Id autem *os* protenſis lambdoidis ſuturae finibus terminatur. In eo et ſtyloides (*columniformis*) apophyſis eſt, quam ego et belonoidem (*acuiformem*) et graphoidem (*ſtyliformem*) voco, et ea, quae auditus meatum continet. Altera vero pars deinceps ea eſt, quae ad ecphyſes (*exortus*), *quarum* et eam maſtoidem (*mamillarem*) vocant, et illam zygomatis. Pars praeter has et tertia eſt ad tempora. De capitis autem foraminibus in vaſorum et nervorum diſſectionibus dicetur. Horum enim cauſa effecte

καὶ διέρχεται καθ᾽ ἕκαστον αὐτῶν ἢ ἀρτηρία τις, ἢ φλὲψ, ἢ νεῦρον, ἤ τινα τούτων, ἢ πάντα.

Κεφ. β΄. Τοῦ κροταφίτου μυὸς ὀστοῦν προβέβληται, λοξὴν κατὰ μέσον ἑαυτοῦ περιέχον ῥαφὴν, ὥστ᾽ εἶναι συνεχῆ τὴν μὲν ὄπισθεν ἅπασαν μοῖραν αὐτοῦ τῷ κατὰ τὸ οὖς ὀστῷ τῆς κεφαλῆς, τὴν δὲ ἔμπροσθεν τῷ κατὰ τὸν μικρὸν κανθὸν πέρατι τῆς ὀφρύος. ὀνομάζεται δὲ ὅλον τὸ ὀστοῦν τουτο ζύγωμα.

Κεφ. γ΄. Περὶ μὲν οὖν τῶν ἀφοριζουσῶν ῥαφῶν τὴν ἄνω γένυν ἀπο τε τῆς κεφαλῆς καὶ τοῦ σφηνοειδοῦς ὀστοῦ προείρηται· [14] περὶ δὲ τῶν κατ᾽ αὐτὴν τὴν γένυν ἐν τῷδε λεχθήσεται. πρότερον ἴσως ἄμεινόν ἐστι διηγήσασθαι τὸ τῆς ῥαφῆς ὄνομα, πῶς ἅπασι λέλεκται τοῖς νεωτέροις ἀνατομικοις. εἰώθασι γὰρ καὶ τὰς καθ᾽ ἁρμονίαν συνθέσεις ὀνομάζειν ῥαφὰς, καὶ τοῦτ᾽ εἰκότως πεπόνθασιν. οὐ γάρ ἐστιν ευρεῖν ἐπὶ πάντων ὁμοίως τῶν κρανίων τὴν πριονοειδῆ σύνθεσιν ἠκριβωμένην ἐν ἁπάσαις ταῖς ῥαφαῖς, ἀλλ᾽ ἐπὶ τῆς

ſunt, et per unumquodque ipſorum aut arteria quaedam, aut vena, aut nervus, aut horum aliqua, aut omnia transeunt.

Cap. II. Temporali muſculo praepoſitum eſt os, quod obliquam media ſui parte ſuturam continet, ut poſterior ejus pars tota capitis oſſi, quod ad aurem eſt, continens ſit, anterior autem extremitati ſupercilii ei, quae ad parvum eſt oculi angulum. Id autem os univerſum zygoma (*jugale*) nominatur.

Cap. III. Itaque de ſuturis, quae ſuperiorem maxillam et a capite et a ſphenoide oſſe diſcernunt, antea dictum eſt; nunc vero de iis, quae in ipſa maxilla ſunt, dicetur. Sed ſatius fortaſſis eſt ſuturae nomen explicare, quomodo a recentioribus omnibus anatomicis uſurpatum ſit. Nam et compoſitiones per harmoniam ſuturas nominare conſueverunt; idque merito accidit. Non enim in omnibus ſimiliter craniis ſerratam compoſitionem reperire licet exactam in ſuturis omnibus, ſed in eadem inter-

αὐτῆς ἐνίοτε συντάξεως τῶν ὀστῶν ἐν ἑτέρῳ μὲν κρανίῳ ῥαφήν ἐστιν ἰδεῖν, ἐν ἑτέρῳ δ' ἁρμονίαν. ἡμεῖς μέντοι πολλάκις ἐκκόψαντες ἔνια τῶν τοιούτων ὀστῶν ἀντεμβαίνοντα κατὰ τὸ βάθος ἀλλήλοις εὕρομεν, ὡς εἶναι ῥαφῇ μᾶλλον, οὐχ ἁρμονίᾳ τὴν σύνθεσιν αὐτῶν ὁμοίαν. ὥστε καὶ διὰ τοῦτο ῥαφὰς ὀνομάζειν οὐκ ἄν τις ὀκνήσειεν ἁπάσας αὐτάς. ἔστι δὲ πρώτη μὲν ἡ τῆς τοῦ ζυγώματος ἐκφύσεως ὑποκάτω. τελευτᾷ δ' αὐτῆς τὸ μὲν ἕτερον μέρος ὀπίσω φερόμενον εἰς τὴν ὑπ' αὐτῷ τῷ ζυγώματι κοιλότητα, συνάπτον ἐνταῦθα τῇ κοινῇ πρὸς τὸ σφηνοειδὲς ὀστοῦν ῥαφῇ· τὸ δὲ ἕτερον, ὄρθιον ἅμα καὶ λοξὸν ἀναφερόμενον ἐπὶ τὰς χώρας τῶν ὀφθαλμῶν, εἰς μέσην ἔρχεται τὴν κάτωθεν ἴτυν αὐτῶν, κᾄπειτ' ἐνταῦθα τριχῇ σχισθὲν, ἑνὶ μὲν τῶν μερῶν παρὰ τὸν μέγαν κανθὸν ἔξωθεν ἐπὶ τὸ μεσόφρυον ἀνέρχεται, ἑτέρῳ δ', ἐφεξῆς αὐτοῦ κειμένῳ, διὰ τῆς κοιλότητος ὑπὸ τὸν αὐτὸν κανθὸν ἐπὶ τὴν κοινὴν ἀφικνεῖται ῥαφὴν τῆς κεφαλῆς· ὥστε περιλαμβάνεσθαι καὶ τὸν κανθὸν μὲν αὐτὸν, καὶ τὸ φυσικὸν δὲ τρῆμα τὸ ὑποκείμενον αὐτῷ, μέγιστον ὑπάρχον

dum offium ftructura in altero quidem cranio futuram cernas, in altero vero harmoniam. Nos equidem faepenumero, excifis nonnullis offibus hujusmodi, in imo fefe mutuo ingredi invenimus, ut eorum compofitio futurae magis, non harmoniae fimilis effet; ita ut ob id futuras eas nominare omnes verendum fit nemini. Eft autem prima quidem ea zygomatis infra exortum, et definit pars quidem ipfius altera, quae retro fertur, in cavum id, quod fub ipfo eft zygomate, ibique cum ea quae fphenoidi offi communis eft futura committitur. Altera autem *portio*, recta fimul et obliqua ad fedes oculorum afcendens, in mediam ipforum inferiorem orbitam procedit, ac tum ibi tres in partes fciffa eft. Una quidem pars prope magnum angulum exterius ad medium fuperciliorum afcendit. Altera vero, quae proxime ipfam fita eft, per concavum (722) fub eundem angulum ad communem capitis futuram pervenit; ut comprehendatur et ipfe quidem angulus, atque naturale foramen, quod ipfi fubjacet,

ἁπάντων τῶν τῆδε τρημάτων, ὑπὸ τῶν εἰρημένων δύο ῥαφῶν. ἡ δὲ τρίτη μοῖρα τῆς εἰρημένης σχίσεως, ὑπερβαίνουσα τὸν κάτωθεν ἄμβωνα τῆς χώρας τοῦ ὀφθαλμοῦ, πρὸς τὸ βάθος ἔσω φέρεται, κἀνταῦθα συνάπτει τῇ κοινῇ ῥαφῇ τῆς κεφαλῆς. ὡς γίγνεσθαι τρία καθ᾿ ἑκάτερον μέρος ἐξ ἀριστερῶν τε καὶ δεξιῶν ὀστᾶ τῆς ἄνω γένυος οἷς συντέτακται τῇ κεφαλῇ. μέγιστον μὲν οὖν αὐτῶν ἐστι τὸ κατὰ τὸ ζύγωμα· καὶ γὰρ καὶ τοῦ κροτάφου τι συνεπιλαμβάνει, καὶ τῆς ὀφρύος, καὶ τῆς χώρας τῶν ὀφθαλμῶν, καὶ τὸν μικρὸν κανθὸν ὅλον ἐν ἑαυτῷ περιλαμβάνει, μέχρι τοῦ καλουμένου μήλου καθῆκον. ἑξῆς δ᾿ αὐτῷ καὶ θέσει καὶ μεγέθει τὸ κατ᾿ αὐτόν ἐστι τὸν ὀφθαλμὸν, ἐν ᾧ περιέχεται τὰ πρὸς τὴν ἄνω γένυν ἀφικνούμενα νεῦρα. σμικρότατον δ᾿ ἁπάντων ὑπάρχει τὸ περὶ τὸν μέγαν κανθόν. ἔνιοι δὲ τῶν ἀνατομικῶν ἓν εἶναι γράφουσι τὰ τρία ταῦτα, τὰς εἰς τὴν ῥίζαν τῶν ὀφθαλμῶν ἀποσχιζομένας δύο ῥαφὰς ἢ μηδόλως εἰδότες, ἢ παραλείποντες ἑκόντες, ὡς μικρά. ὑπὸ δὲ τούτοις ἅπασι καθ᾿ ἑκάτερον μέρος ἓν ὀστοῦν ἐστι, τοῖς

omnium quae hic ſunt foraminum maximum ſub dictis ſuturis duabus eſt. Tertia denique portio illius ſciſſurae, inferiorem ſedis oculi ambitum tranſcendens, ad imum intro fertur, ibique communi ſuturae capitis committitur. Itaque tria ſunt in utraque parte a dextra et ſiniſtra ſuperioris maxillae oſſa, quibus capiti committitur. Horum igitur maximum eſt id zygomatis. Nam et temporis nonnihil, et ſupercilii, et ſedis oculorum comprehendit, et parvum angulum univerſum in ſe continet ad id usque, quod malum vocatur, procedens. Secundum autem et ſitu et magnitudine eſt id, quod in oculo, in quo, qui ad ſuperiorem maxillam deveniunt nervi, continentur. Minimum autem omnium exiſtit, quod circa magnum angulum eſt. Nonnulli autem anatomici tria haec unum eſſe ſcribunt, quod geminas, quae ad oculorum radicem ſeparantur, ſuturas aut prorſus non videant, aut de induſtria tanquam res exiguas praetermittant. Sub his autem omnibus ad utramque partem os unum inſignis magnitudi-

εἰρημένοις τρισὶν ὑποτεταγμένον, ἀξιόλογον τῷ μεγέθει. καὶ γὰρ καὶ τὸ μῆλον ὀνομαζόμενον τούτου μόριόν ἐστι, καὶ τὰ τῶν ὀδόντων ἁπάντων φάτνια πλὴν τῶν τομέων. ὁρίζουσι δ' αὐτὰ ῥαφαὶ τέσσαρες· ἄνωθεν μὲν, ἣν ὀλίγον ἔμπροσθεν εἴπομεν ἀπὸ τοῦ ζυγώματος ἐπὶ τὸ μεσόφρυον ἀναφέρεσθαι· κάτωθεν δὲ ἡ κατὰ μέσον τὸν οὐρανίσκον εὐθεῖα· δύο δὲ λοιπαὶ ταύτας ἐπιζευγνύουσιν, ἥ τε ἀπὸ τοῦ μεσοφρύου μὲν ἀρχομένη, παρὰ δὲ τὴν ῥῖνα φερομένη καὶ μεταξὺ τοῦ τε κυνόδοντος ὀνομαζομένου καὶ τῶν τομέων διεκπίπτουσα, καὶ ἄλλη, μέρος μέν τι αὐτῶν ἔχουσα τῇ κοινῇ τοῦ σφηνοειδοῦς, ὅσον ἐν κύκλῳ περιθεῖ τὸν ἔσχατον ὀδόντα, τὸ λοιπὸν δὲ ἴδιον, ἄχρι τοῦ συνάψαι τῇ κατὰ τὸν ουρανίσκον εὐθείᾳ ῥαφῇ. τουτοις δὲ τοῖς ὀστοῖς, μεγίστοις οὖσιν, ὡς εἴρηται, δύο ἕτερα παράκειται μικρά, καθ' ἃ καὶ συντέτρηται πρὸς ὑπερῴαν η ῥίς. [15] ὅροι δ' αὐτῶν εἰσι ἥ τ' ἰδία μοῖρα τῆς προειρημένης ῥαφῆς, ἥ τ' ἐγκαρσία τοῦ σφηνοειδοῦς ὀστοῦ, ἡ μεταξὺ τῶν ἐσχάτων ὀδόντων. αυται μὲν ουν τῶν περιεχόντων αυτὰ χωρίζουσιν,

nis tribus dictis fubjunctum eft. Etenim et quod malum nominant, ejus portio exiftit, et omnium dentium, exceptis inciforibus, alveoli. Haec autem terminant futurae quatuor; fupra quidem ea, quam paulo ante a jugali ad medium fuperciliorum afcendere diximus; infra vero ea recta, quae per medium palatum *procedit*. At reliquae duae has copulant, alia, quae a medio quidem fupercilii incipit, ad nares autem fertur, interque caninum, quem vocant, dentem et inciforios dilabitur, et alia partem quidem ipfarum aliquam habet cum communi fphenoidis, quantum in circuitu extremum dentem ambit, reliquam vero propriam, quoad cum recta palati futura coïerit. His autem offibus, quae maxima funt, ut dictum eft, alia duo exigua adjacent, ad quae et nafus ad palatum perforatus eft. Eorum autem fines funt et propria portio praedictae futurae, et transverfa offa fphenoïdis, quae inter extremos eft dentes. Iftae igitur ea fe-

ἀλλήλων δὲ κατὰ τὴν εὐθεῖαν τὴν ἐν οὐρανίσκῳ ῥαφὴν διώρισται.

Κεφ. δ'. Καὶ μὴν καὶ τὰ τῆς ῥινὸς ὀστᾶ δύο ἐστὶν, ἀφοριζόμενα ταῖς ἀπὸ τοῦ μεσοφρύου καθηκούσαις ῥαφαῖς, ἃς ἄρτι τριττὰς τὰς πάσας ἠρίθμησα κατὰ τὴν τῶν μεγίστων ὀστῶν διήγησιν. ἔστι δὲ καὶ κατ' αὐτὴν τὴν ῥῖνα τρίτη τις ἄλλη παρ' αὐτὰς ῥαφὴ, κοινὴ τῶν ἰδίων αὐτῆς ὀστῶν, ἀπὸ τοῦ μεσοφρύου μὲν ἀρχομένη, φερομένη δ' εὐθεῖα δι' ὅλης αὐτῆς. τὸ κάτω δὲ τῶν ὀστῶν τούτων πέρας ἐπίφυσιν ἔχει χονδρωδῶν σωμάτων λεπτῶν, ἃ καλεῖται πτερύγια. λοιπὸν δ' ἐστὶν ἓν ὀστοῦν ἐπὶ τῷ πέρατι τῆς γένυος, ἐν ᾧ τῶν τομέων ὀδόντων αἵ ῥίζαι τε καὶ τὰ φάτνια περιέχονται. φαίνεται δὲ ὡς τὰ πολλὰ μὲν ἁπλοῦν τοῦτο δι' ἀκρίβειαν ἁρμονίας τῶν συντιθέντων αὐτό. ποτὲ μὲν δὴ καὶ σαφῶς ἐν τοῖς ἐπιπλεῖον ἐξηρασμένοις σκελετοῖς ἡ ῥαφὴ φαίνεται, κατ' εὐθεῖαν τεταμένη τῇ δι' ὅλου τοῦ οὐρανίσκου φερομένῃ. δῆλον οὖν ἤδη γέγονεν, ὡς εὐλόγως

cernunt ab ambientibus, inter fe autem recta palati futura dirimuntur.

Cap. IV. Equidem nafi quoque offa duo funt, quae a futuris a medio fuperciliorum defcendentibus difcernuntur. Has paulo ante in maximorum offium narratione duplices cunctas numeravi. Eft enim et in nafo ipfo tertia quaedam alia praeter eas futura propriorum ipfius offium communis, quae a medio quidem fuperciliorum incipit, recta autem per totum nafum fertur. Inferius vero horum offium extremum epiphyfin habet cartilagineorum corporum tenuium, quae alae vocantur. Supereft autem os unum in extremo maxillae, in quo tum inciforum dentium radices, tum alveoli continentur. Id autem fimplex quidem ut plurimum apparet propter finceram offium ipfum componentium harmoniam. At fane interdum, et manifefte in admodum exiccatis fceletis futura confpicitur, e directo porrecta ei, quae per totum palatum fertur. Perfpicuum igitur jam eft, jure in con-

διαπεφώνηται τὸ πλῆθος τῶν ὀστῶν τῆς ἄνω γένυος. ἔνιοι μὲν γὰρ οὐχ ἕξ, ἀλλὰ δύο τὰ πρῶτα πάντων ἀριθμοῦσι, τὰ κατ᾿ αὐτοὺς τοὺς ὀφθαλμοὺς ἔνδον, τὰ σμικρὰ παραλιπόντες. ἔνιοι δὲ καὶ τὰς κάτω συντρήσεις τῆς ῥινὸς τοῖς μεγάλοις προσνέμουσιν. εἰσὶ δὲ καὶ οἳ χωρίζουσι μὲν ἐκείνων, ἓν δὲ ἄμφω ποιοῦσιν αὐτά. καὶ δὴ καὶ τὸ κατ᾿ ἄκραν τὴν γένυν, ὡς εἴρηται, τινὲς μὲν ἁπλοῦν εἶναί φασιν, ἔνιοι δὲ ἐκ δυοῖν συγκεῖσθαι. καὶ πρὸ τούτων ἁπάντων τὸ σφηνοειδὲς οἱ πλεῖστοι συναριθμοῦσι τοῖς τῆς ἄνω γένυος ὀστοῖς. ὥστε, εἰ μὲν τὰ πλεῖστά τις ἀποφαίνεσθαι βούλοιτο, πέντε καὶ δέκα καθ᾿ ὅλην εἶναι τὴν ἄνω γένυν, εἰ δὲ εἰς ἐλάχιστον ἀριθμὸν συστέλλοι, μὴ πλείω τῶν ὀκτώ. καὶ δὴ καταλέξω πάντα ἐφεξῆς, ἀπὸ προτέρας ἀρξάμενος τῆς εἰς τὰ πέντε καὶ δέκα διαιρέσεως. ἓξ μὲν ἔσται τὰ πρῶτα ῥηθέντα, περιεχόμενα δὲ ὑπὸ τῆς κοινῆς τῇ κεφαλῇ ῥαφῆς, καὶ τῆς μὲν ἀπὸ τῶν κροτάφων ὑπὸ τὸ ζύγωμα καὶ τὰ κάτω βλέφαρα τῶν ὀφθαλμῶν ἐπὶ τὸ μεσόφρυον αναφερομένης. δύο δ᾿ ἐφεξῆς αὐτῶν τὰ μεγάλα, καθ᾿ ἃ καὶ τὰ μῆλα

troverfiam veniffe numerum offium maxillae fuperioris. Nonnulli etenim non fex, fed duo prima omnium numerant, parvula illa, quae intus in oculis funt, praetereuntes. Quidam vero ea, quae ad nafi foramina funt, magnis *offibus* afcribunt. Sunt vero et qui haec ab illis quidem feparent, fed unum ambo ipfa faciant. Illud etiam, quod in fumma eft maxilla fuperiore, uti dictum eft, quidam fimplex effe dicunt, quidam ex duobus conftitutum effe offibus; praeque his omnibus fphenoïdes plurimi fuperioris maxillae offibus adnumerant; adeo ut, fi plurima quis ea pronunciare velit, quindecim in fuperiore maxilla fint, fi vero ad minimum numerum cogat, non plura quam octo. Ac fane omnia ordine percenfebo, a prima orfus divifione, quae in quindecim eft. Sex quidem erunt, quae prima dicta funt, quaeque a communi capitis futura et ab ea, quae a temporibus fub offe jugali et inferioribus oculorum palpebris ad medium fuperciliorum afcendit, continentur. At duo deinceps ex his magna,

καὶ τοὺς ὀδόντας ὀλίγου δεῖν ἅπαντας ἔφαμεν ἐγκεῖσθαι. καὶ δύο ἄλλα, τὰ κατὰ τὰς τῆς ῥινὸς συντρήσεις. εἶτα πρὸς τούτοις ἄλλα δύο, τὰ τῆς ῥινὸς αὐτῆς. εἶτ᾽ ἐπ᾽ αὐτοῖς ἄλλα δύο κατ᾽ ἄκραν τὴν γένυν, ἐν οἷς οἱ τομεῖς ὀδόντες. καὶ πρὸ τούτων ἁπάντων τὸ σφηνοειδὲς, ἄζυγὲς ὂν ἐν ἅπασι μόνον. ἡ δ᾽ εἰς ὀκτὼ τὰ πάντα τῆς ἄνω γένυος ὀστῶ διαίρεσις ᾧδε ἔχει. τὰ μὲν ἓξ τὰ πρῶτα δύο ἀριθμεῖται· τὸ δὲ κατ᾽ ἄκραν τὴν γένυν ἓν, ὥσπερ καὶ τὸ κατὰ τὰς συντρήσεις τῆς ῥινός· αὐτῆς δὲ τῆς ῥινὸς ἴδια δύο· καὶ λοιπὰ δύο τὰ μέγιστα τῶν ἐν ὅλῃ τῇ γένυϊ, τὰ κατὰ τὰ μῆλά τε καὶ τοὺς ὀδόντας, ὀλίγου δεῖν, ἅπαντας, ὡς ἔμπροσθεν εἴρηται· καὶ τὸ σφηνοειδὲς, ἄζυγὲς ὂν ἐν ἅπασι μόνον.

Κεφ. ε΄. Ἐν τοῖς ὀστοῖς ἀριθμητέον ἐστὶ καὶ τοὺς ὀδόντας, εἰ καί τισι τῶν σοφιστῶν οὐ δοκεῖ. καίτοιγε δίκαιοι ἦσαν, εἰ μὴ τοῦτο καλεῖν [16] αὐτοὺς ἐπιτρέπουσιν ἡμῖν, ἑτέραν δοῦναι προσηγορίαν αὐτοῖς. ὅτι μὲν γὰρ οὔτε χόνδρους, οὔτε ἀρτηρίας, οὔτε φλέβας, οὔτε νεῦρα

in quibus et malas et dentes prope omnes fitos effe diximus. Duo quoque alia, quae ad nafi foramina. Tum praeter ifta alia duo ipfius nafi. Deinde alia infuper duo in maxillae extremo, in quibus dentes incifores, praeque iis omnibus fphenoïdes folum in omnibus non conjugatum. At divifio in octo univerfa maxillae fuperioris offa ad hunc fe modum habet. Sex quidem illa prima duo numerantur; unum, quod in extrema eft maxilla; quemadmodum et id, quod ad nafi eft foramina; ipfius autem nafi propria duo; et reliqua *omnium* in tota maxilla offium maxima, quae ad malas et dentes prope omnes, ut antea dictum eft; et fphenoïdes, quod folum ex omnibus conjugationis eft expers.

Cap. V. Inter offa et dentes numerandi funt, tametfi fophiftis quibusdam non placet. Quod fi ipfos ita vocare nobis non concedant, aliud tamen eis dare nomen jure tenebantur. Neque enim cartilagines, neque arterias, neque venas, neque nervos eos decenter nominandos effe, pla-

προσῆκεν ὀνομάζειν αὐτοὺς, ἄντικρυς δῆλον· πολὺ δὲ δὴ μᾶλλον, οὔτε πιμελὰς, ἢ τρίχας, ἢ σάρκας, ἢ ἀδένας, οὐδ᾽ ἄλλο οὐδὲν ἁπλῶς τῶν κατὰ τὸ σῶμα μορίων. εἴπερ οὖν μήτ᾽ ἐν τῇ τῶν φλεβῶν ἀνατομῇ, μήτ᾽ ἐν τῇ τῶν ἀρτηριῶν, μήτ᾽ ἐν τῇ τῶν νεύρων, ἢ μυῶν, ἢ σπλάγχνων ἐροῦμεν ὑπὲρ αὐτῶν, ἀλλὰ μηδὲ ἐν τῇ νῦν ἐνεστώσῃ τῇ περὶ ὀστῶν, οὐδ᾽ ὅλως ἐροῦμεν οὐδέποτε περὶ αὐτῶν. τοῖς μὲν δὴ σοφισταῖς μακρὰν χαίρειν ῥητέον. ὀδόντες δ᾽ ἑκκαίδεκα ὑπάρχουσι καθ᾽ ἑκατέραν τὴν γένυν, ἔμπροσθεν μὲν τέσσαρες, οἱ τομεῖς ὀνομαζόμενοι, μονόῤῥιζοι πάντες· ἐφεξῆς δὲ αὐτῶν ἑκατέρωθέν εἰσιν οἱ κυνόδοντες, μονόῤῥιζοι καὶ αὐτοί· εἶθ᾽ οἱ γόμφιοι τούτων ἑξῆς ἑκατέρωθεν πέντε, τρίῤῥιζοι μὲν οἱ ἐν τῇ ἄνω γένυϊ, δυοῖν δὲ ῥιζῶν οἱ ἐν τῇ κάτω. πλὴν πολλάκις εὑρίσκονται τετράῤῥιζοι μέν τινες τῶν ἄνω, τρίῤῥιζοι δὲ τῶν κάτω, καὶ μάλιστα οἱ πρῶτοι πάντων ἔσωθεν δύο, σπανιώτερον δὲ ὁ τρίτος. τισὶ δὲ οὐ πέντε καθ᾽ ἑκάτερον, ἀλλὰ τέσσαρες ἢ ἓξ ἔφυσαν οἱ γόμφιοι. καλοῦνται δὲ οὐχ οὕτω μόνον, ἀλλὰ καὶ μύλαι θη-

num utique eſt; multo vero minus adipes, aut pilos, aut carnes, aut glandulas, aut ullas ſimpliciter alias corporis partes. Ergo ſi neque in venarum anatome, neque in arteriarum, neque in nervorum, aut muſculorum, aut viſcerum de ipſis agemus, neque etiam in hac quae jam inſtat oſſium, (723) neque prorſus de ipſis dicemus. His equidem Sophiſtis longum valere dicendum eſt. Dentes vero ſexdecim in utraque maxilla ſunt; ante quidem quatuor, qui inciſores nominantur, ſingulis radicibus omnes nixi. His vero deinceps utrinque ſunt canini dentes, ipſique unica fulti radice. Qui deinde eos ſequuntur maxillares, utrinque quini, triradices quidem, qui in ſuperiore maxilla, biradices vero ii, qui in inferiore, his exceptis, qui ſaepe reperiuntur quadriradices quidam ex ſuperioribus, ex inferioribus autem triradices, maximeque illi omnium primi interiores duo, rarius vero tertius. Nonnullis autem non utrinque quini, ſed quatuor aut ſex maxillares orti ſunt. At non ſolum ſic vocantur, ſed

λυκῶς, ἐκ μεταφορᾶς, οἶμαι, τοὔνομα λαβόντες, ὅτι τρίβομεν ἐν αὐτοῖς καὶ λειοῦμεν τὰ σιτία, καθάπερ ταῖς μύλαις τοὺς Δημητρίους καρπούς. ἀλλὰ καὶ οἱ κυνόδοντες, ὁμοιότατοι τοῖς τῶν κυνῶν ὑπάρχοντες, ἀπ᾽ ἐκείνων ὠνομάσθησαν. οἱ δὲ τομεῖς ἀπὸ τοῦ τέμνειν αὐτοὺς, ὥσπερ σμίλη, ὅσα δύναται τέμνεσθαι σιτία. δύναται δὲ δηλονότι τὰ μαλακὰ, πρὸς ἃ δὴ γεγόνασιν ὑπὸ τῆς φύσεως, ὥσπερ καὶ πρὸς τὰ σκληρὰ τοὺς κυνόδοντας ἐποίησεν, οὐ τέμνειν, ἀλλὰ θλᾷν ἱκανῶς. γεγόμφωνται δ᾽ ἅπαντες ἐν τοῖς τῶν φατνίων βοθρίοις. φάτνια μὲν γὰρ αὐτὰ τὰ περιέχοντα αὐτοὺς ὀστᾶ, βόθρια δὲ αἱ κοιλότητες, ἐν αἷς ἐμπεπήγασιν, ὀνομάζονται. μετειλήφασι δὲ τῶν ἀπὸ ἐγκεφάλου νεύρων τῶν μαλακῶν ὀδόντες μόνοι τῶν ἄλλων ὀστῶν, ὅθεν περ καὶ σαφῶς αἰσθάνονται μόνοι.

Κεφ. ϛʹ. Οὐδὲ τὸ τῆς κάτω γένυος ὀστοῦν ἐστιν ἁπλοῦν, ὡς ἄν τῳ δόξειεν. ἑψόμενον γὰρ καὶ τοῦτο διαλύεται κατ᾽ ἄκρον τὸ γένειον, ὡς φαίνεσθαι σαφῶς, ὅτι συνεπεφύκει. τὸ δὲ ἀντεινόμενον ὡς ἐπὶ τὴν κεφαλὴν αὐτοῦ

et molae femineo genere *seu molares*, nomine, opinor, ex translatione sumpto, quod iis cibos teramus et comminuamus, veluti molis Cereales fruges. Sed et canini dentes, canum dentibus persimiles, ab iis sunt nominati. At incisorii, quod ii incidant, ut cultello, quicunque cibi incidi possunt. Possunt autem molles videlicet, ad quos a natura facti sunt; quemadmodum et ad duros caninos dentes construxit, non ad incidendum, sed ad confringendum idoneos. Omnes autem in alveolorum fossulis ceu clavi impacti sunt. Nam alveoli ossa, quae ipsos continent, fossulae vero cava, in quibus infixi sunt, nominantur. Participes vero sunt nervorum mollium, qui a cerebro, dentes soli e reliquis ossibus; unde et soli manifeste sentiunt.

Cap. VI. Neque maxillae inferioris os simplex est, ut cuipiam videatur; id namque coctum in mento summo laxatur, ut id coaluisse manifeste conspiciatur. At pars ejus, quae sursum velut ad caput tendit, in duo ex-

μέρος εἰς δύο τελευτᾷ πέρατα. καὶ τούτων τῶν περάτων τῷ μὲν ὀξεῖ τὸν ἐκ τοῦ κροταφίτου μυὸς καθήκοντα δέχεται τένοντα· τῷ δὲ ἑτέρῳ διαρθροῦται πρὸς τὸ τῆς κεφαλῆς ὀστοῦν ὑπὸ τὴν ἀπόφυσιν τὴν μαστοειδῆ, κονδυλώδει τινὶ περιφερείᾳ κατὰ τῆς ἐνταῦθα γληνοειδοῦς κοιλότητος ἐπιβεβηκός.

Κεφ.' ζ'. Τῆς ὅλης ῥάχεως οἱ σπόνδυλοι τέσσαρες ἐπὶ τοῖς εἴκοσιν ὑπάρχουσι. παρὰ φύσιν γὰρ ἤδη τὸ πλέον καὶ τοὔλαττον, ὥσπερ καὶ αἱ φοξαὶ κεφαλαί. διαιρεῖται δὲ ἡ σύμπασα σύνταξις αὐτῶν εἰς τράχηλόν τε καὶ νῶτον, καὶ ὀσφὺν, καὶ ἱερὸν ὀστοῦν. ὁ μὲν οὖν τράχηλος ἔζευκται τῇ κεφαλῇ· ὁ δὲ νῶτος ἐφεξῆς τούτῳ τέτακται, τηλικοῦτος ὑπάρχων τὸ μῆκος, ἡλίκος περ [17] ἂν ᾖ καὶ ὁ θώραξ. ὅσον δὲ ὑπόλοιπον κάτω, τοῦτο ὀσφὺς ὀνομάζεται. κατὰ δὲ τὸ πέρας αὐτοῦ τὸ καλούμενον ἱερὸν ὀστοῦν ἔχει· ἔνιοι δὲ πλατὺ προσαγορεύουσιν αὐτό. σπόνδυλοι δὲ κατὰ μὲν τὸν τράχηλον ἑπτὰ τὸν ἀριθμὸν ὑπάρχουσι, κατὰ δὲ τὸν νῶτον δώδεκα, κατὰ δὲ τὸν ὀσφὺν πέντε. περὶ πρώτων

trema desinit. Et horum extremorum acuto quidem manantem a temporali musculo tendonem recipit; altero autem ad os capitis sub mammulam apophysim ut tuberculo quodam rotundo ibi in glenoidem cavitatem diarthrosi recipitur.

Cap. VII. Spinae totius quatuor et viginti vertebrae sunt; quibus plures aut pauciores, praeter naturam sunt, ut capita acuminata. Universa autem eorum structura in cervicem, dorsum, lumbos et sacrum os dividitur. Cervix itaque capiti jungitur. Dorsum autem deinceps locatum est, tantum longitudine, quantus et thorax fuerit. Quod infra reliquum subest, id lumbi appellantur: ad quorum extremum, quod os sacrum vocatur, situm habet; quidam autem id latum nominant. At vertebrae quidem in cervice septem numero sunt; in dorso vero duodecim; in lumbis autem quinque. De primis

οὖν εἰρήσεται τῶν κατὰ τὸν αὐχένα. διαφέρει γὰρ οὐδὲν, ἢ τράχηλον, ἢ αὐχένα προσαγορεύειν αὐτόν.

Κεφ. η'. Τῶν κατὰ τὸν αὐχένα σπονδύλων οἱ πρῶτοι μὲν δύο διήρθρωνται πάντη· τῶν δὲ ἄλλων τῶν πέντε τὸ πρόσω μέρος ἰσχυρὸς συμφύει δεσμός. οὐ γὰρ δὴ διὰ χόνδρου γε συμφύονται, καθάπερ οἴονταί τινες· ἀλλ᾽ ὁ τὰς τοῦ νωτιαίου δύο μήνιγγας ἔξωθεν περιλαμβάνων χιτὼν, εἰς τὴν μεταξὺ χώραν αὐτῶν παρεμπίπτων, κοινὸς ἀμφοτέρων γίνεται δεσμός. οὕτω δὲ καὶ κατὰ πάντας ἔχει τοὺς σπονδύλους πλὴν τῶν πρώτων δυοῖν, ὡς εἰρήσεται. διττῶν δὲ οὐσῶν κινήσεων τῆς κεφαλῆς, τῆς μὲν ἐπινευόντων τε καὶ ἀνανευόντων, τῆς δὲ ἐν τῷ περιάγειν ἐφ᾽ ἑκάτερα, τὴν μὲν προτέραν ἡ τοῦ δευτέρου σπονδύλου πυρηνοειδὴς ἀπόφυσις ἐργάζεται μάλιστα, τὴν δὲ ἑτέραν ἡ τοῦ πρώτου πρὸς τὰ κορωνὰ τῆς κεφαλῆς διάρθρωσις. ἀλλ᾽ αὗται μὲν διὰ τῶν πλαγίων γίγνονται μερῶν τοῦ τε πρώτου σπονδύλου καὶ αὐτῆς τῆς κεφαλῆς· ἡ δὲ πυρηνοειδὴς ἀπόφυσις ἀνάντης

itaque dicetur, quae in cervice exiſtunt. [Nihil enim refert cervicem eam collumve appellare.

Cap. VIII. Quae in cervice ſunt vertebrae, earum primae quidem duae per diarthroſin undique articulantur, aliarum vero quinque anteriorem partem robuſtum ligamentum per ſymphyſin nectit. Non enim certe per cartilaginem coaleſcunt, ut nonnulli arbitrantur; ſed ea membrana, quae geminas ſpinalis medullae meningas foris ambit, in mediam ipſarum ſedem incidens, commune utrisque vinculum fit. Ita vero ſe habet in vertebris omnibus, duabus primis exceptis, uti demonſtrabitur. Quum autem duplex ſit motus capitis, alter quidem et annuendi et abnuendi, alter vero utramque in partem circumagendi, priorem quidem ſecundae vertebrae pyrenoides (*turbinata*) apophyſis potiſſimum efficit; alterum vero ſecundae vertebrae cum capitis coronis diarthroſis. Sed iſti quidem per transverſas partes fiunt tum primae, tum capitis ipſius. At pyrenoides apophyſis acclivis eſt qui-

μέν ἐστιν, ἀπὸ δὲ τῶν προσθίων ἀρχομένη μερῶν τοῦ δευτέρου σπονδύλου συνδεῖται τῇ κεφαλῇ διά τινος εὐρώστου τε ἅμα καὶ στρογγύλου συνδέσμου. καὶ δὴ καὶ χώραν ἐπιτήδειον ὁ πρῶτος σπόνδυλος αὐτῇ παρέχει, καθ᾽ ἣν ἀσφαλῶς στηρίζεται, καί τις ἕτερος ἐγκάρσιος δεσμὸς, ἐν αὐτῷ τῷ πρώτῳ σπονδύλῳ γενόμενος, ἔσωθεν ἐπιβέβληται κατ᾽ αὐτῆς. ἔνιοι μὲν ταύτην ὀδοντοειδῆ καλοῦσιν ἀπόφυσιν· Ἱπποκράτης δὲ καὶ ὅλον τὸν δεύτερον σπόνδυλον ὀδόντα προσηγόρευσεν ἀπ᾽ αὐτῆς. ἔχει δὲ καὶ ἄλλας ὁ πρῶτος σπόνδυλος δύο κοιλότητας ἐπιπολαίας γληνοειδεῖς ἐν τοῖς κάτω μέρεσιν αὐτοῦ, παραπλησίας ταῖς ἄνωθεν. εἰσὶ δὲ εἰκότως αἱ μὲν ἄνωθεν μείζους, ἃς ἂν τῇ κεφαλῇ διαρθρούμεναι, μικρότεραι δὲ αἱ κάτωθεν, αἷς περιβέβληκε τὸν δεύτερον σπόνδυλον. ἔστι δὲ ὁ μὲν πρῶτος εὐρύτατός τε ἅμα καὶ ἰσχνότατος, ὁ δὲ ἐφεξῆς αὐτοῦ στενώτερος μὲν, ἀλλ᾽ ὅμως εὐρωστότερος. οὕτω δὲ καὶ οἱ ἄλλοι πάντες οἱ μετ᾽ αὐτόν. ἐφ᾽ ὅσον γὰρ ὁ νωτιαῖος, εἰς τὰς τῶν νεύρων ἀποφύσεις καταναλισκόμενος, ἰσχνότερος ἑαυτοῦ γίνεται, ἐπὶ τοσοῦτο καὶ

dem, verum ab anterioribus partibus fecundae vertebrae proficifcens capiti praevalido quodam fimulque rotundo ligamento convincitur. Ac fane et idoneum ipfi locum prima vertebra praebet, in quo tuto fulcitur; et transverfum quoddam aliud ligamentum, in prima ipfa vertebra ortum, intro ipfi adjectum eft. Nonnulli quidem odontoidem (*dentiformem*) hanc apophyfin vocant: Hippocrates vero totam etiam fecundam vertebram dentem ab ea appellavit. Habet autem et alias prima vertebra cavitates duas fuperficiarias glenoides in inferioribus fui partibus, iis, quae fuperiores finit, affimiles. Sunt autem merito fuperiores quidem majores, ut quae capiti per diarthrofin articulantur; minores autem infernae, quae fecundam vertebram admittunt. Eft autem prima quidem et latiffima et tenuiffima; fecunda autem ordine anguftior quidem, fed tamen robuftior; atque fic caeterae poft eam omnes. Quanto enim fpinae medulla, in nervorum apophyfes confumpta, fe ipfa fit tenuior, tanto et inferio-

αἱ τῶν κατωτέρω σπονδύλων εὐρύτητες ἐλαττοῦνται· ἑκάστη γὰρ ἴση τῷ πάχει τοῦ περιεχομένου καθ' ἑαυτὴν ὑπάρχει νωτιαίου. τουτὶ μὲν οὖν κοινὸν ἅπασι τοῖς σπονδύλοις ἐστὶν, ὥσπερ γε καὶ αἱ εἰς τὸ πλάγιον ἀποφύσεις, ἔτι τε πρὸς ταύταις ἀνάντεις τε καὶ κατάντεις ἀποφύσεις, καθ' ἃς πρὸς ἀλλήλους διαρθροῦνται· τῶν δὲ ἄλλων τὰ μὲν πλεῖστα κοινὰ, διαφέροντα δὲ ὀλίγα, περὶ ὧν ἐφεξῆς ἐρῶ. τὴν ὀπίσθιον ἀπόφυσιν, ἣν ἄκανθαν ὀνομάζουσιν, ἅπαντες ἔχουσι πλὴν τοῦ πρώτου σπονδύλου· τούτῳ δὲ ἐν τοῖς ἔμπροσθέν ἐστιν ἀπόφυσις μικρὰ μόνῳ. τῶν δὲ ἄλλων ἁπάντων τὰς πλαγίας ἀποφύσεις ἀεὶ διατετρημένας ἔχουσιν οἱ κατὰ τὸν τράχηλον μόνοι πλὴν τοῦ ἑβδόμου, ὅσπερ δὴ καὶ ἔσχατος αὐτῶν ὑπάρχει· σπανίως δ' ἂν ποθ' εὕροις καὶ τούτῳ διατετρημένας. τὰς δὲ αὐτὰς ἀποφύσεις ἀτρέμα πως δι[18]σχιδεῖς οἱ κατὰ τὸν τράχηλον ἔχουσι μόνοι πλὴν τῶν πρώτων δυοῖν· ἁπλαῖ γὰρ τούτοις εἰσί. τῷ δὲ ἕκτῳ διτταὶ σαφῶς εἰσι καὶ μέγισται τῶν ἄλλων ἁπασῶν, ὥσπερ γε καὶ αὐτός ἐστι μέγιστος· καὶ ἡ ἑτέρα δὲ αὐτῶν ἡ ἔνδον

rum vertebrarum foramina minuuntur; unumquodque enim contentae in se dorsi medullae crassitudini aequale est. Hoc igitur vertebris omnibus commune est, quemadmodum sane et illae in transversum apophyses, praeterque has acclives et declives apophyses, per quas inter se per diarthrosin nectuntur. In caeteris autem plurima quidem his communia, pauca vero diversa, de quibus deinceps dicam. Posteriorem apophysin, quam spinam nominant, omnes habent, excepta prima vertebra. Huic autem soli in parte anteriore apophysis parva est. E caeteris autem omnibus transversas apophyses semper perforatas habent eae solae, quae in cervice sunt, praeter septimam, quae sane et ultima earum est. At raro invenias huic quoque perforatas. Easdem porro apophyses leniter quodammodo bipartitas solae habent eae, quae in cervice sunt, (724) praeter primas duas; his enim sunt simplices; at sextae duplices manifeste sunt, et caeterarum omnium maximae, ut ipsa maxima est. Sed

ἱκανῶς πλατεῖα. πρόμηκες δὲ ἑκάστου τὸ πρόσθιον μέρος, ᾧ καὶ συμφύονται πρὸς ἀλλήλους, τοῖς ἐν τῷ τραχήλῳ μάλιστά ἐστι πλὴν τοῦ πρώτου. τοῖς δὲ ἐκφυομένοις τοῦ νωτιαίου νεύροις καὶ κατὰ τὰς συμβολὰς τῶν σπονδύλων διεκπίπτουσιν ἑκάτερος τῶν τοῦ τραχήλου σπονδύλων ἴσον πως συντελεῖ τῷ πρώτῳ· τῶν δὲ ἄλλων ἁπάντων ὁ ὑπερκείμενος ἤτοι τὸ πλεῖστον, ἢ τὸ σύμπαν.

Κεφ. θ'. Ὅτι μὲν δώδεκα τὸν ἀριθμόν εἰσι τοῦ θώρακος σπόνδυλοι, πρόσθεν εἴρηται, πλὴν εἰ σπάνιόν τινι λείπων εἷς ἢ περιττεύων εὑρεθήσεται. καὶ τούτων δὲ αὐτῶν τὸ περιττεύειν τοῦ λείπειν σπανιώτερον. ἅπασι δ' αὐτοῖς αἱ τῆς ἀκάνθης ἀποφύσεις μέγισται τυγχάνουσιν οὖσαι μέχρι τοῦ δεκάτου. μεγάλαι δὲ οὐχ ἥκιστά εἰσι καὶ αἱ κατὰ τὸ πλάγιον, αἷς διαρθροῦνται πρὸς τὰς πλευράς. αὐτὸ δὲ αὐτῶν τὸ σῶμα κατὰ μὲν τὸν πρῶτον ἀτρέμα πως ὑπάρχει πρόμηκες εἰς τὰ κάτω, παύεται δὲ ἐν τοῖς ἐφεξῆς κατὰ βραχύ. καὶ μὲν δὴ καὶ τὴν ἄκανθαν ἄχρι μὲν τοῦ δεκάτου σπονδύλου τοῖς κατὰ τὸν τράχηλον ὁμοίως

et earum altera, quae intus, admodum lata eſt. At oblonga cujusque vertebrae pars anterior, qua etiam inter ſe coaleſcunt, iis maxime, quae in cervice ſunt, praeterquam primae. Nervis denique, qui e ſpinali medulla naſcuntur et ad vertebrarum commiſſuras prodeunt, utraque e cervicis vertebris peraeque ac primae confert: e caeteris autem omnibus quae ſuperior ſita eſt, ea aut quamplurimum, aut totum.

Cap. IX. Duodecim quidem numero thoracis vertebras eſſe antea dictum eſt, niſi ſi raro cuipiam deeſſe una aut exuperare reperictur. Atque ex his ipſis aliquam deeſſe, quam ſupereſſe, rarius eſt. Omnibus autem ipſis ſpinae apophyſes maximae ſunt adusque decimam. Perquam magnae etiam ſunt transverſae, quibus ad coſtas annectuntur. Id vero ipſarum corpus in primo quidem leniter quodammodo in inferiora oblongum eſt; in iis vero, quae deinceps ſunt, paulatim deſinit. Hae quidem et ſpinam ad decimam usque vertebram cervicis

ἔχουσιν ἄνωθεν κάτω φερομένην. ἔμπαλιν δὲ ἀπὸ τοῦ δεκάτου κάτωθεν ἄνω φέρεται ῥέπουσα, κατὰ μὲν τοὺς δύο τοὺς ἐφεξῆς αὐτοῦ ἀμυδρῶς, κατὰ δὲ τοὺς ἄλλους σαφῶς. ταὐτὸ δὲ τοῦτο πεπόνθασι καὶ αἱ κατὰ τὸ πλάγιον ἀποφύσεις, κάτω μὲν τῶν ὑπὲρ τὸν δέκατον, ἄνω δὲ τῶν μετ᾽ αὐτὸν ῥέπουσαι. μόναι γὰρ αἱ κατὰ τὸν δέκατον ἀῤῥεπεῖς εἰσι. καὶ γὰρ μόνος οὗτος ὁ σπόνδυλος οὐ τὰς ἀνάντεις μόνον, ἀλλὰ καὶ τὰς κατάντεις ἀποφύσεις εἰς κονδυλώδη πέρατα τελευτώσας ἔχει, καθάπερ ὁ πρῶτος τῶν κατὰ τὸν τράχηλον ἑκατέρας γληνοειδεῖς. τῶν δὲ ἄλλων τοῖς μὲν ὑπερκειμένοις τοῦ δεκάτου κονδυλώδεις μέν εἰσιν αἱ ἀνάντεις, γληνοειδεῖς δὲ αἱ κατάντεις, τοῖς δὲ ὑποτεταγμένοις ἀνάπαλιν.

Κεφ. ι΄. Περὶ τῶν κατὰ τὸν ὀσφὺν σπονδύλων τὰ μὲν ἄλλα σχεδὸν ἤδη προείρηται. καὶ γὰρ ὅτι πέντε, καὶ ὅτι μέγιστοι μὲν οὗτοι τῶν ἄλλων εἰσὶ καὶ παχύτατοι, τὸ δὲ ἔνδον ἑκάστου τρῆμα στενὸν, ὥσπερ γε καὶ ὁ κατ᾽ αὐτοὺς νωτιαῖος ἰσχνός· ἀλλὰ καὶ ὅτι τὰς ἀποφύσεις ἄνω

ſpinis ſimilem habent, ſuperne deorſum tendentem. Contra vero a decima ab imo ſurſum repens fertur; per duas quidem, quae ipſam ſequuntur, obſcure, per alias autem aperte. Id vero ipſum et transverſae apophyſes patiuntur. Nam quae ſupra decimam ſunt, deorſum, quae infra, ſurſum repunt. Solae ſiquidem, quae in decima ſunt, neutro| inclinant. Sola enim ea vertebra non acclives ſolum, ſed et declives apophyſes in extrema condylodea desinentes habet, ſicuti prima cervicis vertebra utrasque apophyſes glenoides. Caeterarum autem iis, quae ſupra ſunt decimam ſitae, *apophyſes* condyloeides quidem ſunt acclives, glenoides vero declives: infra vero locatis contraria *accidunt.*

Cap. X. De lumborum vertebris caetera quidem prope jam prius dicta ſunt. Etenim quod quinque, quodque maximi quidem caeterorum ipſi ſunt atque craſſiſſimi; quod anguſtum intus cuiusque foramen, ut et in ipſis medulla tenuis; quod et apophyſes ſurſum ſpectan-

νευούσας ἔχουσι, καὶ ὅτι διὰ μόνου τοῦ προτεταγμένου τὸ νεῦρον διεκπίπτει, καὶ ὅτι τῶν ἀνάντων τε καὶ κατάντων ἀποφύσεων, ἐν αἷς πρὸς ἀλλήλους διαρθροῦνται, κονδυλώδη μέν ἐστι τὰ τῶν ὑπερκειμένων πέρατα, γληνοειδῆ δὲ τὰ τῶν ὑποκειμένων, εἴρηται πρόσθεν. εἰ δέ τι πρόσεστιν αὐτοῖς ἴδιον ἐξαίρετον ὑπὲρ τοὺς ἄλλους, ἐν τῷδε λεχθήσεται. τρήματα τοίνυν ἄτακτα κατὰ τὸ ἔνδον μέρος ἐν ἑκάστῳ τῶν κατὰ τὸν ὀσφὺν σπονδύλων εἰσὶν, εἰς ἃ καταφύονται φλέβες, ἅπερ ἐν μὲν τοῖς ἄλλοις ἢ οὐδ᾽ ὅλως, ἢ παντάπασιν ἂν ἴδοις μικρὰ, κατὰ δὲ τούτους καὶ σαφῆ καὶ πολλὰ φαίνεται. καὶ μὲν δὴ καὶ ἄλλη τίς ἐστι κατάντης ἀπόφυσις ἐν αὐτοῖς ἐκ [19] περιττοῦ, παρὰ τὴν ἔκφυσιν τοῦ νεύρου τεταγμένη. καὶ αὕτη ποτὲ μὲν ἐν ἅπασίν ἐστι, ποτὲ δὲ ἐν τοῖς ὑστάτοις ἢ σμικρὰ παντάπασιν ἢ οὐδ᾽ ὅλως ἐστίν. οἱ δὲ ὑπερκείμενοι διὰ παντὸς ἔχουσιν αὐτὴν, ὥσπερ καὶ οἱ ἔσχατοι τοῦ νώτου δύο.

Κεφ. ια΄. [Περὶ τοῦ ἱεροῦ ὀστοῦ.] Καὶ τοῦτο τοῖς σπονδύλοις ἀνάλογον ἔχει κατά γε τὴν πρὸς τὸν ὑπερκείμενον διάρ-

tes habeant; quod et per folam praepofitam nervus dilabatur, quodque acclivium et declivium apophyfeon (in quibus inter fe diarthrofi articulantur) condylodea quidem extuberent fuperpofitarum extrema, glenoidea vero fuppofitarum finuentur, antea diximus. Si quid vero ipfis proprium infit et fuper alias eximium, hic explicabitur. Foramina itaque nullo ordine difpofita interiore in parte in fingulis lumborum vertebris funt, in quae inferuntur venae, eaque in ceteris quidem aut nullatenus aut prorfus exigua videas. In his vero et manifefta et multa confpiciuntur. Et fane alia quaedam declivis in ipfis apophyfis eft ab infigni exortu nervi conftituta, haecque interdum quidem ineft omnibus, interdum vero in poftremis aut exigua plane, aut prorfum nulla; fed fuperpofitae perpetuo ipfam habent, quemadmodum et ultimae dorfi duae.

Cap. XI. [De offe facro.] Atque hoc vertebris refpondet ratione diarthrofeos, qua cum fuperiori pofita jungitur.

θρωσιν. ὑποδέχεται γὰρ αὐτοῦ τὰς κατάντεις ἀποφύσεις, ὡς ἐκεῖνος τὰς πρὸ αὐτοῦ. καὶ μέν γε καὶ τὴν ἄκανθαν ὁμοίαν ἔχει τοῖς ἄλλοις. αἱ δὲ εἰς τὸ πλάγιον ἀποφύσεις αὐτοῦ μεγάλαι τέ εἰσι καὶ πλατεῖαι, κἂν τῶν ἐκτὸς μερῶν ἔχῃ τινὰ κοιλότητα γληνοειδῆ, καθ' ἧς ἐπιβέβηκε τὰ τῶν λαγόνων ὀστᾶ. σύγκειται δὲ ἐκ τριῶν μορίων, ὥσπερ τινῶν ἰδίων σπονδύλων, οἷς τέταρτον ἐπίκειται κατὰ τὸ πέρας ὀστοῦν ἕτερον, ὃ καλοῦσι κόκκυγα. διαλυθέντων δ' ὑφ' ἑψήσεως ἁπάντων, ἡ σύνταξις ὁμοία φαίνεται ταῖς κατὰ τοὺς σπονδύλους. τὰ δὲ ἀπὸ τοῦ νωτιαίου διὰ τῶν τρημάτων αὐτοῦ διεκπίπτοντα νεῦρα κατὰ μὲν τὰς συντάξεις τῶν οἷον σπονδύλων ἐν αὐτῷ διεξέρχεται, καθάπερ καὶ καθ' ὅλην τὴν ῥάχιν· οὐ μὴν ἐκ τῶν πλαγίων γε μερῶν, ἀλλ' ἐκ τῶν ἔνδον τε καὶ ἔξωθεν. εἰσὶ δ' ἅπασαι τρεῖς αὐτῶν συζυγίαι.

Κεφ. ιβ'. Ἐπὶ τῷ πέρατι τοῦ πλατέος ἕτερον ὀστοῦν ἐστι τὸ καλούμενον κόκκυξ, ἐκ τριῶν καὶ τοῦτο συγκείμενον ἰδίων μορίων χονδρωδεστέρων, ἢ κατὰ τὸ πλατύ, καὶ μάλιστα

Ejus enim declives apophyfes fufcipit, ut illa acclives eas, quae fnpra fe. Ac fane et fpinam caeteris fimilem habet. Sed transverfae ipfius apophyfes et magnae et latae funt, quamvis earum pars exterior quandam glenoidem cavitatem habeat, quam ilium offa ingrediuntur. Id autem ex tribus partibus tanquam ex propriis quibusdam vertebris conftructum eft, quibus quartum os aliud in extremo adjacet, quod coccygem vocitant. Omnium autem coctione diffolutorum ftructura iis vertebrarum fimilis apparet. At qui a fpinae medulla per ejus foramina nervi prodeunt, ad fuarum veluti vertebrarum ftructuras in ipfa tranfeunt, quemadmodum et per fpinam totam, non tamen ex transverfis quidem partibus, fed ex iis, quae intus et foris funt. Sunt autem omnia ipforum paria tria.

Cap. XII. In extremo lati aliud os eft, quod coccyx vocatur; ex tribus et ipfum propriis partibus conftat, magis cartilagineis quam lati, potiffimumque ea, quae

τὸ κατὰ τὸ πέρας ὑποκείμενον. διεξέρχεται δὲ καὶ κατὰ τὰς τούτων συντάξεις ἐκ τῶν ὀπίσω καὶ πρόσω μερῶν νεῦρα. πρώτη μὲν συζυγία, καθ᾽ ἃ μέρη ψαύει τοῦ πλατέος ὀστοῦ, δευτέρα δὲ κατὰ τὴν τοῦ πρώτου τῶν ἐν ἑαυτῷ πρὸς τὸ δεύτερον σύνταξιν, καὶ τρίτη κατὰ τὴν τοῦ δευτέρου πρὸς τὸ τρίτον. ὅσον δὲ ὑπόλοιπον τοῦ νωτιαίου κατὰ τὸ πέρας αὐτοῦ τοῦ τρίτου διεξέρχεται μόνον ἄζυγές.

Κεφ. ιγ'. Στέρνον καὶ πλευραὶ καὶ τῆς ῥάχεως οἱ κατὰ τὸν νῶτον σπόνδυλοι τὰ τοῦ θώρακός ἐστιν ὀστᾶ, δώδεκα μὲν ἑκατέρωθεν αἱ πλευραὶ, καθάπερ καὶ οἱ σπόνδυλοι. διήρθρωται γὰρ ἑκάστη πρὸς ἕνα, τὰ δὲ τοῦ στέρνου συνήρθρωται μὲν ἀλλήλοις, ἑπτὰ δ᾽ ἐστὶ τὸν ἀριθμὸν, ὅσαι περ καὶ αἱ πρὸς αὐτὸ διαρθρούμεναι πλευραί. τῷ κάτω δ᾽ αὐτοῦ πέρατι τρίγωνος ἐπιπέφυκε χόνδρος. ἡ μὲν δὴ πρὸς τοὺς σπονδύλους ἑκάστης τῶν πλευρῶν διάρθρωσις ὧδε ἔχει. τῇ ῥίζῃ τῆς πλαγίας αὐτῶν ἀποφύσεως ἐπιβέβηκεν ἡ τῆς πλευρᾶς ἀρχὴ διά τινος κονδυλώδους ἐξοχῆς.

extremo fubjecta eft. Sed et ad earum juncturas ex pofterioribus partibus et *anterioribus* nervi prodeunt. Primum quidem par ex partibus oritur, quibus latum os coccyx attingit. Secundum vero ex commiffura primae partis cum fecunda ortum ducit. Tertium ex fecunda cum tertia. Quantum autem fpinalis medullae eft reliquum, ad ipfius tertiae partis extremum prodit folum fine pari.

Cap. XIII. Sternum, coftae et fpinae dorfi vertebrae thoracis offa funt, duodecim quidem utrinque coftae, ficuti et vertebrae. Singulae namque fingulis *vertebris* per diarthrofin connectuntur. Sterni offa invicem per fynarthrofin copulantur; feptem autem numero funt, quot et coftae, quae cum eo diarthrofi alligantur. Inferiori autem ejus fini triangula cartilago adnafcitur. Jam vero cujusque coftae cum vertebris diarthrofis ita fe habet. Transverfae ipfarum apophyfeos radicem coftae principium eminentia quadam condylode ingreditur; (725) at

ἡ δὲ ὑποδεχομένη κοιλότης ταύτην ἐπιπολῆς τέ ἐστι καὶ μικρὰ, καὶ ῥέπουσιν ἄνω μᾶλλον αἱ ἀμφότεραι, καὶ ἡ κοιλότης καὶ ἡ τῆς πλευρᾶς ἀρχή. τὸ δὲ ἀπὸ τοῦδε καθ᾽ ὅλης ἐπιχεῖται τῆς πλαγίας ἀποφύσεως ἡ πλευρὰ, κᾀπειδὰν ἤδη ἢ κατὰ τὸ πέρας αὐτῆς ἡ διάρθρωσις, ἑτέραν ἐργάζεται ῥέπουσαν κάτω, ὡς γίνεσθαι διττὴν διάρθρωσιν τῇ πλευρᾷ πρὸς τὸν σπόνδυλον. [20] ἡ δ᾽ αὖ πρὸς τὸ στέρνον αὐτῶν διάρθρωσις ἀσαφεστέρα μέν ἐστιν· οὐ μὴν ἄδηλός γε οὐδ᾽ αὐτὴ τοὺς περικειμένους συνδέσμους ἀφελόντι. διαρθροῦται γὰρ ἑκάστης ἐνταῦθα τὸ χονδρῶδες μέρος εἰς κονδυλώδη τελευτώσης κεφαλὴν ἑκάστῳ τῶν κατὰ τὸ στέρνον ὀστέων, ἐπιπόλαιόν τινα κοιλότητα κεκτημένων. βραχεῖα δὲ οὕτως ἡ κίνησις αὐτῶν ἐστιν, ὡς δύνασθαι καὶ συνάρθρωσιν ὀνομάζεσθαι. πολλαχόθι δὲ καὶ ἀλλαχόθι τοῦ σώματος ἐπαμφοτερίζουσιν αἱ συνθέσεις τῶν ὀστῶν, ὡς ἀπορεῖν, εἴτε διαρθροῦσθαι πρὸς ἀλλήλας λεκτέον αὐτάς ἐστιν, εἴτε συναρθροῦσθαι. τὸ δὲ σύμπαν σχῆμα τοῦ μὲν στέρνου ξίφει παραπλήσιον ὑπάρχει. διὸ καὶ ξιφοειδὲς

quae ipfam fufcipit cavitas, et fuperficiaria et parva eft; amboque furfum magis vergunt, tum cavitas, tum coftae principium. Inde vero per totam transverfam apophyfin cofta fupervehitur; ac deinde jam ad extremum ipfius *epiphyfeos* diarthrofis *illa* aliam efficit deorfum repentem, adeo ut diarthrofis duplex cum vertebra coftae fiat. Rurfusque ad fternum ipfarum diarthrofis obfcurior quidem eft, non tamen ei abdita, qui circumiacentia ligamenta removerit. Nam ibi fingularum in condylodes caput definentium pars cartilaginofa fingulis fterni offibus cavitatem quandam fuperficialem fortitis diarthrofi connectitur. Ita vero exiguus ipfarum motus eft, ut fynarthrofis quoque nominari queat. In multis autem aliis corporis partibus offium compofitiones ambiguae funt, ut dubites, an per diarthrofin eas inter fe, an per fynarthrofin copulari dicendum fit. At tota fterni quidem figura xiphi (*gladio*) fimilis exiftit, ob idque xiphoidem non-

ἔνιοι προσαγορεύουσιν αὐτό· τινὲς δὲ οὐχ ὅλον, ἀλλὰ τὸν ἐπὶ πέρατι μόνον αὐτοῦ χόνδρον οὕτως ὀνομάζουσι. τῶν δὲ πλευρῶν οὐχ ἓν οὐδὲ ἁπλοῦν τὸ σχῆμα. μετὰ γὰρ τὴν πρὸς τοὺς σπονδύλους διάρθρωσιν ἐπὶ τὰ πρόσω τε ἅμα καὶ κάτω φερόμεναι καὶ μέχρι πολλοῦ τοῦτο πάσχουσαι πάλιν ἀνανεύουσιν ἄνω πρὸς τὸ στέρνον, ἀθρόην τινὰ ποιούμεναι καμπήν. ὅθεν περ ἤδη τὸ πρὸς τὸ στέρνον αὐτῶν ἅπαν οὐκ ὀστοῦν ἐστιν, ἀλλὰ χόνδρος. αἱ δὲ ὑπόλοιποι πέντε καλοῦνται μὲν νόθαι, συμφύονται δὲ τῷ τε διαφράγματι καὶ ἀλλήλαις, εἰς ἀκριβῆ τελευτῶσαι χόνδρον. ἡ δὲ ὑστάτη μόνη κεχώρισται κατὰ τὸ πέρας αὐτῶν, καὶ ὄντως ἐστὶ νόθη. τὸ μῆκος δὲ οὐδὲ ταύταις οὔτε ταῖς ἄλλαις πλευραῖς ἴσον ἁπάσαις ἐστὶν, ἀλλ᾽ αἱ μὲν ἄνωθέν τε καὶ κάτωθεν βραχύτεραι τυγχάνουσιν οὖσαι, μακρότεραι δὲ αἱ μέσαι.

Κεφ. ιδ'. Αἱ ὠμοπλάται κεῖνται μὲν ὄπισθεν τοῦ θώρακος· συμφύονται δὲ διὰ μυῶν τῷ τε κατ᾽ ἰνίον ὀστῷ τῆς κεφαλῆς, καὶ τῇ τῆς ῥάχεως ἀκάνθῃ, καὶ ταῖς τοῦ

nulli ipfum *fternum* appellitant, quidam vero non totum fternum, fed eam folam, quae ipfius extremo ineft, cartilaginem fic nominant. Coftarum autem non una neque fimplex figura eft; nam poft ipfarum cum vertebris diarthrofin in anteriora fimul et inferiora feruntur, multumque intervallum progreffae, denuo furfum ad fternum repentinum flexum facientes, recurvantur. Unde jam, quicquid earum ad fternum eft, non os, fed cartilago exiftit. Reliquae vero quinque nothae. At hae per fymphyfin diaphragmati et fibi invicem uniuntur, ac in exquifitam cartilaginem ceffant. Poftrema ab aliis in fine ipfarum fola fecernitur, ac revera notha eft. Nec his, nec aliis omnibus coftis par longitudo eft, fed fupernae infernaeque funt breviores, mediae longiores.

Cap. XIV. Scapulae poft thoracem fitae funt; per mufculos autem offi pofteriori capitis, fpinae rhacheos,

θώρακος πλευραῖς, καὶ τῷ προτεταγμένῳ τοῦ λάρυγγος ὀστῷ. ἀνώμαλοι δέ εἰσιν ἱκανῶς καὶ πᾶσι τοῖς μέρεσιν ἀνόμοιαι· κυρταὶ μὲν γὰρ ἔξωθεν, ἔσωθεν δὲ σιμαὶ, καὶ λεπτὴ μὲν ἡ κάτω βάσις αὐτῶν καὶ προμήκης, τὸ δὲ ἄνω πέρας παχύ τε καὶ μικρόν. ἐπαλείφει δὲ αὐτὰς πολλαχόθι χόνδρος, καὶ πλεῖστος τὴν βάσιν. ἀφ᾽ ἧς ἀρχομένη τῆς ῥάχεως ταπεινὴ κατὰ μικρὸν προσαυξάνεται, μέχρι τῶν κατὰ τὸ ἀκρώμιον ἀνιοῦσα χωρίων. συναρθροῦται δ᾽ αὐτῇ κατὰ τοῦτο ἡ κλείς. καί τινες μὲν τῶν ἀνατομικῶν αὐτὴν τὴν σύνταξιν αὐτῶν ὀνομάζουσιν ἀκρώμιον ἁρμονίαν· ἔνιοι δὲ τρίτον ἕτερον παρ᾽ ἀμφότερα τὰ συζευγνύμενά φασιν ὀστοῦν ὑπάρχειν, ἐν ἀνθρώποις μόνοις εὑρισκόμενον, ὃ κατακλεῖδά τε καὶ ἀκρώμιον προσαγορεύουσιν. ὑπὸ δὲ τοῦτο τὸ χωρίον ἀπόφυσίς τις ὑπόκειται τῇ ὠμοπλάτῃ· ὀνομάζεται δὲ αὐχὴν ὠμοπλάτης, ᾧ κατὰ τὸ πέρας εἰς κοτύλην τινὰ τελευτῶντι τοῦ βραχίονος ἡ κεφαλὴ διαρθροῦται. ἔστι δὲ καὶ ἄλλη ταύτῃ ἔσωθεν ἀπόφυσις ὀξεῖα καὶ σμικρά. καλοῦσι δ᾽ αὐτὴν οἱ μὲν ἀγκυροειδῆ, οἱ δὲ κο-

thoracis coftis praepofitoque laryngis offi fymphyfi connectuntur. Inaequales autem funt admodum et omnibus fui partibus diffimiles. Foris enim gibbae, intus vero fimae. Ac tenuis quidem et oblonga ipfarum bafis inferior; at fumma extremitas et craffa et parva eft. Eas vero conjungit multis in locis cartilago, et plurima bafis, a qua humilis ortum ducens fpina paulatim adaugefcit, ad usque acromii loca afcendens; ibique ipfi clavis per fynarthrofin connectitur. Ipfam quidem earum *partium* ftructuram nonnulli anatomici acromium nominant. Quidam vero praeter haec ambo, quae conjunguntur, aliud tertium os effe inquiunt, quod in folis hominibus comperitur, idque cataclida (*acclave*) et acromium appellant. In hac vero regione apophyfis quaedam omoplatae fubjacet, cervix autem omoplatae nominatur; cui ad finem in acetabulum definenti brachii caput diarthrofi connectitur. At vero et alia hic eft interna apophyfis acuta et exigua; ipfam autem vocant nonnulli quidem ancyroïdem (*ancho-*

ρακοειδῆ, διότι τὸ πέρας αὐτῆς ἐκτὸς ἐπινένευκεν, ὥσπερ κορώνη.

Κεφ. ιε'. Τοῦ στέρνου τῷ ἄνω πέρατι τῶν κλειδῶν ἑκατέρα διαρθροῦται, σηραγγώδης τε οὖσα καὶ ἀνώμαλος τό τε σχῆμα καὶ τὸ πάχος. τὸ κάτω μὲν γὰρ αὐτῶν, ὃ καὶ διαρθροῦται πρὸς τὸ στέρνον, [21] παχύτερόν τε τῶν ἄλλων ἐστὶ καὶ στρογγυλώτερον· ὅσον δὲ ἑξῆς τούτῳ, πολὺ μὲν ἰσχνότερον, ἔστι δὲ στρογγύλον· ἀνώμαλον δὲ τὸ ἐπὶ τούτῳ σύμπαν ἄχρι τῆς πρὸς τὴν ὠμοπλάτην συντάξεως, ἔνθα καὶ πλατύνεταί πως ἀτρέμα. συμπάσης δ' αὐτῆς τὰ μέσα μέρη κυρτὰ πρὸς τὸ ἐκτός ἐστι, καὶ μᾶλλον ἐν αὐτοῖς, ὅσα πρὸς τὴν ὠμοπλάτην ῥέπει.

Κεφ. ις'. Τὸ τοῦ βραχίονος ὀστοῦν, ἁπάντων ὀστῶν μέγιστον ὑπάρχον πλὴν τοῦ μηροῦ, διαρθροῦται κατ' ἄμφω τὰ πέρατα, ἄνω καὶ κάτω. κατὰ μὲν δὴ τὸν ὦμον ἐπίφυσιν ἔχει κεφαλῆς εὐμεγέθους ἐπ' αὐχένι σμικρῷ. καί τις ἐν αὐτῷ κοιλότης ἐστὶν ὥσπερ τομὴ πλατεῖα κατὰ τὰ πρόσω μέρη, διαιροῦσα τὴν ὅλην κεφαλὴν εἰς δύο μοίρας

rariam), alii vero coracoïdem (*cornicularlam*), quod ejus extremum ut cornicis roftrum exterius promineat.

Cap. XV. Clavicula utraque fummo fterno diarthrofi articulatur; cavernofa eft, tum figura, tum craffitudine inaequalis. Etenim pars ipfarum inferior, quae fterno diarthrofi alligatur, caeteris et craffior et rotundior eft; quae huic fuccedit, multo quidem gracilior, fed rotunda eft. Reliquum omne inaequale eft adusque commiffuram cum omoplata, ubi et paulatim quodammodo dilatatur. Totius autem ipfius claviculae partes mediae foris gibbae funt magisque in ipfis, quae ad omoplatam repunt.

Cap. XVI. Os brachii omnium offium maximum, excepto femore, in utroque fui fine, fuperno ac inferno, diarthrofi articulatur. In fummo equidem humero epiphyfin habet capitis praegrandis cervici parvae adnatam. In eo et quaedam cavitas eft ceu fciffura lata ad anteriores partes, totum caput in duas portiones dividens con-

ὁμοίως κονδύλοις. τὸ κάτωθεν δὲ πέρας εἰς κονδύλους ἀνίσους τελευτᾷ. καὶ πρὸς μὲν τὸν ἔξωθεν αὐτῶν ἡ τῆς κερκίδος κεφαλὴ διαρθροῦται, πρὸς δὲ τὸν ἔνδον οὐδὲν ὅλως ὀστοῦν συντέτακται. καὶ διὰ τοῦτο πολὺ μείζων οὗτος φαίνεται τοῦ ἔξω, καί τοι βραχὺ μείζων ὑπάρχων. κοιλότης δὲ ἐν τῷ κάτω πέρατι τοῦ βραχίονός ἐστι, ταῖς κατὰ τὰς τροχηλίας ἐοικυῖα, περὶ ἣν ὁ πῆχυς κινεῖται. ἔνθα δ' ἡ κοιλότης αὕτη τελευτᾷ, κατ' ἄμφω τὰ μέρη κοιλότης ἐστὶν ἑτέρα καθ' ἕτερον πέρας, ἡ πρόσω τῆς ὄπισθεν ἐλάττων. ὑποδέχονται δὲ αὗται τὰς κορώνας τοῦ πήχεως, ἐν μὲν ταῖς ἐσχάταις κάμψεσιν ἡ πρόσω τὴν πρόσω, κατὰ δὲ τὰς ἐκτάσεις ἡ ὀπίσω τὴν ὄπισθεν. τὰ δὲ ἄλλα μέρη περιφερής ἐστιν ὁ βραχίων, οὐ μὴν εὐθὺς, οὐδ' ὅμοιος πάντη· κυρτὸς μὲν γὰρ εἴς τε τὸ πρόσω καὶ τὸ ἔξω, σιμὸς δὲ ὄπισθέν τε καὶ ἔνδον ἐστί.

Κεφ. ιζ'. Πῆχυς καλεῖται μὲν καὶ ὅλον τὸ μεταξὺ βραχίονος καὶ καρποῦ, καλεῖται δὲ καὶ τὸ ἕτερον ὀστοῦν τῶν ἐν αὐτῷ τὸ μεῖζον, ὅπερ ὑποτέτακται θατέρῳ, τῇ

dylis fimiles. Finis autem inferior in condylos inaequales definit, quorum externo radii caput diarthrofi annectitur, interno autem nullum prorfus os committitur. Ob id multo major apparet externo, etfi paulo grandior eft. In hoc fine inferiori brachii cavitas eft, iis, quae trochleis infunt, fimilis, circa quam cubitus movetur. Ubi autem haec cavitas finitur, utrisque in partibus cavitas eft altera altero in fine, anterior pofteriore minor. Eae vero *cavitates* cubiti coronas excipiunt, in fummis quidem contractionibus anteriorem anterior, in extenfionibus autem pofteriorem pofterior. Caeteris vero partibus rotundum eft brachium, non tamen rectum, neque omnino fimile. Gibbum etenim in anteriora et exteriora, in pofteriora vero et interiora fimum eft.

Cap. XVII. Totum equidem *corpus* inter brachium et carpum *pofitum* cubitus vocatur; vocatur vero et alterum os eorum, quae in ipfo *corpore* funt, majus, quod

κερκίδι προσαγορευομένη. αὕτη μὲν οὖν κατὰ τὸ πέρας αὑτῆς τὸ ἄνω περιλαμβάνει τὸν ἔξω τοῦ βραχίονος κόνδυλον ἐπιπολαίῳ κοιλότητι. καὶ ἔστι τῆς διαρθρώσεως ταύτης ἔργον ἐπὶ τὸ πρηνές τε καὶ ὕπτιον ὅλην τὴν χεῖρα περιάγειν. ὁ δὲ πῆχυς δύο ἀποφύσεις ἔχει δυοῖν κορωνῶν, ἐλάττονος μὲν τοῦ πρόσω, μείζονος δὲ θατέρου. τὴν κοιλότητα δὲ αὗται περιλαμβάνουσι τοῦ πήχεως τὴν σιγματοειδῆ, καθ' ἧς ἐπιβέβηκεν ἡ τροχιλώδης περιφέρεια τοῦ βραχίονος, ἡ μεταξὺ τῶν κονδύλων αὐτοῦ. καὶ ἔστι ταύτης τῆς διαρθρώσεως ἔργον ἐκτείνειν τε καὶ κάμπτειν ὅλην τὴν χεῖρα. συνδεῖται δὲ καθ' ἑκάτερον τῶν περάτων ὁ πῆχυς τῇ κερκίδι συνδέσμοις ἰσχυροῖς ἴσως· τοὐν μέσῳ δὲ πάντη ἀπ' ἀλλήλων διεστήκασιν. ἔχει δὲ ἐπίφυσιν ἑκάτερον αὐτῶν κατὰ τὰ πρὸς τῷ καρπῷ μέρη, κυρτὴν μὲν ἔξωθεν, ἔσωθεν δὲ κοίλην· πῆχυς μὲν κατὰ τὸν μικρὸν δάκτυλον, κερκὶς δὲ κατὰ τὸν μέγιστον. ἐμβαίνει δὲ τῇ κοιλότητι ταύτῃ καὶ διαρθροῦται πρὸς αὐτὴν ὁ καρπός. ἐκ περιττοῦ δὲ τῷ πήχει ὑπάρχει καὶ ἡ καλουμένη στυλοειδὴς ἀπό-

alteri, radio appellato, fubjacet. Hic itaque *radius* in fuperiori fui extremo exteriorem brachii condylum fuperficiaria cavitate amplectitur. Atque hujus diarthrofeos munus eft tum in pronum tum in fupinum *fitum* totam manum adducere. Cubitus vero duas habet apophyfes, easque duas coronas, minorem quidem anteriorem, majorem vero alteram; cavitatem autem cubiti ipfae comprehendunt figmatoïdem, (726) in quam brachii orbita trochlearis inter duos hujus condylos fita inferitur. Atque hujus diarthrofeos munus eft totam manum et extendere et flectere. Cubitus autem in utroque fui extremo validis aeque ligamentis radio colligatur; at medio prorfus ab invicem diducuntur. Utrumque autem ipforum juxta carpi partes epiphyfin foris quidem gibbam, intus vero cavam habet; cubitus quidem minimo digito, radius autem maximo refpondentem. In ipfam vero cavitatem corpus immittitur, eique diarthrofi articulatur. Praeterea infignis eft cubito apophyfis, quae ftyloïdes vocatur, quaeque carpo diar-

φυσις διαρθρουμένη καὶ αὐτὴ πρὸς τὸν καρπόν. ἀλλὰ ταύτης μὲν ἔργον ἡ εἰς τὰ πλάγια περιφορὰ τοῦ καρποῦ, τῆς δὲ ἑτέρας αἱ κατ᾽ εὐθὺ, καθ᾽ ἃς ἐκτείνομέν τε καὶ κάμπτομεν τὴν ἄκραν χεῖρα.

Κεφ. ιη΄. [22] Ὀκτὼ συντίθησιν ὀστᾶ τὸν καρπὸν, ἐπὶ δύο στίχους συγκείμενα, σκληρὰ πάντα, καὶ σμικρὰ, καὶ ἀμύελα, καὶ πολυειδῆ τὸ σχῆμα. πῇ μὲν γάρ ἐστι κυρτὰ, πῇ δὲ σιμὰ, καὶ πῇ μὲν εὐθέα, πῇ δὲ περιφερῆ. συνδεῖται δὲ πάντα δεσμοῖς νευροχονδρώδεσι, συνηρθρωμένα πρὸς ἄλληλα, καὶ οὐχ, ὥς τινες οἴονται, συμπεφυκότα, κυρτὰ μὲν ἀτρέμα τὴν ἔξωθεν ἐπιφάνειαν ὄντα, κοῖλα δὲ τὴν ἔνδον. ἡ μὲν οὖν ἄνωθεν μοῖρα τοῦ καρποῦ, ἐκ τριῶν ὀστῶν οὖσα, περιφερής πως γινομένη διαρθροῦται πρὸς πῆχύν τε καὶ κερκίδα καὶ τὴν στυλοειδῆ ἀπόφυσιν, πλὴν ὅτι γληνοειδεῖ κοιλότητι βραχείᾳ τὴν στυλοειδῆ τοῦ πήχεως ἀπόφυσιν περιλαμβάνει τοῦ καρποῦ τὸ κατὰ τὸν μικρὸν δάκτυλον ὀστοῦν. τὸ δὲ μέσον ἐν αὐτοῖς ἐκείνην μάλιστα κατείληφε τὴν χώραν, ἵνα συμβάλλουσιν ἀλλήλοις ὅ τε πῆχυς καὶ ἡ

throfi articulatur. Sed hujus *apophyfeos* functio quidem eft carpi in obliquum *fitum* deductio, alterius autem in rectum, quibus fummam manum et extendimus et flectimus.

Cap. XVIII. Octo conftruunt offa carpum, in duos ordines conferta; dura omnia, et parva, et medullae expertia, figuraeque multiplicis. Etenim partim gibba funt, partim fima; partim recta, partim rotunda. Omnia vero nervicartilagineis ligamentis inter fe per fynarthrofin, non autem per fymphyfin (ut quidam autumant) colligantur; leniter quidem gibba exteriori fuperficie, interiori vero cava. Itaque fuperior carpi feries tribus conftans offibus quodammodo rotunda fit, quae cum cubito, radio, ftyloïde apophyfi per diarthrofin articulatur, praeterquam quod carpi os ad parvum digitum glenoïde cavitate brevi ftyloïdem cubiti apophyfin excipit. Medium autem ex iis illam maxime fedem occupavit, ubi et cubitus et radius inter fe coë-

κερκίς. τὸ δὲ τρίτον ὑπὸ τῆς κερκίδος περιλαμβάνεται, διφυὲς ὑπάρχον. ἡ δὲ κάτωθεν μοῖρα τοῦ καρποῦ τοῖς τέσσαρσι μὲν ἑαυτῆς ὀστοῖς συνήρθρωται τῷ μετακαρπίῳ, τὸ πέμπτον δὲ ἐποχούμενον ἔχει τοῖς μέρεσιν ἐκείνοις τοῦ καρποῦ, καθ᾽ ἃ μάλιστά ἐστιν ἡ στυλοειδὴς τοῦ πήχεως ἀπόφυσις.

Κεφ. ιθ'. Τὸ μεταξὺ καρποῦ τε καὶ δακτύλων μετακάρπιον ὀνομάζεται, συναρθρούμενον μὲν πρὸς τὸν καρπὸν, διαρθρούμενον δὲ πρὸς τὰς πρώτας τῶν δακτύλων φάλαγγας, (οὕτω γὰρ καλεῖται τὰ τῶν δακτύλων ὀστᾶ, ἔνιοι δὲ σκυταλίδας ὀνομάζουσιν αὐτὰ,) μόνου τοῦ μεγάλου δακτύλου τῆς πρώτης φάλαγγος αὐτῷ τῷ μετακαρπίῳ διηρθρωμένης ἐκ πλαγίων. ὥσθ᾽ ἕκαστον τῶν δακτύλων ἐκ τριῶν ὀστῶν συγκεῖσθαι, τῆς προτέρας ἀεὶ φάλαγγος ἐπιβαινούσης τῇ κοιλότητι τῇ κατὰ τὴν ἀρχὴν τῆς ἑπομένης τεταγμένῃ. εὔλογον γὰρ καὶ τὸν μέγαν δάκτυλον ἐκ τριῶν ὀστῶν συγκεῖσθαι λέγειν, καὶ μὴ προσνέμειν τῷ μετακαρπίῳ τὴν πρώτην αὐτοῦ φάλαγγα, κατ᾽ ἄμφω γε τὰ μέρη

unt. Tertium vero biforme a radio excipitur. At inferior carpi ſeries ſuis quatuor oſſibus metacarpio per ſynarthroſin articulatur. Quintum denique ſedem habet in illis carpi partibus, quibus ineſt potiſſimum ſtyloïdes cubiti apophyſis.

Cap. XIX. Interſtitium carpi ac digitorum metacarpium nominatur; quod ſynarthroſi quidem carpo, diarthroſi vero primis digitorum phalangibus (ſic enim digitorum oſſa nominantur, nonnulli vero ipſa ſcytalidas appellant) alligatur, quum ſolius magni digiti prima phalanx ipſi metacarpio oblique per diarthroſin annexa ſit. Quare ſinguli digiti ex tribus conſtant oſſibus, priori ſemper phalange in cavitatem ſubeunte, quae in ſequentis *phalangis* principio locata eſt. Conſentaneum namque eſt et aſſerere, magnum digitum ex tribus oſſibus conſtare, et non metacarpio primam illius phalangem aſcribere, quae ab utrisque ſui partibus per diarthroſin

διηρθρωμένην, ὃ τοῖς μὲν πρώτοις τῶν δακτύλων ὀστοῖς συμβέβηκεν, οὐ μὴν τοῖς τοῦ μετακαρπίου. ὅθεν καὶ τέτταρα μὲν εὐλόγως μόνον ἄν τις φήσειε τὰ τοῦ μετακαρπίου, πεντεκαίδεκα δὲ τῶν πέντε δακτύλων. ὅσοι δὲ τὸ τρίτον ὀστοῦν τοῦ μεγάλου δακτύλου τῷ μετακαρπίῳ προσνέμουσι, τεσσαρακαίδεκα μὲν εἶναί φασι τὰ τῶν δακτύλων, πέντε δὲ τὰ τοῦ μετακαρπίου.

Κεφ. κ'. Ταῖς ἀπὸ τῶν πλαγίων ἀποφύσεσι ταῖς ὀρθαῖς τε καὶ μεγάλαις τοῦ πλατέος ὀστοῦ συντέτακταί τινα δύο, μηδὲν ἐφ' ὅλων ἑαυτῶν ὄνομα κείμενον ἔχοντα. τὰ μὲν γὰρ ἄνωθεν αὐτῶν μέρη τὰ πλατέα λαγόνων ὀστᾶ καλεῖται, τὰ δὲ μετὰ τὴν ἐπίβασιν ἔξωθέν τε καὶ κάτωθεν ἰσχίων ὀστᾶ, τὰ δ' εἰς τὰ πρόσω μέρη ἐντεῦθεν ἀνατεινόμενα λεπτὰ καὶ διατετρημένα καὶ συμφυόμενα κατὰ τὸ πέρας ἀλλήλοις ἥβης ὀστᾶ. κοτύλη δέ ἐστιν ἐν ἑκατέρῳ τῶν ἰσχίων εὐμεγέθης, ἰσχυροτάτῳ συνδέσμῳ συμπεφυκυῖα τῇ τοῦ μηροῦ κεφαλῇ.

connexa eſt, quod primis quidem digitorum; non autem metacarpii oſſibus accidit. Unde nonnullus jure aſſeruerit, metacarpii quidem quatuor duntaxat, quinque vero digitorum quindecim oſſa eſſe. At qui tertium os magni digiti metacarpio attribuunt, ii quatuordecim quidem digitorum, quinque vero metacarpii oſſa eſſe aſtruunt.

Cap. XX. Lateralibus lati oſſis apophyſibus tum rectis tum magnis duo quaedam oſſa connexa ſunt, quae nullum nomen ſibi totis impoſitum ſortiuntur. Superiores enim ipſorum partes latae ilium oſſa vocantur; poſt aditum vero *femoris* et exteriores et interiores iſchiωn oſſa; quae vero inde in anteriores partes ſurſum tendunt, tenues et perforatae, et quae in extremo per ſymphyſin conjunctae ſunt, pubis oſſa. Acetabulum autem utrique ineſt coxendici praegrande, quod robuſtiſſimo ligamento cum femoris capite conjunctum eſt.

Κεφ. κα'. [23] Τὸ κατὰ τὸν μηρὸν ὀστοῦν μέγιστον μὲν ἁπάντων ἐστὶ τῶν κατὰ τὸ ζῶον, διαρθροῦται δὲ ἄνω μὲν πρὸς ἰσχίον, κάτω δὲ πρὸς κνήμην. καὶ ἄνω μὲν ἐπίφυσιν ἔχει κεφαλῆς ἀκριβῶς περιφεροῦς ἐπ' αὐχένι προμήκει, πρὸς τὰ ἐντὸς μέρη ῥέποντι, κάτω δὲ εἰς δύο κονδύλους τελευτᾷ, πλατυνόμενον ἠρέμα. καλεῖν δὲ ἔξεστι τοὺς οὕτω μεγάλους κονδύλους κεφαλάς. καὶ μὲν δὴ καὶ συνδεῖται πρὸς τὴν κνήμην, οὐ διὰ ὑμενωδῶν μόνον συνδέσμων, τῶν ἐν κύκλῳ πᾶσαν διάρθρωσιν περιειληφότων, ἀλλὰ καὶ δι' ἄλλων τριῶν εὐρώστων τε ἅμα καὶ στρογγύλων, ἑνὸς μὲν ἐκ τῶν ἔξωθεν μερῶν ὅλης τῆς διαρθρώσεως παρατεταμένου, τοῦ δευτέρου δὲ ἐκ τῶν ἔσω, τρίτου δὲ ἐν τῷ μεταξὺ τῆς ὀπίσω τε καὶ τῆς ἔσω χώρας. ἔστι δὲ ὅλος ὁ μηρὸς τῷ σχήματι κυρτὸς μὲν ἐν τῷ πρόσω καὶ ἔξω, σιμὸς δὲ ἐν τῷ ὀπίσω καὶ ἔνδον. ἀποφύσεις δὲ ἔχει δύο μικρὰς ὑποκάτω τοῦ αὐχένος, ἃς τροχαντῆρας ὀνομάζουσι, πολλῷ δὲ μείζονα τὴν ἔξωθεν, ἣ γλουτὸς ὀνομάζεται.

Cap. XXI. Os femoris omnium animalis offium maximum quidem eft. Id autem fupra quidem ifchio, infra vero tibiae per diarthrofin articulatur. Ac furfum quidem epiphyfin habet capitis exacte rotundi fupra cervicem oblongam, ad interiores partes repentem; deorfum vero fenfim patefcens in duos condylos definit. Licet vero hos ita magnos condylos capita vocare. Ac fane tibiae colligatur, non membranofis folum ligamentis in ambitu totam diarthrofin occupantibus, fed et tribus aliis robuftis fimul ac rotundis, quorum unum quidem ab exterioribus totius apophyfeos partibus, alterum vero ab interioribus, tertium denique in pofterioris ac interioris regionis medio exporrectum eft. At totum femur figura gibbum quidem eft interiore ac exteriore in parte, fimum vero in pofteriore et interiore. Apophyfes autem habet duas deorfum fub cervice, quas trochanteras appellant, *quarum* longe majorem externam, quae et nates nominatur.

Κεφ. κβ'. Η κνήμη καλεῖται μὲν οὕτω καὶ ὅλον τοῦ σκέλους τὸ μέρος, ὅσον ἐστὶ μεταξὺ τοῦ γόνατος καὶ ἀστραγάλου, καλεῖται δὲ καὶ τὸ μεῖζον ὀστοῦν ἐν αὐτῷ. τέτακται δὲ ἔσωθεν τοῦτο, καὶ πρὸς μόνον αὐτὸ διαρθροῦται ὁ μηρός. τὸ γὰρ ἔξωθεν ὀστοῦν, ἡ περόνη καλουμένη, καὶ τῷ πάχει μὲν ἀπολείπεται τῆς κνήμης συχνῷ, καὶ τῷ μήκει δὲ οὐκ ἐξικνεῖται πρὸς τὸ γόνυ. συναρθροῦται δὲ τῇ κνήμῃ κατ' ἄμφω τὰ πέρατα· τὰ δὲ ἐν τῷ μέσῳ πάντῃ ἀφεστήκασιν ἀλλήλων. ἀλλ' ἡ γε κνήμη, καθ' ἃ τῷ μηρῷ συντέτακται, μεγάλην ἐπίφυσιν ἔχουσα κατὰ τὸ πέρας ἐπιδέχεται τὸν μηρὸν ἐπιβαίνοντα δυοῖν τισὶν ἑαυτῆς κοιλότησιν. ἐν μέσῳ δὲ τῶν κοιλοτήτων ἐξοχή τις νευροχονδρώδης εἰς τὸ μεταξὺ τῶν κονδύλων ἐμβαίνει, καθάπερ εἰς τομήν τινα βαθεῖαν. ὅσον δ' ἄσαρκόν τε καὶ λεπτὸν ἐν τοῖς πρόσω τῆς κνήμης ἐστὶν, ἀντικνήμιον ὀνομάζεται· τὰ δ' ἑκατέρωθεν αὐτῶν πέρατα, τὰ κατὰ κνήμης καὶ περόνης, σφυρά. τὰ δὲ κυρτὰ πάλιν ἐνταῦθα καὶ παντελῶς

Cap. XXII. Tibia vocatur quidem fic tum tota cruris pars, quae inter genu ac talum *pofita eft*, tum vero vocatur in ipfa os majus. Id vero interius fitum eft, cui foli femur per diarthrofin articulatur. Exterius namque os fibula vocatur, quod craffitudine quidem a tibia multum fuperatur, nec tamen longitudine ad genu protenditur. Tibiae autem utroque fuo extremo per fynarthrofin alligatur; in medio autem penitus a fe invicem abfcedunt. At tibia, qua femori connectitur, magnam habens epiphyfin in extremo femur excipit, quod duas ipfius cavitates ingreditur. In medio (727) autem cavitatum eminentia quaedam nervicartilaginea in medium condylorum femoris tanquam in fciffuram quandam profundam inferitur. Quicquid vero in anteriore tibiae parte carne vacuum, ac tenue eft, anticnemium (*protibiale*) nominatur. Quae vero ab ipforum utraque parte extrema funt tibiae ac fibulae, malleoli. Quae vero gibba rurfum hic ac prorfus carnis expertia et

ἄσαρκα καὶ τῶν ἄλλων ἐκκείμενα καλοῦσιν ἀστραγάλους οἱ πολλοὶ, τοῦ παντὸς ἁμαρτάνοντες. ὁ γὰρ ἀστράγαλος ὑπὸ τούτων ἑκατέρωθεν περιλαμβάνεται, σκεπόμενος πανταχόθεν, ὥστε οὐκ ἂν ἅψαιο αὐτοῦ. πέρατα δέ ἐστι ταῦτα τῶν τῆς κνήμης τε καὶ περόνης ἀποφύσεων, κυρτὰ μὲν ἔξωθεν, ὥσπερ καὶ φαίνεται, κοῖλα δὲ ἔνδον.

Κεφ. κγ'. Κατὰ τῆς τοῦ μηροῦ καὶ τῆς κνήμης διαρθρώσεως ἔξωθεν ὀστοῦν χονδρῶδες ἐπίκειται, περιφερὲς τῷ σχήματι, τὰ κυρτὰ μὲν καὶ οἷον κονδυλώδη τῶν ὑποκειμένων ὀστῶν περιλαμβάνον ἐπιτηδείοις κοιλότησιν, ἐξοχῇ δέ τινι βραχείᾳ τὴν μεταξὺ μηροῦ τε καὶ κνήμης εὐρυχωρίαν καταλαμβάνον. ὀνομάζουσι δὲ τὸ ὀστοῦν τοῦτο τινὲς μὲν ἐπιγονατίδα, τινὲς δὲ μύλην.

Κεφ. κδ'. [24] Ὑπὸ τῶν ὀλίγον ἔμπροσθεν εἰρημένων ἀποφύσεων ἐπὶ τοῖς κάτω πέρασι κνήμης τε καὶ περόνης ο ἀστράγαλος περιλαμβάνεται, τὸ τέτρωρον αὐτοῦ καλούμενον ἄνω νενευκὸς ἔχων. τῶν δὲ ἄλλων αὐτοῦ μερῶν τὰ μὲν ὀπίσω λεῖα παντα καὶ μετρίως ἐστὶ

aliis eminentia, ea talos feu aftragalos plerique vocitant, tota via aberrantes. Sub his enim aftragalus utrinque comprehenditur, qui undequaque ita contegitur, ut ipfum minime tetigeris. At *malleoli* ipfa funt tum tibiae tum fibulae apophyfeωn extrema, foris quidem gibba, ut patet, intus vero cava.

Cap. XXIII. Ad femoris et tibiae diarthrofin exterius os cartilaginofum, figura rotundum incumbit, quod gibbas quidem ac veluti condylodes fubjectorum offium partes aptis cavitatibus complectitur, brevi vero quadam eminentia quod inter femur et tibiam patet fpatium occupat. Id autem os quidam epigonatidem (*patellam*), quidam vero molam nominant.

Cap. XXIV. Ab paulo ante dictis apophyfibus in imis tibiae et fibulae extremis aftragalus comprehenditur. Quae pars ejus quadrio vocatur, furfum vergit. Ex caeteris autem ejus partibus pofteriores quidem laeves om-

περιφερῆ, ῥέποντα μᾶλλον ἄνω· τὰ δὲ πρόσω κεφαλῇ σφαιροειδεῖ ἐπ᾽ αὐχένι προμήκει πεφυκυίᾳ διαρθροῦται πρὸς τὸ ὀστοῦν τὸ καλούμενον σκαφοειδές. ἑκατέρωθεν δὲ ἐκ τῶν δεξιῶν καὶ τῶν ἀριστερῶν εἰς ὀφρυώδεις ἐξοχὰς τελευτῶν ταῖς γενομέναις ὑπὸ κνήμης τε καὶ περόνης κοιλότησι περιλαμβάνεται, τὸ οἷον λεῖον ἑαυτοῦ μέρος ἔσωθεν ἔχων. ὑπόκειται δ᾽ αὐτῷ τὸ μέγιστον ὀστοῦν τῶν ἐν ποδὶ, καλεῖται δὲ πτέρνα, τὰ μὲν περιφερῆ τοῦ ἀστραγάλου περιλαμβάνουσα, δύο δέ τινας ἐξοχὰς εἰς τὰς ἐπιτηδείους ἐκείνου κοιλότητας ἐναρμόζουσα. καθ᾽ ἃ δὲ βαίνομεν αὐτῇ, περιφερής ἐστιν ἠρέμα καὶ πλατεῖα· περιφερὴς δὲ κἀκ τῶν ὀπίσω, καὶ πολὺ κατὰ τοῦτο τῆς κνήμης ὑπερβαίνει τὴν εὐθύτητα. τῶν πρόσω δὲ αὐτῆς μερῶν τὸ μὲν κατ᾽ εὐθὺ τοῦ μεγάλου δακτύλου ὑποβέβληται τῇ κεφαλῇ τοῦ ἀστραγάλου, καὶ οὐδὲν ἑαυτῷ συντακτόμενον ὀστοῦν ἔχει· τὸ δ᾽ αὖ κατὰ τὸν μικρὸν δάκτυλον πέρας αὐτῆς ὀστῷ τινι συναρθροῦται τῷ κυβοειδεῖ προσαγορευομένῳ. παρατέταται δὲ ἐκ τῶν ἐκτὸς μερῶν τοῦτο τῷ σκαφοειδεῖ. ἀλλ᾽ ἐκεῖνο

nes modiceque orbiculatae funt ac furfum magis repunt; anteriores vero rotundo capite oblongae cervici adnato diarthrofi cum offe articulantur, quod fcaphoïdes vocatur. Utrinque autem a dextris et finiftris in fuperciliofas eminentias definens cavitatibus fub tibia ac fibula factis excipitur, laevem veluti fui partem interius habens. Huic vero fubjacet os pedis maximum (calx autem vocatur), quod rotundas quidem aftragali partes recipit et eminentias quasdam geminas in aptas ejus cavitates inferit. Qua vero gradimur, ipfa leniter rotunda et lata eft. Sed et pofterior quoque rotunda eft, ob idque tibiae rectitudinem admodum excedit. Anteriorum autem ejus partium ea quidem, quae e directo magni digiti *fita eft,* aftragali capiti fubjacet, nullumque fibi conjunctum os habet. At rurfum ejus extremitas, quae minimum digitum adit, cum eo, quod cuboïdes (*cubiforme*) appellatur, per fynarthrofin connectitur. Id autem ab exterioribus fui partibus fcaphoidi appofitum eft. Sed

μὲν κοῖλόν ἐστι, καθ' ἃ διαρθροῦται πρὸς τὸν ἀστράγαλον, τὸ δὲ κυβοειδὲς τοῦτο κυρτόν. ἐφεξῆς δ' ἐστὶν ὀστᾶ τρία μικρὰ, συναρθρούμενα τῷ κάτω πέρατι τοῦ σκαφοειδοῦς, οἷς καὶ αὐτοῖς ἔξωθεν συμπαρεκτείνεται τὸ κυβοειδές. καὶ μετὰ ταῦτα τὰ τέτταρα παύεται μὲν ὁ ταρσὸς τοῦ ποδός.

Κεφ. κε'. Ἄρχεται δὲ τὸ καλούμενον πεδίον, ἐκ πέντε συγκείμενον ὀστῶν, οἷς ἐφεξῆς εἰσιν οἱ δάκτυλοι τοῦ ποδὸς, ἐκ τριῶν δὲ ἅπαντες φαλάγγων ὁμοίως τοῖς κατὰ τὰς χεῖρας συγκείμενοι πλὴν τοῦ μεγάλου δακτύλου· μόνος γὰρ οὗτος ἐν αὐτοῖς ἐκ δυοῖν ὀστοῖν ἐγένετο. συνδέουσι τὰς μὲν τούτων διαρθρώσεις ὑμενώδεις σύνδεσμοι, τὰς δὲ κατὰ τὸν ἀστράγαλόν τε καὶ πτέρναν ἰσχυροί τε πάνυ καί τινες ἐξ αὐτῶν στρογγύλοι τε ἅμα καὶ νευροχονδρώδεις. ταῦτ' ἀρκεῖν μοι δοκεῖ τοῖς εἰσαγομένοις περὶ ὀστῶν ἐπίστασθαι· καὶ γὰρ ἡ τούτων σύνταξις ὁ σκελετός ἐστιν. εἰ δέ τι κατ' ἄλλο μόριον ὀστοῦν

illud quidem *ſcaphoides*, qua cum aſtragalo articulatur, cavum eſt, at cuboides hocce gibbum. Tria vero deinceps oſſa ſunt parvula, quae ſcaphoidis extremitati per ſynarthroſin copulantur, cum quibus quoque ipſis exteriori ex parte cuboides porrigitur. Atque poſt haec quatuor tarſus quidem pedis finitur.

Cap. XXV. Quae *pedis pars* pedium vocatur, incipit *explicari. Id* ex quinque conſtat oſſibus, quibus ſuccedunt pedis digiti. Ex tribus autem univerſi phalangibus ad eorum qui manus *conſtruunt* ſimilitudinem, magno excepto digito, compoſiti ſunt; is enim ſolus inter ipſa ex duobus oſſibus factus eſt. Horum autem diarthroſes membranoſa ligamenta colligant; aſtragali vero et calcis ea admodum robuſta, quaedam et rotunda ſimul et nervicartilaginea exiſtunt. Haec de oſſibus ſcire tironibus ſatis eſſe mihi videtur, horum namque conſtructio ſceletus eſt. Si quod vero alia in parte os par-

Ed. Chart. IV. [24.] Ed. Baſ. V. (727.)

μικρὸν εὑρίσκεται, καθάπερ ἐν καρδίᾳ τε καὶ λάρυγγι, καὶ ῥινὶ, καί τισι τῶν δακτύλων, τὰ σησαμοειδῆ καλούμενα, καὶ εἴ τι τοιοῦτο ἕτερον, οὐκ ἀνάγκη νῦν λέγειν.

vum comperiatur, quemadmodum in corde, larynge, naſo et quibusdam digitis, quae ſeſamoidea (*ſeſamiformia*) vocantur, et ſi quod aliud ejusmodi, id nunc dicere haud neceſſarium eſt.

ΓΑΛΗΝΟΥ ΠΕΡΙ ΦΛΕΒΩΝ ΚΑΙ ΑΡΤΗΡΙΩΝ ΑΝΑΤΟΜΗΣ.

Ed. Chart. IV. [225.] Ed. Baf. I. (197.)

Κεφ. α'. Σύνοψιν φλεβῶν καὶ ἀρτηριῶν ἀνατομῆς, Ἀντίσθενες φίλτατε, βουληθέντι σοι παρ' ἐμοῦ δοθῆναι μνήμης ἕνεκεν ὧν ἐθεάσω δεικνυμένων ἐν πιθήκου σώματι, διὰ τούτου τοῦ λόγου πεποίημαι. ἡ δὲ ἀκριβεστέρα ἐξήγησις οὐ τούτων μόνων, ἀλλὰ καὶ τῶν ἄλλων ἁπάντων μορίων, ἐν ταῖς ἀνατομικαῖς ἐγχειρήσεσι λέγεται. νυνὶ δὲ, ἵνα καὶ σαφὴς ὁ λόγος γένοιτο, δένδρου πρέμνον ἐννόησόν

GALENI DE VENARVM ARTERIARVMQVE DISSECTIONE LIBER.

Cap. I. Compendium de venarum et arteriarum diffectione, cariffime Antifthenes, quo a me donari voluifti ad memoriam confirmandam eorum, quae ipfe in fimiae corpore demonftrari fpectaffes, hoc libro confeci. Exactior autem non harum modo, fed omnium reliquarum partium narratio libris continetur, quos de adminiftrationibus anatomicis infcripfimus. Nunc itaque, quo etiam dilucidus evadat fermo, cogitatione volo completaris arboris quendam truncum, qui parte quidem inte-

τι κάτω μὲν εἰς πολλὰς ῥίζας, ἄνω δὲ εἰς ἀκρέμονας σχιζομένου. οὕτω γὰρ οὐχ Ἱπποκράτης μόνος, ἀλλὰ καὶ οἱ μετ᾽ αὐτὸν οἱ δοκιμώτατοι τῶν ἀνατομικῶν εἰκάζουσιν. αἱ μὲν οὖν εἰς τὴν γαστέρα καὶ ἔντερα καθήκουσαι φλέβες ἀνάλογοι ῥίζαις εἰσίν· ἣν δὲ ὀνομάζουσιν ἡπατῖτίν τε καὶ κοίλην, οἷόν τι πρέμνον ἁπασῶν ὑπάρχει τῶν καθ᾽ ὅλον τὸ σῶμα φλεβῶν. οὕτω δὲ καὶ τῶν ἀρτηριῶν ἐκ τῆς καρδίας πεφυκυιῶν αἱ μὲν εἰς τὸν πνεύμονα κατασχιζόμεναι ῥίζαις τισὶν ἐοίκασιν· ἣν δὲ Ἀριστοτέλης μὲν ἀορτὴν, οἱ δὲ ἄλλοι ἀρτηρίαν μεγάλην ὀνομάζουσιν, ἀνάλογός ἐστι καὶ αὐτὴ στελέχει φυτοῦ. πρῶτον οὖν σε τῶν ἑπτὰ κατὰ τὴν γαστέρα καθηκουσῶν ἀναμνήσω, μίαν ἀρχὴν ἐχουσῶν ἁπασῶν ἐκεῖνο τὸ μέρος τοῦ ἥπατος, ὃ καλοῦσι πύλας. ἐντεῦθεν γὰρ ἐκφυομένη μεγάλη τις φλὲψ ἀποτείνεται λοξὴ πρός τε τὰ κάτω καὶ ἄλλα τοῦ ζώου μόρια, κατὰ μέσην πως μάλιστα τὴν δωδεκαδάκτυλον ὑπὸ Ἡροφίλου καλουμένην ἔκφυσιν.

riore in multas radices, ſuperiore in numeroſam ramorum ſobolem findatur. Ita enim non unus tamen Hippocrates, ſed et qui tempore poſteriores anatomici fama celeberrimi extiterunt, aſſimilant. Igitur quae in ventrem et inteſtina deferuntur venae, proportione radicibus reſpondent; ea vero, quam tum jecorariam tum cavam appellant, quidam veluti truncus eſt omnium quae toto corpore ſparguntur venarum. Eadem etiam ratione arteriae, quarum origo eſt a corde: quae namque ex illis ſparſa ramorum ſerie pulmones petunt, radicum imaginem oſtendunt; quam vero Ariſtoteles aortam, alii arteriam magnam vocant, ea etiam caudicis in arbore proportionem ſubit. Principio igitur ſeptem *venarum* te commonere volo, quae ad ventrem pertinentes uno ex principio omnes prodeunt, cava nimirum jecoris parte, quam portas vocant. Hinc enim exorta magna quaedam vena porrigitur obliqua tum ad inferiores, tum ad alias animantis partes, juxta medium potiſſimum ejus inteſtini duodeni, quod Herophilus ecphyſin appellat, ita enim

ὀνομάζει δ᾽ οὕτως ἐκεῖνος τὴν ἀρχὴν τοῦ ἐντέρου, πρὶν εἰς ἕλικας ἑλίττεσθαι. καὶ μὲν δὴ καὶ δίδωσι ταύτῃ πρώτην βραχεῖάν τινα φλέβα, μόνην ἐπ᾽ ἐνίων φαινομένην, ὡς τὸ πολὺ δὲ καὶ σὺν ἄλλαις τριχοειδέσι τῇ λεπτότητι, πρός τε τὴν ἔκφυσιν ἰούσαις καὶ τὸ πάγκρεας, ὅπερ ἔνιοι καλλίκρεας ὀνομάζουσι. ἀδὴν δ᾽ ἐστὶν οὗτος ὑποβεβλημένος ταῖς ἐνταῦθα κατασχιζομέναις ἀρτηρίαις καὶ φλεψίν. καὶ ἄλλη δέ τις φλὲψ μικρὰ πρὸς τὸν πυλωρὸν ἀναφερομένη [226] τῷ περὶ τοῦτον καὶ πρὸ τούτου μέρει τῆς γαστρὸς διασπείρεται. τῶν δὲ ἀξιολόγων ἀποφύσεων τῆς ἐπὶ πύλας φλεβὸς πρώτη μέν ἐστιν ἡ εἰς τὸ σιμὸν τῆς γαστρὸς φερομένη, δευτέρα δὲ ἡ εἰς τὸν σπλῆνα. τισὶ μέντοι τῶν πιθήκων ἡ μὲν ἀπόφυσίς ἐστι μία, σχίζεται δὲ αὐτίκα δίχα, καὶ τὸ μὲν ἕτερον ἐπὶ τὴν γαστέρα, τὸ δὲ ἕτερον ἐπὶ τὸν σπλῆνα φέρεται. καὶ μὴν ὁπότε δύο εἰσὶν αἱ φλέβες, αὗται καὶ τότε ψαύουσιν ἀλλήλων κατὰ τὴν ἔκφυσιν. ἡ μὲν οὖν ἐπὶ τὸ σιμὸν τῆς γαστρὸς ἰοῦσα πλησίον ἐκφύεται τοῦ πυλωροῦ. καλεῖται δ᾽ οὕτω τὸ κάτω πέρας

ille appellat principium inteftini prius, quam in anfractus orbesque convolvatur. Sane eo primum brevem quandam venam mittit, quae in nonnullis fola apparet, ut plurimum autem aliis comitata capillorum modo praetenuibus, quae tum ad ecphyfin tendunt, tum ad pancreas, quod aliqui callicreas vocant; id autem glandula eft fubftrata arteriis venisque, quae ea parte in ramos finduntur. Tum alia quaedam ad pyloron affurgens parva vena toti, quae et circa ipfum et ante eft, ventriculi parti diftribuitur. Ex ramis autem infignibus a vena, quae ad portas jecoris exiftit, procurrentibus primus quidem eft, qui ad concavum ventris fertur, alter, qui ad lienem. In aliquibus fane fimiis ramus quidem eft unicus, fed ftatim ab exortu bifariam fcinditur, et parte quidem una ventrem, altera lienem adit. Et fane, quum duae fint venae, ipfae etiam tunc in exortu mutuo fe contingunt. Quae igitur ad concavum ventriculi tendit, propius pyloron nafcitur: fic autem inferius extremum

Ed. Chart. IV. [226.] Ed. Baf. I. (197.)

αὐτῆς, ἐν τοῖς δεξιοῖς μέρεσι κείμενον ἐγγὺς τοῦ ἥπατος· ἱκανῶς γάρ ἐστι λοξὴ τὴν θέσιν ἐν τοῖς ζώοις τούτοις ἡ κοιλία. κατασχίζεται δὲ οὐκ ἔτ' εἴσω παρ' αὐτῆς τὸ σιμὸν ἡ φλὲψ ἥδε. τὰ γὰρ ἐν τοῖς ἀριστεροῖς πάντα μέχρι τῆς κατὰ τὸν στόμαχον ἐκφύσεως ἕτεραι διαπλέκουσι φλέβες ἀπεσχισμέναι τῆς ἐπὶ τὸν σπλῆνα φερομένης. ἱκανῶς γὰρ αὕτη μικρὰς καὶ πολλὰς ἐν τῇ διόδῳ τριχοειδεῖς φλέβας εἰς τὸ πάγκρεας ἐκφύει. ἔπειτα, ἂν ἤδη πλησίον ᾖ τοῦ σπληνὸς, ἀξιόλογον ἀπόφυσιν ἑαυτῆς ἐπὶ τὰ σιμὰ πέμπει τῆς γαστρος. ὅσον δὲ αὐτῆς ἐπιβαίνει τῷ σπληνὶ, κατὰ τὸ μέσον αὐτοῦ μάλιστα τὴν θέσιν ἔχει, κἄπειτα ἐνταῦθα διασχιζόμενον ὅλῳ τῷ σιμῷ τοῦ σπλάγχνου μετέωρον ὑποφέρεται, πολλὰς εἰς αὐτὸν οἷον ῥίζας τινὰς ἐμβαλών. οὐ μὴν ἐνταῦθά γε κατασχίζεται πᾶν, ἀλλ' ἱκανῶς ἀξιόλογον ἑκάτερόν ἐστι τῶν περάτων αὐτοῦ. καὶ τοίνυν καὶ φέρεται τὸ μὲν ἀπὸ τῆς κεφαλῆς τοῦ σπληνὸς ἐπὶ τὰ κυρτὰ τῆς γαστρὸς, τὸ δὲ ἀπὸ τῆς τελευτῆς εἰς τὴν ἀριστερὰν ἐπιπλόου μοῖραν· ἐπίπλουν δὲ λέγειν ἢ ἐπίπλοον οὐ διοίσει.

ventriculi appellatur, quod in dextris prope jecur ſitum habet; nam in his animantibus oblique ſatis poſitus venter eſt. Sed enim ad ipſum ventriculi concavum non aequaliter ramos mittit vena haec. Quandoquidem id omne ventriculi, quod ad ſiniſtram eſt, usque ad gulae exortum aliae amplectuntur venae ex ea ductae, quae ad lienem porrigitur. Haec enim parva ſatis eſt, multasque in itinere pilorum modo graciles venas in pancreas edit, quumque jam prope lienem pervenerit, inſignem ramum ad concava ventris mittit; quae porro ipſius pars lienem adit, circa ejus maxime medium ſitum habet; deinde inibi in ramos ſciſſa, toti viſceri, qua eſt concavum, elatior expanditur, multis in ipſum veluti radicibus inſita. Nec vero hic tota in ramos exhauritur, ſed ſatis notabili *magnitudine* ipſius extrema ſunt utraque. Eorum itaque alterum a lienis capite ad gibba ventriculi ſubit, alterum ex imo ad partem ſiniſteriorem omenti, quod ſane epiploum ſive epiplum dicas, nihil

ταῦτα μὲν οὖν ὡς τὸ πολὺ φαίνεται. σπανίως δέ ποτε καὶ πρὶν ἐπὶ τὴν κεφαλὴν ἐλθεῖν τοῦ σπληνός, ἡ μεγάλη φλὲψ ἀναφέρεται πρὸς τὰ κυρτὰ τῆς γαστρός, ἀποφύσεις ἑαυτῆς πρός τε τοὐπίλοιπον τοῦ σπληνὸς φέρουσα καὶ πρὸς τὰ σιμὰ τῆς γαστρὸς ἄχρι τοῦ στόματος αὐτῆς. τρίτη δ' ἐπὶ ταῖς εἰρημέναις ἀποφύεται τῆς μεγάλης φλεβὸς, ὁμοίως ἐκείναις εἰς τὰ ἀριστερὰ μέρη διαπλέκουσα τὸ τελευταῖον μεσεντέριον τῶν μεγάλων ἐντέρων ἄχρι τῆς ἕδρας, ὥσπερ γε καὶ μετ' αὐτὴν ἑτέρα τις ἐκ τῶν δεξιῶν μερῶν τῆς μεγάλης φλεβὸς ἀποφυομένη παρὰ τὸν πυλωρὸν ἀναφέρεται πρὸς τὸ κυρτὸν τῆς γαστρός. ἀποφύσεις δὲ αὐτης ἀνιούσης εἰς τοὐπίπλοον γίνονται κατὰ τὸ δεξιὸν αὐτοῦ μέρος, ὁποῖόν τε μάλιστα θέσιν ἀντικειμένην ἔχουσαι τῇ μικρὸν ἔμπροσθεν ἀπὸ τῆς τελευτῆς τοῦ σπληνὸς εἰς αὐτὸ φέρεσθαι λελεγμένῃ. καὶ μετ' αὐτὴν δὲ φλὲψ ἄλλη τῆς (198) μεγάλης ἀποφύεται φλεβὸς ἐν τοῖς δεξιοῖς μέρεσιν αὐτῆς, εἰς τὸ ταύτῃ τοῦ κώλου μεσεντέριον κατασχιζομένη. το δ' ὑπόλοιπον ἅπαν τῆς φλεβὸς, ἣν ἀπὸ τῶν πυλῶν ἔφην

intereſt. Et haec quidem fere ita habent. Nonnunquam vero, quanquam id rarius, priusquam ad ſplenis caput pertingat, magna vena ad ventris gibba attollitur, ramos ex ſe tum ad reliquum ſplenem tum vero ad concava ventris usque ad ipſius os emittens. Tertia ab eis, quas memoravimus, ex magna vena naſcitur, eodem quo illae modo ad partem ſiniſtram extremum magnorum inteſtinorum meſenterium ad ſedem usque complexa; quemadmodum et poſt hanc alia quaedam a dextris partibus ex eadem magna vena prope pylorum enata ad gibbum ventriculi aſcendit; a qua ſubeunte propagines ad omenti ipſius dexteriorem partem exiſtunt, ſitum quam maxime fieri poteſt ei contrarium habentes, quam paulo ante ad omentum ipſum de lienis infima parte ferri diximus. Quin etiam poſt hanc alia quoque ex vena magna oritur in ipſius latere dextro, in coli inteſtini meſenterium inibi poſitum diſciſſa. Jam totum venae reliquum, quam a portis oriri diximus, ad medium duorum dictorum

ὁρμᾶσθαι, πρὸς τὸ μέσον ἥκει τῶν προειρημένων δύο μεσεντερίων, ὃ δὴ καὶ πλείστας ἔχει φλέβας, εἰς πρώτην μὲν τὴν νῆστιν, εἶθ᾽ ἑξῆς τὸ λεπτὸν ἔντερον ἅπαν κατασχιζόμενον. ἡ τελευτὴ δ᾽ αὐτοῦ τό τε τυφλὸν ἔντερον διαπλέκει καί τι μέρος μικρὸν τοῦ συνάπτοντος αὐτῷ κώλου. αὕτη μὲν ἡ νομὴ τῆς ἀπὸ πυλῶν φλεβὸς εἰς ἔντερα καὶ σπλῆνα καὶ γαστέρα. καὶ μὲν δὴ καὶ αἱ τοῦ ἐπιπλόου φλέβες ἅπασαι τούτων τῶν φλεβῶν ἀποβλαστήματά εἰσιν, αἱ μὲν ἐν τοῖς ἀριστεροῖς αὐτοῦ καὶ δεξιοῖς μέρεσιν, ὡς ὀλίγον ἔμπροσθεν εἶπον, αἱ δὲ τῆς ἐμπροσθίας τε καὶ μέσης χώρας, ἐκ τῶν κατὰ τὰ κυρτὰ τῆς γαστρός. αἱ δὲ τῆς ὑποβεβλημένης ταύτῃ, μικραὶ παντελῶς ὑπάρχουσαι, τὴν [227] γένεσιν ἐκ τῶν κατὰ τὰ σιμὰ τῆς γαστρὸς ἔχουσι φλεβῶν. ἀναμιμνήσκω δέ σε καὶ ὅτι τῶν τὸ κυρτὸν τῆς γαστρὸς διαπλεκουσῶν φλεβῶν δύο οὐσῶν ὡς ὀλίγον ἔμπροσθεν εἴρηται, τὰ πέρατα συνάπτεται πρὸς ἄλληλα, καὶ ὅτι μετέωρος ἑκατέρα τῶνδε τῶν φλεβῶν ὑμέσιν ἐποχουμένη

mefenteriorum pervenit. Id autem quoque plurimas fane venas habet, et in ieiunum primum, deinde in omne deinceps tenue inteftinum fiffura multiplici dividitur. Poftrema vero ejus pars tum caecum inteftinum complectitur, tum quandam exiguam coli partem, qua ipfum caeco adnectitur. Ad hunc fane modum venae illius, quae a portis prodit, in inteftina, fplenem et ventriculum diftributio perficitur. Quinetiam omnes omento intextae venae ab eisdem ipfis venis propagantur; illae quidem, quae tum in finiftris, tum in dextris ipfius funt partibus, ficut paulo ante oftendimus. Quae autem anteriorem mediamque ejus regionem obtinent, ex illis oriuntur, quae gibbas ventriculi partes perreptant. Poftremo, quae fubjectam huic regionem obtinent, quae exiguae omnino funt, ab iis ortum habent, quas ad concava ventriculi porrigi diximus. Jam illud meminiffe te volo, venarum ventriculi gibbum complectentium, quae, ut modo dixi, duae funt, extrema fefe mutuo contingere, et illarum utramque quibusdam membranis infidentem ela-

Ed. Chart. IV. [227.] Ed. Baf. I. (198.)

τισὶν ἐκπεριέρχεται τὸ κυρτὸν τῆς γαστρός. οὐ μὴν αἵ γε κατὰ τὸ σιμὸν αὐτῆς, ἀλλ᾽ ἄντικρυς αὐτῷ τῷ τῆς γαστρὸς ἐκφυόμεναι σώματι τὴν σχέσιν ἐν ἐκείνῳ ποιοῦνται. τοῦ μέντοι σπληνὸς ἡ φλὲψ ὁμοίως ταῖς κατὰ τὰ κυρτὰ τῆς γαστρὸς ὑμέσιν ὀχουμένη τὸ σιμὸν πᾶν ὑπελήλυθεν. εἰσὶ δὲ καὶ ἄλλαι φλέβες ἐν τῷ τῶν μικρῶν ἐντέρων μεσεντερίῳ τῷ μέσῳ, περαίνουσαι πρὸς ἀδένας τινὰς ἐνταυθοῖ κειμένους. τῆς δὲ μεγάλης φλεβὸς τῆς ἐπὶ πύλας, ἧς ἀποβλαστήματά εἰσιν αἱ προειρημέναι πᾶσαι, καὶ ἄλλαι τινὲς ἀποφύονται, τοσαῦται τὸν ἀριθμὸν, ὅσοι περ ἂν ὦσιν οἱ λοβοὶ τοῦ ἥπατος· εἰς ἕκαστον γὰρ αὐτῶν κατασχίζεται μία. καὶ τοίνυν ἡ τροφὴ διὰ μὲν τῶν εἰς τὴν γαστέρα καὶ τὰ ἔντερα καθηκουσῶν φλεβῶν ἐπὶ τὰς πύλας ἀναφέρεται ταύτας· διό μοι καὶ δοκοῦσιν οἱ ἀρχαῖοι προσαγορεῦσαι τὸ χωρίον οὕτως· ἐντεῦθεν δὲ εἰς ὅλον τὸ ἧπαρ ἀφικνεῖται φερομένη διὰ τῶν εἰς τοὺς λοβοὺς αὐτοῦ κατασχιζομένων φλεβῶν.

Κεφ. β΄. Ἐντεῦθεν δὲ αὖθις εἰς ἑτέρας μεταλαμβά-

tiorem per ventriculi gibbum circumire. Diffimili plane ab iis modo fe habent concavae partis venae: eae fiquidem contra ventriculum exortae corpori ipfius annectuntur atque infident. At vero lienis vena fimiliter, ut gibbarum ventriculi partium venae, membranis fulta concavum omne pervadit. Sunt autem et aliae venae in tenuiorum inteftinorum medio mefenterio, quae ad glandulas quasdam ea regione pofitas pertinent. Quin etiam ab eadem magna vena, quae ad portas eft jecoris, cujus foboles funt omnes modo memoratae, aliae quoque quaedam producuntur jecinoris fibris numero pares; in fingulas enim fingulae dividuntur. Itaque per venas, quae tum ad ventriculum, tum ad inteftina defcendunt, ad has ipfas portas cibus afcendit; eoque mihi locum ita videntur antiqui nominaffe; hinc vero per venas ad ipfius fibras pertinentes in totum jecur permanat.

Cap. II. Inde vero rurfum in alias affumitur ve-

νεται φλέβας, ἐν μὲν τοῖς κυρτοῖς τοῦ ἥπατος τεταγμένας, αποφυομένας δὲ ἄλλης μεγίστης φλεβὸς, ἣν δι᾽ αὐτὸ τουτο κοίλην ὀνομάζουσιν. ἀπὸ ταύτης δὲ καὶ αἱ εἰς ὅλον τὸ σῶμα παράγουσαι τὸ αἷμα φλέβες διεκφύονται. ἐκπίπτουσα γὰρ ἑκατέρως τοῦ ἥπατος, ἄνω μὲν ἐκ τῶν φρενῶν ἐπὶ τὴν καρδίαν ἀναφέρεται, κάτω δὲ ἐπὶ τὴν ῥάχιν καταχάμπτεται, κἀνταῦθα ἐπιβαίνει τῇ μεγάλῃ ἀρτηρίᾳ, τῇ ἀπὸ τῆς καρδίας, ὀλίγον ἀνωτέρω τῶν φρενῶν. ἀποφύονται δὲ φλέβες, ἀπὸ μὲν τῆς ἄνω φερομένης αἵδε. πρώτη μὲν συζυγία κατ᾽ αὐτὰς τὰς φρένας. εἶθ᾽ ἑξῆς τριχοειδεῖς τινες πλείους εἴς τε τοὺς διαφράττοντας υμένας τὸν θώρακα καὶ τὸν περικάρδιον χιτῶνα. μετ᾽ αὐτὰς δ᾽ ἱκανῶς ἀξιόλογος εἰς τὸ τῆς καρδίας οὖς τὸ δεξιόν· ἐκ δὲ τοῦ ὠτὸς εἴς τε τὴν δεξιὰν κοιλίαν τῆς καρδίας τὴν μεγάλην, κᾀκ ταύτης εἰς τὸν πνεύμονα, τὸν αὐτὸν ἔχουσα χιτῶνα τῷ τῶν ἀρτηριῶν. καί τις ἄλλη μικροτάτη κατὰ τὴν ἐκτὸς ἐπιφάνειαν τῆς καρδίας, εἰς ὅλον τὸ σπλάγχνον διασπειρομένη. κατὰ

nas, per gibbam quidem jecinoris partem difperfas, caeterum a maxima alia vena ortas, quam ob id ipfum cavam nominant. Ab ea etiam aliae propagantur, quae in omnes corporis partes fanguinem derivant. A jecore enim utrinque prolapfa, furfum quidem per feptum transverfum ad cor attollitur, deorfum vero in fpinam dorfi deflectitur, atque inibi fuper magnam defertur arteriam, quae a corde progignitur paulo altius, quam eft feptum transverfum. Jam vero venae ab ea, quae furfum tendit, oriuntur iftae: prima ad ipfum feptum transverfum conjugatio; deinde capillaceae permultae, tum in thoracem intercipientes membranas, tum in tunicam pericardium. Poft illas alia fatis notabilis in dextram cordis aurem fertur; ab aure mox in finum ejus dextrum eundemque magnum; atque inde alia eandem cum arteriis tunicam habens in pulmones. Quin etiam alia quaedam perquam exigua per exteriorem cordis fuperficiem in totum ejus vifceris corpus fpargitur. Eodem autem modo

δὲ τὸν αὐτὸν τρόπον ἐπὶ μὲν τῶν πλείστων ζώων εἰς τὰ τοῦ θώρακος ἀριστερὰ μέρη φέρεται φλὲψ, ἐπιβαίνουσα τῷ πέμπτῳ τοῦ μεταφρένου σπονδύλῳ. τοῖς πιθήκοις δ᾽ ἀνωτέρω βραχὺ τοῦ τῆς καρδίας ὠτὸς ἐν τοῖς δεξιοῖς φλὲψ αὕτη τέτακται, καταφερομένη μὲν ὁμοίως κατὰ τὴν ῥάχιν, εἰς ἅπαντα δὲ διανεμομένη τὸν θώρακα, πλὴν δυοῖν, ἔστι δ᾽ ὅτε τριῶν τῶν πρώτων μεσοπλευρίων. παρελθοῦσα γὰρ ἡ κοίλη τὴν καρδίαν ἐπὶ τὰς σφαγὰς ἀναφέρεται, πρώτην μὲν τὴν εἰρημένην ἀποφύουσα φλέβα, μικρὰς δὲ ἄλλας ἐφεξῆς, τὰς μὲν ἀραχνοειδεῖς, τὰς δὲ τριχοειδεῖς ἐπιπέμπουσα τοῖς διαφράττουσιν ὑμέσιν τὸν θώρακα καὶ τῷ καλουμένῳ θυμῷ. πλησίον δὲ ἤδη τῶν σφαγῶν γενομένη δίχα σχίζεται, καὶ τῶν μορίων αὐτῆς ἑκάτερον ἐγκλινόμενον λοξὸν ἐπὶ τὰ πλάγια βραχὺ τῆς μέσης ἀφίσταται χώρας. ἐφ᾽ ἑκάτερα δὲ πρὸς τὴν κατ᾽ αὐτὰς κλεῖδα ἀναφερόμεναι, ἐν τῇ μεταξὺ φορᾷ τῶν τε ἐπὶ τὰ πρόσω τοῦ θώρακος ἐρχομένων φλεβῶν εἰσὶν [228] αἱ ῥίζαι. καὶ μετὰ ταῦτα ἄλλη συζυγία φλεβῶν μεγάλων σχιζομένων τά τε ἄνω μεσο-

in plurimis quidem animantium ad thoracis finiftras partes fertur vena, quintam dorfi vertebram afcendens. At in fimiis paulo fupra aurem cordis in dextris partibus fita eft haec vena, per fpinam quidem fimiliter delata, caeterum in omnes thoracis partes diffufa praeter prima duo, nonnunquam vero etiam tria coftarum intervalla. Quum enim cor ipfum praeteriit vena cava, ad jugula afcendit, primum quidem memoratam nunc venam promens, exiguas vero alias deinceps, has quidem araneofas, has autem capillaceas ad membranas mittens thoracem interfepientes et in glandium, quem thymum nominant. Quum vero jam prope jugulum pervenit, in duas diducitur partes. Atque ita in latus oblique utraque pars inclinata a media regione paululum divertit. De quibus, dum ad fibi vicinam utraeque claviculam afcendunt, in medio ductu venarum ad anteriora thoracis procedentium radices fparguntur. Praeter has magnarum venarum in ramos fe fcindentium conjugatio intercofta-

πλεύρια τοῦ θώρακος τρέφει καὶ τὰ περὶ τὰς ὠμοπλάτας χωρία καί τινας τῶν ἐν τῷ τραχήλῳ διὰ βάθους μυῶν. ἀπὸ τούτων δὲ τῶν φλεβῶν καὶ αἱ κατὰ τοὺς ἓξ τοῦ τραχήλου σπονδύλους ἐμπίπτουσαι τοῖς τρήμασιν αὐτῶν φλέβες ἀναφέρονται μέχρι τῆς κεφαλῆς. καὶ μέντοι καὶ τὸ λοιπὸν ἅπαν, ὅσον πλεῖστόν ἐστιν, ἐπὶ τὰς μασχάλας ἀνατείνεται. περὶ τῆς φλεβὸς, ἑκατέρωθεν ουσης δηλονότι μιᾶς, ὥσπερ καὶ περὶ τῶν ἄλλων, η μὲν ἀκριβεστέρα διήγησις ἐν ταῖς ἀνατομικαῖς ἐγχειρήσεσιν λέγεται· συνόψεως δὲ ἕνεκεν χρησίμης τοῖς εἰσαγομένοις εἰρήσεταί τι καὶ νῦν. μία μὲν ἀπόφυσις καθ᾽ ἑκατέραν αὐτῶν μικρὰ, τοῖς ἀπὸ στέρνου φερομένοις ἐπὶ τὸν ὦμον μυσὶ διανεμομένη. δευτέρα δ᾽ εἰς αὐτὰ τὰ κατὰ τὴν μασχάλην ἀδενώδη τε καὶ ὑμενώδη σώματα μικρὰ πάνυ. τρίτη δὲ ἀξιόλογος, εἰς μὲν τὰ κάτω φερομένη διὰ τῶν αὐτῶν μερῶν παρατεταμένη· ἡ δ᾽ ἑκατέρα τῇ παρ᾽ αὐτῶν πλευρᾷ τοῦ θώρακος ἄνωθεν κάτω μέχρι τῶν υποχονδρίων ὑπὸ τῷ δέρματι τεταμένη μετὰ νεύρου λεπτοῦ. τετάρτη δὲ ἐπὶ ταῖσδε φλὲψ ἀποφύεται

lia fuperioris thoracis alit fpatia, et quae circa fcapulas funt loca, tum nounullos etiam ex interioribus colli mufculis. Porro ab his ipfis venis illae etiam *nafcuntur*, quae per fex colli vertebras in ipfarum foramina fe infinuantes ad caput usque efferuntur. Quod autem de eis fupereft, quantum id cunque eft, ad axillas porrigitur. De qua vena, quae utrinque feilicet una eft, ut de aliis etiam, in libris de diffectionum adminiftrationibus plenius et exactius dictum eft. Enimvero compendii caufa iis, qui primum inftituuntur, perutilis nunc etiam aliquid dieetur. Propago igitur utrinque una eaque parva tuufculis, qui a fterno ad humerum feruntur, diftribuitur. Secunda in ipfa axillarum glandulofa membranofaque corpora fpargitur, quae et ipfa perexigua eft. Tertia autem infignis, deorfum iter habens, per easdem expanditur partes; utraque autem per fuum thoracis latus, deorfum verfus cum tenui nervo fub cute porrecta, ad hypochondria usque delabitur. Quarta denique poft has vena

τῆς διὰ μασχάλης ἐπὶ χεῖρα φερομένης, εἴς τε τοὺς ἐν τοῖς σιμοῖς τῆς ὠμοπλάτης μῦς διανεμομένη καὶ τὸν κατ᾽ αὐτὴν τὴν μασχάλην τὸν μέγιστον.

Κεφ. γʹ. Τὸ δὲ λοιπὸν τῆς φλεβὸς ταύτης εἰς ὅλην τὴν χεῖρα κατασχίζεται τρόπῳ τοιῷδε. διὰ μὲν τοῦ βραχίονος ἄνωθεν κάτω φέρεται, τοῖς ἔνδον μέρεσι παρατεταμένη τοῦ μεγάλου μυός. λαμβάνει δὲ ταύτης τῆς φλεβὸς οὐχ οὗτος μόνον ὁ μῦς, ἀλλὰ καὶ οἱ λοιποὶ σχεδὸν ἅπαντες οἱ κατὰ τὸν βραχίονα. τῶν δὲ ἀποβλαστημάτων αὐτῆς ἕν τι καὶ αὐτὸ διὰ βάθους φερόμενον ἑλίττεταί πως ἐν κύκλῳ περὶ τὸν βραχίονα, τὴν ὀπίσω χώραν ἐκπεριερχόμενον αὐτοῦ. μετὰ δὲ ταῦτα κατὰ τὴν ἔξω τε καὶ πρόσω χώραν ἀναφέρεται πρὸς τὸ δέρμα. τοὐντεῦθεν δὲ φέρεται κάτω, μέχρι τῆς διαρθρώσεως κατασχιζόμενον. τὸ πέρας δ᾽ αὐτοῦ ποτὲ μὲν ὀλίγον ὑπερβαίνει τὸν ἔξω τοῦ βραχίονος κόνδυλον, ἔστιν ὅτε δὲ ἐπὶ πλέον ἐκτείνεται, παρά τε τοῦ πήχεως ὀστοῦν κάτω φερόμενον ὑπὸ τῷ δέρματι. τὸ

ab ea, quae per axillam in manum fertur, exoritur, in musculos dispensata tum illos, qui cavam scapularum partem substernunt, tum eum, qui in ipsa axilla est maximus.

Cap. III. Hujus venae reliqua pars multiplici fissura per manum excurrit totam ad hunc sane modum. Per brachium quidem deorsum fertur intimis magni musculi partibus porrecta (assumit autem ab hac vena non hic musculus solum, sed qui in brachio sunt fere omnes). Ex ejus autem propaginibus una quaedam, et haec per profundum procurrens, circa brachium in orbem quadamtenus complicatur, posterioremque ipsius regionem ita perreptat; mox in exteriorem partem eandemque anteriorem subit ad cutem, atque illinc deorsum tendit, donec ad brachii commissuram perveniat. Postrema vero ejus pars aliquando exteriorem brachii condylum paululum excedit, nonnunquam multo ulterius progreditur, sub cute secundum os cubiti deorsum tendens. At omne,

δὲ ἄλλο πᾶν τῆς μεγάλης φλεβὸς ἐπὶ μέσην ἀφικνεῖται τὴν κατ᾽ αγκῶνα διάρθρωσιν ἅμα τῷ νεύρῳ τῷ πλησιάζοντι, τοῖς τε ἔνδον μέρεσι τοῖς τῶν ἐνταῦθα μυῶν ἄχρι τῆς ἔνδον κεφαλῆς τοῦ βραχίονος ἀποφύσεις ἐκτεῖνον, οὐδὲν ἧττόν τε διὰ βάθους τοῖς ὀπίσω τε καὶ πρόσω. πρὶν δὲ ἐπιβαίνειν τῆς διαρθρώσεως, εἰς πλείους σχίζεται φλέβας, (199) ὧν ἐπιπολῆς μέν εἰσιν αἱ πολλαὶ, διὰ βάθους δὲ ἡ μεγίστη πασῶν. αὐτῶν δὲ τῶν ἐπιπολῆς οὔτε τὸ μέγεθος ἴσον, οὔθ᾽ ὁ ἀριθμός. ἐναργῶς γὰρ ὁρῶνται καὶ πρὸ τῆς ἀνατομῆς ἐπὶ τῶν ἰσχνῶν ἀνθρώπων, διαληφθέντος δὲ σιμοῦ τοῦ βραχίονος, ἄλλως ἐπ᾽ ἄλλων ἔχουσαι· μάλιστα δὲ ἐπισκέπτεσθαι χρὴ τὸ φαινόμενον ἐπὶ τῶν εὐρείας ἐχόντων φλέβας. καὶ μέντοι κἀπὶ τῶν πιθήκων ἀνατεμνομένων ἀκριβὴς ὁμοιότης ἐστὶ τῶν ἐν τοῖς ἀνθρώποις φαινομένων. ἀλλ᾽ ὡς τὸ πολύ γε μία μὲν φλὲψ ἀποσχίζεται τῆς μεγάλης φλεβὸς, ἐπὶ τὰ κάτω μᾶλλον ἀποκλίνουσα λοξὴ, κἄπειτα ἐκ τῶν κάτω μερῶν τοῦ πήχεως ἄχρι τοῦ καρποῦ κατασχι-

quod de magna vena reliquum eſt, ad medium pervenit cubiti articulum una cum viciniori nervo, ramos expandens ad intimas muſculorum ejus loci partes, usque ad interius brachii caput, nihiloque minus per profundum ad poſteriores anterioresque muſculos. Sed enim prius, quam in cubiti articulum ingrediatur, in venas ſcinditur complures, e quibus multae in ſuperficie extant, omnium maxima profundius demergitur. At quae in ſuperficie ſunt, neque magnitudine neque numero aequales ſunt. Perſpicue enim, ſi laqueo brachium interceperis, etiam citra diſſectionem in gracilioribus hominibus videre eas licet in aliis aliter poſitas eſſe; idque in primis convenit aſpicere in iis, qui latiores venas habent, quanquam in ſimiis quoque, cum diſſecantur, exquiſita eſt ſimilitudo cum iis, quae in hominibus conſpiciuntur. At altera magna ex parte una quidem vena a magna propagatur ad inferiora magis oblique declinans, quae deinde ex inferioribus cubiti partibus adusque carpum ſeu brachiale

ζομένη, μία δὲ ταύτης ἀνωτέρω, κατὰ τὸν αὐτὸν τρόπον κατασχιζομένη· [229] κἄπειτα ἄλλη τρίτη κατὰ μέσον μάλιστα τὸν πῆχυν. ἐπιμίγνυται δὲ αὐτῶν τὰ πέρατα πλησίον τοῦ καρποῦ. ὑψηλοτάτη δ᾽ ἅμα καὶ μεγίστη τῆς προκειμένης φλεβὸς ἀπόφυσίς ἐστιν ἡ ἐπὶ τὸ μέσον ἀφικνουμένη τῆς κατ᾽ ἀγκῶνος καμπῆς, εἰς ὅπερ ἥκει καὶ ἄλλης φλεβὸς οὐ μικρὰ μοῖρα κατὰ τὰ πρόσω τοῦ βραχίονος ὑπὸ τῷ δέρματι κειμένης, ἣν ἐπὶ τῶν εὐρείας ἐχόντων τὰς φλέβας ἐναργῶς ὁρῶμεν, ἀπὸ μὲν τῆς κλειδὸς λοξὴν τὰ πρῶτα παρὰ τὸν τῆς ἐπωμίδος μῦν φερομένην, μετὰ δὲ ταῦτα εὐθεῖαν ἐκτεταμένην ἄνωθεν κάτω. ταύτης τῆς φλεβὸς ἥτις μέν ἐστιν ἡ πρώτη γένεσις, ὕστερον εἰρήσεται· νυνὶ δὲ ἐκεῖνο χρὴ γινώσκειν ἐπ᾽ αὐτῆς, ως ἐπιπολῆς ὑπὸ τῷ δέρματι κειμένη παντάπασιν ἀμυδρὰς ἀποφύει φλέβας ἐκείνοις τοῖς μέρεσιν, ἃ διεξέρχεται. πλησίον δὲ ἤδη τῆς κατ᾽ ἀγκῶνα διαρθρώσεως γιγνομένη οὐ μικρὸν μόριον ἑαυτῆς ἐκτείνει λοξὸν ἐπὶ τὴν καμπην, εἰς ταὐτὸν ἐρχόμενον τῷ προειρημένῳ μέρει τῆς μεγάλης φλεβὸς, ἣν ἐξηγούμενοι μόνην

diffinditur, una vero hac fuperior, quae eodem modo in ramos diftribuitur, ac tertia deinceps circa medium maxime cubitum; caeterum earum extrema prope brachiale commifcentur. Elatiffimus autem fimul et maximus ramus, qui ab ea vena, de qua modo inftitutus eft fermo, propagatur, in medii cubiti articuli pervenit flexum. Quo etiam confluit alterius venae, quae per brachii anteriora fub cute fita eft, non exigua portio, quam in latas venas habentibus perfpicue videmus primum quidem a clavicula per mufculum epomidis oblique ferri, deinde vero recto tramite deorfum tendere. Hujus venae quaenam fit prima origo, pofterius indicabimus. Nunc autem hoc tantum de hac fcire convenit, in fuperficie fub cute fitam iis quas percurrit partibus venas omnino obfcuras producere; ubi vero jam prope cubiti articulum producta eft, non parvam fui partem oblique ad flexum brachii extendit, quae in idem coëat cum modo memorata majoris venae parte, quam quum folam hucusque perfequamur

ἄχρι τοῦδε διὰ τὴν κοινωνίαν ἠναγκάσθημεν ἐπὶ τὴν ἑτέραν φλέβα μεταβῆναι. δύο γάρ αὗται τῆς ὅλης χειρός εἰσι φλέβες, ἥ τε διὰ τῆς μασχάλης εἰς αὐτὴν φερομένη καὶ ἡ παρὰ τὴν κλεῖν, ἣν ὠμιαίαν ὀνομάζουσιν. ἀλλ' ἐκεῖνό γε περὶ ἀμφοῖν ἀναγκαῖον γινώσκειν, ὡς ἀεὶ μὲν ἑκατέρας αὐτῶν οὐ σμικρὰ μοῖρα πρὸς τὴν καμπὴν ἀφικνεῖται τῆς κατ' ἀγκῶνα διαρθρώσεως, οὐκ ἀεὶ δὲ οὔτε ἡ θέσις ὁμοία ταῖς φλεψὶν, οὔτε τὸ μέγεθος ἴσον. εἰς τρεῖς δέ πως ἀνήκει μάλιστα διαφορὰς, ὧν ἡ μὲν μία τοῖς πλείστοις ὑπάρχει· διὸ καὶ πρώτην αὐτὴν διηγήσομαι, τὰς δὲ ἄλλας ἐφεξῆς τῇδε λέξω. κατὰ φύσιν δὴ μάλιστά ἐστι καὶ τοῖς πλείστοις ὑπάρχει τὸ μόριον ἑκατέρας τῆς φλεβὸς εἰς τὴν κατ' ἀγκῶνα καμπὴν φερόμενον ἴσον πως εἶναι· καὶ δὴ μιχθέντων αὐτῶν τὴν γενομένην φλέβα μεγίστην φέρεσθαι τῶν ἐπιπολῆς ἁπασῶν κατὰ τὸν πῆχυν φλεβῶν· δευτέραν δὲ ἐπ' αὐτῇ τὸ μέγεθος εἶναι τὴν ὠμιαίαν, ἀπὸ μὲν τῆς κατ' ἀγκῶνα διαρθρώσεως ἀποτεταμένην τῇ κερκίδι, μετὰ δὲ ταῦτα

commentando, propter ſocietatem, quam cum alia init, ad aliam transire coacti ſumus. Duae enim hae totius ſunt manus venae, tum ea, quae per axillam in ipſam manum fertur, tum ea, quae apud claviculam, quam humerariam appellant. Sed enim de utraque noſſe oportet, non parvam utriusque portionem ſemper ad flexum, qua brachium cubito committitur, pertingere. Caeterum non ſemper idem harum venarum ſitus, ſicut nec aequalis craſſitudo ſemper eſt. Hujus autem tres potiſſimum ſunt differentiae, quarum primam, quia in plurimis viſitur, primum etiam explicabimus, alias autem deinde proſequemur. Secundum naturam maxime eſt, et quamplurimis ita ſe res habet, ut utriusque venae pars in interiorem articuli cubiti flexum tendens aequalis quodammodo ſit; quae partes poſteaquam coierint, venam producunt, quae omnium in cubito in ſuperficie extantium fertur ampliſſima. Ab hac praecipua magnitudine humeraria eſt, ea hinc profecta, qua cubitus cum brachio coarctatur, perque radium porrecta, poſteaque ad exterio-

Ed. Chart. IV. [229.] Ed. Baf. I. (199.)

πρὸς τοὐκτὸς ὑποχωροῦσαν ἀφικνουμένην τε πρὸς τὸ κυρτὸν πέρας τοῦ κατὰ τὸν πῆχυν ὀστοῦ πρὸς τῷ καρπῷ, κἄπειτα ἐντεῦθεν εἰς τὰ κάτω τῆς ἐκτὸς χώρας τοῦ καρποῦ διανεμομένην. αὕτη δὲ, ἣν εἶπον μεγίστην γενέσθαι τῶν ἐπιπολῆς, ἐξ ἀμφοῖν τῶν φλεβῶν γεννηθεῖσαν, ἐκ τῶν ἔνδον μερῶν τοῦ πήχεως ἀρχομένη ἀναβαίνει μὲν πρῶτον ἐπὶ τὴν κερκίδα, μετὰ ταῦτα δὲ ὑπεκβαίνει ἐκτὸς, ἔνθα διασχισθεῖσα, ἓν μὲν τῶν μορίων ἐπὶ τὸ τῆς κερκίδος ἔρχεται πέρας πρὸς τῷ καρπῷ, θάτερον δὲ πρὸ τοῦ πήχεως αφικνεῖται, ψαῦον ἐνταῦθα τῆς προειρημένης φλεβὸς, ἣν ἀπὸ τῆς ὠμιαίας σχιζομένην γίγνεσθαι εἰρήκαμεν. κατὰ φύσιν μὲν οὕτω μάλιστα ἔχουσιν αἱ δύο φλέβες· εὑρίσκονται μὴν ἐνίοις οὐχ οὕτως, ἀλλ᾽ ἢ τὸ τῆς ὠμιαίας μόριον αὔξάνει τὴν ἀπὸ τῆς μασχάλης φερομένην, ἢ τοὐναντίον ἐκείνης τὸ μόριον αὔξει τὴν ὠμιαίαν. ἀλλὰ καὶ τῇ θέσει πολλάκις ὑπεσταλμένης τῷ μυῒ τῆς ἑτέρας, ἡ λοιπὴ μόνη φαίνεται. καὶ τοίνυν κἂν τῷ φλεβοτομεῖν ἤτοι τὰς τρεῖς ἴσας ἰδεῖν ἐστιν, ἢ

rem partem fecedens ad extremi cubiti tuberculum, quod brachiali adhaeret, pervenit, atque inde mox infimae eidemque extimae brachialis ipfius parti diftribuitur. At illa, quam ex confluxu coituque duarum venarum omnium in fuperficie extantium maximam fieri dixi, ab interioribus cubiti partibus incipiens, primum confcendit radium, deinde in externam evadit partem, ubi in ramos fciffa duos, altero ad radii extremum, quod brachiali annectitur, procedit, altero ad fummum pertingit cubitum, qua et ipfe brachiali adhaeret. Atque inibi venam contingit, quam ab humeraria propagari retulimus. Ad hunc igitur modum fecundum naturam maxime fefe habent duae hae venae; quanquam in aliquibus non item, in quibus vel humerariae propago axillariae ramum auget, vel vice verfa hujus ramus humerariam. Quin etiam, quod ad fitum pertinet, altera earum fub mufculum fe condente, reliqua fola in fuperficie eminet. Ita fit, ut, dum ad venam fecandam accedimus, vel tres aequales

δύο μόνας, ἢ πάσας ἀνίσους. ἔστι δ' ὅτε καὶ κατακέκρυπται μία τις ἐξ αὐτῶν, ἢ δύο. καὶ μέντοι καὶ τὰς ἐφεξῆς αὐτῶν τρεῖς τὰς ταπεινοτέρας οὐ μόνον ἴσας τε καὶ ἀνίσους ἐστὶν ἰδεῖν, ἀλλὰ μηδὲ ὅλως φαινομένας ἐνίας ἐξ αὐτῶν, ἤτοι τῷ μικρὰς εἶναι παντάπασιν, ἢ τῷ διὰ βάθους φέρεσθαι, καὶ μάλιστα ὅταν ᾖ παχύτερόν πως τὸ σῶμα. [230] σχίζονται δὲ, ὥσπερ αἱ ἔνδον τοῦ πήχεως φλέβες, ἐν τοῖς κατὰ καρπὸν χωρίοις εἰς πολλὰς μικρὰς ἐπιμιγνυμένας ἀλλήλαις. οὕτω καὶ πολὺ μᾶλλον ἔτι τούτων ἐναργῶς ἀνατέμνουσί τε καὶ πρὸ τῆς ἀνατομῆς φαίνονται αἱ ἐκτός. εἰς ταὐτὸν γὰρ ἴασιν ἑνούμεναι πολλαχόθι πρὸς ἀλλήλας τε καὶ τὰς ἔνδον, ἐκτείνονταί τε κατὰ τὴν τοιαύτην ἐπιμιξίαν ὑπὸ τὸ δέρμα τὸ κατὰ τὸν καρπὸν καὶ τὸ μετακάρπιον καὶ τοὺς δακτύλους. αἱ μὲν οὖν ἐπιπολῆς φλέβες οὕτως ἔχουσιν.

Κεφ. δ'. Αἱ δὲ διὰ βάθους φλέβες ἔν τε τῷ πήχει

videre liceat, vel duas tantum, vel inaequales omnes, nonnunquam etiam nobis occultetur aliqua una ex iis, aut etiam duae. Atqui et quae has ordine confequuntur humiliores tres, eas non folum aequales inaequalesque videre licet, fed ne apparentes quidem prorfum earum aliquas; quod eo fit, vel quia praetenues ipfae fint omnino, vel quia penitius ferantur, maxime quum obefius craffiusque quodammodo fuerit corpus. Jam vero, quemadmodum, quae interiori cubiti parte funt venae, fere circa brachiale in multas exiles et inter fe commixtas venas fcinduntur, fic etiam multoque his magis, quod liquido vel in diffectione vel etiam citra eam videas, exterioris cubiti partis venae. Pluribus enim locis et fibi inter fe obviam fiunt, et cum venis coëunt interioris cubiti partis. Atque ad hunc modum faepius commixtae fub cutem *univerfam* extenduntur, quae brachiali, poftbrachiali, digitis denique obducitur. Ac venarum in fumma cute extantium hujusmodi eft feries.

Cap. IV. Quae autem altius per univerfum cubitum

παντὶ καὶ κατ᾽ ἄκραν τὴν χεῖρα γεννῶνται μὲν ἀπὸ τῶν δύο φλεβῶν τῶν μεγάλων, ἀφ᾽ ὧν αἱ καθ᾽ ὅλας τὰς χεῖρας λέγονται φύεσθαι, τρόπος δέ ἐστιν αὐταῖς τῆς γενέσεως τοιόσδε. καθ᾽ ὃ μέρος ἑκατέρας τῆς φλεβὸς τῆς μεγάλης ἀποφύεσθαί τινας ἔφην ἐπὶ τὴν καμπὴν, εἰς ταὐτὸν ἀλλήλαις ἐπιπολῆς τοῦ δέρματος κειμένας καὶ κατὰ τοῦτο φερομένας, δύο ἄλλαι φλέβες ἀφ᾽ ἑκατέρας μία φέρεται πρὸς τὸ βάθος, ἐνταῦθά τε καὶ κατὰ τὸν αὐτὸν τρόπον ἀλλήλαις διαπλέκονται. κἄπειτα ἐξ αὐτῶν πάλιν ἕτεραι δύο φλέβες γίνονται ἀξιόλογοι τὸ μέγεθος, ὧν ἡ μὲν ταπεινοτέρα πρὸς τὰ τῆς χειρὸς ἔνδον ἀφικνεῖται μέρη, ἡ δὲ ἑτέρα ὑψηλοτέρα διὰ μέσου τοῦ βάθους ἄχρι πολλοῦ φερομένη καὶ σχεδὸν ψαύουσα τοῦ κοινοῦ συνδέσμου τῶν ὀστῶν, ἐκ τῶν ἔνδον μερῶν ὕστερον, ἐπειδὰν ἅψηται τοῦ λοξοῦ μυὸς τοῦ μικροῦ πρὸς καρποῦ τοῦ τὴν κερκίδα κινοῦντος, εἰς τοὐκτὸς αὐτοῦ ἐκπίπτει μέρος, ἐνταῦθά τε διὰ βάθους ἐπιτεινομένη τῶν ἐπὶ τῆς χειρὸς ἐκτὸς πάντα διαπλέκει τῶν ψαυόντων ὀστῶν. ἡ προειρημένη δὲ ἐπὶ τὰ τῆς χειρὸς ἔνδον φέρεσθαι· μέχρι

manumque extremam immerguntur, a duabus magnis (quarum fobolem effe diximus omnes per totam manum diffufos venarum ramos) oriuntur ad hunc fane modum. Qua parte ab utraque vena magna propagari quasdam diximus, quae ad flexum brachii in idem mutuo fumma fub cute pofitae tenderent, hac eadem parte alii duo rami ab utraque finguli in profundum procurrunt, ibique fimiliter mutuo complexu conjunguntur. Ex quibus rurfum aliae duae venae fiunt amplitudine notabiles, quarum quae demiffior eft, ad partes manus internas trajicitur elatior autem altera, per mediam profunditatem longius progreffa ac fere ex interioribus partibus commune offium vinculum contingens, poftea vero, quum jam attigerit parvum mufculum oblique prope brachiale pofitum, qui radium movendi auctor eft, in exteriorem illius partem evadit, atque inibi per profundum porrecta exterioris manus, quaecunque nacta fuerit, offa amplectitur. Ea porro, quam ad interiorem manum pertendere dixi-

τῶν μικρῶν ἀφικνεῖται δακτύλων, ἐπιλαμβάνουσά τι καὶ τοῦ μέσου. τὸ δ' ὑπόλοιπον τοῦ μέσου ἅμα καὶ τοῖς ἐφεξῆς αὐτοῦ δύο τοῖς μεγάλοις δακτύλοις ἑτέρα φλὲψ διαπλέκει σὺν τοῖς προτεταγμένοις δηλονότι μορίοις αὐτοῦ τοῦ μετακαρπίου καὶ καρποῦ, τὴν γένεσιν ἀπὸ τῶν ἐπιπολῆς φλεβῶν λαμβάνουσα. τοιαύτη μέν τις ἡ κατὰ χεῖράς ἐστι νομὴ τῶν φλεβῶν.

Κεφ. ε΄. Ἡ δὲ τῶν εἰς τὰ πρόσω τοῦ θώρακος φερομένων τοιάδε. κατὰ μὲν τὸ μέσον ἀμφοῖν τοῖν μεροῖν τῆς ἐσχισμένης δίχα κοίλης ἡ ἐπὶ τὸ δεξιὸν μέρος τοῦ στέρνου φερομένη φλὲψ ἀποφύεται, κατὰ δὲ τὸ τῇδε μόριον τοῦ τῶν ἀριστερῶν ἡ ἑτέρα. φέρονται δὲ δι' ὅλου τοῦ θώρακος ὑποτεταγμέναι τῷ στέρνῳ μέχρι τῆς ῥίζης ἑξῆς τοῦ ξιφοειδοῦς ὀνομαζομένου χόνδρου, καθ' ἕκαστον μεσοπλεύριον ἀπόφυσιν ἑαυτῶν ποιούμεναι μικρὰν, καθ' ἣν ἀναμίγνυνται τοῖς πέρασι τῆς κατὰ τὰ μεσοπλεύρια φλεβός· διεκπίπτει τέ τι μόριον αὐτῶν ἔξω τοῦ θώρακος εἰς τοὺς ὑποκειμένους μύας. αὗται δὲ αἱ παρὰ τὸν ξιφοειδῆ χόνδρον ἀνί-

mus, ad parvos usque digitos, aliquid etiam de medio digito apprehendens, pertingit. Reliquam vero medii partem ac duos deinceps majores digitos una cum praepofitis poftbrachialis ac brachialis partibus alia amplectitur vena ab iis orta, quae in fuperficie extant. Ac venae quidem per manus ita digeruntur.

Cap. V. Quae autem ad anteriorem thoracis regionem feruntur, ad hunc conftant modum. E medio duarum venarum, in quas cavam findi dudum memoravimus, vena, quae ad dextramfter ni tendit, a parte, quae ibi eft, oritur, a finiftro autem cavae membro altera. Hae igitur per totum feruntur thoracem fterno fubditae usque ad radicem cartilaginis xiphoidis appellatae, et ad fingula obiter coftarum intervalla ramulum ex fe mittunt, quo conjunguntur extremis ejus venae, quae fpatia ipfa intercoftalia perreptat. Harum venarum pars quaedam extra thoracem emergit ad fuperftratos illic mufculos. Ipfae autem, quae ad mucronatam cartilaginem pertinent, tum

σχουσαι τοῖς τιτθοῖς, ἀπονεμήσεις δοῦσαι τῷ λοιπῷ, φέρονται κάτω τοῖς ὀρθίοις ὑποφυόμεναι μυσὶ, [231] εἰς οὓς καὶ πέμπουσί τινα μοῖραν. ὑφ᾽ ὧν αὐτῶν οὐκ ὀλίγη μοῖρα αὐτῶν εἰς ταὐτὸ ἥκει πέρασιν ἑτέρων φλεβῶν κάτωθεν ἄνω φερομένων, (200) ὑπὲρ ὧν ἐν τοῖς ἑξῆς εἰρήσεται κατὰ τὴν διήγησιν τῶν κατὰ τὸ πλατὺ καλούμενον ὀστοῦν φλεβῶν. ἕτεραι δ᾽ ἐπιπολῆς ὑπὸ τῷ καθ᾽ ὑποχόνδρια δέρματι γεννῶνται φλέβες ἐξ ἐπιμιξίας μορίων ἀπό τε τῶν εἰρημένων φλεβῶν ἀνίσχειν ἔξω παρὰ τὸν ξιφοειδῆ χόνδρον, ἔτι τε τῶν ἐν τοῖς ταύτῃ μεσοπλευρίοις. αἷς αὖ πάλιν ἕτεραί τινες εἰς ταὐτὸν ἥκουσιν ἀπὸ τῶν βουβώνων ἀναφερόμεναι, περὶ ὧν εἰρήσεται κατὰ τὴν οἰκείαν τάξιν. αὕτη μὲν ἡ νομὴ τῶν φλεβῶν ἐστιν, ὅσαι τῆς κοίλης δίχα σχισθείσης ἀποφύονται, πρὶν ἅψασθαι τῶν κλειδῶν, κατ᾽ ἐκεῖνο μάλιστα γενόμεναι τὸ χωρίον, ἐν ᾧ μέγας ἀδὴν κεῖται, προσαγορευόμενος ὑπὸ τῶν ἀνατομικῶν θυμός. ἔνθα καὶ ἄλλαι φλέβες μικραὶ, τινὲς μὲν ἀραχνοειδεῖς, τινὲς δὲ

in mammas affurgentes, tum in reliquum pectus dispenfatae deorfum procurrunt, rectis fubnixae mufculis, in quos partem etiamnum quandam mittunt. Sub his ipfis non paucae harum venarum portiones coeunt cum venarum aliarum extremis, quae de imo furfum attolluntur; de quibus poftea dicetur in venarum offis, quod latum vocant, enarratione. At vero aliae quoque fub cute ad hypochondria eminentes venae initium habent, ex commixtione factae ramulorum tum ab iis venis, quas juxta mucronatam cartilaginem extra thoracem exiftere et emergere diximus, tum etiam ex iis, quae vicina intercoftalia alunt. Cum quibus aliae rurfum committuntur, quae de inguinibus ad fuperiora tendunt; de quibus fuo loco differetur. Hoc modo venae diftribuuntur, quaecunque a cava bipartito fciffa propagantur, priusquam ad claviculas pertingant, maxime circa eum locum, ubi magnum fitum eft glandium, anatomicis thymus appellatum. Ubi aliae etiamnum venae parvae et araneofae quaedam

τριχοειδεῖς, εἰς αὐτόν τε τὸν ἀδένα καὶ τοὺς διαφράττοντας ὑμένας ἐμφύονται, τῆς κοίλης ἀποσχιζόμεναι. τινὲς δὲ μείζους μὲν τούτων, ἔτι δὲ καὶ αὗται μικραὶ, πρός τε τὸν περικάρδιον ἔρχονται χιτῶνα καὶ κατὰ τῆς ἄνω φερομένης ἀπὸ καρδίας ἀρτηρίας ἐκτείνονται.

Κεφ. ς'. Καθ' ὃ δ' αἱ κλεῖς ἐπίκεινται τοῖς τῆς κοίλης τμήμασιν, ὑπόκεινται ῥίζαι μεγίστης φλεβὸς, ἑκατέρωθεν μία· ἥτις εὐθὺς ἀνίσχουσα δίχα σχίζεται, δύο φλέβας ἐργαζομένη μεγάλας, ὧν ἡ μὲν ἑτέρα φέρεται διὰ τοῦ τραχήλου, διὰ βάθους ἀποχωροῦσα πρὸς τοὐπίσω τε καὶ πρόσω, ἡ δ' ἑτέρα πρός τε τὸ πρόσω καὶ κάτω βραχὺ προσελθοῦσα κἄπειτα αὖθις ἄνω φερομένη περιλαμβάνει τὴν κλεῖν, ἔξωθεν ἐπὶ τὴν προειρημένην ἀναφερομένη. καὶ μιχθεισῶν αὐτῶν, ἡ ἐπιπολῆς γεννᾶται σφαγῖτις, ἑκατέρωθεν μία. μίγνυνται δὲ οὐ διὰ παντὸς ὡσαύτως, ἀλλ' ἐνίοτε μὲν οὐ μετὰ πολὺ τῆς κλειδὸς, ἐνίοτε δὲ ἐν τῇ τρίτῃ μοίρᾳ τοῦ μήκους ὅλου τοῦ τραχήλου. θεάσῃ δ' αὐτάς ποτε κἂν

ac capillaceae tum in ipfum glandium, tum interfepientes in membranas inferuntur, quae et ipfae cavae funt foboles. Aliquae autem his majores etiam, verum et ipfae parvae adeunt pericardium et cum arteria, quae a corde furfum effertur, fe porrigunt.

Cap. VI. Qua porro claviculae adjacent cavae venae fegmentis, fubjectae funt radices venae maximae, utrinque una; quae quidem confeftim affurgens bipartito fcinditur, duas edens magnas venas; quarum altera per anteriorem averfamque colli partem ad interiora magis recedens effertur, altera in partem anteriorem inferioremque progreffa, mox furfum fublata, claviculam extrinfecus amplectitur, ad modo memoratam venam contendens. Et ipfis fefe commifcentibus, gignitur in fuperficie eminens jugularis utrinque una. At enim non eodem femper modo mifcentur, fed aliquando haud longe ultra claviculam progreffae, nonnunquam tum demum, quum tertiam totius colli longitudinis partem emenfae fuerint Videbis autem aliquando eas ad mediam regionem aut pro-

τῆς μέσης χώρας ἢ ἐγγὺς ἀφικνουμένας, ἔστι δ᾽ ὅτε οὐδ᾽ ὅλως μίαν ἐργαζομένας φλέβα, ἀναφερομένας δὲ ὀρθίας ἀλλήλων πλησίον, ἐκ δὲ τῶν ἔνδον μερῶν τοῦ τραχήλου, τῆς τραχείας ἀρτηρίας οὐ πόῤῥω τὴν ἑτέραν, ἐκ δὲ τῶν ἔξω τὴν ὑπόλοιπον, ἣν περὶ τὴν κλεῖν ἔφην ἑλίττεσθαι. συνάπτονται μέντοι διὰ παντὸς ἀλλήλαις κοινῇ φλεβὶ καὶ οὕτως ἀναφέρονται, θέσιν ἐγκαρσίαν ἐχούσῃ πρὸς ἀμφοτέρας. ἣν δὲ ἔφην ἑλίττεσθαι περὶ τὴν κλεῖν, ἀποφύσεις ποιεῖται, τινὰς μὲν ἀραχνοειδεῖς, οὐκ ἐπὶ πάντων ὁρατὰς (κοινὸν γὰρ ἁπασῶν τοῦτο τῶν τοιούτων φλεβῶν), ἐνίας δὲ τριχοειδεῖς, ἐπὶ τούτων ὁρατὰς, ἂν εὐθέως ἀνατέμνηται τὸ ζῶον· ὥστ᾽ ἐκθλίβοντας ἡμᾶς εἰς αὐτὰς αἷμα σαφεῖς οὕτως ἐργάζεσθαι. δύο δέ εἰσι τῶν τοιούτων φλεβῶν ἐνταῦθα συζυγίαι, μία μὲν ἐγκαρσία, συναπτομένων ἀλλήλαις αὐτῶν κατὰ τὸ κοῖλον τῆς σφαγῆς, μία δὲ ἄλλη μὴ συναπτομένων· ἀποκλίνουσι γὰρ ὡς πρὸς τὴν ἔξω χώραν τοῦ τραχήλου λοξαί. τῶν δ᾽ ἀραχνοειδῶν, ὅσαι πρὸς τὴν ἔξω χώραν ἐπιστρέ-

pe pertingentes; aliquando in unam venam omnino non coëuntes, furfum rectiores efferri videas, modico inter ipfas fpatio interjecto, et parte quidem interiore non procul ab afpera arteria alteram, exteriore vero reliquam, eam nimirum, quam circa claviculam contorqueri diximus. Caeterum communis venae interventu, quae transverfum ad utramque obtinet fitum, femper fibi junguntur et ita furfum tendunt. Jam ea vena, quam circa claviculam torqueri dixi, propagines mittit aliquas araneofas non in omnibus corporibus afpectabiles (id enim omnium hujus generis venarum commune eft), nonnullas capillaceas, easque afpectabiles, fi modo confeftim diffecetur animans, ut compreffu digitorum, expreffo in ipfas fanguine, ita manifeftas efficiamus. Duo autem hic hujusmodi venarum funt conjugia, transverfum alterum coëuntium ipfarum ac fefe invicem contingentium in cavo juguli, alterum autem minime coëuntium; declinant enim quafi in extimam colli partem obliquae. Porro ex araneofis quaecunque in extimam regionem convertuntur,

φονται, συνάπτεται πρὸς ἀλλήλας τὰ πέρατα. αὗται μὲν οὖν, ὡς ἔφην, οὐκ ἐπὶ πάντων εἰσὶν ὁραταί. τῶν δ' ἐναργῶς ὁρωμένων ἀεὶ τρεῖς εἰσι φλέβες ἀπὸ τῆς περὶ τὴν κλεῖν ἑλιττομένης ἀρχόμεναι, μία μὲν ἱκανῶς ἀξιόλογος, ἴσου πολλάκις τοῦ εὔρους αὐτῇ τῇ πρὸς τὸν τράχηλον ἀναφερομένῃ· [232] καλοῦσι δ' αὐτὴν ὠμιαίαν, ἐπειδήπερ ἐπὶ τὸν ὦμον ἐκτείνεται κατὰ βραχὺ τῆς κλειδὸς ἀποχωροῦσα λοξή· δύο δὲ ἄλλαι μικροτέρας ῥίζας ἑκατέρωθεν ἔχουσαι τῆς ὠμιαίας. ἡ μὲν οὖν ὑψηλοτέραν ἔχουσα τὴν ῥίζαν ἄχρι τῆς ἐπὶ τὸ ἀκρώμιον ἀναφέρεται χώρας, εἰς τὰ πλησιάζοντα σώματα διασπειρομένη. ἡ ταπεινοτέρα δὲ, διὰ βάθους μᾶλλον κειμένη κατὰ τὸν ἀπὸ τοῦ στέρνου μέγαν μῦν, ἄχρι τῆς κεφαλῆς ἀφικνεῖται τοῦ βραχίονος. ἧς ἐνίοτε τὰ πέρατα σαφῶς φαίνεται συνάπτοντα τοῖς πέρασιν τῆς φλεβὸς, ἥτις ἀποφυομένη τῆς διὰ μασχάλης ἐπὶ χεῖρα φερομένης ἀναφέρεται λοξὴ πρὸς τὸν ὦμον, εἰς τὰ ταύτῃ χωρία διανεμομένη. καὶ ἄλλαι δέ τινες σποράδες, οὔτε τὴν

earum extrema invicem conjunguntur. Hae igitur, ficut jam dixi, non in omnibus funt afpectabiles. De iis autem, quae manifefte femper videri poffunt, tres funt venae incipientes ab ea, quae circa claviculam contorquetur; una quidem fatis notabilis, quae faepius aequali vifitur craffitie cum vena ad collum fubeunte; hanc autem humerariam ideo appellant, quod obliquior a clavicula fenfim recedens fe porrigat ad humerum. Reliquae duae radices utrinque humeraria minores habent. Earum igitur altera elatiorem nacta radicem usque ad fummum humerum confcendit ac in proxima quaeque corpora difpergitur. Humilior altera per profunda magis furreptans fecundum magnum mufculum a fterno enatum usque ad caput brachii pervenit. Cujus venae extrema aperte nonnunquam videntur committi cum venae alterius extremis, quae ab axillaria nafcens ad humerum extollitur atque illic multifariam diftribuitur. Quin aliae quoque modicis intervallis fparfae, quarum non idem perpetuo

αὐτὴν ἀκριβῶς ἔχουσαι θέσιν ἐπὶ πάντων τῶν πιθήκων, οὔτε τὸ μέγεθος, ἀποφύονται τῶν ἐπὶ τὰς χεῖρας ἀφικνουμένων φλεβῶν. αἱ δ᾽ ἀξιόλογοι μικρὸν ἔμπροσθεν εἴρηνται κατὰ τὴν τῆς διὰ μασχάλης φερομένης ἀνατομήν. ἔστι γὰρ ἐκείνη καὶ μία μείζων πολλῷ τῆς ὠμιαίας, καὶ ἄλλας ἐν τῷ βραχίονι φλέβας ἀποφυομένας ἔχουσα· τῆς δὲ ὠμιαίας ὀλίγαι τε καὶ αὗται τριχοειδεῖς τε καὶ ἀραχνοειδεῖς ἀποφύονται, τοῖς ἐπιπολῆς χωρίοις διασπειρόμεναι.

Κεφ. ζ΄. Λοιπὸν οὖν διηγήσασθαι χρὴ τῶν ἐπιπολῆς τε καὶ διὰ βάθους σφαγιτίδων τὴν νομήν. ὀνομάζονται δὲ διὰ βάθους σφαγίτιδες ὑπ᾽ ἐνίων μὲν αἱ μετὰ τὴν σχίσιν τῆς κοίλης εὐθέως γιγνόμεναι· τινὲς δὲ οὐχ ὅλας αὐτάς, ἀλλ᾽ ὅσον ἐν τραχήλῳ τέτακται τῶν κλειδῶν ὑψηλότερον, οὕτως ὀνομάζουσιν· ἔνιοι δὲ οὐδ᾽, ὅτι κατωτέρω σχίζονται τῶν κλειδῶν, ἐπίστανται. ἀλλ᾽ ἡμεῖς ἐπὶ πάντων εὕρομεν ἀεὶ πρὸ τῶν κλειδῶν σχιζομένην τὴν κοίλην, ἀποφυομένας τε τῶν μορίων αὐτῆς ἑκατέρας φλέβας ἐπί τε τὸ στέρνον καὶ τὰ πρῶτα μεσοπλεύρια καὶ τοὺς ἓξ σπον-

ſitus, neque vero magnitudo plane eadem in omnibus ſimiis viſitur, a venis oriuntur, quae ad manus pertinent. Quae autem ex iis notatu dignae ſunt, dudum memoravimus, quum de axillariae diſſectione commentaremur. Ea enim et unica multo humeraria major eſt, et numeroſam in brachio ſobolem habet prodeuntium ex ſe ramorum, quum ab humeraria perpaucae eaeque vel capillaceae vel etiam araneoſae oriantur ſub ſumma cute diſperſae.

Cap. VII. Reliqua igitur jugularium venarum, tum quae in ſuperficie ſunt, tum quae altius deliteſcunt, distributio explicanda eſt. Jugularias autem altius conditas nonnulli eas vocant, quae protinus ſciſſa cava producuntur. Alii non totas illas, ſed id demum, quod ex iis ſupra claviculas collo intextum eſt. Nec deſunt, qui ne hoc quidem omnino ſciant, illas in ramos ſpargi infra claviculas. Nos vero ſemper obſervavimus, cavam venam, priusquam ad claviculas pertingat, diduci, et de ramo ipſius utroque venas produci, quae ad ſternum primasque

δύλους τοῦ τραχήλου καὶ τὰς ὠμοπλάτας, ὅσα τε τούτοις ἐφεξῆς ἐπὶ τὰς χεῖρας ὅλας, ἃς διὰ τῶν μασχαλῶν ἔφην ἐπ᾽ αὐτὰς ἰέναι. ὅταν δὲ ὑπὸ ταῖς κλεισὶ γενηθῶσιν αἱ μεγάλαι φλέβες, ἃς ἐκ τοῦ τμηθῆναι δίχα τὴν κοίλην ἔφην γεννᾶσθαι, ῥίζαν ἐργάζονται φλεβὸς ἀξιόλογον, ἀφ᾽ ἧς, ὡς εἴρηται, τήν τε ὠμιαίαν γεννᾶσθαι συμβέβηκεν, ἄλλας τέ τινας, ἃς ὀλίγον ἔμπροσθεν διῆλθον. ὅσον δὲ ὑπόλοιπόν ἐστι τῶν μεγάλων φλεβῶν, εἰς ἃς ἔφην ἐσχίσθαι τὴν κοίλην, ὄρθιον ἀναφέρεται διὰ τοῦ τραχήλου, ἔμπροσθεν ἔχον ἑαυτοῦ τὸν στόμαχον. ὑπὲρ ὧν τῆς νομῆς πρόκειται λέγειν ἅμα ταῖς ἐπιπολῆς σφαγίτισιν, ἃς ἔφην ἄλλοτε ἄλλως εἰς ταὐτὸν ἀλλήλαις ἰέναι. ὥσπερ δὲ τούτου διαφοραὶ πάμπολλαι τῆς ἑνώσεως αὐταῖς εἰσιν, οὕτως αὖ πάλιν ἕτεραι διαφοραὶ τοσαῦται ἀπὸ τῆς σχίσεως ὁρῶνται γιγνόμεναι. προσελθοῦσα γὰρ ἡ ἐπιπολῆς αὐτῇ σφαγῖτις, ἔστιν ὅτε μὲν αὐτίκα σχίζεται, καὶ τῶν μορίων αὐτῆς ἑκάτερον ἤτοι γε

coftarum intercapedines, fex colli vertebras fcapulasque ferantur, tum quaecunque poft has ad totas manus derivantur, quas per axillas eo iter habere diximus. Quum autem fub claviculas prodierint magnae venae, quas ex divifione cavae in duo veluti membra oriri dictum eft, venae radicem edunt notabilem, a qua, ut memoratum eft, tum humerariam nafci contingit, tum alias quoque quasdam, de quibus eft paulo ante pertractatum. Quantum autem eft reliquum de magnis venis, in quas cavam diduci diximus, recta per collum, gulam habens ante fe pofitam, furfum effertur. De quibus, quo pacto diftribuantur, orationis feries poftulat, ut nunc agatur una cum in fuperficie extantibus jugulariis venis, quas in diverfis corporibus varie concurrere eodem et conjungi inter fe diximus. Enimvero, quemadmodum hujus rei, ut in unum coëant, permultae funt differentiae, fic aliis totidem differentiis ipfae in ramos fcinduntur. Progreffa enim fuperficiaria ipfa jugularis vena protinus aliquando finditur, et pars ipfius utraque vel aequalis apparet, vel

ἴσον ἢ ἄνισον φαίνεται· ποτὲ δὲ ἐπὶ πλεῖον ἀποχωρεῖ, καί ποθ᾽ οὕτως ἐπὶ πλεῖστον, ὡς ἐγγὺς τῆς γένυος σχισθῆναι. ταῦτα δ᾽ ὁρᾶται κἀπὶ τῶν ἀνθρώπων ἐναργῶς ὁσημέραι, κατά τε τὰς χειρουργίας, καὶ πρὸς τούτοις ἐπειδὰν ἤτοι μέγιστον φωνῶσιν, ἢ κατέχωσιν ἔνδον τὸ πνεῦμα, συστέλλοντες τὸν θώρακα, καθάπερ οἱ ἀθληταὶ ποιοῦσιν ἐν ταῖς καλουμέναις καταλήψεσι πνεύματος. ἀλλὰ καὶ διαθέσεις σηπεδονώδεις ἐψίλωσαν ἐνίοτε τοῦ περικειμένου δέρματος ἅπαν τὸ κάτω χωρίον, ὡς ἐναργῶς ὁρᾶσθαι τὰς φλέβας γυμνάς. [233] καὶ μάλιστα τοῦτο συνεχῶς ἐγένετο περὶ πάντα τὰ τοῦ σώματος μόρια κατ᾽ ἐκεῖνον τὸν χρόνον, ἐν ᾧ τοὺς ἄνθρακας ἐπιδημῆσαι συνέβη κατὰ τὴν Ἀσίαν, οἳ καὶ τοὺς θεασαμένους αὐτὰς ἔπεισαν, ἀκριβῶς ὁμοιότητα τοῖς πιθήκοις εἶναι πρὸς τοὺς ἀνθρώπους. ἰατρῶν μὲν οὖν ὅστις χειρουργεῖν μέλλει κατὰ τὸν τράχηλον, ἀναγκαῖόν ἐστιν ἐπίστασθαί τε τὴν εἰρημένην ποικιλίαν τῶν κατ᾽ αὐτὸν φλεβῶν, ἐπισκέπτεσθαί τε, κατὰ τίνα μάλιστα αὐτῶν ἰδέαν ὁ χειρουργούμενος διαπέπλασται, καὶ γινώσκειν γε

inaequalis; nonnunquam ulterius multo procedit, aliquando ita longe, ut prope maxillam fcindatur. Haec autem confpicue in hominibus quotidie videntur vel in curationibus, quae manu obeuntur, vel fi etiam intenfius clamaverint fpiritumve intra continuerint, compreffo thorace, quod athletae in fpiritus comprehenfionibus (ita enim vocant) faciunt. Quin et putrida vitia ita aliquando circumjacente cute omnia, quae fuberant, detexerunt, ut nudae confpicerentur venae. Idque per omnes continenter corporis partes videre tum maxime licuit, cum foeda quaedam lues carbunculorum in Afiam vulgariter ingruiffet, quae facile, quicunque vidiffent, perfuafit, exactam fimiis cum hominibus effe fimilitudinem. Igitur medicum neceffe eft, quicunque curationem circa collum manu facturus fit, varietatem noffe venarum, quae collo funt commiffae, infpicereque, fecundum quam praecipue ideam ille, qui manu curatur, formatus fit, tum vero

ἀκριβῶς τὰς ἀποφύσεις ἑκάστης τῶν τεσσάρων φλεβῶν. λέγω δὲ τέσσαρας, πρῶτον μὲν τὰς κάτω, πρὶν ἐς ταὐτὸν ἀλλήλαις ἐλθούσας τὴν ἐπιπολῆς (201) γεννῆσαι σφαγῖτιν, ἔπειτα τὰς μετὰ τὴν σχίσιν ἄνω φερομένας. οὐ μὴν οὔτε τοῖς ἄλλοις ἰατροῖς, οὔτε τοῖς εἰσαγομένοις, οὔτε πολὺ μᾶλλον ὑμῖν τοῖς φιλοσόφοις, Ἀντίσθενες ἄριστε, τὴν ἀκριβεστάτην ἐπιστήμην ἀναγκαῖον ἔχειν τῶν τοιούτων θεωρημάτων. διὸ κἀγὼ κατ᾽ ἀρχὰς εὐθὺς ἔφην ἐν τῷδε τῷ πράγματι σύνοψίν τινα ποιήσεσθαι τῆς τῶν ἀγγείων ἀνατομῆς. ἐν γὰρ ταῖς ἀνατομικαῖς ἐγχειρήσεσιν, ὅπως εἰς ἕκαστον μῦν ἀρτηρία καὶ φλὲψ ἐμβάλλει, δηλοῦται· νυνὶ δὲ οὔτε ἀναγκαῖον, ὡς ἔφην, ἀσαφής τε ἂν ὁ λόγος γένοιτό μοι τοὺς μύας ἑρμηνεύοντι. διὸ κἂν ταῖς ἀνατομικαῖς ἐγχειρήσεσιν ἡ τῶν μυῶν ἀνατομὴ προηγεῖται τῆς τῶν ἀγγείων, ὥστε ἐν τῷ παρόντι λόγῳ τοσοῦτον εἰπεῖν ἀρκέσει. τῶν ἐπιπολῆς σφαγιτίδων αἱ πλεῖσται τῶν ἀποφύσεων μικραί

omnes quatuor venarum propagines ad unguem exploratas et cognitas habere. Cum autem quatuor dico, intelligi volo primum eas, quae infra funt, priusquam eodem coëuntes extimam producant iugulariam; deinde eas, quae, poftquam fciffae in ramos fuerint, furfum verfus contendunt. Nec vero neceffarium arbitror, nec aliis medicis, neque iis, qui primum introducuntur, nec multo etiam magis vobis, optime Antifthenes, philofophis exactiffimam habere hujusmodi theorematum cognitionem. Quocirca initio ftatim libri teftatus fum, me compendium fcribere diffectionis vaforum. In libris etenim, quibus rationem perfcripfimus adminiftrandarum diffectionum, quomodo in quemque mufculum vena et arteria infereretur, planum factum eft. Nunc autem nec eft, ut dixi, neceffarium, et multum haberet obfcuritatis oratio, fi mihi mufculorum facienda effet expofitio. Ideoque in diffectionum libris vaforum tractatui mufculorum diffectionem praemifimus. Quapropter, quod ad praefentem commentationem pertinet, tantum dixiffe fatis erit, quod venae ab extantibus in fuperficie jugulariis propagatae

τέ εἰσιν καὶ τοῖς ὑπὸ τὸ δέρμα μάλιστα διασπείρονται μυσίν. ἐν οἷς εἰσι καὶ οἱ δύο μύες οἱ κινοῦντες τὰς γνάθους, λεπτοὶ μὲν ἱκανῶς ὄντες, ὑποπεφυκότες δὲ παντὶ τοῦ τραχήλου δέρματι. μετὰ μέντοι τὸ σχισθῆναι πάλιν ἄνω φερομένας ὧν ἀξιόλογοι τῶν φλεβῶν τούτων εἰσὶν αἱ ἀποφύσεις, καθ᾽ ἃς εἴς τε τὸ πρόσωπον ὅλον διασπείρονται, καὶ τοῖς ἀμφὶ τὰ ὦτα χωρίοις διανέμονται, καὶ πρὸς τὴν κεφαλὴν ἀναφέρονται. διχῇ γὰρ ἑκατέρας σχισθείσης, τὸ μὲν ἕτερον μέρος εἴς τε τὰ κατὰ τὴν κάτω γένυν ἅπαντα μεγάλοις ἀγγείοις διασπείρεται, καὶ μικροῖς ἄλλοις εἰς τὰ κατὰ τὴν ἄνω· τὸ δ᾽ ἕτερον εἴς τε τὰ περὶ τὰ ὦτα χωρία καὶ τὴν κεφαλήν. ἐπιμίγνυνται δὲ τούτων ἁπασῶν τῶν φλεβῶν τὰ πέρατα καὶ πρὸς τὰς παρακειμένας μὲν, οὐδὲν δὲ ἧττον αὐτῶν καὶ πρὸς τὰς ἀντικειμένας· ἐς ταὐτὸ γὰρ ἥκουσιν αἱ τελευταὶ τῶν ἐν τοῖς ἀριστεροῖς μέρεσι κειμένων φλεβῶν πρὸς τὰς ἐν τοῖς δεξιοῖς. ἡνίκα γὰρ ἐπιπολῆς αἱ τέτταρες γενηθῶσιν σφαγίτιδες, ἡ μὲν ἔξωθεν αὐτῶν ἐπὶ τὴν κεφαλὴν ἀναφέρεται· μέμνησο δ᾽, ὅτι ταύτην ἑλίττε-

plurimae et tenues ſunt, et in muſculos ſubter cutem poſitos dividuntur. E quibus muſculis etiam duo ii ſunt, qui buccas movent, tenues illi quidem ſatis, caeterum ſubter totam colli cutem porrecti. Poſtea autem, quam iterum in ramos diſceſſerint ad ſuperiora ſubeuntes, harum venarum notabiles rami ſunt, per quos tum in totam faciem ſparguntur, tum in circumjectam auribus regionem ſe expandunt, et in caput denique attolluntur. Cum enim bipartito ſe ſciderit utraque, altera quidem pars in totam inferiorem maxillam magnis vaſis et aliis parvis in ſuperiorem effunditur, altera vero circum aures caputque excurrit. Permiſcentur autem harum omnium venarum extrema non modo cum adjacentibus, verum etiam nihilo his minus cum e regione poſitis. Eodem enim confluunt venarum ad ſiniſteriorem partem exiſtentium fines cum iis, qui ad dextram ſitum habent. Nam quum quatuor in ſummo extantes jugulariae prodierint, ipſarum exterior ad caput ſurſum fertur, (memineris au-

σθαι περὶ τὴν κλεῖν ἔφην· ἡ δὲ ἔσωθεν εἰς τὰ περὶ τὴν κάτω γένυν, ἐπιμιγνυμένη πολλαχόθι τοῖς διὰ βάθους σφαγίτιδος ἀποβλαστήμασιν, ἀφ᾽ ὧν εἴς τε τὸν λάρυγγα καὶ τὸν στόμαχον, ὅσα τε κατὰ βάθος τοῦ τραχήλου τέτακται μυῶν μόρια, πολλαὶ τῶν ἀπονεμήσεων ἐμφύονται, καθάπερ, ὅσα τοῦ βάθους ἀποκεχώρηκε μόρια μυῶν, ὑπὸ τῶν ἐπιπολῆς τρέφεται σφαγιτίδων. λαμβάνει δὲ καὶ ἡ γλῶττα μεγάλας φλέβας ἀπὸ τῶν διὰ βάθους σφαγιτίδων, ὅταν ταῖς ἐπιπολῆς διὰ τῶν ἀποφύσεων συμπλακῶσιν. ὅσα μέντοι τῇ γλώττῃ περίκειται σώματα, καὶ τῶν μυῶν ὅσοι μὴ διὰ βάθους εἰσὶν, ὑπὸ τῶν ἐπιπολῆς τρέφεται σφαγιτίδων. τό γε μὴν ὑπόλοιπον ἅπαν τῶν διὰ βάθους σφαγιτίδων εἰς τὸν ἐγκέφαλον ἀναφερόμενον ἐκπίπτει μὲν τῷ κρανίῳ κατὰ τὸ πέρας τῆς λαμβδοειδοῦς ῥαφῆς, πρὶν δὲ ἐκπίπτειν, ἀποβλάστημα μικρὸν τῇ μεταξὺ χώρᾳ τοῦ πρώτου καὶ δευτέρου ποιεῖται σπονδύλου, καὶ μετὰ ταῦτα ἄλλο χοειδὲς ἐν τῇ μεταξὺ τοῦ πρώτου καὶ τῆς κεφαλῆς, [234] ἀνα-

tem ejus, quod de ea dixi, nimirum circa claviculam contorqueri,) alia interius ad inferiorem maxillam, commixta identidem ramulis quibusdam interioris jugulariae, a quibus multae mittuntur propagines in laryngem gulamque, eas denique musculorum partes, quae per profundum in collo porriguntur; sicut, quae ab imo ad cutem recedunt partes musculorum, jugulariis aluntur iis, quae subter cutem magis eminent. Quin et lingua magnas accipit ab intimis jugulariis venas, posteaquam eae per ramos cum extimis se conjunxerint. Quaecunque porro linguae circumjecta sunt corpora, et e musculis quicunque non penitus conditi latent, a jugulariis aluntur extimis. Reliquum autem omne ex internis jugulariis ad cerebrum assurgens in calvam excidit per extremum suturae lambdoidis. Sed prius, quam excidat, ramulum in mediam primae secundaeque vertebrae regionem inserit, ac deinceps alium capillaceum inter primam vertebram caputque ipsum. Coit autem cum venis, quae

μίγνυται δὲ ταῖς ἄνωθεν κάτω φερομέναις κατὰ τὸν ἐγκέφαλον φλεψὶ καί τισι τῶν ἔξωθέν τε καὶ τῶν πλαγίων. πασῶν γὰρ ἑνοῦνται τὰ πέρατα τῶν φλεβῶν ἐν τοῖς περὶ τὴν κεφαλήν τε καὶ τὴν διάρθρωσιν αὐτῆς χωρίοις. ἀλλὰ καὶ τῶν περικειμένων φλεβῶν τῷ κρανίῳ φέρονταί τινες ἔσω λεπταὶ, καὶ μάλιστα περὶ τὴν διάρθρωσιν τῆς γνάθου. ὅπως δὲ αὗται πᾶσαι μετὰ τὸ διελθεῖν ἔσω τοῦ κρανίου κατασχίζονταί τε καὶ κοινωνοῦσιν ἀλλήλαις, αὖθίς τε πάλιν αὐτῶν ἔξω τινὰ φέρεται μόρια μετὰ νεύρων τινῶν, ἐν ταῖς κατὰ τὸν ἐγκέφαλον ἀνατομικαῖς ἐγχειρήσεσιν ἐλέγομεν, ὥσπερ κἀν ταῖς κατὰ τὸν πνεύμονα καὶ καρδίαν ἕκαστόν τε τῶν ἄλλων σπλάγχνων ἡ καθ᾽ ἕκαστον ἔκφυσις ἀπὸ πάντων τῶν ἀγγείων ἐν ταῖς ἰδίαις αὐτῶν ἀνατομικαῖς ἀκριβοῦται. νυνὶ δὲ, ὡς εἴρηται, σύνοψίν τινα τῆς τῶν ἀγγείων ἀνατομῆς ποιούμεθα.

Κεφ. η'. Συμπεπληρωμένης ἤδη τῆς ἐξηγήσεως ἁπασῶν τῶν ἄνω τοῦ διαφράγματος φλεβῶν, ἐπὶ τὰς ὑπολοίπους

de fumma parte deorfum feruntur per cerebrum, ac nonnullis item, quae extrinfecus, quaeque a lateribus veniunt. Omnium enim conjunguntur extrema venarum circa caput ipfiusque cum prima vertebra commiffuram. At enim venarum, quae calvae intexuntur, aliquae intro procedunt tenues, maxime qua maxilla articulatur. Quemadmodum autem poftea, quam in calvam omnes evaferint, in ramos fparguntur et focietatem inter fe ineunt, ac rurfum quomodo aliquae ipfarum partes cum nervis quibusdam foras excedunt, in diffectionum libris (cum de cerebri diffectione facienda differuimus) pertractatum eft. Similiter quum de pulmonibus, corde aliisque vifceribus diffecandis orationem inftituiffemus, ut quaeque in quodque ipforum ab omnibus tum venis tum arteriis propago mitteretur, plenius atque exactius eft dictum. Nunc autem (quod jam monuimus) compendium de vaforum diffectione fcribimus.

Cap. VIII. Abfoluta venarum, quae funt fupra feptum transverfum, expofitione, jam ad reliquas oratio con-

μετέλθωμεν, ὅσαι τὰ κάτω τῶν φρενῶν τρέφουσιν ἀπὸ τῆς ἐπ᾽ ὀσφύϊ κοίλης γεννώμεναι. αὕτη γὰρ ἡ φλὲψ, ἐπειδὰν πρῶτον ἔξω τοῦ ἥπατος γένηται, πρὶν μὲν ἐπιβῆναι τῆς ὀσφύος, ἔτι μετέωρος οὖσα, κατὰ μὲν τὸ δεξιὸν ἑαυτῆς μέρος εἰς τὸν τοῦ δεξιοῦ νεφροῦ χιτῶνα καὶ τὰ περὶ τοῦτον σώματα ποτὲ μὲν ἀραχνοειδεῖς, ποτὲ δὲ τριχοειδεῖς, ποτὲ δὲ ἁδροτέρας τὰς ἐπινεμήσεις πέμπει, κατὰ δὲ τὸ ἀριστερὸν ἀξιόλογον φλέβα διασχιζομένην εἰς τὰ ταύτῃ σώματα. πολλάκις δ᾽, αὐτῆς ἐπὶ τὸν νεφρὸν ἀφικνουμένης, ἀποφύονται φλέβες ἀπ᾽ αὐτῆς, καὶ τοῦ αὐτοῦ περὶ τὸν νεφρὸν χιτῶνος ἅμα τοῖς πέριξ χωρίοις, ἔνιαι μὲν ἀραχνοειδεῖς, ἔνιαι δὲ μικραὶ, τριχοειδεῖς ἔνιαι. ὀνομάζω δὲ ἰδίως φλέβας μικρὰς, ὅσαι φαίνονται, καίτοι μικρὸν εὖρος ἔχουσαι. τοῦτο δὲ οὐχ ὑπάρχει ταῖς ἀραχνοειδέσι καὶ τριχοειδέσιν, ἀλλ᾽ αἱ μὲν λεπτοτάταις ἐοίκασι γραμμαῖς μόγις ὁρωμέναις, ἃς ἀπανθισμοὺς ἐκάλεσαν ἔνιοι τῶν παλαιῶν, αἱ δὲ, ὡς ἂν εἴποι τις, ἁδροτέραις γραμμαῖς,

vertatur, quae omnibus infra ſeptum transverſum partibus corporis nutrimentum ſuppeditant a cava in lumbis locata genitae. Haec enim vena, ſimulatque e jecore primum ſe exprompſit, priusquam in lumbos conſidat, elatior adhuc exiſtens, parte quidem dextra in dextri renis tunicam ac circumjecta corpora modo araneoſos, modo capillaceos et craſſiuſculos ramulos ſpargit; ſiniſtra autem notabilem venam, quae et ipſa in ramos ſciſſa corporibus ibi exiſtentibus diſtribuitur. At ſaepenumero a vena ipſa ad renem proficiſcente propagines mittuntur, quae in renis tunica intexuntur ac vicinis in ambitum locis, et quaedam araneoſae ſunt, nonnullae parvae, ac capillaceae quaedam. Parvas autem proprie appello, quae conſpiciuntur, quamvis aliquam et exiguam craſſitiem obtineant; id quod non ineſt araneoſis, nec capillaceis. Verum illae quidem aſſimiles ſunt tenuiſſimis lineis, quae vix videntur, quas antiquorum nonnulli lineamenta vocavere, quaſi quis craſſiuſculas lineolas di-

Ed. Chart. IV. [234.] Ed. Baf. I. (201.)

ἐχούσαις μὲν δηλονότι πάντως τι πλάτος, ἀλλ' ὡς πρὸς αἴσθησιν ἀπλατέσι λεγομέναις, ἐπειδὴ σαφὴς ἡ διάκρισις τῶν ὁριζόντων τὸ πλάτος μορίων ἐν αὐταῖς οὐκ ἔστιν. αὗται μὲν οὖν αἱ φλέβες τοιαίδε. αἱ δὲ εἰς τοὺς νεφροὺς ἐμφυόμεναι μέγισται πασῶν εἰσιν τῶν τῆς κοίλης ἀπεσχισμένων. ἐφεξῆς δὲ αὐτῶν ἐπὶ τοὺς ὄρχεις φέρονται φλέβες, τὸ μέν τι κοινὸν ἐπὶ πάντων ἔχουσαι τῶν πιθήκων, τὸ δὲ ἴδιον ἐν ἑκάστοις αὐτῶν. τὸ κοινὸν μὲν οὖν ἐστιν, ἀπὸ τῆς ἐπὶ τὸν ἀριστερὸν νεφρὸν ἀποβλάστημά τι φέρεσθαι ἐπὶ τὸν ἀριστερὸν ὄρχιν· ἴδιον δὲ, διττὰς εἶναί ποτε τὰς ἀρχὰς τῆς εἰς τὸν ὄρχιν ἰούσης φλεβὸς, τῆς μὲν ἀπὸ τῆς ἐπὶ τὸν ἀριστερὸν νεφρὸν ἀφικνουμένης, τῆς δὲ τῆς κοίλης ἀποσχιζομένης, ποτὲ δὲ μίαν μόνην ἀπὸ τῆς ἐπὶ τὸν μηρὸν ἰούσης φλεβός. ἡ δὲ ἐν τοῖς δεξιοῖς μέρεσι φλὲψ, εἰς τὸν δεξιὸν ὄρχιν ἰοῦσα, τῆς κοίλης αὐτῆς ἀποπέφυκεν. ὤφθη δὲ ἅπαξ ποτέ μοι καὶ ἥδε δύο ἀρχὰς ἔχουσα, καθάπερ ἐν τοῖς ἀριστεροῖς πολλάκις. αὗται μὲν οὖν αἱ φλέβες

ceret; quae habent quidem latitudinem omnino aliquam, fed quoad fenfum latitudinis expertes dicuntur, quum in ipfis non fit manifefta illa difcretio eorum, quae latitudinem partium definiunt. Hae igitur venae ad hunc habent modum. Quae autem in renes inferuntur, omnium funt ampliffimae, quaecunque a cava propagantur. Deinceps poft has ad teftes deferuntur venae, quae partim commune quiddam in omnibus nactae funt fimiis, partim in fingulis proprium. Et commune iftud quidem eft, ut ab ea, quae ad finiftrum perfertur renem, ramus mittatur, qui ad finiftrum teftem tendit; proprium vero, ut duo interdum principia fint ejus venae, quae in teftem tendit, alterum a vena, quae in finiftrum teftem pervenit; alterum cum vena cava fcinditur; interdum vero unum folum ab ea vena, quae in femur tendit. At quae in dextra parte vena eft, ad dextrum contendens teftem, ea producitur a cava; etfi haec quoque mihi femel obfervata eft initia duo habere, ficut ea, quae ad finiftram eft, faepe. Hae igitur venae ad teftes deferuntur, five

εἰς τοὺς ὄρχεις φέρονται, ἄν τε ἄῤῥεν, ἄν τε θῆλυ τὸ ζῶον ᾖ. καὶ γὰρ καὶ τὸ θῆλυ κατὰ τὰ πλευρὰ τῆς μήτρας ἔχει τοὺς ὄρχεις, πολὺ μικροτέρους τε καὶ πυκνοτέρους ἤπερ ἐπὶ τῶν ἀῤῥένων. ἐφεξῆς δ' αὐτῶν καθ' ἕκαστον σπόνδυλον ἐπὶ τὰς λαγόνας φέρονται φλέβες, ὧν τὰ πέρατα πρὸς τοὺς κατ' ἐπιγάστριον ἀναφέρονται μῦς. [235] οἱ γάρ τοι κατ' ἐπιγάστριον μῦς ἐκ τούτων τρέφονται τῶν φλεβῶν, καὶ τῶν ἐν τοῖς τῶν νόθων πλευρῶν μεσοπλευρίοις, καὶ τῶν ἄνωθεν ἐπὶ τὸ στέρνον ἐπὶ τοὺς τιτθοὺς φερομένων, καὶ τῶν ταύταις ἑνουμένων τοῖς πέρασιν ἐκ τῶν κάτω μερῶν ἀναφερομένων, ὑπὲρ ὧν ἔμπροσθεν ἐπηγγειλάμην αὖθις ἐρεῖν. οἱ δὲ ὑπερκείμενοι τούτων μύες, οἱ ἔξωθεν τοῦ θώρακος, ἐκ τῶν κατὰ τας κλεῖς ἀγγείων τῶν μικρῶν, ὑπὲρ ὧν ἔμπροσθεν εἶπον, κᾀκ τῶν ἐπὶ τὸ στέρνον φερομένων. διεκπίπτει γὰρ αὐτῶν ἀποβλαστήματα πρὸς τοὺς παρὰ τὸ στέρνον μῦς, καὶ προσέτι τῶν κατὰ τὰ μεσοπλεύρια· καὶ γὰρ καὶ τούτων ἐκπίπτει τις ἔξω του θώρακος μοῖρα. καὶ μὲν

mas, five femina animans fuerit; habet enim etiam femina ad uteri latera teftes multo minores et denfiores, quam in maribus vifuntur. Secundum eas venas ex fingulis vertebris ad ilia venae mittuntur, quarum poftrema ad mufculos, qui abdomini praetenti funt, attolluntur; mufculi enim, quibus abdomen conftratum eft, ab iis aluntur venis; aliisque, tum quae inter notharum coftarum fpatia intercoftalía verfantur, tum quae per fternum ad mammas fuperne deferuntur, iis denique, quarum de inferioribus locis furfum verfus tendentium extrema cum proxime memoratis pectoris mammarumque venis conjunguntur, de quibus antea recepi me rurfus dicturum. Qui porro fupra hos mufculi extra thoracem jacent, alimentum accipiunt a vafis circa claviculas parvis, de quibus ante eft dictum, tum etiam ab iis, quae per pectoris os ad mammas tendunt, fiquidem eorum propagines quaedam ad mufculos fterno vicinos erumpunt, atque etiam ab iis, quae in fpatiis funt intercoftalibus; etenim et harum pars quaedam extra thoracem emergit. Quin

δὴ ὅτι τῷ κατ' ὀσφὺν νωτιαίῳ φλέβες ἀπὸ τῆς ἐπικειμένης ἐνταῦθα τῆς κοίλης ἐμφύονται καθ' ἕκαστον τρῆμα μία, λέλεκται πρόσθεν. ὥστ' οὐδὲν (202) ἔτι ὑπόλοιπόν ἐστιν τῆς ἐπ' ὀσφύϊ κοίλης ἀποβλάστημα διηγήσεως δεόμενον. ἀλλ' ὅπως δίχα σχίζεται, λεκτέον ἤδη. κατὰ τοίνυν τοὺς ὑστάτους τῆς ὀσφύος σπονδύλους οὐκ ἔθ' ὑποκειμένην ἐστὶν εὑρεῖν τὴν ἀρτηρίαν τῇ φλεβὶ, τοὐναντίον δ' ἅπαν γίνεται. μετέωρος μὲν ἡ ἀρτηρία κατὰ τῆς φλεβὸς ὀχεῖται, τῶν σπονδύλων δὲ αὐτῶν ἡ φλέψ. ψαύει τοίνυν καὶ σχίζεται κατὰ τοῦτο τὸ μέρος ἑκάτερον τῶν ἀγγείων δίχα, καὶ γίνεται τὸ σύμπαν αὐτῶν σχῆμα τῷ Λ στοιχείῳ παραπλήσιον. ἕκαστον δὲ τῶν συνθέτων ἀγγείων ἐπὶ τὸ καθ' ἑαυτὸ φέρεται σκέλος λοξόν. ἐν δὲ τῇ φορᾷ ταύτῃ πρῶτον μὲν ἀπόφυσιν τῆς φλεβὸς ἑκατέρας ἰδεῖν ἐστιν, ἐπὶ τὰς ψόας ὀπίσω διανεμομένας, καί τινας ἄλλας τριχοειδεῖς ἀμυδρῶς ἐνίοτε φερομένας εἰς τὸ κατ' ὀσφὺν περιτόναιον. ἀπὸ γάρ τοι τῶν πλησιαζόντων καθ' ἕκαστον μόριον ἀγγείων τὸ

etiam, quod dorfali medullae, quae in lumbis eft, venae a cava inibi incumbente per fingula foramina fingulae inferantur, fuperius dictum eft: ita ut nulla vena, quae a cava in lumbis fita ortum habeat, fuperfit commemoranda. Sed enim, quomodo bipartito ea fcindatur, jam addendum. In ultimis igitur lumborum vertebris non amplius videre eft arteriam venae fubjectam, fed contra omnino fe res habet; elatior enim arteria fupra venam provehitur, vena autem per ipfas vertebras. Hac igitur parte et fefe contingit utrumque vas, et in duo membra divaricatur, efficiturque omnis illorum figura Λ elemento perfimilis. Utraque porro cohaerentium vaforum pars ad fibi fubjectum crus defcendit obliquior. Atque in hoc ductu videre primum licet ramum venae utriusque retrorfum ad carnes in lumborum longitudinem porrectas diftribui, atque alias quafi capillaceas obfcure quandoque ad eam peritonaei partem, quae ad lumbos eft, ferri. Siquidem peritonaeum, ut cuique corporis parti praeten-

περιτόναιον τρέφεται τοσαύταις φλεψί· πλείστας δ᾽ αὐτῶν καὶ μακροτέρας λαμβάνει παρὰ τῶν ἐπ᾽ ὄρχεις φερομένων. ἐφεξῆς δὲ τούτων εἰσὶν ἀποφύσεις τῶν ἐπὶ τὰ σκέλη φερομένων φλεβῶν εἴς τε τὰ κάτω καὶ πρόσω. πρῶτον μὲν εἰς τοὺς κατὰ τὸ πλατὺ καλούμενον ὀστοῦν μῦς, ὧν οὐ σμικρὸν μέρος ἀναμίγνυται τῇ μετ᾽ αὐτῶν ἐκφύσει πρὸς τοὺς κατὰ τὴν ἕδραν μῦς φερόμενον. ἀμφοτέρων δὲ τῶν συζυγιῶν τὰ πέρατα διεκπίπτει πρὸς τὰ ἐκτὸς μόρια τοῦ πλατέος ὀστοῦ, τοῖς τοῦ ἐνταῦθα μυσὶ διασπειρόμενα. μετὰ δὲ ταῦτα ἐπὶ τὰ κάτω μέρη τῆς μήτρας φέρονται φλέβες ἀνωτέρω βραχὺ τῆς τοῦ τραχήλου πρώτης ἐκφύσεως, αἵτινες εἴς τε τὸν τράχηλον αὐτὸν διασπείρονται, καὶ εἰς τὴν μήτραν ἑνούμεναι μέρει μὲν ἑαυτῶν τινι τοὺς ὄρχεις, τῷ δὲ ἄλλῳ τὰ μέχρι τοῦ πυθμένος τῆς μήτρας διαπλέκουσιν. ἀπὸ δὲ τῶν ἐπὶ τὰ κάτω τῆς μήτρας φερομένων φλεβῶν καὶ αἱ τῆς κύστεως ἀποσχίζονται φλέβες. ἐφεξῆς δ᾽ ἐστὶν ἄλλη συζυγία φλεβῶν, δύο ἀρχὰς τοὐπίπαν ἐχουσῶν. προϊοῦ-

ditur, a proximis quibusque vaſis tam frequentibus alitur venis, quarum plurimas easque longiores a venis accipit, quae ad teſticulos deferuntur. Poſt has vero deinceps a venis in crura tendentibus propagines in poſteriores anterioresque partes feruntur, primum quidem in ejus oſſis, quod latum vocatur, muſculos; quarum haud exigua portio cum ſubſequente exortu ad ſedis muſculos tendens permiſcetur. Utriusque autem venarum conjugationis extrema ad exteriores lati oſſis partes ſe promunt, inque muſculos eam regionem conſternentes diſpenſantur. Deinde ad uteri partes inferiores venae progrediuntur paulo ſupra, quam eſt colli primus exortus, quae in cervicem ipſam diſſeminantur, et ad uterum coëuntes quadam ſui parte teſticulos amplexantur; altera usque ad uteri fundum pertinent. At ex iis, quae ad inferiora uteri feruntur, venae propagantur veſicam ſubeuntes. Deinceps aliud venarum, quae ex gemino plerumque initio oriuntur, conjugium eſt, quae proceden-

σαι δὲ αὗται συνάπτονται πρὸς ἀλλήλας καὶ γεννῶσι φλέβα καθ᾽ ἑκάτερον μέρος εἰς τοὐκτὸς φερομένην διὰ τοῦ τῆς ἥβης ὀστοῦ σὺν τῷ ταύτης νεύρῳ. καὶ τοίνυν διασπείρεται τοῖς κάτω μυσὶ τοῦ τῆς ἥβης ὀστοῦ τὸ ἀγγεῖον τοῦτο, καθάπερ καὶ τὸ νεῦρον. μετὰ δὲ ταῦτά ἐστιν ἄλλη συζυγία φλεβῶν, ὑπὲρ ὧν ἔμπροσθεν ἀνεβαλόμην ἐρεῖν, τῶν ἀναφερομένων παρὰ τοὺς ὀρθίους μῦς, ἔπειτα εἰς ταὐτὸν ἰουσῶν τοῖς πέρασι τῶν φλεβῶν, ἃς διὰ τοῦ θώρακος εἰς ὑποχόνδρια καταφέρεσθαι πρόσθεν εἶπον. ἀπὸ δὲ τῆς αὐτῆς ῥίζης καὶ ἄλλο φλεβίον ἓν καθ᾽ ἑκάτερον μέρος εἰς τὴν μήτραν ἀφικνεῖται, δι᾽ ὧν φλεβῶν ἡ κοινωνία μάλιστά ἐστι τοῖς τιτθοῖς πρὸς τὰς μήτρας. αὗται μεν ουν αἱ φλέβες ἐκ τῶν ἔνδον μερῶν κεῖνται τῶν ὀρθίων μυῶν, [236] καὶ αἵ γε ἀναφερόμεναι πρὸς τὰ ὑποχόνδρια συμφυεῖς εἰσιν αὐτοῖς. ἑτέρα δ᾽ ἔξωθεν τῶν μυῶν ἐστι συζυγία τῶν καθηκουσῶν ἐπὶ τὸ αἰδοῖον, ἄν τε ἄῤῥεν, ἄν τε θῆλυ τὸ ζῶον ᾖ· καταφέρονται δὲ παρὰ τὴν συμβολὴν τῶν τῆς ἥβης ὀστῶν ἑκατέρωθεν. καὶ μετὰ ταύτας εὐθέως ἐστὶν ἑτέρα

tes mutuo fe contingunt, venasque utrinque unam gignunt, quae per pubis oflis foramen ad exteriora cum ejus loci nervo porrigitur; et ita ad inferiores oflis pubis mufculos vas hoc, ut nervus, diftribuitur. Eft alia poft hanc venarum conjugatio, de quibus antea dicere intermiferam, quae per rectos mufculos afcendunt, deinde extremis junguntur venarum, quas per thoracem ferri ad hypochondria prius dixi. Ab eadem radice venulae utrinque fingulae in uterum perferuntur, per quas venas mammis cum utero maxime eft communicatio. Venae igitur hae in interioribus rectorum mufculorum partibus fitae funt, ac illae quidem, quae ad hypochondria feruntur, his funt connexae. Infuper aliud extra mufculos eft conjugium earum, quae ad pudenda pertinent, five mas fit animal, five femina, defcendunt autem ad commiffuram duorum pubis offium utrinque. Poft has autem ftatim alia eft vena, quae utrinque a vena in crura

φλὲψ ἀφ' ἑκατέρας τῆς ἐπὶ τὰ σκέλη πρὸς τοὺς ἔνδον μῦς τῶν μηρῶν φερομένη. τούτων δ' ἑξῆς ἄλλη συζυγία φλεβῶν ἐπιπολῆς ὑπὸ τῷ δέρματι κειμένη, ἃς καὶ θεώμεθα πάνυ σαφῶς ἐπὶ τῶν ἰσχνῶν ἀνθρώπων, ἀπὸ μὲν τῶν βουβώνων ἀρχομένας, ἀναφερομένας δὲ κατὰ τὸν τῶν λαγόνων τόπον. ἀμυδραὶ δὲ ἄλλαι συνάπτουσιν αὐτῶν τοῖς πέρασιν ἄνωθεν κάτω φερόμεναι, τὴν γένεσιν ἔχουσαι μάλιστα ἐκ τῶν παρὰ τοὺς τιτθοὺς φλεβῶν. ἀλλὰ ταύτης τῆς συζυγίας τῆς νῦν ἐν τῷ λόγῳ προκειμένης ἔφην ἀναφέρεσθαι κάτωθεν ἄνω μέρος οὐ σμικρὸν, ἐπὶ τοὺς παρὰ τὰς πυγὰς ἀποχωροῦν μῦς. ἐντεῦθεν δὴ λοιπὸν ἡ μεγάλη φλὲψ εἰς τὸ σκέλος ἀποσχίζεται, πρώτην μὲν ἀπόφυσιν ἑαυτῆς κατὰ τὸν βουβῶνα ποιοῦσα σὺν ἀρτηρίᾳ μικρᾷ τοῖς ἐμπροσθίοις μυσὶν διανεμομένην, δευτέραν ἑκατέρωθεν μίαν κἀκ τῶν ἔνδον μερῶν ἄχρι τοῦ γόνατος ἐπιπολῆς διασπειρομένην, ἄλλας δ' οὐκ ὀλίγας διὰ βάθους εἰς τοὺς μηρούς. μικρὸν δ' ἀνωτέρω τῆς κατὰ γόνυ διαρθρώσεως τριχῇ σχισθεῖσα, τῷ μέσῳ μὲν αὐτῆς, ἣ δὴ μεγίστη ἐστὶ, δι' αὐτῆς εἰς ἰγνύας φέρε-

tendente exoriens in interiores femoris mufculos fertur. Sequitur alia poft has venarum fubter cutem in fuperficie extantium conjugatio, quas in macilentis hominibus confpicue videmus de inguinibus primum orientes per ilium regionem afcendere. Quin etiam obfcurae aliae, quae fuperne deorfum feruntur, finibus has contingunt; hae autem ab iis, quae ad mammas funt, maxime derivantur. Sed enim a venarum conjugatione, de qua modo erat fermo, dixi non parvam partem ab inferioribus furfum tendere ac ad natis mufculos fecedere. Hinc reliqua magna vena in crus ipfum dividitur, primam juxta inguina emittens propaginem, quae cum parva arteria in anteriores mufculos fpargitur, fecundam utrinque unam, quae ex internis partibus ad genu usque fubter cutem diffipatur, ac alias non paucas ad profundiores femorum partes. Caeterum paulo altius, quam femur cum tibia articulo jungitur, in tres partes dividitur; quarum media (quae maxima eft) per ipfum deorfum ad

Ed. Chart. IV. [236.] Ed. Baf. I. (202.)

ται κάτω, κἄπειτα ἐντεῦθεν διὰ τοῦ βάθους ἰοῦσα τῆς καλουμένης γαστροκνημίας ἀποφύσεις οὐκ ὀλίγας δίδωσι τοῖς κατὰ ταύτην μυσί· τῷ δ' ἔξωθεν μορίῳ τῷ δευτέρῳ κατὰ τὸ τῆς περόνης ἐκτὸς ἐπὶ τῆς κατὰ τὸν πόδα διαρθρώσεως ἐπιπολῆς ἀφικνεῖται· τῷ τρίτῳ δὲ μέρει τῶν ἔνδον ἐπ' αὐτὸ τὸ ἀντικείμενον ἔρχεται, κἄπειτα ἐντεῦθεν ἐπὶ τὸ σφυρὸν ἀφικνεῖται ἐπ' αὐτὸ τῆς κνήμης τὸ πέρας, ἐπιτηδειοτάτη πρὸς τὰς φλεβοτομίας οὖσα. καὶ μὲν δὴ καὶ τῆς διὰ βάθους τῆς μεγάλης εἰς τοὺς μῦς σχιζομένης σὺν ἀρτηρίᾳ δύο πέρατα ποιησαμένης, τὸ μὲν ἕτερον τὸ μεῖζον ἀπὸ τῆς κνήμης ἔσω φέρεται, τὸ δ' ἕτερον διὰ τῆς μέσης χώρας περόνης τε καὶ κνήμης εἰς τὰ πρόσω παραγίγνεται τοῦ ποδὸς, ἐμπηγνύμενον ἀποβλαστήματι φλεβὸς ἑτέρας, ἣν διὰ τῶν ἔξω τῆς κνήμης μερῶν παρὰ τὴν περόνην ἔφην καταφέρεσθαι, ὡς γίγνεσθαι τέτταρας φλέβας εἰς πόδα κατερχομένας, μίαν μὲν ἔξωθεν πασῶν παρὰ τὸ κυρτὸν πέρας τῆς περόνης, ἑτέραν δὲ ἐκ τῶν ἔνδον αὐτοῦ μερῶν, καὶ τρίτην, ὡς εἶπον, πρόσω τοῦ τῆς κνήμης πέρατος,

poplitem fertur, atque inde per profundum pofterioris tibiae partis (quam furam dicunt) procedens non modicam in mufculos ejus ramorum fobolem fpargit. Altera autem parte, quae in fuperficie eminet, per exteriorem partem peronae porrecta ad pedis pertingit articulum. Tertia vero, quae eft interior, ad anteriorem tibiae partem (ocream) procedit, ac inde ad malleolum pervenit, ad ipfum tibiae extremum; haec ad fanguinem mittendum commodiffima. Enimvero a maxima, quae per profundum mufculis diftribuitur, duo cum arteria extrema fiunt; quorum alterum, majus id quidem, a tibia fertur ad interiora, alterum vero per mediam peronae et tibiae regionem ad interiora pedis perducitur, ac propagini alterius venae immifcetur, quam ab exterioribus tibiae partibus per fibulam dixi defcendere. Ita fit, ut fint venae quatuor, quae ad pedes defcendunt, una quidem omnium extima per gibbofum fibulae extremum, altera per partes ipfius interiores, et tertia, ut dixi, per ante-

καὶ τετάρτην, ἐκ τῶν ἔνδον περιλαμβάνουσαν τὰς κυρτὰς ἀποφύσεις. ἡ μὲν πρώτη καὶ δευτέρα ῥηθεῖσαι τῆς περόνης, αἱ δὲ ἑξῆς δύο τῆς κνήμης. ἐντεῦθεν δ' ἡ μὲν τετάρτη κάτω τοῦ ποδὸς ἅπαντα διαπλέκει, συνεπιμιγνυμένων αὐτῇ μορίων τῆς πρώτης. αἱ μέσαι δ' αὐτῶν αἱ δύο κατὰ τοῦ ποδὸς ἄνω διασπείρονται. καὶ μέντοι καὶ τῆς πρώτης μόριον τὸ ἄνω τοῦ ποδὸς ἔχει, ὃ διαπλέκει τὰ μέρη τῆς κατὰ τὸν μικρὸν μάλιστα δάκτυλον. ἐπιμίγνυται δὲ καὶ ἄλλως πολυειδῶς, ὥσπερ ἐν ταῖς ἄκραις χερσὶν, οὕτω καὶ κατὰ τὸν πόδα μόρια τῶν ἀγγείων. αὕτη μὲν ἡ σύνοψις ἔσται σοι τῆς τῶν φλεβῶν ἀνατομῆς· ἐφεξῆς δὲ περὶ τῶν ἀρτηριῶν ἐροῦμεν.

Κεφ. θ'. Ἀρχὴ μὲν τούτων ἐστὶν ἡ ἀριστερὰ κοιλία τῆς καρδίας. ἐντεῦθεν δὲ μία μὲν εἰς τὸν πνεύμονα κατασχίζεται λεπτὴ [237] καὶ μονοχίτων, καθάπερ αἱ φλέβες· ἑτέρα δὲ δύο χιτῶνας ἔχουσα καὶ παχεῖα, πολὺ μείζων τῆσδε, καθάπερ τι στέλεχος ἁπασῶν οὖσα τῶν ἀρτηριῶν. εἰκάσαις δ' ἂν, εἰ βούλοιο, καὶ τὴν εἰς τὸν πνεύμονα

riorem tibiae extremi regionem, quarta denique, quae ex interioribus partibus exuberantes offium tibiae proceffus complexa eft. Harum igitur duae prius expofitae fibulae funt, reliquae duae tibiae. Hinc vero quarta infima quaeque pedis, commixtis ipfi primae particulis, complexatur, duae autem intermediae per fuperiores pedis partes differminantur. Atqui prima etiam fuperioris pedis particulam habet, ac partes minimo digito maxime vicinas complectitur. Caeterum et aliis multis modis, quemadmodum in extremis manibus, fic in pedibus etiam vaforum particulae commifcentur. Hoc igitur tibi diffectionis venarum compendium efto. Deinceps de arteriis dicendum.

Cap. IX. Harum origo eft cordis finifter ventriculus. Hinc autem in pulmones derivatur una tenuis fimplicique tunica conftans, tanquam venae; altera vero duas habens tunicas, multo hac craffior, quae veluti truncus eft omnium arteriarum. Poffis etiam, fi lubet, quae

κατασχιζομένην ἀνάλογον ἔχειν τῇ πρώτῃ πασῶν ῥηθείσῃ φλεβὶ, τῇ κατὰ τὰς πύλας τοῦ ἥπατος, ἣν εἰς τὰ κατὰ τὴν γαστέρα μόρια καθήκειν ἔφην, οἷόν περ ῥίζαις τισὶ τοῖς ἑαυτῆς πέρασιν ἀναλαμβάνουσαν τὴν τροφήν. ὡσαύτως γάρ τοι καὶ ἥδε διὰ τῆς εἰσπνοῆς ὠφέλειαν εἰς τὸν πνεύμονα κατασχίζεται. καὶ μέντοι καὶ δι᾽ αὐτὸ τὸ τῆς καρδίας σῶμα περιχεομένας ἐν κύκλῳ δύο ἀρτηρίας ἔχει, τὴν μὲν ἑτέραν τὴν μείζω τὸ πλεῖστον αὐτῆς διαπλέκουσαν, τὴν δὲ ἑτέραν εἰς ἐκεῖνα μάλιστα διανεμομένην, ἔνθα τὴν τρίτην ἐνόμιζεν εἶναι κοιλίαν ὁ Ἀριστοτέλης. αὕτη δέ ἐστιν ἡ κατὰ τὸ πλατὺ τῆς καρδίας μόριον οὖσα τῆς δεξιᾶς, οὐκ ἄλλη τρίτη τις. πέφυκε δ᾽ ἐξ αὐτῆς εἰς τὸν πνεύμονα κατασχιζομένη φλὲψ, ἧς ὁ χιτὼν ὁ αὐτός ἐστι τῷ τῆς ἀρτηρίας. ταύτας μὲν οὖν τὰς ἀρτηρίας ἅμα τῷ πρῶτον ἐκφύεσθαι τῆς καρδίας τὴν μεγίστην ἀποφυομένας αὐτῆς ἰδεῖν ἐστιν, εὐθὺς δὲ κἀκείνην διασχιζομένην ἀνίσοις τμήμασιν· καὶ μέντοι καὶ τὸ (203) ἔλαττον αὐτῆς μέρος ἄνω

in pulmonem derivatur, cum vena conferre, de qua omnium primum diſſeruimus; eam dico, quam a portis jecinoris ad ventris partes numeroſa ramorum ſerie deſcendere ſuisque extremis, ceu radicibus quibusdam, cibum aſſumere diximus. Haec enim ſimiliter propter uſum commoditatemque ſpiritus attrahendi in pulmones derivatur. Ac ſane ob id cordis ipſius corpus circumfuſas in ambitum duas habet arterias, alteram quidem majorem, quae maximam ipſius partem amplectitur, alteram ea maxime regione diſtributam, ubi tertium ventriculum eſſe exiſtimavit Ariſtoteles. Atqui hic in latiore cordis parte jacet, particula exiſtens dexterioris ventriculi, non etiam alius quispiam tertius ventriculus. Oritur autem ex ipſo corde vena, quae in pulmonem ſcinditur, cujus tunica eadem eſt cum arteriae tunica. Has igitur arterias, ſimul atque maxima de corde ſe promſerit, ab ea produci videas ipſamque mox in ſectiones haudquaquam pares diduci; et ſane minorem quidem ipſius partem ſurſum

φερόμενον, καὶ αὐτὸ πάλιν αὐτίκα σχιζόμενον ἀνίσοις τμήμασι· κἄπειτα τὸ μὲν μεῖζον αὐτῶν ἐπὶ τὴν σφαγὴν ἀνατεινόμενον λοξὸν ἀπὸ τῶν ἀριστερῶν ἐπὶ τὰ δεξιὰ τοῦ θώρακος, ἀντίστροφον δὲ τὴν θέσιν ἔχον τὸ ἕτερον. ἀναφέρεται γάρ τοι καὶ τοῦτο λοξὸν ἐπὶ τὴν ἀριστερὰν ὠμοπλάτην τε καὶ μασχάλην ἀποφύσεσιν, ἀποφυόμενον ἐπί τε τὸ στέρνον καὶ τὰς πρώτας τοῦ θώρακος πλευρὰς καὶ τοὺς ἓξ τοῦ τραχήλου σπονδύλους, ἐπί τε τὰ περὶ τὴν κλεῖν χωρία μέχρι τῆς ἀκρωμίας, μεθ᾽ ἃς ἁπάσας τὸ ὑπόλοιπον ἐπί τε τὴν ὠμοπλάτην καὶ τὴν χεῖρα κατασχίζεται. τὸ δ᾽ ἐπὶ τὴν σφαγὴν ἀνατεινόμενον μέρος τῆς ἀρτηρίας τὸ μεῖζον, ὅταν τῷ θυμῷ πλησιάσῃ, πρῶτον μὲν ἀπόφυσιν ἑαυτοῦ ποιεῖται παρὰ τὴν ἀριστερὰν σφαγῖτιν, ἐπ᾽ αὐτῇ δὲ ἑτέραν παρὰ τὴν δεξιάν· εἶθ᾽ οὕτως τὸ ὑπόλοιπον ἅπαν αὐτῆς ὁμοίως κατασχίζεται τῇ λεγομένῃ πρὸς τὴν ἀριστερὰν ὠμοπλάτην τε καὶ μασχάλην ἀναφέρεσθαι. καὶ γὰρ ἐπὶ τὸ στέρνον ἥκει τις ωσαύτως τῇ φλεβὶ, τάς τε ἄλλας ἀποφύσεις ποιουμένη, καὶ τὴν ἐπὶ τῶν τιτθῶν, ἥ τε ἐπὶ τὰς πρώτας τοῦ

ferri, ipfamque confeftim in fectiones rurfum inaequales findi; ac deinde ipfarum majorem ad jugulum tendentem obliquam de finiftra ad dextram thoracis partem porrigi, alteramque oppofitum habere fitum. Attollitur etiam ipfa obliquior ad finiftram fcapulam et axillam, propagines mittens ad fternum primasque thoracis coftas, et ad fex colli vertebras, atque etiam ad claviculae vicina loca fummo humero tenus. At quum has omnes ediderit, reliquum ejus in fcapulam manumque dividitur. At vero arteriae pars major, quae ad jugulum tendit, ubi prope glandium pervenerit, primum quidem ad finiftram jugularem ramum emittit; poft illum alterum ad dexteriorem. Deinde quicquid ipfius reftat, eodem diftribuitur modo, atque illa, quam ad finiftram fcapulam axillamque procedere diximus. Nam et ad fternum quaedam non aliter ac vena porrigitur, tum alios producens ramos, tum eum, qui mammam fubit; et quae ad primas

Ed. Chart. IV. [237.] Ed. Baf. I. (203.)

θώρακος πλευρὰς συγκατασχίζεται καὶ συνεκπίπτει τοῦ θώρακος ἐκτὸς ἐπὶ τοὺς ῥαχίτας μῦς, ὥσπερ ἡ φλὲψ, ἥ τε διὰ τῶν κατὰ τοὺς πρώτους ἓξ τοῦ τραχήλου σπονδύλους τρημάτων φερομένη συγκαταβαίνει τε καὶ συγκατασχίζεται τῇ φλεβὶ πρὸς τὰς τοῦ νωτιαίου μήνιγγας, ἥ τ᾽ ἐπ᾽ ἀκρώμιον ὠμοπλάτην τε καὶ μασχάλην δεξιάν. αὗται πᾶσαί τε ἄλλαι ταῖς παρακειμέναις φλεψὶ συγκατασχίζονται, καθάπερ αἱ καρωτίδες ὀνομαζόμεναι ταῖς διὰ βάθους σφαγίτισιν. συναναφέρεταί τις ἀρτηρία. ἀλλ᾽ εἴτε δύο γενηθεῖεν, εἴτε τέτταρες αὗται, χωρὶς ἀρτηριῶν εἰσι. τὸ δὲ ὑπόλοιπον ἑκατέρας καρωτίδος ὄρθιον ἀναφερόμενον εἴσω τοῦ κρανίου παραγίνεται, κἀνταῦθα ποιεῖ τὸ καλούμενον δικτυοειδὲς πλέγμα, καὶ μετὰ ταῦτα πάλιν ἀρτηρίαι δύο γινόμεναι πρὸς τὸν ἐγκέφαλον ἀναφέρονται. περὶ δὲ τῆς ἐκείνων νομῆς καὶ πρὸς τὰ τῶν αἰσθήσεων ὄργανα κοινωνίας ἐν ταῖς ἀνατομικαῖς ἐγχειρήσεσι λέγεται. τὸ δὲ ἕτερον μέρος τῆς ἐκ καρδίας φυομένης ἀρ-

thoracis coftas dividitur extraque thoracem emergit ad fpinales mufculos non alio quam vena modo; quaeque per foramina fex primarum colli vertebrarum deducta una cum vena ad fpinalis medullae membranas defcendit dividiturque; tum quae ad fummum humerum, fcapulam axillamque dextram, hae, inquam, omnes aliae fimul cum adjacentibus venis dividuntur, quemadmodum et quae arteriae carotides appellantur; ex iis enim fingulae cum fingulis jugulariis internis afcendunt arteriae. Caeterum quae in fuperficie extant jugulariae, five duae fint, five quatuor, eae fine arteriis confpiciuntur. At omne quod ex carotidibus eft reliquum furfum recta procedens penetrat in calvam, inibique textum illud ad retis imaginem complicatum efformat, deinde in duas rurfum coïens arterias fubit ad cerebrum. Caeterum quo eae pacto diftribuantur, quamque cum fenfuum inftrumentis focietatem ac communionem habeant, in diffectionibus anatomicis monftratur. Altera vero pars arteriae, quae

τηρίας τὸ μεῖζον παρὰ τὴν ῥάχιν κατακάμπτεται, τῷ πέμπτῳ τοῦ θώρακος ἐπιβαῖνον σπονδύλῳ, φέρεταί τε τοὐντεῦθεν δι᾽ ὅλης ἤδη τῆς ῥάχεως ἄχρι τοῦ πλατέος ὀστοῦ, [238] πρῶτον μέν τινα πέμπον ἀπόφυσιν αὐτοῦ μικρὰν ἀρτηρίαν, κατασχιζομένην εἰς ἐκεῖνα τοῦ θώρακος τὰ μέρη, καθ᾽ ἃ ὁ πνεύμων ἐπίκειται· τὰ τελευταῖα δὲ αὐτῆς πέρατα μέχρι τῆς τραχείας ἀρτηρίας ἀνήκει, μετὰ δὲ ταῦτα καθ᾽ ἕκαστον σπόνδυλον εἴς τε τὰ μεσοπλεύρια καὶ εἰς τὸν νωτιαῖον ἀπονεμήσεις γίνονται. τὰ δ᾽ ἄνω τοῦ θώρακος τὰ κατὰ τὰς τέσσαρας πλευρὰς οὐχ ὁμοίως ἀεὶ τὰς ἀρτηρίας ἔχει διατεταμένας· ἐνίοτε μὲν γὰρ ἀπὸ ταύτης πλέον, ἐνίοτε δὲ ἀπὸ τῶν ἄνω φερομένων, ὡς ἔμπροσθεν εἶπον, ἐνίοτε δὲ ἀπ᾽ ἀμφοῖν ἴσον εἰς αὐτὰς διασπείρεται. ἀλλ᾽ ἥ γε μεγάλη ἀρτηρία φερομένη μετὰ τὸ ἐξελθεῖν τὸν θώρακα πρῶτον ἐν τῷ διαφράγματι δύο δίδωσιν ἀρτηρίας, ἐφεξῆς δὲ γαστρὶ μὲν καὶ σπληνὶ καὶ ἥπατι μίαν ἄζυγῆ, ταύτῃ δ᾽ ἐφεξῆς ἑτέραν ἄζυγῆ, κατὰ τὰ πρόσω μέρη τῆς μεγάλης ἀποπεφυκυίας ἀμφοτέρας. ἔστι δ᾽ ὅτε ἐκ μιᾶς ῥίζης δίχα

a corde fe promit, quae major eft, ad fpinam deflectitur, quintam thoracis vertebram afcendens, et inde per totam jam fpinam usque ad latum os defcendit, primum propaginem quandam tenuem emittens, quae in eas dividitur thoracis partes, quibus pulmones adjacent. Extrema autem ipfius ad afperam arteriam usque afcendunt; deinde per fingulas vertebras rami tum in fpatia intercoftalia tum ad fpinalem medullam exoriuntur. At enim fuperiores thoracis partes, quae quatuor primis coftis muniuntur, non ad eundem femper modum diftributas habent arterias. Aliquando enim ab hac plus, aliquando autem ab iis, quae furfum feruntur, ut fuperius dixi, aliquando vero ab utrifque aequalis portio in ipfas diffeminatur. Caeterum magna arteria deorfum procedens, fimulatque thoracem egreffa eft, primum duas in feptum transverfum mittit arterias, deinde in ventrem, lienem ac jecur injugem unam, poft hanc vero alteram injugem, utrasque ab anterioribus magnae arteriae partibus ducentes originem; interdum ex una

Ed. Chart. IV. [238.] Ed. Baf. I. (203.)

σχισθεῖσα, γαστρὶ μὲν καὶ σπληνὶ καὶ ἥπατι τὸ ἕτερον τμῆμα, τοῖς δὲ ἐντέροις θάτερον διανέμεται κατὰ τὰ δύο μεσεντέρια, τό τε ἐν τοῖς δεξιοῖς, ὅπερ ἐστὶ τοῦ κώλου τῶν πρώτων μερῶν, καὶ μέσον ἔντερον ἐπὶ τῶν λεπτῶν ἐστι· τὸ γάρ τοι τρίτον μεσεντέριον, ὃ πλησίον ἥκει τῆς ἕδρας, ἐν τοῖς ἀριστεροῖς κείμενον, ἐντεῦθεν μὲν ἀρτηρίαν οὐδεμίαν λαμβάνει, κάτωθεν δὲ ἐμβάλλει τις αὐτῷ μικρὰ, κατὰ τοὺς νεφροὺς φυομένη τῆς μεγάλης ἀρτηρίας ἄζυγής. μεταξὺ δὲ ταύτης καὶ τῶν προειρημένων ἐπὶ τοὺς νεφροὺς ἴασι δύο ἀξιόλογοι τὸ μέγεθος, ἑτέρα τέ τις αὐτῶν ἄνωθεν ἐκ τῶν ἀριστερῶν μερῶν παρατεταμένη τῇ κάτωθεν φλεβί. καὶ μέντοι καὶ αὐτῶν τῶν προειρημένων δυοῖν ἀζυγῶν ἀρτηριῶν ὀλιγάκις ἐθεασάμεθα τὴν μὲν ὑψηλοτέραν εἰς γαστέρα καὶ σπλῆνα, τὴν δὲ ταπεινοτέραν εἰς ἧπάρ τε καὶ μεσεντέρια διανεμομένην. καθήκουσί τε καὶ εἰς τὸν νωτιαῖον ἅμα ταῖς φλεψὶ καθ᾽ ἕκαστον σπόνδυλον ἀρτηρίας τῆς μεγάλης ἀποσχιζόμεναι. καὶ ταῖς εἰς τὰς λαγόνας

radice bifariam diducta ventriculo quidem et lieni et hepati altera pars; altera vero inteftinis diftribuitur per duo mefenteria, tum id, quod ad dextram fitum habens primarum eft coli partium, tum id, quod eft tenuium inteftinorum medium; nam tertium mefenterium, quod prope fedem pertingit in finiftra fitum, nullam inde affumit arteriam, fed de imis partibus in ipfum quaedam exigua inferitur, quae prope renes a magna arteria injugis et ipfa nafcitur. Atqui inter hanc et modo memoratas duae magnitudine praecipuae ad renes tendunt. Tum alia quoque praeter ipfas arteria fuperne atque a finiftra per venam porrigitur, quae ex inferioribus partibus furfum verfus tendit. Enimvero ex duabus inconjugatis arteriis, de quibus modo verba fecimus, aliquoties vidimus altiorem quidem in ventriculum lienemque, humiliorem vero in jecur mefenteriaque diftribui. Quin aliae quoque a magna propagatae arteriae per fingulas vertebras in fpinalem medullam una cum venis defcendunt. Ac cum iis etiam venis,

εἰρημέναις φέρεσθαι φλεψὶ, καὶ ταύταις ὁμοίως συμπαραφέρονταί τινες ἀρτηρίαι, τῆς ἐπ' ὀσφύϊ μεγάλης ἀρτηρίας ἀποφυόμεναι. καὶ ταῖς ἐπὶ τοὺς ὄρχεις ὡσαύτως φέρεσθαι φλεψὶν εἰρημέναις ἀρτηρίαι συμπαραφέρονται. κατὰ δὲ τὰ πλάγια τῆς ὀσφύος ὑπερβαίνει τὴν ὑπερκειμένην φλέβα τὸ τῆς μεγάλης ἀρτηρίας ὕστατον, ὡς ἐρηρεῖσθαι μὲν κατὰ τῶν σπονδύλων τὴν φλέβα, κατ' αὐτῆς δ' ὀχεῖσθαι τὴν ἀρτηρίαν. ἐπειδὰν δὲ τοῦτο γένηται, τηνικαῦτα, ὥσπερ ἡ φλὲψ, καὶ ἡ μεγάλη ἀρτηρία δίχα σχισθεῖσα τῶν μορίων ἑκάτερον εἰς τὸ κατ' εὐθὺ πέμπει σκέλος. ἐν δὲ τῇ φορᾷ ταύτῃ μόριον ἓν ἀπεσχισμένον ἑκατέρας αὐτῶν φαίνεται πρῶτον, ὃ τοῖς ἐμβρύοις ἐξ ὀμφαλοῦ προσγίνεται. τελουμένων γὰρ τῶν ζώων, τὸ μὲν ἐν τῷ μεταξὺ πᾶν ὑμενῶδές τε καὶ ξηρὸν καὶ ἄχρηστον γίνεται, τὸ δὲ κατὰ τὴν ἔμφυσιν σώζεται. καὶ τούτου τινὲς ἀποφύσεις, ὥσπερ ἐπὶ τῶν ἐμβρύων, οὕτω καὶ ἐπὶ τῶν τελείων κατασχίζονται ταῖς κατὰ τὸ πλατὺ καλούμενον ὀστοῦν φλεψὶν, ἃς ἔμπροσθεν εἶπον εἰς τοὺς ἐν-

quas ad ilia ferri meminimus, arteriae pariter quaedam contendunt, ab ea magna ortae, quae per lumbos extenditur. Denique cum venis, quas ad teftes diximus ferri, arteriae etiam ad eundem modum procurrunt. Jam arteriae magnae pars extrema, quum ad latera lumborum pervenerit, fupra pofitam venam tranfcendit, ita ut fuper vertebras firmetur vena, fuper hanc autem vehatur arteria. Quod pofteaquam factum fuerit, haud aliter quam vena, fciffa bipartito arteria partem utramque in fibi fubjectum crus mittit. Quae dum ita feruntur, primum ad ipfarum utramque finguli confpiciuntur propagati ramuli, qui foetibus per umbilicum inferuntur. Quum enim perficitur animans, quod in medio eft, univerfum id membraneum et aridum et inutile redditur; quod autem ad infertionem fpectat, nequaquam perit. Atque indidem, ut in conceptis, fic etiam in jam perfectis animantibus arteriae aliquot propagatae cum venis ad os latum exiftentibus pariter excurrunt,

ταῦθα μῦς διασχίζεσθαι. αὐτὴ δὲ ἡ ἑκατέρων τῶν σκελῶν ἀρτηρία μεγάλη διὰ βάθους φέρεται τῇ μεγάλῃ φλεβὶ συμπαραφερομένη. καὶ μέντοι καὶ ὅσαι διὰ βάθους ἐκείνης εἴρηνται πρόσθεν ἀποφύσεις γίνεσθαι, ταύταις συμπαρεκτείνονταί τε καὶ συγκατασχίζονται. ταῖς δ' ἐπιπολῆς φλεψὶν ταῖς ἐν τοῖς σκέλεσιν οὐκ ἂν εὕροις ἀρτηρίαν παρακειμένην, ὥσπερ οὐδὲ ἐν χερσὶ, κατά τε ἐπιγάστριον καὶ νῶτον καὶ τράχηλον. ἐν κεφαλῇ δὲ μόνῃ πλησίον τοῦ δέρματος εὕροις ἂν ἀρτηρίας ὄπισθεν τοῦ ὠτὸς καὶ τὰς κατὰ ἑκάτερον τῶν κροτάφων. [239] αἱ δὲ κατ' ἄκρας τὰς χεῖρας τῶν διὰ βάθους ἀρτηριῶν εἰσι πέρατα, διὰ δὲ τὸ τῶν μορίων ἄσαρκον ὑποπίπτουσι τοῖς ἁπτομένοις, ὥσπερ γε καὶ κατὰ τοὺς ταρσοὺς τῶν ποδῶν. κἂν τοῖς παχυτέροις καὶ πιμελωδεστέροις τὸ σῶμα καὶ τούτων μικρόν τι τὸ φανερόν ἐστιν, καὶ τῶν ἄλλων οὐδεμία πρόδηλος· τοῖς τε γὰρ ἰσχνοῖς καὶ προφανῆ ἐπὶ πλεῖστόν εἰσι καὶ πολλῶν ἄλλων ἀρτηριῶν μόρια. τὰ μὲν οὖν εἰρημένα

quas antea diximus in regionis ejus mufculos difpergi. Ipfa autem cruris utriusque arteria ad intimas diftributa partes cum magna vena fertur. Ac fane quaecunque ab ea venae producuntur profundius conditae, cum arteriis feruntur pariter atque in ramos diffipantur. Ceterum iis venis, quae per crurum fuperficiem extant, ne unam quidem animadvertas adiacentem arteriam. Sic nec in manibus, nec abdomine, nec dorfo, nec collo. Sed enim arterias in folo capite juxta cutem inveneris, tum eas, quae poft aures, tum eas, quae ad utraque tempora extant. Quae autem in extremis manibus funt, profundarum arteriarum funt fines, fed quia partes illae carne privatae funt, tangentibus fubjiciuntur: quemadmodum etiam illae, quae per tarfos pedum excurrunt. Nam vel in iis hominibus, qui craffiore obefioreque funt corpore, eae paululum fentiuntur, quum aliarum nulla manifefte percipi poffit; etenim in macilentis etiam aliarum plurium arteriarum particulae fenfum minime fugere queunt. Haec igitur omnia, quae adhuc

πάντ περὶ φλεβῶν καὶ ἀρτηριῶν ἐπὶ τῶν τελείων φαίνεται ζώων.

Κεφ. ί. Ἐπὶ μέντοι τῶν ἔτι κυουμένων πρὸς τοῖς εἰρημένοις κατ᾿ αὐτὸ τὸ χορίον ἀρτηρίαι καὶ φλέβες εἰσὶ καθηκόντων περάτων ἐκφυόμεναι τῶν ἐπὶ μήτραν. συνιόντων δ᾿ ἐκείνων πρὸς ἄλληλα, καὶ τῶν γενομένων αὖθις πρὸς ἀλλήλας, γενέσθαι συμβέβηκεν ἐξ αὐτῶν τὸ κατ᾿ ὀμφαλὸν ζεῦγος ἑκατέρων τῶν ἀγγείων. ἀλλ᾿ αἱ μὲν ἀρτηρίαι περιλαμβάνουσαι τὴν κύστιν ἐπὶ τὰς ἀποπεφυκυίας τὰς κατὰ ῥάχιν ὡς ἐπὶ τὰ σκέλη παραγίνονται, καθ᾿ ὅ τι καὶ μικρὸν ἔμπροσθεν εἴρηται. συμβάλλουσαι δ᾿ ἄλλαι φλέβες κατὰ τὴν πρώτην ἔκφυσιν τοῦ ὀμφαλοῦ μίαν ἀποτελοῦσι μεγάλην ἐπὶ τὰ σιμὰ τοῦ ἥπατος φερομένην ἐγγὺς τῆς ἐπὶ πύλαις φλεβός. αὕτη τε οὖν ἡ φλὲψ χωρὶς ἀρτηρίας ἐστὶ καὶ μετ᾿ αὐτὴν ἡ κοίλη πᾶσα. τό τε γὰρ διὰ τῶν κυρτῶν τοῦ ἥπατος διεληλυθὸς (204) οὐδεμίαν ἀρτηρίαν παρακειμένην ἔχει τοὐντεῦθεν ἐπὶ τὴν ῥάχιν· ὁμοίως δὲ καὶ τὸ μέχρι

de venis arteriisque dicta ſunt, in perfectis viſuntur animantibus.

Cap. X. At in conceptis foetibus praeter jam memoratas in ipſo chorio venae arteriaeque intexuntur ab extremis venarum oſculis prodeuntes, quae ad uterum pertinent. Coëuntibus autem inter ſeſe illis, ac quae ex eo coïtu factae ſunt rurſum concurrentibus, ex ipſis fieri contingit conjugium illud utrorumque vaſorum, quod in umbilicum inſeritur. At enim arteriae quidem veſicam complexae ad arterias illas tendunt, quae a magna per ſpinam porrecta ac bipartito ſciſſa ad ſibi ſubjectum utraque crus mittuntur, ſicut paulo ante oſtenſum. eſt. Venae autem, ſimul atque ex umbilico ſe prompſerint, coëuntes magnam perficiunt, quae ad concavum jecinoris tendit, haud procul ab ea vena, quae ad portas eſt. Haec igitur vena ſine arteria eſt, ac poſt illam tota cava. Quicquid enim ejus venae gibbas jecinoris perreptat partes, quodque indidem ad ſpinam ſimiliter, et quicquid usque ad jugula fertur, omne id nullam habet ad-

τῶν σφαγῶν φερόμενον. οὐ μὴν οὐδὲ ἄλλη τις τῶν κατὰ τὰ κυρτὰ τοῦ ἥπατος φλεβῶν ἀρτηρίαν ἔχει παρακειμένην, ὥσπερ οὐδὲ αἱ τοῦ διαφράγματος, ἃς ἔφαμεν ἀποφύεσθαι τῆς κοίλης διερχομένης αὐτό. καὶ μέντοι καὶ ἡ τὸν θώρακα τρέφουσα φλὲψ, ἣν ἀνωτέρω τῆς καρδίας ἐπὶ τῶν πιθήκων ἔφην ἀποφύεσθαι, καὶ ταύτην χωρὶς ἀρτηρίας ἐστὶν ἰδεῖν ἀποβῆναι τῆς ῥάχεως. οὐχ ἧττων τῆσδε κατὰ τὸ μέγεθος, ἣν ὠμιαίαν ἔφαμεν ὀνομάζεσθαι, χωρὶς ἀρτηρίας ἐστὶ μετὰ πασῶν τῶν ἑαυτῆς ἀποφύσεων, ὅτι μὴ μιᾶς μόνης, ἣν ἐν τῇ κατ᾽ ἀγκῶνα διαρθρώσει τὴν γένεσιν ἔχειν ἔλεγον, ἀποφυομένην εἰς βάθος, ὥσπερ καὶ τῆς ἔνδον τῆς διὰ μασχάλης. αὗται γὰρ αἱ δύο μόναι διὰ βάθους τοῦ πήχεως φέρονται σὺν ἀρτηρίαις, αἱ δὲ ἄλλαι αἱ κατὰ τὸν πῆχυν ἐπιπολῆς ἅπασαι χωρίς. τρεῖς γὰρ ἢ τέτταρας φύεσθαι πρόσθεν ἔφην ἀπὸ τῆς διὰ μασχάλης· ἄλλη δὲ πολὺ τούτων μείζων ἡ ἐξ ἀμφοῖν γινομένη. αὗται πᾶσαι

junctam arteriam. Nec vero alia ulla ex iis venis, quae per gibba jecinoris expanduntur, adjacentem arteriam nacta eſt, ut nec quae ſepto transverſo inſunt, quas a cava ſeptum tranſeunte oriri ac propagari diximus. Iam vero et quae thoracem alit vena, quam in ſimiis paulo ſupra cor ortum habere oſtenſum eſt, hanc quoque videre licet per ſpinam ſine arteria deſcendere. Nihilo hac minus notabili alia magnitudine, quam humerariam diximus appellari, ſine arteria eſt, unaque omnes quotquot ab ea propagantur rami, praeterquam unicus tantum, quem in articulo, quo brachium cum cubito coarctatur, ortum habere et ad interiora profundius recedere occultarique memoratum eſt, quemadmodum etiam vena illa interior, quae per axillam fertur; hae ſiquidem duae ſolae per profundiora cubiti cum arteriis ſe porrigunt. Aliae porro venae, quae per cubiti ſuperficiem expanduntur, omnes arteriis carent. Tres enim aut quatuor ab ea, quae per axillam iter habet, produci antea diximus; aliaque etiamnum his amplior, quae ex ambabus conflatur. Hae, inquam, omnes in utraque ma-

καθ᾽ ἑκατέραν χεῖρα φλέβες οὐκ ἔχουσι παρακειμένην ἀρτηρίαν, ὥσπερ καὶ ἡ τοῦ βραχίονος ὀστοῦ ἐμπεριεχομένη διὰ τῶν ὀπίσω μερῶν, ἔπειθ᾽ ὑπὸ τὸ δέρμα φερομένη, κἀνταῦθα περὶ τὸν ἔξω κόνδυλον εἰς τὸν πῆχυν ἀφικνουμένη. καὶ γὰρ καὶ ἥδε μετὰ τῶν ἰδίων ἀποφύσεων ἁπασῶν χωρὶς ἀρτηρίας ἐστίν· ωσαύτως δὲ καὶ αἱ ἐπιπολῆς σφαγίτιδες ἅμα ταῖς ἑαυτῶν ἀποφύσεσιν. ὅσαι δὲ κατὰ τὸν τράχηλόν εἰσι, καὶ ὅσαι πρὸς τὰς ὠμοπλάτας ἀποτείνονται, καὶ ὅσαι κατὰ τὰς ῥίζας αὐτῶν ἐλέχθησαν εἰς τὰ πλησίον τῶν κλειδῶν σπείρεσθαι μικραὶ, χωρὶς ἀρτηρίας εἰσὶ σύμπασαι. καὶ τῶν ἐν προσώπῳ δὲ καὶ κεφαλῆς φλεβῶν, παμπόλλων οὐσῶν, ὀλίγαι ταῖς ἀρτηρίαις παρατέτανται, [240] καθάπερ ἐλέχθη πρόσθεν, ἡνίκα ὑπὲρ τῶν κατὰ τοὺς κροτάφους καὶ τῶν ωτων ὄπισθεν ὑπὸ τῷ δέρματι διηγησάμεθα. καὶ συλλήβδην εἰπεῖν, ταῖς ἐπιπολῆς ἢ ταῖς ὑπὸ τῷ δέρματι κατά τε τὸν νῶτον καὶ τὰ πλευρὰ καὶ σύμπαντα τὸν θώρακα καὶ τὸ ὑπογάστριον οὐκ ἂν εὕροις

nuum venae arteriam copulatam non habent. Ad eundem fe habet modum vena ea, quae circum brachii os per averfam ejus partem contorquetur, et deinde fub cutem emergens circa externum brachii condylum ad cubitum pertingit; haec etenim omnisque ejus foboles fine arteriis excurrit. Similiter et e jugulariis quae in fuperficie extant, cum omnibus indidem enatis ramis. Iam quaecunque collo infunt venae, quaecunque ad fcapulas extenduntur, et quaecunque fecundum fuas radices diximus ad vicina claviculis loca fpargi omnino tenues, hae, inquam, omnes absque arteriis funt. Quin de multis, quae per faciem caputque expanduntur, venis perpaucae omnino arteriis adjacent, ficut paulo ante diximus, quum de arteriis, quae et per tempora et poft aures fubter cutem extant, ageremus. Denique, ut fummatim dicamus, fuperficiariis omnibus, aut quae per dorfum, latera, totum thoracem inferioremque ventrem fub fumma cute expanduntur, nullam invenias

ἀρτηρίαν ὑποκειμένην. ἀμέλει καὶ τῶν ἐξ ὑποχονδρίου καταφερομένων, ἃς συνάπτεσθαι ταῖς κάτωθεν ἀναφερομέναις ἔφην, ἐπιπολῆς οὐδεμία παρακειμένην ἀρτηρίαν ἔχει, καθάπερ διὰ βάθους αἱ παραπεφυκυῖαι τοῖς ἔνδον μέρεσι τῶν ὀρθίων μυῶν. αὗται γὰρ ἔχουσιν· αἱ δὲ ἐπιπολῆς οὐκ ἔτι. καὶ αὐτῶν δὲ τῶν διὰ βάθους αἱ μὲν ἄνωθεν καταφερόμεναι παρακειμένην ἀρτηρίαν ἔχουσιν· αἱ δὲ κάτω φερόμεναι ταῖς ἄνωθεν φερομέναις συνάπτουσι, χωρὶς ἀρτηριῶν εἰσιν, ὥσπερ γε καὶ αἱ ἐκ τῶν ἐντέρων εἰς ἀδένας ἀναφερόμεναι. οὕτω δὲ καὶ τῶν καθ᾽ ἱερὸν ὀστοῦν αἱ εἰς τοὺς μῦς μόναι παρακειμένην ἀρτηρίαν ἔχουσι, τῶν δὲ ἄλλων οὐδεμία. καὶ ἃς ἐπὶ τὸ αἰδοῖον ἐλέγομεν φέρεσθαι τῶν μυῶν ἐκτὸς ἤδη τὴν ἀπόφυσιν ἐχούσας, καὶ αὗται χωρὶς ἀρτηριῶν εἰσιν, ὥσπερ γε καὶ αἱ κατὰ τὸν μηρὸν ὑπὸ τῷ δέρματι τῆς κνήμης. καὶ γὰρ ἐνταῦθα τριχῇ σχισθεί-

ſubditam arteriam. Utique earum etiam, quae ex hypochondrio deorſum feruntur, quas copulari ac confluere cum venis ex imis ventris partibus ſurſum verſus ſeſe attollentibus dictum eſt, nulla, quae modo in ſuperficie ſit, appoſitam habet arteriam, ſicut quae altius conditae per internas muſculorum dictorum partes porriguntur; illae etenim habent. Quae autem nec ſuperficiariae amplius ſunt, et ex iis quae profundius abſconduntur, illae quidem, quae ex alto deorſum tendunt, adiacentem nactae ſunt arteriam; quae ex imo ſubeuntes ſuperne venientibus venis conjunguntur, ſine arteriis ſunt, quemadmodum et quae ex inteſtinis ad glandulas aſcendunt. Sic et ex iis, quae ad ſacrum os ſunt, illae, quae in muſculos ſparguntur, ſolae adiacentem habent arteriam, aliarum autem nulla. Tum vero, quas ad genitale ferri dicebamus in exterioribus muſculis naſcentes, illae ſine arteriis ſunt; quemadmodum etiam, quae per femur ſe effundunt venae ſubter tibiae cutem; ſiquidem, cum magna vena paulo ante, quam ad poplitem pertingat, triparti-

σης τῆς μεγάλης φλεβὸς ὀλίγον πρὸ τῆς ἰγνύος, ἡ διὰ βάθους ἅμα ταῖς ἀποφύσεσιν ἔχει τὰς ἀρτηρίας ἐπικειμένας· ὅσαι δ᾽ ἀποχωροῦσι πρὸς τὸ δέρμα, τούτων οὐδεμία παρακειμένην ἀρτηρίαν ἔχει. αὗται μὲν αἱ φλέβες χωρὶς ἀρτηριῶν εἰσιν. ἀρτηρίαι δὲ χωρὶς φλεβῶν αἱ κυουμένων ἔτι τῶν ζώων περιλαμβάνουσαι τὴν κύστιν, ἃς ἐξ ὀμφαλοῦ φερομένας ἔφην εἰς τὴν παρὰ τὴν ῥάχιν ἀρτηρίαν ἰέναι κατ᾽ ἐκεῖνα μάλιστα τὰ μέρη, καθ᾽ ἃ δίχα σχισθεῖσα τῶν μορίων ἑκατέρων ἐπιβάσει τῷ καθ᾽ ἑαυτὸ σκέλει ἀποδίδοται. καὶ μέντοι καὶ ἡ ἐκ τῆς μεγάλης ἀρτηρίας εἰς τὴν ἀρτηριώδη φλέβα, κυουμένων ἔτι τῶν ζώων, ἀπόφυσίς ἐστι καὶ κατάφυσις, οὐ κατὰ τὸ σῶμα μόνον, ἀλλὰ καὶ κατὰ τὴν χρείαν ἐπὶ τῶν κυουμένων ἐστὶν ἀρτηρία, μόνη καὶ αὐτὴ τεταμένη χωρὶς φλεβός. αἱ δὲ ἄλλαι ἀρτηρίαι χωρὶς φλεβῶν εἰσιν οὐκ ἐπὶ τῶν κυουμένων μόνον, ἀλλὰ καὶ ἤδη τῶν τελείων ζώων, αἵ γε ἐκ τῆς καρδίας, αἱ μεγάλαι, μία μὲν ἡ ἐπὶ τὸν πέμπτον τοῦ θώρακος

to illic scindatur, quae ex ea divisione ad interiora subit, una cum omnibus, quos obiter emittit, ramis arteriam adjunctam nacta est; quae autem ad cutem recedunt, earum ne una quidem adjacentem habet arteriam. Hae igitur sine arteriis sunt venae. Arteriae autem sine venis illae sunt, quae in animalibus etiamdum in utero agentibus vesicam amplexantur; quas ab umbilico ad arteriam spinae appositam perferri diximus, circa illas maxime partes, ubi ea bipartito scissa ramos ad sibi subjectum utrumque crus traducit. Quin ea quoque propago, quae in conceptibus, quum a magna arteria se prompserit, in venam arteriosam inseritur, ea, inquam, non substantia modo corporis, sed usu etiam ac functione arteria est, quae et ipsa absque vena porrigitur. Arteriae porro reliquae sine venis non tantum in conceptis, verum etiam in jam perfectis animantibus visuntur. Primum magnae illae, quae ex corde prodeunt, una quidem, quae ad quintam thoracis vertebram descen-

καθήκουσα σπόνδυλον, ἑτέρα δὲ ἡ ἐπὶ τὰς σφαγὰς ἀναφερομένη, καὶ τρίτη πρὸς ταύταις, ἣν ἔφην ἐπ᾽ ὠμοπλάτην τε καὶ μασχάλην ἀριστερὰν ἰέναι. τούτων γὰρ ἑκάστη μέχρι πολλοῦ φέρεται μόνη χωρὶς φλεβὸς, ἡ μὲν ἐπὶ τὸν πέμπτον σπόνδυλον, ἄχρι περ ἂν ὑπ᾽ αὐτοῦ στηριχθῇ, ἡ δὲ ἐπὶ τὰς σφαγὰς ἄχρι τοῦ κατὰ τὸν θυμὸν χωρίου, ἡ δὲ ἐπὶ τὴν ἀριστερὰν μασχάλην ἄχρι τοῦ πλησιάσαι τῇ πρώτῃ πλευρᾷ. ἀρτηρία δὲ χωρὶς φλεβός ἐστιν ἡ ἐκ τῆς καρωτίδος ἀνιοῦσα, μία καθ᾽ ἑκάτερον μέρος * εἰς τὸ δικτυοειδὲς πλέγμα· τρῆμα γάρ ἐστιν ἴδιον ταύτης ἀποκεχωρισμένον πολὺ τοῦ τρήματος ἐκείνου, δι᾽ οὗ τὸ τῆς σφαγίτιδος πέρας ἐπὶ τὸν ἐγκέφαλον ἔφην ἀνιέναι. καὶ μὲν δὴ τὸ δικτυοειδὲς πλέγμα χωρὶς φλεβός ἐστιν, καὶ αἱ ἀπὸ τοῦδε αἱ ἐπὶ τὸν πύελον ἀναφερόμεναι κατ᾽ αὐτὴν τὴν δίοδον οὐδεμίαν ἔχουσι παρακειμένην φλέβα, πρὶν ἄρξασθαι κατασχίζεσθαι, καὶ αἱ ἐπὶ τὸ διάφραγμα δὲ. πρὶν ἐντυχεῖν τοῖς πέρασι τῶν φλεβῶν, ἃς ἀπὸ κοίλης εἰς αὐτὰς κατασχίζε-

dit, altera vero, quae ad jugula furfum fertur, et tertia poft has ea, quam ad fcapulam et axillam finifteriorem tendere oftenfum eft. Harum enim unaquaeque aliquamdiu fola citra venae copulam excurrit; et ea quidem, quae ad quintam vertebram defcendit, usque dum a vertebra fubnixa fuerit; quae autem ad jugula tendit, donec ad locum pervenerit, ubi thymus eft pofitus; quae vero ad finifteriorem axillam, donec prope primam coftam proceflerit. Jam arteria fine vena eft, quae ex carotide exurgens, ex utraque parte una, plexum retiformen facit; foramen enim peculiare eft, ab eo multum recedens foramine, per quod extremum jugulariae ad cerebrum fubire dictum eft. Enimvero ipfum quoque reti fimile textum *univerfum* fine vena eft. Tum quae ad pelvim afcendunt, in ipfo progreffu nullam habent adiacentem venam prius, quam fcindi incipiant. Tum vero quae ad feptum transverfum pertinent, earum nulla cum vena jungitur prius, quam in extrema inciderint vena-

σθαι προειρήκαμεν, οὐδεμίαν ἔχουσι παρακειμένην φλέβα, καθάπερ οὐδὲ αἱ πρῶται τῶν ἐκφύσεων ἐφ᾽ ἧπαρ καὶ γαστέρα καὶ σπλῆνα καὶ ἔντερα· οὐδὲ γὰρ ταύταις παράκειται φλὲψ, πρὶν ἄρξασθαι σχίζεσθαι.

rum, quas a cava propagari oftenfum prius eft, quemadmodum nec primae illae propagines, quae ad jecur et ventrem et lienem et inteftina mittuntur; nam ne illis quidem adjacet vena, prius quam fcindi incipiant.

ΓΑΛΗΝΟΥ ΠΕΡΙ ΝΕΥΡΩΝ ΑΝΑΤΟΜΗΣ ΒΙΒΛΙΟΝ.

Ed. Chart. IV. [241.] Ed. Baf. I. (204.)

Κεφ. α'. Ὅτι μὲν οὐδὲν τῶν τοῦ ζώου μορίων οὔτε κίνησιν, ἣν προαιρετικὴν ὀνομάζομεν, οὔτε αἴσθησιν ἔχει χωρὶς νεύρου, καὶ ὡς, εἰ τμηθείη τὸ νεῦρον, ἀκίνητόν τε καὶ ἀναίσθητον εὐθέως γίνεται τὸ μόριον, ὡμολόγηται πᾶσι τοῖς ἰατροῖς. ὅτι δὲ καὶ ἡ ἀρχὴ τῶν νεύρων ἐστὶν ὁ ἐγκέφαλος, ὥσπερ καὶ τοῦ νωτιαίου μυελοῦ, καὶ ὅτι τὰ μὲν ἐξ αὐτοῦ τοῦ ἐγκεφάλου, τὰ δὲ ἐκ τοῦ νωτιαίου πέφυκεν, οὐ πᾶσιν ἐγνώσθη, καίτοι τό γε κατὰ τὰς ἀνατομὰς φαινόμενον τοῦτον ἔχει τὸν τρόπον.

GALENI DE NERVORVM DISSECTIONE LIBER.

Cap. I. Quod ſane nulla partium animalis neque motum, quem voluntarium nominamus, neque ſenſum ſine nervo habeat, quodque, ſi nervus inciſus fuerit, ſenſu ac motu ſtatim pars privetur, jam ab omnibus conceſſum eſt medicis. Quod autem principium nervorum ſit ipſorum cerebrum, quemadmodum et ipſius etiam dorſalis medullae, quodque nervi alii quidem ex ipſo cerebro, alii ex dorſali medulla oriantur, non omnibus certe compertum eſt, quamvis id, quod ex diſſectione apparet, hoc ſe habeat modo.

Κεφ. β'. Αὐταὶ μὲν αἱ ἐμπρόσθιαι κοιλίαι αἱ κατὰ τὸν ἐγκέφαλον εἰς τὸ πρόσω φερόμεναι στενοῦνται κατὰ βραχὺ κώνου σχήματι παραπλησίως, ἄχρι περ ἂν ἐπὶ τὴν ἀρχὴν ἀφίκωνται τῆς ῥινὸς, ἀλλήλαις παρακείμεναί τε καὶ ψαύουσαι διὰ παντὸς, ὡς μηδὲν εἶναι μέσον αὐτῶν, ὅτι μὴ τὴν λεπτὴν μήνιγγα. τούτων δὲ ἑκατέρωθεν ἓν μὲν ἐν τοῖς δεξιοῖς μέρεσιν, ἓν δὲ ἐν τοῖς ἀριστεροῖς ἐστι νεῦρον ἀξιόλογον τῷ πάχει, καὶ σχεδὸν ἁπάντων τῶν ἄλλων νεύρων μαλακώτατον, ἐκφυόμενον μὲν ἐξ αὐτοῦ τοῦ ἐγκεφάλου, προερχόμενον δὲ εἰς τοὺς ὀφθαλμοὺς ἔξω τοῦ κρανίου διὰ τρήματος ἴσον ἔχοντος εὖρος ἀκριβῶς τῷ πάχει τοῦ νεύρου. τέτακται δὲ τὸ τρῆμα τοῦτο, καθ' ἃ πρῶτον ἡ χώρα τῶν ὀφθαλμῶν ἄρχεται γεννᾶσθαι, καὶ δόξουσί σοι θεασαμένῳ καθάπερ τινὲς ῥίζαι τὰ νεῦρα ταῦτα εἶναι τῶν ὀφθαλμῶν. διαλύεταί γε μὴν οὐκ εἰς πολλὰς ἶνας, ὥσπερ τὰ ἄλλα σύμπαντα νεῦρα (205) τὰ διανεμόμενα τοῖς ὑποδεχομένοις ὀργάνοις αὐτὰ, θαυμαστὸν δέ τινα τρόπον ἕτερον, ὃν οὔτε ῥᾴδιον εἰπεῖν, οὔτε ἀκούσας ἴσως πιστεύσεις, πρὶν αὐτόπτης

Cap. II. Ipfi quidem anteriores in cerebro ventriculi, dum ad priorem procedunt partem, paulatim ad modum figurae coni coarctantur, quousque ad nafi principium perveniant, perpetuo fibi mutuo appofiti fefeque contingentes, ut nihil inter ipfos fit medium, nifi tenuis meninx *membranave.* Ab utraque autem horum *ventriculorum* parte alter dextra, alter finiftra eft nervus craffitudine notabilis ac prope omnibus aliis nervis mollior, qui a cerebro exoriens in oculos extra calvariam per quoddam procedit foramen, quod tanta prorfus latitudine, quanta nervus craffitudine, eft. Collocatum autem eft hoc foramen, qua primum oculorum regio oriri incipit; tibique nervi hi, fi infpexeris, veluti quaedam oculorum radices effe videbuntur. Diffolvuntur autem non in multas fane fibras, quemadmodum caeteri omnes nervi, qui inftrumentis eos fufcipientibus diftribuuntur, fed admirabili quodam alio modo, quem nec verbis facile eft explicare, nec, fi audias, prius fortaffe

γενέσθαι τοῦ θεάματος. εἷς γὰρ τὸν κατ᾽ εὐθὺ κείμενον ὀφθαλμὸν ἑκάτερον εἴσω δυόμενον εἰς πλάτος ἐκτείνεται, περιφερόμενον ἐν κύκλῳ σφαιροειδῶς τῷ κατ᾽ αὐτὸν ὑγρῷ καλουμένῳ ὑελοειδεῖ, μηδέν τι παραλλάττον ἐνταῦθα τῆς ἐγκεφάλου φύσεως. ἀλλὰ καὶ μόνοις τούτοις τοῖς νεύροις, πρὶν εἰς τὸν ὀφθαλμὸν ἐμφύεσθαι, σαφῶς ἔνδον ἐστὶν αἰσθητός τις πόρος, ὅθεν αὐτὰ καὶ πόρους ἔνιοι τῶν ἀνατομικῶν ἐκάλεσαν, οὐ νεῦρα, [242] τινὲς δὲ ὀπτικὰ νεῦρα προσαγορεύουσιν, ἀπὸ τῆς ἐνεργείας τοὔνομα θέμενοι. καὶ πρώτην γε ταύτην συζυγίαν ἀριθμοῦσιν τῶν ἀπ᾽ ἐγκεφάλου νεύρων, ἁπασῶν τῶν ἄλλων οὖσαν μαλακωτάτην.

Κεφ. γ΄. Ἑτέρα δ᾽ ἐφεξῆς ἐστι συζυγία τοῖς κινοῦσι τοὺς ὀφθαλμοὺς μυσὶ διανεμομένη, σκληροτέρα τε καὶ μικροτέρα πολλῷ τῆς προειρημένης, καὶ διεκπίπτει γε τοῦ κρανίου παραπλήσιον ἐκείνοις, ὀστῷ λεπτοτάτῳ διοριζομένη.

credes, quam tuis oculis hoc ſpectaculum intuitus fueris. Nam uterque, dum intra oculum ſibi e regione ſitum immergitur, in latum ſeſe extendit, ipſumque, qui in oculo eſt vitreus humor vocatus, ſphaerae modo in orbem circuit, nihil etiamnum a cerebri natura inibi differens. Quin et ſolis his nervis ante, quam in oculos inſerantur, aperte intus ſenſibilis quidam meatus adeſt; unde et hos ipſos nonnulli diſſectionis profeſſores meatus, non nervos, appellant; nonnulli vero nervos opticos (*viſorios*), ab actione nimirum imponentes nomen. Et hanc conjugationem primam nervorum a cerebro provenientium, omnium aliorum exiſtentem molliſſimam, numerant.

Cap. III. Alia vero deinceps eſt conjugatio, quae muſculis oculos moventibus diſtribuitur, multo profecto, quam praedicta, durior et minor. Et ſane foras e calvaria excidit prope illos, quos tenuiſſimum os diſterminat.

Κεφ. δ'. Παράκειται δὲ αὐτῇ κατὰ τὴν τοῦ κρανίου φορὰν, ου μὴν κατὰ την πρώτην ἔκφυσιν, τρίτη τῶν νεύρων συζυγία. καλοῦσι δ' αὐτὰ μαλακὰ, πάμπολλα φαινόμενα κατὰ τὴν πρώτην ῥίζαν εὐθὺς, εἰ προσέχεις τὸν νοῦν αὐτοῖς ἀκριβῶς, ως αμελέστερόν γε θεωμένῳ πάντα ἕν σοι δόξει. μαλακώτερα μὲν ὄντως ἐστὶ ταῦτα τὰ νεῦρα καὶ τῶν ἐν τῇ προειρημένῃ δευτέρᾳ συζυγίᾳ, καὶ τῶν ἐν τῇ δ', καὶ τῶν ἄλλων τῶν ἐφεξῆς. ἔτι δὲ μᾶλλον φαίνεται τοιαῦτα, διότι πλείονα τὸν ἀριθμὸν ὄντα καὶ θριξὶν ὁμοίως λεπτὰ κατ' ἀλλήλων ἐπίκεινται χωρὶς τοῦ πεπιλῆσθαί τε καὶ καταπεπλέχθαι.

Κεφ. ε'. Βραχὺ δὲ αὐτῶν οὖσα σκληροτέρα τῶν ἀπ' ἐγκεφάλου νεύρων ἡ τετάρτη συζυγία μετὰ τὴν ἔκφυσιν εὐθέως ἀναμίγνυται τῇ τρίτῃ, καὶ συνδιεξέρχεται πρώτην μὲν τὴν παχεῖαν μήνιγγα, μετὰ ταῦτα δὲ ἤδη καὶ τὸ κατὰ τὴν κεφαλὴν ὀστοῦν εἶτ' αὖθις ἀποχωρίζεται πρὸς τὴν ὑπερῴαν τοῦ στόματος. ἥ γε μὴν τρίτη συζυγία, καθάπερ

Cap. IV. Huic ipsi non in primo ejus exortu, sed dum per calvariam progreditur, tertia adjacet conjugatio nervorum; vocant autem ipsos molles; qui tibi, si mentem eis diligentius adhibeas, quamplures in prima statim radice esse videbuntur; at si negligentius inspexeris, omnes unus esse apparebunt. Molliores igitur re vera sunt nervi hi, quam in secunda nuper dicta ac quarta ac ulla alia deinceps sequenti conjugatione habentur. Adhucque etiam magis tales apparent, quod, cum plures numero sint ac capillorum modo tenues, mutuo sibi citra ullam aut compressionem aut complicationem adhaerent.

Cap. V. Quarta vero nervorum a cerebro provenientium conjugatio, paulo iis durior, post exortum statim tertiae permiscetur, simulque praetergreditur primum quidem crassam ipsam cerebri membranam, postea vero ipsum etiam capitis os, deinde rursus ad oris palatum secedit. Tertia porro conjugatio, quemadmodum

ἐκ πολλῶν φαίνεται τῶν πρώτων συγκειμένη ῥιζῶν, οὕτω καὶ κατασχίζεται πολυειδῶς. οὐδὲν γὰρ διαφέρει λύεσθαι λέγειν ἀπ᾽ ἀλλήλων τὸ προειρημένον ἄθροισμα τῶν νεύρων, ἢ κατασχίζεσθαι τὸ σύμπαν, ἀποσχιζομένων τῶν μερῶν. οὕτω δὲ εἰ καὶ διακρίνεσθαί τις ἀπ᾽ ἀλλήλων αὐτὰ λέγει, ἢ τοῦ παντὸς ἀθροίσματος φύεσθαι τῶν μερῶν ἕκαστον, οὐ διοίσει. πρῶτον μὲν οὖν ἕκαστον αὐτῶν ἀποχωρεῖ μόριον εἰς τὸ κάτω τῆς κεφαλῆς φερόμενον, ἀγνοηθὲν τοῖς ἀνατομικοῖς. κοινὸν δ᾽ ἐστὶ τὸ τρῆμα τοῦ κρανίου, δι᾽ οὗ τοῦτο φέρεται κάτω, καὶ τῆς καρωτίδος ἀρτηρίας τὸ λείψανον ἀναφέρεταί τε πρὸς τὸν ἐγκέφαλον, ἓν καθ᾽ ἑκάτερον μέρος. εἰ δὲ καὶ μὴ λέγοιτό ποτε τοῦτο, προσυπακούειν αὐτὸ χρὴ διὰ παντὸς ἅπαξ ἀκηκοότας ἄρτι· μηδὲν μήτε τῶν ἐξ ἐγκεφάλου, μήτε τῶν ἐκ νωτιαίου νεύρων ἄζυγὲς ὑπάρχειν, ἀλλ᾽ ἀεὶ τὸ μὲν ἐν τοῖς δεξιοῖς, τὸ δὲ ἐν τοῖς ἀριστεροῖς μέρεσιν, ἀκριβῶς ἀλλήλοις ἴσα τὸ μέγεθος.

ex multis primo videtur radicibus componi, ita quoque multifariam discinditur. Nihil enim intereſt, ſive ſolvi a ſe ipſis invicem praedictam nervorum collectionem dixeris, ſive diſcindi totum, quum partes dehiſcant: nec ſecus intererit, ſive partes ipſas a ſe ipſis mutuo diſcriminari dicas, ſive earum unamquamque a tota collectione naſci. Prima igitur ipſorum particula ſecedit in inferiorem capitis partem tendens, id quod diſſectionis profeſſores latuit. Commune autem eſt cranii foramen, per quod *tum haec nervorum portio* deorſum fertur, tum *ipſius* carotidis ſeu ſoporariae reliquum ad cerebrum aſcendit, ab utroque certe latere una. Nam ſi hoc quandoque in oratione non dicatur, ſubaudiendum tamen a vobis perpetuo eſt, ut qui ſemel nuper audieritis, nullum vel a cerebro vel dorſali medulla prodeuntium nervorum non conjugatum eſſe, (ultimo eo excepto, qui a dorſali medulla progrediente enaſcitur, ille enim ſolus ſine conjugio eſt, propterea quod dorſalis medulla jam in nervos abſumpta fuerit,) ſed ſemper a dextra alterum, alterum a ſiniſtra, mutua ſibi ipſis magnitudine exquiſite aequales,

ὅπως μὲν οὖν ταῦτα τὰ νεῦρα φέρεται διά τε τοῦ τραχήλου καὶ τοῦ θώρακος εἰς τὰ κάτω τῶν φρενῶν χωρία, [243] καὶ τίς αὐτῶν ἡ νομὴ, προϊὼν ὁ λόγος ἐξηγήσεται· νῦν δὲ ἐπὶ τὰ λοιπὰ μόρια τῆς τρίτης συζυγίας ἀνέλθωμεν. ἐκπίπτουσα γὰρ τοῦ κρανίου ψαύει μὲν τῆς δευτέρας, οὐ μὴν ἀναμίγνυται ταύτῃ, καθάπερ ἄλλαι τινὲς μίγνυνται, σχίζεται δὲ πολυειδῶς, ὡς ἔφην. αὐτίκα γοῦν ἐκπίπτει τι μόριον αὐτῆς παρὰ τὴν διάρθρωσιν τῆς γένυος εἰς τὰ πρόσω τῶν ὤτων, ὅσοις ἀπὸ τῆς πέμπτης συζυγίας ἥκουσιν ὅπως ἀναμίγνυται, μικρὸν ὕστερον ἀκούσεις. τοῦτο μὲν οὖν μικρόν τι μόριόν ἐστιν αὐτῆς. τὸ δὲ οἷον πρέμνον ἁπάντων τῶν ἀπ᾽ αὐτοῦ πεφυκότων μερῶν ἐν λόγῳ κλάδων τε καὶ ἀκρεμόνων δίχα μὲν σχίζεται τὸ πρῶτον, ἑκάτερον δ᾽ αὖθις ἐκείνων εἰς πολλὰ μόρια, τὸ μὲν ἕτερον εἴς τε τοὺς κροταφίτας μῦς καὶ τοὺς μασσητῆρας ὀνομαζομένους, ὅσοι τε ἄλλοι τῆς ἄνω γένυος ἐκπεφύκασιν, διανεμόμενον· ἔστι δὲ καὶ τοῖς οὔλοις ὀνομαζομένοις καὶ τοῖς ὀδοῦσι καὶ

exoriri. Quo igitur modo nervi hi per collum ac thoracem ad eas quae infra feptum transverfum funt partes ferantur, et quaenam eorum fit diftributio, procedens oratio declarabit; nunc ad reliquas tertiae conjugationis partes revertamur. Nam quum illa e calvaria excidit, fecundum quidem attingit, non ei tamen permifcetur, quemadmodum aliae quaedam, uti narrabimus, fed varie, veluti jam diximus, fcinditur. Confeftim igitur excidit particula ipfius ad maxillae dearticulationem in anteriorem aurium partem, nervis a quinta conjugatione provenientibus permixta; quo autem modo permifceatur, paulo poft audies. Haec porro exigua quaedam ipfius eft particula. Atqui veluti truncus eft omnium ab ipfo nafcentium partium, quae et ipfae ramorum ac virgultorum rationem obtinent; bifariam primo fcinditur; deinde utrumque ipforum membrum in multas fecatur particulas. Et alterum quidem tum in mufculos temporales et manforios diftribuitur, tum in omnes etiam alios, qui a fuperiori maxilla exoriuntur: gingivis praeterea

τῷ δέρματι τῷ περὶ τὸ πρόσωπον ἐκ τούτων τῶν νεύρων· το δὲ ἕτερον εἴς τε τὰς ῥίζας τῶν κατὰ τὴν κάτω γένυν ὀδόντων σχίζεται, καὶ κατὰ τὴν αὐτὴν ἀναλογίαν, ἣν ἐσχίσθη τὸ πρότερον εἰς τοὺς ἄνω, καὶ τοῖς οὔλοις δ᾽ ἀπονεμήσεις ὁμοίως πέμπει, καὶ τοῖς κάτω χείλεσιν, ὥσπερ ἐκεῖνο τοῖς ἄνω. τὸ πλεῖστον δ᾽ αὐτοῦ μέρος εἰς τὸν τῆς γλώττης διανέμεται χιτῶνα, καὶ καλοῦσί τινες τὸ ζεῦγος τοῦτο τῶν νεύρων γευστικὸν, ἐπειδὴ δι᾽ αὐτῶν ἡ τῆς γεύσεως αἴσθησις γίγνεται. τοιαύτη μέν τις καὶ ἡ τῆς γ' συζυγίας τομή. λέλεκται δὲ καὶ περὶ τῆς δ', ἣν ὀρθῶς ὁ Μαρῖνος εὗρεν ἀποχωριζομένην τῆς τρίτης, ἐπί τε τὴν ὑπερῴαν ἀφικνουμένην, ἣν ἐν ταῖς ἀνατομικαῖς ἐγχειρήσεσιν λέγομεν.

Κεφ. ς'. Ἔστι δὲ καὶ ἄλλη συζυγία νεύρων, ἣν Μαρῖνος ὀνομάζει πέμπτην, καίτοι γε οὐκ ἐκ μιᾶς ἀκριβῶς ῥίζης ἀνίσχουσαν, ἀλλ᾽ εἰσὶ μὲν πλησίον ἀλλήλων, ἕτερον δ᾽ ἐξ ἑτέρας ἐκφύεται νεῦρον· ἐν μὲν τοῖς πρόσω

dentibusque ac cuti, quae circa faciem eft, per hos nervos fenfus eft. Alterum vero membrum tum ad dentium, qui in inferiori funt maxilla, radices fcinditur, eadem nimirum proportione, qua prius membrum in fuperioris maxillae mufculos fcindebatur, tum ipfis etiam gingivis ac labris inferioribus diftributiones ac propagines, perinde ac illud fuperioribus, mittit. Plurima autem ejus pars in linguae tunicam diffipatur. Et hoc nervorum par guftatorium aliqui appellant, quandoquidem per hos guftandi fit fenfus. Talis igitur eft tertiae conjugationis diftributio. Dictum praeterea eft et de quarta, quam recte a tertia fejunctam et ad palatum pervenientem invenit Marinus; de qua et nos quoque in libris de adminiftrationibus anatomicis differimus.

Cap. VI. Deinceps vero altera eft nervorum conjugatio, quam Marinus quintam nominat; quamvis non ex una exquifite radice exurgat, fed fibi mutuo vicinae funt alterque ex altera exoritur nervus. Ac in anteriori

μᾶλλον ὃ καλοῦσιν ἀκουστικὸν, εἰς τὸ τρῆμα τῆς ἀκοῆς ἐκπίπτον ἅμα τῇ συνεκφυομένῃ μήνιγγι τῇ σκληρᾷ, μεθ' ἧς πλατυνθὲν ὑπαλείφει τὸν πόρον, ἐκ δὲ τῶν ὀπίσω θάτερον εἰς ἕτερόν τι τρῆμα τοῦ λιθοειδοῦς ἐκπίπτον ὀστοῦ τὸ καλούμενον τυφλόν· ὠνόμασαν γὰρ οὕτως οἱ παλαιοὶ τῶν ἀνατομικῶν αὐτὸ, μὴ δυνηθέντες ἀκριβῶς ἀνατρῆσαι τὴν ἕλικα, δι' ἧς ἐκπίπτει τὸ νεῦρον πρὸς τὸ ἐκτὸς ὀπίσω τῶν ὤτων. ἐπιμίγνυται δ' αὐτίκα καὶ τοῦτο τῷ κατὰ τὴν γ' συζυγίαν εἰρημένῳ διεκπίπτειν ἔξω παρὰ τὴν διάρθρωσιν τῆς γένυος, οὐκ ἐκείνου πρὸς τοῦτο ἀφικνουμένου, περιμένοντος δὲ τοῦτο πρὸς ἑαυτὸ παραγιγνόμενον. ἐξ ἀμφοτέρων δὲ αὐτῶν μιχθέντων τὸ πλεῖστον μέρος, ἄμεινον δ' εἰπεῖν, ὀλίγου δεῖν ἅπαν εἰς τὸν πλατὺν μῦν κατασχίζεται, τὸν ὑποπεφυκότα τῷ δέρματι, τὸν τὴν γνάθον κινοῦντα χωρὶς τῆς γένυος, ὃν ἡμεῖς εὕρομεν δῆλον, καὶ τοῦτον ἑκατέρωθεν ὄντα. μεμνῆσθαι γὰρ χρὴ τοῦ πάντων ἀκούειν κατὰ συζυγίαν, εἰ καὶ παραλείποιτό ποτε κατὰ

quidem magis parte, qui auditorius vocatur, qui una cum dura cerebri meninge fimul exoriente in auditus foramen incidit, cum qua in latitudinem fefe explicans meatum fublinit. A pofteriori vero parte alter in aliud quoddam petrofi offis foramen incidit, quod caecum appellatur: fic enim veteres anatomici hoc foramen nominant, propterea quod anfractum illum, per quem nervus foras poft aures excidit, haud poffent perfecte perforare. Statim vero et hic nervus illi tertiae conjugationis nervo, qui foras excidere apud maxillae dearticulationem dictus eft, permifcetur; non quod ille ad hunc perveniat, fed quod hunc ipfum ad fe adventantem expectet. Ex utrisque autem commixtis maxima pars vel, ut melius dicam, totum fere in latum mufculum fcinditur, qui cuti fubnafcens buccam fine maxilla movet; qui fane a nobis unus nimirum, et ipfe utrinque exiftens, inventus eft. Nam te femper hoc meminiffe oportet, et in omnibus per conjugationem intelligas, licet quandoque in oratione praetermittatur.

τὴν λέξιν. τοιαύτη μὲν οὖν καὶ ἡ τῆς πέμπτης συζυγίας νομή. κείσθω γὰρ εἶναι μία διὰ Μαρῖνον, εἰ καὶ διττὴ φανερῶς ἐστιν.

Κεφ. ζ'. [244] Ἡ δὲ ἕκτη συζυγία τῶν ἀπ' ἐγκεφάλου νεύρων κέχρηται τρήματι τῷ κατὰ τὸ κάτω πέρας τῆς λαμβδοειδοῦς ῥαφῆς. ἀρχὰς δ' εὐθὺς ἐξ ἐγκεφάλου τριῶν ἔχει νεύρων, ἐκπεσοντα δ' ἔξω τοῦ κρανίου ταῦτα πολυειδῶς ἀλλήλοις τε καὶ τοῖς παρακειμένοις, ἃ μικρὸν ὕστερον ἐρῶ, μίγνυται.

Κεφ. η'. Λοιπὴ δ' ἐστὶν ἡ ἑβδόμη συζυγία τῶν ἀπ' ἐγκεφάλου νεύρων, τῷ πλείστῳ μέρει σφῶν αὐτῶν εἰς τοὺς τῆς γλώττης μῦς διανεμομένη. μικρὸν γάρ τι μόριον αὐτῶν ἀεὶ μὲν εἰς τοὺς κοινοὺς μῦς ἀφικνεῖται τοῦ τε θυροειδοῦς χόνδρου τοῦ λάρυγγος καὶ τῶν ταπεινῶν πλευρῶν τοῦ λαμβδοειδοῦς, οὐκ ἀεὶ δὲ καὶ εἰς ἄλλους τινάς.

Κεφ. θ'. Ἐπιμίγνυται δ', ὡς ἔφην, ἀλλήλοις τὰ κάτω τῆς κεφαλῆς φερόμενα νεῦρα, τό τε ἀπὸ τῆς γ' συζυ-

Ejusmodi igitur eſt diſtributio quintae conjugationis; nam licet manifeſte duplex exiſtat, una tamen propter Marinum eſſe concedatur.

Cap. VII. Sexta vero nervorum a cerebro orientium conjugatio una quidem utitur foramine, quod prope inferius ſuturae lambdoειdeos extremum ſitum eſt. Quum primum tamen ex cerebro oritur, trium habet principia nervorum, qui cum extra calvariam excidunt, varie tum inter ſeipſos, tum cum adjacentibus, de quibus paulo poſt dicam, miſcentur.

Cap. VIII. At ſeptima reliqua eſt conjugatio nervorum a cerebro orientium, quae maxima ſui ipſorum parte in linguae muſculos diſtribuitur, nam quaedam parva ipſorum particula in eos quidem ſemper pervenit muſculos, qui thyroidi (*ſcutiformi*) laryngis cartilagini, tum humilibus lambdoειdis oſſis lateribus communes ſunt; in alios autem quosdam non ſemper.

Cap. IX. Commiſcentur autem, ut diximus, inter ſeſe nervi infra caput tendentes, tum qui a tertia con-

γίας καὶ τῶν νῦν εἰρημένων ἐσχάτων δυοῖν. καὶ μέντοι καὶ τῶν ἀπὸ τοῦ νωτιαίου νεύρων ἥ τε πρώτη καὶ ἡ δευτέρα συζυγία πολλὴν ἐπιμιξίαν ποιεῖται πρὸς ταῦτα τὰ νεῦρα. καὶ πολλάκις μέν σοι δόξει τὸ διῆκον ἐκ τοῦ ἑτέρου πρὸς (206) τὸ ἕτερον οἷον δεσμός τις εἶναι μόνον ἀμφοῖν κοινός· ἐνίοτε δὲ τὸ μὲν ἕτερον τῶν νεύρων αὐξάνει, ὡς προστιθὲν ἀναμιγνύμενον, ἔλαττον δὲ ἐργάζεται θάτερον, ὡς ἂν ἀποχωρισθὲν αὐτοῦ. διὸ καὶ τεταραγμένοι τε πάντες εἰσὶν οἱ ἀνατομικοὶ περὶ τὴν τούτων τῶν νεύρων γνῶσιν, ἀλλήλοις τε διαπεφωνήκασιν ἐπὶ πλεῖστον, ἠγνοήκασι δὲ τὸ πλεῖστον ἐν ἑκάστῳ. τινὰ μὲν γὰρ, οὐδὲ διὰ παντὸς οὐ μόνον ἐπὶ πάντων φερόμενα τῶν ζώων, ἀλλ᾽ οὐδὲ ἐπὶ μόνων τῶν πιθήκων, ὡς μηδέποτε ἄλλως ἔχοντα γεγράφασιν· ἔνια δ᾽ οὐ μόνον ἐπὶ τῶν πιθήκων, ἀλλὰ καὶ τῶν ἄλλων ζώων, ὧν ἓξ ὑπάρχειν γένη δείκνυμι κατὰ τὰς ἀνατομικὰς ἐγχειρήσεις, ὡσαύτως ἔχειν διαπαντὸς, ἠγνόηται τελέως

jugatione, tum etiam qui a duabus noviſſime dictis proveniunt. Quin etiam nervorum a dorſali medulla naſcentium prima et ſecunda conjugatio multam cum his nervis commixtionem facit; tibique ſaepius quidem, quod ex altero ad alterum pervenit, veluti vinculum quoddam duntaxat ambobus commune eſſe videbitur, nonnunquam vero id ipſum alterum quidem nervorum auget, tanquam ad illum acceſſerit, ſeſe cum eo admiſcens, alterum vero minorem reddit, tanquam ab ipſo receſſerit. Quapropter in his nervis cognoſcendis confuſi ſunt omnes anatomici, et inter ſeſe maximopere diſcreparunt, ac in unoquoque plurimum ignorarunt. Nam quaedam, quae non ſolum in cunctis animalibus non apparent perpetuo, ſed ne in ſimiis quidem ſolis, ipſi, ac ſi nunquam aliter ea ſeſe haberent, aſſeveranter ſcripſerunt; quaedam vero non in ſimiis ſolum, ſed in aliis etiam animalibus, quorum ſex eſſe genera in libris de anatomicis adminiſtrationibus oſtendo, ſimiliter perpetuo ſe habere, omnino ignorarunt. Exempli cauſa omnibus propriis gut-

αὐτοῖς. αὐτίκα γέ τοι, ὅπως τοῖς ἰδίοις τοῦ λάρυγγος μυσὶ ἐκ τῆς ἕκτης συζυγίας ἀπονενέμηται νεῦρα κατὰ τρεῖς ἐκφύσεις ἑκατέρωθεν, ὡς εἶναι τὰς πάσας ἕξ. ἔγνωσαν δ᾽ ἔνιοι μὲν τὰς δύο μόνας αὐτῶν, ἔνιοι δ᾽ οὐδὲ ταύτας.

Κεφ. ι΄. Οἵ γε μὴν κοινοὶ πρὸς ἄλλα μόρια τοῦ λάρυγγος μύες οὐ διὰ παντὸς ἀπὸ τῆς ς΄ συζυγίας λαμβάνουσι νεῦρα, καθάπερ οὐδὲ οἱ τὸ λαμβδοειδές τε καὶ ὑοειδὲς ὀστοῦν ὀνομαζόμενον τῷ στέρνῳ συνάπτοντες· ὑπὲρ ὧν ἀκριβοῦται μὲν ἐν ταῖς ἀνατομικαῖς ἐγχειρήσεσιν, ἐν αἷς καὶ περὶ τῶν τριῶν λέγεται νεύρων τῆς νομῆς, τῶν διὰ τοῦ τρήματος, ὃ κατὰ τὸ τέλος ἐστὶ τῆς λαμβδοειδοῦς ῥαφῆς, εἰρημένων ἐκφύεσθαι, [245] καίτοι γε ἑκάτερον ὀλίγου δεῖν ἅπαντες ἓν εἶναι νομίζουσιν, ὃ παραπεφυκὸς ταῖς καρωτίσιν ἀρτηρίαις εἰ βρόχῳ διαλαμβάνομεν, τὸ ζῶον αὐτίκα ἄφωνον γίνεται. παρὰ τούτων μὲν οὖν καὶ οἱ τοῦ λάρυγγος μύες ἀποβλαστήματα λαμβάνουσιν. τῶν δὲ ἄλλων δυοῖν τὸ μὲν εἰς ἑκατέρους τοῦ φάρυγγος μῦς καὶ τῆς γλώττης

tuis musculis nervi a fexta conjugatione fecundum tres ab utroque latere infertiones diftributi funt, ut eae omnes fex numero exiftant. Noverunt autem nonnulli quidem duas duntaxat ipfarum; nonnulli vero neque has.

Cap. X. Sane laryngis mufculi, qui cum aliis partibus communes funt, non femper a fexta conjugatione nervos fufcipiunt, quemadmodum nec qui os lambdoides et hyoειdes dictum fterno connectunt, de quibus in libris de adminiftrationibus anatomicis exquifite pertractatur. In quibus etiam libris de trium illorum nervorum diftributione traditur, qui per id foramen, quod prope finem futurae lambdoideos eft, dicuntur exoriri, quamvis omnes fere in utroque latere unum effe, carotidibus (*foporariis*) nimirum arteriis inhaerefcentem, exiftiment, quem fi laqueo intercipias, mutum confeftim reddetur animal. Ab his igitur nervis etiam laryngis mufculi propagines fufcipiunt. Reliquorum vero duorum alter tum in faucium mufculos, tum in linguae radicem,

τὴν ῥίζαν ἀφικνεῖται, τὸ δὲ ἐπί τε τὸν τῆς ὠμοπλάτης μῦν καὶ τὸν πλατὺν καί τινας ἄλλους τῶν τῇδε. λελήθασι δ᾽ αὐτοὺς καὶ τῶν παραφυομένων ταῖς ἀρτηρίαις οὐκ ὀλίγαι τῶν ἀποφύσεων, ἃς διά τε τοῦ τραχήλου καὶ τοῦ θώρακος φερόμενα ποιεῖται, πρὶν ἐμπίπτειν τῷ σώματι τῆς γαστρὸς, εἰς ὅπερ ἡ πλείστη μοῖρα καταφύεταί τε καὶ διασπείρεται τῶν νεύρων τούτων. ἀλλ᾽ ἐκεῖνο θαυμαστὸν, ὅτι ταῖς μὲν φρεσὶν ἐξ αὐτῶν τινα λέγουσιν ἀπονέμεσθαι μόρια, μηδ᾽ ὅλως λαμβανουσῶν τῶν φρενῶν ἐκ ταύτης τῆς συζυγίας μηδὲ τὸ σμικρότατον· ὅτι δ᾽ ἐκ μέσου τοῦ θώρακος ἀνάπαλιν ἥκει τινὰ μόρια ἐκ τούτων τῶν νεύρων ἐπί τινας τοὺ λάρυγγος μῦς, οὐκ ἔτι λέγουσιν, οὐδ᾽ ἥντινα δύναμιν ἔχουσιν ταῦτα. καί τοι τοιαῦτα τῆς ἀφωνίας ἐστὶν αἴτια τοῖς ζώοις βλαβέντα, καὶ ἡ μεγάλη συζυγία τῶν παρὰ τῆς ἀρτηρίας νεύρων, ὅτι ταῦτά ἐστιν αὐτῶν μόρια, τὴν φωνὴν ἀναιρεῖν πέφυκεν, εἰ βλαβείη. ποικίλη δὲ καὶ ἡ μετὰ τὰς

alter tum in fcapulae mufculum et latum, tum alios quosdam, qui inibi funt, pervenit. Ipfos etiam anatomicos latuerunt non paucae propagines eorum nervorum arteriis carotidibus inhaerefcentium, quos folos plurimi (ut dixi) fextam effe conjugationem exiftimant; quas quidem propagines illi, dum per collum et thoracem feruntur, faciunt, antequam ori ventriculi, in quod plurima iftorum nervorum portio inferitur ac differninatur, incidant. Illud certe admiratione eft dignum, quod quasdam ex his nervis particulas in feptum transverfum diftribui dicant, quum tamen ipfum ne minimam quidem omnino ex hac conjugatione portionem fufcipiat. At quod viciffim ex medio thorace nonnullae horum nervorum portiones ad quosdam laryngis mufculos veniant, non etiam dicunt, nec quam facultatem hi nervi habeant; quanquam fi hi laefi fuerint, caufae funt, ut animali vox deficiat. Et magna nervorum arteriis inhaerentium conjugatio propterea, quod hi eorum particulae funt, vocem deftruere, fi laedatur, poteft. Varia autem

φρένας νομὴ τῶν νεύρων τούτων. καὶ γὰρ παρὰ τοῦ κατὰ τοῦτο τὸ μέρος νωτιαίου λαμβάνει τινὰ μόρια, καὶ διασπείρει πρὸς τὰ ταύτης σπλάγχνα, καὶ τοῖς εἰρημένοις ἔμπροσθεν ἀπὸ τῆς τρίτης συζυγίας καταφέρεσθαι διά τε τοῦ τραχήλου καὶ τοῦ θώρακος ἀναμίγνυται. καίτοι γε ἅπαντες αὐτὰ πάλιν ταῦτα τὰ παρὰ τὰς ῥίζας τῶν πλευρῶν καταφερόμενα τῆς ἕκτης συζυγίας ἀποβλαστήματα εἶναι δοκοῦσιν. ποικίλη δὲ καὶ ἡ τούτων ἐπιμιξία πρός τε τὰ τῶν μεσοπλευρίων νεῦρα καὶ τὰ κατ᾽ ὀσφὺν σχεδὸν ἅπαντα τὰ σμικρὰ καὶ τὸ λείψανον τῶν ἐπὶ τὸ στόμα τῆς κοιλίας ἐλθόντων. ποικίλη δὲ νομὴ καὶ κατὰ τὴν ἐκτὸς τοῦ περιτοναίου χώραν, ἣν οὐ πρόκειται νῦν εἰς ἐσχάτην ἀκρίβειαν ἐξηγήσασθαι. ἀλλὰ μὴν ἱκανῶς ἐστιν οὐκ ἀγνοεῖν, ὅτι εἰς τὸ ἧπάρ τε καὶ τὸν σπλῆνα καὶ τοὺς νεφροὺς, ἔτι δὲ πρὸ τούτων εἰς ὅλην τὴν γαστέρα καὶ πάντα τὰ σπλάγχνα τὰ ἐξ ἐγκεφάλου νεῦρα ταύτῃ μὲν ἀπὸ τῆς τρίτης, ὡς εἴρηται, συζυγίας, ταύτῃ δὲ τῆς ἕκτης ἀφικνούμενα

eft horum nervorum infra feptum transverfum diftributio. Nam et quasdam particulas a dorfali medulla, quae illic eft, fufcipit, et ad vifcera, quae inibi funt, diffeminatur, et iis etiam, quos fuperius a tertia conjugatione per collum ac thoracem deferri diximus, admifcetur. Quanquam rurfus hi ipfi nervi, qui ad coftarum radices deferuntur, fextae conjugationis effe propagines ab omnibus exiftimantur. Varia igitur eft et horum nervorum commixtio tum cum intercoftalium nervis, tum iis fere omnibus, qui ad lumbos parvi feruntur, tum poftremo cum eorum nervorum reliquiis, qui ad ventriculi os veniunt. Varia denique eft et quae intra peritonaei regionem eft diftributio, quam nunc mihi ad exquifitam diligentiam elaborare non eft propofitum. Sed fatis eft, fi non ignoremus, quod ad jecur et lienem et renes, adhucque etiam ante haec ad totum ventrem ac ad omnia vifcera nervi a cerebro partim a tertia (ut dictum eft) conjugatione, partim a fexta pervenire con-

Ed. Chart. IV. [245. 246.]

φαίνεται. ὅτι δὲ καὶ ὁ πνεύμων τε καὶ ἡ καρδία ἀπὸ τῆς ἕκτης συζυγίας τινὰ τῶν νεύρων μοῖραν ἐν τῷ τραχήλῳ λαμβάνουσιν, ἅπαντες μὲν δὴ ἐγνώρισαν. ἀλλὰ μὴν περὶ νεύρων τῶν ἀπ᾽ ἐγκεφάλου ἐπιφυομένων ταῦτα τοῖς εἰσαγομένοις ἐξαρκεῖ. περὶ δὲ τῶν ἀπὸ τοῦ νωτιαίου ἀφικνουμένων ἐφεξῆς λεκτέον, ἐν οἷς οἱ πάντες ἀνατομικοὶ ἥμαρτον. τὰς δὲ τῶν σφαλμάτων αἰτίας νῦν μὴ καιρός ἐστι διεξέρχεσθαι, ἐπειδὴ αὐτὰς ἤδη ἐν ταῖς ἀνατομικαῖς ἐγχειρήσεσιν ἐξηγησάμην. ἀλλ᾽ ὅμως τῶν παλαιῶν μεμνῆσθαι διὰ τοῦτο ἀναγκάζομαι, ὅτι γ᾽ ἐκείνοις τοῖς αὐτῶν βιβλία μὲν ἀναγιγνώσκουσιν, ἀλλὰ μὴ μετ᾽ ἐμοῦ τὰ διὰ τῶν ἀνατομῶν φαινόμενα εἰσορῶσιν ἄδηλον εἶναι δόξει, πότερον ἅπαντες ἐκεῖνοι ἢ μόνος ἐγὼ ἥμαρτον.

Κεφ. ια΄. [246] Πρώτη μὲν οὖν συζυγία τῶν ἀπὸ τοῦ νωτιαίου νεύρων ἐκφύεται διατετρημένου τοῦ πρώτου σπονδύλου τρήμασι τούτων τῶν τοῖς πρώτοις ς΄ σπονδύλοις κοινῶν ὑπαρχόντων διαφερομένοις. τὰ μὲν γὰρ ἐν ταῖς ἐγκαρσίαις ἀποφύσεσίν ἐστι καὶ οὐδαμῶς τοῦ μυελοῦ ἅπτονται· τὰ δὲ

ſpiciuntur. Quod autem pulmo ac cor a ſexta conjugatione quandam nervorum portionem in collo ſuſcipiunt, omnes certe novere. Verum de nervis a cerebro prodeuntibus haec iis, qui inſtituuntur, ſufficiunt. De iis vero, qui a dorſali medulla proveniunt, deinceps agendum, in quibus omnes diſſectionis profeſſores erraverunt. Erratorum autem cauſas nunc non eſt tempus proſequi, quandoquidem jam eas in adminiſtrationibus anatomicis narravimus. Antiquorum tamen ob id cogor meminiſſe, quod iis, qui eorum quidem libros legunt, haud tamen mecum quae per diſſectiones apparent inſpiciunt, incertum eſſe videbitur, utrum omnes illi, an ego ſolus peccaverim.

Cap. XI. Prima igitur conjugatio nervorum ex dorſali medulla prodeuntium exoritur perforata prima vertebra foraminibus diverſis ab iis, quae primarum ſex vertebrarum communia ſunt. Illa enim in transverſis ſunt proceſſibus ac nequaquam medullam tangunt; quae vero

Ed. Chart. IV. [246.]
ἁπτόμενα δύο ἐστὸν ἑτέρω, δι᾿ ὧν ἡ πρώτη νεύρων ἐκπίπτει συζυγία, μίαν μὲν ἔχουσα κατ᾿ αὐτὸν τὸν νωτιαῖον ῥίζαν, εὐθὺς δὲ δίχα σχισθεῖσα, τῷ μὲν ἑτέρῳ τῶν μορίων ὀπίσω φέρεται, τῷ δὲ θατέρῳ πρὸς τὰ πλάγια. αὕτη μὲν οὖν μικρά ἐστιν ἡ τῶν νεύρων συζυγία ἐν τούτοις τοῖς ζώοις, ἐν οἷς οἱ πρῶτοι σπόνδυλοι μικροί εἰσιν, ὥσπερ ἐν τοῖς πιθήκοις, μεγάλη δὲ, ἐν οἷς μεγάλοι, ὥσπερ ἐν τοῖς καρχαρόδουσί τε καὶ κερασφόροις. ἐν τούτοις οὖν διὰ μὲν αὐτό το μέγεθος ἡ νεύρων ἔκφυσις ἡ πρὸς τὰ πλάγια ἀφικνουμένη εἰς πλείστους μῦς διασπείρεται, τοὺς ἐν ταῖς ἀνατομικαῖς ἐγχειρήσεσιν εἰρημένους. ἐν πιθήκοις δὲ τοῖς τῷ ἀνθρώπῳ ἐν ἄλλοις τε πλείστοις μέρεσι καὶ μάλιστα ἐν τραχήλῳ ὁμοιοτάτοις εἰς μόνους τους περὶ τὴν διάρθρωσιν τῆς κεφαλῆς μῦς ἡ πρώτη νενέμηται συζυγία, καὶ αὐτοὺς οὐκ ἀκριβῶς ὑπὸ τῶν ἀνατομικῶν ἐγνωσμένους.

Κεφ. ιβ'. Ἡ δὲ δευτέρα τῶν ἀπὸ τοῦ νωτιαίου συζυγία νεύρων ἐκ τῶν ὀπίσω μὲν ἀνίσχει καὶ αὐτὴ μερῶν, οὐ

tangunt, duo ſunt alia, per quae prima nervorum conjugatio excidit, quae unam quidem radicem apud medullam habet, mox bipartito ſcinditur, ac altera quidem ejus particula retro, altera ad latus fertur. Itaque parva eſt haec nervorum conjugatio in iis animalibus, in quibus primae vertebrae ſunt parvae, veluti in ſimiis; magna vero, in quibus magnae, veluti in ſerratos dentes habentibus et cornigeris; in his ergo ob ipſam certe magnitudinem nervorum exortus ad latera perveniens in plures muſculos diſpergitur, quos in anatomicis adminiſtrationibus diximus. In ſimiis vero, quae homini tum in plurimis aliis particulis, tum collo ſimillimae ſunt, in eos tantum prima conjugatio diſtribuitur muſculos, qui circa capitis dearticulationem ſunt; qui nec ipſi exacte ab anatomicis cogniti fuere.

Cap. XII. Secunda vero nervorum a dorſali medulla naſcentium conjugatio a poſterioribus quidem et ipſa emergit partibus, non tamen per ulla ſane foramina,

Ed. Chart. IV. [246.]

μὴν διὰ τρημάτων γέ τινων, καθάπερ ἡ πρώτη. χώρα γάρ τίς ἐστι καθ᾽ ἑκάτερον μέρος τῆς ἀκάνθης γυμνὴ τῶν κατὰ τοὺς σπονδύλους ὀστῶν ἐν τῷ μεταξὺ τοῦ τε πρώτου καὶ τοῦ δευτέρου, καθ᾽ ἣν ἐκφύεται τὰ νεῦρα, μέρει μέν τινι καὶ ταῦτα διὰ τῶν πλαγίων ἐπὶ τὰ πρόσω φερόμενα, συμπλεκόμενά τε τοῖς κατὰ τὴν πρώτην καὶ τρίτην συζυγίαν νεύροις, ὥσπερ καὶ ἡ τρίτη τοῖς ἀπ᾽ ἐγκεφάλου ἐκφυομένοις· ἡ πλείστη δ᾽ αὐτῶν μοῖρα τοῖς ὀπίσω τοῦ τραχήλου διανέμεται μυσὶν, ἀφ᾽ ὧν αἱ τῶν πρώτων σπονδύλων πρὸς ἀλλήλους τε καὶ τὴν κεφαλὴν γίγνονται κινήσεις, μετὰ τοῦ καὶ διδόναι τι τοῖς πλατέσι μυσὶ τοῖς κινοῦσι τὰς γνάθους. ὅσον δ᾽ ὑπόλοιπον αὐτῶν ἐστιν, ἐπὶ τὴν κεφαλὴν ἀναφέρεται τοῦτο, τὴν ὀπίσω χώραν αὐτῆς ἅπασαν διαπλέκον, τά τε περὶ τὰ ὦτα μόρια, καὶ τὰ μέχρι τῆς κορυφῆς τε καὶ τῆς ἀρχῆς τοῦ βρέγματος. οὕτως μὲν καὶ τὸ εἰς πρόσω φερόμενον σχεδὸν καὶ αὐτὸ εἰς ἅπαν τὸ πρόσω τῆς κεφαλῆς μέρος διασπείρεται.

Κεφ. ιγ΄. Ἡ δὲ τρίτη συζυγία τῶν ἀπὸ τοῦ νωτιαίου

quemadmodum prima. Nam in utraque ſpinae parte locus quidam eſt oſſibus, quae ſunt in vertebris, nudatus, in medio primae et ſecundae vertebrae: per quem nervi exoriuntur, qui et ipſi quadam ſui parte per latera ad anteriora feruntur, nervis primae et tertiae conjugationis a cerebro prodeuntibus (ſicuti etiam tertia conjugatio) complicati. Plurima vero ſui ipſorum portione poſterioribus colli muſculis diſtribuuntur, a quibus primarum vertebrarum inter ſe et cum capite motiones fiunt, ſimul etiam quippiam latis muſculis buccas moventibus impertientes. Quicquid vero reliquum eſt ipſorum, ad caput aſcendit, poſteriorem ipſius totam regionem pertexens, partes etiam, quae circa aures ſunt, quaeque ad verticem et ſincipitis oſſis initium pertinent. Ita ſane et quod antrorſum fertur, propemodum et ipſum in totam anteriorem capitis partem diſſeminatur.

Cap. XIII. Tertia autem conjugatio nervorum a

Ed. Chart. IV. [246. 247.]

νεύρων ἐκ μὲν τῶν πλαγίων μερῶν φύεται, καθ᾽ ὃ συμβάλλοντες ἀλλήλοις ὁ δεύτερός τε καὶ τρίτος σπόνδυλος ἐργάζονται τρῆμα κοινὸν στρογγύλον, ἴσον εὖρος τῷ [247] πάχει τοῦ νεύρου σχιζομένη δ᾽ αὐτίκα τῷ μὲν ἑτέρῳ τῶν μερῶν ὀπίσω φέρεται διὰ βάθους τῶν ἐνταῦθα μυῶν, ἀπονεμήσεις αὐτοῖς διδοῦσά τινας· ἔπειτα ἀνίσχει παρ᾽ αὐτὴν τὴν ἄκανθαν τῆς ῥάχεως. ἐντεῦθέν τε πάλιν ἐπὶ τὰ πρόσω φέρεται τὸ νεῦρον τοῦτο λοξὸν, εἰς τοὺς ὀπίσω τοῦ ὠτὸς μῦς διασπειρόμενον, ἓν ἑκατέρωθεν· τοῦτο γὰρ ἀεὶ, κᾂν μὴ λέγω, ὑπό σου ἐνθυμούμενον βούλομαι. τῷ δὲ ἑτέρῳ τῶν μερῶν πρόσω φερομένῳ αὐτὴ τρίτη ἡ συζυγία, καθ᾽ ἣν ὁ λόγος ἐστὶ, προσχώροις ἐκφύσεσιν ἐπιμίγνυται, ἀπονεμήσεις τέ τινας ἄλλοις τε τοῖς ἐκεῖ ουσι σώμασι, καὶ τοῖς πλατέσι μυσὶ, τοῖς δὲ καὶ τούτοις πρόσω τοῦ ὠτός πέμπει, καὶ τοῖς τὰς γνάθους κινοῦσι, καὶ τοῖς ἀνανεύουσιν ὅλον τὸν τράχηλον ὀπίσω κατὰ τῆς συμπάσης κεφαλῆς διανέμεται. ἐπιμίγνυται δ᾽ αὐταῖς τὸ πρόσω φερόμενον ἀμφοτέραις ταῖς

dorſali medulla *venientium* ex transverſis partibus oritur, ubi ſecunda et tertia vertebra inter ſe mutuo congredientes commune rotundum efficiunt foramen, quod nervi craſſitudini latitudine eſt aequale. Statim vero ſcinditur, ac altera quidem parte retrorſum fertur, diſtributiones quasdam per profundum muſculorum, qui inibi ſunt, exhibens; poſtea ad ipſius ſpinae apicem exurgit, indeque rurſus nervus hic obliquus in anteriora tendit, in muſculos, qui poſt aurem ſunt, diſſeminatus, ab utraque parte unus; nam id ſemper licet non dicam, te animo concipere volo. Altera vero parte, quae in anteriora fertur, tertia haec conjugatio, de qua nunc habetur ſermo, vicinis exortibus permiſcetur, diſtributionesque quasdam tum aliis, quae illic ſunt, corporibus, tum latis muſculis, tum vero iis etiam, qui ſunt ante aurem, mittit, *muſculisque buccas moventibus et iis, qui collum totum cum univerſo capite retro erigunt, diſtribuitur. Pars vero, quae ante fertur, utrique conjugationi, ſecundae*

Ed. Chart. IV. [247.]

συζυγίαις, τῇ τε πρόσθεν εἰρημένῃ τῇ δευτέρᾳ καὶ τῇ μετὰ ταῦτα ῥηθησομένῃ τῇ τετάρτῃ. καὶ τὴν γ' ἀκριβῆ νομὴν, ἣν ἐν τοῖς πρόσω τοῦ τραχήλου μέρεσιν ἡ σύζευξις αὐτῶν ἴσχει, καθ' ἕτερον εἰρήσεται λόγον. ἐν δὲ τῷ παρόντι χρὴ γινώσκειν τοσοῦτον, ὡς ἡ τρίτη καὶ τετάρτη συζυγία τοῖς τε κοινοῖς τοῦ τραχήλου καὶ τῆς κεφαλῆς μυσὶν αὐτὴ χορηγεῖ τὰ νεῦρα, καὶ τοῖς τὰς γνάθους κινοῦσιν, ὥσπερ γε καὶ τοῖς ὀπίσω τῶν ὤτων ἅπασι μέρεσιν.

Κεφ. ιδ'. Αἱ δ' ἐφεξῆς συζυγίαι κοινὸν μὲν ἔχουσιν ἅπασαι τὸ διάτρημα, δι' οὗ ἐκπίπτει τὰ νεῦρα, κοινὸν δ' ἐπὶ τούτων καὶ τὸ σχίζεσθαι κατὰ μὲν τὴν ἔκφυσιν αὐτίκα, φέρεσθαί τε τῷ μὲν ἑτέρῳ τῷ ἐλάττονι εἰς τὰ πρόσω, τῷ δὲ ἑτέρῳ τῷ μείζονι διὰ βάθους· καὶ πρῶτον μὲν ὡς ἐπὶ τὴν ἄκανθαν, ἐντεῦθεν δὲ πάλιν εἰς τὰ πρόσω τοῦ πλατέος μυὸς τοῦ τὴν γνάθον ἀπάγοντος ἐπὶ τὰ πλάγια μέρη σὺν τοῖς χείλεσι, χωρὶς τοῦ κινῆσαι τὸ τῆς γένυος τῆς κάτω ὀστοῦν, ὃν μηδ' αὐτὸν ἐγίνωσκον οἱ ἀναιομικοὶ, καίτοι

ſcilicet, cujus jam meminimus, et quartae, de qua mox loquemur, permiſcetur. Porro accuratam diſtributionem, quam in anterioribus colli partibus habet earum conjunctio, alibi explicabimus. Nunc vero id modo intellexiſſe ſatis erit, tertiam quartamque conjugationem nervos communibus colli capitisque muſculis, ac praeterea muſculis buccas moventibus, quemadmodum certe et partibus, quae ſunt poſt aures, ſuppeditare.

Cap. XIV. Quae vero ſubſequuntur conjugationes, commune quidem habent omnes, quod per foramen *duabus vertebris commune* nervi excidant; commune vero et in his, quod ſtatim in exortu ſcindantur, quodque altera parte, quae minor eſt, ad anteriora, altera, quae major, per profundum ferantur; ac primo quidem in ſpinae apicem, inde vero in anteriora rurſus feruntur per latum muſculum, qui buccas una cum labiis, citra hoc quod maxillae inferioris os moveat, ad latera abducit, quem neque ipſum anatomici novere, evidentiſſimam licet actio-

Ed. Chart. IV. [247. 248.]

σαφεστάτης τῆς ἐνεργείας ἐχόμενον. Ἔτι δὲ καὶ τοῦτο κοινὸν ἁπάσαις ταῖς ἐφεξῆς συζυγίαις ἐστὶν, ὡς αὐτίκα μετὰ τὴν πρώτην ἔκφυσιν ἀπονέμησίν τινα βραχεῖαν αὐτῶν εἰς τοὺς ῥαχίτας νέμεσθαι μῦς. Καὶ μέντοι κἂν τῷ φέρεσθαι πρὸς τὴν ῥάχιν ὀπίσω πᾶσιν ὑπάρχει τοῖς νεύροις τούτοις κοινὸν, ἀποφύσεις τινὰς διδόναι τοῖς κοινοῖς τραχήλου τε καὶ κεφαλῆς μυσί. πάντες γὰρ οἵ τε ἐν τοῖς πρόσω τοῦ τραχήλου μύες, οἵ τ᾽ ἐν τοῖς πλαγίοις, ἀπὸ τούτων τῶν συζυγιῶν λαμβάνουσι νεῦρα, χωρὶς ἐκείνων, οὓς προεῖπον ἐκ τῶν ἀπ᾽ ἐγκεφάλου συζυγιῶν ἀπονέμεσθαί τι. ταῦτα μὲν οὖν ἁπάντων κοινὰ τῶν καθ᾽ ὅλον τὸν τράχηλον, τὸν μὲν τράχηλον (ἐν πᾶσιν αὐτοῖς ζώοις τοῖς μὴ πάνυ ἀνομοίας τῇ ἀνθρωπίνῃ φύσεως ἐχομένοις) ἑπτὰ σπονδύλων ὄντα.

Κεφ. ιε'. [248] Ὅσα δὲ καθ᾽ ἑκάστην εἰσὶν ἴδια, ταῦτα μὲν ἀκριβῶς καὶ ἐν ταῖς ἀνατομικαῖς ἐγχειρήσεσι προείρηται, νῦν δὲ καὶ κεφαλαιωδῶς ἐμὲ λέγειν, ὡς κατὰ δύναμιν μικροτάτῳ τῷ λόγῳ συλλαμβάνοντα, ἀναγκαῖον

nem habeat. Commune hoc praeterea eſt omnibus deinceps conjugationibus, ut poſt primum ſtatim exortum brevem quandam nervorum diſtributionem in muſculos ſpinales exhibeant. Quinetiam omnibus his nervis commune eſt, ut ad ſpinam retrorſum ferantur ac nonnullas propagines muſculis colli et capitis communibus impertiant. Omnes enim tum qui in partibus colli anterioribus, tum qui ad ejusdem latera ſunt muſculi, nervos ab his conjugationibus capiunt, praeter eos muſculos, in quos a cerebri conjugationibus diſtribui nervos diximus. Haec igitur omnium nervorum, qui in toto collo habentur, communia ſunt; quod certe collum in omnibus iis animalibus, quae non admodum diverſam ab homine naturam obtinent, ſeptem conſtat vertebris.

Cap. XV. Quae vero propria ſunt in ſingulis, tum accurate quidem in anatomicis adminiſtrationibus dicta fuere, tum vero nunc quoque per capita ac ſummatim ea nos dicere, breviſſimo quo poſſumus ſermone compre-

ἐστιν. Οἱ μὲν πάντες ἐν τοῖς ἐμπροσθίοις τε καὶ πλαγίοις τοῦ τραχήλου μέρεσιν ὑπάρχουσι μύες, οἳ ἀπ᾿ αὐτῶν συζυγιῶν τὰ νεῦρα λαμβάνουσι, πλὴν τούτων μυῶν, εἰς οὓς ἀπὸ συζυγιῶν ἐξ ἐγκεφάλου ἐκφυομένων τι διανέμεσθαι προειρήκαμεν. Καὶ προεγνωσμένων τούτων, εὔδηλον ἤδη τὸ καθ᾿ ἑκάστην τῶν ἐφεξῆς συζυγιῶν ἴδιον, ᾧ πρόσεχε τὸν νοῦν. Ἀπὸ μὲν τῆς τετάρτης, ἥτις ἐκφύεται μεταξὺ τοῦ τρίτου καὶ τετάρτου σπονδύλου, βραχὺ πάντη νεύριον ἐν πιθήκοις ἐπὶ τὴν ἑξῆς ἀφικνεῖται συζυγίαν, ἀναμιγνύμενον αὐτῇ, καθ᾿ ὃ πρῶτον ἀνίσχει. ἐν τοῖς δ᾿ ἄλλοις ζώοις μὴ πολλάκις δὴ ταύτην ἀνάμιξιν γίνεσθαι συνορῶμεν. ἀπὸ δὲ ταύτης ἐφεξῆς ἡ πέμπτη συζυγία μετὰ τὸν τέταρτον σπόνδυλον ἐκφύεται· καὶ αὐτῆς ἓν μέν τι μόριον σμικρὸν εἰς τὸ κάταντες φέρεται, μελλῆσον, εἰ προςλάβοι τινὰ παρὰ τῶν ἑξῆς μόρια σμικρὰ, τὸ τοῦ διαφράγματος ἔσεσθαι νεῦρον. ἐκ μὲν γὰρ τῆς τετάρτης συζυγίας ἀραχνοειδῆ τινα μοῖραν τῷ διαφράγματι κατέπεμψεν ἡ φύσις· ἐκ δὲ τῆς πέμπτης

hendentes, eſt neceſſarium. Omnes ſane, tam qui in anterioribus, quam qui in lateralibus colli partibus ſunt muſculi, ab his conjugationibus nervos ſuſcipiunt, iis muſculis exceptis, ad quos a conjugationibus ex cerebro prodeuntibus aliquid diſtribui praediximus. His igitur praecognitis jam clarum erit, quidquid in unaquaque ſubſequenti conjugatione eſt proprium, cui tu animum adverte. A quarta conjugatione, quae inter tertiam et quartam vertebram enaſcitur, brevis admodum in ſimiis nervulus ad ſuccedentem pervenit conjugationem, illi, qua primum excidit, permixtus. In caeteris autem animalibus haud frequenter ſane hanc permixtionem fieri conſpicimus. Poſt hanc vero deinceps quinta conjugatio poſt quartam vertebram exoritur. Ac ejus ſane una quaedam parva portiuncula declivis fertur; quae ſi parvas quasdam a ſuccedentibus conjugationibus portiones asſumpſerit, ſepti transverſi nervus evadet. Ex quarta vero conjugatione portionem quandam araneoſam ad ſeptum transverſum natura transmiſit; ex quinta vero notabilem;

Ed. Chart. IV. [248.]

ἀξιόλογον· εἶτα ἐκ τῆς ς' ἑτέραν, ἐλάττω μὲν ταύτης, μείζω δὲ τῆς πρώτης. ἕτερον δὲ μεῖζον τούτου ἐπὶ τὸ τῆς ὠμοπλάτης ὑψηλὸν ἀναφέρεται, τὸ δὲ λοιπὸν ἅπαν ἐν τῷ κοινῷ λόγῳ τῆς κατασχίσεως εἴρηται. τῶν δ' ἐφεξῆς συζυγιῶν ἡ μὲν ἕκτη μετὰ τὸν πέμπτον, ἡ δὲ ἑβδόμη μετὰ τὸν ἕκτον, ἡ δὲ ὀγδόη μετὰ τὸν ἕβδομον ἀνίσχει σπόνδυλον, ἐκ τῶν κοινῶν, ὡς εἴρηται, τρημάτων, ἐπιμιγνύμεναι δ' ἀλλήλαις ἐπί τε τὰ σιμὰ τῶν ὠμοπλατῶν φέρονται καὶ τὸν βραχίονα διὰ τῆς μασχάλης.

Κεφ. ις'. Ἄλλη δ' ἐφεξῆς συζυγία αὐτῆς προειρημέναις ταῖς συζυγίαις ἐπιμίγνυται τὸ πλεῖστον μέρος ἐκ τῶν τοῦ θώρακος ἤδη σπονδύλων ἐκφυομένη μεταξὺ τοῦ πρώτου καὶ δευτέρου κατ' αὐτόν. μέρος μὲν οὖν τι σμικρὸν αὐτῆς εἴς τε τὸ πρῶτον κατασχίζεται μεσοπλεύριον καὶ εἰς τοὺς ῥαχίτας ὀπίσω μῦς ἀφικνεῖται· τὸ δ' ἄλλο πᾶν ὑπὲρ τὴν πρώτην ἀνατεινόμενον πλευρὰν συνάπτεται τῷ μετὰ τὸν ἕβδομον σπόνδυλον νεύρῳ. κἄπειτα οὕτως ἄμφω τε ταῦτα καὶ τὰ ἄλλα τὰ προειρημένα διὰ τῆς μασχάλης ἐπί τε τὰ

deinde aliam ex fexta; fed hujus minorem, prioris vero majorem. Altera vero hac major particula ad fummum fcapulae afcendit: reliquum autem totum in communi fciffionis ratione dictum eft. Ex fuccedentibus porro conjugationibus fexta quidem poft quintam vertebram, feptima poft fextam, octava poft feptimam ex communibus, ut dictum eft, foraminibus excidit, quae poftea fibi mutuo permixtae ad fcapulae fima et ad brachium per axillam tendunt.

Cap. XVI. Alia vero deinceps conjugatio ex thoracis jam vertebris inter primam nimirum ac fecundam exoriens plurimam fupradictis conjugationibus fui ipfius partem permifcet. Portioque fane non exigua ipfius in primum intercoftale difcinditur ac ad fpinales mufculos retro pervenit; reliqua vero tota, fuper primam coftam extenfa, nervo, qui poft feptimam colli vertebram eft, copulatur. Deincepsque hoc modo cum ambae hac, tum caeterae praedictae partes per axillam in fcapularum

Ed. Chart. IV. [248. 249.]

σιμὰ τῶν ὠμοπλατῶν καὶ τὸν βραχίονα φέρεται, μιγνύμενά πως πρὸς ἄλληλα καὶ ἀντεμπλεκόμενα. διανέμεται δὲ πολὺ μὲν αὐτῶν εἴς τε τοὺς βραχίονος μῦς καὶ τοὺς τοῦ πήχεως· ὅσον δὲ ὑπόλοιπον, εἰς ἄκραν χεῖρα διασπείρεται. κατ᾽ εὐθὺ δὲ μάλιστά ἐστι τῇ μὲν ἐσχάτῃ τῶν εἰρημέ-[249]νων ἐκφύσεων, ὅσα πρὸς ἄκραν χεῖρα παραγίνεται νεῦρα· τῇ δ᾽ ὑπὲρ αὐτῆς τὰ κατὰ τὸν πῆχυν· ὅσα δὲ κατὰ τὸν βραχίονα, καὶ ὅσα τούτων ἔθ᾽ ὑψηλότερα, καὶ πρὸς τὴν μὲν ὠμοπλάτην ἀφικνεῖται νεῦρα, ταῖς ἀνωτέραις συζυγίαις ἐστὶ κατ᾽ εὐθύ. οἵαν δὲ ὁδὸν διὰ τῆς ὅλης χειρὸς ποιεῖται, καὶ πῶς εἰς μυῶν ἕκαστον διανέμεται, ἐν ταῖς ἀνατομικαῖς ἐγχειρήσεσιν ἤδη εἴρηται. κατὰ δὲ τὸν αὐτὸν τρόπον ἐξ ἁπάντων τοῦ θώρακος τῶν σπονδύλων ἐκφύεται νεῦρα, παραπλησίαν ἔχοντα τὴν νομὴν πάντα, πλὴν τοῦ κατὰ τὸ δεύτερον μεσοπλεύριον. ἐντεῦθεν γὰρ ἐκπίπτει σαφὲς νεῦρον ἐπὶ τὸ δέρμα τοῦ βραχίονος παραγινόμενον. αἱ δ᾽ ἄλλαι πᾶσαι συζυγίαι κατὰ μὲν τὴν

sima et brachium feruntur, inter fefe quodammodo permixtae ac complicatae. Ac magna eorum pars in brachii et cubiti mufculos diftribuitur. Quod vero adhuc reliquum eft, in fummam manum diffeminatur. E directo autem quodammodo potiffimum funt ultimae quidem praedictarum propagini, quicunque ad fummam manum pertingunt nervi; ei vero, quae fupra hanc eft, nervi, qui in cubito funt; quicunque autem in brachio funt, et quicunque his adhuc funt fubliniores ad fcapulamque perveniunt nervi, fuperioribus conjugationibus funt e directo. Qualenam vero iter per totam manum faciant, ac quomodo in fingulos mufculos diftribuantur, in anatomicis adminiftrationibus jam dictum eft. Eodem etiam modo ex omnibus thoracis vertebris nervi exoriuntur, fimilem omnes diftributionem fortiti, eo excepto, qui in fecundo eft intercoftali. Inde enim manifefte nervus excidit, ad brachii cutem accedens. Caeterae vero omnes conjugationes ftatim quidem in exortu portionem quan-

Ed. Chart. IV. [249.]

ἔκφυσιν αὐτίκα μέρος τι τοῖς ῥαχίταις μυσὶ διδόασι καὶ τοῖς ἄλλοις τοῖς κατὰ τὸ μετάφρενον, οἷον τοῖς τε τὰς ὠμοπλάτας κινοῦσι καὶ τοῖς ἄνω φερομένοις ἐπὶ τὴν κατ' ὦμον διάρθρωσιν. ὅλως δὲ τῷ λοιπῷ καὶ πλείστῳ μέρει σφῶν αὐτῶν διὰ τῶν μεσοπλευρίων προερχόμεναι μέχρι τοῦ κατὰ τὸ στέρνον ὀστοῦ τούς τ' ἐν αὐτοῖς τοῖς μεσοπλευρίοις μῦς διαπλέκουσι καὶ τοὺς ἔξωθεν ἐπικειμένους τῷ θώρακι, διεκβάλλουσαι μόρια σφῶν αὐτῶν, περὶ ὧν ἑκάστου κατὰ μέρη ἐν ταῖς ἀνατομικαῖς ἐγχειρήσεσιν εἴρηται. αἵ γε μὴν κατὰ τὰς νόθας πλευρὰς συζυγίαι τῶν ἀπὸ τοῦ νωτιαίου νεύρων, ἐπειδὴ πρὸς τὸ στέρνον οὐκ ἐξήκουσιν αἱ νόθαι, βραχὺ μέν τι τῷ καθ' ἑαυτὴν ἑκάστη μεσοπλευρίῳ διανέμει· τῷ δὲ ἄλλῳ παντὶ ἐκπίπτει πρὸς ὑποχόνδριον, εἴς τε τοὺς πρώτους ἐπιβεβλημένους ἔξωθεν μῦς τοὺς λοξοὺς τοὺς ἄνωθεν ἐκ τοῦ θώρακος καταφερομένους καὶ τοὺς κατάντεις τοὺς σαρκώδεις διανεμομένη.

dam ſpinalibus muſculis tribuunt aliisque, qui in dorſo ſunt, veluti tum iis, qui ſcapulas movent, tum etiam iis, qui ad humeri dearticulationem aſcendunt. Parte vero ſui ipſarum reliqua univerſa ac maxima per intercoſtalia ad os usque pectoris progredientes, tum eos, qui intercoſtalibus ſunt, muſculos pertexunt, tum eos etiam, qui extrinſecus thoraci impoſiti ſunt, ſuas ipſarum particulas per medium eorum emittentes; de quarum ſingulis particulatim in anatomicis adminiſtrationibus dictum eſt. Porro, quae a dorſali medulla ad coſtas nothas accedunt nervorum conjugationes, propterea quod coſtae nothae ad ſternum non perveniunt, parum quiddam ſane ſingulae intercoſtali ſibi reſpondenti diſtribuunt, reliqua vero tota ſui parte ad hypochondrium excidunt, tum in eos diſtributae muſculos, qui primi inſtrati ſunt, extrinſeci nimirum et obliqui ſuperneque ex thorace delati, tum in eos etiam, qui recta deſcendunt carnoſique ſunt.

Ed. Chart. IV. [249.]

Κεφ. ιζ΄. Μετὰ δὲ ταύτας εἰσὶν αἱ κατὰ τὴν ὀσφὺν ἐκφύσεις τῶν νεύρων, οὐκ ἐκ κοινοῦ τρήματος, ὥσπερ αἱ κατὰ τὸν τράχηλον. ὁ γὰρ ὑπερκείμενος σπόνδυλος ἐνταῦθα μόνος διατετρημένος ἔξοδον ἐπιτήδειον παρέχει τῷ νεύρῳ κοινῷ ἐκείνῳ τρήματι τῷ ἐν τραχήλῳ ἐκ τοῖν ἀμφοῖν σπονδύλοιν γινομένῳ κατὰ μικρὸν εἰς ὑπερκείμενον μετατιθεμένῳ· ὡς πρῶτον μὲν ἐκείνου διαγλύφηται πολὺ ἐν αὐτῇ, εἶτα δὲ τὸ πᾶν, ἔπειτα καὶ ἀναφέρηται ἀπὸ τοῦ πέρατος τοῦ σπονδύλου, καὶ ἔκφυσις αὐτὴ γένηται ὑπὲρ τὸ πέρας. κοινὸν δὲ καὶ τούτοις ἅπασι τοῖς νεύροις, εἴς τε τοὺς ῥαχίτας ἰέναι μῦς καὶ τοὺς κατ᾽ ἐπιγάστριον ἐπί τε τὰς ψόας. ἐκ δὲ τῶν πρώτων κατὰ τὸ διάφραγμα σπονδύλων καὶ τοῖς ἄνωθεν καταφερομένοις ἐξ ἐγκεφάλου νεῦρον ἐπιμίγνυται τὸ μικρὸν ἀφ᾽ ἑκάστου, κατὰ δὲ τοὺς τελευταίους τῆς ὀσφύος σπονδύλους δύο ἐκφύσεις μέγισται γίγνονται νεύρων ἐπὶ τὰ σκέλη φερομένων· ἀναμίγνυνται δ᾽ αὐταῖς ἄλλαι μικραὶ, μία μὲν ὑπερκειμένη, μία δὲ ἄλλη

Cap. XVII. Poſt has vero ſunt, quae in lumborum regione habentur nervorum propagines, non ex communi foramine, quemadmodum quae in collo ſunt. Nam ſuperior dumtaxat vertebra hic perforata commodum nervo praebet exitum communi illo foramine, quod in collo ex ambabus vertebris fiebat, paulatim transpoſito ad ſuperiorem; ita ut primo quidem illius exculpatur multum in ipſa, poſtea vero totum, deinde etiam conſcendat ab extremo vertebrae ac propago ipſa fiat ſupra finem. Commune autem omnibus his nervis eſt, quod ad ſpinales muſculos et abdomen et pſoas vadunt. Ex primis autem poſt diaphragma vertebris iis etiam, qui ſuperne deſcendunt a cerebro, nervis nervus quidam parvus permiſcetur ab unaquaque; in ultimis autem lumborum vertebris duae propagines maxime gignuntur nervorum ad crura tendentium; ipſis autem aliae parvae permiſcentur, quarum una ſuperpoſita eſt, altera vero infra primum

κατωτέρω τοῦ πρώτου κατὰ τὸ πλατὺ καλούμενον ὀστοῦν τρήματος ἐκφυομένη. αὗται μὲν ουν εὐθὺς ἀποχωρισθεῖσαι τοῖς πρώτοις μυσὶ τοῖς κινοῦσι τὴν κατ᾽ ἰσχίον διάρθρωσιν ἐκφύονται· τὸ δ᾽ ἄλλο [250] πᾶν εἰς τὰ σκέλη καταφέρεται, διασχιζόμενον ἄχρι τοῦ πέρατος ἐν αὐτοῖς εἰς ἕκαστον μῦν, ἀνάλογον τοῖς ἐν χερσὶν, ὥσπερ ἐν ταῖς ἀνατομικαῖς ἐγχειρήσεσιν ἤδη εἴρηται. νῦν γὰρ καθάπερ τινὰ ὑποτύπωσίν τε καὶ σύνοψιν τούτων τῶν ἀκριβῶς ἐν ἐκείνοις τοῖς βιβλίοις γεγραμμένων χρήσιμον τοῖς εἰσαγομένοις ἐσομένην πεποιήμεθα. οὕτω δὴ καὶ ὅσα τὰ διὰ λοιπῶν ὀστοῦ πλατέος τρημάτων ἔκφυσιν νεῦρα καὶ εἰς τοὺς ἐνταῦθα ὑπάρχοντας μῦς διασπείρονται, ἐν ἑκάστῃ πραγματείᾳ ἀκριβῶς διηγήμεθα. νῦν τοῦτο μόνον εἰρῆσθαι ἱκανῶς ἐστι, τοῖς τῆς ἕδρας τε καὶ τοῦ αἰδοίου καὶ τῆς κύστεως μυσὶν αὐτῷ τῷ αἰδοίῳ, ἔτι καὶ μυσὶ τοῖς ἀπὸ τοῦ πλατέος ὀστοῦ καὶ ἀπὸ τοῦ ἔνδον μέρους τοῦ τῆς ἥβης ὀστοῦ ἐκφυομένοις, καὶ πᾶσι σώμασι τοῖς ἔξωθεν κατ᾽ αὐτὸ ὀστοῦν πλατὺ καὶ ἱερὸν καλούμενον ἐγκειμένοις, ἐκ

foramen in offe facro vocato pofitum exoritur. Hae igitur ftatim recedentes primis mufculis dearticulationem coxendicis moventibus inferuntur; reliqua vero tota pars ad crura tendit ad finem usque ipforum difciffa in unumquemque mufculum eadem proportione, qua in manuum mufculis fiebat; quemadmodum in anatomicis administrationibus explicatum jam eft. Nunc enim veluti quandam fubfigurationem et compendium eorum, quae accurate in illis libris fcripta fuere, utilem tironibus futuram fecimus. Sic fane etiam, quicunque per reliqua offis lati foramina propagationem habent nervi, mufculisque, qui inibi funt, diffeminantur, in illo tractatu exquifite narravimus. Nunc hoc tantum dixiffe fatis fit, fedis, pudendi et veficae mufculis, ipfique etiam pudendo, ac praeterea mufculis, qui ab offe lato et ab interna offis pubis parte exoriuntur, omnibusque etiam corporibus extrinfecus juxta hoc ipfum os latum ac facrum appellatum

Ed. Chart. IV. [250.]

τούτων ἔνδοθεν καὶ ἔσωθεν αὐτοῦ τοῦ ὀστοῦ ἱεροῦ τρημάτων τὰς νεύρων ἐκφύσεις ἀπὸ νωτιαίου γεννᾶσθαι εἰς τὸ κόκκυγος ὀστοῦν καλούμενον τελευτώσας.

incumbentibus ex internis externisque ejusdem ossis sacri foraminibus nervorum propagines a dorsali medulla gigni, in os coccyga vocatum terminantes.

ΓΑΛΗΝΟΥ ΠΕΡΙ ΟΣΦΡΗΣΕΩΣ ΟΡΓΑΝΟΥ.

Ed. Chart. V. [354.] Ed. Baf. I. (206.)

Κεφ. α'. Ὄσφρησιν ὀνομάζουσιν οἱ Ἕλληνες οὐ μόνον τὴν διάγνωσιν τῶν ὀσμῶν, ἀλλὰ καὶ τὴν δύναμιν, ἧς τοῦτο ἔργον ἐστίν· ὥσπερ γε καὶ τὴν γεῦσιν οὐ τὴν διάγνωσιν μόνον τῶν γευστῶν, ἀλλὰ καὶ τὴν δύναμιν αὐτῶν· καὶ κατ᾽ ἄμφω δὲ τὰ σημαινόμενα τὸ τῆς ὀσφρήσεως ὄργανον ἓν ἂν εἶναι λέγοιτο, δι᾽ οὗ ποιεῖται τῶν ἰδίων αἰσθητῶν τὴν διάγνωσιν ἡ δύναμις, ἀνάλογον ὀφθαλμῷ καὶ γλώττῃ. δοκεῖ δὲ εἶναι τοῦτο κατὰ τὴν πρώτην ἐπιβολὴν τῆς διανοίας ἡ ῥίς. ἐν γοῦν τῷ διὰ τοῦ στόματος

GALENI DE INSTRVMENTO ODORATVS.

Cap. I. Odoratum Graeci nominant non folum odorum dignotionem, fed etiam vim ipfam, cujus odorandi officium eft; quemadmodum et guftum non folum guftabilium dignotionem, fed et facultatem, ad quam haec pertinent: unum tamen in utraque fignificatione odoratus inftrumentum, per quod facultas propria fenfibilia dignofcit, effe putandum eft, quod oculo et linguae proportione refpondeat. Hoc igitur primo mentis intuitu nafus effe videtur; quandoquidem, fi occlufis naribus fpiritum

εἰσπνεῖν, στεγνώσαντες αὐτὴν ὁπωσοῦν, οὐδενὸς τῶν ὀσφρητῶν ἀντιλαμβανόμεθα, καθάπερ γε κἄπειδὰν ἀνοίξαντες τοὺς μυκτῆρας εἰσπνέωμεν, εὐθέως αἰσθανόμεθα. πότερον οὖν ὁ ὑπαλείφων ἔνδοθεν ἑκάτερον τῶν κατὰ τὴν ῥῖνα πόρων ὑμὴν ἢ χιτὼν (ἀμφοτέρως γὰρ ὀνομάζουσιν αὐτὸν) αἰσθάνεται τῶν ὀσφρητῶν, οὐ γὰρ δὴ τό γε ὀστοῦν αὐτὸ τῆς ῥινὸς η τι τῶν ἔνδον τοῦδε τῶν ὀσμῶν ἐστιν ὄργανον, ἄξιον ἐπισκέψεως. ἂν γοῦν πληρώσῃς τοὺς πόρους εἴτ᾽ οὖν μύρων τῶν εὐωδῶν ἤ τινος ἄλλου σφοδρὰν ὀσμὴν ἔχοντος, οὐκ αἰσθήσῃ, πρὶν εἰσπνεῦσαι. διὸ καὶ δοκεῖ τισιν ἡ μὲν ῥὶς πόρος εἶναι τῶν ὀσφραντῶν, αὐτὸ δὲ τὸ τῶν ὀσμῶν αἰσθανόμενον σῶμα προσωτέρω που τετάχθαι. καὶ διὰ τοῦτο ἀναγκαῖόν ἐστιν τὰ συνεχῆ τοῖς πόροις τῆς ῥινὸς ἐπίστασθαι σώματα πρὸς τῆς ἀνατομῆς διδαχθέντας· γιγνωσκόντων δ᾽ οὐ πάντων αὐτὰ, διηγήσασθαι βέλτιον, ὅπως κατεσκεύασται.

Κεφ. β΄. [355] *Καὶ τοίνυν τῆς ῥινὸς ἐχούσης μέσον διάφραγμα καὶ πόρους ἀξιολόγους δύο, τούτους δὴ τοὺς φαινομέ-*

ore adducimus, odorem nullum fentimus: fin autem fpiritum apertis naribus attrahimus, odor fenfum protinus movet. An igitur membrana five tunica (nam utroque modo nominant, quae naribus fubfternitur, odores dignofcat, dignum inquifitione videtur; fiquidem non os nafi aut quidquam intra os odoratus inftrumentum eft. Si quis igitur fibi nares aut odoramentis aut alia re vehementer olente impleat, non ante odorem percipiet, quam fpiritum attraxerit: quam ob caufam quibusdam nafus femita quidem olentium rerum videtur, at ipfum corpus, quod odores fentit, fuperius effe alicubi locatum. Quare neceffe eft corporum, quae nafi fpiraminibus continua funt, cognitionem habere ab ipfa anatome edoctos: fed quoniam non omnibus hae partes cognitae funt, fatius eft, quonam modo conftitutae fint, exponere.

Cap. II. Quum nafus igitur in fe feptum quoddam per media loca deductum habeat, duoque foramina fatis

νους, ἕνα καθ᾽ ἑκάτερον μυκτῆρα, χρὴ γινώσκειν ἀνωτέρω τῶν μέσων τῆς ῥινὸς ἑκάτερον αὐτῶν δίχα σχιζόμενον. ἥκει δὲ τῶν μερῶν τὸ μὲν ἕτερον εἰς τὸ τοῦ στόματος ἔνδον, τὸ δ᾽ ἕτερον ὄρθιον, ὡς ἐξ ἀρχῆς ἐφέρετο, πρὸς αὐτὸν ἀναβαίνει τὸν ἐγκέφαλον. εἰσὶ γὰρ αὐτῶν καὶ δύο κατὰ τοῦτο ἀποφύσεις προμήκεις τε καὶ κοῖλαι, τὴν ἀρχὴν μὲν ἐκ τῶν προσθίων ἔχουσαι κοιλιῶν, καθήκουσαι δὲ ἐπ᾽ ἐκεῖνο τοῦ κρανίου τὸ μέρος, ὅθεν ἡ ῥὶς ἄρχεται. κατὰ τοῦτο καὶ ἡ τῶν ἠθμοειδῶν ὀστῶν ἐστι θέσις, ὧν τὴν χρείαν ἱκανὸν ἐνδείξασθαι τοὔνομα, καὶ ἥ γε μήνιγξ ἡ παχεῖα, καθ᾽ ὃ ψαύει τῶνδε τῶν ὀστῶν, ὀπαῖς λεπταῖς τέτρηται. διὰ ταύτης γέ τοι πρώτης διηθεῖται τὰ παχύτερα τῶν τοῦ ἐγκεφάλου περιττῶν· (ἔθος δ᾽ ἐστὶν ἀπ᾽ Ἀριστοτέλους ἀρξάμενον ὀνομάζεσθαι τὰ τοιαῦτα πάντα περιττώματα·) τὰ μὲν γὰρ ἀτμοειδέστερα κατὰ τὰς ῥαφὰς ἀναθεῖ, καὶ ταύτην κένωσιν. ὅσα δὲ τούτων παχέα, καθάπερ ἡ βλέννα καὶ ἡ κόρυζα, κατάντη φέρεται, πρώτην μὲν τὴν παχεῖαν μήνιγγα διεξερχό-

conſpicua, haec, inquam, quae cernuntur et in ſingulis naribus ſingula ſunt, ſciendum eſt, eorum utrumque ſupra media naſi loca in duas partes eſſe diviſum: quarum altera pars oris intima pervadit, altera alta, ut ab initio ferebatur, ad ipſum cerebrum ſcandit, quod et ipſum proceſſus duos ad haec ipſa loca ſpectantes habet, eosque oblongos et concavos, qui ex anterioribus cerebri ventriculis ortum habent, et ad eam calvariae partem, unde naſus oritur, deſcendunt: quo loco oſſa coli ſimilia, quaſi colatoria dixeris, poſita ſunt, quorum quae utilitas ſit, ſatis ex ipſo nomine declaratur. Craſſa autem meninx, quae oſſibus modo nominatis ſubſternitur, minutis eſt pervia foraminibus: per quae primum quae, craſſiora cerebri ſupervacua ſunt, transmittuntur (quae caeteraque ſimilia poſt Ariſtotelem ſolemus excrementa nominare). Nam quae vapori ſimilia ſunt, in ſublime lata per calvariae ſuturas excernuntur: quae vero craſſa ſunt, ut mucus, prona feruntur, primumque per craſſam menin-

μενα, μετ᾽ ἐκείνην δὲ διὰ τῶν ἠθμοειδῶν ὀστῶν ἠθούμενα, κἄπειθ᾽ οὕτως ἐμπίπτοντα τοῖς πόροις τῆς ῥινός. ἐν δὲ τῇ διὰ τούτων πορείᾳ μέρος ἐστὶν ὅτε καταῤῥεῖ τῶν καταφερομένων εἰς τὸ στόμα διὰ τῶν εἰρημένων ἐκ τῆς ῥινὸς εἰς αὐτὸ συντρήσεων. καὶ τάς γε παχυτέρας βλέννας, καὶ μάλισθ᾽ ὅσαι γλίσχραι, κατὰ μὲν τὸ ἕτερον αὐτῶν ἐνίοτε πέρας ἐμπεπτωκυίας ταῖς εἰς τὸ στόμα συντρήσεσιν, κατὰ δὲ τὸ ἕτερον ἐν τοῖς τῆς ῥινὸς οὖσι πόροις ἑκατέρων ἐκκενούμενον, ἐκφυσήσει μὲν βιαιο(207)τέρᾳ χρησάμενον διὰ μυκτήρων, ἀναχρέμψει δὲ διὰ τοῦ στόματος. ὑπαλείφει δ᾽ ἄναιμος χιτὼν, ὑμένος παχύτερος, αὐτούς τε τῆς ῥινὸς τοὺς εὐθεῖς πόρους, ἀναφερομένους ἄχρι τῶν ἠθμοειδῶν, καὶ πρὸς τούτοις τοὺς ἄλλους τοὺς λοξοὺς, οὓς εἰς τὸ στόμα τελευτᾷν ἔφην. ἔστι δὲ συνεχὴς ὁ χιτὼν οὗτος καὶ αὐτῷ τῷ τὴν τοῦ στόματος ὅλου περιγραφὴν ἔνδοθεν ὑπαλείφοντι καὶ γλῶτταν ἀμφιεννύντι, καὶ πρός γε τούτοις φάρυγγά τε καὶ λάρυγγα καὶ τραχεῖαν ἀρτηρίαν καὶ στόμαχον. εἰς δὲ δὴ τὸν χιτῶνα τοῦτον, ἕνα μὲν ὑπάρχοντα καὶ συνεχῆ, καὶ τῷ τῆς οὐσίας εἴδει τὸν αὐτὸν ἐν ἅπασι

gem, deinde per ossa coli similia trajecta, tandem in ipsas nares incidunt. Sed tamen, dum haec ita defluunt, pars eorum in os per ea foramina, quae a naribus in ipsum transire diximus, interdum delabuntur. Mucusque, qui crassior est, praesertim si et glutinosus sit, in duas partes sic divisus, ut altera in eas vias, quae ad os pertinent, interdum influat, altera in nares utrinque excernitur, e naribus per efflatum vehementem, ex ore per screatum. Nasi autem foraminibus, quae recta sunt et ad ossa colo similia ascendunt, itemque iis, quae obliqua, ut in os ipsum, traducta sunt, exanguis tunica, crassior, quam membrana, substernitur, quae ei tunicae continua est, quae totam oris circumferentiam interiorem linguamque complectitur, et praeterea fauces et laryngem et asperam arteriam et gulam ambit. In quam tunicam, quae una est et sibi undique continua, et in omnibus memoratis

τοῖς εἰρημένοις φαινόμενον, οὐ μὴν ἴσον γε τὸ πάχος ἐν ἅπασιν αὐτοῖς ἔχοντα, διασπείρεταί τινα τῶν ἐξ ἐγκεφάλου νεύρων μικρὰ, πλὴν τῶν εἰς τὴν γλῶτταν ἰόντων. ἱκανὸν ὡς γὰρ ἐκεῖνα πάχος, διότι περιττοτέρας αἰσθήσεως δεῖ τῷ μορίῳ τῷδε, γεύσεως αἰσθητικῷ γεγενημένῳ. ταῦτ᾽ ἄρα καὶ τοῖς ὀφθαλμοῖς ἔτι παχύτερα τῶν εἰς τὴν γλῶτταν ἰόντων ἡ φύσις ἔνειμεν νεῦρα, καὶ μετ᾽ αὐτοὺς ὠσὶ καὶ στόματι κοιλίας, ἐπειδὴ καὶ τοῦτο αἰσθητικώτατον ὑπάρχειν ἐχρῆν, ὡς ἐν τοῖς ὑπὲρ αὐτοῦ δέδεικται λόγοις. ὀφθαλμὸς μὲν οὖν ὄργανον ὀπτικὸν, καὶ οὖς ἀκουστικὸν, καὶ γλῶττα γευστικὸν, ὀρέξεως δὲ σιτίων καὶ πομάτων ἡ γαστήρ ἐστιν ὄργανον, καὶ ταύτης μάλιστα τὸ στόμα. παχυμερεστάτην δὲ εἰς διάγνωσιν η φύσις ἐποίησεν τὴν απτικὴν δύναμιν, οὐκ ἔτι μὴν ταύτην γε καθ᾽ ἓν ἀποκεκριμένην χωρίον, ὡς ἑκάστην τῶν εἰρημένων, ἀλλ᾽ εἰς ὅλον ἐκτεταμένην τὸ σῶμα. καὶ διὰ τοῦτο καὶ νεύρων αὐτῇ μικροτέρων ἔνειμεν πλῆθος, καὶ τούτων σκληρῶν, ἐκ νωτιαίου μυελοῦ τῶν πλείστων ἀρχομένων.

partibus eandem fubftantiae fpeciem habere cernitur, quanquam non aequalem craffitiem, nervi quidam a cerebro orti diftribuuntur, et ii quidem exiles, exceptis iis, qui in linguam inferuntur, quibus natura fatis craffitudinis dedit, propterea quod partem hanc acutiori fenfu praeditam effe oportuit, quippe quam natura guftus inftrumentum effe voluit. Similem ob caufam nervi etiam craffiores iis, quos lingua recepit, oculis dati funt: poft quos auribus et ori ventriculi, quandoquidem et ipfum fenfu exquifito pollere oportuit, ut quum fermo de eo haberetur, demonftratum eft. Ut igitur oculus vifus eft inftrumentum, auris auditus, lingua guftus, fic ventriculus cibi et potionis appetendae inftrumentum conftitutus eft, praefertim ejus os. Vim vero tangendi valde hebetem in fenfibilium dignotione natura creavit: nec eam certo loco feclufit, (quod in iis omnibus fecit, de quibus modo dictum eft,) fed in univerfum corpus diftribuit. Itaque ei nervos minores dedit, eosdemque duros, qui maxima ex parte a fpinali medulla ortum habent; in

Ed. Chart. V. [356.] Ed. Baf. I. (207.)

[356] εἰς δὲ τὰ προειρημένα μόρια, περιττοτέρας αἰσθήσεως δεόμενα, καὶ μείζω καὶ μαλακώτερα νεῦρα κατέφυσεν, ἐξ ἐγκεφάλου πάντα βλαστάνοντα. φωτοειδέστατον μὲν οὖν ἐποίησεν τὸ τῆς ὄψεως ὄργανον, ὡς ἂν καὶ μόνον αὐγῆς καὶ φωτὸς αἰσθανόμενον, ἀερῶδες τὸ τῆς ἀκοῆς, αἰσθητικὸν ἐσόμενον καὶ τοῦτο τῶν κατὰ τὸν ἀέρα ψόφων. οὕτω δὲ καὶ τὸ τῶν χυμῶν διαγνωστικὸν ὄργανον, τὴν γλῶτταν, ἐκ τῆς ὑγροτέρας ἰδέας τοῦ σώματος ἡ φύσις εἰργάσατο. μεταξὺ δὲ ἀέρος τε καὶ ὑγροῦ καὶ πυρὸς τὸ τῆς ὀσφρήσεώς ἐστιν αἰσθητικὸν, οὔθ᾽ οὕτω λεπτομερὲς ὑπάρχον, ὡς ὁ ἀὴρ, οὔθ᾽ οὕτω παχυμερὲς, ὡς τὸ ὑγρόν. ὅσον γὰρ ἀποῤῥεῖ τῶν σωμάτων ἑκάστου, τοῦτ᾽ ἔστι τῶν ὀσφρητῶν ἡ οὐσία. μαθεῖν δ᾽ ἐστὶ μάλιστα ἐπὶ ῥόδων αὐτῶν καὶ τῶν οὕτως ἁπλῶν, ἃ διὰ ταχέων ἑαυτῶν ἐλάττω τε ἅμα καὶ ξηρότερα γίνεται, φανερῶς ἐνδεικνύμενα, τὴν ὑγροτέραν μοῖραν ἐκ τῆς οὐσίας αὐτῶν διαφορεῖσθαι.

Κεφ. γ'. Ζητήσωμεν οὖν ἤδη τὸ τῆς ὀσφρήσεως ὄρ-

partes vero, quas fupra nominavi, quae exquifitiori fenfu indigebant, nervos et majores et molliores inferuit, eosdemque omnes a cerebro deductos. Cernendi igitur inftrumentum natura lucidiffimum fecit, ut quod lucem tantum et fplendorem fentire debebat: quod autem ad auditum attinet, aëris fimilem conftituit, fiquidem ad fonos, qui vehuntur aëre, recipiendos dicaverat: fic et quod fapores dignofcit, quod linguam appellamus, ex humidiori corporis fubftantia molita eft: aliquid vero, quod inter naturam aëris et humoris eft, in odorandi fenfum cadit, quod neque ita tenue eft, ut aër, neque ita craffum, ut humor; id enim, quod a rerum corporibus exhalat, odoris fubftantia eft, quod ex rofis maxime fimilibusque, quae fic tenera funt, cognofcere licet, quorum omnium corpora celeriter minora et ficciora redduntur: ex quo aperte intelligitur, ex earum rerum fubftantia partem humidiorem in halitum digeri.

Cap. III. Sed jam odoratus inftrumentum quaera-

γανον, ἀρξάμενοι μὲν ἀπὸ τῆς τῶν συνεχῶν κατασκευῆς τοῖς μυκτῆρσι μορίων, ἑξῆς δὲ τούτοις ἐπισκεψάμενοι τὰ τῆς ἐνεργείας ἴδια συμβεβηκότα. ἐπεὶ τοίνυν ἐν τοῖς κατὰ τὴν ῥῖνα πόροις ὑποτέταται τοῖς ὀστοῖς ὁ χιτὼν ἐκεῖνος, ὃν καὶ τῇ φύσει καὶ τῇ συνεχείᾳ τὸν αὐτὸν ἔφην εἶναι τῷ κατά τε τὸ στόμα καὶ τὴν γλῶτταν καὶ τὴν φάρυγγα, πλήν γε ὅτι λεπτομερής ἐστιν, ἢ τοῦτο αἰσθητήριον εἶναι χρὴ νομίζειν ὀσμῶν, ἢ τὸ τῆς ῥινὸς ὀστοῦν· οὐδὲν γὰρ ἄλλο τρίτον ἐνταῦθα μόριόν ἐστιν. ἀλλὰ τῷ μὲν τῆς ῥινὸς ὀστῷ μὴ ὅτι τῆς ὀσφρητικῆς, ἀλλ᾽ οὐδὲ τῆς ἁπτικῆς αἰσθήσεως μέτεστιν. ὁ δ᾽ ὑποτεταμένος ἔνδον χιτὼν ὁμοιότατος μὲν ὑπάρχει τῷ κατὰ τὸν ουρανίσκον τε καὶ τὴν ὑπερῴαν, καὶ ταύτῃ γε ἀδύνατον αὐτῷ πλεονεκτεῖν ἐκείνων εἰς ἀκρίβειαν αἰσθήσεως, ἠδύνατο μέντοι μεγέθει μόνῳ νεύρων πλεονεκτῆσαι, καθάπερ ἡ γλῶττα. φαίνεταί γε μὴν οὐδὲ ταῦτα, οὐ τὸ πλέον ἔχων, ἀλλ᾽ ὅσον ἀναγκαῖον εἰς αἴσθησιν ἁπτικὴν, τοσοῦτον νεύρων μετειληφώς. καὶ μὲν δὴ καὶ αὐτοῦ τοῦ χιτῶνος ἡ φύσις οὐ κατὰ τὴν τῶν αἰσθητηρίων οὐσίαν ἐστὶν, ὥσπερ αἱ λοιπαί. τὸ μὲν γὰρ

mus; primumque conſtitutionem partium, quae naribus continuae ſunt, conſideremus, deinde propria actionis accidentia. Quum igitur in utroque naſi meatu tunica oſſibus obducta ſit, quam et ejusdem naturae et continuam cum ea eſſe diximus, quae os linguamque et fauces ambit, quanquam eo differat, quod tenuior eſt: aut haec inſtrumentum odoris ſentiendi ſtatuenda eſt, aut os ipſum naſi, quandoquidem pars tertia nulla relinquitur. Sed oſſi non modo non odorandi, ſed ne tangendi quidem ſenſus datus eſt: tunica vero, quae intus ſubſternitur, ut ei ſimillima eſt, quae coelum capitis et palatum ambit, ſic eandem ſuperare ſenſus acumine non poteſt, poterat tamen ſola nervorum magnitudine praeſtare, ut lingua: at nec ea re praeſtare cernitur, ſed nervorum tantum adepta eſt, quantum ad ſenſum tactus neceſſarium erat. Item natura ejus tunicae ſubſtantiae earum rerum, quae odoratum movent, non reſpondet: at reliquae re-

τῆς ὄψεως ὄργανον φωτοειδές· τὸ δὲ τῆς ἀκοῆς ἀερῶδες· ὥσπερ τὸ τῆς γεύσεως ὑγρὸν καὶ σπογγοειδές· τὸ δὲ τῆς ἀφῆς σκληρὸν καὶ γεῶδες· προπαρασκευασθέντος ἑκάστου τῶν ὀργάνων ὑπὸ τῆς φύσεως εἰς ὁμοιότητα τῶν αἰσθητῶν. ἐχρῆν οὖν καὶ τὸ τῶν ὀσμῶν αἰσθητήριον ἀτμοειδὲς ὑπάρχειν, οὐ σκληρὸν καὶ γεῶδες, ὁποῖόν ἐστιν ὁ κατὰ τοὺς μυκτῆρας χιτὼν, πρὸς τῷ τοιοῦτος εἶναι μηδὲ νεύρων ἀξιολόγων τυχὼν, ἃ πάντα ἂν ἔτυχε καὶ πρὸ τῆς γλώττης, ὡς ἂν καὶ τρίτην ἔχων τάξιν ἐν τοῖς αἰσθητικοῖς ὀργάνοις εἰς διάγνωσιν οὐσίας λεπτομεροῦς. τὸ μέν γε τῆς ὄψεως νεῦρον εἰς τοσοῦτον ἥκει μεγέθους, ὥστε τοῦ κατιόντος εἰς τὸ στόμα τῆς γαστρὸς μεῖζον εἶναι πολὺ, καίτοι οὐν εἰς ὅλον διανεμόμενον τὸν ὀφθαλμὸν, ἀλλ' ἐπὶ μόνον ἧκον τὸ κρυσταλλοειδὲς σῶμα· τοῦτο γὰρ ἐδείχθη τὸ κυριώτατον ὄργανον τῆς ὄψεως. ὅ γε μὴν ἀκουστικὸς πόρος, βραχύτατον ἔχων τὸ ἔνδον πέρας, ὃ τοῦ νεύρου ψαύει, παχὺ καὶ οὗτος κατὰ τὴν τοῦ μεγέθους ἀναλογίαν εἴληφε νεῦρον.

ſpondent: quandoquidem videndi inſtrumentum ſplendidum eſt: audiendi autem aëreum: ſicuti guſtandi humidum et ſpongioſum eſt: quod vero ad tactum attinet, durum ac terreſtre eſt: cum natura in fabricandis cujusque ſenſus inſtrumentis ſimilitudinem ſenſibilium ſecuta ſit. Itaque et odoratus inſtrumentum vaporis ſimile eſſe oportebat, non durum et terreſtre, ut tunica, quae naribus indita eſt, quae non ſolum talis eſt, ſed etiam nervis juſtae magnitudinis caret, quos certe habuiſſet, et in ea re linguae praelata eſſet, cum in ordine inſtrumentorum ſenſus tertium locum ad dignoſcendam tenuem ſubſtantiam teneat. Nervus enim opticus ad id magnitudinis pervenit, ut eo multo major ſit, qui ad os ventriculi deductus eſt, quamvis non in oculum totum diſtributus ſit, ſed cryſtallinum corpus tantum attingat; hoc enim, ut alias demonſtravimus, praecipuum cernendi inſtrumentum eſt. Auditus autem foramen, cujus interior terminus valde exiguus eſt, qui nervum excipit, tantum nervi et ipſum accepit, quantum magnitudinis

οὐ μὴν οὐδὲ ἡ γλῶττα μικρῶν μετέσχεν τῶν ἐξ ἐγκεφάλου νεύρων. [357] οὐκοῦν οὐδὲ τὸ τῶν ὀσμῶν αἰσθητήριον ἔσχεν ἄν ποτε ἰσχνὸν, ὁποῖόν ἐστι τὸ κατὰ τὸν τῆς ῥινὸς χιτῶνα. καὶ μὲν δὴ καὶ ἀτμοειδὲς ἀναγκαῖον ὑπάρχειν αὐτό· τοιαύτη γὰρ ἡ τῶν ὀσμῶν οὐσία. ταύτῃ μὲν οὖν καὶ ἡμᾶς ἀπάγει τῶν κατὰ τοὺς μυκτῆρας χωρίων, ἀπὸ τῆς κατασκευῆς τὴν ἔνδειξιν τοῦ ζητουμένου λαμβάνοντας. ἐφεξῆς ἀπὸ τῶν ἰδίων τῆς ἐνεργείας ἐπισκεπτομένοις φαίνεται οὐδεμία γιγνομένη διάγνωσις ὀσμῶν ἄνευ τῆς εἰσπνοῆς, καίτοι γ' ἐνίοτε πεπληρωμένων τῶν πόρων τῆς ῥινὸς ἀτμοῦ σφοδροτάτην ἔχοντος δύναμιν. ἐὰν οὖν τις ἐν οἴκῳ σμικροτάτῳ θυμιάσας ἄσφαλτον, ἢ κασίαν, ἢ σμύρναν, ἢ λιβανωτὸν, ἢ στύρακα, καὶ πληρώσας ὀσμῆς ἰσχυροτάτης αὐτὸν, εἰσελθὼν ἀποπειρῷτο διὰ πολλοῦ χρόνου ποιούμενος τὴν εἰσπνοὴν, εἴσεται τοῦ λεγομένου τὴν ἀλήθειαν, ἐν μὲν τῷ τῆς εἰσπνοῆς χρόνῳ μόνῳ τῆς ὀσμῆς αἰσθανόμενος, ἐν δὲ τῷ λοι-

ſuae ratio ferebat. Nec vero linguae nervi a cerebro orti exiles tributi ſunt. Ergo nec id inſtrumentum, quod ab odore movetur, gracilem a natura nervum accepiſſet, ut is, qui in narium tunicas diſtributus eſt: atque hoc idem vaporis ſimile eſſe neceſſe eſt, talis enim eſt odorum ſubſtantia. Ex quibus rebus efficitur, ut ipſi quoque in inveſtigando odoratus inſtrumento a naribus abducamur, ſi quaeſtionem quidem ad judicandum a conſtitutione partium ſumamus: ſi vero rem a propriis actionis accidentibus inveſtigare volumus, nullum odoris ſenſum, niſi ſpiritu naribus attracto, moveri videbimus, quamquam ipſae nares quandoque vapore etiam vehementer olente repletae ſint. Si quis igitur in cubiculo admodum anguſto bitumen caſiamve, aut myrrham thusve, aut ſtyracem in ſuffitum colliquet, ut undique circumfuſum aërem odore vehementi repleat, mox eundem ſic naribus excipiat, ut attrahere per intervalla longa conetur, hic rei veritatem intelliget. Siquidem tantummodo, dum ſpiritum adducet, odorem ſentiet:

πῷ παντὶ μηδεμίαν ἔχων αὐτοῦ διάγνωσιν, καίτοι γε πληρωμένων τῶν πόρων τῆς ῥινός. οὕτω δὲ, κἂν ἐνστάξῃς εἰς τοὺς μυκτῆρας ὁτιοῦν ἔχον ἰσχυρὰν ὀδμὴν, ἐν ἐκείνῳ μόνῳ τὴν διάγνωσιν αὐτοῦ λήψῃ, καθ᾽ ὃν εἰςπνέομεν. ἔοικεν οὖν ἕτερόν τι μόριον εἶναι τὸ τῶν ὀδμῶν διαγνωστικὸν, ἔνδον που τεταγμένον ἐν βαθυτέρῳ τοῦ σώματος, οὐ πρόχειρον οὕτως, οὐδ᾽ ἐκτὸς, ὡς ὁ κατὰ τὴν ῥῖνα χιτών· ἀλλ᾽ ὡς ἐν τοῖς περὶ τῆς εἰσπνοῆς λόγοις ἐμάθομεν, ὡς ὁ μὲν θώραξ ὑπό τινων μυῶν διαστέλλοιτο, συνέποιτο δὲ ὁ πνεύμων αὐτῷ, κἄπειτα ἐξ ἀνάγκης τῷδε κατὰ τὸ συνεχὲς ὁ ἔξωθεν ἀὴρ διά τε τῆς τραχείας ἀρτηρίας καὶ τῆς φάρυγγος καὶ τοῦ στόματος καὶ τῆς ῥινός. εἴπερ οὖν ὁ κατὰ τὴν ῥῖνα χιτὼν οὐκ ἔστι τῆς ὀσφρήσεως ὄργανον, ἑξῆς ἐπισκεπτέον ἡμῖν περὶ τοῦ κατὰ τὸν οὐρανίσκον, εἶθ᾽ ἑξῆς φάρυγγός τε καὶ τραχείας ἀρτηρίας. ὁ μὲν δὴ κατὰ τὸν οὐρανίσκον χιτὼν οὐκ ἂν εἴη τὸ τῆς ὀσφρήσεως ὄργανον, εἴ γε τοῖς ἐμφράξασι μὲν τοὺς μυκτῆρας ἢ καὶ σφίγξασι

interjectis autem temporibus, cum ſpiritum continebit, odorem nullum percipiet, quanquam nares olenti vapore repletae ſunt: hoc idem eveniet, ſi in ipſas aliquid vehementis odoris inſtilles, nam ita quoque ſolo attracti ſpiritus tempore odorem percipies. His de cauſis pars corporis, quae odores dignoſcit, alia eſſe videtur, eaque interius in corpore poſita, non quae tam in promptu eſt et in ſummo corpore locata, ut tunica, quae naribus indita eſt. Pectus igitur (ut ex ſermone, qui de reſpiratione habitus eſt, intelleximus) a muſculis quibusdam dilatatur, eodemque tempore motus pulmonis conſequitur: ita aërem trahi continui ratione neceſſe eſt et per aſperam arteriam, et per fauces, et ore, et naribus. Quare videndum eſt, cum naſi tunica non odoratus inſtrumentum ſit, an ei, quae palatum ambit, hoc delatum munus ſit: mox idem de faucibus et aſpera arteria quaerendum eſt. Palati igitur tunica ſane haud erit odoratus inſtrumentum: quandoquidem obſtructis naribus,

διὰ τῶν δακτύλων τὰ τῆς ῥινὸς πτερύγια καὶ κλείσασιν ἀμφοτέρους τοὺς πόρους, ἀναπνέουσι δὲ ἐν τῷδε διὰ τοῦ στόματος οὐδεμία τῶν ὀσμῶν αἴσθησις γίνεται. διὰ δὲ ταῦτα καὶ τὴν φάρυγγα καὶ τὴν τραχεῖαν ἀρτηρίαν οὐχ ὑποληπτέον ὑπάρχειν αὐτό.

Κεφ. δ'. Λείπει τοίνυν ἐπισκέψασθαι περὶ τοῦ λοιποῦ πέρατος τῶν κατὰ τὴν ῥῖνα πόρων, ὃ διὰ τῶν ἠθμοειδῶν ὀστῶν ἐπὶ τὸν ἐγκέφαλον ἀναφέρεται. ἀλλὰ κἂν ταῦθα τὰ μὲν τῆς κατασκευῆς ὅμοια, χιτὼν ὑπαλείφων τὸν πόρον, ὡσαύτως ἔχων τῷ κά(208)τω κατὰ τὴν οἰκείαν οὐσίαν καὶ τὴν τῶν νεύρων ἰσχνότητα, τὰ δὲ ἀπὸ τῶν συμβεβηκότων ἕτερα. κατὰ γάρ τοι τὴν εἰσπνοὴν ἐγχωρεῖ τὸν ἐγκέφαλον αὐτὸν ἐνεργοῦντα καὶ διαστέλλοντα τὸν θώρακα διὰ τῶν οἰκείων ἀποβλαστημάτων ἐπισπάσαι τι καὶ πρὸς τὰς ἑαυτοῦ κοιλίας. οὐ μὴν ἀδύνατον τοῦτο, ἀλλὰ κινοῦντι βραχυτάτην ἑαυτοῦ παρέχεσθαι κίνησιν εἰς ἑαυτόν τε καὶ ἐξ ἑαυτοῦ, πιλούμενον μὲν, ἡνίκα εἰς ἑαυτὸν συνάγηται, χεόμενον δὲ, ὁπόταν ἀποτείνηται πάντα· συνα-

aut digito fic compreffis, ut claudantur, fpiritu autem ore adducto, nullus odoris fenfus movetur: eandem ob caufam nec faucium nec afperae arteriae id officium effe putandum eft.

Cap. IV. Sed jam reftat, ut de reliqua foraminum parte confideremus, quae per offa colo fimilia ad ipfum cerebrum afcendit, quae et ipfa caeterarum fimilitudinem in conftitutione fecuta eft: nam ea tunica, quae hanc meatuum partem fuccingit, fubftantiam cum inferiori tunica eandem habet, eandemque nervorum tenuitatem, accidentium vero ratio diverfa eft. Licet enim cerebro, dum in adducendo fpiritu per fua quafi germina quaedam agit pectusque dilatat, aliquid et ipfi ad fuos ventriculos attrahere: nec enim ei impoffibile eft, quum alia moveat, fibi motum quemdam eumque exiguum praebere, modo in fe ipfum, modo ex fe ipfo, ita ut tum compreffius fit, quum fefe contrahit, fufius vero, quum fe ex omni parte dilatat: quum autem in fe ipfum

Ed. Chart. V. [357. 358.] Ed. Baf. I. (208.)

κολουθεῖν δὲ αὐτῷ κατὰ τὸ συνεχὲς, ἐπειδὰν εἰς ἑαυτὸν συνάγηται τὸν ἔξωθεν ἀέρα, καθάπερ γε καὶ ἀντεκπνεῖσθαι πάλιν, ἐπειδὰν χέηται. [358] τοῦθ᾽ ἡμῶν σκοπουμένων ποτὲ, κατά τινα τύχην συνέβη βεβλαμμένον ἄνθρωπον ἐκ κορύζης τε καὶ κατάῤῥου πολυχρονίου τὴν αἰσθητικὴν ὄσφρησιν ἐπὶ τὴν τοῦ μελανθίου βοήθειαν ἀφικέσθαι. κόπτεται δὲ ἀκριβῶς τοῦτο χάριν τοῦ χνοῶδες γενέσθαι, καὶ ἔπειτα μιχθὲν ἐλαίῳ παλαιῷ τρίβεται μετ᾽ ἐκείνου πάλιν ἐπιμελῶς· εἶτα πληρώσας ὁ θεραπευόμενος ὕδατος τὸ στόμα, καὶ τὴν κεφαλὴν ἀνανεύσας, ἐπὶ πλεῖστον ἐγχεόμενον διὰ τῶν μυκτήρων τὸ φάρμακον εἰσπνέων ἕλκει σφοδρότερον. ἐπὶ δὲ τριῶν ἐφεξῆς ἡμερῶν ὁ νεανίσκος χρησάμενος τῷ βοηθήματι, μεγάλως ὤνατο. φιλοτιμότερον δὲ εἰςπνεύσας τῇ τετάρτῃ τῶν ἡμερῶν, ἰσχυρᾶς ᾔσθετο δήξεως ἐν τῷ βάθει τῆς κεφαλῆς, καὶ μάλιστ᾽ αὐτῆς κατὰ βραχὺ μειουμένης, παντάπασιν ἐπαύσατο κατὰ τὴν ὑστεραίαν. ἐδόκει τοιγαροῦν ἡμῖν ἐνηνέχθαι τι τοῦ μελανθίου κατὰ

colligitur, tunc extrinfecus aër continui ratione fequatur, idemque repulfus effletur, quum cerebrum diffunditur. Quum haec igitur nos olim nobifcum cogitaremus, forte contigit, ut quidam, cui odorandi fenfus a diuturna tum gravedine tum deftillatione laefus effet, ad nigellam remedii caufa confugeret. Quam, ut ratio medicamenti poftulat, quum contudiffet diligenter et in pulverem liquaffet, veterique oleo immifcuiffet, iterum eandem cum eo humore minutiffime trivit; mox aquam ore excepit, et fupino capite non minimam medicamenti partem fibi naribus inftillatam adducto fpiritu vehementius attraxit: eodemque modo triduum medicamento utens, magnum ex eo juvenis ille adjumentum cepit. Quarto autem die, quum eodem medicamento fic ufus effet, ut fpiritum violentius quam ante attraheret, gravem in intimo capite morfum percepit: qui tamen quum fenfim leniretur, poftera die prorfus fedatus eft. Qui eventus mihi argumento fuit, nigellae paulum usque ad cerebri ventriculos

τὰς τοῦ ἐγκεφάλου κοιλίας, ὃ προσιζῆσαν ἤτοι τοῖς χοροειδέσι πλέγμασιν, ἴσως δὲ καὶ αὐτῷ τῷ ἐγκεφάλῳ, παρασχεῖν τὴν ὀδύνην. ὁμολογεῖν δὲ φαίνεται τοῖσδε καὶ τὸ δεῖν ἀτμοειδές πως εἶναι τὸ τῶν ὀσμῶν ἴδιον ὄργανον. καὶ διὰ τοῦθ᾽, ἕνεκα τοῦ βεβαίως πεισθῆναι, καὶ ἄλλῳ τινὶ καὶ ἄλλῳ καὶ πολλοῖς ἐφεξῆς οἰκέταις ἐνεχέαμεν τοῦ φαρμάκου, σφοδρῶς ἀναπνεῦσαι κελεύσαντες. ἐξ ὧν ἔνιοι μὲν οὐδ᾽ ὅλως, ἔνιοι δὲ ἀμυδρῶς, εἰσὶ δ᾽ οἳ καὶ σαφῶς ᾔσθοντο δήξεως ἐν τῷ βάθει τῆς κεφαλῆς. ἡμεῖς μὲν οὖν ἔκ τε τούτων ἀναλογιζόμενοι καὶ τῶν ἄλλων τῶν προειρημένων ἐν ταῖς προσθίαις κοιλίαις τοῦ ἐγκεφάλου τὴν τῶν ὀσφρητῶν αἴσθησιν ἐπιστεύομεν γίγνεσθαι. προσήρχοντο δὲ ἡμῖν ἐξ ἐπιμέτρου πίστεις οὐ σμικραί· πρώτη μὲν ἡ τῶν πταρμῶν, ὠφελούντων ἐναργῶς τῷ βάρει τῆς κεφαλῆς, ὅταν ὑπὸ ἀτμῶν παχέων ὁ ἐγκέφαλος ἐμπλησθῇ· δευτέρα δὲ, ὅτι πληροῦταί τε καὶ θερμαίνεται κατὰ τὰς τῆς ἀναπνοῆς ἐπισχέσεις ὁ ἐγκέφαλος, ὡς ὀλίγον ὕστερον ἐρῶ· εἰκὸς οὖν ἐστι,

eſſe attractum, quod aut membranae, quae ſecundarum modo, quibus involvuntur foetus, intexta eſt, aut fortaſſe ipſi cerebro inhaerens dolorem intulit: atque hoc idem illius rei conſenſu approbatum apparet, quod vaporis quodammodo ſimile proprium odoratus inſtrumentum eſſe oportet. Ex quibus rebus ego commotus, aliis quibusdam aliisque alias, multisque deinceps famulis eodem medicamento in nares inſtillato, eos ſpiritum vehementer trahere juſſi: quorum alii nullum, alii levem, alii gravem morſum alte in capite ſenſerunt. Ex quibus rebus caeterisque, de quibus ante diſputatum eſt, quum ratiocinaremur, ſenſum odoris in ventriculis cerebri anterioribus fieri exiſtimavimus. Aderant autem inſuper argumenta multa, quae huic rei fidem non exiguam afferebant: primum quidem, quoniam is, quem gravedo capitis ob repletum craſſis vaporibus cerebrum opprimebat, evidens a ſternutamentis adiumentum cepit: alterum vero, quoniam ipſum cerebrum in retentione ſpiritus impletur e tcaleſit, ut paulo poſt dicam: aequum eſt igitur, cere-

δεῖσθαι τῆς μὲν ἐκπνοῆς αὐτὸν ἕνεκα τοῦ τὰ λυποῦντα κενῶσαι, τῆς δ' εἰσπνοῆς ἀναψύξεως χάριν· ἔτι τε τρίτον, τούτοις ἐγκεκαυμένης ἢ καὶ ἄλλως ὁπωσοῦν θερμῆς τῆς κεφαλῆς, αἰσθανόμεθα τήν τε τῶν ῥόδων ὀσμὴν καὶ τινῶν ἄλλων, ὅσα προσηνῶς ἐκψύχει, ἐπιφανῶς ἰᾶσθαι τὴν θέρμην· οὐ μὴν ἀλλὰ καὶ τὸ κατὰ μηδένα τρόπον ἐγχωρεῖν ἐν τῷ ῥινὸς χιτῶνι τὴν αἴσθησιν γίνεσθαι τῶν ὀσμῶν· ὃ γὰρ εἶχε μόνον βραχὺ τὸ πιθανὸν ὑπ' Ἀριστοτέλους εἰρημένον, ἐξεταζόμενον ηυρίσκετο ψεῦδος.

Κεφ. ε'. Ὅπως οὖν ἀκριβεστέρα γένοιτο παντὸς τοῦ δόγματος ἡ βάσανος, ἀρξώμεθα τῶν προειρημένων κεφαλαίων ἀπὸ τοῦ τελευταίου. τί δή ποτε γὰρ εἰσπνεόντων ἡ τῶν ὀσμῶν αἴσθησις γίγνεται, κατ' ἄλλον δὲ οὐδένα χρόνον, εἴπερ ἐν τοῖς τῆς ῥινὸς πόροις ἡ γένεσις αὐτῆς ἐστιν, ἐπισκεπτομένοις ἡμῖν ἓν τοῦτο μόνον ηὑρίσκετο πιθανὸν, ὡς μὴ κατὰ τὴν ἐκτὸς ἐπιφάνειαν τοῦ τῆς ῥινὸς χιτῶνος, ἀλλὰ διὰ βάθους συχνοῦ τὸ τῆς ὀσφρήσεως ὄργανον τε-

brum nunc ſpiritum trahere, ut refrigerium capiat, nunc eundem reddere, ut noxia a ſe expellat: quibus tertium quoque argumentum adjunctum eſt, quod ii, quibus caput in ſole exuſtum eſt aut modo quodam alio incaleſcit, odore roſarum, aut ſi qua alia ſunt, quae naribus admota non injucunde refrigerent, haud dubiam ſibi medelam accipiunt. Sed et illud aderat, quod ad eandem fidem faciendam concurreret, quod odoris ſenſus in narium tunica moveri nullo modo poteſt: id enim, quod paulum probabilitatis ab Ariſtotele acceperat, quum exquireretur, falſum inventum eſt.

Cap. V. Ut igitur totum ejus in ea re decretum diligenti inquiſitione exploretur, a ſecundo capite ſuperius poſito differentes exordiamur. Mihi igitur cogitanti, quid cauſae ſit, ſi in naris tunica odorum ſenſus poſitus eſt, cur tantummodo, dum ſpiritum trahimus, odorem percipiamus, reliquo autem tempore odoris ſenſu careamus, illud tantum probabile repertum eſt, inſtrumentum odoratus non in ſumma ſuperficie tunicae narium,

τάχθαι, πόρων μέν τινων ἐπ᾽ αὐτὸ τεινόντων, οὐ μὴν ἀνεῳγμένων γε διὰ παντὸς, ἀλλ᾽ οἷον ἐπιθήματά [359] τινα ἐχόντων ὑμενώδη λεπτά· τούτων δ᾽ ἐν ταῖς εἰσπνοαῖς ὑπὸ τῆς ῥύμης τοῦ πνεύματος ἀνοιγομένων, οὕτως ἀφικνεῖσθαι τὸ αἰσθητὸν ἐπὶ τὸ διαγνωστικὸν αὐτοῦ μόριον. ἔοικε δέ τι τοιοῦτον καὶ Ἀριστοτέλης ἔν τε τῷ δευτέρῳ περὶ ψυχῆς κἀν τῷ περὶ αἰσθήσεως καὶ αἰσθητῶν· ἐπιγράφεται δὲ τοῦτο καὶ δι᾽ ἕτερον τρόπον ὧδε, περὶ αἰσθήσεως καὶ αἰσθητηρίων, ἐπειδὴ τὰ τῶν αἰσθήσεων ὄργανα καλεῖν οὕτως ἔθος ἐστὶν καὶ Ἀριστοτέλει. κατὰ μὲν οὖν τὸ δεύτερον περὶ ψυχῆς ταυτὶ γέγραπται· Οὕτως μὲν οὖν καὶ τὸ ὀσφραντικὸν ὄργανον τοῖς μὲν ἀκαλυφὲς, ὥσπερ τὸ ὄμμα τοῖς δὲ τὸν ἀέρα δεχομένοις ἔχει ἐπικάλυμμα, ὃ ἀναπνεόντων ἀποκαλύπτεσθαι, διευρυνομένων τῶν φλεβῶν καὶ τῶν πόρων. ἐν δὲ τῷ περὶ αἰσθήσεως καὶ αἰσθητηρίων τάδε φησί· Ἀλλὰ τοῖς μεν ἀναπνέουσι τὸ πνεῦμα ἀφαιρεῖ τὸ ἐπικείμενον, ὥσπερ πῶμά τι, διὸ οὐκ αἰσθάνεται μὴ ἀνα-

ſed multo interius in ea eſſe locatum, ſic ut foramina quaedam ad ipſum pertinentia habeat, quae non ſemper aperta ſint, ſed operculis quibusdam membranae ſimilibus tenuibusque tegantur: quae opercula ab impetu attracti ſpiritus reſerentur, ut ad eam partem, in qua vis odoris dignoſcendi poſita eſt, proprium ejus ſenſibile perveniat. Tale eſt, quod Ariſtoteles ſentire videtur et eo libro, quem de anima ſecundum ſcripſit, et eo, quem de ſenſu et ſenſibilibus, qui liber idem de ſenſu et ſenſoriis, ut ita dicam, inſcribitur; ſic enim inſtrumenta ſenſus appellare Ariſtoteles ſolet. In ſecundo igitur de anima haec ab eo ſcripta ſunt: *Sic et odoratus inſtrumentum in aliis operculo caret, ut oculi: in aliis, quae aërem recipiunt, operculo tegitur, quod reſpirante animali ex dilatatione venarum et foraminum abducitur.* In volumine vero de ſenſu et ſenſoriis: *Sed in iis,* inquit, *quae reſpirant, ſpiritus id, quod veluti operculum incumbit, abducit, ratione cujus non ſentiunt, niſi*

πνέοντα· τοῖς δ᾽ οὐκ ἀναπνέουσιν ἀφῄρηται τοῦτο· καθάπερ ἐπὶ τῶν ὀφθαλμῶν τὰ μὲν ἔχει βλέφαρα τῶν ζώων, ὧν μὴ ἀνακαλυφθέντων οὐ δύναται ὁρᾷν, τὰ δὲ σκληρόφθαλμα οὐκ ἔχει, διόπερ οὐ προσδεῖται οὐδενὸς τοῦ ἀνακαλύψοντος, ἀλλ᾽ ὁρᾷ ἐκ τοῦ δυνατοῦ ὁρᾷν αὐτῷ εὐθύς. αὗται μὲν αἱ τοῦ Ἀριστοτέλους ῥήσεις, οὐδ᾽ ὅλως ἐπιχειρήσαντος ζητῆσαι μόριον, ἐν ᾧ πρώτως τὴν τῶν ὀσμῶν αἴσθησιν ἔχομεν. ἀλλὰ καὶ τὸ λεγόμενον ὑπ᾽ αὐτοῦ περὶ τῶν ἀνακαλυπτομένων πόρων ἀδύνατον μὲν οὐκ ἔστιν, ὥσπερ ἔνια τῶν λεγομένων ὑπό τινων, οὐ μὴν δυνατόν γε συστῆναι κατὰ τοὺς πόρους τῆς ῥινός. ἐπὶ μέν γε τῶν βλεφάρων ἡ κίνησις κατὰ τὴν ἡμετέραν ἐπιτελεῖται προαίρεσιν, καὶ διὰ τοῦτο ἔξεστιν ἡμῖν, ὁπότε βουλόμεθα, καὶ κλείειν αὐτοῖς καὶ ἀνοίγειν· ἐπὶ δὲ τῆς τῶν ὀσμῶν αἰσθήσεως οὐχ ὧδ᾽ ἔχει. συμβεβηκός γάρ ἐστι ταῖς εἰσπνοαῖς τὸ κατὰ τὴν ἄνοιξιν τῶν πόρων, οὐχ ἡμέτερον ἔργον. πῶς οὖν συμβήσεται, σκεπτέον ἐφεξῆς. καίτοι γε δίκαιος ἦν ὁ Ἀριστοτέλης, ὁ πατὴρ τοῦ λόγου, κατεσκευακέναι μὲν τὴν

refpirent: in iis vero, quae non refpirant, id operculum non eft, ut in oculis accidit: nam animantes quaedam palpebras habent, quae nifi abducantur, cernere nequeunt: nonnullae, quibus oculi duri funt, palpebris carent, ut nullo egeant, quod eas abducat, fed tantum protinus cernant, quantum earum natura patiatur. Haec Ariftoteles, qui locum quaerere, in quo primum odoris fenfus pofitus fit, nulla ex parte tentavit: eaque, quae de foraminibus apertis, quanquam non intelligentiam fugiunt, ut quaedam a quibusdam dicta, non tamen locum habere in nafi meatibus poffunt. In palpebris igitur motus animalis voluntate cietur, et ob eam rem nobis licet, quoties volumus, et componere et abducere: in odorandi vero fenfu non ita fe res habet: apertio enim, quam dixit, foraminum attracti fpiritus accidens eft, non opus noftrum. Sed, quonam modo accidat, deinceps videndum. Quamquam aequum erat Ariftotelem, rationis parentem, fuam opinionem ftabilire, non abfo-

ἑαυτοῦ δόξαν, οὐκ ἀποφηνάμενος ἁπλῶς, ἡμῖν ἐπιτρέψας περὶ τῆς ἐκείνου γνώμης ἀπομαντεύσασθαι, μηδὲν εἰπόντος σαφὲς, ὥστε οὐδὲ κατασκευὴν ἣν λέγει τῶν πόρων ἐδήλωσεν, εἴτ᾽ ἐν τῷ χιτῶνι τῶν μυκτήρων, εἴτ᾽ ἐν ἄλλῳ τινὶ μέρει βούλεται τούτους δὴ τοὺς ὀσφρητικοὺς πόρους ὑπάρχειν. ἀλλ᾽ ὅτι γε μὴ κατὰ τοὺς μυκτῆρας, ἐνθένδε δῆλον. εἰ γὰρ οὕτως ἔχοιεν, ἡ φορὰ τοῦ προσπίπτοντος ἔξωθεν ἀέρος ἀνοίγνυσιν αὐτοὺς, ἐὰν καὶ χωρὶς τῆς εἰσπνοῆς ἐμπίπτῃ τὸ πνεῦμα. ὅτι δὲ οὐκ ἐργάζεται, σαφῶς ἔνεστι θεάσασθαι, πρῶτον μὲν αὐτῷ τεχνησάμενον κίνησιν ἀέρος ἐν οἴκῳ σμικρῷ μεστῷ σφοδροτάτης ὀσμῆς, δεύτερον δὲ καὶ πρὸς ἄνεμον τρέψαντα τοὺς μυκτῆρας ἐν τούτῳ τῷ χωρίῳ, καὶ τρίτον ἐπιθέντα κατὰ τῶν μυκτήρων ἕν τι τῶν ὀργάνων τῶν δυναμένων ὠθεῖν ἀέρα. καλαμίσκοι δ᾽ εἰσὶ τοιοῦτοι, καὶ κύστεις εὐθύτρητοι, καὶ πρὸς ἑαυτῶν ἔχουσαι κέρατα. ἀλλά τοι, τούτων πάντων κινούντων ἀέρα, διάγνωσις οὐδεμία γίγνεται τῆς ὀσμῆς. οὐ μὴν τοῦτ᾽ ἔστιν εἰπεῖν, ὡς τοιαύτη κίνησίς ἐστι τῶν κατὰ τὸν χιτῶνα πόρων, οἷα τῶν τῆς καρδίας κοιλιῶν, ὧν διαστελλομένων,

lute pronunciare, nobisque relinquere, ut, quaenam ejus ſententia fuiſſet, veluti vaticinaremur, cum nihil ipſe dilucide dixiſſet, nec eam, quam in ſcriptis poſuit, foraminum conſtitutionem declaraſſet, in tunicane narium an loco quodam alio haec ſua odoratus foramina eſſe arbitraretur: Quae non in naribus eſſe, ex eo patet, quod, ſi ita eſſet, ea impetus aëris foris irruentis aperiret etiam ſine ullo attracto ſpiritu: hoc autem non fieri perſpicuum eſſe poteſt, ſi quis aut motum aëris in cubiculo odore admodum vehementi repleto moliatur, aut eodem in loco nares vento objiciat, aut naribus inſtrumenta quaedam cava admoveat, quibus aër poteſt impelli: ea calami ſunt et veſicae utrinque foratae, quibus cornicula inhaereant: attamen his omnibus aërem impellentibus nullus odoris ſenſus excitatur. Nec vero id quenquam dicere licet, talem naſi tunicae foramina habere motum, qualem cordis ventriculi habent, qui cum

ἀνοίγνυσθαι συμβαίνει τὰ στόματα τῶν εἰσαγόντων τας ὕλας ἀγγείων. ητοι γὰρ κατὰ τὴν ἡμετέραν προαίρεσιν ἔνεστιν ὑποθέσθαι τὴν κίνησιν γίνεσθαι τῶν πόρων, ἢ χωρὶς προαιρέσεως, οἷα καὶ τῆς καρδίας ἐστί. εἰ μὲν οὖν κατὰ τὴν ἡμετέραν προαίρεσιν, δεήσει καὶ χωρὶς τῆς εἰσπνοῆς διασταλεῖσιν αὐτοῖς αἰσθέσθαι τῆς ὀσμῆς· εἰ δὲ φυσικῶς ἦ, ευδηλον, ὅτι καὶ οὕτως (209) ἄνευ τῆς εἰσπνοῆς. ἀλλὰ μὴν ουδέπυτε χωρὶς τῆς εἰσπνοῆς αἰσθανόμεθα. φανερὸν οὖν, ὅτι τοῖς αἰσθητικοῖς τῶν ὀσμῶν πόροις [360] ουτε κατὰ προαίρεσιν ουτε ἄνευ προαιρέσεώς ἐστιν οἰκεία κίνησις η διοικοῦσα τὸ ὀζόμενον. οὐ μὴν οὐδὲ τῶν ἀναπνευστικων πόρων κίνησις διαστεῖλαι δυνήσεται τοὺς ὀσφρητικοὺς πόρους. αὐτος μὲν γὰρ ὁ θώραξ ἐν τοῖς περὶ τούτων λόγοις ἐπιδέδεικται διαστελλόμενος υπὸ μυῶν· ὁ πνεύμων δ᾽ αὐτὸς συνεπόμενός τε πάντη καὶ συνδιαστελλόμενος τῇ πρὸς τὸ κινούμενον ἀκολουθίᾳ· τούτῳ δ᾽ ἀκολουθῶν ὁ ἔξωθεν ἀηρ, οὐκ ἔτι ἐξ ἀνάγκης διαστελλο-

dilatantur, ora vaforum aperiuntur, quibus in cor materiae invehuntur: aut enim dicendum eft motum foraminum nobis volentibus cieri, aut fine voluntatis imperio, ut cor ipfum movetur. Si igitur ea foramina noftra voluntate moventur, licebit fine ullo etiam attracto fpiritu eadem dilatare, indeque odorem percipere: fin autem naturalis motus eorum fit, nihilominus hoc idem licere perfpicuum eft: at nunquam, nifi adducto fpiritu, odorem fentimus: ex quo apertum relinquitur, foramina, ut ait, odores dignofcentia neque animali volente neque fine ejusdem voluntate proprium motum habere, quo eorum oftiola referentur. Nec vero motus inftrumentorum, quae refpirationi accommodata funt, illos odorandi meatus dilatare poterunt: pectus enim (ut, cum fermo de inftrumentis refpirationi fervientibus haberetur, demonftratum eft) a mufculis dilatatur; pulmo autem ex omni parte confequitur, unaque cum pectore continui ratione dilatatur, cujus item motum aër extrinfecus fe-

μένων τῶν παραπεμπόντων αὐτὸν σωμάτων, οὔτε τοῦ στόματος, οὔτε τῆς ῥινὸς, οὔτε τοῦ φάρυγγος· ἀναπετομένων γὰρ αὐτῶν μόνον διὰ μείζονος ἧς ἔμπροσθεν εἶχον εὐρύτητος, ἐπικτωμένων οὐ δεῖ. δῆλον οὖν ἐστιν ἐκ τῶν εἰρημένων, ὡς ἡ τῶν ἀναπνευστικῶν ὀργάνων κίνησις οὐ δύναται τοὺς λεπτοὺς ἐκείνους πόρους τῶν κατὰ τοὺς μυκτῆρας χιτώνων ἀνοιγνύναι. ὥστ᾽ ἐκ τῆς φορᾶς τοῦ ἀέρος ἀνοιχθήσονται μόνης, ἣν, ὡς ἔφην, ἐγχωρεῖ καὶ χωρὶς τῆς εἰσπνοῆς ἐπιτεχνήσασθαι. εἰ δέ τις φαίη, τῶν δι᾽ ἀναισθησίαν εἰκῆ πολλὰ φθεγγομένων ἐν τῷ τῆς εἰσπνοῆς χρόνῳ τοὺς πόρους ἀνοίγνυσθαι μόνον, καὶ ἡμεῖς ἀναμνήσομεν αὖθις αὐτὸν, ὡς ἐν τοῖς ἔμπροσθεν εἰρημένοις ἐξελήλεγκται τοῦτο, κατ᾽ ἐκεῖνο τοῦ λόγου τὸ μέρος, ἡνίκα ἤτοι καθ᾽ ὁρμὴν τοῦ ζώου τὴν ἄνοιξιν αὐτῶν ἔφαμεν ἢ φυσικήν τινα εἶναι. κατὰ προαίρεσιν μὲν οὖν οὐκ ἔστιν· ἐφ᾽ ἡμῖν γὰρ ἂν ἦν, ὁπόταν βουληθείημεν ἀνοίγειν αὐτοὺς, καὶ χωρὶς τῆς εἰσπνοῆς. οὐ μὴν οὐδὲ φυσικὴ, καθάπερ ἡ [illegible] καρδίας·

quitur: corpora vero aërem vehentia, five fit os, five nares, five guttur, non dilatari neceffe eft, quandoquidem his, ut tantummodo pateant, opus eft, non ut majorem latitudinem fibi affumant. Ex quo intelligitur, tenuia illa tunicae narium foramina motu inftrumentorum, quae ad ducendum fpiritum natura aptavit, aperiri non poffe: ut reliquum fit, eosdem folo aëris impetu referari, quem, ut dictum eft, moliri etiam non attracto fpiritu poffumus. Quod fi quis eorum, qui ob ftuporem multa temere pronunciant, foramina eo tantum tempore aperiri dicat, quo fpiritum trahimus, is a nobis admonebitur, ut ea meminiffe velit, quae fupra, dum hoc idem redargueremus, difputata funt, eo orationis loco, ubi illa foramina aut animalis voluntate aut quodam naturali motu aperiri diximus: quorum neutrum fieri apertum eft. Nam fi animalis voluntate aperirentur, noftrae poteftatis effet, quoties vellemus, ea aperire, etiam nullo fpiritu adducto: idem vero fi naturae opera fieret, qualis motus

οὐ γὰρ ἂν οὐδ᾽ οὕτω κατὰ τὸν τῆς εἰσπνοῆς χρόνον ἐγίνετο διὰ παντὸς, ἀλλ᾽ ἰδίαν εἶχε τάξιν κινήσεως, ἐνίοτε μὲν εἰς ταὐτὸν τῷ τῆς εἰσπνοῆς ἀφικνουμένῳ χρόνῳ, πολλάκις δὲ τῷ τῆς ἐκπνοῆς ἢ ἐπισχέσεως ὅλης τῆς ἀναπνοῆς. εἰ τοίνυν οὔτε ἐξ αὐτῶν, οὔθ᾽ ὑπὸ τῆς τῶν ἀναπνευστικῶν ὀργάνων κινήσεως οἱ πόροι τοῦ κατὰ τὴν ῥῖνα χιτῶνος ἀνοίγνυνται, λείπεται πρὸς τῆς τοῦ πνεύματος ῥύμης εἰς τοῦθ᾽ ἥκειν αὐτοὺς, ἥν, ὡς ἔφην, οἷόν τ᾽ ἐστὶν τεχνήσασθαι καὶ χωρὶς τῆς εἰσπνοῆς. εἰ δέ τις ἀπορεῖ, διὰ τίνα αἰτίαν ὑπὸ τῆς τοιαύτης κινήσεως, εἰ σφοδροτάτη γένοιτο, μηδὲν ὀσμῆς μέρος εἰς τὸν ἐγκέφαλον συνελαύνεται, καίτοι τρημάτων ὄντων εἰς τοσοῦτον εὐρέων, ὡς καὶ τὰς παχυτάτας βλέννας ἐγκεφάλου δι᾽ αὐτῶν φέρεσθαι, διδάξομεν αὐτὸν, ὡς οὐδὲ εἰς τὸν λάρυγγα καὶ τὸν πνεύμονα φέρεταί τι κατὰ τὰς εἰρημένας κινήσεις τοῦ κατὰ τοὺς μυκτῆρας ἀέρος, ἐπειδὴ φθάνουσιν οἰκείου πεπληρῶσθαι πνεύματος. ὁπότ᾽ οὖν οὐδ᾽ εἰς τοὺς μεγάλους πόρους οὐδὲν ἔξωθεν ἐμπίπτει πνεῦμα χωρὶς τῆς τῶν ὀργάνων διαστολῆς, εἰκὸς

cordis eſt, non ſemper cum adducto ſpiritu contingeret, ſed proprium ſui motus ordinem haberet, ut in idem tempus nunc cum accepto ſpiritu concurreret, nunc cum eodem reddito, nunc cum tota respiratione retenta. Si igitur neque per ſe, neque cum motu inſtrumentorum, quae ad ducendum ſpiritum accommodata ſunt, illa tunicae narium foramina aperiuntur, reliquum eſt, id ſpiritus impetu fieri, quem, ut dixi, ſine inſpiratione movere poſſumus. Si quis autem dubitet, quid cauſae ſit, cur tali motu, etiamſi valde violentus ſit, nulla tamen odoris pars in cerebrum impellatur, quanquam tam lata extant foramina, ut a cerebro mucus etiam craſſiſſimus per ea transfluat: nos eum docebimus, in tali aëris per nares impulſu neque in guttur quicquam neque in pulmonem propelli, quandoquidem ea a proprio repleta ſpiritu praeoccupantur. Quum igitur ne in amplas quidem vias quicquam externi aëris illabatur, niſi inſtrumenta dilatentur, conſentaneum eſt, nec in ea illabi

δή που μηδ᾽ εἰς τοσοῦτον λεπτοὺς εἶναι, ὡς τισι τῶν ἀμελῶς ἀνατεμνόντων μήτ᾽ εἶναι δοκεῖν. ἀμέλει κἂν εἰς τὸν μυκτῆρα καθεὶς αὐλίσκον ἀκριβῶς στεγνώσῃς τὸν πόρον, οὐ δυνήσεται πνεῦμά τι ἐνεῖναι, πρὶν ἀνοῖξαι τὸ στόμα· διανοιχθέντος δ᾽ αὐτοῦ, τὸ κατὰ τὴν ὑπερῴαν ἐμπίπτον πνεῦμα πρὸς τοὐκτὸς ἀποχωρεῖν ἀκολουθοῦν ἐπιτρέπει τῷ συνεχεῖ. μὴ τοίνυν ἀξίου μηδ᾽ εἰς τὸν ἐγκέφαλον ἀνέρχεσθαί τι κατὰ τὰς εἰρημένας ἐμπτώσεις εἰς τὴν ῥῖνα τοῦ πνεύματος. ἄχρι γὰρ ἂν ἡ κατ᾽ αὐτὸν εὐρυχωρία φθάνῃ πεπληρωμένη πρὸς ἑτέρου πνεύματος, οὐχ οἷόν τ᾽ ἐστὶν ἐπειςελθεῖν ἄλλο, πρὶν διαστῆναι τὸν ἐγκέφαλον, ὅπερ εἰςπνεόντων μὲν οἷόν τ᾽ ἐστὶ γενέσθαι· διαστέλλεται γὰρ πρῶτον, ἵν᾽ ἕλξῃ, κἄπειθ᾽ οὕτω εἰσδέχεται τὸν ἔξωθεν ἀέρα· χωρὶς δὲ τῆς ἐξ ἑαυτοῦ διαστολῆς οὐκ ἐνδέχεται παραδέξασθαι πνεῦμά τι αὐτὸν, οὐδ᾽ εἰ βιαίως ὠθοῖτο· εἰ δ᾽, ὥσπερ καὶ βούλοιτό τις, βιαίως ὠθούμενον ἐμπίπτει, ἀλλ᾽ οὐδὲ τοῦτο δυνατὸν εἶναι πολύ. [361] θλίβεται μὲν γὰρ βιαίως, ὡς ἴσμεν, ὁ ἀὴρ, καὶ πάλιν τείνεται πανταχόθεν,

foramina, quae tam anguſta ſunt, ut quibusdam oſcitanter diſſecantibus ne quidem exiſtere videantur. Si in alterum igitur naſi foramen fiſtulam immiſeris, ut id ad unguem obſtruas, nullus ſpiritus inire ante poterit, quam os aperueris: quo aperto, ſpiritus is, qui palato continebatur, cum foras effunditur, eum, qui continuus eſt, ſequela quadam ſecum trahit. Ne arbitreris igitur, in ejusmodi ſpiritus per nares impetu quicquam in cerebrum impelli: quamdiu enim alter ſpiritus cerebri anfractus locaque vacua occupat, tamdiu nulli alteri ullus eſt ineundi locus prius, quam cerebrum dilatetur: id quod fieri nobis ſpiritum trahentibus poteſt: primum enim dilatatur, ut attrahat, deinde ſic aërem foris in ſe recipit: at idem cerebrum ſpiritum recipere, niſi dilatetur, non poteſt, ne ſi quidem is violenter impulſus ſit. Quod ſi aliquis velit ſpiritum vi impulſum ingredi, nunquam tamen is multus eſſe poterit; aër enim, ut ſcimus, vi comprimitur, idemque undique funditur,

παρὰ τὴν ἑαυτοῦ φύσιν ἑκάτερον τούτων ἀναγκαζόμενος πάσχειν, ὡς μηδεμιᾶς γε τοιαύτης αὐτῶν αἰτίας βιαζομένης, ἢ τῆς ἣν κατείληφε χώρας. οὐ μὴν οὐδ᾽ ὅτε πιλούμενος εἰς ἐλάττω συνέρχεται τόπον, ἢ χεόμενος ἐπιπλέον ἐκτείνεται, μεγάλην ἐργάζεται τὴν ἐφ᾽ ἑκάτερα μεταβολὴν, ἀλλὰ καὶ συστέλλεται καὶ χεῖται βραχὺ παραχωρῶν ἐφ᾽ ἑκάτερα. διὰ τοῦτο γοῦν οὐδὲν εἰς αὐτὸν ἐμπίπτει, κἂν σφοδρῶς ἐκθλίβῃ τις, ἀνεῳγμένων τῶν μυκτήρων. ὁ δὲ κατ᾽ αὐτοὺς χιτὼν, ἐν ᾧ τοὺς αἰσθητικοὺς πόρους ὑποτιθέμεθα, φανερῶς αἰσθάνεται πληττόμενος ὑπὸ τοῦ προσπίπτοντος ἔξωθεν ἀέρος βιαίως. ὥστε ἀνοίγνυσθαι τοὺς πόρους ἐχρῆν ἐν ταῖς τοσαύταις ἐμπτώσεσιν εἰς τὴν ῥῖνα τοῦ πέριξ ἀέρος, ἀνοιχθέντων δὲ ἕπεσθαι τὴν αἴσθησιν τῶν ὀσμῶν. εἴπερ οὖν οὐχ ἕπεται, τοὺς εἰρημένους πόρους ἀδύνατον ὑπάρχειν. οὐ μὴν οὐδὲ πιθανὸν, τὴν φύσιν ἐπιτεχνήσασθαί τι τοιοῦτον μηδενὸς ἕνεκα. εἰ γὰρ ἐπεποιήκει τινὰς αἰσθητικοὺς πόρους ὀσμῶν, οὐκ ἂν ἐπέφραξεν αὐτοὺς, ὥσπερ οὐδὲ τοὺς

cum horum alterutrum pati contra naturam ſuam cogitur, ut nulla eiusmodi violenta cauſa eum a loco, quem jam occupat, dimovere valeat: nec vero, cum idem compreſſus in anguſtiorem locum cogitur, aut fuſus in ampliorem extenditur, magnam ad utramvis partem efficit mutationem, ſed exiguo et proceſſu et receſſu comprimitur idem et funditur. Quam ob cauſam nihil in cerebrum impellitur, quamvis vehementer ſpiritum plenis naribus comprimas: tunica vero, quae illas ambit, in qua illa odoratus foramina exquirenda poſuimus, ſe ab aëre foris violenter irruente verberari haud dubie ſentit: itaque ea foramina ex tam vehementi aëris in nares impetu reſerari oporteret, et ſimul, ac aperta eſſent, odoris ſenſum moveri: at non movetur: ergo ea eſſe non poſſunt. Sed nec probabile eſt, naturam tale quidquam fruſtra machinatam eſſe: nam ſi foramina quaedam ad odores percipiendos conſtituiſſet, non ea impoſitis operculis occluſiſſet: ut nec ea occluſit, quae in auribus

κατὰ τὰ ὦτα. βέλτιον γάρ ἐστι διὰ παντὸς ἑκάστην αἴσθησιν διαγνωστικὴν εἶναι τῶν ἰδίων αἰσθητῶν, ουκ ἐν χρόνῳ μόνῳ τῷ τῆς εἰσπνοῆς. οὐδὲ διὰ τοῦτο τοῖς ὀφθαλμοῖς ἐποίησεν ἡ φύσις ἐπιθέματα, διότι βέλτιον ἦν αυτοὺς μὴ διὰ παντὸς ἐνεργεῖν, ἀλλὰ διὰ τὸ αὐτοὺς εἶναι μαλακοὺς, καὶ διὰ τοῦτο ὑπὸ τῶν προσπιπτόντων ῥᾳδίως βλάπτεσθαι, ἀφ᾽ ὧν ἵνα φρουρῶνται, ἡ φύσις αὐτοὺς τοῖς βλεφάροις ὠχύρωσεν οἷόν τισι προβλήμασι. ἀμέλει καὶ αὐτὸς ὁ Ἀριστοτέλης εἴρηκεν, ὡς ἐν τοῖς σκληρὸν ἔχουσι ζώοις τὸν ἔξωθεν χιτῶνα τῶν ὀφθαλμῶν ἡ φύσις οὐκ ἐποίησε βλέφαρα, διότι δυσπαθεῖς εἰσιν, καὶ αὐτὸ καθ᾽ ἑαυτὸ οὐδὲν οὔτε προβλημάτων οὔτε στεγασμάτων ουτε καλυμμάτων ἐπι τούτων χρήζουσι τῶν ζώων, ἀλλ᾽ ἡμεῖς γε χρήζομεν δεόντως, ἕνεκά τε τῶν εἰρημένων, κἄπειδὰν ὕπνου καιρὸς ἥκῃ. ἀδύνατον γὰρ ἐν ἀέρι φῶς ἔχοντι καθυπνῶταί τινα χωρὶς τοῦ σκεπασθῆναι τοὺς ὀφθαλμούς. οὕτω γοῦν καὶ αὐτοῖς ἐκείνοις τοῖς ζώοις, οἷς οὐκ ἔστι βλέφαρα, καράβοις, καὶ ἀστακοῖς, καὶ παγούροις, καὶ καρκίνοις,

extant. Melius enim eſt omnem ſenſum aptum eſſe, qui proprium ſenſibile ſemper dignoſcat, non tantummodo, dum ſpiritum trahimus. Nec natura propterea oculis operimenta dedit, quia melius eſſet eos non perpetua in actione teneri, ſed quia molles erant et ob eam rem laedi ab incurſantibus rebus facile poterant: a quibus ut defenderentur, natura palpebras ipſis, quaſi quaedam propugnacula, dedit. Sed nonne et ab ipſo Ariſtotele dictum eſt, naturam animantibus iis, quorum oculos exterior tunica dura protegit, ideo palpebras non dediſſe, quod eos non facile laedere eſſet, et ipſi per ſe nullum vel munimentum vel tegumentum vel operculum in eo animalium genere deſiderarent? At nos jure deſideramus egemusque et ob cauſam proxime expoſitam et ſomni gratia: quisquam enim in aëre lucido dormire, niſi tectis oculis, non poteſt. Itaque illis ipſis animalibus, quae palpebris carent, ut locuſtae, gammari, paguri, cancri,

ἡ φύσις ἐποίησεν κοιλότητάς τινας, οἷον θαλάμους ὑποδεχομένους ὅλους τοὺς ὀφθαλμοὺς, ἐπειδὰν ὕπνουν ἐθέλωσιν· ὡς, ὅταν γε χρῆσθαι βουληθῶσιν αὐτοῖς, ἐξαίρουσιν ὅλους ὀρθίους ἅμα τοῖς αὐχέσιν, ἐφ᾽ ὧν βεβήκασιν, εἰς τὴν οἰκείαν ὀφθαλμοῖς καθιστῶντες χώραν, ἥπερ ἐστὶν ἐπὶ τῶν ὑψηλοτάτων ἐν τοῖς ζώοις μορίων. εἴρηται δὲ περὶ τῶν τοιούτων ἁπάντων αὐτάρκως ἐν τοῖς περὶ χρείας μορίων, ἅπερ εἴ τις ἀναλέξεται, γνώσεται μὲν καὶ τῶν βλεφάρων τὴν χρῆσιν, γνώσεται δὲ καὶ ὡς ἀεὶ τῇ φύσει πρόκειται ταῖς αἰσθήσεσιν ἐνεργεῖν. εἰ δέ ποτ᾽ ἄλλου τινὸς ἕνεκα χρησιμωτέρου κατά τινα καιρὸν ἡσυχάζειν ἀναγκαῖον αὐταῖς ἐστιν, οὐδὲν τοῦτό γε ἀπόρημα τῷ λόγῳ. τὰ γὰρ μὴ δυνάμενα μετ᾽ ἀλλήλων ὑπάρχειν, οὐδ᾽ ἂν οἱ πάντες θεοὶ ζεῦξαι βουληθῶσιν, οἷόν τε αὐτοῖς ἐργάσασθαι τοῦτο. ὅσα γοῦν ἀδύνατα τῇ σφῶν αὐτῶν φύσει, καὶ θεοῖς ἐστιν ἀδύνατα. μὴ τοίνυν θαύμαζε τὸ πῶς ἡ φύσις, ἀεὶ βουλομένη τὰς αἰσθήσεις ἐνεργεῖν, ἡσυχάζειν ἐπιτρέπει κατὰ τοὺς ὕπνους, βούλεται γὰρ ἐν τῷδε τὸν ὕπνον, ἀλλ᾽ ὅτι μᾶλλον.

natura finus quosdam tribuit, qui, inftante fomno, quafi cubicula quaedam oculos totos reciperent; qui mox inde, cum cernendi voluntas fubiret, eruerentur unaque cum cervicibus fuis in fublime extollerentur, quarum in fummis partibus oculi tanquam in fede fua collocati funt, quae in excelfis animalium partibus pofita eft. Sed haec caeteraque fimilia in libris, quos de ufu partium fcripfimus, fatis explicata funt: quae fi quis colligat, is et palpebrarum utilitatem cognofcet, et naturam in id femper effe intentam, ut fenfus in fuis actionibus retineantur. Quod fi majoris utilitatis caufa eos certo tempore ceffare neceffe eft, in nullam ea de re nofter fermo difficultatem incurrit: nam quae fimul effe non poffunt, ea ne dii quidem omnes, fi vellent, conjungere poffent. Quidquid enim fuapte natura fieri nequit, id diis etiam ipfis impoffibile eft. Ne mireris igitur, cur natura, cum fenfus femper agere velit, his tamen per fomnos quiefcere mandet: eo enim tempore fomnum, rem ab his

οὐ μὴν οὐδ᾽ ἐν καιρῷ μοι νῦν ἐστιν ἐξηγεῖσθαι φύσεως ὕπνου· λέλεκται γὰρ ἐν ἑτέροις ὑπὲρ ἑκάστου τῶν φυσικῶν ἐν ἡμῖν ἔργων τε καὶ παθημάτων. εἴτ᾽ οὖν ἔργον ἐστὶ φυσικὸν, εἴτε πάθος ὁ ὕπνος, οὐδὲ γὰρ οὐδὲ τοῦτο εὐδιαίτητον, ἀδύνατον αὐτῷ τὰς αἰσθή[362]σεις ἀκριβῶς αἰσθανομένας φυλάττειν. οὔτ᾽ οὖν, ὅτι κατὰ τοὺς ὕπνους ἐνεργεῖν ὁμοίως οὐ δυνάμεθα ταῖς αἰσθήσεσιν, διὰ τοῦθ᾽ (210) ὁ λόγος ἐστὶ ψευδὴς, ἄμεινον εἶναι φάσκων διὰ παντὸς ἑκάστην αἴσθησιν ἐνεργεῖν τοῦ διαλείπειν· οὔθ᾽, ὅτι φυλαττόμενοί τινα τῶν ἐμπιπτόντων τε καὶ προσπιπτόντων ἔξωθεν ἀναγκαζόμεθα κλείειν τὰ βλέφαρα, διὰ τοῦτ᾽ ἔστι μὴ ὁρᾷν τηνικαῦτα. βέλτιον γὰρ, εἴπερ οἷόν τε ἦν ἀβλαβεῖς αὐτοὺς φυλάττεσθαι, καὶ τοῦθ᾽ ἡμᾶς ὁρᾷν. ἐπειδὴ δ᾽ οὐχ οἷόν τε ἐνεργαζομένην, ἀναγκαζόμεθα κλείειν τὰ βλέφαρα. ταυτὶ μὲν οὖν εἰρήσθω μοι περὶ βλεφάρων χρείας· ἀπὸ γὰρ πολλῶν ὀλίγα, μηκύνειν γὰρ οὐ καιρός. μεταφέρωμεν ἤδη τὸν λόγον ἐπὶ τοὺς ὀσφρητικοὺς πόρους, οὓς

actionibus diverfam, mavult. Sed hic locus non eft, ut fomni naturam aperiam: naturalia enim et opera quaeque et affectus aliis in locis explicata funt. Dum igitur fimul dormit, (five fomnus naturale fit opus, five actio, id quod judicare non facile eft,) fenfus ipfi non adeo agere poffunt, ut bene fentiant: ex quo intelligitur, quanquam per fomnos non aeque, atque per vigilias, fenfibus agere poffumus, non tamen falfum effe, quod dictum eft, fenfum omnem melius effe in perpetua actione teneri, quam eam intermittere: nec, quamvis a quibusdam rebus foris incurfantibus caventes oculos claudere interdum cogimur, tamen fatius eft nos eo tempore non cernere: melius enim, fi oculi fine noxa fervari poffent, ut per id temporis etiam cerneremus: fed quoniam id fieri nequit, iccirco cogimur palpebras occludere. Haec in praefenti de utilitate palpebrarum dicta fint. Pauca quidem e multis: nam hic plura dicere tempeftivum non eft. Redeamus igitur ad illa odo-

Ἀριστοτέλης φησὶν ἐπιθέματα γεγονέναι πρὸς τῆς φύσεως, οὔτε χρείαν τινὰ εἰπὼν τῆς τοιαύτης κατασκευῆς, ουτ ἀποδείξεις ὑπάρχειν. οὐ μόνον γὰρ οὐδενὸς ἕνεκα χρηστοῦ τοιοῦτοι γεγόνασιν, οἵους Ἀριστοτέλης αὐτοὺς εἶναι λέγει, ἀλλὰ καὶ βλάβην ἐργάζονται μεγάλην ἐν τῷ πλείονι χρόνῳ τῆς ζωῆς πηροῦντες ἡμῶν τὴν ὀσφρητικὴν αἴσθησιν, ὅπερ οὐδὲ κατὰ μίαν τῶν ἄλλων ὁρᾶται γεγονός. ἐγρηγορότων γὰρ ἐνεργοῦσιν ἅπασαι διὰ παντὸς, ὅταν γε εὐπορῶσι τῶν οἰκείων αἰσθητῶν. ὅτι μὲν οὖν τὰ καλύμματα τῶν ὀσφρητικῶν πόρων ἄδηλός ἐστι καὶ ἀναπόδεικτος ὑπόθεσις, οὐδ᾽ ὑφ᾽ ἑνὸς των ἐναργῶν μαρτυρουμένη, δεδειχέναι μοι δοκῶ.

Κεφ. ς'. Σκεψώμεθα δ᾽ ἐφεξῆς, ὅπως οἱ πταρμοὶ τὰ τῆς κεφαλῆς ἰῶνται βάρη. γίνονται μὲν γὰρ, ἐπὶ προηγησαμέναις μεγίσταις εἰσπνοαῖς ἐκφυσήσεως ἑπομένης τά-

ratus foramina, quibus Ariſtoteles ait naturam opercula quaedam dediſſe, neque tamen, quae utilitas ab ea re animali praebeatur, expoſuit, neque rem eſſe demonſtravit. Talia igitur foramina, qualia ab Ariſtotele dicta ſunt, nedum ullius ſunt utilitatis, ſed etiam per longa vitae ſpatia magnum animalibus detrimentum afferunt, quandoquidem eorum vitio odorandi ſenſu ſumus orbati: quod nulli ex reliquis ſenſibus contigiſſe videmus, qui omnes, dum vigilamus, in continuis actionibus verſantur, ſi modo propria ſenſibilia habeant, a quibus moveantur. Odoratus igitur foraminum opercula ab Ariſtole poſita rem eſſe et incertam et demonſtratione carentem, et quam nulla evidens fides teſtificetur, equidem mihi demonſtraſſe videor.

Cap. VI. Nunc vero videndum eſt, quonam modo gravedini capitis ſternutamenta medeantur: id quod ea ratione fieri arbitror, quoniam ex praecedentibus magnis expirationibus, conſequente autem celerrime efflatu, ſter-

χιστα. ὀνομάζω δὲ ἐκφύσησιν τὴν ἀθρόαν ἐκπνοήν. εἰ δέ γε μηδὲν ἐξ ἐγκεφάλου δι᾽ αὐτῶν ἐκενοῦτο, πρὸς τῷ μὴ παύσασθαι τὰ βάρη τῆς κεφαλῆς ὑπὸ τῶν πταρμῶν πολλάκις ἔτι καὶ συνεπληροῦτο ἂν μᾶλλον ὑπὸ τῆς ἀθρόας ἔξω τοῦ πνεύματος φορᾶς καὶ προσέτι τῆς ὑπ᾽ αὐτοῦ γενομένης πληγῆς. οὕτως οὖν φαίνεται καὶ ἐπὶ ταῖς μεγάλαις φωναῖς διατιθεμένη. καὶ μὲν δὴ καὶ πάθη τινὰ τῶν κατὰ τὸν ἐγκέφαλον συνισταμένων, οἷα μάλιστά ἐστι τὰ ληθαργικὰ καὶ καρώδη, καὶ διὰ τῶν πταρμικῶν οὐχ ἥκιστα θεραπεύεται φαρμάκων. ἅμα γε καὶ πρὸς τὸν ἥλιον ἀποβλέποντες, ἐρεθιζομένων ἡμῶν πρὸς πταρμὸν, ὡς ἂν, οἶμαι, χεομένων ὑπ᾽ αὐτῶν τῶν ἀτμοειδῶν κατὰ τὸν ἐγκέφαλον πνευμάτων. καθαρίζουσι δὲ καὶ βλέννας ἀθρόας ἐξ ἐγκεφάλου παχείας καὶ γλίσχρας οἱ πταρμοὶ τῇ τοῦ πνεύματος ἔξω φορᾷ συνεκβάλλοντες. οὐ μὴν εἰκὸς φέρεσθαι μὲν ἔξω τι πνεῦμα κατὰ τοὺς πταρμοὺς ἐξ ἐγκεφάλου, μηδὲν δὲ εἴσω μηδέποτε, καὶ ταῦτα μὲν τῶν πόρων ὑπαρχόντων πολλῶν κατά τε τὸ καλούμενον ἠθμοειδὲς ὀστοῦν καὶ

nutamenta moventur: efflatum voco expirationem confertim concitatam. Si autem nihil per ſternutamenta ex cerebro educeretur, ea gravedinem capitis non modo non levarent, verum etiam a ſpiritu tum foras confertim ruente tum etiam verberante caput magis et plenum et grave redderetur: ut ex magnis vocibus fieri cernimus. Quin et morbi quidam ex iis, qui cerebrum occupant, ut lethargici et ſoporoſi a ſternutatoriis medicamentis non minimam curationem recipiunt: itemque ab iis, quae directo in ſolem aſpectu evocantur: quod ex eo fieri arbitror, quia cerebri ſpiritus vapori ſimiles a ſole funduntur. Mucum etiam ex cerebro craſſum et glutinoſum ſternutamenta detrahunt, quem una cum ſpiritu foras impulſo educunt. Non igitur rationi conſentaneum eſt, ut, quum ſpiritus aliquis e cerebro per ſternutamenta extra feratur, idem tamen nullus unquam ingrediatur, praeſertim quum et oſſibus coli ſimilibus,

τὴν ὑπαλείφουσαν ἐκ τῶν ἄνω μερῶν αὐτοῦ μήνιγγα. καὶ μὴν καὶ τὸ βλάπτεσθαι παραχρῆμα καὶ πληροῦσθαι καὶ βαρύνεσθαι τὴν κεφαλὴν ὑπὸ τῶν ἰσχυρῶν ὀσμῶν καὶ ἐνίοτε παραφροσύναις ἁλίσκεσθαι σημεῖόν ἐστι τοῦ φέρεσθαί τι τῆς οὐσίας αὐτῶν εἰς τὸν ἐγκέφαλον· οὐ γὰρ δὴ κατά γε τὴν τῆς ποιότητος κοινωνίαν μόνην ἀθρόως ἂν οὕτως καὶ σφοδρῶς ἐλυπεῖτο. [363] κατὰ τὸν αὐτὸν γοῦν τρόπον εἰκός ἐστι καὶ τὸν ὑπ᾽ ἐκκαύσεως πονούμενον ἐγκέφαλον ὀνίνασθαι πρὸς τῆς τῶν ῥόδων ὀσμῆς. οὐδὲν δὲ αὐτὸν ἧττον ῥόδων ὀνίνησιν τηνικαῦτα καὶ ὁ ψυχρὸς ἀὴρ εἰςπνεόμενος, ὥσπερ καὶ ὁ πάνυ θερμὸς ἱκανὸς φαίνεται βλάπτειν. καὶ μέντοι τῆς ἀναπνοῆς ὅλης ὑπ᾽ ἐγκεφάλου γινομένης ἕνεκα τοῦ φυλάττεσθαι τῆς ἐν τῇ καρδίᾳ θερμασίας τὴν συμμετρίαν, εὔλογον δή που πρώτην ταύτην πορίζειν αὐτῷ, ἑτοιμότατον βλάπτεσθαι πεφυκότι πρὸς τῶν ἀμετροτέρων, ἤτοι θερμαινόντων, ἢ ψυχόντων. πως οὔ τινα πρὸς τοῦτο κίνησιν ἡ φύσις ἔδωκεν αὐτῷ σύμφυτον,

et cerebri membranae, quae iisdem in fuperiori parte fubfternitur, infint multa foramina. Ad haec, quod validi odores caput ftatim laedant, et impleant, et gravent, et in delirium interdum provocent , argumentum eft, non nihil fubftantiae eorum cerebrum tentare, quandoquidem non ob folam communicatam qualitatem in tam fubitos tamque vehementes affectus incurreret. Eademque ratione idem ab odore rofarum juvari confentaneum eft, cum a folis exuftione laborat: atque hoc idem adjumentum ab aëre frigido naribus attracto nihilominus capit, cum ad eundem modum affectum eft: contra vero a valde calido idem graviter laedi videmus. Adde quod, cum refpiratio tota eam ob caufam a cerebro moveatur, ut cordis calor in quadam moderatione fervetur, aequum eft, ipfum cerebrum hanc ipfam refpirationem fibi primum parare: fiquidem fuapte natura iis rebus facillime obnoxium eft, quae immoderate aut calfaciunt, aut refrigerant. Quid igitur? an cerebro natura motum nullum ingenitum ad hanc utilitatem dedit, quo

ἐν μὲν ταῖς εἰσπνοαῖς ῥιπίζουσάν τε καὶ σφύζουσαν, ἐν δὲ ταῖς ἐκπνοαῖς ἀποχέουσαν μὲν ἐνίοτε τὸ φλεγματῶδες καὶ βλένναν καὶ κόρυζαν; ἐδείχθη δὲ ἡμῖν κἀν τοῖς τῶν φυτῶν δυνάμεων ὑπομνήμασιν ἅπαντα τὰ τοῦ σώματος μόρια τήν τε τῶν ἀλλοτρίων ἐκκριτικὴν ἔχοντα δύναμιν, καὶ τὴν τῶν οἰκείων ἑλκτικήν. καὶ φαίνεται δ' ἐναργῶς ἐπί τε γαστρὸς τοῦτο καὶ μητρῶν. ἆρ' οὖν ἡ φύσις τῇ μὲν γαστρὶ δυνάμεις ἔδωκεν, ἕλκουσαν μὲν ἑτέραν τὸ χρηστὸν, ἐκκρίνουσαν δὲ ἄλλην τὸ μοχθηρὸν, ἐγκέφαλος δὲ μόνος οὐκ ἔχει ταύτας; ἀλλὰ μένει τὰ κατὰ τῆς κοιλίας αὐτοῦ περιττώματα, τῷ βάρει μόνῳ κάτω φερόμενα, κατὰ βραχὺ δ' ἐκπίπτει ποτὲ εἰς τὰς ῥῖνας; οὔκουν οἴεσθαι χρὴ, καὶ μάλισθ' ὅταν ὕπτιοι τύχωμεν ὅλης νυκτὸς κατακείμενοι. φθάσει γὰρ ἀποπληξία τις ἢ κάρος ἢ ἐπιληψία συνιστᾶσα, τῶν κοιλιῶν αὐτοῦ πληρωθεισῶν. ἀνατιτραμένοις γοῦν πολλάκις παραχρῆμα καρώσεις γίνονται,

ſpiritum trahat, ut ſeſe ventilet atque refrigerium captet, rurſus autem eundem reddat, ut et caetera excrementa et pituitoſa atque mucoſa effundat? nam (ut in libris, quos de facultatibus naturalibus conſcripſimus, demonſtratum eſt) partes corporis omnes et eam facultatem habent, qua, quod alienum eſt, expellant, et eam, qua, quod ſibi convenit, attrahant: quae in ventriculo et in utero facile apparent. Num igitur natura ventriculo vim utramque dedit, alteram, qua id attrahat, quod bonum eſt, alteram, qua id expellat, quod malum: easdem vero ſoli cerebro deeſſe voluit, quam ob cauſam pati cogatur, ut ea excrementa, quae in ventriculis ejusdem colliguntur, ſolo pondere expreſſa defluant et ſenſim delabentia tandem in ipſas nares incidant? Id igitur credendum non eſt, praeſertim cum ſupini tota nocte cubamus: impediret enim, ne apoplexia aut carus aut morbus comitialis oppletis cerebri ventriculis fierent, ut eos, quibus cranium perforatur, ſaepius ſtatim carus inva-

τῶν ὑπηρετουμένων τοῖς χειρουργοῦσιν ἀμετρότερον ἐνίοτε θλιψάντων τὰς κατὰ τὸν ἐγκέφαλον κοιλίας, καίτοι τί λεγω κοιλίας;

dit, ſi contingat, ut, qui operanti medico miniſtrant, cerebri ventriculos immoderate comprimant: ſed quid inquam ventriculos?

ΓΑΛΗΝΟΥ ΠΕΡΙ ΜΗΤΡΑΣ ΑΝΑΤΟΜΗΣ ΒΙΒΛΙΟΝ.

Ed. Chart. IV. [276.] Ed. Baf. I. (210.)

Κεφ. α'. Περὶ μήτρας ὁ λόγος θέσεώς τε καὶ μεγέθους, καὶ σχήματος αὐτῆς, ὅθεν τε ἤρτηται, καὶ ὅθεν τρέφεται, καὶ ὅσοις συμφύεται, καὶ τίνων ψαύει, καὶ περὶ τῶν πλεκόντων αὐτὴν, καὶ ὅσα κυούσης τῆς γυναικὸς ἐντὸς τῆς μήτρας φύεται κατὰ τὸν χορίον ἢ τοὺς τὸ ἔμβρυον περιέχοντας ὑμένας. κεῖται μὲν δὴ ἐντὸς τοῦ περιτοναίου, μεταξὺ κύστεώς τε καὶ ἀπευθυσμένου, τούτῳ μὲν ἐπικειμένη σχεδὸν ὅλῳ, κύστεως δὲ κατὰ μὲν τὸ πρὸς τὸν ὀμφαλὸν, ἔνθα ὁ πυθμήν ἐστιν αὐτῆς, ὑπερέχουσα ὡς τὰ πολλὰ,

GALENI DE VTERI DISSECTIONE LIBER.

Cap. I. De uteri ſitu ac magnitudine, deque ipſius figura habetur oratio, atque unde pendeat, unde alatur, quibus connectatur, quae attingat, de his etiam, quae ipſum contexant, et quaecunque gravida muliere in utero circa chorion ſeu membranas foetum involventes producantur. Situs quidem eſt intra peritonaeum, inter veſicam et reotum inteſtinum, huic quidem prope toti incumbens, veſicam vero ad umbilicum, qua parte fundus ipſius eſt, multum excedens: parte autem ad

κατὰ δὲ τὸ πρὸς τὸ αἰδοῖον ἡ κύστις μήτρας ὑπερέχει τῷ αὐχένι. αὐτῶν δὲ γυναικῶν ἡ μὲν κύστις κατὰ τὸ ἐφήβαιον τέτακται, τὸν αὐχένα μικρότερόν τε καὶ εὐρύτερον ἔχουσα τῆς ἀνδρῴας κύστεως, μεταξὺ τῶν τῆς ἥβης καλουμένων ὀστῶν καθήκοντα εἰς τὸ γυναικεῖον αἰδοῖον ἐγγὺς τῷ ἔξω τε καὶ ἄνω πέρατι αὐτοῦ. τὸ δὲ ἀπευθυσμένον τῷ τε ἱερῷ καλουμένῳ ὀστῷ καί τισι τῶν τῆς ὀσφύος σπονδύλων ἐφίδρυται. καὶ γάρ πως καὶ σιμοῦται τὰ ἔνδον ἡ ῥάχις κατὰ τοῦτο, διὸ καὶ ἔξωθεν κυρτὴ καταφαίνεται, ὥς που καὶ Ἱπποκράτης περὶ αὐτῆς εἶπεν. αὕτη δὲ ἡ ῥάχις κατὰ μῆκος ἰθυσκολία ἐστὶν, ἀπὸ μὲν τοῦ ἱεροῦ ὀστέου μέχρι τοῦ μεγάλου σπονδύλου, παρ᾽ οὗ προσήρτηται ἡ τῶν σκελῶν πρόσφυσις, ἄχρι μὲν τούτου κυφή· κύστις τε γὰρ καὶ γονὴ καὶ ἀρχοῦ τὸ χαλαρὸν ἐν τούτῳ ἔγκειται. ἀρχὸν μὲν οὖν λέγω τὸ ὅλον ἀπευθυσμένον, καὶ χαλαρὸν δὲ ἀρχοῦ τὸ κάτω μέρος τοῦ ἀπευθυσμένου, ἔνθα καὶ μάλιστα ἀνευρύνεται. καὶ ἐστιν ἐπὶ τέλει αὐτοῦ ὁ καλούμενος σφιγκτὴρ, πρὸς ὃν, οἶμαι, ἀντιδιαστέλλων

pudendum tendente vefica uterum cervice excedit. At vefica mulierum ad pubem fita eft, breviorемque virili cervicem ac latiorem habet, quae inter offa pubis vocata in muliebre pudendum prope exteriorem fuperioremque ipfius finem pertingit. At rectum inteftinum facro offi, quod appellatur, quibusdamque lumborum vertebris infidet; finuatur enim aliquo modo hac in parte intrinfecus fpina dorfi, ut extrinfecus gibba videatur, ut de ipfa loquitur Hippocrates. Ipfa vero fpina fecundum longitudinem recta, obliqua eft ab offe facro adusque magnam vertebram, cui crurum compago annexa eft, huc usque gibba efficitur. In hoc etenim fpatio et vefica et genitura et laxa fedis pars continetur. Sedem quidem totum rectum inteftinum voco; laxam vero fedis partem inferiorem recti inteftini partem, ubi maxime laxatur. Ad ejus finem quoque eft fphincter vocatus, ad cujus fane diftinctionem reliquam recti inteftini

χαλαρὸν ἔφη τὸ ἄλλο μέρος τοῦ ἀπευθυσμένου, [277] ἔνθα καὶ μάλιστα ἀνευρύνεται. γονὴν δὲ λέγω ἤτοι τὰ γεννητικὰ μόρια, ἢ καὶ αὐτὴν τὴν μήτραν.

Κεφ. β'. Μέγεθος δὲ οὐκ ἴση μὲν ἐπὶ πασῶν, πολὺ γὰρ ἐλάττων μὲν ἡ τῆς κυησάσης, μείζων δὲ ἡ τῆς ἐγκύου. καὶ ἥτις οὐδέποτε ἐκύησε, καὶ ταύτης μείων ἐστὶ, καὶ παρὰ τὰς ἡλι(211)κίας, αἷς μηδέπω τοῦ λαγνεύεσθαι ὥρα ἢ μηκέτι· καὶ γὰρ καὶ ἄλλως ἐλάττων ἀεὶ ταῖς μὴ λαγνευομέναις. πειρατέον δὲ ὑπογράψαι τό γε μὴν τῆς συμμέτρως ἐχούσης μέγεθος. κατὰ μὲν οὖν τὸ ἄνω πέρας τοῦ πυθμένος πλησίον ἐστὶ τῷ ὀμφαλῷ, τὸ κάτω δὲ αὐτῆς πέρας κατὰ τὸ αἰδοῖον τῆς γυναικὸς ἔχει, καὶ ἔστιν ἀπὸ τοῦ τόπου, εἰς ὃν ἐπιβάλλει, ἐπὶ τὸ πέρας τοῦ αἰδοίου τὸ ἔξω οὐκ ἴσον μὲν ἐπὶ πασῶν, ὡς τὸ πολὺ δὲ σύμμετρον τὸ διάστημα δακτύλων ἕνδεκα, κατὰ δὲ τὸ πλάτος ἐφ' ἑκατέραν τῶν λαγόνων ἐκτείνεται ταῖς αὐτῆς κεραίαις. περὶ δὲ τῶν κατὰ βάθος περάτων ἤδη εἴρηται, ὅτι τε κύστις καὶ ἀπευ-

partem, ubi maxime dilatatur, laxam appellavi: genituram vero five genitales partes five ipfum etiam uterum dico.

Cap. II. Magnitudo autem in omnibus aequalis non eft, multo namque minor enixae eft, major vero praegnantis, ac ejus, quae nunquam concepit, multo etiam ipfius minor eft, ac pro aetatum ratione iis, quibus nondum veneris exercendae tempus obtingit. Nam alias et iis, quae venere non utuntur, minor femper eft. Sed enitendum eft, quae moderate habet, ejus magnitudinem defcribere. Itaque fuperiori fundi extremo umbilico propinquus eft *uterus*, inferius autem extremum ad muliebre pudendum habet, atque a loco, ad quem pertingit, ad exteriorem pudendi extremitatem non aequale in omnibus fpatium eft, ut plurimum tamen moderatum undecim digitorum; fecundum latitudinem vero ad utraque ilia fuis cornibus porrigitur. De finibus autem fecundum profunditatem jam dictum eft, quod tum vefica,

θυσμένον ὁρίζουσιν αὐτὴν, καὶ ὅτι ἡ μὲν ἐπίκειται, αὐτὸ δὲ ὑπόκειται. αὐτὸ δὲ τὸ αἰδοῖον τὸ γυναικεῖόν ἐστιν ἡ μεταξὺ τῶν τῆς ἥβης ὀστῶν εὐρυχωρία, κατὰ τὰ ἔξω μέρη δερματώδη ἐπίφυσιν ἔχουσα ἀνάλογον τῆς ἐπὶ τῶν ἀῤῥένων πόσθης.

Κεφ. γ'. Τὸ δὲ σχῆμα αὐτῆς, τὸ μὲν ἄλλο πᾶν σῶμα καὶ μάλιστα ὁ πυθμὴν κύστει ἔοικε· καθ' ὅσον δὲ ἐπὶ τῶν πλαγίων ἀποφύσεις ἔχει μαστοειδεῖς πρὸς τὰς λαγόνας ἀνανευούσας, ταύτῃ οὐκ ἔτι ἔοικεν. αὐτῶν δὲ τούτων τὸ σχῆμα ὁ μὲν Ἡρόφιλος ἡμιτόμου κύκλου ἕλικι εἰκάζει· Διοκλῆς δὲ κέρασι φυομένοις. διὰ ταῦτα καὶ ὠνόμασε κεραίας παρωνύμως ἀπὸ τοῦ κέρατος. Εὔδημος δὲ πλεκτάνας καλεῖ, οὐκ ἔχων φάναι, πότερον ὅτι πέπλεκται ταύτῃ ἀγγεῖα ἑλικοειδῶς, ἀλλ' αὐτὰς τὰς ἀποφύσεις παρείκασε πλεκτάναις. οἱ δὲ περὶ Πραξαγόραν τε καὶ Φιλότιμον κόλπους αὐτὰς καλοῦσι, ὅθεν καὶ δίκολπον μὲν τὴν μήτραν τῆς γυναικὸς λέγουσι, πολύκολπον δὲ τὴν τῶν πολυτόκων ζώων. καὶ ὅτι μὲν ἡ τῆς ὑὸς μήτρα, καὶ

tum inteftinum rectum ejus *fines* circumfcribant, et quod illa quidem incumbat, hoc vero fuccumbat. Ipfum autem muliebre pudendum amplitudo eft inter offa pubis, quae ad externas partes cuticularem proceffum habet, ei quod maribus ineft praeputio analogum.

Cap. III. Figuram habet ipfe uterus reliquo quidem toto corpore potiffimumque fundo veficae fimilem; quatenus vero a lateribus proceffus habet mamillares ad utraque ilia nutantes, eatenus veficae haud amplius fimilis eft. Horum fane figuram Herophilus dimidiati circuli revolutioni affimilat; Diocles cornibus enafcentibus; propterea cornua etiam a cornu denominatione nuncupavit. Eudemus vero cirros vocat, haud tradens, utrum vafa, quae hoc in loco revoluta implicantur, an ipfos proceffus cirris comparaverit. At a Praxagora et Philotimo finus appellantur, unde mulierum quidem uterum ifti bifinuatum, aliorum vero animalium, quae multipara funt, multifinuatum dicunt. Sed fuis quidem vul-

εἴ τι ἄλλο ὁμοῦ κυΐσκει πολλὰ, πολύκολπός ἐστι, τοῦτο μὲν καὶ πάνυ ἀληθές· οὐ μὴν ἐπί γε γυναικῶν τοὔνομα πρέπειν ἡγοῦμαι. πρῶτον μὲν γὰρ ἑλικοειδής ἐστιν ἡ τῆς ὑὸς μήτρα, ἔπειτα ἐν τοῖς κόλποις τὰ ἔμβρυα κυΐσκεται· γυναικὶ δὲ καὶ τοῖς ἄλλοις ζώοις, ὅσα γυναικὶ κατὰ τὴν μήτραν ἔοικεν, οἷον αἰγί τε καὶ βοῒ, οὐκ ἐν ταῖς κεραίαις εὑρίσκεται τὰ ἔμβρυα, (παρὰ πολὺ γὰρ αὗται ἐλάττους ἢ κατὰ μέγεθος ἐμβρύου,) ἀλλ' ἐν τῷ ἄλλῳ κύτει παντὶ τῆς ὑστέρας. ἀλλ' οἶμαι τούτους, οὐκ ἔχοντας οὔτε χρείαν οὔτε ἐνέργειαν εἰπεῖν τῶν κεραιῶν, τοιαῦτα ἄτοπα λέγειν ὑπομένειν. ἐπεὶ δὲ μακρός τε ὁ λόγος καὶ ἄλλως οὐ δίκαιον, περὶ μὲν κεραιῶν χρείας τε καὶ ἐνεργείας εἰπεῖν τι, καὶ μὴ περὶ τῶν ἄλλων τῶν κατὰ τὴν μήτραν ἑκάστου, διὰ τοῦτο καὶ ἡμῖν εἰσαῦθις ἀναβεβλήσθω. ἱκανά τε γὰρ καὶ αὐτὰ καθ' ἑαυτὰ ἐπισκέψασθαι τὰ κατὰ τὴν μήτραν πεφυκότα, τί τε ἔργον ἑκάστου, καὶ τίς ἡ δύναμις, καὶ διὰ τί τοιαῦτα, κατά τε τὸ μέγεθος καὶ τὴν θέσιν

vam, et fi quod aliud animal multa fimul concipit, multos finus habere verum eft; non tamen in mulieribus hoc nomen decere arbitror; primum etenim fuis vulva pampiniformis finuofaque eft; deinde in finibus foetus concipit; mulieri autem et caeteris animalibus, quae mulieri utero fimilia funt, veluti caprae et vaccae, non in cornibus, (haec namque multo minora funt, quam pro foetus magnitudine) fed in reliqua tota cavitate foetus reperiuntur. Verum hi (ut opinor), quum neque ufum neque actionem cornuum proferre queant, ejusmodi abfurda comminifcuntur ac in animum inducunt. Quoniam vero longior futurus effet fermo, et alias etiam iniquum foret, fi de cornuum ufu et actione quid dicerem, et non de aliis fingulis circa uterum idem facerem, ob id fane etiam nobis haec res in aliam tractationem differetur. Satis etenim eft multa ipfaque per fe confiderare, quae circa uterum nata funt, quod cujusque fit opus, et quae facultas, et propter quid talia magni-

Ed. Chart. IV. [277. 278.] Ed. Baf. I. (211.)

καὶ τὴν διάπλασιν [278] καὶ τὴν πλοκὴν καὶ τὴν πρὸς τὰ παρακείμενα κοινωνίαν ἐγένετο. νυνὶ δὲ ἐπὶ τὰ ἑξῆς ἴωμεν. εἴη δ᾽ ἂν ἑξῆς λέγειν περί τε σύμφύσεως καὶ προςαρτήσεως καὶ τῶν ἄλλων, ὅσα τούτοις παράκειται.

Κεφ. δ΄. Τῶν γὰρ τῇ μήτρᾳ σωμάτων ὁμιλούντων τὰ μὲν ἐπιψαύει μόνον αὐτῆς, οὐκέτι δὲ καὶ συμφύεται, πολλὰ δὲ ἑνοῦται, καὶ οὐκ ἂν αυτὰ χωρίσαις ἄνευ τομῆς· ἔστι δὲ καὶ ἃ δερόντων ἀπολύεται, καὶ μὴν δὴ καὶ προσήρτηται πολλοῖς, καὶ πολλὰ εἰς αὐτὴν ἐμπέφυκεν. ψαύει μὲν οὖν τῶν λεπτῶν ἐντέρων ἥ γε μετρίως ἔχουσα μεγέθους· ἄλλως δὲ ἡ μὲν υπερβαλλόντως μικρὰ τούτων ψαύει μόνων, οἷς καὶ προσπέφυκεν· ἡ δ᾽ αὖ μεγίστη (τοιαύτη δέ ἐστι μάλιστα, ὅταν κύῃ) τάς τε λαγόνας ἐκπεπλήρωκε καὶ τὸ ὑπογάστριον, καὶ πολλῶν ἐντέρων ψαύει. προσήρτηται δὲ κατά τινας ἰνώδεις καὶ λεπτὰς διαστάσεις ἀπευθυσμένῳ τε καὶ κύστει, (πλείω δέ ἐστι τὰ τῆς κύστεως ἀρτήματα,) καὶ ἱερῷ ὀστέῳ προσηρτηται διά τινων εὐτόνων δεσμῶν,

tudine, fitu, conformatione, connexione et cum vicinis partibus communione conftructa fuerint. Nunc vero ad ea, quae fequuntur, progrediamur. Sequi autem videtur, ut de fymphyfi feu conjunctione et annexione et caeteris his adiacentibus dicamus.

Cap. IV. Quae namque partes utero proximae funt, earum quaedam ipfum tantum contingunt, neque etiam coalefcunt; multae vero uniuntur, neque ipfas citra fectionem feparaveris. Sunt autem et quae per excoriationem difcedunt; ac fane multis annexus eft uterus, ac multae in ipfum infertae funt. Qui igitur moderata quidem fuerit magnitudine, tenuiora inteftina contingit; qui vero fupra modum parvus eft, ea tantum tangit, quibus eft annexus; rurfus vero maximus (qualis eft maxime qui foetum geftat) et ilia et abdomen implet, et multa inteftina tangit. Fibrofis autem quibusdam ac tenuibus intervallis recto inteftino et veficae annectitur; fed veficae plures funt appendices; facro quoque offi alligatur, eique etiam ex multorum fententia robuftis qui-

ἐπιδέσεις ἐχόντων νεύρων μυωδῶν. τοσούτοις δὲ σώμασι κἀκ τῶν κατὰ τὴν ὀσφὺν σπονδύλων ἤρτηται. ἐξήρτηται δὲ ἐκ τῶν ταύτης μυῶν τῶν μεγάλων, ἀποφύσεις ἑκατέρωθεν ἀξιολόγους ποιουμένων, αἳ δὴ εἴς τε τὰ τῆς μήτρας ἄμφω μέρη καὶ εἰς τὸν αὐχένα τῆς κύστεως καὶ εἰς τὴν ἕδραν μερίζονται. χαλαροὶ δὲ οὗτοι πάντες οἱ δεσμοὶ, καὶ διὰ τοῦτο ἐπὶ πλεῖστον ἡ μήτρα κινεῖσθαί τε καὶ μετασχηματίζεσθαι δύναται. ἀρτήματα δὲ οὐδὲν ἧττόν ἐστι καὶ ὅσα εἰς αὐτὴν ἐμφύεται, τὰ μὲν δὴ ὑφαίνοντά τε καὶ διαπλέκοντα αὐτὸ τὸ σῶμα τῆς υστέρας, ὧν οὐκ ὀλίγη μοῖρά ἐστι τὰ ἀπὸ τοῦ νωτιαίου μυελοῦ νεῦρα, τὰ δ' αὐξήσεώς τε καὶ τροφῆς αὐτῆς τῆς μήτρας καὶ τοῦ ἐμβρύου ἕνεκα, αἵ τε φλέβες καὶ ἀρτηρίαι. κύστει δὲ καὶ ἀρχῷ συμφύεται μόνον κατὰ τὸν αὐχένα ὑμενώδεσί τε καὶ ἀρτηριώδεσι σώμασιν ἐπὶ ποσῇ πιμελῇ, καὶ ἀποδέρεσθαι μὲν αὐτῶν δύναται, οὕτω δὲ καὶ ἀκριβῶς συμπέφυκεν, ὡς μίαν τε καὶ τὴν αὐτὴν εἶναι σάρκα. προσπεφύκασι δὲ αὐτῇ καὶ δίδυμοι καὶ σπερματικὰ ἀγγεῖα. συμπέφυκε δὲ τῷ αἰδοίῳ κατὰ

busdam vinculis alligationes nervorum habentibus ac mufculofis annexus elt. Tantis autem corporibus etiam lumborum vertebris appenfus eft; lumborum enim magni mufculi utrinque proceffus quosdam notabiles promittunt, qui tum in utrasque uteri partes, tum in cervicem veficae, tum in fedem diftribuuntur. Atque haec vincula laxa omnia funt; quamobrem plurimum et moveri et transformari uterus poteft. Ligamenta nihilominus ea funt, quae in ipfum inferuntur, partim ut corpus uteri contexant et connectant, quorum non exigua pars nervi funt a dorfali medulla propagati, partim ut et ipfi utero et foetui tum incrementum tum alimentum exhibeant, ut funt venae et arteriae. Veficae vero et recto inteftino cervice tantum membraneis et arteriofis corpufculis aliquanto cum adipe conjungitur coalefcitque; et ab iftis quidem per excoriationem feparari poteft, adeo vero exacte coaluit, ut una et eadem caro fit. Teftes vero ipfi et feminaria vafa adnata funt. Pudende

τὸ πέρας τοῦ αὐχένος· ὥστε, τῆς μήτρας τοῖς μὲν συμφυομένης, τοῖς δὲ προσηρτημένης, τοῖς δὲ ἐξαρτωμένης, καὶ τινῶν μὲν αὐτὴν πλεκόντων, τινῶν δὲ τρεφόντων, πρὸς μὲν τράχηλον κύστεως καὶ ἀπευθυσμένου κατὰ τὸ αἰδοῖον, ὁμοίως δὲ καὶ πρὸς ὄρχεις καὶ τὰ ἀγγεῖα τὰ σπερματικὰ συμφύεσθαι λέγοιτ' ἄν, τοῖς δὲ ἄλλοις μέρεσι κύστεως καὶ ἀπευθυσμένου προσηρτῆσθαι, ἱερῷ δὲ ὀστέῳ καὶ προσηρτῆσθαι καὶ ἐξηρτῆσθαι λέγοιτο, μυελοῦ δὲ νωτιαίου καὶ τῶν κατ' ὀσφὺν μυῶν ἐξηρτῆσθαι μόνον, νεύροις δὲ καὶ ἐξηρτῆσθαι καὶ συμπεφυκέναι καὶ συμπεπλέχθαι, ἀρτηρίαις δὲ καὶ φλεψὶ ἐξηρτῆσθαι καὶ συμπεφυκέναι καὶ συμπεπλέχθαι καὶ τρέφεσθαι. πῶς οὖν ἔχουσι μεγέθους τε καὶ θέσεως, καὶ πόσαι τὸν ἀριθμόν εἰσι, καὶ πόθεν πεφύκασιν αἵ τε φλέβες καὶ αἱ ἀρτηρίαι, ἑπόμενον ἂν εἴη λέγειν.

Κεφ. ε'. [279] Ἀπὸ τῆς κοίλης φλεβὸς καὶ τῆς ἐπικειμένης ἀρτηρίας τῆς μεγάλης ἀποφύονται δύο μὲν φλέβες, δύο δὲ ἀρτηρίαι, μία ἑκατέρωθεν, φλὲψ μὲν ἀπὸ τῆς κοίλης φλεβὸς,

autem cervicis extremo coalefcit. Atque ita fit, quare, quum uterus quibusdam coalefcat, quibusdam annectatur, quibusdam fufpendatur, quumque ipfum quaedam contexant, quaedam nutriant, collo quidem veficae et recto inteftino juxta pudendum perinde ac teftibus et vafis feminariis unitus coalefcit, aliis vero partibus veficae et recti inteftini annectitur, annectitur quoque offi facro, ex eodem tamen etiam dependere recte diceretur. Ex dorfi medulla et lumborum mufculis dependet folummodo. Nervis autem et annectitur, et coalefcit, et contexitur. Arteriis et venis annectitur, et coalefcit, et contexitur, et etiam nutritur; quae quidem venae et arteriae quam magnitudinem, quem fitum habeant, quot numero fint, et unde oriantur, deinceps dicendum eft.

Cap. V. A cava vena et ei incumbente arteria magna duae venae et arteriae, una utrinque, vena a vena cava, arteria ab arteria exoriuntur; altera quidem a

ἀρτηρία δὲ ἀπὸ τῆς ἀρτηρίας. εἶτα ἡ μὲν ἀπὸ τῶν δεξιῶν εἰς τὰ δεξιὰ, ἡ δὲ ἀπὸ τῶν ἀριστερῶν εἰς τὸ ἀριστερὸν μέρος τῆς μήτρας ἐνεχθεῖσα, πρὸ μεν τῆς εἰς αὐτὴν ἐμφύσεως ἀποσχίδας εἰς τοὺς διδύμους ἐκτείνει· μετὰ ταῦτα δὲ ἤδη εἰς τὸ σῶμα τῆς μήτρας καταφύεται, καὶ τοῦτο διαπλέκει. ταῦτα μὲν δὴ τὰ τέτταρα ἀγγεῖα μικρὸν ὑποκάτω κεῖται τῶν ὑπὸ τοὺς νεφρούς· πολλῷ δὲ μείζους αἱ φλέβες τῶν ἀρτηριῶν. ἕτερα δὲ τέτταρα οὐκ ἐπὶ πασῶν γυναικῶν, ἀλλ᾽ ἔστιν ἐφ᾽ ὧν, φησὶν Ἡρόφιλος, τῶν ἐπὶ τοὺς νεφροὺς ἰόντων ἀποφυόμενα, εἰς τὴν μήτραν ἐμβάλλει, ὅπερ ἐπὶ μὲν τῶν ἄλλων ζώων οὐχ εὗρον πλὴν σπανίως ἐν πιθήκοις. οὐ μὴν ἀπιστῶ τὸ πολλάκις εὑρεῖν αὐτὰ ἐπὶ γυναικῶν τὸν Ἡρόφιλον· ἱκανὸς γὰρ ἦν τά τε ἄλλα τῆς τέχνης, καὶ τῶν δι᾽ ἀνατομῆς γινωσκομένων ἐπὶ τὸ ἀκριβέστατον ἥκων, καὶ τὴν πλείστην ἐπίγνωσιν οὐκ ἐπὶ ἀλόγων ζώων, καθάπερ οἱ πολλοὶ, ἀλλ᾽ ἐπ᾽ αὐτῶν τῶν ἀνθρώπων πεποιημένος. οὗτος δὲ καὶ ὑμέσιν ἐμφύεσθαι τὰ τρέφοντα τὴν μήτραν ἀγγεῖά φησι, ὧν λέγομεν ἐξηρτῆσθαι κύστιν, καὶ γίγνεσθαι

dextris ad dextram, altera vero a finiftris ad finiftram uteri partem delata, priusquam in ipfum ingrediatur, ramulos quosdam ad teftes porrigit; poftea vero in corpus ipfius uteri utraque unita ipfum intexit; atque haec quatuor vafa paulo infra ea, quae ad renes tendunt, collocata funt, fed venae multo funt arteriis majores. At alia quatuor vafa non in omnibus mulieribus, fed in quibusdam funt (inquit Herophilus), quae ab illis, quae in renes tendunt, exorta uterum ineant: id quod ego quidem in nullis aliis animantibus nifi raro in fimiis potui invenire, nec diffido tamen, quin Herophilus faepe haec in mulieribus etiam invenerit: qui cum in aliis omnibus, quae ad artem fpectant, eruditus fatis fuit, tum vero ad diffectionis exquifitiffimam cognitionem pervenit, ac majori ex parte non in brutis, ut plerique folent, fed in hominibus ipfis periculum fecit. Hic vafa etiam uterum alentia membranis inferi tradit, unde veficam pendere

τοὺς ὑμένας ἀεὶ παχυτέρους τε καὶ σκληροτέρους καὶ τυλωδεστέρους ταῖς πλείω κυησάσαις. ταῦτα δὲ καὶ ἐπὶ τῶν ἄλλων φαίνεται ζώων. καὶ μὴν ἕτεραί τινες ἀρτηρίαι καὶ φλέβες ἑκατέρωθεν τῆς μήτρας ἐμφύονται παρὰ τὸν αὐχένα, ἀπὸ τῆς εἰς τὸ αἰδοῖόν τε καὶ τὴν ἕδραν ἡκούσης μεμερισμέναι. τοιοῦτος μὲν δὴ καὶ ὁ περὶ (212) τῶν τρεφόντων καὶ πλεκόντων τὴν μήτραν ἀγγείων λόγος.

Κεφ. ϛ'. Αὐτὸ δὲ τὸ σῶμα αὐτῆς δύο χιτῶνές εἰσιν, ἀντιστρόφως κείμενοι, νευρωδέστερος μὲν ὁ ἔξωθεν, φλεβωδέστερος δὲ ὁ ἔσωθεν, ἐπὶ πολὺ διΐστασθαί τε καὶ συστέλλεσθαι πεφυκότες. τούτων ὁ μὲν ἔξωθεν ἁπλοῦς τε καὶ εἷς ἐστι, διπλοῦς δὲ ὁ ἔσωθεν, καὶ τὰ μέρη αὐτοῦ συμβάλλει μὲν ἀλλήλοις, οὐ συμφύεται δὲ, οὐδὲ ἑνοῦται, ἀλλὰ μόνον παράκειται, ὑπὸ τοῦ παρακειμένου χιτῶνος συνεχόμενα. εἰ οὖν θελήσαις ἀποδείρας χωρίσαι, δύο σοι φανοῦνται μῆτραι, ὑφ' ἑνὶ καὶ τῷ αὐτῷ χιτῶνι κείμεναι. τοῦτον γὰρ, ὥσπερ καὶ τὴν μήτραν, τὸν χιτῶνα εἰς δύο χωρίσαι οὐκέτι δυνήσῃ. ὁ μὲν φλεβώδης χιτὼν τὰ μὲν

dicebamus, fierique tunicas femper et craffiores et duriores et callofiores frequentius parientibus. At haec in aliis quoque animalibus confpiciuntur. At vero et aliae quaedam arteriae et venae ab utraque uteri parte in cervicem inferuntur, ab ea, quae ad pudendum et fedem pervenit, divifae. Ac de his quidem vafis, quae uterum nutriunt et contexunt, hactenus dictum fit.

Cap. VI. Ipfum vero corpus uteri conftituunt duae tunicae oppofito modo pofitae: nervofior quidem externa, venofior vero interna eft, ea naturà utraeque, ut multum et diftendi et contrahi facile poffint. Atque exterior quidem fimplex atque una eft, interior vero duplex: cujus partes inter fe cohaerent quidem, non tamen coalefcunt ac uniuntur, fed adjacent tantum, et ab adjacente tunica continentur. Si igitur eas per excoriationem feparare velis, duo tibi uteri effe videbuntur, fub una et eadem tunica fiti: nam hanc tunicam non amplius poteris, quemadmodum uterum, in duas partes dividere. Venofa quidem

ἔνδον μέρη τραχύς ἐστιν ἱκανῶς, καὶ τοιοῦτος δὲ μάλιστα κατὰ τὸν πυθμένα· ὁ δὲ περικείμενος αὐτῷ ὁ νευρώδης παχύτερος πολλῷ τοῦ τῆς κύστεως χιτῶνος, καὶ φλεψὶ πολλαῖς καὶ ἀρτηρίαις διειλημμένος.

Κεφ. ζ'. Ὁ δὲ αὐχὴν τῆς μήτρας, μυώδης ὢν, ἐκ σαρκὸς γέγονε σκληρᾶς τε καὶ χονδρώδους, καὶ ἀεὶ σκληρότερος ἑαυτοῦ γίνεται καὶ χονδρώδης τῷ χρόνῳ, ὥστε, ὅσαι πολλά γε ἐκύησαν, ἢ πρεσβύτιδες ἤδη εἰσὶν, ἱκανῶς ταύταις ὁ αὐχὴν σκληρός τε καὶ χονδρώδης. εἰκάζει δὲ αὐτοῦ τὴν φύσιν ὁ Ἡρόφιλος [280] βρόγχου τῷ ἄκρῳ. τρῆμα δὲ ἔχει ὁ αὐχὴν οὗτος, δι' οὗ κενοῦται μὲν τὸ θῆλυ τὰ ἐπιμήνια, λαμβάνει δὲ πρὸς ἑαυτὴν ἡ γυνὴ τοῦ ἄῤῥενος τὴν γονὴν, ἔξεισί τε τῆς μήτρας δι' αὐτοῦ τὸ ἔμβρυον. ἄπιστον γὰρ ὁ πόρος οὗτος εὐρύτητος κατὰ καιρὸν παραλλάττει, ὃς πυρῆνα μὲν μήλης ἐπιδέχεται, ἢ βραχύ τι τούτου παχύτερον ἐν τῷ ἄλλῳ παντὶ χρόνῳ· κυούσης δὲ τῆς γυναικὸς, σφόδρα μέμυκε, καὶ οὐδὲν ἂν παραδέξαιτο.

tunica interiori parte ſatis aſperata eſt, praecipueque ad fundum; altera vero quae hanc ambit nervoſa veſicae tunica multo craſſior multisque et venis et arteriis intercepta eſt.

Cap. VII. At uteri cervix muſculoſa quum ſit, carne dura et cartilaginea conſtat, duriorque ſeipſa ſemper evadit, et progreſſu temporis cartilaginoſa adeo, ut, quae ſaepe pepererunt, vel aniculae jam ſunt, his dura admodum et cartilaginea cervix ſit. Hujus naturam Herophilus gutturis ſummae parti comparat. Cervici ſane huic foramen eſt, quo mulier et menſtrua expurgat et maris genituram excipit: unde etiam ex utero foetus *in lucem* egreditur. Incredibile enim eſt, quam meatus hic pro tempore amplitudinem evariet: qui quum reliquo toto tempore ſpecilli acuminatum capitulum vel paulo craſſius aliquid admittat, praegnante muliere adeo vehementer occluditur, ut nihil quicquam excipere

ἀπολυομένου δὲ τῆς μήτρας τοῦ ἐμβρύου, αἱ ὠδῖνες ἐπὶ πολὺ διϊστῶσιν αὐτὸν, θαῦμα καὶ ἀκοῦσαι, καὶ τὸ ζῶον ὅλον ταύτῃ δίεισιν. περαίνει δὲ αὐτὴν οὗτος εἰς τὸν γυναικεῖον κόλπον οὐκ ὀρθὸς, οὐδὲ εὐθὺς ἐπὶ πασῶν, ἀλλὰ ἐκκλίνεται ἢ παραστρέφεται ἐπί τε τὰ ἀριστερὰ καὶ τὰ δεξιὰ καὶ τὰ ἄνω καὶ τὰ κάτω. περὶ δὲ τοῦ πρόσω καὶ ὀπίσω, ὅτι δὴ ὁμοίως ἁπάσαις ἔχει, ἤδη εἴρηται.

Κεφ. η'. Ἔχουσι δὲ οὐδὲ τῷ πάχει τῆς μήτρας οἱ χιτῶνες ὡσαύτως ἀεὶ, ἀλλ' εἰς μὲν τὴν πρώτην ἡλικίαν, ὥσπερ μικροὶ, οὕτω καὶ λεπτοί εἰσιν· ἰόντων δὲ ἤδη τῶν ἐπιμηνίων, πρὸς λόγον τοῦ μεγέθους καὶ τὸ πάχος αὔξονται, καὶ ἢν ἔξωρος τοῦ κύειν τε καὶ καθαίρεσθαι ἡ γυνὴ γίνηται, ὥσπερ τὸ μέγεθος, οὕτω καὶ τὸ πάχος μειοῦται. κατὰ μὲν τὰς ἡλικίας ὧδ' ἔχουσιν. κατὰ δὲ τὰς περιστάσεις, ὅσα μὲν αἱ νόσοι πεφύκασιν ἀλλοιῶσαι κατὰ τὴν μήτραν, τὸ νῦν οὐ πρόκειται λέγειν· ὅσα δὲ ἐν τῷ κατὰ φύσιν αἱ

queat. Quum vero ab utero folvitur foetus, a partus doloribus ita diftenditur, ut, quod mirum etiam auditu fit, per eum totum animal exeat. Cervix autem haec ad muliebrem finum non recta neque ftatim in omnibus pervenit, fed modo ad dextram, modo ad finiftram, modo furfum, modo deorfum declinat ac deflectit: nam quod ad anteriorem et pofteriorem partem attinet, quod fimili modo in omnibus fe habeat, jam dictum eft.

Cap. VIII. Quin etiam tunicae ipfae uteri non femper eandem craffitudinem fervant, fed prima quidem aetate, ficut parvae, ita etiam tenues funt, poftea vero profluentibus jam menftruis pro magnitudinis ratione craffitudinem etiam augent; quemadmodum minuitur tam magnitudo quam craffitudo, quum mulier vel concipiendi tempus excellit, vel menfes non amplius emittit. Atque haec, quantum ad aetates fpectat, differentia eft. Quantum autem ad adverfos cafus, quaecunque morbi ipfi in uteris alterare folent, in praefentia dicendi non eft locus; quaecunque vero, quum hac fecundum naturam af-

περιστάσεις αὐτὴν ἀλλάττουσιν, ταῦτα ἐροῦμεν. παχεῖα μὲν καὶ εὔογκος καὶ διῳδηκυῖα φαίνεται, ὅταν αὐτὴ ἡ κάθαρσις ἡ τῶν καταμηνίων συνδιδῶται· διαβρέχεται γὰρ τηνικαῦτα τῇ νοτίδι τῇ ἀπὸ τοῦ αἵματος· λεπτὴ δὲ καὶ ξηρὰ ἡ πορῥωτάτω τούτου τοῦ χρόνου· παχυτέρα δὲ καὶ τῇ κυησάσῃ, καὶ ἥτις πλεῖστα ἐκύησε, ταύτῃ παχίστη. πάλιν οὖν ἀρχομένης μὲν κύειν παχεῖα, ἐγγὺς δὲ τοῦ ἀποκυΐσκειν γενομένης μεγάλη μὲν, λεπτὴ δὲ, τὸ γὰρ πάχος εἰς τὸ μῆκος ἐκτεινόμενον ἀναλίσκεται, ἐν δὲ τῷ μεταξὺ χρόνῳ ἀνάλογον τοῦ μεγέθους τὸ πλάτος.

Κεφ. θ'. Οἱ δὲ ὄρχεις τοῦ θήλεος κεῖνται μὲν ἐκ πλαγίων τῆς μήτρας, εἷς ἑκατέρωθεν τοῦ πυθμένος, ἐγγὺς τῶν κεραιῶν, μεγέθει γε πολὺ μείους, ἢ τοῦ ἄῤῥενος, καὶ τῷ σχήματι δὲ καὶ τῷ συγκρίματι πάμπολυ διαφέρουσι. πλατεῖς μὲν γὰρ οὗτοι, στρογγύλοι δὲ καὶ προμήκεις ἐκεῖνοι· καὶ ἀδενοειδεῖς μὲν οὗτοι, απαλόσαρκοι δὲ οἱ τοῦ ἄῤῥενος. περιέχει δὲ τούτων ἑκάτερον ὑμὴν ἴδιος λεπτὸς, οἷος ἐπὶ τῶν ἀῤῥένων, ὁ δαρτός· ἐρυθροειδῆ δὲ καὶ ὄσχεον

fectiones fint, circa ipfum immutant, ea referemus. Quum menftruorum purgatio colligitur, craffus quidem uterus ac tumens apparet, permadefcit enim tunc; contra vero tenuis atque aridus eft, quum ab hoc *purgationis* tempore longiffime abeft. Ejus, quae jam uterum geffit, craffior; craffiffimus ejus, quae faepiffime peperit. Rurfus igitur in principio conceptus craffus; cum prope tempus pariendi accedit, magnus quidem, fed tenuis; craffitudo enim in longitudinem extenfa abfumitur; in reliquo vero intercedente tempore pro ratione magnitudinis craffitudinem habet.

Cap. IX. Teftes autem foeminae a lateribus vteri fiti funt ad fundum utrinque *alter* prope cornua, magnitudine quam viri longe minores, figura item et habitu multo diverfi; lati enim hi funt, rotundi illi atque oblongi; hi glandulofa, molli carne mafculi funt. Horum uterque propria membrana, qualis eft in maribus, quam dartum dicunt, contegitur; erythroidem vero feu rubicun-

οἱ τοῦ θήλεος ὄρχεις οὐκ ἔχουσι. καὶ μὴν καὶ ἀρτηρίαι καὶ φλέβες τοῖς ὄρχεσιν ἐμφύονται ἀπὸ τῶν εἰς τὴν μήτραν ἰουσῶν, εἰς ἑκάτερον μία. συμμίξαντα δὲ ἀλλήλοις ταῦτα τὰ ἀγγεῖα, πρὶν εἰς τὸν δίδυμον ἐμφυῆναι, καὶ βοστρυχοειδῶς ἑλίσσεται, οὐδέν τι ἀλλοιότερον ἢ ἐπὶ τῶν ἀῤῥένων, ὥστε, εἰ τέμοις τὴν ἕλικα, πολλά σοι ἡ μία τομὴ στόματα ποιήσει, οὐχ ὅτι πολλὰ ἀγγεῖα ἔτεμες, ἀλλ᾽ ὅτι τὸ ἓν πολλάκις. καὶ μὴν καὶ τὰ ἀποφυόμενα τῶν ὄρχεων ἀγγεῖα τὰ σπερματικὰ πάλιν ὁμοίως φαίνεται περιέχοντα σπέρμα, ὡς καὶ ἐπὶ τῶν ἀῤῥένων, [281] ἐγγὺς μὲν αὐτῶν τῶν ὄρχεων εὐρέα τε ὄντα καὶ αἰσθητὴν ἔχοντα τὴν κοιλότητα, στενότερα δὲ καὶ οἷον ἄκοιλα γινόμενα μικρὸν ἀπωτέρω, εἶτα πάλιν εὐρυνόμενα παρὰ ταῖς κεραίαις, ἔνθα καὶ εἰς τὴν μήτραν καταφύονται. ταύτας δὲ τὰς ἐμφύσεις οὔτε Ἀριστοτέλης, οὔτε Ἡρόφιλος, οὔτε Εὐρυφῶν οἶδεν· ἐμνημόνευσα δὲ τούτων, οὐχ ὡς μόνον οὐκ εἰδότων, ἀλλ᾽ ὡς κάλλιστα ἀνατεμόντων. Διοκλέα μὲν γὰρ καὶ Πραξαγόραν καὶ Φιλότιμον καὶ τοὺς

dam tunicam ac fcrotum foeminae teftes non habent, arteriae tamen et venae ab iis, quae in uterum feruntur, profectae teftibus utrique altera inferuntur. Verum commixta inter fe haec vafa, priusquam in teftem inferantur, ad cincinni modum intorquentur non alio modo, quam in maribus etiam contingit, ut, fi revolutionem hanc praefecueris, una fectio multa tibi ofcula efficiat, non quod multa vafa diffecueris, fed quod unum faepe. Quae a teftibus item exeunt vafa feminaria, eodem modo, ut in maribus, continere femen confpiciuntur, quae prope ipfos teftes lata funt et cavitatem fenfilem habent, paulo a teftibus recedentia anguftiora et quafi non cava redduntur; deinde juxta cornua, ubi in uterum etiam inferuntur, rurfus dilatantur. Has autem infertiones neque Ariftoteles, neque Herophilus, neque Eurypho agnovit; qui quidem viri a me in praefentia commemorati funt, non quod foli hoc ignorarint, fed quod, quum optime diffectionem tractarint, hoc non adverterint. Nam Dioclem, Praxagoram, Philotimum ac reliquos fere om-

ἄλλους παλαιοὺς ὀλίγου δεῖν ἅπαντας, οὐκ ἀπεικὸς, ὥσπερ ἄλλα πολλὰ τῶν κατὰ τὸ σῶμα, οὕτω δὴ καὶ ταῦτα ἀγνοῆσαι· ὁλοσχερέστερον γάρ πως καὶ οὐκ ἀκριβῶς περὶ τὰ ἀνατομικὰ ἔσχον· ὅθεν οὐδ᾽ ἐκείνων μοι μέλει. περὶ δὲ τῶν ἀνδρῶν τούτων οὐκ ἔχω τί φῶ, οὔτε γὰρ καταγινώσκειν τούτων τολμῶ διὰ τὴν ἐν τοῖς ἄλλοις ἀκρίβειαν, οὔτε μικρὰ οὕτως ἐστὶ τὰ ἀγγεῖα, ὥστε ἄν τινα λαθεῖν. ἀλλὰ περὶ μὲν τῶν εἰς τράχηλον τῆς κύστεως ἐμφυομένων ἀκριβῶς εἴρηται αὐτοῖς, ὅτι τε εἰς τὸν αὐτὸν τόπον ἐμβάλλει, εἰς ὃν καὶ ἐπὶ τῶν ἀῤῥένων, καὶ ὅτι ἀδενοειδῆ εἰσι τὰ ἀγγεῖα ταῦτα, καὶ ὅτι ἀπὸ τῶν διδύμων ἐκτείνεται τῇ μήτρᾳ παραφυόμενα. περὶ δὲ τῶν κατὰ τὰς κεραίας οὐδὲν εἰρήκασι, καίτοι καὶ ταῦτα πόροις τε αἰσθητοῖς ἐμβέβληκεν, ὥσπερ ἐκεῖνα εἰς τὸν τράχηλον, καὶ γονὴν ἐντὸς αὐτῶν ἔχοντα φαίνεται. ἐπὶ πλέον δὲ περὶ αὐτῶν ἐν τῷ ἑξῆς λόγῳ τῷ περὶ τῶν ἐνεργειῶν σκεψόμεθα.

Κεφ. ι΄. Τὸ δὲ νῦν εἶναι, ὅπερ ἐστὶν ἕν τι τῶν

nes veteres, ſicut pleraque alia, ita hoc quoque in corpore noſtro ignoraſſe mirum non eſt, quippe qui rudem quandam, non exactam diſſectionis cognitionem habuerunt; unde neque ullam mihi illorum rationem habendam cenſeo: de his vero hominibus quid dicam, neſcio; damnare enim eos, quum in reliquis tam accurate omnia indagarint, non audeo; ſed neque vaſa haec adeo parva ſunt, ut latere quempiam poſſint. Verum de his, quae in collum veſicae inſeruntur, ſatis exquiſite tractarunt, quod et in eundem locum ingrediantur, in quem etiam in maribus, quod et glandulоſa ſint vaſa haec et quod a teſtibus extendantur et utero inhaereſcant; de his vero, quae ad cornua tendunt, nihil dixerunt, quum tamen etiam haec non minus evidentibus meatibus uterum intrent, quam illa in collum, et genituram intus habere videantur. Sed de his in ſequenti oratione de functionibus fuſius tractabimus.

Cap. X. Nunc vero, quod unum quoddam eſt

προτεθέντων ὑπόλοιπον, τοῦτο λεγέσθω, τίνα, κυούσης τῆς γύναικός, ἐντὸς τῆς μήτρας φύεται. ἔστι δὲ τάδε. πρῶτον μὲν τὸ χορίον, τῇ μήτρᾳ προσφυές· μετὰ δὲ τόδε ὑμένες οἵ τὸ ἔμβρυον συνέχοντες, καὶ αὐτὸ τὸ ἔμβρυον. εἶδος δὲ ἑκάστου τῇ φύσει τοιόνδε ἐστί. τὸ μὲν χορίον ἀγγεῖα πολλά ἐστι, φλέβες τε καὶ ἀρτηρίαι ἐγγὺς ἀλλήλων κείμεναι, καὶ τὰ μεταξὺ διαστήματα ὑμέσιν ἀναπληρούμενα. οἱ δὲ ὑμένες, ὁ μὲν ὅλῳ περίκειται τῷ ἐμβρύῳ, ὁ δὲ ἕτερος ἐπίκειται, διπλοῦς κατὰ τὰ ὑπερέχοντα αὐτοῦ, κεφαλήν τε καὶ γλουτοὺς καὶ πόδας. καὶ ἔστιν ὀνόματα αὐτῶν, τῷ μὲν ἀμνειός, τῷ δὲ ἀλλαντοειδής, ἀλλᾶντι γὰρ ἔοικεν, ὥστε ἀπὸ τῆς κατὰ τὸ σχῆμα ὁμοιότητος τοὔνομα αὐτῷ· ἄμφω δὲ λευκοὶ καὶ λεπτοί, ἐγγὺς ἀράχνης τὸ εἶδος. ἔστι δὲ τοῦ μὲν χορίου ἡ πρὸς τὴν μήτραν πρόσφυσις τοιάδε. τῶν τῆς μήτρας ἀγγείων εἰς τὰ ἐντὸς αὐτῆς ἡκόντων, δι᾽ ὧν καὶ τὰ καταμήνια ἡ γυνὴ καθαίρεται, τὰ στόματα ἀνέῳκται, ὁπόταν ἡ γυνὴ συλλήψεσθαι μέλλῃ. ἔστι δ᾽ οὗτος ὁ χρόνος

eorum, quae dicenda propofuimus, id reliquum tradatur, quaenam videlicet in praegnantis mulieris utero oriantur: funt autem haec. Primum eft chorion utero adhaerefcens, deinde membranae, quae foetum involvunt, tum ipfe foetus. Forma autem uniufcujusque natura hujusmodi eft. Chorion multa funt vafa, tum venae tum arteriae prope inter fe fitae, ac intermedia intervalla membranis expleta. Membranae vero *duae funt*, altera toti foetui circumjecta, altera eminentibus tantum partibus, capiti, natibus, pedibus, duplex fuperjecta; furtque ipfis nomina, illi quidem amnios, huic vero allantoides; inteftino enim farto fimilis eft, unde a figurae fimilitudine huic nomen inditum eft; ambae vero albae ac tenues, forma ad araneam proxime accedentes. Chorion utero adhaerefcit hoc modo. Vaforum uteri, quae interiorem ipfius partem adeunt, quibus etiam menfes purgantur, ofcula, quum foemina conceptura eft, aperiuntur: hoc autem *conceptionis* tempus eft vel incipien-

ἀρχομένων τῶν ἐπιμηνίων ἢ παυομένων. ἀνεστόμωνται γὰρ καὶ ἐν τῷ ἄλλῳ παντὶ χρόνῳ τῆς καθάρσεως τὰ ἀγγεῖα ταῦτα, ἀλλ' οὐκ ἂν λάβοι πρὸς ἑαυτὴν ἡ γυνὴ τηνικαῦτα, οὐδὲ γὰρ δύναται μένειν ἐν τῇ μήτρᾳ τὸ σπέρμα, ἐκκλυζόμενον τῷ πλήθει τοῦ ἐπιῤῥέοντος αἵματος. παυομένων δὲ τῶν ἐπιμηνίων καὶ ἀρχομένων ἀνεστόμωται τὰ ἀγγεῖα, καὶ τὸ ἐπιμήνιον οὔτε πολὺ οὔτε ἀθρόον ἐκχεῖται, ἀλλ' ὀλίγον τε καὶ κατὰ βραχὺ, οἷον ἀπὸ νοτίδος αἱματηρᾶς διϊδρουμένης· ὥστε προσφύεται μὲν διὰ τὴν τραχύτητα τῇ μήτρᾳ τὸ σπέρμα, αὐτάρκη δὲ ἔχει τροφὴν τὴν ὀλιγότητα τοῦ συῤῥέ(213)οντος εἰς αὐτὴν αἵματος. πρὶν γὰρ ἰέναι τὰ ἐπιμήνια, οὐκ ἂν συλλάβοι ἡ γυνὴ, ὅτι καὶ τοῦ τρέφοντος ἐστέρηται τὸ σπέρμα, καὶ προσίζησιν οὐκ ἔχει· λεία γὰρ ἡ μήτρα τηνι[282]καῦτά ἐστι, μεμυκότων τῶν ἀγγείων, ὥστε ἀποῤῥεῖ τὸ σπέρμα καὶ οὐχ ἑνοῦται τῷ χιτῶνι αὐτῆς, ἐπιτηδειότερον γὰρ πρὸς σύμφυσιν τὸ τραχὺ τοῦ λείου. ταῦτα γοῦν καὶ τῶν ἀψύχων τὰ πολλὰ, φησὶν ὁ Διοκλῆς, οἷον ξύλα τε καὶ λίθους, ἑνῶσαι πρὸς ἄλληλα βουλόμενοι, ἢν τυγχάνῃ λεῖα ὄντα, τραχύνουσι πρότερον

tibus vel cessantibus menstruis. Aperiuntur enim reliquo etiam alio toto purgationis tempore vasa haec, non tamen tunc in se concipit mulier; non enim semen in utero manere potest, quod ab influentis sanguinis copia eluatur. At cessantibus vel incipientibus menstruis, vasorum ora operta sunt, et menstruum neque multum, neque affatim, sed paucum et paulatim effluit, sanguineo humore velut exudante; proinde ob asperitatem utero semen adhaeret, satisque alimenti ex sanguinis confluentis paucitate habet: priusquam enim menses prodeant, mulier non concipiet, quod et alimento careat semen, et adhaerentiam non habeat: nam tunc occlusis vasis laevis est uterus, proinde defluit semen, neque cum tunica ipsius unitur, aspera siquidem magis idonea sunt quam laevia ad coalescendum. Unde etiam ex inanimatis rebus multa, inquit Diocles, ut ligna et lapides, qui coagmentare inter se volunt artifices, si laevia sint, at-

κατακνίζοντες. καὶ γὰρ τὰ χείλη, καὶ τὰ βλέφαρα, καὶ τῶν δακτύλων τὰ μεταξὺ πολλάκις ἑλκωθέντα συνέφυ· κατὰ φύσιν δὲ ἔχοντα, καίτοι ἀεὶ ὁμιλοῦντα, οὐ συμφύεται διὰ λειότητα. τὰ μὲν γὰρ τραχέα κατὰ τὰς ἀνωμαλίας ἀλλήλοις ἐμπλεκόμενα ἑνοῦται· τὰ δὲ λεῖα, οὐκ ἔχοντα λαβὴν ἀσφαλῆ, κἂν ὑπό τινος εἰς τὸ αὐτὸ ἀχθέντα καὶ βίᾳ συμπιληθῇ, ῥᾳδίως ἀπολύεται. ταῦτα μὲν εἴρηται, καὶ γέγονεν ἤδη δῆλον, ὅτι τὸ χορίον τῇ μήτρᾳ προσφύεται κατὰ τὰ στόματα τῶν ἀγγείων μόνα, κατ᾽ ἄλλο δὲ οὐδέν. ἡ δὲ πρόσφυσις γίνεται τόνδε τὸν τρόπον. τὸ ἐν τῷ χορίῳ φυόμενον ἀγγεῖον ἀρχὴν ἔχει τὸ πέρας τοῦ εἰς τὴν μήτραν ἐμβάλλοντος, ὥστε ἄν τινα φάναι ἓν εἶναι τὰ δύο. ἥνωται γὰρ κατὰ τὰ στόματα, καὶ μεταλαμβάνει θάτερον παρὰ θατέρου. ἡ μὲν γὰρ φλὲψ τὸ αἷμα παρὰ τῆς φλεβός· ἡ δὲ ἀρτηρία τὸ πνεῦμα παρὰ τῆς ἀρτηρίας. ὥστε τηλικαῦται τῶν τοῦ χορίου ἀγγείων αἱ διαστάσεις εἰσὶν, ἃς υμὴν διυφαίνει, ἡλίκον καὶ τὸ ἐν μέσῳ τῶν ἀναστομουμένων εἰς

terentes prius exafperant. Etenim labra et palpebrae et interjectae digitorum partes faepe exulceratae coalefcunt. Quum vero fecundum naturam fe habent, etiam fi femper conjugantur, nunquam coëunt ob laevitatem. Afpera enim inaequalibus partibus cohaerefcunt inter fe, atque ita uniuntur; laevia autem, quum nullam firmam prehenfionem habeant, licet ab aliquo in fe compulfa ac vi coacta fuerint, facile diffolvuntur. Atque haec hactenus. Ex quibus perfpicuum jam eft, chorion nulla alia re quam folis vaforum orificiis utero inhaerefcere, quae fane inhaerentia hoc modo fit. Vas, quod in chorio nafcitur, principium habet extremitatem ejus, quod in uterum immerfit, ut duo haec unum effe dicere quifpiam poffit; ofculis enim uniuntur, atque alterum ab altero, vena, inquam, a vena fanguinem, arteria ab arteria fpiritum haurit; quare tanta vaforum chorii intervalla funt, quae membrana intertexit, quantum eft fpatium in medio vaforum, quae in uterum aperiuntur. Ad

τὴν μήτραν ἀγγείων. κατὰ ταῦτα καὶ αἱ κοτυληδόνες εἰσὶ, δεσμὸς ἀσφαλὴς τῷ χορίῳ πρὸς τὴν μήτραν γεγενημέναι, καίτοι τὴν τῆς ἀνθρώπου μήτραν οὔ φασιν ἔχειν κοτυληδόνας· γίνεσθαι γὰρ αὐτὰς ἐπί τε βοῶν καὶ αἰγῶν καὶ ἐλάφων καὶ τοιούτων ἑτέρων ζώων, σώματα πλαδαρὰ, ὑπόμυξα, τῷ σχήματι ἐοικότα κοτυληδόνι τῇ πόᾳ, τῇ κυμβαλίτιδι, ὅθεν περ καὶ τοὔνομα αὐταῖς. ἀλλ᾽ Ἱπποκράτης γέ φησιν· Ὁκόσαι μετρίως ἔχουσαι τὰ σώματα ἐκτιτρώσκουσι τετράμηνα καὶ τρίμηνα ἄτερ φανερῆς προφάσιος, ταύτῃσι αἱ κοτυληδόνες μύξης μεσταί εἰσι, καὶ οὐ δύνανται κρατέειν ὑπὸ τοῦ βάρεος τὸ ἔμβρυον, ἀλλὰ ἀποῤῥήγνυνται. καὶ μὴν Διοκλῆς ὁ Καρύστιος καὶ Πραξαγόρας ὁ Κῷος ὁ Νικάρχου, μικρὸν ὕστερον Ἱπποκράτους γεγονότες, ταὐτὰ λέγουσι, πολλοὶ δὲ καὶ ἄλλοι. ἆρ᾽ οὖν πάντες ἠγνοήκασι; ἀλλ᾽ οὐ θέμις ὑπὲρ ἀνδρῶν τηλικούτων οὕτω φρονεῖν. τί ποτε οὖν ἐστιν, ὃ λέγουσι; τὰ στόματα τῶν ἐν τῇ μήτρᾳ ἀγγείων οὕτω καλοῦσι. καὶ γὰρ καὶ ταῦτα κοτυληδονώδεις ἐξοχὰς ἐπιφυομένας ἴσχει παρὰ τὸν τῆς κυήσεως χρόνον, οἷα καὶ ἐν

haec cotyledones feu acetabula etiam firmum chorio vinculum ad uterum efficiuntur, quamvis nonnulli hominis uterum acetabulis carere dicant; efle enim ajunt in bobus, capris, cervis aliisque hujusmodi animalibus corpora quaedam mollia ac mucofa, quorum forma cotyledoni herbae fimilis fit, unde etiam nomen accepere. Hippocrates tamen inquit: *Quaecunque corpore mediocriter affectae absque ulla manifefta caufa quadrimeftres aut trimeftres abortus faciunt, iis acetabula muco plena funt, neque poffunt prae gravitate foetum continere, fed abrumpuntur.* Quin etiam Diocles Caryftius et Praxagoras Cous Nicarchi filius, qui paulo poft Hippocratis aetatem viguerunt, eadem dicunt, et multi etiam alii. Quid igitur? omnesne ignorarunt? Sed fas minime eft de tantis viris ita fentire. Quid vero eft, quod dicunt? Ofcula vaforum uteri ita appellant; nam haec praegnationis tempore acetabulares quasdam eminentias innatas

τῷ ἀπευθυσμένῳ γίνονται ἐπὶ αἱμοῤῥοΐσι. λέγω δὲ ταῦτα οὐ μαντευσάμενος, ἀλλὰ παρὰ Πραξαγόρου μαθών. ὁ γάρ τοι Πραξαγόρας ὧδέ πως φησιν αὐταῖς λέξεσι· Κοτυληδόνες δέ εἰσι τὰ στόματα τῶν φλεβῶν τῶν εἰς τὴν μήτραν ἡκουσῶν. ὥστε ἔχοι ἂν ἡ γυναικεία μήτρα κοτυληδόνας· καὶ ᾗ διαφέρουσιν αὗταί τε καὶ αἱ ἐπὶ τῶν ἀλόγων ζώων, σαφὲς ἤδη οἶμαι ἐκ τῶν εἰρημένων γεγονέναι. ἀρχόμενα οὖν τὰ τοῦ χορίου ἀγγεῖα ἐντεῦθεν, ὅθεν περ εἴρηται, διαπλέκει τε τὸ χορίον, ἀλλήλοις τε μίγνυται καὶ συμφύεται. ὁ δὲ τρόπος αὐτῆς τῆς συνόδου τοιόσδε τίς ἐστιν. ἐννόησον ῥίζας δένδρου πολλάς τε καὶ λεπτὰς, κατὰ δύο καὶ τρεῖς ἀλλήλαις ἑνουμένας, ὥστε ἐξ αὐτῶν ἑτέρας ῥίζας γίνεσθαι, μείζους μὲν τῷ μεγέθει, ἐλάττους δὲ τῷ ἀριθμῷ, κἀκείνας πάλιν συνιούσας ἀλλήλαις ἑτέρας ὡσαύτως ποιεῖν, εἶτα ἐκ τῶν γενομένων κατὰ τὸν αὐτὸν τροπον ἄλλας, καὶ τοῦτο ἀεὶ γινόμενον, ἕως ἐς ταὐτὸ ἐλθοῦσαι σύμπασαι τελευτήσωσιν ὑπ᾽ ἄκραν τῆς γῆς τὴν ἐπιφάνειαν εἰς τὸ τοῦ δένδρου μέρος ἐκεῖνο, ὃ καλεῖται στέλεχος. καὶ γάρ τοι

habent, quales etiam recto inteftino in haemorrhoïdibus fiunt. Atque haec non vaticinatus dico, fed a Praxagora edoctus; Praxagoras namque ita hifce verbis loquitur: *Acetabula autem funt ofcula venarum ad uterum pervenientium.* Ex his igitur et uterum muliebrem acetabula habere, et quaenam acetabulorum in mulieribus et brutis differentia exiftat, patere jam arbitror. Inde itaque, unde dictum eft, exorfa chorii vafa chorion ipfum contexunt, atque inter fefe mifcentur et coalefcunt, cujus coalefcentiae modus talis eft. Confidera mihi, multas ac tenues arboris radices binas et ternas inter fe ita conjungi atque uniri, ut ex ipfis aliae majores quidem magnitudine, numero tamen pauciores exoriantur; atque has rurfus coeuntes fimili modo alias producere; atque has alias; hocque tantifper fieri, dum in unum conflatae omnes ad fummam terrae fuperficiem eamque arboris partem definant, qui truncus vocatur. Nam vafa

τὰ ἀγγεῖα ταῦτα, οἷον ῥίζαι τινὲς οὖσαι πολλαὶ καὶ μικραὶ, συμφύονται, καὶ συμφυόμενα γίνεται μείζονα τῶν προτέρων· [283] εἶτα ἐφεξῆς μείζονα γινόμενα περατοῦνται σύμπαντα εἰς δύο οἷον στελέχη, φλέβας μὲν τὰ φλεβώδη, ἀρτηρίας δὲ τὰ ἀρτηριώδη, ἑκάτερον ἐξ ἑκατέρου μέρους, δεξιοῦ τε καὶ ἀριστεροῦ, ἐμβαλλούσας εἰς τὸ ἔμβρυον κατὰ τὸν ὀμφαλόν. οὐδὲ γὰρ οὐδὲ ἄλλο τί ἐστιν ὁ ὀμφαλὸς, ἀλλ᾽ ἢ τὰ τέτταρα ἀγγεῖα, μέσον αὐτῶν ἔχοντα τὸν οὐραχόν. οὗτος δέ ἐστιν ἀρχὴ τοῦ ἀλλαντοειδοῦς χιτῶνος, ὃν ἐξικνεῖσθαι κατὰ τὰ ἐξέχοντα τοῦ ἐμβρύου ἐλέγομεν· συντέτρηταί τε εἰς τὸν πυθμένα τῆς κύστεως τοῦ ἐμβρύου εὐρεῖ καὶ ἀξιολόγῳ πόρῳ, ὥστε εἶναι ἕνωσιν τῇ κύστει πρὸς τὸν ἀλλαντοειδῆ χιτῶνα διὰ τοῦ οὐραχοῦ, μεταξὺ ἀμφοῖν κειμένου. καθ᾽ ὃ δὲ πρῶτον ἀνευρυνομένου τοῦ οὐραχοῦ ἀποφύεται ὁ ὑμὴν, τραχύτης ἱκανὴ καὶ οἷον ψωρώδης φαίνεται. καὶ μὴν καὶ ὑγρὸν οὐκ ὀλίγον ἐν ἑκατέρῳ τῶν ὑμένων περιέχεται, διαφέρον τοῦ ἑτέρου τὸ ἕτερον καὶ τῇ χροιᾷ καὶ τῷ πλήθει. ξανθὸν μὲν γὰρ τὸ ἐν τῷ ἀλλαντοειδεῖ, λευκότερον δέ πως

haec perinde ac radices multae atque exiles inter fe coalefcunt, atque unitae majores, quam ante erant, evadunt, ficque majores fubinde effectae demum univerfae in duos quafi ramos, in venas venae, in arterias arteriae, terminantur, ex utraque parte tam dextra quam finiftra circa umbilicum foetum ingredientes. Nihil enim aliud eft umbilicus, nifi quatuor haec vafa in medio urachum habentia. Hic autem urachus allantoidis principium eft tunicae, quam prominentibus partibus foetus incumbere jam diximus, perforatusque fatis lato atque evidenti meatu ad fundum veficae ipfius foetus, ut allantoides tunica cum vefica uracho, qui medium inter utrasque eft, conjungatur. Qua vero parte dilatato uracho membrana incipit enafci, fatis multa ac veluti fcabra quaedam afperitas apparet. Jam humor in utraque membrana non paucus continetur, alter ab altero tam colore quam copia diverfus: flavus enim in allantoide, al-

τὸ ἐν τῷ ἀμνειῷ. τοῦτο δὲ καὶ πλέον ἐστὶ τοῦ ἑτέρου· καὶ γὰρ καὶ ὁ χιτὼν τοῦ χιτῶνος μείζων, εἴ γε ὁ μὲν ὅλον τὸ ἔμβρυον ἀμφιέννυσιν, ὁ δὲ κατά τινα μέρη ἐπίκειται αὐτῷ. ὅθεν δὲ καὶ τοῖς ὑγροῖς τούτοις ἡ γένεσις, καὶ τίς ἡ ἀπ᾽ αὐτῶν χρεία, ἐν τῷ ἐφεξῆς λόγῳ πάντα εἰρήσεται καὶ τὰ περὶ τῶν ἀγγείων τῶν εἰς τὸ ἔμβρυον διὰ τοῦ ὀμφαλοῦ καθηκόντων αὐτὰ καθ᾽ αὑτὰ εἰρήσεται ἐν ἑτέρῳ λόγῳ τῷ περὶ τῆς τοῦ ἐμβρύου ἀνατομῆς.

bior quodammodo in amnio, atque is etiam copiofior cernitur; tunica fiquidem haec et altera tunica eft major, quippe quae totum foetum induat, illa vero partibus quibusdam tantum fuperjecta eft. Unde autem humores hi generentur, quifve ipforum ufus fit, in altero libro omnia tradentur; de vafis etiam ipfis, quae ad foetum per umbilicum feruntur, per fe in alio commentario, quod erit de diffectione foetus, explicabitur.

Printed in the United States
By Bookmasters